Sinne, Sensoren und Systeme

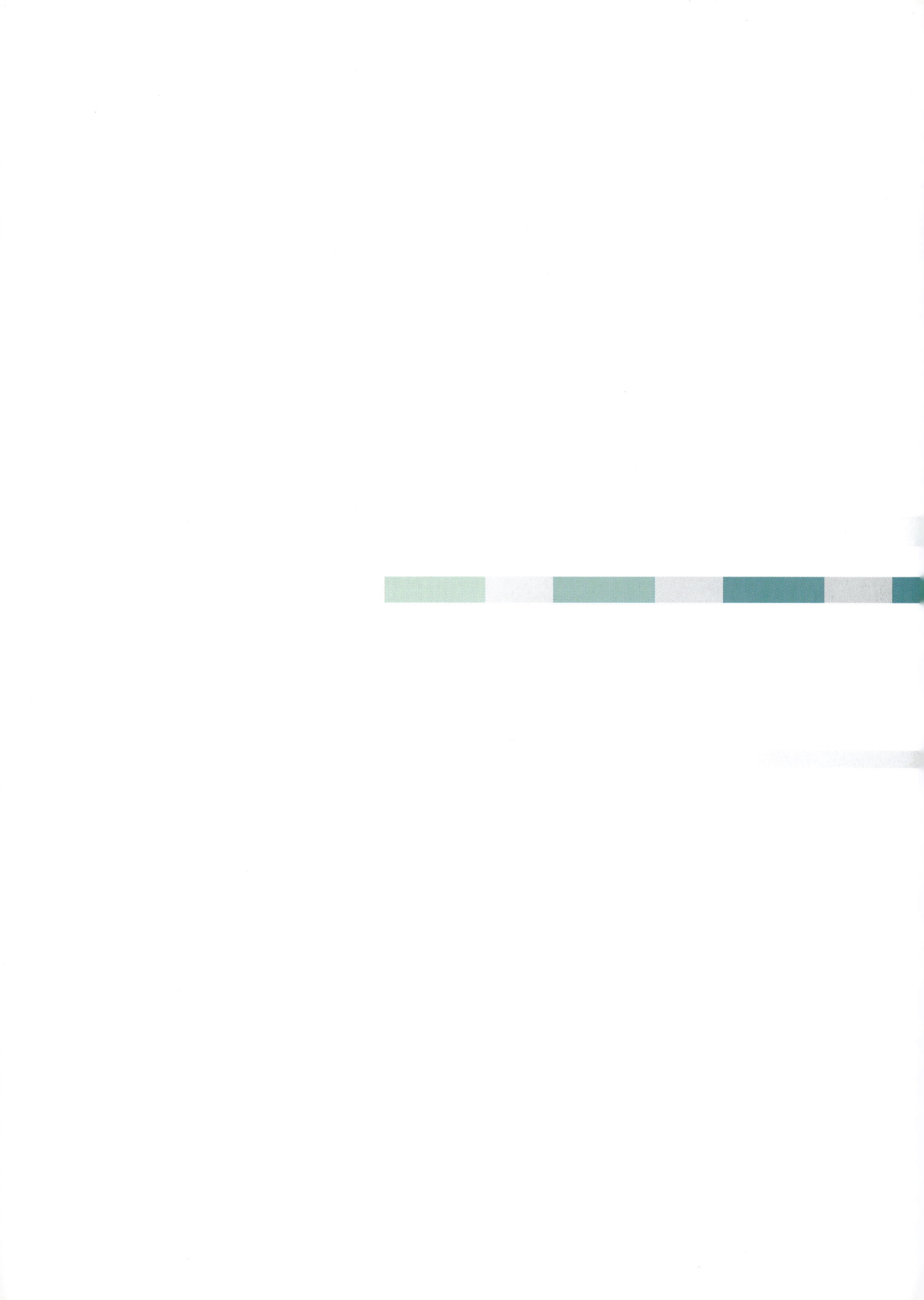

Eine Reise durch die Geschichte der Labordiagnostik

Sinne, Sensoren
und Systeme

Inhalt

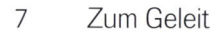
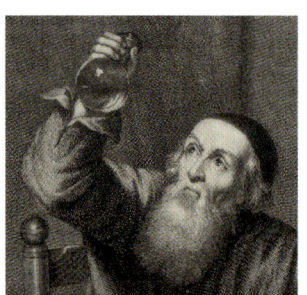
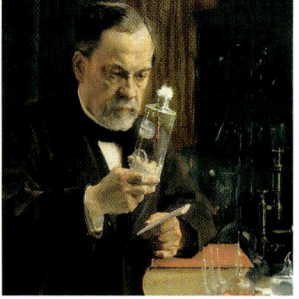

Zum Geleit

Bemühungen, die Ursachen von Krankheiten zu erkunden, sind so alt wie die Menschheit selbst. Richtete sich der Blick zunächst nur auf das Äußere, so schenkten schon die Ärzte der Antike den Säften des Körpers ihre Aufmerksamkeit. Während die Methoden der Harnschau des Mittelalters noch abenteuerlich waren, hatte man gegen Ende des 17. Jahrhunderts bereits chemische und physikalische Verfahren zum Nachweis von Zucker oder Eiweiß im Urin zur Verfügung. Suchte der italienische Anatom Giovanni Battista Morgagni (1682–1771) in der Mitte des 18. Jahrhunderts noch in den „festen Bestandteilen" des Körpers nach der Krankheit, vollzog der Berliner Arzt Rudolf Virchow (1821–1902) Mitte des 19. Jahrhunderts bereits den Schritt zur Zellularpathologie. Im 20. Jahrhundert schließlich rückte zunehmend das Zellinnere in den diagnostischen Blick, der im 21. Jahrhundert auf molekularer Ebene angelangt ist. Neue Erkenntnisse auf biologischem, chemischem und technischem Gebiet führten zu den heutigen zuverlässigen und aussagekräftigen Methoden der Laboratoriumsdiagnostik. Sie liefern dem Arzt wesentliche Informationen und Entscheidungsgrundlagen zur Behandlung seiner Patienten und eröffnen mit der molekularen Medizin eine weitere Perspektive. Die Methoden der Gen- und Proteinanalyse ermöglichen die Diagnose von Risikofaktoren und Krankheitsveranlagungen vor dem eigentlichen Ausbruch der Krankheit und erlauben darüber hinaus, Therapien spezifischer auf die Bedürfnisse der Patienten anzupassen.

Das vorliegende Buch beschreibt die (R)Evolution der Labordiagnostik, die mit der Harnschau im Mittelalter begann und mit den Lab-on-a-Chip-Systemen unserer Zeit noch längst nicht abgeschlossen ist. Die Entwicklung dieses Fortschritts ist weder den Ärzten, Naturwissenschaftlern und medizinisch-technischen Assistenten noch den Patienten in großem Umfang bekannt. „Sinne, Sensoren und Systeme" nimmt sich dieser Thematik an. In einer bisher nicht publizierten thematischen Vielfalt werden die diagnostischen Möglichkeiten der Vergangenheit, Gegenwart und Zukunft dargestellt. In inhaltlich geschlossener Form wird aufgezeigt, wie über Jahrhunderte aus der Synthese von Empirie, Wissenschaft, technischer Innovation und klinischer Erfahrung eine medizinische Fachrichtung zum Wohle des Patienten entstanden ist.

Prof. Lothar Thomas
Laboratoriumsmedizin
Krankenhaus Nordwest
Frankfurt am Main   Im August 2003

Einführung

Die Beschäftigung mit der Geschichte eines Fachgebietes zählt zu den vergnüglichsten Arten, sich der komplexen Materie naturwissenschaftlicher und medizinischer Forschung zu nähern. Daher kommen Sie doch mit auf eine Reise durch die Geschichte, auf der wir vor allem das erkunden wollen, was der französische Physiologe Claude Bernard (1813–1878) einmal als das „Heiligtum der Medizin" bezeichnete, das medizinische Laboratorium bzw. das, was dort untersucht wurde und wird. Wie bei jeder Reise werden wir nicht an allen interessanten Stationen länger verweilen, nicht überall anhalten und alles anschauen können. Aber die Autoren – Medizinhistoriker, Naturwissenschaftler, Ärzte und Wissenschaftsjournalisten aus Europa, Japan und den Vereinigten Staaten – werden Sie auf ihren Streifzügen zu Meilensteinen der Entwicklung der auch als In-vitro-Diagnostik bezeichneten Laboranalytik führen. In ihren Beiträgen vollziehen die Verfasser nach, wie die Forscher lernten, anhand der Analyse von Körperflüssigkeiten wie Urin, Blut oder in jüngerer Zeit auch von Gewebeproben frühzeitig Krankheiten zu erkennen, die das Leben von Millionen von Menschen bedroh(t)en. Dazu zählen wichtige Infektionskrankheiten wie Tuberkulose, Aids oder Influenza genauso wie Diabetes, Herz-Kreislauf-Erkrankungen oder Krebs. Die Autoren spüren auf, wie es erst durch labordiagnostische Methoden möglich wurde, die sichere Frühdiagnose einer Schwangerschaft zu stellen, gefahrlos Blut zu übertragen oder Störungen der Blutgerinnung aufzudecken.

Am Beginn all dieser analytischen Bemühungen standen *Sinnes*erfahrungen, wie beispielsweise das Beobachten von Zeichen im Urin oder das Schmecken desselben, um das Vorhandensein von Zucker nachzuweisen. Später halfen *Sensoren,* welche die Sinne der Forscher über ihr natürliches Vermögen hinaus schärften, bei der Diagnosestellung. So wurden mit Mikroskopen neue Mikrowelten und die Verursacher von Krankheiten entdeckt. Mit dem wachsenden Wissen über das Wesen von Krankheiten wiederum wurden die Methoden objektiver und konnten ab der zweiten Hälfte des 20. Jahrhunderts zunehmend mittels automatisierter *Systeme* ausgeführt werden.

Da der Mensch nach wie vor der wichtigste Akteur im Prozess der Diagnosefindung ist, wurde besonderes Augenmerk darauf gelegt, auf dieser Reise jene Menschen zu treffen, die durch ihre Arbeit, ihre Forschungen, ihr Suchen, Finden und Irren zum heutigen Wissensstand der medizinischen Laboranalytik beigetragen haben. Oftmals forschten diese eigentlich an ganz anderen Problemen als an denen, zu deren Lösung sie beitrugen. Fleiß, Intuition und Zufall ermöglichten es ihnen, zur Weiterentwicklung diagnostischer Methoden beizutragen, wobei sich zeigte, dass „das Glück den aufnahmebereiten Geist begünstig[e]", wie Louis Pasteur (1822–1895) es einmal ausdrückte. Es wurde versucht, so viel wie möglich über die an den Erfolgen beteiligten Ärzte und Naturwissenschaftler in Erfahrung zu bringen, wobei es oft einfacher war, etwas über das Leben der Forscher aus längst vergangenen Jahrhunderten herauszufinden als über jene, die im 20. Jahrhundert wirkten. Zudem stieg im 20. und 21. Jahrhundert die Zahl medizinischer Publikationen exponentiell an, die mehrheitlich nicht von Einzelpersonen, sondern von Forscherteams verfasst wurden.

Teststreifen weisen Ihnen in diesem Buch visuell den Weg. Die ausgewählten Farben orientieren sich an Farbergebnissen von Nachweisen auf weit verbreiteten Teststreifen in der Reihenfolge ihrer Einführung. Gegliedert ist dieses Buch sowohl thematisch als auch chronologisch. Die einzelnen Beiträge beleuchten entweder ein Fachgebiet oder sind einer wichtigen grundlegenden Entwicklung im Labor gewidmet. In jedem dieser Kapitel finden sich neben den Geschichten aus den Zeiten der Anfänge in Antike und Mittelalter sowie der stürmischen Entwicklung in den letzten 150 Jahren auch ein kurzer Abriss der gegenwärtigen Labordiagnostik und ein Ausblick in die Zukunft. Diese thematischen Beiträge wiederum sind in vier große, chronologisch aufgeführte Hauptkapitel eingeordnet, die anzeigen, in welchem Zeitrahmen die Methodenentwicklungen in den jeweiligen Disziplinen begannen.

Das erste Kapitel enthält Geschichten, deren maßgebliche und bedeutende Anfänge sich bis in die Zeit vor 1840 belegbar zurückverfolgen lassen. Das zweite Hauptkapitel umfasst Entwicklungen, die sich etwa ab Mitte des 19. Jahrhunderts vollzogen, als sich das neue medizinische Fachgebiet der Laboratoriumsmedizin abzuzeichnen begann. In der Mitte des 20. Jahrhunderts fand in den medizinischen Laboratorien eine Revolution statt, die im dritten Kapitel dargestellt wird: Automatisierung und Nachweise mittels Immunoassays erhöhten die Schnelligkeit und Empfindlichkeit der Laboruntersuchungen beträchtlich. Das vierte und letzte Kapitel veranschaulicht die Entwicklungen, welche seit 1983, dem Jahr der Erfindung der Polymerase-Kettenreaktion, die Labordiagnostik veränderten.

Dieses Buch möchte nicht nur aufzeigen, wie schwierig der Weg bis zu den heutigen labordiagnostischen Methoden war, sondern auch das Bewusstsein dafür schärfen, was heute mittels einfacher Labortests überprüfbar ist. Die Verfahren der In-vitro-Diagnostik sind nicht mehr nur unverzichtbar für eine richtige Diagnosestellung, von ihnen hängen oft Therapieentscheidungen ab.

Es war ein großes Anliegen, die Geschichten so allgemeinverständlich wie möglich zu erzählen, allerdings war diese Gratwanderung zwischen wissenschaftlicher Exaktheit und einer Verständlichkeit für alle von der Sache her Grenzen gesetzt.

Ein herzlicher Dank geht an alle Autoren und Mitarbeitenden, durch deren engagierten Einsatz es gelungen ist, diese Übersicht zu erstellen. Aber auch den Experten, die mit einem Rat, mit ihrer Sicht der Dinge oder mit Bildmaterial bei der Fertigstellung des Buches geholfen haben, sei an dieser Stelle gedankt.

Dr. Sabine Päuser   Basel, im August 2003

Von Wahrsagerei, wahren Beobachtungen und wahren Bemühungen

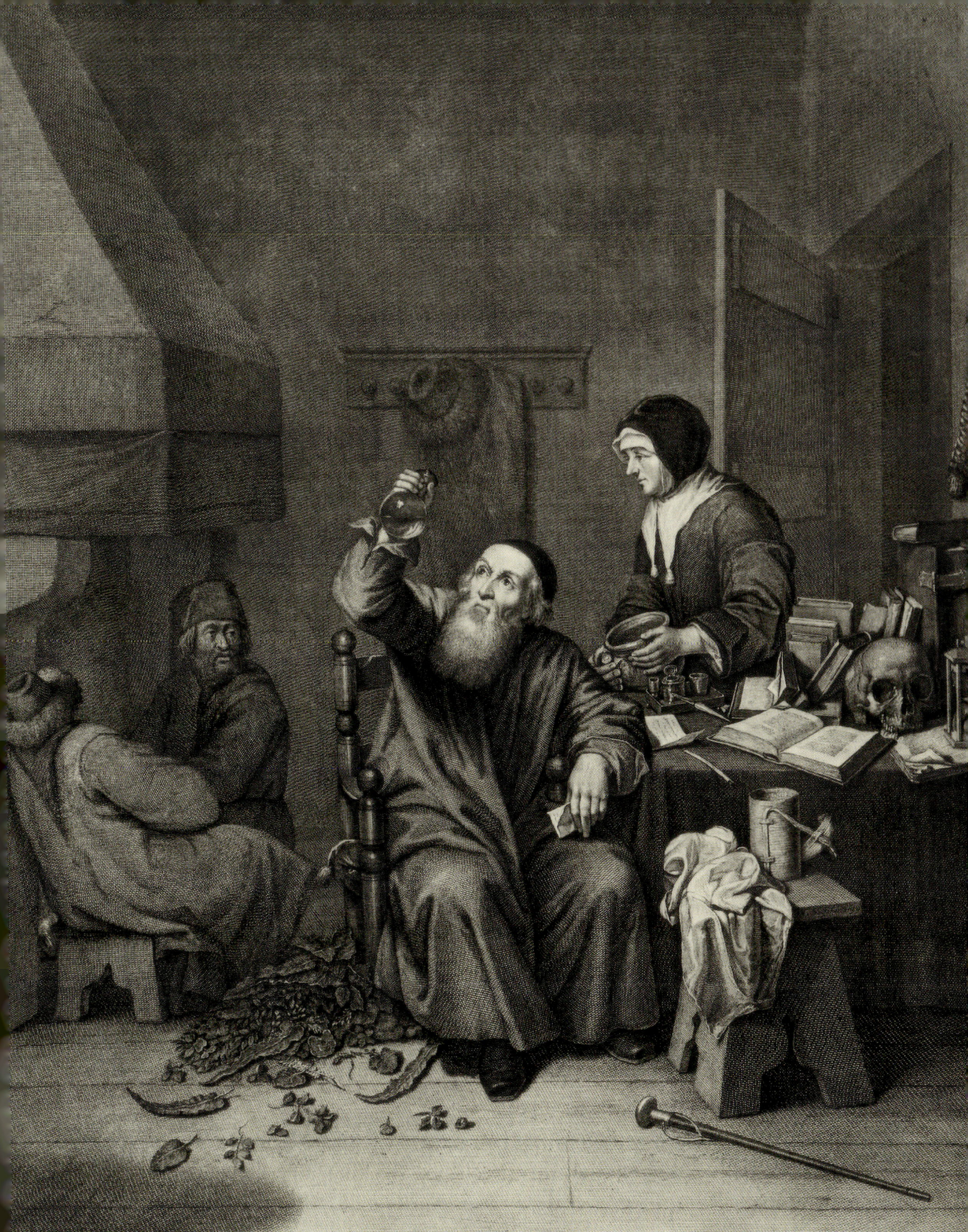

Vollscher pinx. A. 1659.   Jacob Folkema.

Le Medecin du Village

Johannes Büttner

Diese Flüssigkeit, welche Menschen gewöhnlich mit Gering-
schätzung und Widerwillen erfüllt, welche allgemein als
eklige und abstoßende Materie gilt, wurde in den Händen
der Chemiker zu einer Quelle wichtiger Entdeckungen
und ist ein Gegenstand, in dessen Geschichte wir die einzig-
artige Verschiedenheit zwischen den Vorstellungen finden,
welche von ihm in der Welt gebildet werden, und der Wertschätzung, welche sein Studium bei den Physiologen, den
Ärzten und den Philosophen hervorbringt.[1]

Antoine François [de] Fourcroy, 1755–1809

Von der Matula zum Teststreifen

Die Geschichte der Urinuntersuchung

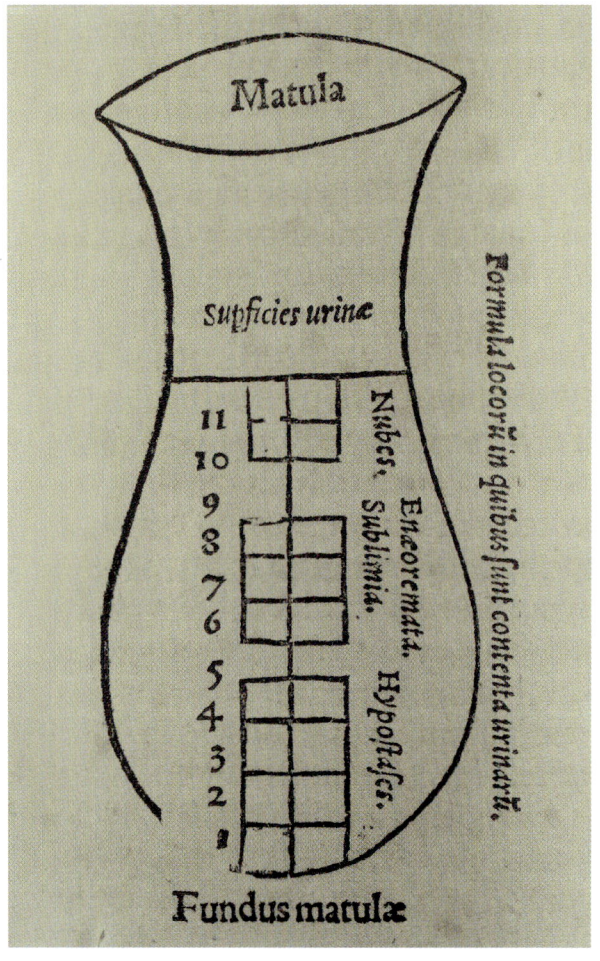

*Uringefäß (Matula): Das Glas zeigt eine Einteilung in 12 Bereiche,
getrennt nach Bodensatz, Schwimmendem und Wolken. Holzschnitt aus dem Buch „De urinis libri VII" von Johannes Aktuarios,
1529.*

Seit den Anfängen der Medizin haben Kranke und
Ärzte dem menschlichen Urin besondere Beachtung
geschenkt. Texte in Keilschrift, Sanskrit und ägyptischen Hieroglyphen enthalten bereits Hinweise auf
das Aussehen des Urins bei Kranken und Gesunden.
In den Schriften aus der griechischen Antike wird
schließlich deutlich, welche Erkenntnisse die Ärzte
aus der Beobachtung des Urins gewonnen haben.
Sie sahen in den Eigenschaften des Urins Zeichen,
welche auf einen verborgenen Zustand oder Vorgang
im Körper hinwiesen. Im 18. Jahrhundert heißt es in
der französischen „Encyclopédie" poetisch, man be-
diene sich des Zeichens „wie einer Fackel, um in das
dunkle Innere des gesunden oder kranken Menschen
einzudringen".

Aus den Schriften des Hippokrates von Kos (um
460 – um 375 v. Chr.) weiß man, dass der griechische
Arzt eine Fülle von Zeichen sorgfältig beobachtete,
um damit auf den Zustand des Kranken, die Dauer
der Krankheit und den guten oder schlechten Ausgang zu schließen. Die durch Beobachtung gewonnenen Zeichen lieferten also in erster Linie Hinweise
zur Entwicklung der Krankheit, zur Prognose. Eine
Diagnose in unserem heutigen Sinne gab es damals
noch nicht, da der moderne Begriff des Krankheitsbildes dem antiken Arzt fremd war. Hippokrates sah
den ganzen Menschen und seine Erkrankung, nicht
aber eine abstrakte Krankheit vor sich. Hauptaugen-
merk wurde dabei auf die Beobachtung des Pulses
gelegt, während die Prüfung des Urins, die Harnschau oder Uroskopie zunächst noch eine eher untergeordnete Rolle spielte. In den frühen Hippokratischen Schriften wurde vor allem auf die Farbe des
Urins und die im Wasser des Urins enthaltenen Bestandteile, die *contenta* (lat.: das vom Wasser Um-
schlossene) geachtet, die als Wolke, Schwimmendes

und Bodensatz unterschieden wurden. Ein typisches Beispiel aus dem „Prognostikon" des Hippokrates, einem Buch mit Lehrsätzen zur Prognose, lautet:

> „Wolken, die im Urin schwimmen, sind ein gutes Zeichen, wenn sie weiß, ein schlechtes, wenn sie schwarz sind."[2]

Waren die Zeichen zunächst allein das Ergebnis genauer Beobachtung, so versuchte man später, ihnen eine Deutung zu geben. Hierfür waren theoretische Vorstellungen über den Aufbau und die Funktion des menschlichen Körpers erforderlich. Die zentrale Theorie der Antike für die Vorgänge im menschlichen Körper war die Säftelehre, die im Laufe der Zeit zur Vier-Säfte-Lehre (Blut, Schleim, schwarze Galle und gelbe Galle) entwickelt wurde und durch den griechischen, später in Rom tätigen Arzt Claudios Galenos (129 – um 216) ihre endgültige Form erhielt. Den Säften (lat. *humores*), d. h. den Flüssigkeiten, aus denen man sich den Körper aufgebaut dachte, wurden Qualitäten (warm, feucht, kalt, trocken) zugeordnet. Gesundheit resultierte aus der richtigen Mischung der Säfte. Viele Krankheiten hingegen wurden auf eine schlechte Mischung der Säfte, eine Dyskrasie, zurückgeführt.

Galen entwickelte auch erstmals, gestützt auf eigene Experimente an Tieren, physiologische Vorstellungen über die Funktion der Nieren und die Bildung des Urins. Er nahm an, dass aus dem im Magen gebildeten Speisebrei in der Leber durch einen Kochungsprozess das Blut gebildet wird. In dem flüssigen Anteil des Blutes, den die Griechen in Anlehnung an die Milch als Molke bezeichneten (heute: das Serum des Blutes), sind unverwertbare Abfallstoffe aus der Nahrung und überflüssige Feuchtigkeit, aber auch Krankheitsstoffe enthalten. Die Nieren scheiden diese Flüssigkeit aus dem Blut als Urin

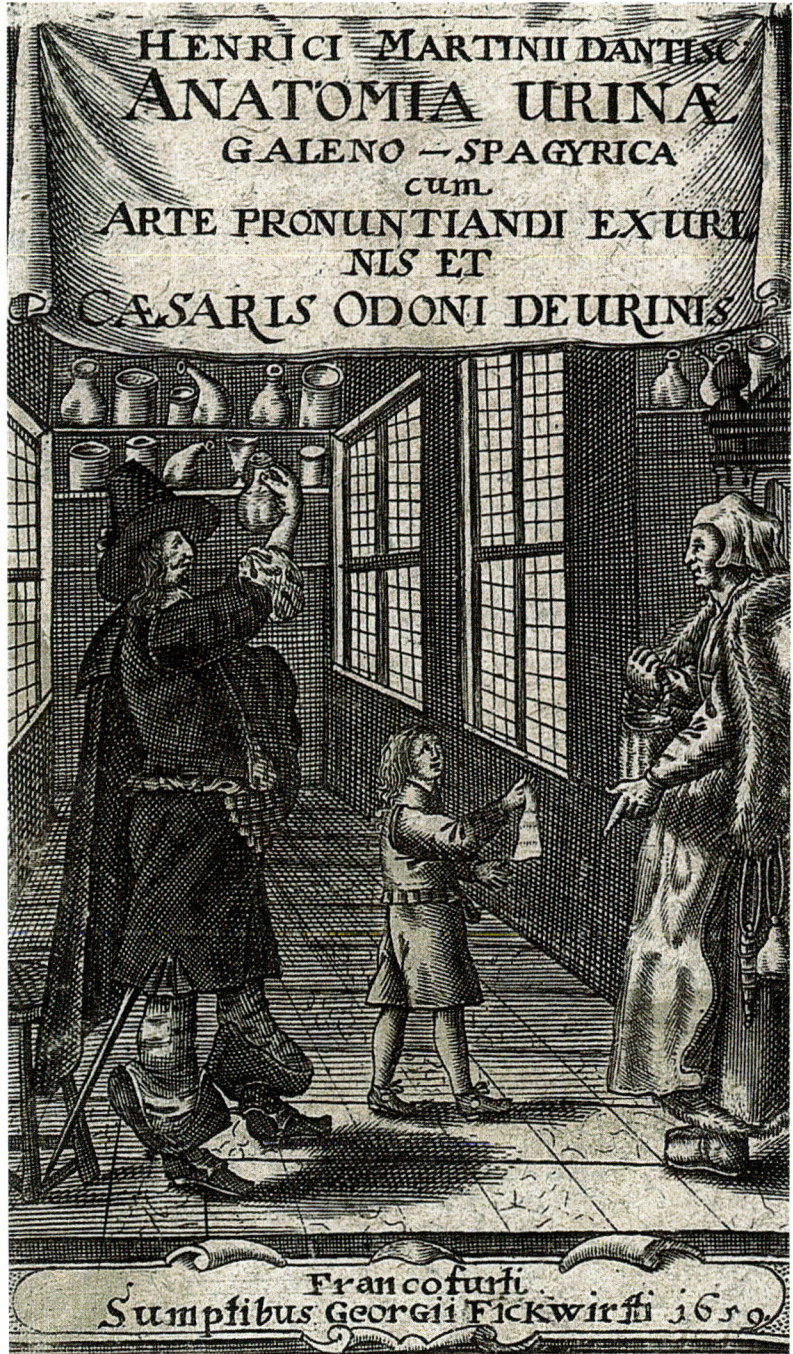

Arzt mit Matula, den Urin betrachtend, den ihm eine Frau gebracht hat. Titelbild des Buches „Anatomia urinæ galeno-spagyrica" aus dem Jahr 1659.

aus. Galen dachte bereits darüber nach, ob dieser Vorgang mechanisch oder mittels einer besonderen „Kraft" erfolgt. Übrigens entstand aus dem griechischen Wort *orós* für Molke später die Bezeichnung *oúron*, d. h. Urin. Die Untersuchung des Urins musste nach dieser Entstehungsweise Aufschluss über die Säfte im Blut geben. Die Säftelehre Galens blieb bis zum Beginn der Neuzeit das theoretische Fundament der Urinuntersuchung.

Der weitere Ausbau der Harnuntersuchung erfolgte vor allem durch Ärzte in Byzanz, z. B. Theophilos Protospatharios (7. Jahrhundert n. Chr.), sowie durch arabische Ärzte wie z. B. Isaak Judaeus

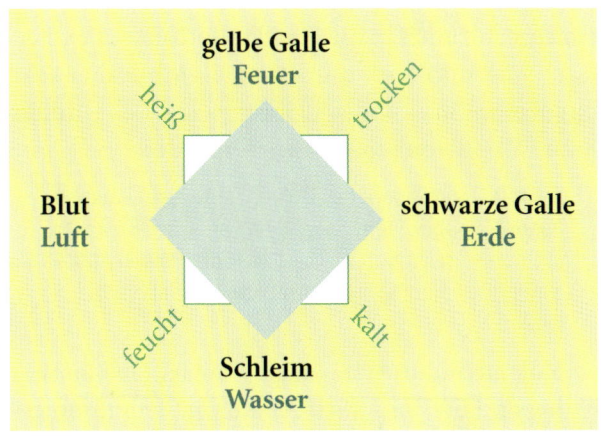

Schema zur Vier-Säfte-Lehre bei Galen: Die Säfte gelbe Galle – schwarze Galle – Schleim – Blut sind den Elementen Feuer – Erde – Wasser – Luft zugeordnet. Je zwei Säfte haben eine der Qualitäten trocken – kalt – feucht – heiß gemeinsam.

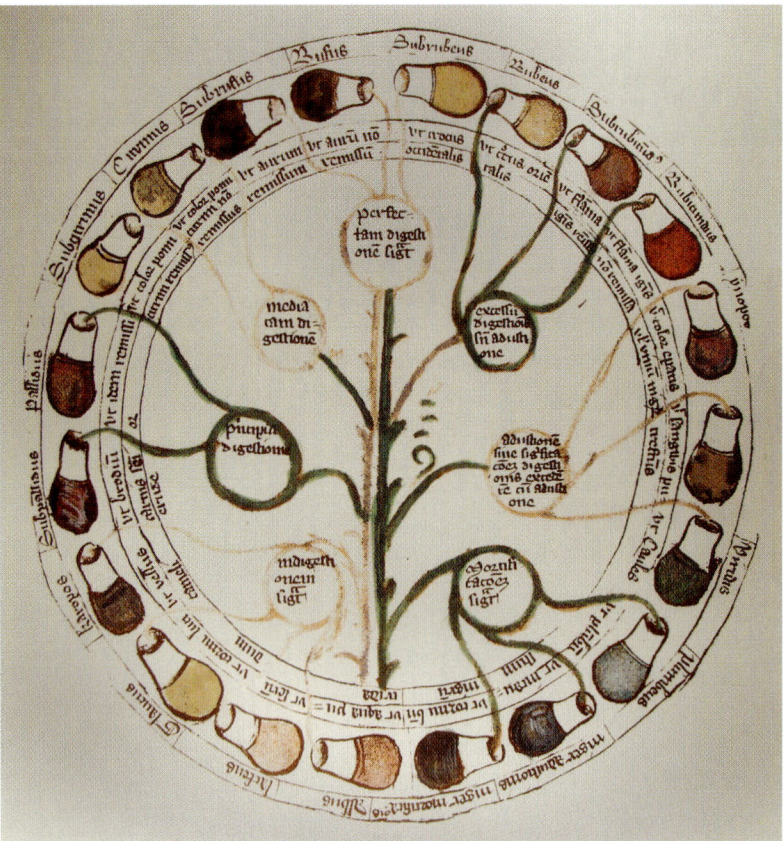

Urinfarben, Farbtafel aus dem „Fasciculus Medicinae" des Johannes de Ketham. Die Tafel stammt aus einer Handschrift aus dem Jahre 1400.

(Ishaq ibn Sulaiman al-Isra'ili) (880–ca. 955). Dabei wurden die am Urin beobachteten Zeichen – Farbe, Konsistenz (dünn, dick) und *contenta* – konsequent aus den angenommenen Eigenschaften der vier Säfte abgeleitet. Eine starke Gelbfärbung des Urins wies z. B. auf ein Überwiegen der gelben Galle und damit auf die Leber hin. Das Buch des Theophilos „Über den Urin" wurde über viele Jahrhunderte zum bekanntesten Lehrbuch der Urinuntersuchung. Nach der Erfindung des Buchdrucks war es Teil des wichtigsten Lehrbuches für Medizinstudenten, des Kompendiums „Articella", was so viel wie kleine ärztliche Kunst bedeutet.

Der Blick auf die Matula

Im Hochmittelalter wurde es üblich, den Urin eines Patienten in einem charakteristisch geformten Glasgefäß zu sammeln, welches dem Arzt eine genaue Beobachtung ermöglichte. Dieses Gefäß wurde mit dem lateinischen Wort Matula bezeichnet, was so viel wie Gefäß für Flüssigkeiten, aber auch schon Nachtgeschirr bedeutete. Man brachte es für die Uroskopie in einem Bastkorb zum Arzt, der den Patienten selbst oft gar nicht sah. Die Matula galt im Mittelalter als Standessymbol des Arztes und löste

den Stab des Äskulap mit der Schlange ab. Daraus wird die große Wertschätzung deutlich, welche die Harnschau in der mittelalterlichen Medizin erlangte. Vor allem stand die Beurteilung der Urinfarbe durch den Arzt im Vordergrund. Man unterschied 20 und mehr Farbnuancen, die in alten Handschriften häufig dargestellt sind. Die Harnschau entwickelte sich zu einer zunehmend komplizierten Lehre, die immer mehr spekulative Elemente aufwies. So versuchte man eine Analogie zwischen dem Uringefäß, der Matula, und dem Körper des Patienten herzustellen. Die Erscheinungen im oberen Teil des Harnglases, die Wolken, wurden mit Erkrankungen des Kopfes in Zusammenhang gebracht, der Bodensatz sollte dagegen auf Störungen an den unteren Partien des Körpers hinweisen.

Ihre vollständigste Darstellung und spekulativ-theoretische Deutung erhielt die Harnschau durch den byzantinischen Hofarzt Johannes Aktuarios, der im 14. Jahrhundert lebte. In die abendländische Medizin des Mittelalters fand die byzantinische und arabische Harnschau im 12. Jahrhundert vor allem durch die Medizinschule von Salerno Eingang. Sie trug mit dazu bei, die Harnschau in einer praktisch ausführbaren Form als verbindliche Lehrmeinung zu formulieren, etwa in Form von Carmina, d. h. in Lehrgedichten, die man auswendig lernte. Ein Beispiel sind die „Carmina de urinarum iudiciis", die Lieder von den Urteilen über den Urin des Pariser Arztes Gilles de Corbeil (1140–1224). Über die schon erwähnten Wolken im Urin heißt es dort in Hexametern:

> „Wölkchen von luftiger Art, ein Zeichen keuchenden Atems,
> Läßt erkennen zugleich der hitzigen Leber Gebrechen."[3]

In der geschilderten Form wurde die Harnschau lange gelehrt und praktisch angewandt, wobei sie zunehmend auch in die Hände von Laien überging. Der „Wasserdoktor" war schon im Mittelalter sehr populär. In Shakespeares „King Henry IV" wird Sir John Falstaff von seinem Pagen geneckt:

> Falstaff: „…Was sagt der Doktor zu meinem Wasser?"
> Page: „Er sagte, Herr, das Wasser an sich selbst wäre ein gutes, gesundes Wasser, aber die Person, der es zugehörte, möchte mehr Krankheiten haben, als sie wüßte."[4]

Patienten und Ärzte klagten im 16. Jahrhundert häufig darüber, dass auch „Leute von dem tümmesten und unerfahrensten Pöbel" das Harnbesehen betrieben und die Kranken täuschten.[5] Die Harnschau verkam zum Wahrsagen aus dem Urin, zur Uromantie.

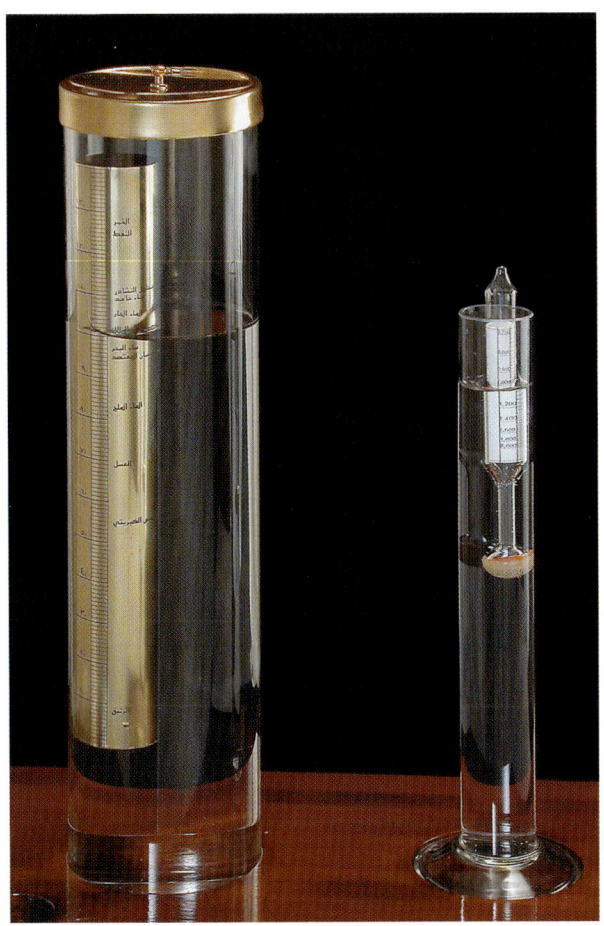

Aräometer nach Pappos von Alexandria, beschrieben von al-Khâzinî, um 1120. Links: Nachbildung des Aräometers; rechts: modernes Aräometer.

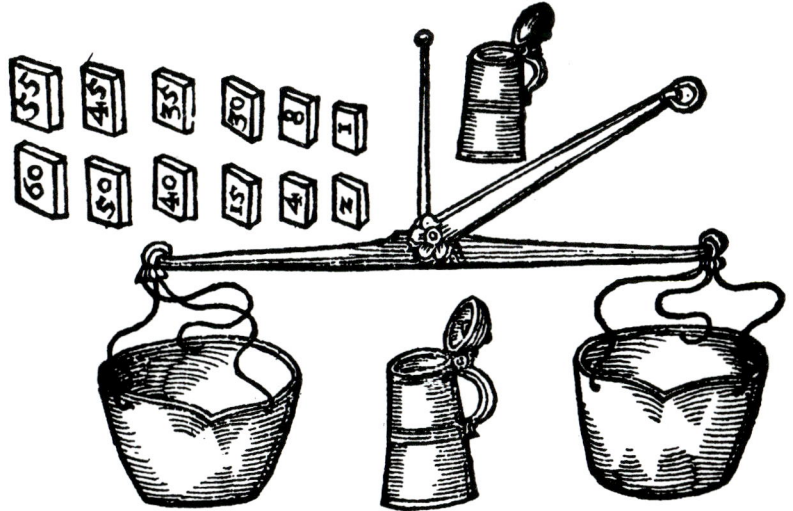

Waage zum Auswiegen von Urin, um 1600. Der Urin wurde in einer Metallkanne, die randvoll gefüllt wurde, abgemessen und in eine der Waagschalen gefüllt und mit den Gewichten links oben gewogen.

Neue Wege zur Harnuntersuchung

Die Naturforscher der Renaissance begnügten sich nicht mehr mit der Beobachtung von Urin und Deutung von so gewonnenen Zeichen. Sie begannen, wie Galileo Galilei (1564–1642) es ausdrückte, Fragen an die Natur zu stellen, d. h. Experimente auszuführen. Schon bald entstand der Gedanke, auf diese Weise Zeichen von größerer Sicherheit auch für die Urindiagnostik zu erhalten.

Ein Experiment besonderer Art soll hier erwähnt werden, weil es bereits im frühen Mittelalter auch am Urin ausgeführt wurde: die Bestimmung des spezifischen Gewichtes (heute Dichte genannt). Aus einem Text des arabischen Gelehrten al-Khâzinî, der um 1120 in Mary im heutigen Turkmenistan lebte, kennt man ein Gerät zur Bestimmung des spezifischen Gewichtes von Flüssigkeiten, welches der griechische Mathematiker Pappos (um 300–350) in Alexandria erfunden haben soll. Al-Khâzinî beschrieb dieses Gerät so genau, dass man es in unseren Tagen funktionsfähig nachbauen konnte. Das Gerät beruht auf dem bekannten Prinzip des Archimedes (um 287– 212 v. Chr.), wonach der Auftrieb eines Körpers in einer Flüssigkeit dem Gewicht der verdrängten Flüssigkeit entspricht. Das Gerät des Pappos wurde als Aräometer bezeichnet, was auf den „leeren Zwischenraum" zwischen gelösten Teilchen einer Flüssigkeit hinweist, ein Gerät also zur Messung der „Dünnheit". Andere Bezeichnungen dafür sind Senkspindel oder Senkwaage. Al-Khâzinî bestimmte mit diesem Gerät die Dichte von Urin recht genau und wies auf die Bedeutung dieser Messung für die Gesundheit hin.

In der Renaissance machte der Theologe und Philosoph Nicolaus von Kues (1401–1464) in einem Dialog über Versuche mit der Waage um 1450 ebenfalls den Vorschlag, die „Gewichte" des Blutes und des Urins zu messen, da diese bei Gesunden und Kranken unterschiedlich und damit für den Arzt von großem Wert seien.

Seit dem 16. Jahrhundert gehörte das Auswiegen des Urins auch in Europa zur ärztlichen Urinuntersuchung. In einem Traktat des Paracelsus-Schülers Gerhard Dorn (um 1600) über die „Anatomie des Harns" sind die Geräte für dieses Verfahren dargestellt. Die im Urin enthaltenen Stoffe waren im 16. Jahrhundert jedoch noch kaum bekannt, und beobachtete Erscheinungen versuchte man noch immer durch die Vier-Säfte-Lehre zu erklären.

Erste chemische Krankheitstheorie

Ein neuer Weg wurde von dem Arzt Theophrastus Bombastus von Hohenheim (1493/4–1541), genannt Paracelsus, beschritten, der in der Alchemie eine der Säulen einer neuen Medizin sah. Er trat dafür ein, auch den Urin mit chemischen Methoden

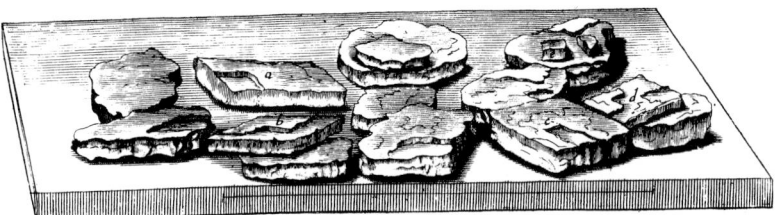

Kristalle aus dem Urinsediment aus der „Micrographia" von Robert Hooke, 1665. Hooke beschrieb diese Kristalle als „tartarisch", d. h. Formen von Tartarus, wie sie Paracelsus beobachtet hat.

zu untersuchen. „Darnach lehrn scheiden und precipitieren / wiltu recht im Urin seyn" heißt es in einer seiner Urinschriften.[6] Gemeint ist die chemische Auftrennung, die „Scheidung" der im Urin enthaltenen Stoffe. Paracelsus erhoffte sich dadurch, dem Auge verborgene Zeichen aufzudecken, die sich zur Erkennung von Krankheiten eignen. Bemerkenswert war und ist seine Theorie der „tartarischen Krankheiten", welche nach seiner Meinung dadurch entstanden, dass im Körper aus kranken Säften feste, kristalline Stoffe gebildet wurden. Für diese prägte er den Begriff „Tartarus" unter Benutzung des griechischen Wortes für Hölle aus der Mythologie. Damit wollte er sowohl das „Niederfallen" der Stoffe in die Tiefe als auch die dadurch bedingten Übel, wie Steine in Niere und Blase oder die Erscheinungen der Gicht zum Ausdruck bringen. Das war eine erste chemische Krankheitstheorie. Das Wort Tartarus wurde später die Bezeichnung für den Weinstein, der

sich nach der Gärung des Weins an den Wänden des Fasses absetzt. Robert Hooke (1635–1703) untersuchte später die Kristalle im Bodensatz von Urin, im sog. Urinsediment, mikroskopisch, wobei er ausdrücklich von Tartar sprach.

Der Gedanke einer auf chemischem Fundament ruhenden Medizin, einer „Iatrochemie" (d. h. einer ärztlichen Chemie) wurde von den Schülern Paracelsus' zu realisieren versucht, allerdings ohne nachhaltigen Erfolg für die praktische Medizin. Für die Zerlegung der im menschlichen Körper und in seinen Ausscheidungen enthaltenen Stoffe bediente man sich verschiedener Verfahren. Der Natur abgeschaut war das Faulenlassen oder die Gärung. Die Kunst der Alchemisten hatte die dosierte Anwendung von Feuer bei der Destillation entwickelt. Paracelsus selbst beschrieb die Scheidung des Urins in die „Elemente" mittels eines Destillationsverfahrens. Einige seiner Schüler hofften aus Beobachtungen am Urin – jetzt im Destillationsgefäß statt in der Matula – Rückschlüsse auf die Lokalisation von Krankheiten im Körper des Patienten zu ziehen.

Erste chemische Urinuntersuchungen

Eine systematische chemische Untersuchung des Urins mit dem Ziel, Erkenntnisse über seine Zusammensetzung zu erlangen, findet sich zuerst bei Joan Baptista van Helmont (1579–1644), der sich selbst als *philosophus per ignem,* d. h. Naturforscher mit Hilfe des Feuers, bezeichnete. Auch er benutzte die Destillationsmethode und fand verschiedene Salze, von denen er eines als „Meersalz" identifizierte. Als wissenschaftliche Sensation galt am Ende des 17. Jahrhunderts die Entdeckung des Phosphors im Urin durch den Alchemisten Hennig Brand. Urin enthält phosphorsaure Salze, und Brand hatte mit einem aufwändigen alchemistischen Prozess aus einer großen Menge Urin eine Substanz gewonnen, die im Dunkeln leuchtete. Heute weiß man, dass er elementaren Phosphor gewonnen hatte. Das Leuchten wird als Chemilumineszenz bezeichnet. Der merkwürdige, leuchtende Stoff erregte besonderes Aufsehen, weil er aus dem lebenden menschlichen Körper stammte.

Die „organischen Stoffe" kommen in den Blick

Trotz der damals verwendeten groben Methoden gelang es bald darauf, verschiedene pathologische, d. h. krankhafte Stoffe, im Urin aufzufinden. So konnte 1695 der niederländische Arzt Frederik Dekkers (1648–1720) durch Erhitzen von angesäuertem Urin eine käse- oder serumartige Substanz

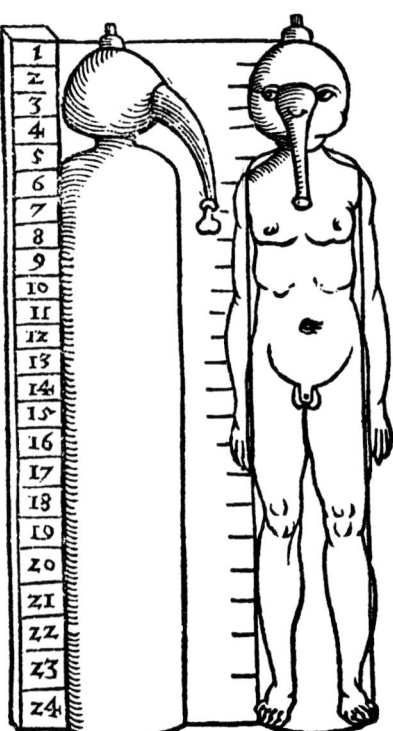

Destillationsgefäß für Urin, um 1600. Das Destillationsgefäß für den Urin links ist in Zonen eingeteilt, die den Bereichen des menschlichen Körpers entsprechen.

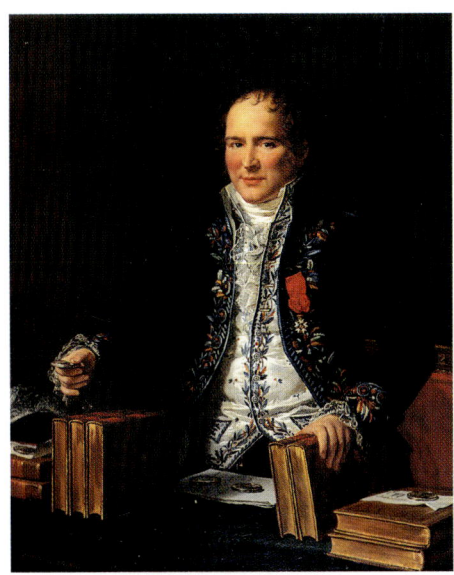

Antoine François [de] Fourcroy (1755–1809) wandte sich nach einem Medizinstudium mit Erfolg der Chemie zu und wurde 1783 als Professor der Chemie an die École Royale Vétérinaire in Alfort berufen. Nur ein Jahr später übernahm er die Professur für Chemie am Jardin du Roi. Zusammen mit seinem Assistenten Nicholas Louis Vauquelin (1763–1829) führte er zahlreiche Analysen organischer Stoffe durch. 1789 war er Mitglied der Jakobiner unter den Revolutionären. Er beteiligte sich an der Zusammenstellung der „Beschwerdehefte", in denen Klagen der Bevölkerung gesammelt wurden. 1793 wurde er als Nachfolger von Jean-Paul Marat in die Nationalversammlung (Convention nationale) gewählt, wo er in mehreren Komitees tätig war. Im Unterrichtskomitee (Comité d'instruction publique) entwickelte er Pläne für eine neu gestaltete moderne Medizinerausbildung. Die in Paris, Montpellier und Straßburg neu gegründeten Hochschulen nannte man Écoles de Santé, um sie von den alten medizinischen Fakultäten zu unterscheiden. 1795 wurde er als Professor für medizinische Chemie und Pharmazie an die Pariser École berufen. Napoléon I Bonaparte (1769–1821) ernannte ihn in Würdigung seiner Verdienste zum Reichsgrafen.

abscheiden, die sich wie Hühnereiweiß verhielt. Dieses „Eiweiß" kam vor allem bei Kranken mit Wassersucht vor.

Bald erwies sich die Methode der Destillation als unzweckmäßig zur Urinuntersuchung, denn es zeigte sich, dass die nur in belebten Organismen vorkommenden und deshalb als „organisch" bezeichneten Stoffe hitzeempfindlich sind. Erst Ende des 18. Jahrhunderts lernte man jedoch, mit diesen empfindlichen Stoffen umzugehen. So gelang es 1773 dem französischen Chemiker Hilaire Martin Rouelle (1718–1779), aus dem Urin eine „seifige Materie" durch Herauslösen mit Weingeist zu gewinnen. Später wurde diese seifige Materie von Antoine François [de] Fourcroy (1755–1809) als „urée", (Harnstoff) bezeichnet. Besonders erfolgreich war der deutsch-schwedische Chemiker Carl Wilhelm

Scheele (1742–1786) mit seinen Versuchen, organische Stoffe durch Ausfällung mit „Reagentien" und verschiedenartigen Lösungsmitteln von einander zu trennen und als Kristalle rein darzustellen. 1776 fand er in Blasensteinen und auch im Urin eine Säure, die er „Blasensteinsäure" nannte. Wir sprechen heute von Harnsäure. Dem Engländer Matthew Dobson (1745–1784) gelang es, aus dem Urin von Diabetikern eine zuckerartige Materie zu gewinnen. Damit fand Thomas Willis' (1621–1675) Beschreibung des süßen Geschmacks des Urins bei Diabetikern eine Erklärung. Zur Erkennung der Zuckerkrankheit war Dobsons Methode allerdings zu aufwändig.

Um das Jahr 1800 kannte man die Hauptbestandteile des Urins: anorganische Salze und einige organische Stoffe wie Harnstoff, Zucker und Eiweiß.

Objektive Methoden als Ziel

Mit dem Beginn des 19. Jahrhunderts änderte sich die Medizin grundlegend. Es änderte sich nicht nur die Art, wie ärztliche Erkenntnisse gewonnen wurden; es entstanden auch große Kliniken, in denen viele Patienten vergleichend beobachtet werden konnten. Des Weiteren versuchte man nun, die am Patienten gemachten Beobachtungen mit den Befunden bei der Leichenöffnung zu verbinden, also die Klinik mit der pathologischen Anatomie zu verknüpfen. Damit veränderte sich auch die Untersuchung des Kranken und seiner Ausscheidungen. Man wollte objektive Methoden entwickeln. Neben die Beobachtung durch die Sinne trat nun verstärkt die Verwendung von Instrumenten und besonders die Durchführung von Messungen. Damit konnten Befunde sehr viel differenzierter in „Maß und Zahl" beschrieben werden. Auch die Auffassung der Krankheit änderte sich. Sie wurde, losgelöst vom einzelnen Patienten, „objektiv" beschrieben. Die be-

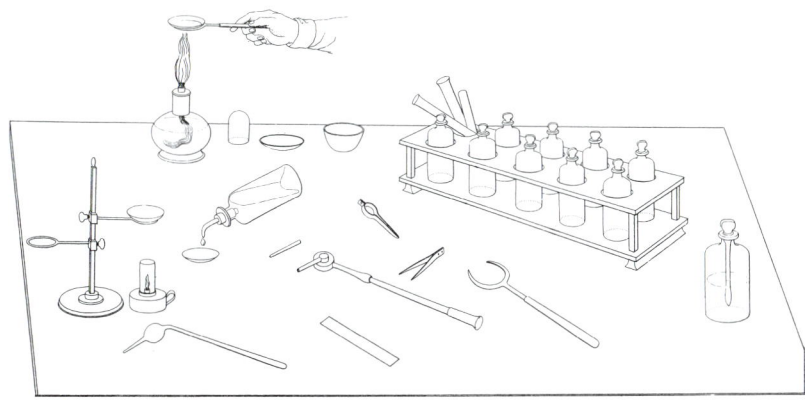

Geräte für die Urinuntersuchung aus einem Buch von Alexander Marcet. Links oben: Erhitzen einer Probe in einem Löffel über einer Spiritusflamme. Richard Bright führte mit dieser Technik seines Lehrers Marcet die Eiweißprobe im Urin aus.

Wie bilden die Nieren den Urin?

Im Verlaufe von 250 Jahren gelang es Anatomen und Physiologen, den außerordentlich komplizierten Mechanismus der Urinbildung aufzuklären.

Nachdem sich bereits im Mittelalter die Anschauung durchgesetzt hatte, dass der Urin aus dem Blut in der Niere durch eine Art Filtration gebildet wird, wurde erst im 17. Jahrhundert die Urinbildung in den Nieren etwas verständlicher. Den Auftakt bildete die Entdeckung des Italieners Lorenzo Bellini (1643–1704). Er fand 1662 in den Nieren röhrenförmige Gebilde, gefüllt mit einer salzigen Flüssigkeit. Heute werden diese „Bellinischen Röhren" Harnkanälchen oder Tubuli genannt. Vier Jahre nach dieser Entdeckung erschien die berühmte Arbeit des Italieners Marcello Malpighi (1628–1694) über die Niere, in der er erstmals kugelförmige Haargefäßknäuel, *Glomerula* (Kügelchen), beschrieb. Zusammen mit der festen Kapsel sie heute als Malpighi'sche Körperchen bezeichnet. Aber erst knapp 200 Jahre später, 1842, wurde der Zusammenhang dieser Gebilde erkannt, als der Engländer William Bowman (1816–1892) auf Grund mikroskopischer Untersuchungen die für die Urinbildung verantwortliche Struktur beschrieb. Im gleichen Jahr publizierte der Leipziger Physiologe Carl Ludwig (1816–1895) eine Theorie, wonach die Urinbildung in einer Filtration des Blutes durch das Glomerulum, bewirkt durch den Blutdruck, bestehe. Ein wesentlicher Teil des Wassers werde dann aus den anschließenden „Röhren" wieder aufgesaugt und bleibe so dem Körper erhalten. 1917 trug der amerikanische Physiologe Arthur R. Cushny (1866–1926) seine moderne Theorie der Urinbildung vor, die neben dem physikalischen Vorgang der Filtration und der Wasseraufsaugung auch einen „aktiven" Aufsaugungsprozess für bestimmte andere Stoffe vorsah, wodurch zunächst filtrierte Stoffe wie Traubenzucker (Glukose) wieder in den Körper zurückgeholt werden konnten. Eli Kennerly Marshall (1889–1966) und James L. Vickers (1899–1943) fügten 1923 den Schlussstein hinzu, indem sie nachwiesen, dass bestimmte Stoffe auch unter Umgehung des Glomerulums direkt aus dem Blut in den Tubulus abgegeben werden können.

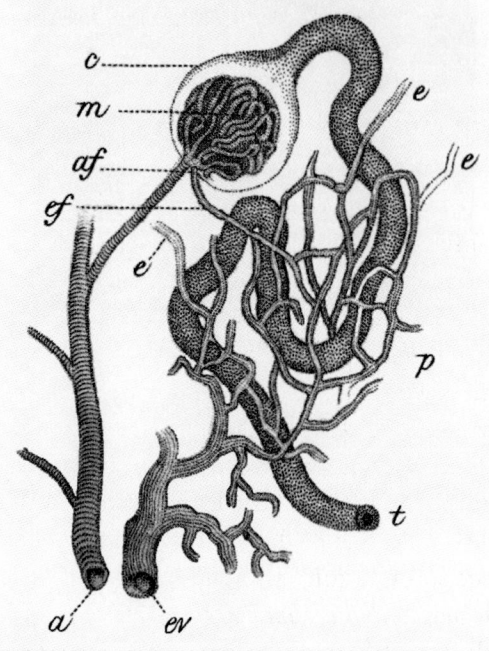

Zeichnung des Gefäßknäuels der menschlichen Niere mit Harnkanälchen, Arterien und Venen von William Bowman, 1842. Die Nierenarterie (**a**) bringt das Blut in die Niere. Ein Ast (**af**) tritt in das runde Gebilde (**m**) des Malpighischen Körperchens (Glomerulum) mit der von Bowman beschriebenen Kapsel (**c**) ein. Aus dem Glomerulum treten die gewundenen Bellinischen Röhren (Tubuli, **t**) aus, in denen der gebildete Urin fortgeführt wird. Das Blut wird aus dem Glomerulum durch Venen (**ef** und **ev**) abgeführt.

obachteten Zeichen wurden zu Symptomen, deren innerer Zusammenhang durch den Arzt ermittelt werden musste. Man suchte nach der „kausalen Erklärung" der Symptome, d. h., man forschte nach der Ursache für ihr Zustandekommen. Die Symptome wurden zu entscheidenden Bestandteilen des Krankheitsbildes.

Charakteristischer Urinbefund für eine Krankheit

Im Gefolge dieser Veränderungen erhielt auch die Untersuchung des Urins eine völlig neue Bewertung. So wurde um 1800 die Anwesenheit von Eiweiß im Urin bei zahlreichen Krankheiten wie Wechselfieber, Gicht, Bleich- und Wassersucht angegeben. Am Guy's Hospital in London beschäftigte sich damals der Arzt Richard Bright (1789–1858) mit der in jener Zeit sehr häufigen Nierenentzündung. Er führte an einer großen Zahl von Patienten umfangreiche Untersuchungen durch und studierte dabei besonders die „Albuminurie", die Eiweißausscheidung im Urin bei diesen Patienten. Für den Nachweis von Eiweiß im Urin hatte er ein besonders einfaches Verfahren gefunden: Urin, in einem Teelöffel über einer Kerze erhitzt, zeigt eine Gerinnung, wenn Eiweiß vorhanden ist. 1827 konnte er dann unter Hinzunahme von Sektionsbefunden verstorbener Patienten das Krankheitsbild der Nephritis, der Nierenentzündung definieren, gekennzeichnet durch die drei Kardinalsymptome: Wassersucht, eiweißhaltiger Urin und charakteristische anatomische Veränderungen beider Nieren.[7] Damit war erstmals ein Urinbefund Bestandteil einer Krankheitsdefinition, und die einfache Eiweißprobe wurde zu einem der wichtigsten Urintests für den Arzt. Die Erkrankung wird heute als Bright'sche Nierenkrankheit bezeichnet.

In Maß und Zahl?

Damit der Arzt die chemische Untersuchung des Urins bei der Diagnose und Behandlung von Kranken einsetzen konnte, war es nötig, einfache Nachweisproben zu finden. Man suchte nach geeigneten Reagenzien, d. h. chemischen Stoffen, die beim Zusammengeben mit Urin charakteristische Veränderungen bewirken, z. B. Farbeffekte oder Niederschläge. Im Verlaufe des 19. Jahrhunderts wurden viele chemische Reagenzien für die Urinuntersuchung gefunden. Sie standen in der zweiten Hälfte des 19. Jahrhunderts auch dem Arzt am Krankenbett für Nachweisproben zur Verfügung. Größere Schwierigkeiten bereitete die quantitative Analyse des Urins, d. h. die Ermittlung seiner Bestandteile in Maß und Zahl. So hatte Berzelius schon 1808 eine sehr sorgfältige und genaue quantitative Untersuchung vom Urin eines gesunden Mannes ausgeführt, die noch 30 Jahre später als in ihrer Genauigkeit unübertroffen angesehen wurde; er hatte dafür aber auch mehrere Monate benötigt. Auch die rund 100 Jahre später, 1905, von dem amerikanischen Biochemiker Otto Folin (1867–1934) auf vielen quantitativen Urinanalysen bei Gesunden basierenden „Gesetze welche die chemische Zusammensetzung des Urins bestimmen" waren für den Arzt am Krankenbett wenig hilfreich, denn die Untersuchungsmethoden, mit denen sie gewonnen worden waren, erwiesen sich als nicht praktikabel und zu aufwändig.

Welche Urinuntersuchung hat der Arzt jedoch in jener Zeit in seiner Sprechstunde oder in einem Krankenhauslaboratorium durchführen können?

Blick durchs Mikroskop

In den ersten Jahrzehnten des 19. Jahrhunderts hatte man gelernt, die inzwischen sehr leistungsfähigen Mikroskope für die Urinuntersuchung einzusetzen. Der Holländer Antoni van Leeuwenhoek (1632–1723) hatte mit selbst konstruierten Mikroskopen auch Urinsedimente untersucht und 1681 Blutzellen, die er „kugelförmige Teilchen" nannte, im Urin seines Reitpferdes nach einem scharfen Ritt gefunden. Ende des 18. Jahrhunderts war die Kennt-

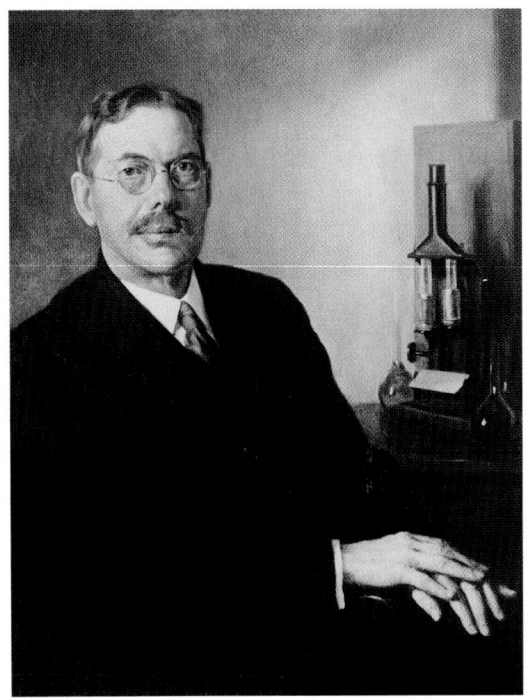

Otto Folin (1867–1934) wurde in dem kleinen Dorf Åseda in Schweden als Sohn eines armen Gerbers und einer Hebamme geboren. Er besuchte zunächst die Dorfschule, wanderte dann aber mit Unterstützung seines älteren Bruders als 15-Jähriger in die USA aus. Nach dem Besuch einer High School konnte er an der Universität von Minnesota mit dem Chemiestudium beginnen, das er an der neu gegründeten University of Chicago fortsetzte und mit dem PhD abschloss. Zu seinen Lehrern gehörte der Physiologe Jacques Loeb (1859–1924), der Folin zu einem „post-doctoral training" in Europa verhalf. Im Laboratorium von Olof Hammarsten (1841–1932) in Uppsala und bei Ernst Leopold Salkowski (1844–1923) am Berliner Pathologischen Institut lernte er das neue Gebiet der physiologischen und pathologischen Chemie kennen. Mit einer Verbesserung der technisch schwierigen Methode zur Bestimmung der Harnsäure im Urin erregte er Aufmerksamkeit bei den Fachgenossen. Im Jahr 1900 übernahm er eine Forschungsposition am psychiatrischen McLean Hospital in Waverley, Massachusetts. Hier entstanden seine grundlegenden Arbeiten über die Zusammensetzung des Urins. 1907 wurde er als Professor für Biochemie an die Harvard Medical School berufen und entwickelte mit zahlreichen Schülern systematisch analytische Methoden für die Untersuchung von Blut und Urin. Damit legte er den Grundstein für eine moderne klinische Chemie. Er bediente sich vor allem der Kolorimetrie, um ein vollständiges, auch im klinischen Laboratorium einsetzbares „System der Blutanalyse" aufzubauen, das weltweit in Gebrauch kam. Kurz vor seiner Emeritierung erkrankte Folin und starb. Das hier abgebildete Porträt entstand kurz vor seinem Tod, im Bild rechts ist ein Duboscq-Kolorimeter zu sehen.

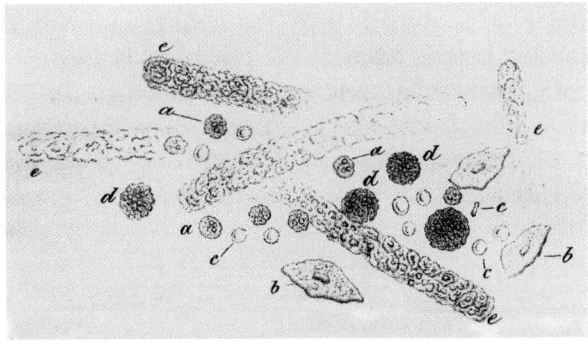

Harnzylinder, dargestellt in einer Zeichnung des Erstbeschreibers Johann Franz Simon von 1843. Die Zylinder (**e**) entstehen in den Nierentubuli und bestehen aus Eiweiß, Zellen und anderen Materialien aus dem Urin.

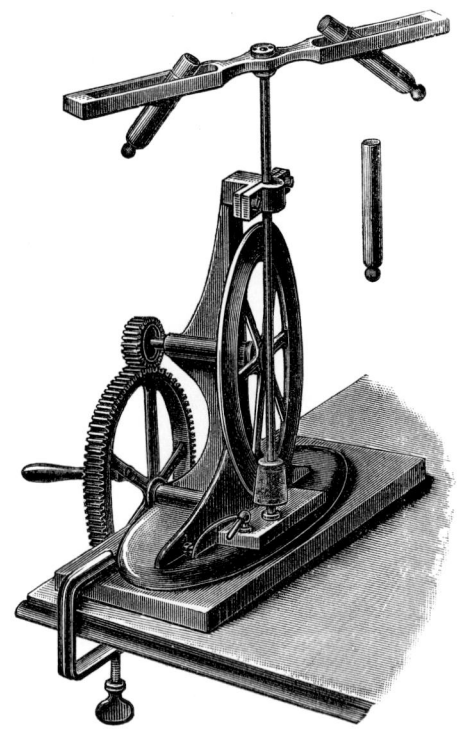

Urinzentrifuge nach Thor Stenbeck: Der Urin wird in Röhrchen zentrifugiert, die in den Rotor der Zentrifuge eingesetzt werden. In der bauchigen Erweiterung am Boden des Röhrchens sammelt sich das Sediment, das dann mikroskopisch untersucht werden kann.

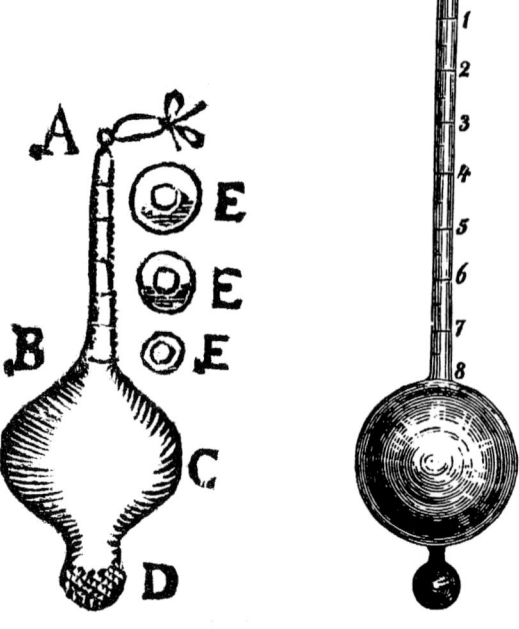

Aräometer zur Untersuchung des spezifischen Gewichts von Urin. Links: „Hydrometrum urinae" (Wassermesser für den Urin), 1727, beschrieben von Johann Heinrich Methe in seiner medizinischen Dissertation, mit nicht definierten Marken. Mitte: Urinprobe nach Heller von 1846 mit Baumé-Einheiten; rechts: Aräometer nach Schotten von 1888 mit der Einteilung Gramm pro Milliliter.

nis über die Kristallformen dann so weit fortgeschritten, dass eine mikroskopische Untersuchung des Urinsedimentes klinischen Nutzen versprach. Man kannte ferner „Blut- und Eiterkügelchen" (rote und weiße Blutzellen) als krankhafte Bestandteile des Sediments. Nach Aufstellung der Zellentheorie 1840 dauerte es dann noch einmal 40 Jahre, bis diese Gebilde eingehender studiert wurden. Der Chemiker Johann Franz Simon (1807–1843) beschrieb 1842 auffällige Gebilde im Harn von Kranken, die er Harnzylinder nannte. Er vermutete richtig, dass diese Harnzylinder im Urinsediment als „Ausgüsse" der Nierentubuli durch gerinnendes Eiweiß, Zellen und anderes Material entstehen. Fälschlicherweise wurde diese Entdeckung oft dem Pathologen Jacob Henle (1809–1885) zugeschrieben, der die Zylinder aber erst ein Jahr später beschrieb.

In diesem Zusammenhang ist es interessant zu erwähnen, dass Ende des 19. Jahrhunderts ein erstes mechanisches Gerät Einzug in das Laboratorium des Arztes hielt, welches nicht nur die Untersuchung des Urinsedimentes erheblich verbessern sollte. Der schwedische Medizinstudent Johann Theodor (Thor) Stenbeck (1864–1914) erfand zur schnellen Gewinnung des Urinsedimentes eine einfache, mit einer Handkurbel zu bedienende Zentrifuge.

Einfache physikalische und chemische Nachweise

Zur Urinuntersuchung gehörte natürlich auch die bereits im Altertum bekannte physikalische Bestimmung der Dichte. Aber wie sah es mit den chemischen Methoden aus? Der Wiener Chemiker Johann Florian Heller (1813–1871), einer der Väter der klinischen Chemie, bemühte sich, „dem Kliniker und practischen Arzt [...] solche Ausmittelungsmethoden" an die Hand zu geben, „welche möglichst einfach und leicht ausführbar, doch sicher erscheinen"[8] – mit Erfolg. Die Heller'schen Proben wurden zum Teil noch bis weit in das 20. Jahrhundert hinein

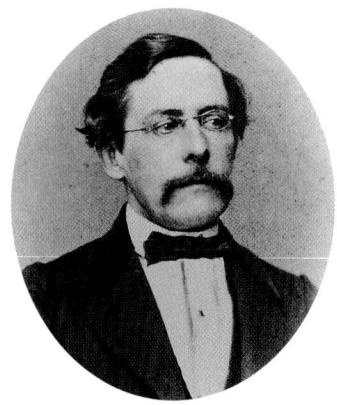

Johann Florian Heller *(1813–1871), Sohn eines Apothekers, begann nach einer Apotheker-lehre in Prag Chemie bei Adolf Pleischl (1787–1867) zu studieren. In dieser Zeit hörte er auch medizinische Vorlesungen, die jedoch nicht aner-kannt wurden, da ein Doppelstudium in Prag zu dieser Zeit nicht möglich war. Als 1838 Pleischl nach Wien berufen wurde, ging der mittlerweile promovierte Heller mit und begann, pathologisch-chemische Untersuchungen in seiner Privatwoh-nung auszuführen. Er gab auch Kurse in Chemie und später in physiologischer und pathologischer Chemie und Mikroskopie für Medizinstudenten. 1847 habilitierte er für physiologische und patho-logische Chemie. Aber erst 1855 erhielt er eine definitive Anstellung als Vorstand des patholo-gisch-chemischen Laboratoriums am Allgemei-nen Krankenhaus in Wien, das er seit 1844 provi-sorisch geleitet hatte. Die Universität Jena verlieh ihm 1855 den Dr. med. h.c.*

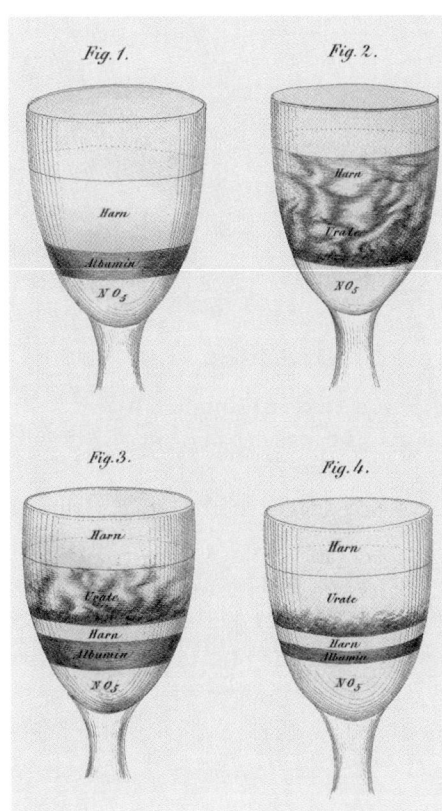

Hellers Eiweißprobe von 1842. Der Urin wird in dem Glas mit Salpetersäure unterschichtet. Bei Anwesenheit von Eiweiß bildet sich an der Grenz-fläche ein weißer Ring durch ausgefälltes Eiweiß (Fig. 1).

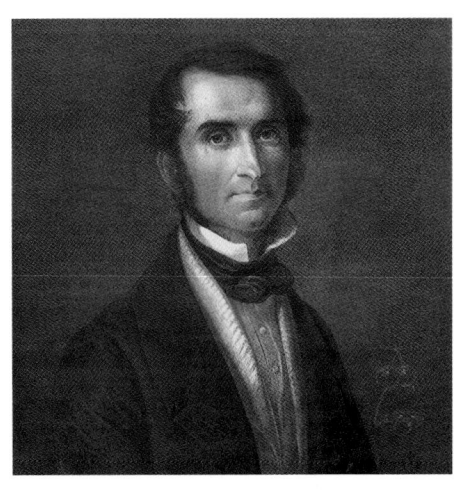

Justus [v.] Liebig *(1803–1873) verließ mit 14 Jahren das Gymnasium, um eine Apothekerlehre zu beginnen. Nach einer Explosion bei chemi-schen Experimenten brach er die Lehre ab und half im Geschäft des Vaters, der eine „Material-handlung" betrieb. Die Chemie ließ ihn aber zum Glück nicht los und so begann er mit 17 Jahren dann doch ein Chemiestudium und konnte bereits zwei Jahre später mit einem Stipendium des Großherzogs nach Paris gehen, wo er bei den berühmten Chemikern Louis Jacques Thénard (1777–1857) und Joseph Louis Gay-Lussac (1778–1850) arbeitete. Er durfte über seine Arbeiten zur Knallsäure in der Pariser Akademie vortragen, wo Alexander von Humboldt (1769 1859), der sich damals in Paris aufhielt, auf ihn aufmerksam wurde. Er empfahl dem hessischen Großherzog, Liebig als Professor für Chemie an die Gießener Universität zu berufen. Liebig baute in Gießen ein chemisches Unterrichtslaboratorium auf, das weltberühmt wurde und Studenten aus aller Welt anzog. Hier machte er auch seine großen chemischen Entdeckungen und ent-wickelte die Elementaranalyse organischer Stoffe zur Vollendung. Ein wesentlicher Teil des dafür benötigten Gerätes ist der „5-Kugelapparat" (im Bild rechts unten), in dem das bei der Verbren-nung einer organischen Verbindung entstehende Kohlendioxid gebunden wird. Ein Anstecker, der dieses Gerät zeigte, war eine Art Erkennungs-zeichen der Liebigschüler. Um 1840 begann Liebig, sich mit der Anwendung der Chemie auf die Physiologie von Pflanzen und Tieren zu be-schäftigen. Daraus resultierten seine Lehren zur Agrikulturchemie und zur Düngung in der Land-wirtschaft. Im Zusammenhang mit chemischen Untersuchungen über das tierische Muskelfleisch erfand er den „Fleischextrakt", der in haltbarer Form die für die menschliche Ernährung wichti-gen Stoffe enthält und in einer Fabrik in Uruguay in großen Mengen hergestellt wurde. Auch heute noch ist Liebigs Fleischextrakt im Handel erhält-lich. Durch seine Bücher, vor allem die populär geschriebenen „Chemischen Briefe", hat Liebig weltweit Interesse an der Chemie geweckt.*

angewendet, und zwar, wie von Heller beabsichtigt, auch und vor allem direkt im Sprechzimmer des Arz-tes. Als Beispiel sei Hellers „Ringprobe" auf Eiweiß angeführt, häufig auch als „Albumin" bezeichnet, bei der in einem Likörglas der Urin mit konzentrierter Salpetersäure unterschichtet wird. Bei Anwesenheit von Albumin entsteht eine ringförmige Ausfällung. In manchen Kliniken nannte man die Probe wegen des benutzten Gefäßes „Likör- oder Schnapsglas-probe". Für den Nachweis von „Zucker", den man inzwischen als Traubenzucker bzw. Glukose identifi-ziert hatte, wurde von dem Chemiker Carl August Trommer (1806–1879) 1841 eine viel verwendete Probe angegeben, bei der die Glukose mit einer Lö-sung des blauen Kupfersulfats oxidiert wird und ein gelber oder roter Niederschlag entsteht.

Der Chemiker Justus [v.] Liebig (1803–1873) entwickelte im Zusammenhang mit seinen For-schungen über den menschlichen und tierischen Stoffwechsel 1852 eine Methode zur quantitativen

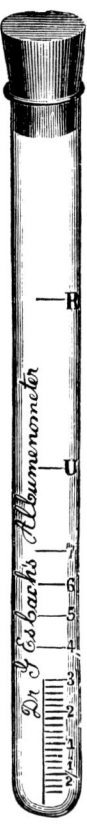

Albuminometer nach George Hubert Esbach: Der Urin wird bis zur Marke U eingefüllt, dann bis zur Marke R das Reagens (Pikrinsäure) zugegeben. Nach Umschütteln setzt sich beim Stehenlassen das Eiweiß am Boden ab. Die Eiweißkonzentration kann an der Teilung abgelesen werden.

Bestimmung von Harnstoff und Chlorid im Urin. Er sprach in einem Brief an einen Freund davon,

> „dass der ganze Fortschritt der Physiologie und Pathologie von einem solchen Mittel abhänge, wodurch die vitalen Vorgänge im gesunden und kranken Zustande gemessen und in Zahlen ausgedrückt werden könnten."[9]

Seine Methode wurde bei der Choleraepidemie in München mit Erfolg verwendet, wobei der Verlust von Kochsalz durch die starken Durchfälle und die Anhäufung von Harnstoff im Körper festgestellt wurde. Aber auch Liebigs Methode erforderte einige Übung und eignete sich nicht für die Praxis des Arztes. Die einfachen quantitativen Urinuntersuchungen ließen nun nicht mehr lange auf sich warten. So ersann beispielsweise der französische Arzt George Hubert Esbach (1843–1890) eine viel verwendete Technik zur Bestimmung von Eiweiß, bei welcher dieses mit einem Reagens in einem graduierten Röhrchen ausgefällt wurde, so dass der Eiweißgehalt an der Markierung abgelesen werden konnte. Auch für die Behandlung zuckerkranker Patienten war eine schnell durchzuführende quantitative Untersuchungsmethode wichtig. Hierfür wurden zwei neue Analysenprinzipien eingeführt: die Polarimetrie und die Vergärung der Glukose durch Hefe.[10] Auch die sehr subjektive Beurteilung der Urinfarbe in der alten Uroskopie konnte mit Hilfe eines neuen physikalischen Gerätes erheblich verbessert werden. 1860 hatten der Physiker Gustav

Robert Kirchhoff (1824–1887) und der Chemiker Robert Wilhelm Bunsen (1811–1899) ein neues Verfahren zur Untersuchung von gefärbtem Licht erfunden, die „Spektralanalyse".[11] Gefärbte Lösungen wie Urin oder Blut zeigen bei der Betrachtung mit einem Spektroskop die Regenbogenfarben des Spektrums mit dunklen Auslöschungen („Banden"), die charakteristisch für gelöste Farbstoffe wie Blutfarbstoff oder Gallenfarbstoffe sind.

Eine weitere quantitative Messung unter Verwendung des Lichts wurde im ärztlichen Laboratorium gebräuchlich: die Untersuchung gefärbter Lösungen mit einem Kolorimeter. Dabei vergleicht man die gefärbte Lösung, die aus Blutserum oder Urin durch bestimmte Reagenzien gebildet wird, mit einer Vergleichslösung. Mittels einer einfachen Dreisatzrechnung kann sodann aus den Messwerten und der Konzentration der Vergleichslösung der Gehalt der Probe berechnet werden.

Diese chemischen und physikalischen Untersuchungsmethoden erschienen vielen Ärzten jedoch immer noch zu kompliziert. Ihre Einführung in die ärztliche Praxis erfolgte daher nur zögernd, obwohl es sogar Zusammenstellungen der notwendigen Geräte und Chemikalien in kleinen Holzkästen gab, die in der zweiten Hälfte des 19. Jahrhunderts kommerziell angeboten wurden. Der Münchner Chemiker und Pharmazeut Max [v.] Pettenkofer (1818–1901), der später zum Begründer der Hygienelehre wurde, schrieb seinem Lehrer Liebig 1849:

> „Der Reagentienkasten vertritt jetzt die nämliche Stellung, die meist in den Buden der wandernden Äsculape Krokodil und Basilisk eingenommen hatten. Man muß sie haben, aber man kann sie zu nichts gebrauchen."[12]

Pettenkofer spielt auf die ausgestopften Krokodile und Leguane an, die in alten Apotheken unter der Decke hingen.

Für die Studenten der Medizin gehörte – zumindest in Deutschland bereits am Ende des 19. Jahrhunderts – ein Kursus über die einfachen Urin- und Blutuntersuchungen zum Unterrichtsprogramm, von den Studenten despektierlich „Pinkelkurs" genannt. Auch eine große Zahl von Einführungen und Lehrbüchern war verfügbar. So veröffentlichten 1886 Otto Seifert (1853–1933) und Friedrich [v.] Müller (1858–1941) das „Taschenbuch der Medicinisch-klinischen Diagnostik", das bis zum Jahr 1975 70 Auflagen zählte.

Auffindung von Krankheitsursachen

Die zweite Hälfte des 19. Jahrhunderts war durch das Bemühen gekennzeichnet, „Theorien" zu finden,

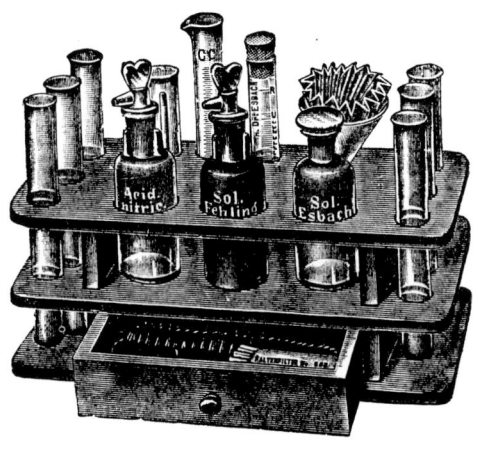

Gerät zur Urinuntersuchung der Firma Madaus, wahrscheinlich aus dem Jahre 1929. Der Ständer enthält die wichtigsten Gerätschaften für die einfache chemische Untersuchung des Urins.

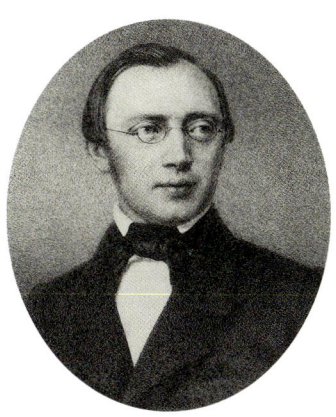

Friedrich Theodor [v.] Frerichs *(1819–1885) war nach seinem Medizinstudium in Göttingen und Berlin zunächst in seiner Heimat Ostfriesland als Arzt tätig, kehrte aber 1846 an die Göttinger Universität zurück, wo er besonders mit dem Chemiker Friedrich Wöhler und dem Physiologen Rudolf Wagner (1805–1864) wissenschaftlich über den tierischen Stoffwechsel zusammenarbeitete. Wagner übertrug ihm in seinem Handbuch der Physiologie das Kapitel über die Verdauung, ein Beitrag, der Frerichs' Namen rasch bekannt machte. 1849 wurde er Direktor der Medizinischen Klinik in Kiel, zwei Jahre später ging er an die Universität Breslau. Nach dem Rücktritt von Schönlein erhielt er dessen Lehrstuhl an der Berliner Charité. In der Kieler Zeit schrieb er seine viel beachtete Monographie über die „Bright'sche Nierenkrankheit und ihre Behandlung". In Breslau arbeitete er an einer großen Monographie über die Leberkrankheiten, die 1861 erschien. Frerichs, der 1884 vom Kaiser geadelt wurde, war einer der berühmtesten Kliniker seiner Zeit.*

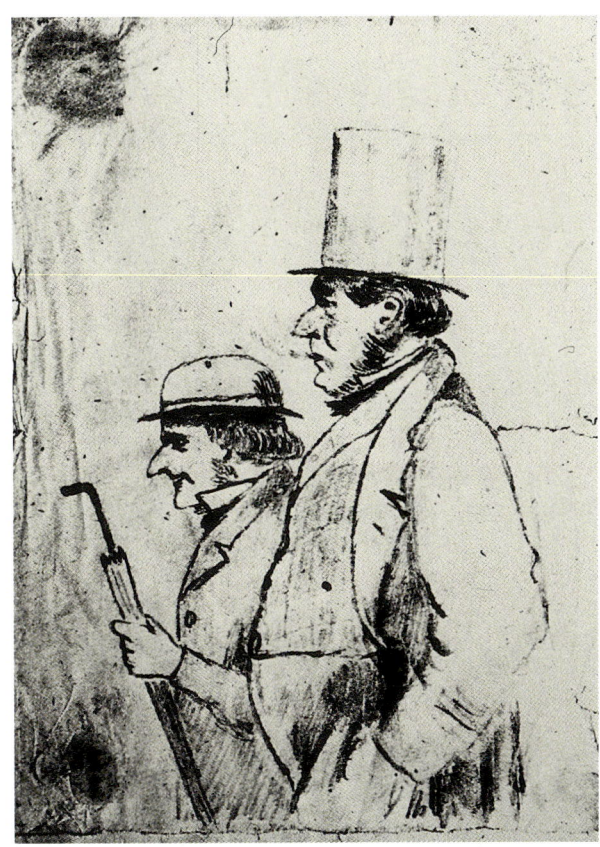

Anonyme Karikatur (Bleistiftzeichnung) von Kirchhoff (links) und Bunsen (rechts) auf einem Spaziergang. **Robert Wilhelm Bunsen** *(1811–1899) studierte Physik und Chemie in Göttingen und konnte nach der Promotion mit einem Stipendium eine ausgedehnte Studienreise nach Berlin, Wien und Paris unternehmen. 1833 wurde er Privatdozent in Göttingen und übernahm dann die Professorenstelle an der Höheren Gewerbeschule in Kassel, die bis dahin der berühmte Chemiker Friedrich Wöhler (1800–1882) innegehabt hatte. 1839 wurde er nach Marburg berufen und 1851 nach Breslau, wo er Gustav Robert Kirchhoff kennenlernte. Als Bunsen schon im folgenden Jahr einen Ruf nach Heidelberg erhielt, bemühte er sich darum, dass auch Kirchhoff als Physiker nach Heidelberg kam. Für Bunsen wurde ein großes Laboratorium neu erbaut, das auch bald zur Beleuchtung mit dem neuen „Leuchtgas" ausgestattet wurde. Ihm verdanken wir viele Entdeckungen und Erfindungen, wie z. B. seine methodischen Arbeiten zur Gasanalyse, zur Fotochemie und zur Spektralanalyse. Seine Arbeiten über arsenhaltige organische Verbindungen, die Kakodylverbindungen (der Name deutet auf den üblen Geruch dieser Stoffe hin), wurden wegweisend. Er hat auch viele Geräte für das chemische Laboratorium erfunden, so den Bunsenbrenner (zu dem ihn das verfügbare Leuchtgas anregte) und das Fettfleckfotometer. Bunsen war ein Original und sehr beliebt bei seinen Studenten. Er war stolz auf seine „Chemikerhände". Wenn er in der Vorlesung in die Flamme des Bunsenbrenners fasste und sich der Geruch nach verbranntem Horn verbreitete, pflegte er zu sagen: „Sehen Sie, meine Herren, an dieser Stelle hat die Flamme 2000 Grad".*

Gustav Robert Kirchhoff *(1824–1887) war Physiker. Nach seiner Habilitation in Berlin 1848 wurde er 1850 an die Breslauer Universität berufen, wo er Bunsen kennenlernte, dem er 1854 nach Heidelberg folgte. 1875 nahm er einen Ruf nach Berlin an. Kirchhoff hatte schon als Student in Königsberg ein wichtiges Gesetz der Elektrizitätslehre gefunden. In Heidelberg gelang ihm seine große Entdeckung: die physikalische Deutung der Phänomene, welche bei der Emission und Absorption von Licht durch erhitzte Körper auftreten. Ausgangspunkt waren die Flammenfärbungen von Metallsalzen, die er mit Bunsen untersucht hatte. Kirchhoffs Arbeiten zeigten auch den Weg auf, die chemische Zusammensetzung der Himmelskörper mit dem Spektroskop zu untersuchen. August Wilhelm v. Hofmann (1818–1892), Gründer und langjähriger Präsident der Deutschen Chemischen Gesellschaft, sagte in seiner Gedächtnisrede am Grab von Kirchhoff, dieser habe wie wenige andere in seinem Jahrhundert die Grenzen der menschlichen Erkenntnis erweitert.*

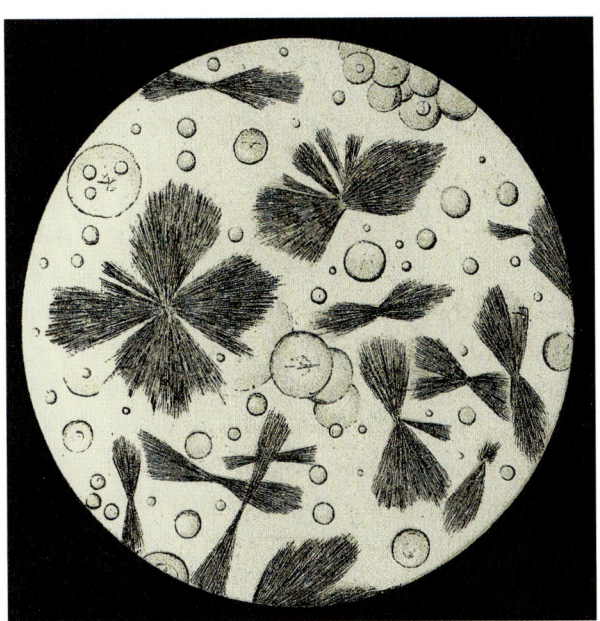

Kristalle der Aminosäuren Tyrosin (büschelförmige Nadeln) und Leucin (runde Kristallgebilde) aus einem Urinsediment, durch das Mikroskop betrachtet.

welche den Ablauf der Krankheit in ursächlichen Zusammenhängen erklärte. Um die Mitte des 19. Jahrhunderts war vor allem durch Liebig die Idee des Stoffwechsels im tierischen und menschlichen Organismus zu einem Leitgedanken geworden, der zahlreiche Forscher zu eigenen Untersuchungen anregte. In diesem Zusammenhang steht die Entdeckung des Auftretens der Aminosäuren Tyrosin und Leucin im Urin bei einer schweren Leberkrankheit, der akuten gelben Leberatrophie, durch den Internisten Friedrich Theodor Frerichs (1819–1885) und den Chemiker Georg Städeler (1821–1871). Sie sahen die Ursache für die Ausscheidung dieser Stoffe im abnormen Stoffwechsel, der durch die Lebererkrankung verursacht wird. Die beiden Aminosäuren kommen auch im gesunden Organismus vor, sie werden aber nicht im Urin ausgeschieden. Der Nachweis erfolgt durch die mikroskopische Beobachtung ihrer charakteristischen Kristalle.

Große Beachtung fand auch die Erklärung, welche der französische Physiologe Claude Bernard (1813–1878) für die krankhafte Glukoseausscheidung im Urin bei der Zuckerkrankheit gab.

Bei der chemischen Beschäftigung mit dem Urin wurden im Laufe der Zeit verschiedene selten vorkommende Stoffe gefunden, die sich nicht recht einordnen ließen. Hierzu gehörte das „Alkapton", welches der Chemiker Carl B. Detlev Boedeker (1815–1895) 1859 in einem Urin fand, den man in einem unverschlossenen Gefäß an der Luft stehen gelassen hatte und der daraufhin eine auffällige Dunkelfärbung zeigte. Der Name weist darauf hin, dass die Dunkelfärbung des Urins besonders rasch unter Zugabe von Alkali erfolgte. Der krankhafte Urinbestandteil wurde als Homogentisinsäure identifiziert, ein Stoffwechselprodukt, welches nicht weiter abgebaut wird und im Urin erscheint. Der Londoner Kliniker Archibald E. Garrod (1857–1936), der um die Jahrhundertwende einige Fälle von Alkaptonurie genauer untersuchte, stellte fest, dass diese Störung bei Personen auftrat, deren Eltern nahe Blutsverwandte waren. Diese Beobachtung erfolgte zu einer Zeit, in der die Vererbungsgesetze des Botanikers Gregor Mendel (1822–1884) wieder entdeckt wurden. Garrod deutete die Alkaptonurie ebenso wie eine andere ähnliche Störung, die Cystinurie, die Ausscheidung der Aminosäure Cystin im Urin, und einige weitere Krankheiten als Missbildungen des Stoffwechsels, die vererbt werden. Er prägte für diese Art von Defekten den Begriff der „angeborenen Stoffwechselstörung". Heute kennt man eine große Zahl derartiger „genetischer Defekte". Nach einigen von ihnen kann schon beim

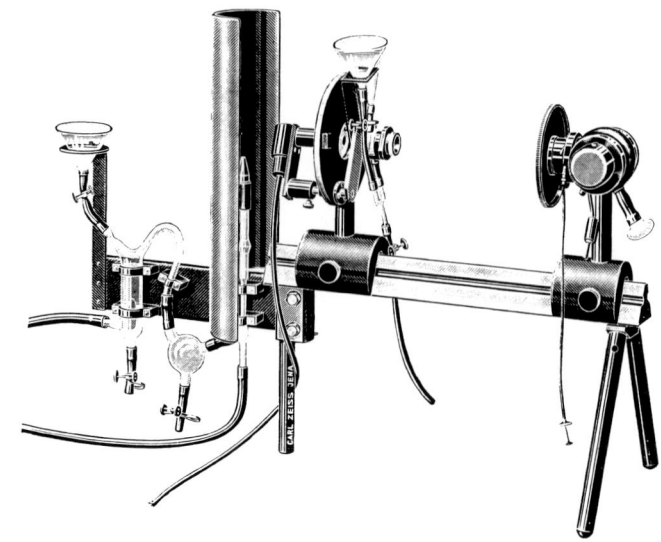

Flammenfotometer von Schuhknecht und Waibel, hergestellt von der Firma Carl Zeiss, um 1941. Man erkennt den Bunsenbrenner in dem Schutzzylinder. In dessen Flamme wird eine Urinverdünnung mit der Luftzuführung des Brenners eingeblasen. Die entstehende Flammenfärbung (gelb bei Natrium, rot bei Kalium) wird fotometrisch gemessen.

Neugeborenen mittels Urinuntersuchungen gefahndet werden.

Flammenfotometrie zum Nachweis von Mineralien

Im 20. Jahrhundert eröffnete besonders die Flammenfotometrie, eine Weiterentwicklung der Spektralanalyse von Bunsen und Kirchhoff, neue Möglichkeiten zur Untersuchung der „Mineralien" in Urin- und Blutproben. Besonders wichtig wurde die Bestimmung der Salze von Alkalimetallen wie Natrium und Kalium und von Erdalkalimetallen wie Kalzium und Magnesium, da ihre Konzentrationen im lebenden Organismus in engen Grenzen eingestellt sein müssen, um normale Körperfunktionen zu gewährleisten. Der gesunde Organismus regelt die Konzentration dieser Stoffe vor allem durch die Ausscheidung im Urin. Für den Arzt ist deshalb die quantitative Untersuchung in Urin und Blut wichtig. Die chemische Analyse war und ist schwierig und erfordert viel Geschick. Daher erlangte die flammenfotometrische Messung rasch große Bedeutung, vor allem in der Intensivmedizin. Dabei wird eine Probe der zu untersuchenden Flüssigkeit, z. B. verdünnter Urin, fein verteilt in die Flamme eines Gasbrenners eingeblasen. Die genannten Elemente zeigen charakteristische Flammenfärbungen, die fotometrisch gemessen werden. Eine solche quantitative Urinanalyse kann in wenigen Minuten durchgeführt werden.

Die Automaten kommen

In der zweiten Hälfte des 20. Jahrhunderts wurde das klinische Laboratorium durch eine technische Revolution völlig verändert. Automaten hielten Einzug, in denen chemische Analysen in Urin und Blut mechanisiert abliefen. Da diesem Thema ein eigener Beitrag gewidmet ist, soll hier nur kurz auf den Beginn der mechanisierten Analyse eingegangen werden. 1957 berichtete der amerikanische Biochemiker Leonard Tucker Skeggs (1918–2002) über ein neues „automatisches Gerät" für die kolorimetrische Analyse. Bei diesem Gerät wurde die zu untersuchende Probe (Blutserum oder Urin) selbsttätig abgemessen und mit den Reagenzien vermischt. Bei Bedarf wurde das Gemisch erhitzt und schließlich die Intensität der gebildeten Farbe in einem Fotometer gemessen und das Ergebnis registriert. Für Skeggs waren damals die zunehmenden Personalprobleme bei der manuellen Durchführung klinisch-chemischer Analysen ein Grund, sich mit der Entwicklung des „Autoanalyzers" zu beschäftigen. Heute werden in allen größeren Laboratorien die Analysen weitgehend von derartigen Analysenautomaten ausgeführt.

Schnelltests

Schon im 19. Jahrhundert, als man sich bemühte, die chemische Urinuntersuchung bei den Ärzten einzuführen, ist immer wieder versucht worden, Urintests so weit wie möglich zu vereinfachen. So wurden Reagenztabletten entwickelt, welche die notwendigen Chemikalien für einen einzelnen Test abgemessen enthielten. Zur Analyse wurde eine derartige Tablette in Wasser aufgelöst und die Urinprobe zugetropft. Die entstehende Farbe konnte dann mit einer Farbtafel verglichen werden. Auf diese Weise waren auch grob-quantitative Schätzungen möglich, beispielsweise der Glukosekonzentration im Urin. Im Ersten Weltkrieg wurden diese einfachen Untersuchungsmethoden besonders von Militärärzten empfohlen, um die damals häufigen Fälle von Nierenentzündung bei Soldaten durch Nachweis von Eiweiß rechtzeitig zu erkennen. Auch in der chemischen Analytik versuchte man, spezifische Nachweisreaktionen in einfacher Weise durchzuführen. Der österreichische Chemiker Fritz Feigl (1891–1971) entwickelte ein System mikrochemischer Farbreaktionen zum Nachweis zahlreicher Stoffe, indem er Tropfen des Reagenses und der Probe auf Papier zusammenbrachte, ein Verfahren, welches er als „Tüpfelanalyse" bezeichnete. Doch diese Schnelltests konnten die eingeführte Technik mit dem typischen Laborgerät aus den Laboratorien in Arztpraxen und Krankenhäusern nicht verdrängen.

Nach dem Zweiten Weltkrieg begannen pharmazeutische Firmen in den USA mit der Entwicklung von Schnell-Diagnostika für die Urinuntersuchung. Den Anfang machte die Ames-Company mit einem Tablettentest für Uringlukose, wobei die für die Umsetzung erforderliche Wärme nach Zugabe des Urins aus Chemikalien entwickelt wird, die in der Testtablette enthalten sind. Dieser „Clinitest" war ein großer Verkaufsschlager. In rascher Folge kamen weitere Tests auf den Markt und in den 1950er Jahren begann die Entwicklung neuartiger Tests auf der Basis von Teststreifen.

Die Teststreifen-Revolution

Bereits in der Antike hatte man versucht, chemische Prüfungen mit reagenzgetränkten Papierstreifen zu machen. Caius Plinius Secundus (23–79) berichtete über einen Test, bei dem Grünspan, der als Farbe Verwendung fand, mit einem Papyrusstreifen auf Eisenbeimengungen getestet wurde. Der Streifen wurde mit dem Saft von Galläpfeln getränkt und zeigte das Eisen durch Schwarzfärbung an. Wissenschaftlich beschäftigte sich der Chemiker Robert Boyle (1627–1691) im 17. Jahrhundert eingehend mit Pflanzenfarbstoffen und ihren Eigenschaften, „etwas anzuzeigen", d.h. als Indikator zu dienen.

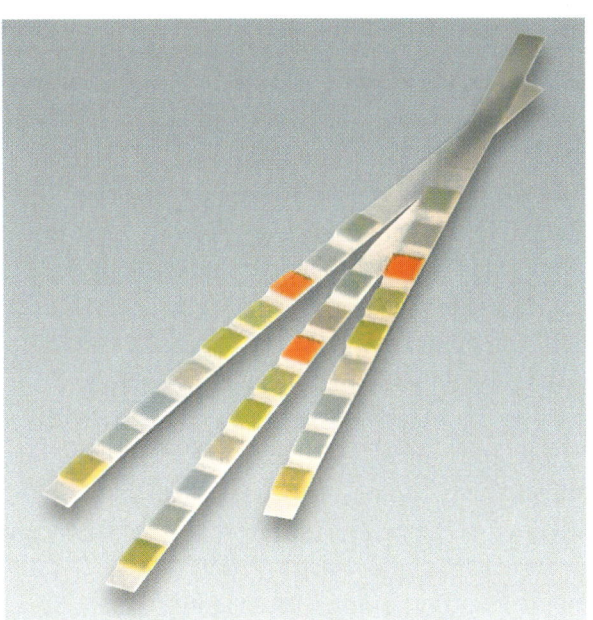

Mit Teststreifen können heute gleichzeitig mehrere Parameter, wie z.B. Zuckergehalt, pH-Wert, oder Ketongehalt im Urin bestimmt werden.

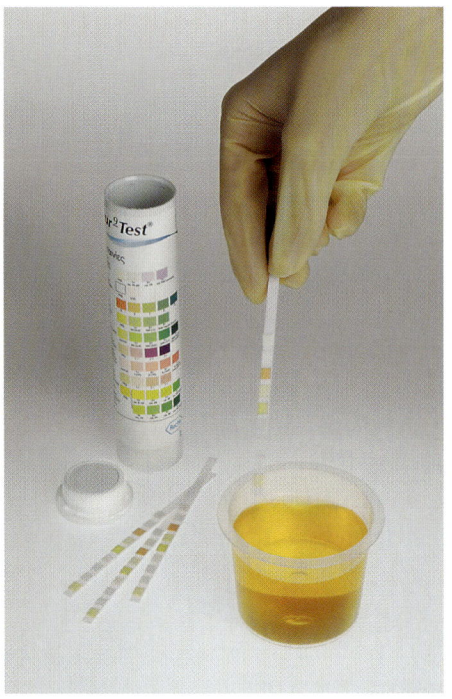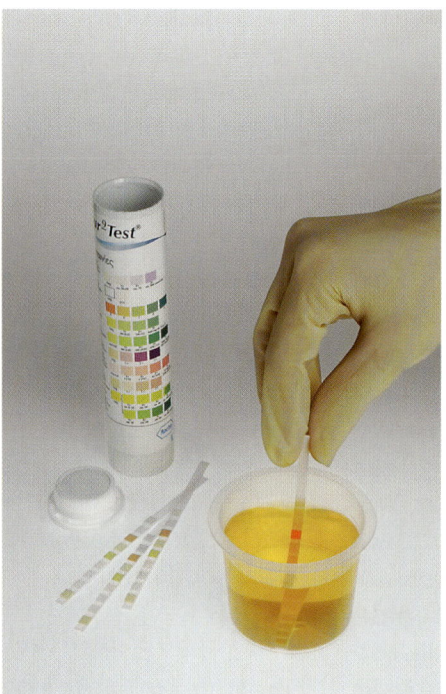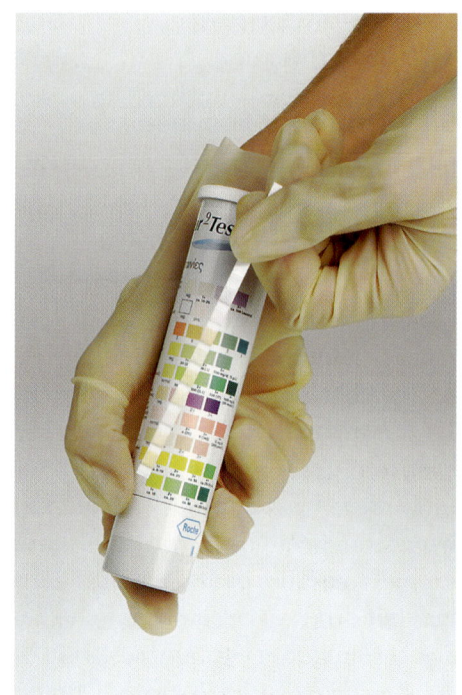

Urin-Teststreifen für einen Mehrfach-Test: Der Teststreifen erlaubt die gleichzeitige qualitative Untersuchung auf neun verschiedene Urinbestandteile.

Er benutzte bereits Papierstreifen dafür und untersuchte auf diese Weise z. B. Mineralwässer.

Teststreifen veränderten im 20. Jahrhundert die Arbeitsvorgänge bei der Urinuntersuchung völlig und vereinfachten sie erheblich. Für die Untersuchungen benötigte man kein Laboratorium mehr. Die Tests konnten ohne Schwierigkeiten praktisch überall gemacht werden: in der Sprechstunde des Arztes oder am Bett des Kranken. Auch Patienten konnten viele dieser Untersuchungen selbst ausführen. Bunsenbrenner, Reagenzgläser und anderes Laborgerät waren nicht mehr erforderlich. Ein Teststreifen, den heute jeder Schüler kennt, ist das Lackmuspapier, um Säuren und Basen zu unterscheiden. An diesem Beispiel läßt sich das Grundprinzip des Teststreifens erläutern. Papier wird mit einer Farbstoff- oder Reagenzlösung getränkt. Im Falle des Lackmuspapiers handelt es sich um den violetten Farbstoff einer Flechte, die vor allem auf den Kanarischen Inseln vorkommt. Das Papier mit dem eingetrockneten Farbstoff wird mit roter bzw. blauer Färbung hergestellt und läßt sich ohne Probleme aufbewahren. Zum Gebrauch gibt man einen Tropfen der zu untersuchenden Flüssigkeit auf das Papier und beobachtet die Farbänderung. Säuren werden durch eine Rotfärbung, Basen durch Blaufärbung angezeigt. Bei der Einführung derartiger Teststreifen in die Medizin hat man den Begriff „Trockenchemie" für diese Technik geprägt, was eigentlich nicht ganz

korrekt ist, da auch im Teststreifen eine chemische Reaktion in wässriger Lösung abläuft, nur dass das Wasser aus der aufgetropften Probe, z. B. aus dem Urin, stammt. Es ist bekannt, dass solche Reagenzpapiere schon in Liebigs Gießener Laboratorium ausgiebig benutzt wurden.

Die Methode wurde in den folgenden Jahrzehnten rasch weiter entwickelt. Schon bald kamen Mehrfach-Teststreifen auf den Markt, die zehn oder mehr verschiedene Untersuchungen mit einem Streifen gleichzeitig ermöglichten. Bei den ersten Anwendungen hatte man die damals üblichen Reagenzglastests auf die Streifen übertragen. Damit wurden auch bestimmte Nachteile übernommen, beispielsweise die fehlende Spezifität. So reagierte der Glukosetest im Reagenzglas wie auf dem Papierstreifen mit bestimmten Stoffen, die im Urin vorkommen können und ergab falsch-positive Resultate. Bei neueren Teststreifen benutzte man mit Erfolg die außerordentlich spezifischen Enzyme als Reagenzien und konnte dadurch die falsch-positiven Resultate reduzieren. Auf dem Nachweis von Enzymen beruht auch ein Teststreifen, mit dem weiße Blutkörperchen (Leukozyten) in einer Urinprobe ohne mikroskopische Untersuchung erkannt werden können. Eine andere wichtige Weiterentwicklung machte es möglich, mit Teststreifen einen Stoff, z. B. Glukose im Urin, nicht nur nachzuweisen, sondern auch quantitativ zu bestimmen. Dazu wurden spezielle Fotometer konstruiert, in welche der Test-streifen eingelegt und die Farbintensität der gefärbten Zone auf dem Streifen vermessen wurde.

Ein Gang durch zweieinhalb Jahrtausende

Dieser kurze Gang durch die Geschichte der Urin-untersuchung zeigt, wie die Menschen in den letzten zweieinhalb Jahrtausenden versuchten, durch Beobachtung und Untersuchung des menschlichen Urins Aussagen über Krankheiten und ihre Prognosen zu erhalten. Es mag erstaunen, dass von der Spätantike bis zur Frühen Neuzeit, d. h. von etwa 200 bis 1500, kaum größere Veränderungen zu beobachten waren. Es wurde fast ausschließlich „Urinschau" in den verschiedensten Varianten betrieben. Der Grund dafür ist vor allem die Dominanz der Lehren Galens. Er hatte eine für seine Zeit durchaus schlüssige Theorie der Urinbildung geliefert, die erst durch Erkenntnisse aus alchemistischen und chemischen Untersuchungen sowie später aus mikroskopischen Untersuchungen abgelöst wurde. Seine Lehre war ähnlich festgeschrieben wie die des Philosophen Aristoteles (384–322 v. Chr.) in der Scholastik.

Mit der Zunahme physikalischer und chemischer Kenntnisse wurde aus der Urinschau zunehmend eine auf Untersuchungen, d. h. Experimenten beruhende Methodik, die besonders im 19. Jahrhundert systematisch ausgebaut wurde. An dieser Stelle ist zu fragen, was die „Naturwissenschaftliche Methode" für die Urinuntersuchung gebracht hat. Das erhoffte Ziel, für eine bestimmte Krankheit eindeutige diagnostische Zeichen (Symptome) zu gewinnen, hat sich nicht generell erfüllt. Zwar gibt es bestimmte Urinbefunde, die tatsächlich auf eine ganz bestimmte Krankheit hinweisen. Sie werden in der Medizin als pathognomonisch bezeichnet. Das Wort bezeichnet Befunde „die eine Krankheit erkennen lassen". In diesen Fällen werden, oft genetisch bedingt, im Stoffwechsel Substanzen gebildet, die beim Gesunden nicht vorkommen. Dies ist dann ein eindeutiger Befund. Die Mehrzahl der Befunde jedoch ist vieldeutig. Deshalb ist es oft nötig, verschiedene Untersuchungen anzustellen und das erhaltene Befundmuster auszuwerten.

Das andere Ziel der „Naturwissenschaftlichen Methode", die ursächlichen Zusammenhänge aufzuspüren, d. h. ein wirkliches Verständnis der beobachteten Phänomene zu gewinnen, wurde bei Urinuntersuchungen erst seit dem 19. Jahrhundert mit den wachsenden Kenntnissen über die Funktion der Nieren und ihre Störung bei Krankheiten nach und nach erreicht. Auch das zunehmende Wissen über den Stoffwechsel im Organismus war wichtig, vor allem die genaue Kenntnis der Chemie der beteiligten Stoffe. Dadurch änderte sich auch der Charakter des Urinbefundes: Aus den zum Teil seit dem Altertum benutzten Zeichen wurde das, was heute Parameter genannt wird. Damit ist eine Größe in einem chemischen bzw. physikalischen System gemeint, dessen Zusammenhänge kausal, d. h. nach Ursache und Wirkung bekannt sind. Die Urinuntersuchungs-technik veränderte sich im 20. Jahrhundert schrittweise. Physikalische Meßverfahren traten an die Stelle chemischer Methoden. Durch Mechanisierung und Automation wurde die menschliche Arbeitsleistung unterstützt bzw. ersetzt. Für die Urinuntersuchung, die oft am Anfang der ärztlichen Maßnahmen steht, war diese Vereinfachung durch die Technik besonders wichtig. Mit der Einführung der Teststreifen konnte die Urinuntersuchung das Laboratorium verlassen und war überall verfügbar. Am Ende des langen Weges von der Matula zum Teststreifen stehen sichere und aussagekräftige Tests, die auch unter den einfachsten Bedingungen zum Wohle des Patienten einsetzbar sind. Für das ärztliche Laboratorium war die Urinuntersuchung das erste Arbeitsgebiet, auf welchem Erfolge erzielt wurden.

Erika und Gerd Novotny

Blicke in die Bausteine der Gewebe

Die Entwicklung der Histologie

Im Verlauf der ersten Hälfte des zweiten Jahrtausends unserer Zeitrechnung gab es in Europa viele bahnbrechende Entdeckungen. Die Druckkunst wurde erfunden, die Seewege nach Indien und Amerika entdeckt. Diese aufregende Zeit hielt jedoch eine weitere wichtige Entwicklung bereit, die Naturwissenschaftlern und Ärzten und schließlich der ganzen Menschheit neue Perspektiven eröffnete: Um 1590 wurden die ersten Mikroskope gebaut. Erst als diese Vergrößerungsinstrumente zur Verfügung standen, erhielten die Forscher Einblick in eine vielfältige und faszinierende Mikrowelt. Die Vorstellungen vom Feinbau der Lebewesen veränderten sich fundamental. Galten vorher die Fasern als kleinste Baueinheit, weil beim Sezieren der Gewebe kleinere Strukturen ohne optische Hilfsmittel nicht erkennbar waren, so richtete sich nun der Blick im wahrsten Sinne des Wortes auch auf die Bausteine der bisher kleinsten sichtbaren Elemente von Lebewesen: auf die Zellen.

Lesesteine und Brillen

Es ist zu vermuten, dass in den alten Kulturvölkern die Verwendung von Vorläufern der Mikroskope, Vergrößerungsgläser und Brillen, noch nicht weit verbreitet waren. In der Literatur des Altertums findet man keinen Hinweis auf derartige Kenntnis.[1] Es gibt allerdings Funde von geschliffenen runden Halbkugeln aus Quarz oder Glas unter den Ruinen von Pompeji und Ninive. Sie mögen damals jedoch wahrscheinlich eher dem Bündeln von Sonnenstrahlen und zum Anzünden von Feuer gedient haben. Es waren plankonvexe Linsen, die möglicherweise auch als Schmuck verwendet wurden, bis man erkannte, dass sie – auf Schrift oder Gegenstände gelegt – diese vergrößert darstellten. Dies wurde erst-

mals schriftlich von Seneca (1 v. Chr. – 65 n. Chr.) festgehalten. Man hatte die Vermutung geäußert, dass Schnitzkünstler sie zu der Zeit bei ihren feinen Arbeiten benutzten.[2] Lange wurde angenommen, Kaiser Nero (36–68) habe als Erster einen Smaragd zur Korrektur von Augenfehlern genutzt, um die Kämpfe der Gladiatoren besser beobachten zu können. Vermutlich diente ihm der Stein nur als Sonnenschutz, wie bei Gotthold Ephraim Lessing nachzulesen ist.[3]

Erst Ibn el Haitam, genannt Alhazen (965–1038), hat schriftlich darauf hingewiesen, dass das Auge durch geschliffene optische Linsen unterstützt werden kann. So beschrieb er z. B. die Wirkung eines Glaskugelsegmentes, das als Vergrößerungsglas benutzt werden könnte. Diese Glaskugelsegmente waren die Vorläufer der heutigen Brille. Man nannte

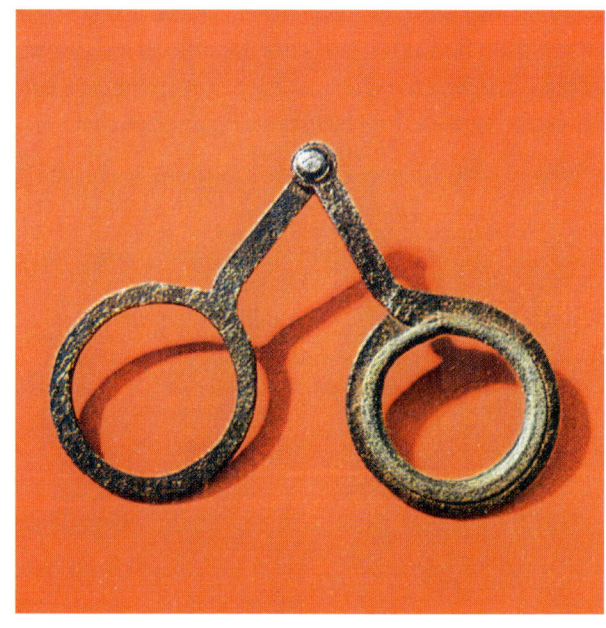

Nachbildung einer Nietbrille aus dem 14. Jahrhundert.

sie Lesesteine. Sie bestanden aus Quarz, Bergkristall oder dem grünen Halbedelstein Berill. Dieser gab der späteren Brille ihren Namen. Die Lesesteine, Plankonvexlinsen, wurden im 13. Jahrhundert vor allem von den Mönchen in den Kirchen und Klöstern zum Lesen genutzt. Man legte sie direkt auf das Schriftstück, um die Buchstaben zu vergrößern. Auch der englische Franziskanermönch Roger Bacon (1214–1292) kannte sie. In seinem Werk „Opus majus" stellte er eine Theorie des Sehens auf. Darin gab er die Größe dieser Linsen und eine Gebrauchsanleitung an. Von ihm wird auch berichtet, dass er ein Glas geschliffen habe, durch das man so merkwürdige Dinge sah, dass die Wirkung desselben allgemein der Macht des Teufels zugeschrieben wurde.[4] Der Ursprung der gewerblichen Anfertigung von Linsen findet sich in Italien. Dort entstand in den Jahren zwischen 1284–1330 ein Glasverarbeitungsgewerbe. In Venedig war es bekannt als Cristalleri, in dem auch Brillengläser geschliffen wurden. In Murano bei Venedig wurden z. B. die ersten sog. Nietbrillen angefertigt. Dafür wurden zwei Linsen in gestielten Ringen befestigt. Die Stiele waren an ihren Enden zusammen genietet. Ihr Erfinder ist leider nicht bekannt.[5]

Mikroskopie in Kinderschuhen

Der Bau der ersten Mikroskope wird den Brillenmachern Hans Janssen und Sohn Zacharias Janssen aus Middelburg in Holland zugesprochen. An anderer Stelle wird Cornelis Drebbel (1572–1633) genannt.[6] Damals hatten die Brillenschleifer gelernt, kleine Linsen aus klarem Glas herzustellen und diese sehr fein zu schleifen. Statt sich mit der Betrachtung nur durch eine einzelne Linse zu begnügen, entwickelten Vater und Sohn Janssen die Idee, zwei konvexe Linsen übereinander in einem Rohr zu montieren. Galileo Galilei (1564–1642) soll ein Gerücht gehört und ein ebensolches Instrument gebaut haben, mit dem er u. a. das Insektenauge studierte. Er hatte 1611 das Fernrohr konstruiert. Im Gegensatz zu seinen mikroskopischen Beobachtungen schenkte man denen zu den Gestirnen keinen Glauben, obwohl sie das Weltbild des Nikolaus Kopernikus (1473–1543) bestätigten. Dieser hatte seine Beobachtungen allerdings noch ohne optische Hilfsmittel gemacht.[7]

Die Bezeichnung Mikroskop soll ein griechischer Gelehrter mit Namen Demiskianos geprägt haben. Sie wurde auch von einer Gruppe von Naturforschern benutzt, die sich in Rom zusammengeschlossen und 1603 die „Accademia dei Lincei", die Akademie der Luchsäugigen, gegründet hatten. Zu diesem Kreis gehörte auch Galilei.[8]

Pflanzen und Tiere unter dem Mikroskop

Die Ärzte standen den Mikroskopen anfangs überwiegend skeptisch gegenüber. Die Naturforscher dagegen waren begeistert. Janssen hatte selbst nicht mit seinem aus zwei geschliffenen Linsen zusammengesetzten Mikroskop gearbeitet. Antoni van Leeuwenhoek (1632–1723) dagegen wurde durch die Entdeckungen mit seinen einfachen Mikroskopen, welche nur eine geschliffene Linse enthielten, weit bekannt. Er war eigentlich gelernter Tuchhändler und lebte in Delft in Holland, war jedoch fasziniert vom Linsenschleifen und stellte selbst Linsen aus Glas oder Halbedelsteinen her. Mit ihnen erreichte er eine bis zu 270-fache Vergrößerung. Seine sog. Mikroskope entsprachen dem Prinzip der heute bekannten Präparierlupen. Sie bestanden aus einer Linse, befestigt zwischen zwei mit einem Loch versehenen Metallplatten und einer justierbaren Nadel als Halterung für das zu untersuchende Objekt. Damit löste er das Problem, bei starker Vergrößerung die Lage des Objektes zur Linse zu kontrollieren. Als Forscher war er Autodidakt. Aber er mikroskopierte viel und zeichnete das Gesehene. Für jedes anzusehende Objekt fertigte er ein eigenes „Mikroskop" an. In seinem Nachlass fand man eine Unzahl dieser Instrumente. Als Erster beschrieb er die im Wasser eines Heuaufgusses aus Dauerzysten entstehenden

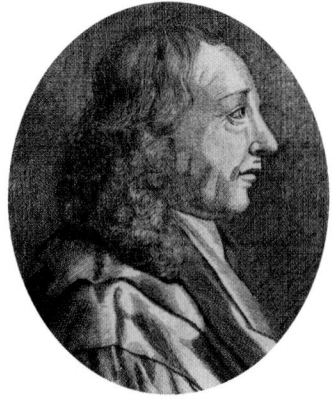

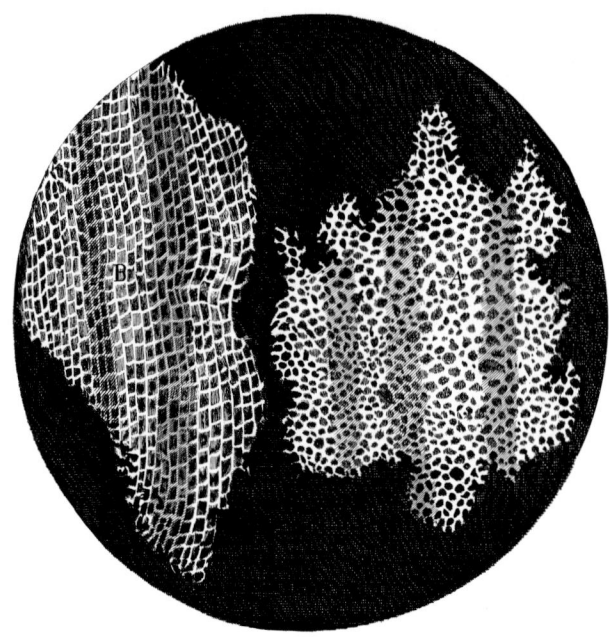

Marcello Malpighi *(1628–1694) gilt heute als Begründer der histologischen Mikroskopie. Er wirkte in Pisa, Messina und Bologna als Arzt und Professor. 1661 beschrieb er den Verlauf des Blutes an Alveolen und Kapillaren der Lunge und dem Frosch-mesenterium, womit er die Lehre vom Blutkreislauf von William Harvey (1578–1657) vervollständigen konnte. Eine Abhandlung über die Haut „De externo tactus organo" schrieb er 1665. Seine Forschungsergebnisse widersprachen den Jahrhunderte alten Überlieferungen. Von Seiten seiner Kollegen erntete er dafür selbst in Vorlesungen großen Ärger. Es ist überliefert, dass einer von ihnen die Studenten aufforderte, den Saal zu verlassen. Man ging so weit, dass maskierte Professoren sein Landhaus aufsuchten, ihn dort verprügelten und seinen Hausrat zertrümmerten. Daraufhin verließ er Bologna. Später wurde er von Papst Innocenz XII zu dessen Leibarzt ernannt.*

Ein Korkschnitt, mikroskopisch betrachtet und gezeichnet von Robert Hooke.

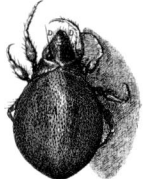

Milbe, mikroskopisch betrachtet und gezeichnet von Robert Hooke.

Einzeller wie z. B. die Pantoffeltierchen, ebenso wie rote Blutzellen, die „Dierkens" in seinem Zahnbelag, Spermatozoen und quergestreifte Muskelfasern. Er erkannte sogar die Verzweigung bei Herzmuskel-zellen, die er bereits damals in einer alkoholischen Safranlösung färbte. Sein einfaches Mikroskop bestimmte über ein Jahrhundert lang die Szene, während das prinzipiell überlegene zusammen-gesetzte Mikroskop wegen der sphärischen und chromatischen Aberrationen, d. h. wegen der Farb-ränder und der Verzerrungen, einstweilen praktisch nicht von Forschern benutzt wurde, sondern nur Laien zur Ergötzung diente.

Die ersten Untersuchungen mit dem zusammen-gesetzten Mikroskop machte der Engländer Robert Hooke (1635–1703), der in Oxford Physik studiert hatte und sich als Naturforscher und Architekt in London betätigte. Für die Anfertigung kurzbrenn-weitiger Linsen gab er ein Verfahren an, bei dem Linsen aus Kügelchen geschliffen wurden, die durch das Schmelzen feinster aus venezianischem Glas ge-zogener Fäden entstanden. Zur Betrachtung seiner

Objekte fertigte er von diesen mit einem scharfen Messer schon dünne Schnitte an. Er empfahl, Flüs-sigkeiten zwischen zwei klare Glasplättchen zu geben und organisches Material in Wasser oder klarem Öl einzubetten. Das waren die Anfänge der später ver-wendeten Objektträger und Deckgläser sowie der Eindeckmedien.[9] Hooke untersuchte Pflanzen und Insekten. Mit seinen berühmt gewordenen Studien von dünn angefertigten Korkschnitten prägte er den noch heute wichtigen Begriff der Zelle. Allerdings benutzte er diese Bezeichnung nur nebensächlich und bevorzugte das Wort Poren.[10] Eine Vorstellung von Zellen als Bestandteil aller Lebewesen existierte dabei nicht. Der Begriff der Zelle, wie er uns heute geläufig ist, kam ihm natürlich nicht in den Sinn, weil seine präparativen Möglichkeiten die Darstel-lung von Zellen, wie wir sie kennen, nicht zuließen. Als Sekretär der Royal Society widmete er 1665 dem englischen König sein wissenschaftliches Werk „Micrographia", in dem er seine mikroskopischen Forschungsergebnisse mit genau angefertigten Zeich-nungen zusammenfasste.

An der Universität in Bologna beschäftigte sich Marcello Malpighi (1628–1694) mit morphologischen Studien an Pflanzen und Tieren. Er war der erste Arzt, der mit dem neuen Instrument eifrig mikroskopierte. Mikroskopisch analysierte er die Strukturen von Lunge, Milz, Niere (Malpighi'sche Körperchen), Leber und Haut. Er beschrieb die sensorischen Papillen sowie die Geschmacksknospen. Er veröffentlichte ein zweibändiges Werk mit seinen Ergebnissen, welches 1686 unter dem Titel „Opera Omnia" in London gedruckt wurde.

Die Mikroskope werden präziser

Nach dem Aufkommen der ersten Mikroskope hatten sich im 17. Jahrhundert vor allem in den Niederlanden, in England, Italien, Deutschland und Frankreich Zentren des optischen Handwerks angesiedelt, so dass nach und nach mit immer neuen Ideen Verbesserungen erzielt wurden. Aber erst im ersten Drittel des 19. Jahrhunderts gelang es, die Optik der Mikroskope durch Zusammensetzen verschiedener Linsen so zu konstruieren, dass Beobachtungen mit stärkeren Vergrößerungen möglich waren. Zu Beginn der 1820er Jahre konnte man dann achromatische Objektive[11] anfertigen, die bereits ein Auflösungsvermögen von 1 μm (1/1000 mm) besaßen.

1849 wurde von dem Italiener Giovanni Battista Amici (1784–1863) ein vielfach verbessertes viellinsiges Mikroskop gebaut, dessen Neuerungen sich durchsetzten. Um das Auflösungsvermögen zu erhöhen, verwendete er sog. Immersionsobjektive. Damit war man in der Lage, zwischen Untersuchungsobjekt und Objektiv eine Flüssigkeit wie z. B. Wasser oder Anisöl einzusetzen. Dies erhöhte die Auflösung beträchtlich, denn damit ließ sich der Öffnungswinkel der Objektive auf Werte über 1 steigern. Amici hatte übrigens schon 1829 die Deckglasdicke, einen wichtigen Einflussfaktor auf die Lichtstreuung, in seine Berechnungen einbezogen.[12] Es mangelte jedoch noch immer an der gleichbleibenden Güte der Linsen, die bei ihrer Herstellung sehr unterschiedlich ausfielen. Linsen für korrigierte Objektive, die ja aus mehreren Linsen zusammengesetzt sind, mussten mühsam zusammengesucht werden, damit chromatische und sphärische Aberrationen der Objektive möglichst gering ausfielen. Carl Zeiss (1816–1888) in Jena wusste von diesem Problem. Er baute in seiner Werkstatt Instrumente, die von den damaligen Gelehrten sehr gelobt wurden. Für sein bei der Weimarer Gewerbeausstellung vorgestelltes Mikroskop erhielt er die goldene Medaille. Der damals lehrende Botaniker Jakob Matthias Schleiden (1804–1881) sorgte für die Belieferung der Univer-

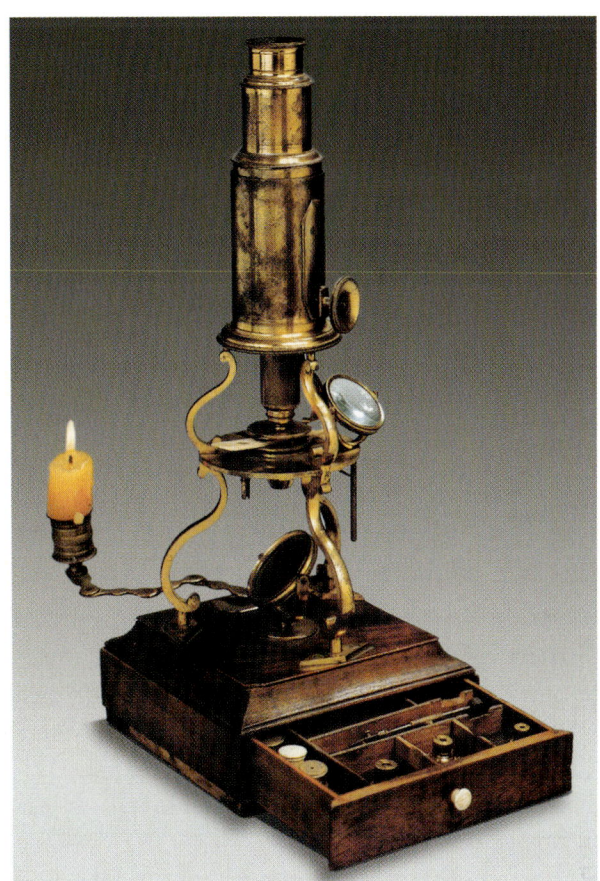

Mikroskop von Huntley, London 1740.

sität Jena mit solchen Zeiss'schen Mikroskopen. Für Zeiss wurde das „Pröbeln", das Herumprobieren, um die richtigen Linsen zusammenzusetzen, allmählich zum Alptraum. Zunächst musste er jedoch bei dieser Methode bleiben, weil die Ansicht vorherrschte, die theoretische Berechnung der Bildfehler und damit ihre Behebung sei bei der Winzigkeit der Linsen wertlos. 1867 wandte sich Zeiss an den Physiker und Privatdozenten Ernst Abbe (1840–1905) mit der Frage, ob es möglich sei, die optischen Gesetze beim Bau der Mikroskope und Mikroskopobjektive anzuwenden und die Optik im Voraus zu berechnen.[13] Dieses Treffen führte zu einer erfolgreichen Zusammenarbeit. Abbe trat 1867 in das Zeisswerk ein. Er löste das Problem und veröffentlichte 1873 seine theoretischen Erkenntnisse zur Berechnung von Objektiven. Die Leistungsfähigkeit der Mikroskope konnte abhängig von der Objektivapertur und der Wellenlänge des Lichtes sicher bestimmt werden. Später gelang es Zeiss und Abbe mit Hilfe des Glaschemikers Otto Schott (1851–1935), die Korrektur der Objektive von zwei Farben auf drei Farben des sichtbaren Spektrums auszudehnen. Diese neuen, sog. apochromatischen Objektive wurden schon ab 1886 vertrieben. Die theoretische Auflösungsgrenze für das Lichtmikroskop von 0,2 µm war damit fast erreicht. Abbe entwickelte auch den Kondensor als neuen Beleuchtungsapparat für Durchlicht- und Dunkelfeldbeleuchtung, dessen Vorzüge von Robert Koch (1843–1910) sehr gelobt wurden. Abbe gelang es im Oktober 1900, August Köhler (1866–1948) als „wissenschaftlichen Beamten" einzustellen. Köhler beschäftigte sich mit der Mikrofotografie und entwickelte ein Beleuchtungsverfahren, das ein gleichmäßiges Ausleuchten des Blickfeldes und somit des Präparates ermöglichte, das Köhler'sche Beleuchtungsprinzip. So standen also zu Beginn des 20. Jahrhunderts leistungsfähige Lichtmikroskope zur Verfügung.

Gezupft, gequetscht, geschnitten

Bis Mitte des 19. Jahrhunderts wurden mikroskopische Entdeckungen fast ausschließlich an ungefärbten Objekten gemacht. Hierdurch ergaben sich erhebliche Einschränkungen, da der Kontrast ungefärbter Gewebestrukturen äußerst gering ist. Deshalb konzentrierte man sich vornehmlich auf die Untersuchung von Pflanzen, deren dicke Zellwände leichter zu erkennen waren, oder auf Einzeller und Kleinstlebewesen, deren Beobachtung ebenfalls ohne Kontraststeigerung gelang. Machte man zuerst freihändige Dünnschnitte von Pflanzen, stellte man später fest, dass sich z. B. Blätter in Holundermark geklemmt besser schneiden ließen. Das so vorbereitete Material wurde dann, wie schon von Hooke beschrieben, mit scharfen Skalpellen oder Rasiermessern in dünne Schnitte zerlegt.

Quetschpräparate wurden von frischem Gewebe angefertigt, indem ein kleines Gewebestück oder ein winziges Insekt zwischen zwei Glasplättchen gequetscht wurde. Zupfpräparate erhielt man dadurch, dass ein Gewebestück, z. B. von Muskelgewebe, in einen Tropfen Wasser gelegt und mit zwei Nadeln vorsichtig zerzupft wurde, bis isolierte Zellen oder Fasern mikroskopiert werden konnten. Die Präparate wurden mit einem Glimmerplättchen bedeckt, um das Objektiv zu schonen. Auch von getrockneten Häuten und Fasern wurden Schnitte hergestellt.[14] Da sie zur mikroskopischen Betrachtung aber oft zu durchsichtig und schwer erkennbar waren, behandelte man sie mit einer Iodtinktur. Dadurch wurden die Membranen gefärbt und besser sichtbar. Jan Swammerdam (1637–1680), berühmt durch seine grundlegenden Studien über den Feinbau der Insekten, ist die Technik der Gefäßinjektion mit gefärbtem Leim, einer erstarrenden Masse, zu verdanken. Solche Injektionsverfahren gehörten zu den ersten Techniken, derer sich auch Malpighi bei seinen Studien bediente. Johann Nathanael Lieberkühn (1711–1756) wies mit dieser Methode die Gefäße der Dünndarmzotten nach.

Ein nächster wichtiger Schritt war die Härtung weicher Gewebe mittels Alkohol oder Säuren, die es erlaubte, auch von tierischem Gewebe Schnitte anzufertigen. An der Schwelle zum 19. Jahrhundert gewannen die ersten chemischen Analysemethoden für die Mikroskopiker an Bedeutung. Erstes Ziel war es, Auskunft über die stoffliche Beschaffenheit der Gewebe zu erlangen. Dabei entstanden als Nebenprodukt die ersten Verfahren, mit denen Strukturen besser sichtbar wurden. Der Wunsch, diese Techniken zu verbessern, veranlasste Wissenschaftler und Techniker zu erfolgreicher Zusammenarbeit. Bald entstanden Lehrbücher, die den Umgang mit den Mikroskopen beschrieben und hilfreiche Arbeitsmethoden zur Präparateherstellung angaben, denn mit dem Aufkommen besserer Mikroskope bahnten sich neue Möglichkeiten an. Als Standard standen jetzt Konstruktionen zur Verfügung, die uns auch heute noch begegnen, mit festem Stativ und Halterung für den Okulartubus, Objektivhalter, Objekttisch und Kondensor zum Sammeln des Lichtes über dem Spiegel. Voraussetzung für Erkenntnisgewinn mit diesen Mikroskopen war die Entwicklung guter Präparationstechniken.[15]

Objektträger und Deckgläschen

Erste technische Hinweise zur Präparateherstellung und Mikroskopiertechnik wurden von Pieter Harting (1812–1885), ordentlicher Professor in Utrecht, beschrieben. Als eifriger Mikroskopiker baute er seine Instrumente selbst. Er gab 1848 ein dreibändiges Werk heraus: „I. Über das Mikroskop, II. Über die Optik, III. Über die Untersuchungstechnik, eine Ausarbeitung der histologischen Technik". Darin gab er genaue Anweisungen für die Vorbereitung der zu untersuchenden Materialien und stellte einen Präpariertisch und verschiedene Instrumente zum Präparieren vor.

Harting ersann auch eine Methode zur Herstellung dünner Deckgläser. Dazu schmolz er ein Glasrohr an einem Ende zu und blies es vom anderen Ende zu einer großen dünnen Blase aus. Diese zerschlug er in kleine Stückchen mit einer Dicke von etwa 0,1 mm, die er auf seine zu mikroskopierenden Präparate legte. Er versuchte auch Eiweißkoagulationsmittel zur Härtung von Gewebe einzusetzen. Zur Schnittherstellung bevorzugte er noch die manuelle Technik, weil sie ihm bessere Schnitte lieferte als die damals eben erst verfügbaren, noch primitiven Schneidegeräte.

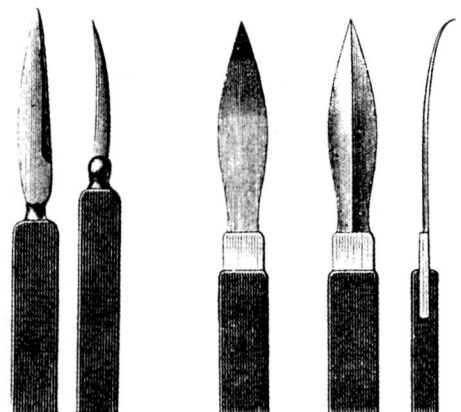

Hartings Präparierinstrumente um 1848.

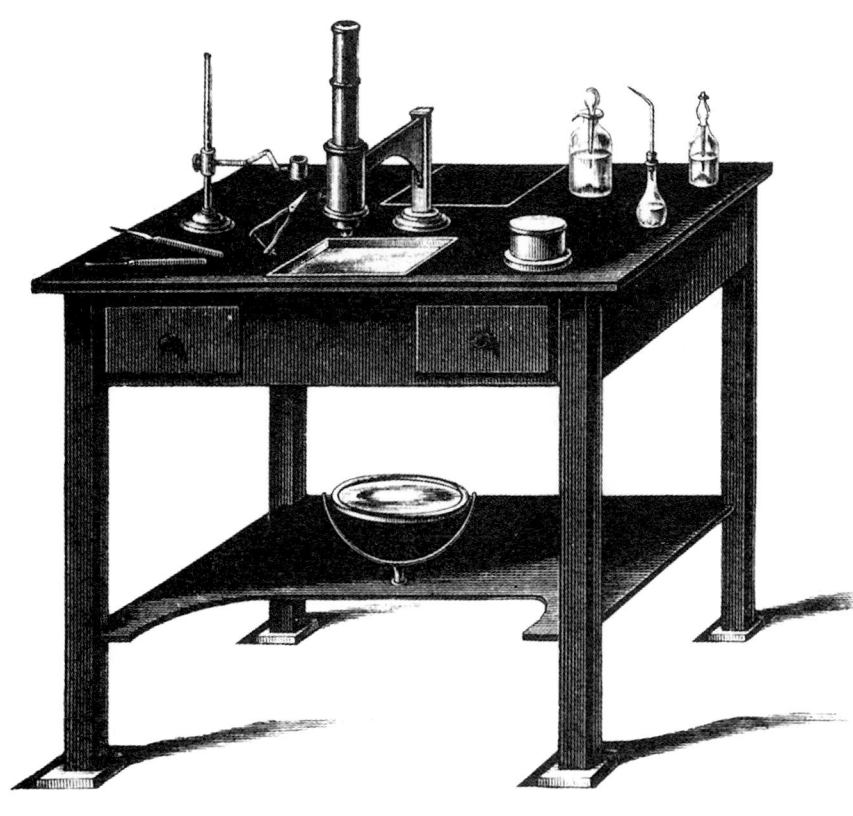

Präpariertisch, gebaut von Pieter Harting um 1848.

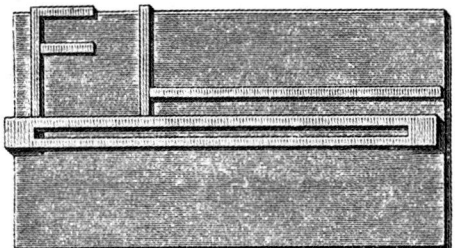

Ein von Harting gebauter Glasschneideapparat.

Das Problem der Glasunterlage für die zu mikroskopierenden Objekte erlangte Wichtigkeit, da sie zu der Zeit oft noch selbst hergestellt wurden, um Präparatesammlungen anzulegen. Harting entwickelte daher einen speziellen Glasschneideapparat. 1839 hatte man sich in der Microscopical Society in London auf eine auch heute noch übliche einheitliche Objektträgergröße geeinigt, auf 1 × 3 Zoll (24 × 72 mm). Dünne Deckgläschen kamen ein Jahr später in den Handel. Wenn man Hartings mikroskopische „Bibel" genau studiert, stellt man fest, dass zu seiner Zeit bereits alle notwendigen Voraussetzungen zur Präparateherstellung in Ansätzen vorhanden waren. Später erarbeitete Paul Mayer (1848–1923) wichtige Anleitungen zur Präparation, Gewebefixierung, Schnittherstellung und auch schon zur Färbung von tierischem und menschlichem Gewebe. Mit seinem Mitarbeiter Arthur Bolles Lee veröffentlichte er 1898 ein „Lehrbuch über die mikroskopische Technik", welches in vier Auflagen erschien. Auf der Grundlage des Buches basieren alle später erschienenen Hand- und Taschenbücher für das Arbeitsgebiet der histologischen Technik.[16, 17]

Erste Schneidegeräte

Die manuelle Herstellung der Präparate erforderte sehr viel Geschick. Daher dauerte es auch nicht lange, bis Geräte zur Schnittherstellung entworfen wurden. Ende des 18. Jahrhunderts konstruierte John Hill (um 1707–1775) in England einen Apparat nach Art eines Hobels, um von Holz dünnste Schnitte anzufertigen. Es war vielleicht das erste Mikrotom. Der Begriff Mikrotom wurde 1838 von Alphonse Chevallier (1793–1879) geprägt und bezeichnet ein Gerät, mit dem Objekte für mikroskopische Untersuchungen in feinste Schnitte zerteilt werden können.

Von Louis Antoine Ranvier (1835–1922) wurde ein 1855 von Ross gebautes Handmikrotom eingeführt, welches zu einem lange genutzten Hilfsgerät wurde.[18] Es bestand aus einem dicken Messingzylinder, in dessen Innerem ein Messingstopfen eingefügt war, der mittels einer Mikrometerschraube hinauf und hinunter bewegt werden konnte. Das zu schneidende Objekt wurde auf dem Stopfen bzw. im Zylinder befestigt und konnte durch Drehung der Mikrometerschraube wenige Mikrometer über dessen oberen Rand geführt werden. Mit einem Rasiermesser, welches über das obere Ende des Zylinders gezogen wurde, ließ sich dann eine dünne Scheibe abschneiden. Einen automatischen Vorschub hatte dieses Instrument noch nicht. Viele Ideen wurden erprobt. So entwickelte z. B. De Capanema 1848 eine Objektführung auf einer schiefen Ebene. Aufbauend auf diese und andere Grundideen konstruierte 1868 G. Rivet ein Mikrotom, nach dessen Prinzip auch

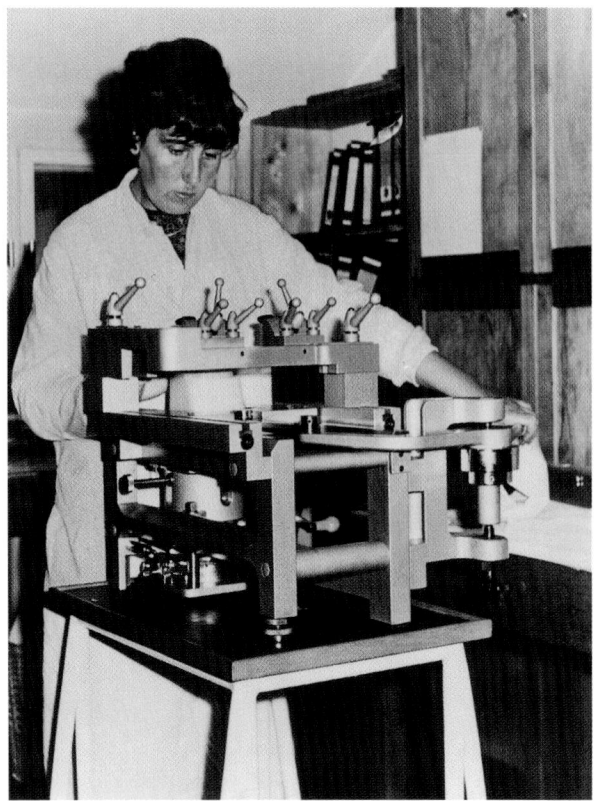

Arbeit am Tetrander-Mikrotom um 1960.

alle späteren gebauten Mikrotome arbeiteten. Das zu schneidende Objekt wird in einer Objektklemme eingespannt. Die Objektklemme ist auf einem Führungszylinder befestigt, in den eine Feingewindespindel eingreift. Für die Objekthebung zum Messer wird diese Feingewindespindel manuell oder automatisch um einen vorher eingestellten Betrag gedreht, wodurch der Objekttisch mit dem Objekt um einen bestimmten Mikrometerbetrag angehoben wird. Gemeinsam ist diesen frühen Mikrotomen, dass entweder das Messer oder der Führungszylinder mit dem Objekt auf einer Gleitbahn bewegt werden, daher die Bezeichnung Schlittenmikrotom. Zu dieser Entwicklung schrieb Georg Wilhelm Julius Behrens (1854–1903) im ersten Band der von ihm neu gegründeten Zeitschrift für wissenschaftliche Mikroskopie und für mikroskopische Technik im Jahre 1884:

> „Die automatische Hebungsvorrichtung ist vom wissenschaftlichen Standpunkt aus überhaupt in das Gebiet der Spielerei zu verweisen … Aber in unserm Zeitalter geht ja alles mit Dampf, im nächsten mit Electrizität – sollte sich da nicht noch eine electrodynamische Maschine mit dem Mikrotom in Verbindung bringen lassen? Dann könnte sich der Wissenschaftler mit untergeschlagenen Armen und brennen-

der Cigarre hinter den selbsttätigen Apparat setzen und zusehen, wie der automatisch bewegte Pinsel die Schnitte abhebt und in die mit schillerndem Anilingemisch erfüllte Glasschale überträgt. Später träte dann an ihn nur die mehr nebensächliche Arbeit heran, die Schnitte unter dem Mikroskop zu untersuchen."[19]

Paul Mayer entwickelte mit zwei Mitarbeitern den Tetrander, ein besonders standfestes Mikrotom, welches mit einer von ihnen entworfenen sog. Neapeler Klemme ausgerüstet ist. Mit dieser Klemme hat man die Möglichkeit, in Paraffin oder Celloidin eingebettete Gewebe fest einzuspannen und in eine gewünschte Stellung zum Messer zu bringen.

Neben Schlittenmikrotomen verschiedenster Art entwickelte Charles Sedwick Minot (1852–1914) sein sog. Rotationsmikrotom. Hier wird der Führungszylinder über eine Kurbel vertikal zum senkrecht stehenden Messer bewegt. Die platzsparende Bauweise prädestinierte dieses Gerät zum Einbau in Kühlschrankgehäuse, wie etwa beim Kryostaten. Minot legte eine lehrreiche Sammlung von über 1900 Säugetierembryonen an, die er in Schnittserien zerlegte. Für diese umfassende Arbeit entwickelte er ein Mikrotom, das auch heute noch nicht nur seinen Namen trägt, sondern auch nach seinem Bauprinzip gefertigt wird. Mit dem ersten Modell ließen sich anfangs 30 µm dicke Schnitte anfertigen. Mittlerweile können 1 µm dicke Schnitte von in Kunststoff eingebettetem Gewebe hergestellt werden. In einer noch weiter verfeinerten Ausführung wird diese Art von Mikrotom zur Herstellung von Ultradünnschnitten für die Elektronenmikroskopie benutzt.

Kryostaten ermöglichen Diagnosen während der Operation

Der Bau der Gefriermikrotome ist einem Zufall zu verdanken. Benedict Stilling (1810–1879) hatte im Januar 1842 nachts eine Gewebeprobe auf der Fensterbank liegen lassen: Am nächsten Morgen fand er sie gefroren. Von dem nun festen Gewebe ließen sich mit einem Rasiermesser dünne Schnitte anfertigen, die er anschließend zerquetschte, um sie dann zu mikroskopieren. Die Gefriermethode zum Härten von Gewebe war damit erfunden.[20] Der Physiologe W. Rutherford (1810–1879) soll 1872 das erste Gefriermikrotom konstruiert haben. Als Gefriermedium wurde ab 1901 verflüssigtes Kohlendioxid benutzt.

Das Gefrierverfahren führte schließlich zur Entwicklung des Kryostaten, dem unschätzbar wertvollen Gerät für die Herstellung von Schnellschnitten zur Diagnose von Geweben während Operationen. Das erste Gerät wurde 1938 von Linderstrom-Lang und Mogensen vorgestellt; dabei handelt es sich um ein in einer Kühlkammer eingebautes Rotationsmikrotom.

Festigung und Konservierung

1890 führte Ferdinand Blum (1865–1959) die Konservierung des Gewebes mit Formaldehydlösung in die mikroskopische Technik ein. Sie diente einerseits als Schutz vor Fäulnis und andererseits zur Härtung, zur sog. Fixierung des Gewebes. Die Schnittherstellung wurde damit erleichtert. Als einfachste Art der Fixierung benutzten die Forscher anfangs das Kochen. Später dienten zur Konservierung und Festigung des Gewebes Essigsäure und Alkohol sowie verschiedene mehr oder weniger giftige Salze. Bekannt ist, dass Quecksilberchloridlösungen von Johann Evangelista Purkinje (1787–1869) und von Martin Heidenhain (1864–1949) zur Fixierung genutzt wurden. Kaliumdichromat und Osmiumtetroxid wurden z. B. von Camillo Bartolomeo Emilio Golgi (1843–1926) bei seinen Untersuchungen verwendet. Manche dieser Mittel wurden bereits zur Perfusion ganzer Organe oder Tiere eingesetzt, wobei sie durch Injektion in die Arterie im Körper verteilt wurden. Um größere Gewebeblöcke mit unterschiedlich festen Gewebearten schneiden zu können, wurden diese nicht nur mit einem festen Medium umgeben, sondern damit durchtränkt, d. h. „eingebettet". Damit erreichte man, dass die unterschiedlichen Gewebsanteile eines Organs beim Schneiden zusammenhalten. Hierfür hatte Edwin Klebs (1834–1913) eine Einschmelzungsmethode in Paraffin entwickelt, die er 1869 bekannt gab.[21] Zehn Jahre später beschrieb Mathias Duval (1844–1907) eine Einbettmethode mit Celloidin, die 1882 von Paul Schiefferdecker (1849–1931) wesentlich verbessert wurde. Auch die Einbettung in Gelatine fand Verwendung, besonders zur Herstellung von Gefrierschnitten.

Histologie: das Studium der Gewebe

Die Entwicklung der Vorstellungen von Zellen und Geweben war ein langsamer Prozess, verbunden mit vielen Irrungen, besonders weil man das mikroskopische Sehen erst lernen musste. Dazu gehörte z. B. auch die Unterscheidung zwischen echten Erscheinungen und Artefakten, da letztere vielfach zu Fehlinterpretationen führten.

Marie-François-Xavier Bichat (1771–1802), der den neuen Mikroskopen nicht traute und deshalb Gewebe makroskopisch präparierte und beschrieb, prägte für die Lehre vom Aufbau der Gewebe – ausgehend vom griechischen Wort *histos* für Gewebe und vom lateinischen Wort *logia* für Studium – den

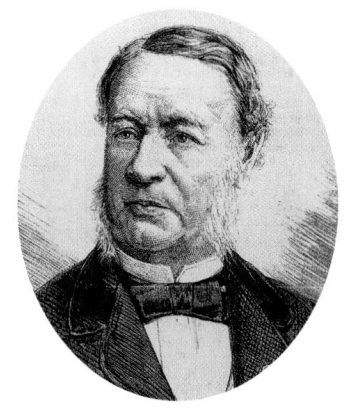

Theodor Schwann *(1810–1882) beschäftigte sich schon während des Medizinstudiums mit mikroskopischen Beobachtungen. Ein Jahr nachdem er sein medizinisches Staatsexamen abgelegt hatte, wurde er 1835 bei dem berühmten Anatomen und Pathologen Johannes Müller (1801–1858) als Gehülfe mit einem monatlichen Gehalt von 15 Talern angestellt. Vier Jahre später erschien bereits seine wichtigste wissenschaftliche Arbeit, die „Mikroskopische Untersuchungen über die Übereinstimmung in der Struktur und im Wachstum der Thiere und Pflanzen". Auf Grund dieser Arbeit wurde er als Anatomie-Professor an die Universität Löwen in Belgien berufen. 1848 nahm er den Ruf auf einen Lehrstuhl für Physiologie und Anatomie in Lüttich an. Berufungen an deutsche Universitäten lehnte er wegen der zwiespältigen Meinungen deutscher Professoren zur „Zellenlehre" ab. Schwann untersuchte Zellen aus Gewebe verschiedenster Art und konnte feststellen, dass prinzipiell alle den gleichen Aufbau mit Zellmembran, Zellkern und Kernkörperchen besitzen. Nach Untersuchungen des Nervus vagus beim Kalb beschrieb er als Erster den Aufbau peripherer Nerven. Hier entdeckte er die nach ihm benannten Markscheiden, die sog. Schwann'schen Scheiden und die Schwann'schen Zellen, die für die Bildung dieser Markscheiden verantwortlich sind. Auch wenn er am liebsten die Mikrowelt untersuchte, verlor er die Anforderungen und Probleme der Makrowelt doch nicht aus den Augen: Für Arbeiter und Rettungsmannschaften im Bergbau entwickelte er ein Langzeit-Sauerstoff-Atemgerät.*

Begriff Histologie.[22] Obwohl Bichat nur makroskopisch gearbeitet hatte, wurde der Begriff Histologie 1819 vom Bonner Anatomen Carl A. F. J. Mayer (1787–1865) für die mikroskopische Forschung übernommen.

Von der Faser zur Zelle

In den ersten Jahrzehnten des 19. Jahrhundets waren die Botaniker eifrige Mikroskopiker. Pflanzenzellen definierten sie als „ein von einer vegetabilischen Membran umschlossenen Raum".[23] In der zweiten Hälfte des 19. Jahrhunderts folgten erste sehr wichtige Beobachtungen. Robert Brown (1773–1858) hatte bereits 1831 in Pflanzenzellen das Vorkommen des Zellkerns erkannt. Angeregt von dieser Beobachtung begann Schleiden mit seinen grundlegenden

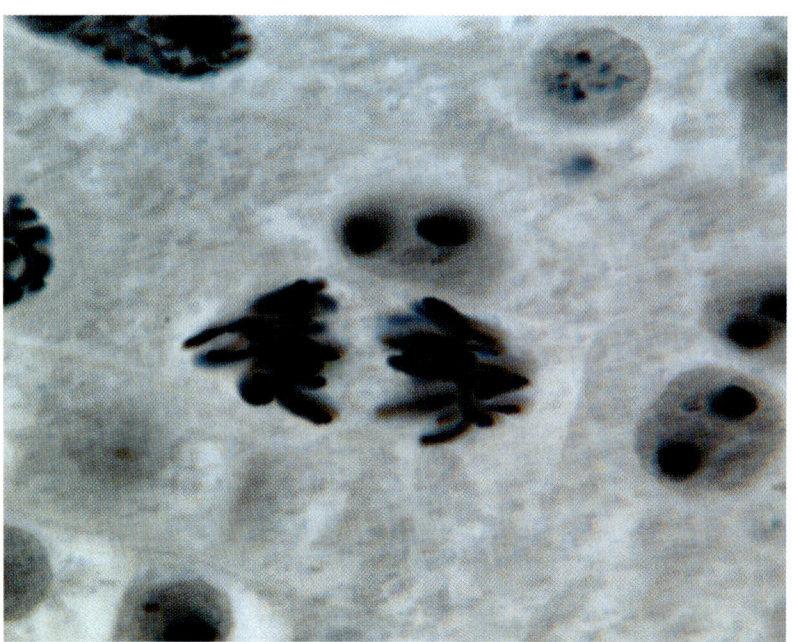

Mitosen aus einem Schnitt der Zwiebelwurzel, gefärbt mit Eisenhämatoxylin nach Heidenhain.

mikroskopischen Untersuchungen an Pflanzen, die bei den Botanikern allerdings keine Resonanz fanden. Auch Lorenz Oken (1779–1851) beschrieb als Bestandteil der Pflanzen und Tiere bläschenartig mikroskopische Gebilde. So kann man in einem 1832 erschienenen Buch „Physiologie für Thierärzte" noch lesen:

> „In der allgemeinen Anatomie sind die Grundformen, in welche sich die Organe bei fortgesetzter kunstgemäßer Theilung trennen lassen, und hinwieder der Bau der verschiedenen Organe aus diesen Grundformen zu betrachten. Als solche werden das Blättchen, die Faser und die Kugel angenommen etc. Diese Ansicht, welche dem bloßen Auge genügen könnte, wird durch die microscopische Untersuchung der thierischen Gewebe dahin berichtigt, daß die scheinbar faserigen und zelligen Formen aus einer unendlichen Menge kleiner Kügelchen von gleichem Durchmesser (nemlich 1/500 Millimeter) bestehen…"[24]

Da Brown Kerne in Zellen gesehen hatte, leitete Schleiden 1838 die Entwicklung einer Pflanze von einer Zelle ab. Er nahm an, dass neue Zellen aus dem Zellkern im interzellulären Blastem entstehen. Neben Brown und Schleiden interessierte sich auch der Anatom und Physiologe Paul Friedrich Theodor Schwann (1810–1882) für Zellen und vor allem für Zellkerne. Unter dem Einfluss dieser Pflanzenzellstudien begann er seine mikroskopischen Untersuchungen über den Aufbau tierischer Gewebe, die zur Erkenntnis führten, dass die Zelle auch das Elementarteil des tierischen Organismus ist. In seiner 1839 herausgegebenen Schrift „Mikroskopische Untersu-

chungen über die Übereinstimmung in der Struktur und dem Wachstum der Tiere und Pflanzen" versucht er nachzuweisen, dass die Grundlage des Baus von Pflanzen und Tieren ein gleiches Formelement ist. Schwann äußerte:

> „Dadurch, dass jede Einzelzelle in den Dienst des Ganzen tritt, entsteht der Zellenstaat, wie wir ihn in allen höheren Organismen verwirklicht finden" und „Die Zellenbildung ist das wirkliche Prinzip der Entwicklung aller organischen Gebilde."

Herrschte bis dahin die Meinung vor, die Faser sei die eigentliche Gewebeeinheit, so erfolgte damit der Umschwung zur Zellenlehre. Schwann beschrieb nicht nur die im Mikroskop beobachteten Bilder von Zellen, er stellte auch viele Betrachtungen über die Lebensvorgänge in den Zellen an, die er in Anlehnung an die atomistische Lehre der Antike als atomare und molekulare Prozesse erörterte.[25] Schwann und Schleiden erbrachten den Nachweis des zelligen Baus aller tierischen und pflanzlichen Organismen. Es gelang ihnen aber nicht, die Zellentstehung durch Zellteilung zu entdecken. Dabei hatte Hugo von Mohl (1805–1872) schon 1835 die Teilung der Pflanzenzelle durch Einfaltung der Zellmembranen zwischen zwei neuen Zellen gesehen. Das Phänomen der Zellteilung tierischer Zellen wurde erst durch die Mitose-Studien von Walther Flemming (1843–1905) im Jahr 1882 sowie durch die Arbeiten über Chromosomen von Theodor Boveri (1862–1915) in den Jahren 1904–1909 aufgeklärt. Die Grundlage der neu aufstrebenden Zellforschung bildete die Erkenntnis, die 1861 der Bonner Anatom und Histologe Max Schultze (1825–1875) in seiner Arbeit „Über Muskelkörperchen und was man eine Zelle zu nennen hat" niedergeschrieben hatte: „Eine Zelle ist ein Klümpchen Protoplasma, in welchem ein Kern liegt."[26] Mit dieser Aussage wurden die noch unklaren Vorstellungen der durch Schwann 1839 erfolgten Übertragung des pflanzlichen Zellbegriffs auf tierisches Gewebe beendet. Die Zellenlehre wurde dennoch lange angezweifelt. In seinem Lehrbuch „Die Funktionen des Zentralen Nervensystems" argumentierte der Neuropathologe Max Lewandowsky (1876–1918) noch 1907 vehement gegen die Wichtigkeit der Zellenlehre. In dem Buchabschnitt „Ueberschätzung des Cellularprinzips" schrieb er:

> „Der Organismus bildet Zellen, nicht die Zellen den Organismus."

Schließlich erbrachte Robert Remak (1815–1865) den Nachweis, dass es die nach von Schleiden und Schwann vermutete Spontanbildung der Zellen aus dem interzellulären „Blastem" nicht gibt. Um die gleiche Zeit führte Purkinje den Begriff Protoplasma ein und beschrieb Flimmerbewegungen der Zellen. Er fertigte auch Schliffe von Knochengewebe und Zähnen an. Gewebeschnitte soll er übrigens mit Kaffeeauszügen gefärbt haben. Auch Keimzellen wurden nun untersucht. Purkinje entdeckte die Keimbläschen im Vogelei und Karl Ernst von Baer (1792–1876) eine Eizelle im Eierstock einer Hündin. Mit diesem Befund legte er den Grundstein für die Lehre der Embryologie. Das war im Jahre 1827 und damit schon 12 Jahre vor der Begründung der Zellenlehre.[27]

Der Pathologe und die Zelle

Natürlich erkannten auch die Pathologen die Möglichkeit des neuen Instruments Mikroskop und begannen mit mikroskopischen Untersuchungen, um ihre Diagnosen zu verbessern. Rudolf Virchow (1821–1902) untersuchte vorwiegend krankhaft verändertes Gewebematerial. Er widmete sich allerdings auch Untersuchungen von nicht pathologischem Material wie Knorpel-, Knochen- und Bindegewebe. Seine Arbeiten führten zu der fundamentalen Erkenntnis, dass eine vorhandene Zelle aus einer anderen Zelle hervorgegangen sein muss. Von ihm stammt der Ausspruch „Omnis cellula a cellula". (Jede Zelle entsteht aus einer Zelle.) Damit bestätigte er Schwanns Ansicht und beendete endgültig den damaligen Streit um die Zelltheorie. Krankheiten und Geschwülste eines Organismus sah er natürlich auch als Erkrankungen der Zelle an. Er prägte den Begriff Leukämie und beschrieb die krankhafte Vermehrung der Leukozyten dabei.[28]

Ein wissenschaftliches Zentrum am Mittelmeer

Viele wichtige und erfolgreiche Untersuchungen wurden in der von Anton Dohrn (1840–1909) gegründeten meeresbiologischen Forschungsstation in Neapel durchgeführt. Das wissenschaftliche Ziel Dohrns war die Aufklärung der Urgeschichte der Arthropoden (Gliederfüßer) und der Wirbeltiere. Sein Lebenswerk hatte für die Zoologie damals und noch heute Bedeutung. Vor allem waren er und Paul Mayer, der dem Institut von 1875–1913 angehörte, leidenschaftliche Mikroskopiker. In der meeresbiologischen Forschungsstation in Neapel arbeiteten viele junge Wissenschaftler besonders wegen der vorzüglichen instrumentellen Ausstattung für eine gewisse Zeit, um ihr Wissen zu verbessern. Zu ihnen gehörten die Gebrüder Richard Hertwig (1850–1937) und Oskar Hertwig (1849–1922). Sie sahen hier erstmals die Verschmelzung der Vorkerne im lebenden Seeigelei und konnten dies als Befruchtung deuten. Dieses Experiment wurde den Medizinstudenten zwischen 1956 und 1964 in jedem Sommersemester während des Embryologischen Kurses vorgeführt. Oskar Hertwig vervollständigte das Wissen über die zwar bekannten, aber ungenau beschriebenen Vorgänge der Befruchtung und klärte damit den Vorgang der Meiose. In seiner Habilitationsschrift steht die These: „Die Befruchtung beruht auf der Verschmelzung von geschlechtlich differenzierten Zellkernen". Auch Boveri wirkte kurze Zeit in Neapel. An Versuchsobjekten wie dem Seeigel und dem Spulwurm Ascaris versuchte er zu klären, welche Rolle Zellkern und Zellplasma bei der Vererbung spielen. Er konnte Mitosen beobachten und entdeckte dabei das Zentrosom, heute Zentriol oder Zentralkörperchen genannt. Eine Zeit lang gehörte Stephan von Apathy (1863–1922) zu den Mitarbeitern Dohrns. Sein Interesse galt vor allem dem Nervengewebe. Wissenschaftlich gelang ihm auf diesem Gebiet der Nachweis feinster parallel oder geflechtartig angeordnet verlaufender Fäserchen im Protoplasma der Nervenzellen, der Sinneszellen und ihrer Fortsätze. Die Darstellung dieser heute für die Neuropathologie wichtigen Neurofibrillen errichte er durch Vergoldung der Objekte, eine Methode, deren Durchführung ganz besondere Sorgfalt verlangte. Von Apathy war ein herausragender Mikrotechniker und schrieb ein zweibändiges Werk mit dem Titel „Mikrotechnik der tierischen Morphologie". Für die histologische Technik entwickelte er Instrumente und Geräte; zur Anfertigung guter Präparate erläuterte er alle Schritte der Verfahren auf das Genaueste. Er erhob die Mikrotechnik zur Wissenschaft.

Die Anatomie hilft der Physiologie

Die genauere Kenntnis vom Feinbau der Organismen half die Funktion von Organen und Geweben zu erkennen. So befasste sich beispielsweise Albert von Kölliker (1807–1905), der 1850 das erste zweibändige Werk „Mikroskopische Anatomie" herausgab, mit dem Bau der Milz und ihrer Funktion. Er vermutete, dass in der Milz die Erythrozyten abgebaut und ihr Farbstoff zu Gallenfarbstoff umgewandelt wird. Dabei entdeckte er die Phagozytose der roten Blutzellen, der Erythrozyten, durch die Makrophagen der Milz.

Blick auf das Gehirn

Von jeher haben die Forscher sich besonders für das Gehirn interessiert. So ist es nicht verwunderlich,

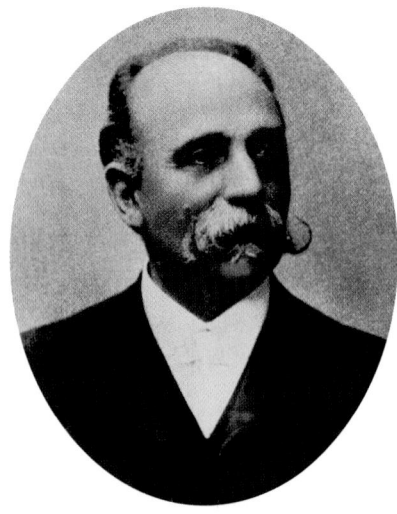

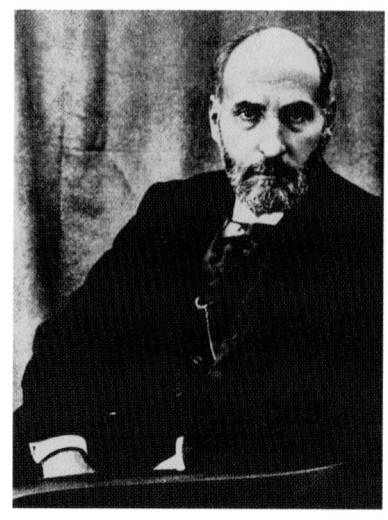

Camillo Bartolomeo Emilio Golgi *(1843–1926) wurde als dritter Sohn eines Landarztes in Coteno, einem kleinen Dorf zwischen zwei alpinen Tälern Norditaliens, geboren. Er beschloss, den väterlichen Beruf zu erlernen. Das Studium begann er, kaum 16-jährig, an der medizinisch-chirurgischen Fakultät in Pavia. Nach dem Studium praktizierte er in einer psychiatrischen Klinik, wo er sich für die Hirnpathologie zu interessieren begann und 1865 über Geisteskrankheiten promovierte. Anschließend forschte er über die Zellularpathologie, während er als Turnusarzt an verschiedenen Abteilungen des Hospitals in San Matteo in Pavia tätig war. 1872 wechselte er von Pavia nach Abbiategrasso auf eine Oberarztstelle. Unter schwierigsten Verhältnissen begann er mit seinen Untersuchungen zur Organisation des Gehirns. Hier entwickelte er seine Darstellung der Nervenzellen mit Silbersalzen. Er beschrieb die ausgiebige Verzweigung der Nervenzellfortsätze. Nachdem man an der Universität in Pavia auf seine vielen Veröffentlichungen aufmerksam geworden war, wurde er 1875 als Extraordinarius für Histologie dorthin berufen. 1881 wurde er ordentlicher Professor für Pathologie und Histologie in Pavia, nachdem er zwischenzeitlich in Siena und Turin ein Ordinat innehatte. Er blieb bis an sein Lebensende in Pavia, bildete viele Schüler aus und machte weitere wichtige Entdeckungen. Für seine unzähligen Forschungsarbeiten auf dem Gebiet des Nervensystems erhielt er 1906 zusammen mit Ramón y Cajal den Nobelpreis für Medizin und Physiologie.[44]*

Santiago Ramón y Cajal *(1852–1934) wurde in Petilla, einem Bergdorf der Provinz Zaragoza in Spanien, geboren. Auch sein Vater war Landarzt und hatte das angesehene Diplom eines „Médico-cirurjano" erworben. Ramón y Cajal verbrachte in seiner Jugend viel Zeit in den Bergen, was in ihm den Wunsch weckte, Maler zu werden. Da er sehr ungestüm war, schickte ihn der Vater ins Kloster von Jaca. Ramón y Cajal zeichnete trefflich die strengen Klosterlehrer und wurde bestraft. Für eine andere „Untat" schickte man ihn sogar drei Tage ins Gefängnis. Darauf bestimmte der Vater, dass er eine Schusterlehre und später sogar eine Friseurlehre beginnen müsse. Doch während des nachfolgenden Schulbesuchs begann er sich für Anatomie zu interessieren. 1870 wurde der Vater Professor für dieses Fach in Zaragoza und nahm seinen Sohn mit. Gemeinsam arbeiteten sie dort drei Jahre lang in der Prosektur eines alten Krankenhauses. Ramón y Cajal begann ein Medizinstudium, bestand 1873 das Examen und musste zunächst zum Militär, wo er an Malaria und Ruhr erkrankte. Daraufhin durfte er 1875 in das Institut nach Zaragoza zurückkehren und begann mit seinen morphologischen Forschungsarbeiten. 1879 machte man ihn zum Direktor des anatomischen Museums in Zaragoza, und er erhielt 1885 einen Lehrstuhl für Anatomie in Valencia. 1887 wurde er Professor der normalen und pathologischen Histologie in Barcelona, 1892 in Madrid. Während seiner langen Tätigkeit erhielt er viele Ehrungen im In- und Ausland, als Krönung 1906 den Nobelpreis.*

dass auch zwei Histologen, Golgi in Italien und Santiago Ramón y Cajal (1852–1934) in Spanien, ihre mikroskopischen Arbeiten dem Aufbau des Gehirns mit seinen vielen Zellen und Zellfortsätzen widmeten. Beide entwickelten Darstellungsmethoden mit Metallsalzen. Golgi interessierte sich für die Organisation des zentralen Nervensystems. Wie so oft in der Geschichte der Wissenschaft und der Medizin bescherte ein Missgeschick Golgi eine wichtige Entdeckung. Golgi hatte in einem Gemisch von Osmiumtetroxid und Müller'scher Flüssigkeit ein Stückchen Nervengewebe zur Härtung eingelegt, welches er anschließend versehentlich in Silber-

nitratlösung eintauchte. Schillernde, gelblich rötliche Kristallnadeln entstanden. Beim Mikroskopieren der von diesem Gewebestück hergestellten entwässerten und aufgehellten Schnitte fand er Zellen verschiedenster Form mit schwarzen Fortsätzen. Er staunte nicht schlecht über die Vielgestaltigkeit der Nervenzellen und ihrer Fortsätze, die mit einmal sichtbar waren. Im Kleinhirn entdeckte er Zellen in der Körnerschicht, die nach ihm benannten Golgi-Zellen, und an den Gliazellen deren Fortsätze und ihre Verbindung zu Blutgefäßen. Schließlich fand er mit seinen Methoden auch den im Plasma der Zellen gelegenen Golgi-Apparat, den er nicht nur

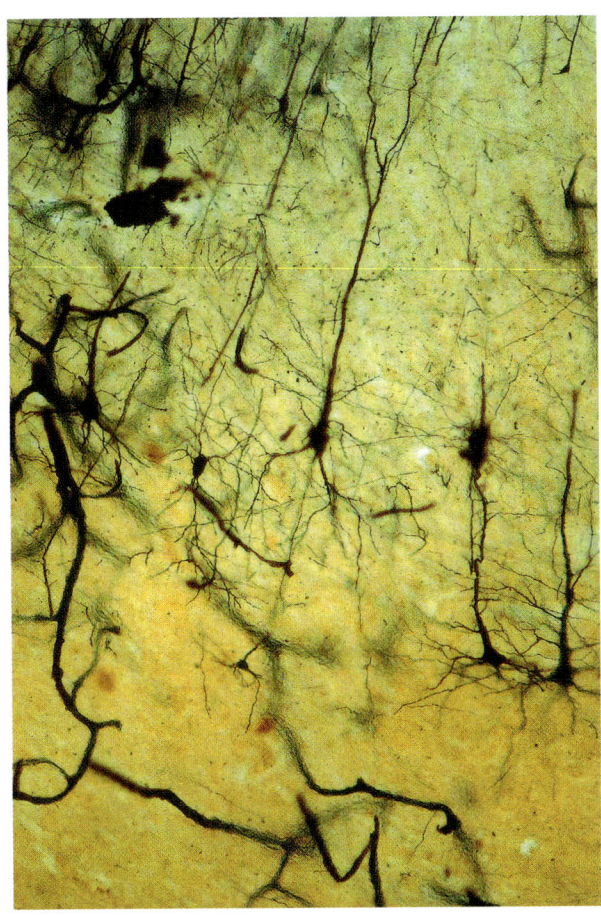

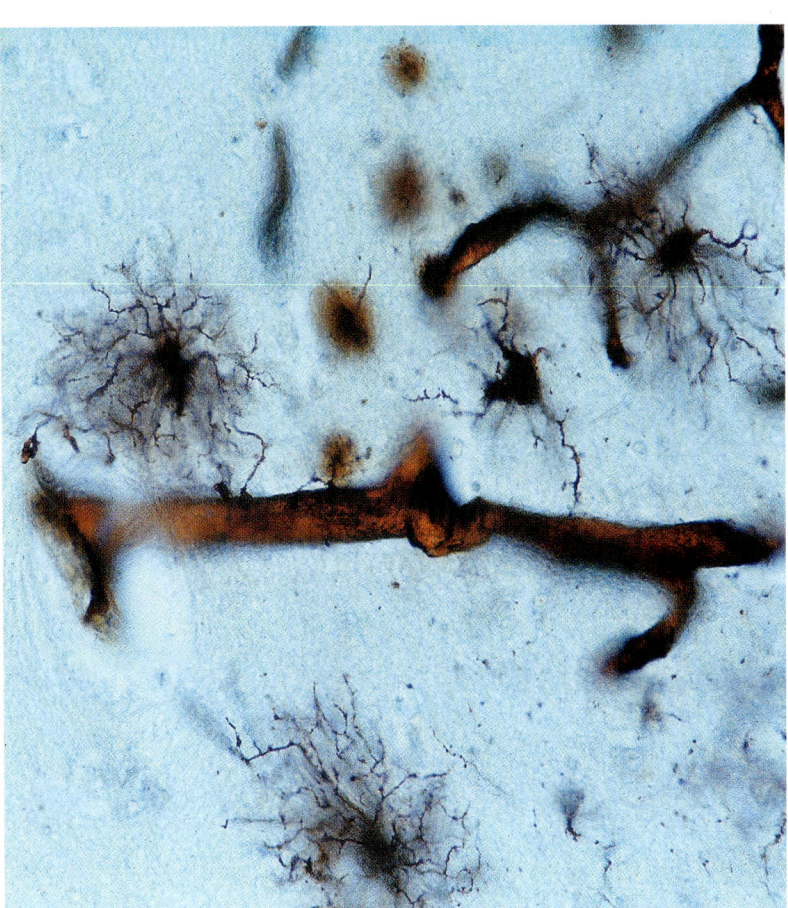

Nervenzellen in der menschlichen Großhirnrinde, dargestellt durch Stückversilberung nach Golgi-Bubenaite in einem 50 Mikrometer dicken histologischen Schnittpräparat.

Histologisches Präparat von Gliazellen mit Endfüßchen an einem Blutgefäß in einem 50 Mikrometer dicken Schnitt aus der menschlichen Großhirnrinde, sichtbar gemacht mittels Stückversilberung nach Golgi-Bubenaite.

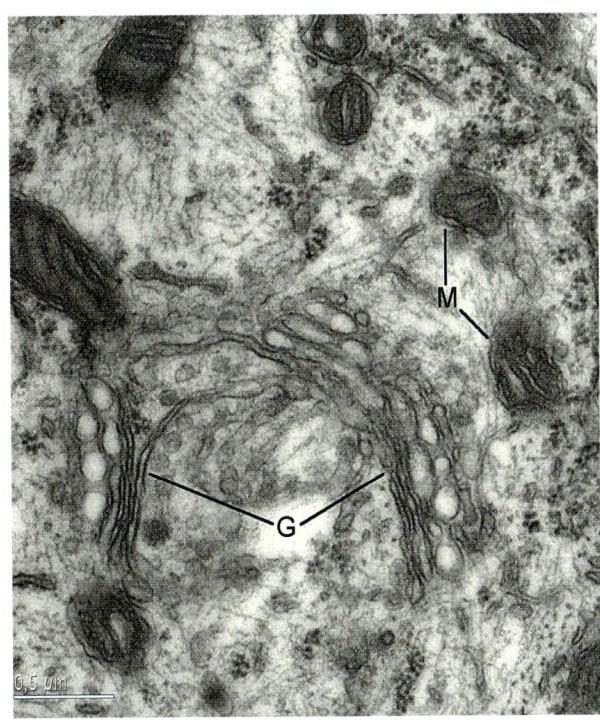

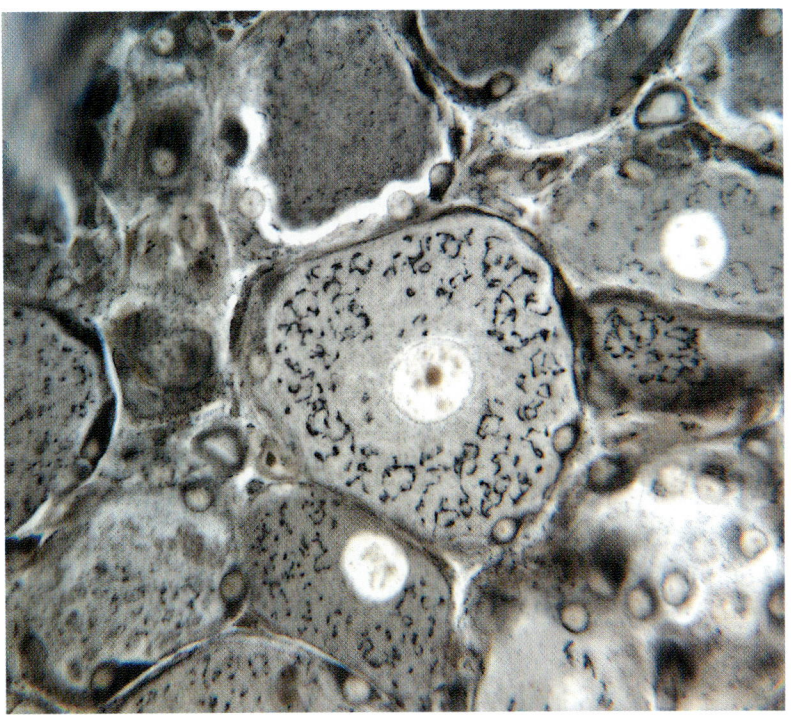

Elektronenmikroskopische Aufnahme des Golgi-Apparats (**G**) einer Spinalganglienzelle, zusammen mit Mitochondrien (**M**).

Histologisches Präparat des Golgi-Apparats in einem Spinalganglion, sichtbar gemacht in einem 8 Mikrometer dicken Schnitt mit Osmiumtetroxid und Versilberungstechnik.

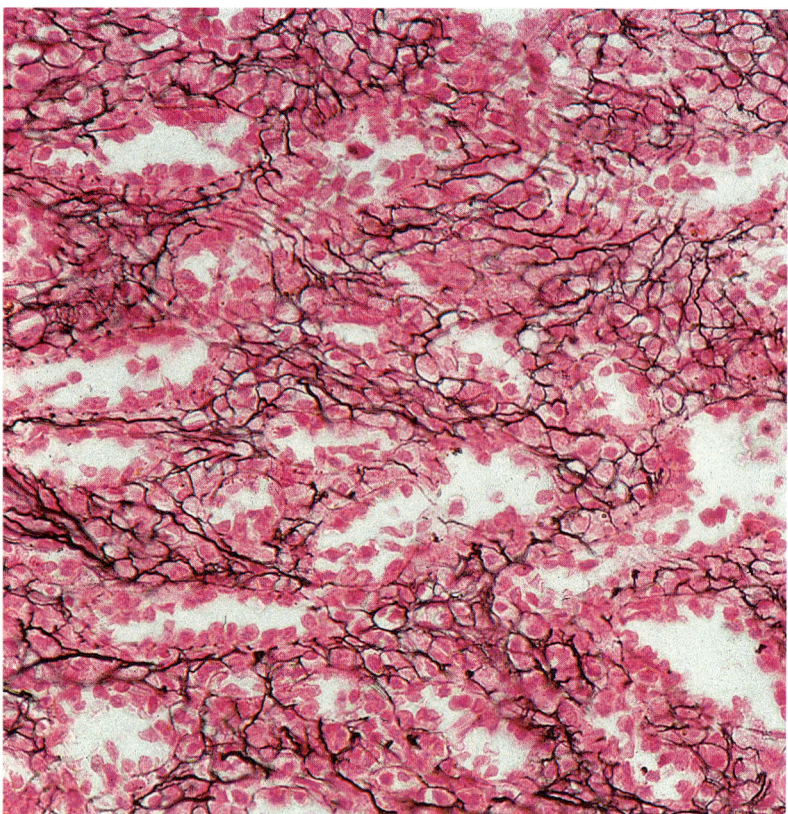
Retikuläre Bindegewebsfasern, silberimprägniert nach Gommert-Novotny.

in Nervenzellen, sondern auch in anderen Zellen sah – ein Befund, der aber erst nach Erfindung des Elektronenmikroskops gedeutet werden konnte. Die Hirnforschung wurde von diesen Forschungsergebnissen maßgeblich beeinflusst. Vor allem bildeten sie die Basis für Ramón y Cajals wichtigste Arbeiten.[29] So führte Golgis Silbermethode zur Entwicklung verschiedener Versilberungstechniken für histologische Präparate. Ramón y Cajal reduzierte Silbernitrat mit Reduktionsmitteln wie Hydrochinon oder Pyrogallol und erfand somit die sog. reduzierten Silbermethoden. Da diese Reaktionen an Gewebestücken durchgeführt wurden, werden sie auch als Stückversilberungen bezeichnet. Die Ergebnisse, die Ramón y Cajal durch die Untersuchung derart aufbereiteten Gewebes erhielt, führten schließlich zur Formulierung seiner Neuronenlehre. Er untersuchte die Entwicklung der Nervenzelle und konnte den Zusammenhang der Zellfortsätze mit den Zellen beweisen. Nach systematischer Untersuchung verschiedener Abschnitte des Nervensystems widmete er sich ab 1899/1900 der Erforschung der Hirnrinde von Mensch und Tier. Mit seiner Silbermethode gelang ihm der Nachweis der Neurofibrillen, wie sie auch v. Apathy schon an vergoldeten

Präparaten beschrieben hatte. Ramón y Cajals Lebenswerk als Forscher betraf das ganze Gebiet der Neuroanatomie.[30] Nach Bekanntwerden der Methoden und Ergebnisse von Golgi und Ramón y Cajal arbeiteten viele andere Forscher mit Silberimprägnationstechniken. Max Bielschowsky (1869–1940) beispielsweise gelang die Darstellung der Neurofibrillen an Gefrierschnitten mit einer Silbermethode, bei der Diaminosilberoxid mit Formaldehyd reduziert wurde. Da alle diese Methoden als unzuverlässig galten, entstand seitdem eine Vielzahl von Modifikationen. Eine Weiterentwicklung der Silbermethode von Bielschowsky führte 1905 schließlich zum Nachweis der Retikulinfasern des Bindegewebes. Constantin Levaditi (1874–1953) gelang es, *Treponema pallidum* mit einer Stückversilberung darzustellen, während von Grocott-Gomori mit Silbersalzen auch die Pilzmycelen nachgewiesen werden konnten.

Farbstoffe bringen neue Informationen

Die frühen mikroskopischen Beschreibungen der Zelle stammten mit wenigen Ausnahmen von Studien an ungefärbtem Gewebematerial. Kennen gelernt hatte man zunächst die mit Zytoplasma gefüllte Zelle, die einen Zellkern (Nukleus) mit dem Kernkörperchen (Nukleolus) enthielt und von einer Zellgrenze umgeben war. Verschiedene Epithelzellen hatte man entdeckt, einige mit Flimmerhärchen, ebenso Muskelfasern und rote Blutkörperchen. Es konnte auch schon zwischen Skelettmuskulatur, Herzmuskelzellen und glatten Muskelzellen unterschieden werden. Es wuchs jedoch der Wunsch nach einer besseren Unterscheidung der verschiedenen Gewebestrukturen – ein Bestreben, welches durch den Fortschritt der aufkommenden chemischen Forschung und die Entwicklung von billigen künstlichen Farbstoffen für die Tuchindustrie verstärkt wurde. Das Färben von Stoffen war schon seit dem Altertum bekannt. So war es nicht verwunderlich, dass man mit den bekannten natürlichen Farbstoffen auch Zellen und Gewebe färbte. Zunächst kamen Pflanzenfarbstoffe wie Färberwaid, Krappwurzel, Safran, Orcein oder Chlorophyll zum Einsatz. Besonders wichtig wurde das Hämatoxylin, das durch Extraktion aus dem in Mittelamerika beheimateten Blauholzbaum gewonnen wurde. Hämatoxylin an sich ist noch kein Farbstoff, lässt sich aber durch Oxidation beim Stehenlassen des gelösten Hämatoxylins an der Luft oder durch Zugabe von Oxidationsmitteln dazu umwandeln. Durch verschiedene chemische Zusätze zum oxidierten Hämatoxylin, dem sog. Hämatein, lassen sich sehr unterschiedliche Gewebsanteile nachweisen. Hämatoxylin wurde schnell ein wichtiges Färbereagens. Viele Forscher stellten ihr eigenes Färberezept her, das dann unter ihrem jeweiligen Namen allgemein bekannt wurde. Paul Mayer entwickelte 1891 eine Hämatoxylinlösung, die selektiv den Zellkern färberisch darstellte. Dies war allerdings nicht die erste spezifische Zellkernfärbung. Die hatte Joseph von Gerlach (1820–1896), Anatom in Erlangen, gefunden. Er beobachtete bei in carminsaurem Ammoniak eingelegtem Gewebe, dass die Zellkerne den roten, aus getrockneten Nopalläusen (Cochenille) gewonnenen Farbstoff schneller aufnahmen als Protoplasma und Interzellularsubstanz. Von Gerlach stammen die Worte: „Auf der Färbekunst beruht die Histologie"[31] und

> „Die menschliche Histologie ist mit wenigen Ausnahmen so vollständig bearbeitet, dass ohne bedeutende Verbesserung unserer optischen „Hülfsmittel" wenig Ausbeute in diesem Felde der Forschung mehr in Aussicht steht."[32]

Mit der letzteren Aussage irrte er sich gewaltig, denn bald eröffneten künstliche Farbstoffe den Histologen neue Möglichkeiten. Das Anilin, gewonnen durch Destillation von Steinkohlenteer, wurde ab 1854 Ausgangspunkt für die Synthese neuer künstlicher Farbstoffe, der Anilinfarben. Diese Farben waren erheblich preisgünstiger als die Naturfarbstoffe. Wie bei den Naturfarbstoffen musste auch die Anwendung der künstlichen Farbstoffe für histologische Färbungen durch Experimentieren empirisch ermittelt werden. Einer, der dabei eine herausragende Rolle spielen sollte, war Paul Ehrlich (1854–1915). Schon als Student hatte er sich im Labor seines Vetters Carl Weigert (1845–1904) mit Färbemethoden beschäftigt. Während seiner Färbeversuche stellte er fest, dass sich die Zellen und Gewebe bei Benutzung verschiedener Farbstoffe, miteinander oder nacheinander angewendet, unterschiedlich anfärben, wodurch eine Kontraststeigerung und differenzierte Darstellung der verschiedenen Gewebearten möglich wurde. Daraufhin untersuchte er die Anilinfarbstoffe systematisch, wobei er eine Unterscheidung zwischen basischen und sauren Farbstoffen vornahm. Seine Färbetheorie wurde 1877 in seiner Arbeit „Beiträge zur Kenntnis der Anilinfarben und ihrer Verwendung in der mikroskopischen Technik" veröffentlicht. Darin hielt er erstmalig fest, dass für die Gewebeanfärbung nicht nur der molekulare Bau der Farbstoffe, sondern vor allem auch die chemische Zusammensetzung der zu färbenden Gewebeelemente bestimmend ist. So färben sich saure Gewebesubstrate, wie z. B. die Nukleinsäuren des Zellkerns, mit den basischen Farbstoffen Methylenblau, Toluidinblau und Kresylviolett, während saure Farbstoffe wie Eosin, Erythrosin und viele andere mit basischen Gewebesubstraten, z. B. im Zytoplasma, eine Verbindung eingehen. 1876 entdeckte Ehrlich durch Färbung mit basischen Farbstoffen die Mastzellen. Bei Färbungen mit Methylenblau stellte er das Phänomen der „Metachromasie" fest, wobei sich manche Gewebeanteile anders als in der Farbe des benutzten Farbstoffes anfärben.

Färbungen zum Erregernachweis

Schon Leeuwenhoek hatte bei seinen mikroskopischen Betrachtungen Bakterien entdeckt, die er seinerzeit noch als kleine Würmchen beschrieben hatte. Infektionskrankheiten wie Typhus, Diphtherie und Tuberkulose versetzten die Menschen in Westeuropa zu Ehrlichs Zeiten noch mehr in Schrecken als heute. Im März 1882 erfuhr er in Berlin bei einem Vortrag von Koch von dessen Entdeckung des Tuberkelbakteriums. Er war so beeindruckt, dass er das Thema aufnahm. Daher interessierte er sich immer mehr für Färbemöglichkeiten zum Nachweis der Erreger von Infektionskrankheiten. Als Ergebnis konnte er die Säurefestigkeit der Tuberkelbazillen feststellen und eine färberische Nachweismethode mit Säurefuchsin erarbeiten, wodurch Kochs Entdeckung der Tuberkelbazillen bestätigt wurde.[33]

Ehrlichs Vetter Weigert gelang es 1878 als Erstem, Bakterien im Gewebe zu färben. Er nutzte dafür die Anilinfarbstoffe. Er war auch der Erste, der die „scharfen Kernfärbemittel", wie er die Hämatoxylinlösungen nannte, in der Histopathologie einsetzte.

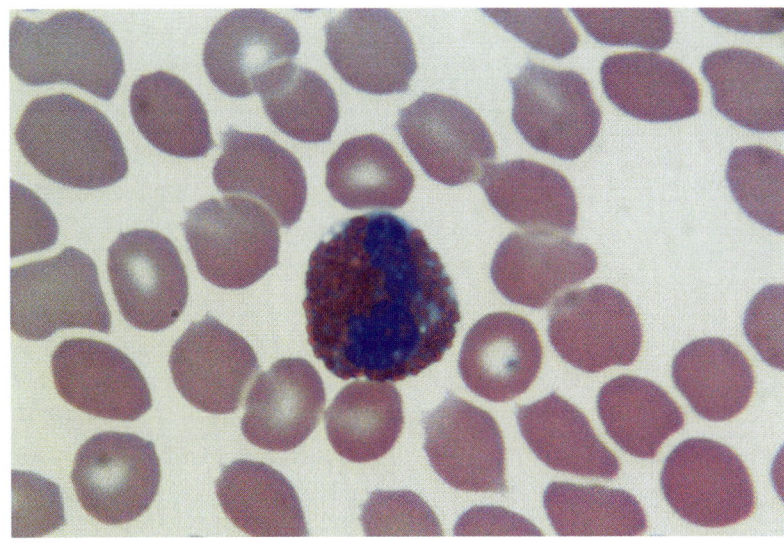

Blutausstrich mit einem eosinophilen Granulozyten, gefärbt nach May-Grünwald-Giemsa.

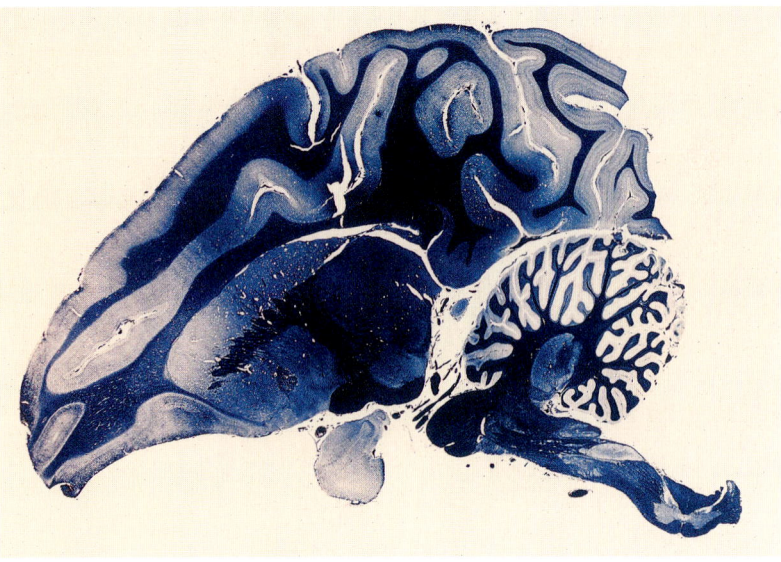

Sagittalschnitt durch ein Affenhirn. Die Markscheiden der Nervenfasern sind nach einer von Weigert entwickelten, aber modifizierten Technik angefärbt.

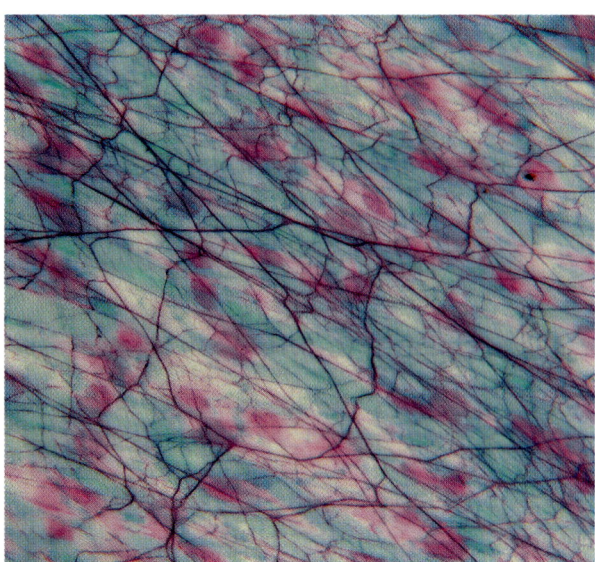

Histologisches Präparat von elastischen Bindegewebsfasern vom Mesenterium eines Frosches, gefärbt mit Resorcinfuchsin nach Weigert und gegengefärbt nach Goldner.

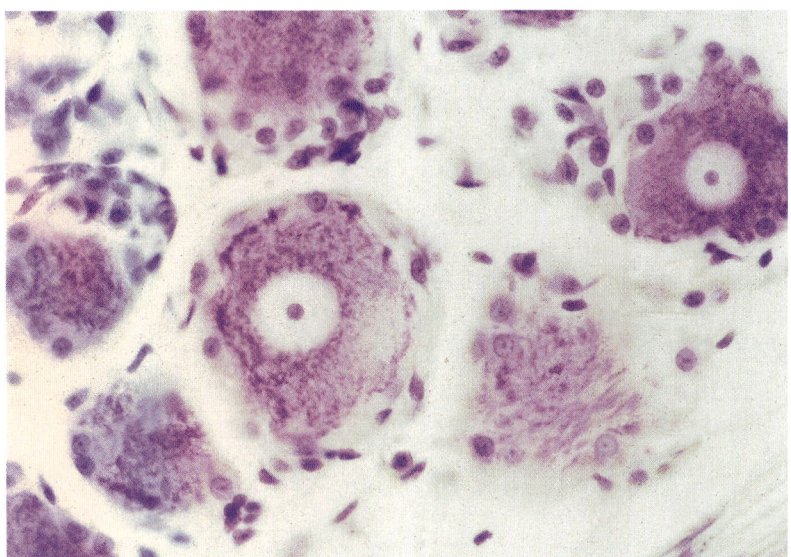

Nissl-Substanz in Spinalganglienzellen in einem 6 Mikrometer dicken mit Kresylviolett gefärbten Paraffinschnitt.

Neue Feinstrukturen im Zellinneren

Bei seinen vielen Versuchen gelang Weigert 1884 der Nachweis von Fibrin und 1886 der Nachweis der elastischen Fasern des Bindegewebes mit Resorcinfuchsin. Als er 1885 Leiter des Senckenbergischen Pathologischen Institutes in Frankfurt wurde, arbeitete er auch neuropathologisch. Er entwickelte für seine Forschungen wichtige, noch heute angewandte Färbemethoden zum Nachweis der Myelinscheiden von Nervenfasern und ihren Veränderungen. Mit dieser Methodik wurde es Oskar Vogt (1870–1959) und seiner Frau Cecilie zu Beginn des 20. Jahrhun-

derts möglich, eine Myeloarchitektonik des Gehirns zu erarbeiten. Mit den basischen Farbstoffen Kresylviolett oder Methylenblau konnte der Histopathologe Franz Nissl (1857–1919) in Nervenzellen die nach ihm benannte Nissl-Substanz entdecken: Eine vom Arbeitsrhythmus der Nervenzelle abhängige Substanz, die heute als raues endoplasmatisches Retikulum bekannt ist. Wie beim Golgi-Apparat konnte erst die Elektronenmikroskopie genauere Erkenntnisse erbringen.

Im Jahre 1924 hatten Ludwig Aschoff (1866–1942) und sein Schüler Max Landau (1886–1915) beobachtet, dass im retikulären Gewebe und in einigen aus retikulärem Gewebe hervorgegangenen Endothelien (Retikuloendothelien) früher als in allen anderen Geweben eine Speicherung von Fremdkörpern stattfindet und dass dieses System, zu welchem Histiozyten und Monozyten gehören, der körpereigenen Abwehr dient.[34] Zur Erforschung der zellulären Speicherung und Phagozytose arbeitete Aschoff mit Vitalfarbstoffen, z. B. Pyrrholblau oder Carmin, und schuf mit seinem Schüler Landau den Begriff des retikuloendothelialen Systems.

Wichtige Beiträge bei der Aufklärung des Feinbaus der Zellen und ihres Plasmas leistete auch Heidenhain. Mit seiner Eisenhämatoxylinfärbung gelang es ihm, Feinstrukturen der Zelle wie das Zentralkörperchen, den Zellteilungsapparat, Lysosomen, Zymogenkörnchen in Drüsenzellen, die Tonofibrillen, und viele andere darzustellen. Zu Köllikers goldenem Doktorjubiläum 1892 stellte er einen Beitrag „Über Kern und Protoplasma" fertig, in welchem man den interessanten Satz findet:

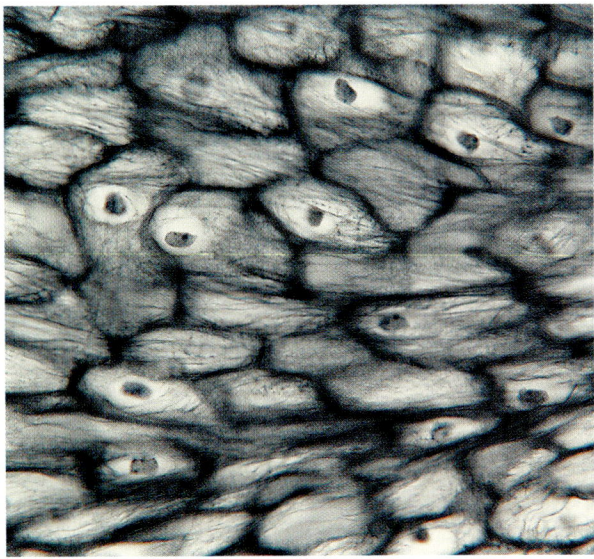

Plattenepithel der Haut mit Darstellung der Tonofibrillen. Das histologische Präparat wurde mit Eisenhämatoxylin nach Heidenhain gefärbt.

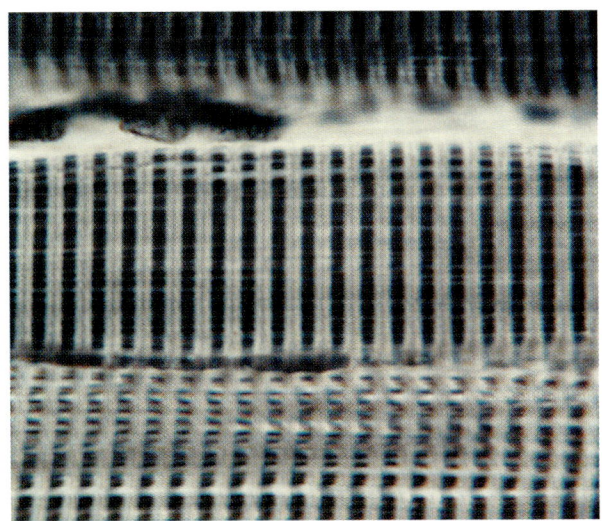

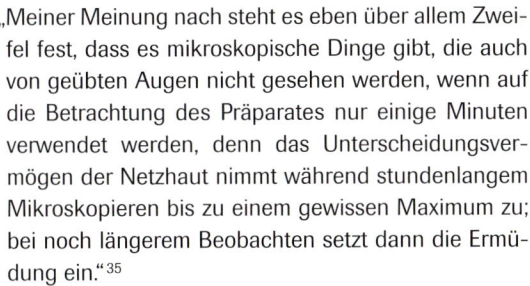

Histologisches Präparat von menschlichem Skelettmuskulaturgewebe. Durch die Eisenhämatoxylin-Färbung nach Heidenhain ist die quergestreifte Struktur des Gewebes gut zu erkennen.

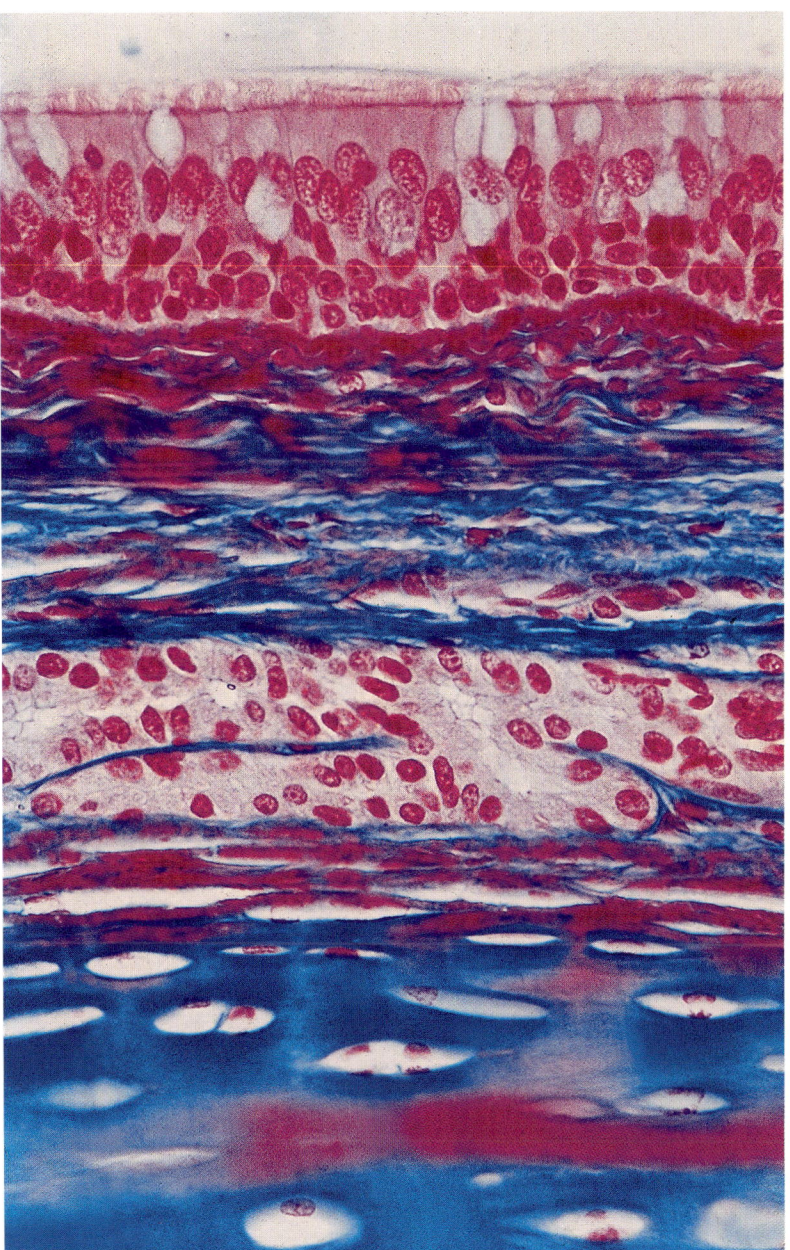

Gewebeschnitt (6–8 Mikrometer dick) von der Trachea des Menschen, eingebettet in Paraffin und gefärbt mit der Azanfärbung nach Heidenhain mit Azokarmin und Anilinblau, eine Färbung, die im 20. Jahrhundert sehr viel angewendet wurde.

„Meiner Meinung nach steht es eben über allem Zweifel fest, dass es mikroskopische Dinge gibt, die auch von geübten Augen nicht gesehen werden, wenn auf die Betrachtung des Präparates nur einige Minuten verwendet werden, denn das Unterscheidungsvermögen der Netzhaut nimmt während stundenlangem Mikroskopieren bis zu einem gewissen Maximum zu; bei noch längerem Beobachten setzt dann die Ermüdung ein."[35]

Heidenhains Entdeckungen können an dieser Stelle nicht alle aufgezählt werden. Erwähnt werden sollte jedoch die von ihm entwickelte Azokarmin-Anilinblau(Azan)-Färbung. Diese Methode wurde im 20. Jahrhundert viel verwendet, weil man mit ihr eine farbliche Trennung der Zellkerne, des Zellplasmas und der Bindegewebsstrukturen erreicht. Heidenhain konnte schließlich seine technischen Arbeiten einem technischen Assistenten[36] überlassen, dessen Präparate eine Brillanz aufwiesen, die bis heute unerreicht blieb.[37] Jeder Histologe schätzt sich glücklich, wenn er eines dieser Präparate besitzt. Durch Heidenhains Arbeiten wurden die letzten offenen Fragen bezüglich des Zellaufbaus soweit beantwortet, wie dies durch lichtmikroskopische Forschungen möglich ist. Gedeutet werden konnten diese zytologischen Ergebnisse allerdings erst zu einem späteren Zeitpunkt mit dem Elektronenmikroskop.

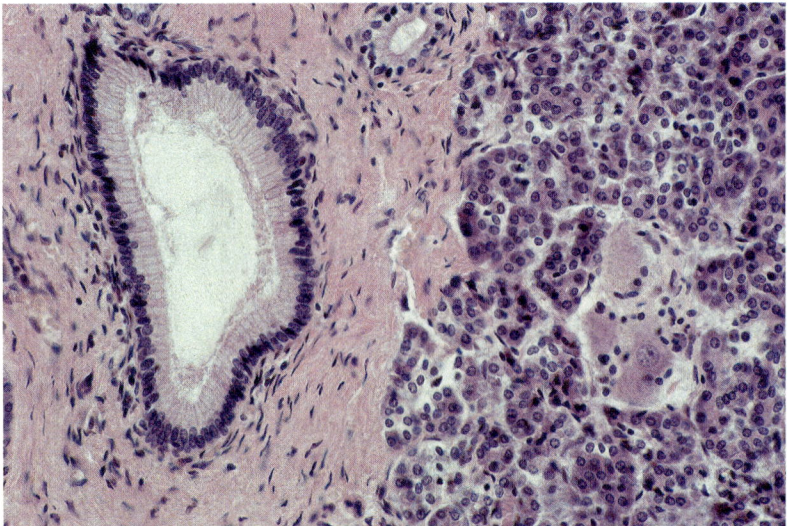

Histologisches Präparat von in Paraffin eingebettetem menschlichen Bauchspeicheldrüsengewebe, mit Hämatoxylin-Eosin gefärbt. Diese Färbung gehört zu den am meisten eingesetzten Färbetechniken.

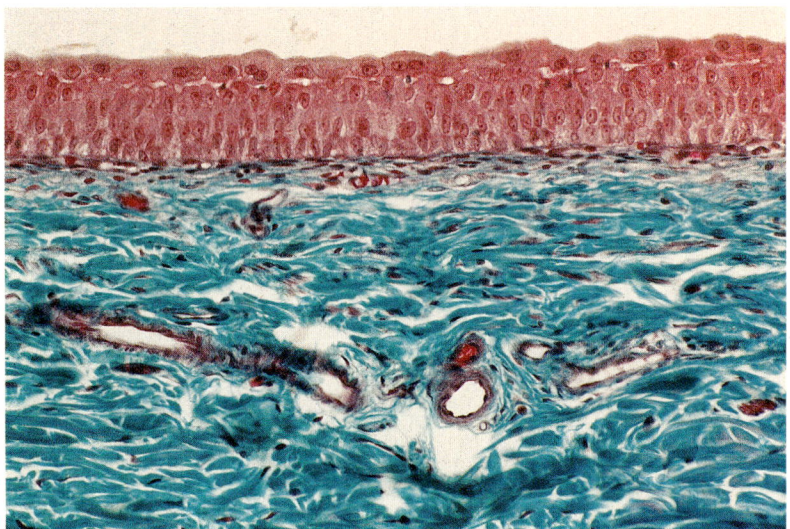

Histologisches Präparat von der Harnblase eines Affen, gefärbt nach der Masson-Goldner-Trichromfärbung.

Seit Ehrlichs, Weigerts und Heidenhains Bemühungen, Zellen und Zellinhalte sowie die verschiedenen Gewebe färberisch getrennt nachzuweisen, sind immer neue Farbstoffe und Farbstoffkombinationen zum Einsatz gekommen, so dass es möglich wurde, Zellkern, Zytoplasma und Bindegewebsfasern zum Mikroskopieren und Diagnostizieren mit einer Färbung getrennt darzustellen. Die Doppelfärbung Hämatoxylin-Eosin dient als Übersichtsfärbung. Mit dem basischen Farbstoff Hämatoxylin werden die Zellkerne sichtbar, während das Eosin als saurer Farbstoff das Zytoplasma und die Bindegewebsfasern anfärbt. Möchte man das Zytoplasma getrennt von den Bindegewebsfasern nachweisen, arbeitet man mit der Azanfärbung nach Heidenhain

oder mit einer der vielen Trichromfärbungen, das heißt mit drei Farbstoffen.

Zytologie

Die Zytologie trennte sich als eigenständiges Fachgebiet zu Beginn der 1950er Jahre von der allgemeinen pathologischen Histologie, da sie sich durch immer neue Techniken weiter ausdehnte. Zytologische Untersuchungen wurden zuerst an gefärbten Ausstrichen vorgenommen. Bei dieser Zelldiagnostik wird noch heute eine besondere, von George Nicolaus Papanicolaou (1883–1962) entwickelte Färbetechnik zur Krebsdiagnostik verwendet. Bei rechtzeitiger Zelldiagnostik können Krebsvorstadien erkannt, chirurgisch entfernt und damit Menschenleben gerettet werden.

Die Chemie in Zellen

Die neuen Erkenntnisse der Biochemie führten zu einem weiteren neuen Arbeitsgebiet der Histologie, der Histochemie. Friedrich Miescher (1844–1895) gilt als einer der ersten Histochemiker. Er begründete eine „Chemie der morphologischen Elementargebilde" und eine „Cellularchemie". Seine Arbeiten galten dem Zellkern und dessen Bau. Er konnte 1869 nachweisen, dass der Zellkern aus Nukleinsäuren, der **D**esoxyribo**n**uklein**s**äure (DNS), das Kernkörperchen dagegen aus **R**ibo**n**uklein**s**äure (RNS) besteht.

Der Nachweis von Kohlenhydraten, z. B. der Stärke in Pflanzenzellen, gelang schon 1825 den Botanikern mit der Iodreaktion. Claude Bernard (1813–1878) erbrachte 1854 den Nachweis von Glykogen in Zellen. Als echte histochemische Reaktion lässt sich der Polysaccharidnachweis mit der Chromsäure-Leucofuchsin-Methode von H. Bauer bezeichnen.[38] Die Schwärzung von Lipiden mit Osmiumtetroxid wurde 1864 von Max Schultze beschrieben. Fetttropfen wurden bis zum Ende des 19. Jahrhunderts am Schnitt durch ihr Lichtbrechungsvermögen oder durch Löslichkeit in Fettlösungsmitteln nachgewiesen. Als allgemeinen Lipidnachweis mit dem Diazofarbstoff Sudan III entwickelte L. Daddi im Jahre 1896 mit einer rein physikalischen Reaktion ein noch heute übliches Verfahren.

Die wichtigsten Methoden zum Enzymnachweis wurden erst im 20. Jahrhundert entwickelt, obgleich man von ihrer Existenz bereits vor der Jahrhundertwende berichtet hatte.[39]

Auch der Pigmentnachweis sowie der Nachweis der anorganischen Verbindungen gehören in das Gebiet der Histochemie. 1876 gelang es Max Perls (1843–1881) ionisiertes Eisen, darzustellen. Andere

Metalle lassen sich im Gewebe ebenso färberisch nachweisen.

Fortschritte im 20. Jahrhundert

Im 20. Jahrhundert vereinfachte die Automatisierung im medizinischen Labor auch das histologische Arbeiten. Apparate zum Fixieren und Einbetten von Gewebe wurden entwickelt. Die Paraffinöfen zum Durchtränken des Gewebes mit Paraffin, die es schon sehr früh gab, wurden verbessert. Gießstationen ermöglichen heute das Ausgießen der mit Paraffin durchtränkten Gewebeteile in Formen. Die Mikrotome wurden mit Motoren versehen und können eine Schnittbandführung haben. Nur das Schneiden des eingebetteten Gewebes, das Herstellen guter Schnitte und das Aufziehen der Schnitte auf Objektträger geschieht noch immer von Hand. Behrens Vermutung, man werde eines Tages beim Schneiden „mit untergeschlagenen Armen, Cigarre rauchend, am Mikrotom arbeiten können"[40], ist bisher nicht zur Realität geworden.

Die Industrie hat jedoch für die Routinetechnik erhebliche Erleichterungen entwickelt. Diese erstrecken sich von Einbettautomaten (einschließlich Fixierung), die zwar 1905 schon erwähnt, aber erst in den 1950er Jahren verfügbar waren, über Färbeautomaten bis zu Eindeckautomaten, welche den fertig gefärbten Schnitt mit Eindeckmitteln und Deckglas versehen.

Die Gefrierschnitttechnik für Gewebe ist durch Kryostaten sehr erleichtert worden. Um die Schnittqualität der Gefrierschnitte zu optimieren, erhielten die Kryostaten eine präzise Temperaturregulation und eine getrennte Kühlung für das Objekt.

Auch der Mikroskopbau hat sich im 20. Jahrhundert ausgeweitet. Der Physiker Fritz Zernike (1888–1966) entwickelte das Phasenkontrastmikroskop zur Beobachtung von lebenden Zellen und zur Betrachtung nicht gefärbter Schnittpräparate. Er führte seine neue Konstruktion 1932 im Zeisswerk vor, ohne zunächst Resonanz zu finden. Eine Weiterentwicklung seiner Idee wurde innerhalb von neun Jahren von Köhler und Loos vorgenommen. Zernike erhielt für seine Anregung 1953 den Nobelpreis für Physik.

Fluoreszierende Gewebseinschlüsse lassen sich heute mit dem Fluoreszenzmikroskop untersuchen. Und nachdem klar geworden war, dass die Wellenlänge des Lichts die theoretische Auflösung des Mikroskops begrenzt, suchten die Physiker nach Möglichkeiten, kurzwelligere elektromagnetische Strahlen einzusetzen. Ernst Ruska (1906–1988) und Max Knoll (1897–1969) konnten im Jahre 1931 die

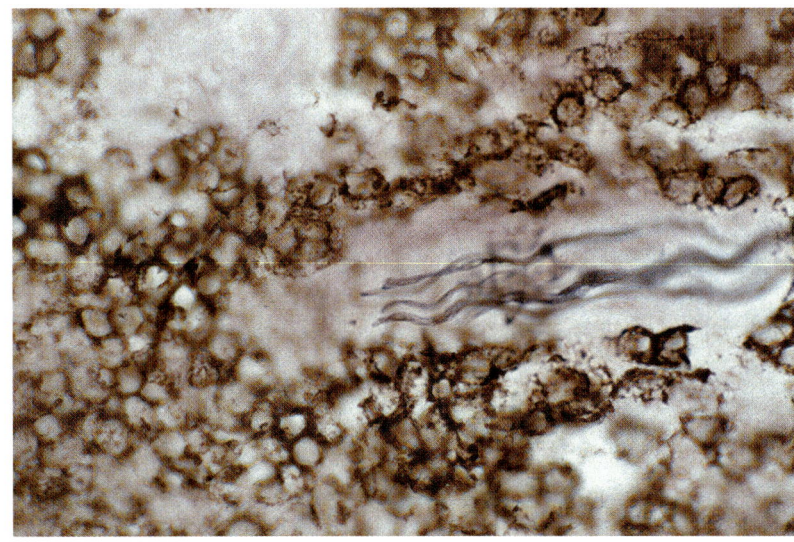

Immunzytochemisch markierte T-Lymphozyten in der Tonsille des Menschen mit Nerven, dargestellt durch Versilberung.

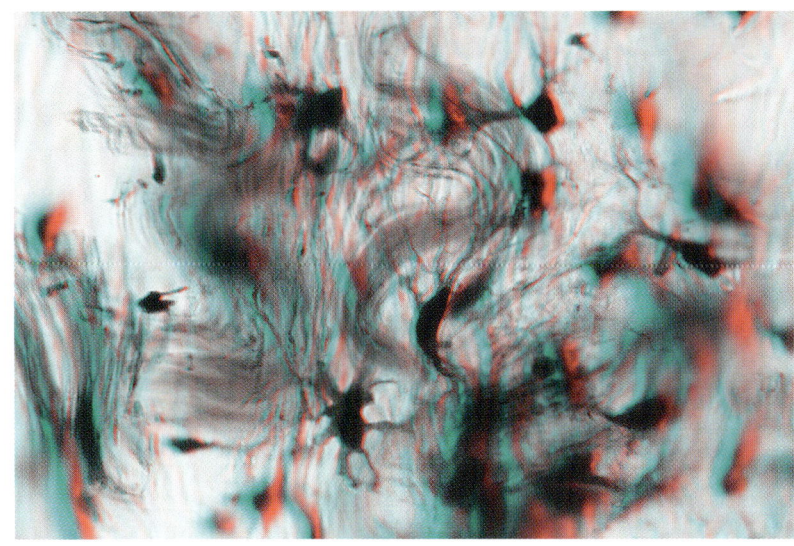

Stereobild von Fibrozyten aus der Lippe des Menschen.

erste Abbildung eines Objekts mittels Elektronenstrahl erreichen. Daraufhin wurde 1937 bei Siemens das erste Elektronenmikroskop konstruiert, das 1939 in Produktion ging. Damit wurden ungeahnte Vergrößerungen möglich. Moderne Instrumente erreichen Auflösungen von etwa 1,4 nm.

Mit dem Elektronenmikroskop konnten erstmals Details der subzellulären Stukturen gewonnen werden, die mit Lichtmikroskopen zwar gesehen, aber häufig als Kunstprodukte (Artefakte) betrachtet wurden, wie z. B. der Golgi-Apparat, die Mitochondrien[41], die Nissl-Substanz oder das endoplasmatische Retikulum.[42] So attraktiv diese neue Methode für die Forschung in der Zellbiologie war, für die medizinische Diagnostik ergaben sich hieraus nur wenige Impulse. Eine äußerst aufwändige Präparation sowie der extrem beschränkte Betrachtungsbereich (je nach Gerät ca. 1–2 mm), der außerdem bei der erforderlichen Vergrößerung nur Ausschnitte einzelner Zellen darstellen läßt, verbieten den Einsatz in der Routine. Lediglich für die Virologie ist die Elektronenmikroskopie unentbehrlich geworden. Ruska erhielt 1986 kurz vor seinem Tod den Nobelpreis für seine Arbeit.

Auch die histologische Technik entwickelte sich weiter: Zur Gewebseinbettung wurde dem reinen Stearin, Bienenwachs oder Paraffin nun Polymere beigemischt, wodurch die Schneidefähigkeit der Blöcke verbessert wurde. Aus dem Bereich des Präparierens wurden Kunststoffeinbettungen mit Epoxidharzen für das Elektronenmikroskopieren übernommen. Damit können nun bis zu 0,5 µm dünne Schnitte hergestellt werden. Durch elektronenmikroskopische Untersuchungen erkannte man, wie wichtig eine optimale Gewebefixierung ist. Für Forschungszwecke wurde daher die Perfusion der Organe mit Fixierungslösungen zur Norm.

Verbesserungen der Mikroskopoptik, bedingt durch die neuen Möglichkeiten, komplizierte Berechnungen mit Computern durchzuführen, erforderten neue Eindeckmittel, deren Brechungsindex noch genauer dem des Glases entspricht, als es bei den ersten Ersatzmitteln für Canadabalsam der Fall war. Verbessert wurde auch die färberische Differenzierung der Gewebestrukturen. Waren die frühen Färbeanleitungen recht unklar und ließen viel Raum für den persönlichen Einfallsreichtum des Mikroskopikers, so wurden über die Jahre immer präzisere Anleitungen, besonders von Benno Romeis (1888–1971), entwickelt, deren genaue Befolgung ein annähernd einheitliches Ergebnis gewährleistet.

Entdeckungen der Immunologen zur Antigen-Antikörper-Komplexbildung haben schon 1941 Albert Hewett Coons (1912–1978) dazu gebracht, spezifische Antigene im Gewebe mit fluoreszenzmarkierten Antikörpern darzustellen. In den frühen 1970er Jahren entstand daraus eine Methodik, die heute aus der pathologischen Diagnostik von Tumorgewebeproben nicht mehr wegzudenken ist. Auch in der Forschung hat diese Methode zur Lokalisation zellspezifischer Marker eine sehr große Bedeutung erlangt.

Selbst in der Lichtmikroskopie gab es noch technische Fortschritte. Die Streuung des Lichts im Objekt ist ein wesentlicher Faktor, der die Abbildungsqualität eines Mikroskops begrenzt. Mit der Reduktion des Beleuchtungsstrahls auf einen möglichst kleinen Punkt bei gleichzeitiger Einschränkung des Bildausschnitts im Objektiv – wie dies bei der konfokalen Mikroskopie der Fall ist – konnte dieses Problem begrenzt werden. Den Durchbruch erzielte diese Technik allerdings erst mit der Verfügbarkeit von handlichen Lasersystemen, die den Aufwand erheblich reduzierten und obendrein zu wesentlich besseren Abbildungen führten.

Mit leistungsfähigen Computern und digitalen Bildaufnahmen ist es möglich geworden, mit einem normalen Durchlichtmikroskop Fokus-Serien durch einen dickeren Schnitt aufzusummieren und dadurch die bisherige Begrenzung der Tiefenschärfe faktisch aufzuheben. Mit geeigneten Computerprogrammen gelingt es inzwischen sogar, dreidimensionale Bilder von ganzen Zellen zu gewinnen.[43]

Robert Tattersall und Rainer Proetzsch

Pissepropheten, Polarimeter und Patientenselbstkontrolle

Die Diagnostik der Zuckerkrankheit

In einem Grab bei Theben wurde 1862 von Georg Ebers ein Papyrus entdeckt, der ungefähr aus dem Jahre 1550 v. Chr. stammt.[1] Im Text wird eine Medizin empfohlen „um die Ausscheidung von zuviel Urin" zu vertreiben. Allerdings ist nicht klar, ob es sich bei dieser ersten überlieferten Beschreibung von Diabetes um einen *Diabetes insipidus,* eine Harnruhr, gekennzeichnet durch die Ausscheidung großer Harnmengen von bis zu 5 Litern pro Tag aufgrund einer Störung der Rückresorption in der Niere, oder um die Zuckerkrankheit *Diabetes mellitus* handelte.[2] Die erste anschauliche Beschreibung der Symptome der Zuckerkrankheit unter Verwendung des Namens Diabetes stammt von Arataios von Kappadokien (81–138 n. Chr.). Das Wort „Diabetes" leitete er von dem griechischen Begriff für Siphon her, „weil die Flüssigkeit nicht im Körper bleibt, sondern den Körper des Menschen als Leiter benutzt, über die sie diesen verlässt." Er schrieb:

„Diabetes ist eine wundersame Krankheit, die bei Menschen nicht sehr häufig vorkommt. Fleisch und Bein schmelzen im Urin dahin. Ihre Ursache ist eine kalte und feuchte Natur wie bei der Wassersucht. Der Verlauf ist der übliche, nämlich über Nieren und Blase, denn die Kranken hören niemals auf, Wasser zu lassen. Die Flut ist nicht zu stoppen, als ob eine Wasserleitung geöffnet worden wäre. Die Natur der Krankheit ist chronisch und es dauert lange, bis sie sich entwickelt. Aber das Leben der Kranken ist nur noch kurz, wenn sich die Krankheit einmal voll ausgebildet hat, denn das Dahinschmelzen erfolgt schnell und der Tod kommt rasch. Außerdem ist das Leben elend und schmerzvoll und der Durst ist unstillbar. Die Kranken trinken übermäßig, was jedoch der großen Menge an Urin nicht entspricht, und man kann die Patienten weder vom Trinken noch vom Wasserlassen abhalten. Wenn sie einige Zeit nicht trinken, trocknet ihr Mund aus und ihr Körper wird trocken, die Viscera scheinen wie versengt, sie leiden unter Übelkeit, Unruhe und brennendem Durst; […] sie halten eine gewisse Zeitlang durch, aber nicht sehr lange, da das Wasserlassen schmerzhaft ist und die Auszehrung schrecklich. Auch gelangt nur wenig der getrunkenen Menge in das Körpersystem und viele Teile des Fleisches werden mit dem Urin ausgeschieden."

Die Hindu-Ärzte Charak und Sushrut, die zwischen 400 und 500 n. Chr. lebten, waren wahrscheinlich die ersten, die den süßen Geschmack des Urins bei Diabetes („Honigurin") erkannten und eine Diagnose stellten, indem sie den Geschmack des Urins prüften. Da Ameisen von allem Süßen angezogen werden, wiesen die Hindu-Ärzte darauf hin, dass ein Mensch Diabetes hat, wenn Ameisen vom Urin des Betreffenden angezogen werden. Diese Diagnosemethode hielt sich bis weit ins 20. Jahrhundert! Noch 1967 schrieb ein Medizinprofessor in Accra, Ghana, dass ungefähr 20 % der Diabetiker, die zum ersten Mal zu ihm kamen, ihren Verdacht auf Diabetes bereits durch Schmecken ihres Urins bestätigt hatten.[3] Daraufhin schrieb ein Korrespondent an das British Medical Journal, die Menschen in Sierra Leone wüssten, dass sie Diabetes hätten, wenn sie im Nachttopf am nächsten Morgen Ameisen fänden.

Pissepropheten und Pisseteufel

Die Verwendung von Harn zur Diagnosestellung allgemein ist wahrscheinlich der älteste medizinische Test und wurde schon von Hippokrates (um 460– um 375 v. Chr.) beschrieben. Bis zum Ende des 18. Jahrhunderts wurden Ärzte auf Abbildungen fast ausnahmslos bei der Inspektion eines Harnglases oder Matula dargestellt.[4] Auch Scharlatane taten sich mit einer als Uromantie bezeichneten Technik her-

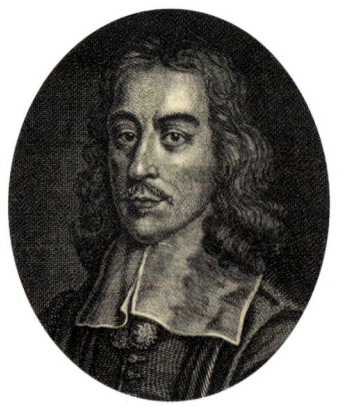

Thomas Willis *(1621–1675) war Arzt von König Charles I. von England. Noch heute ist seine Beschreibung des nach ihm be-nannten* Circulus arteriosus *an der Hirnbasis bekannt. In seinem posthum veröffentlichten Diskurs über „Diabetes or the Pissing Evil" schrieb er, dass „Diabetes im Altertum eine so seltene Krank-heit war, dass viele berühmte Ärzte sie nicht erwähnt haben […], während wir in unserer Zeit, die sich der Geselligkeit und dem Schlürfen von unverdünntem Wein hingibt, ich möchte fast sagen täglich, auf Beispiele und Fälle dieser Krankheit treffen". Er führte aus, dass „diejenigen, die an dieser Verstimmung leiden, mehr pis-sen als sie trinken oder an flüssiger Nahrung zu sich nehmen und außerdem ständig Durst haben." Er beschrieb den Urin [mehrmals] als „wundervoll süß wie Zucker oder Honig", aber warum das so war, sei nicht „leicht herauszufinden".*

THE
PISSE-PROPHET
OR
CERTAINE PISSE POT
LECTURES.

Wherein are newly diſcovered the old
fallacies, deceit, and jugling of the Piſſe-pot
Science, uſed by all thoſe (whether *Quacks* and
Empiricks, or other methodicall Phyſicians)
who pretend knowledge of Diſeaſes, by
the Urine, in giving judgement
of the ſame.

By Tho. Brian, M. P. lately in the Citie
of *London*, and now in *Colcheſter*
in Essex.

Never heretofore publiſhed by any man
in the *Engliſh* Tongue.

_____

Si populus vult decipi, decipiatur.

LONDON,
Printed by *E. P.* for *R. Thrale*, and are to be
ſold at his ſhop at the ſigne of the Croſſe-
Keyes, at *Pauls* gate
1637

Titelseite von Thomas Brians Streitschrift „The Pisse-Prophet or certaine pisse pot lectures", erschienen 1637 in London.

vor, anhand derer sie angeblich Alter, Geschlecht, Gesundheitszustand und Krankheitsdauer allein durch Anschauen des Harns vorhersagen konnten. 1637 veröffentlichte Thomas Brian eine Polemik ge-gen die sog. Pisspropheten und empfahl:

> „es wäre für den Arzt viel besser, einmal seinen Patien-ten anzusehen als zwanzigmal den Urin."[5]

Dass diabetischer Urin süß schmeckt, wurde in arabischen medizinischen Texten aus dem 9. bis 11. Jahrhundert hervorgehoben. Dieses Wissen schien allerdings in Europa wieder vergessen worden zu sein. Erst Thomas Willis (1621–1675) machte da-rauf erneut aufmerksam. Der herrschenden Mei-nung zufolge war Diabetes eine Erkrankung der Nieren, aber Willis glaubte, dass

> „das Temperament oder die Mischung des Blutes so gelockert und derart aufgelöst ist, dass die wässrigen Partikel nicht von den dickeren zurückgehalten wer-den können."

Auf den Gedanken, dass der süße Geschmack durch Zucker bedingt sein könnte, kam er allerdings nicht. Dieser Zusammenhang wurde erst von

Matthew Dobson (1735–1784) hergestellt, einem Arzt am Royal Infirmary in Liverpool.[6] 1772 nahm Dobson den 33-jährigen Peter Dickonson als Pa-tienten auf, der seit acht Monaten an Diabetes litt und 28 Pints (15 Liter) Urin am Tag ließ. Als er ins Krankenhaus kam, war er „ausgezehrt, schwach und niedergeschlagen; sein Durst war unstillbar. Sein Urin schmeckte sehr süß und war meist 'völlig transparent und fast farblos'."

Aus dem Arm des Patienten wurden acht Unzen Blut abgenommen und Dobson stellte fest, dass „das Serum undurchsichtig war und viel Ähnlichkeit mit gewöhnlicher Käsemolke hatte; es war süßlich, aber ich glaube nicht so süß wie der Urin". Er ver-dampfte zwei Quarts Urin und erhielt als Rückstand einen „[weißen] Kuchen, [der] granuliert war und zwischen den Fingern leicht zerbröckelte; er roch wie brauner Zucker und auch der Geschmack war nicht von Zucker zu unterscheiden."

Dobson nahm an, dass Diabetes eine Krankheit war, die durch „unvollständige Verdauung und Assi-milierung" bedingt ist und folgerte daraus, dass die

Kur darin bestehen müsse, die Verdauungskräfte und den Körper allgemein zu stärken.

Im 18. Jahrhundert unterschied William Cullen (1710–1790), Arzt aus Edinburg, zwei Formen der Polyurie: diejenige, bei der der Urin süß war, nannte er *Diabetes mellitus,* und wenn der Urin ohne Geschmack war, sprach er von *Diabetes insipidus.*

Gärnachweise und Polarimetrie

1780 zeigte Francis Home (1719–1813), ein Professor aus Edinburgh, dass diabetischer Urin vergoren werden kann.[7] Er mischte ein halbes Pint Hefe mit 24 Pints Urin von einem seiner diabetischen Patienten und stellte fest:

> „Bald begann er zu gären und wie bei fermentierenden Likören trat Dampf aus. Am nächsten Tag gärte er stark. Am dritten schien die Gärung vorüber zu sein, er hatte seinen ganzen süßen Geschmack verloren und schmeckte wie Bier. Murrays Harn wurde auf die gleiche Weise behandelt und zu einem annehmbaren Gebräu vergoren."

Der französische Chemiker Eugène Chevreul (1786–1889) wies 1815 nach, dass es sich bei dem Zucker im diabetischen Urin um Glukose oder Traubenzucker handelte.[8]

Nur sechs Jahre später beschrieb der englische Arzt William Prout (1785–1850), einer der Begründer der medizinischen Chemie, in seiner Abhandlung: „An enquiry into the Nature and Treatment of Diabetes, Calculus, and the Affections of the Urinary Organs" den einfachen Apparat, der zum Testen des Urins benötigt wurde: Lackmus für die Azidität, Sieden für das Eiweiß und den Objektträgertest zur Unterscheidung von Mucus und Pus (Schleim und Eiter). Damals wurde Zucker noch anhand des Geschmacks nachgewiesen und anhand der klebrigen weißen Flecken erkannt, die an den Stellen beobachtet wurden, an denen Urin auf Kleider oder Schuhe getropft war.

Mitte des 19. Jahrhunderts traten physikalische und chemische Nachweisverfahren für Zucker an die Stelle des Harnschmeckens. Ein physikalisches Verfahren, welches zum Zuckernachweis noch weit in das 20. Jahrhundert hinein genutzt wurde, ist die Polarimetrie. Dabei wird eine Eigenschaft der Glukosemoleküle, die Schwingungsebene von polarisiertem Licht zu verändern, ausgenutzt. Das erste für die „Zuckerpolarimetrie" in Deutschland verwendete Gerät wurde von dem Berliner Chemiker Eilhard Mitscherlich (1794–1863) konstruiert. Zur Bestimmung des Zuckergehaltes von Urin wird dieser in das horizontale Rohr eingefüllt. Durch Drehen des Okulars werden die beiden Gesichtsfeldhälften

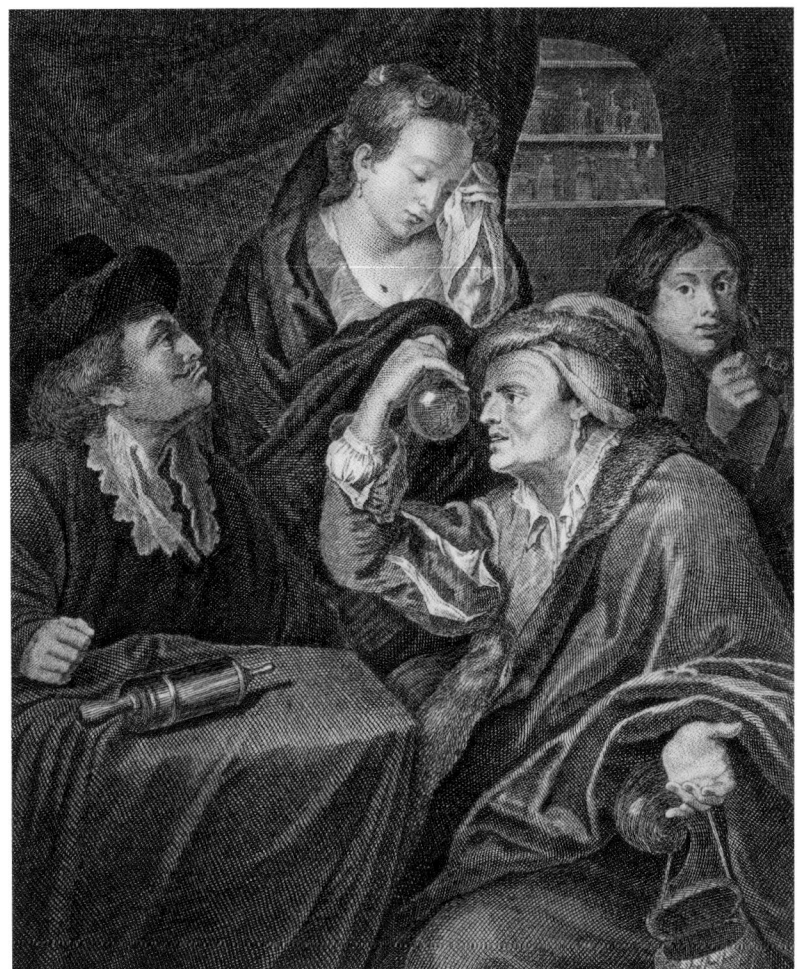

Bis zum Ende des 18. Jahrhunderts wurden Ärzte überwiegend bei der Harnschau abgebildet. Kupferstich von N. Lerouge.

auf gleiche Helligkeit eingestellt und die Zuckerkonzentration aus dem Winkel der Okularverstellung berechnet.

Ein zweites, sehr originelles biologisches Verfahren beruhte auf der Tatsache, dass Glukose bei Hefezusatz unter Bildung von Kohlendioxidgas vergärt. 1862 beschrieb William Roberts (1830–1899), Arzt am Royal Infirmary in Manchester, folgende quantitative Methode:[9] Zwei Proben von diabetischem Urin wurden in Kolben gegeben. Einer der Proben wurde „ein Stück deutsche Hefe von der Größe einer Haselnuss oder kleinen Walnuss" zugesetzt. Beide Kolben wurden 24 Stunden lang auf einen warmen Kaminsims gestellt. In dem Kolben mit Hefezusatz vergärte diese die gesamte Glukose zu Kohlendioxid, welches gasförmig entweichen konnte. Anschließend wurde das spezifische Gewicht der Proben bestimmt. Die Menge an Glukose war gleich der Differenz des spezifischen Gewichts vor und nach der Gärung, multipliziert mit 0,23. Die Genauigkeit dieser Methode wurde 1907 von Henry Asbury Christian (1876–1951) aus Boston nachgewiesen. Sie

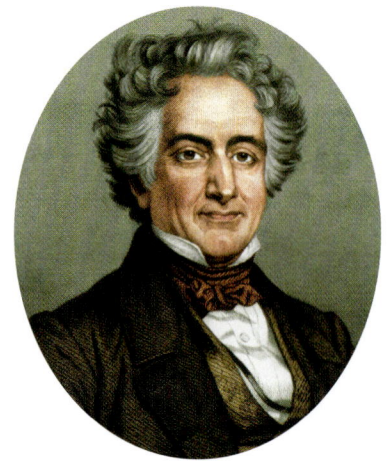

Eugène Chevreul *(1786–1889) war ein bemerkenswerter Mann, der seine letzte Mitteilung an die Akademie der Wissenschaften 1888, im Alter von 102 Jahren, machte. Er war nicht nur der Begründer der organischen Chemie und der Entdecker der Fettsäuren, sondern auch Medizinhistoriker und führte eine intensive Untersuchung über die Prinzipien der Farbkontraste durch, welche die Anführer der neoimpressionistischen Bewegung, Georges Seurat und Paul Signac, stark beeinflusst hat.*

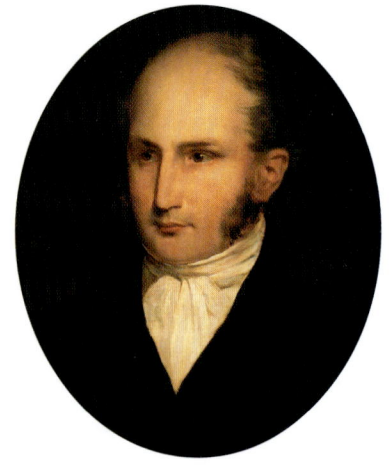

William Prout *(1785–1850) auf einem Gemälde aus den 1830er Jahren. Prout hielt neben seiner Tätigkeit als praktischer Arzt öffentliche Vorträge über „Tierchemie" und führte ausgedehnte experimentelle Untersuchungen in seinem privaten Laboratorium durch. Sein Buch „Chemie, Meteorologie und die Funktion der Verdauung, als Zeugnisse für die Herrlichkeit des Schöpfers" erschien erstmals 1834 in der Reihe der „Bridgewater Treatises", die nach dem Willen ihres Stifters Gottes Schöpfung darstellen sollten. Das Buch hatte insgesamt vier Auflagen. Nach 1830 behinderte ihn eine zunehmende Taubheit, welche seine wissenschaftlichen Kontakte stark einschränkte.[64]*

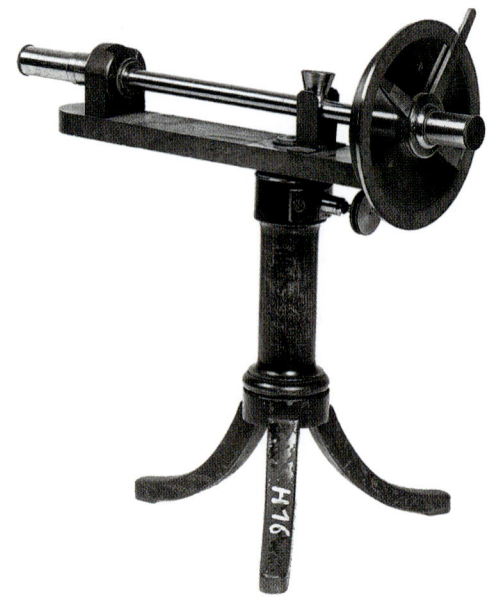

Polarimeter nach Eilhard Mitscherlich (Originalgerät). Das Gerät wurde um 1843 in der Schönlein'schen Klinik der Berliner Charité benutzt. Es ist heute im Besitz des Instituts für Geschichte der Medizin der Universität Wien.

sei, hob er hervor, ideal für den praktizierenden Arzt, der seine Diabetesfälle „wissenschaftlich" behandeln wolle. Der Vorteil dieser Methode war, dass alles Notwendige außer dem Urometer in einer gewöhnlichen Haushaltsküche vorhanden war![10, 11]

Chemische Testverfahren

1841 beschrieb Carl August Trommer (1806–1879) eine Methode, bei der Urin mit Kupfersulfat und Natriumhydroxid erhitzt wurde. In Gegenwart einer reduzierenden Substanz (wie Zucker) bildete sich rotes Kupferoxid.[12] Da die rote Farbe durch schwarzes Kupferoxid verdeckt werden konnte, war die Methode nicht sehr zuverlässig und wurde nicht häufig verwendet. Aber sie stimulierte die weitere Forschung über das Prinzip der Reduktion von Metalloxiden durch Glukose. Die Empfindlichkeit des Tests wurde 1848 durch Hermann von Fehling (1812–1885) erheblich verbessert. Er gab dem Reagens Rochelle-Salz [Natrium-Kalium-Tartrat] hinzu, um die Kupferionen in Lösung zu halten, wodurch sich die Empfindlichkeit des Tests erheblich verbesserte.[13] Der größte Nachteil dieses Tests war, dass die Lösung instabil war und häufig neu herge-

stellt werden musste. Fehlings Test war zwar für qualitative Zwecke ideal, aber in den Händen gewöhnlicher Ärzte für eine quantitative Analyse immer noch zu kompliziert. 1907 beschrieb der amerikanische Biochemiker Stanley Benedict (1884–1936) die erste Version seines Tests, der für die nächsten 40 Jahre die meist verwendete Methode zum Nachweis einer erhöhten Ausscheidung von Glukose im Urin (Glukosurie) wurde.[14] Benedicts Test war zehnmal empfindlicher als Fehlings Test.

Ein generelles Problem bei all diesen Zuckernachweisen, die auf der Reduktion von Kupfersalzen beruhten, war jedoch, dass auch andere im Urin enthaltene Substanzen reduzierend wirken konnten. 1923 schrieb der Londoner Arzt Archibald Garrod (1857–1936), der Entdecker des Konzepts der „inborn errors of metabolism", in seinen Lettsomian Lectures über die Glukosurie:

> „Es gibt keine Anomalie des Urins, über die wir mehr wissen sollten als über die Glukosurie, denn jeden Tag werden Tausende von Urinproben bei Routineuntersuchungen von Krankenhauspatienten und Privatpatienten und von Versicherungskandidaten auf Zucker getestet und … [doch] … viele Beobachtungen wer-

den durch das Fehlen eines schlüssigen Beweises wertlos, dass die im Urin ausgeschiedene anomale Substanz tatsächlich Zucker ist."[15]

Eine rätselhafte Krankheit

In der ersten Hälfte des 19. Jahrhunderts arbeiteten Ärzte an der Erforschung von Ursachen und Verlauf der Krankheit, indem sie das klinische Bild mit Autopsiebefunden verglichen. Trotzdem blieb Diabetes ein Rätsel, da in den meisten Fällen keine Anomalien festgestellt werden konnten. Einige hielten Diabetes für eine Nierenkrankheit, andere für eine Magenkrankheit. 1839 führte der prominente Londoner Arzt John Elliotson (1791–1868) in seinen „Principles and Practice of Medicine" auch für die Ursachen von Diabetes die üblichen zeitgenössischen Vorstellungen für jegliche Art von schlechter Gesundheit an: Kummer, Erkältungen und übermäßiger Geschlechtsverkehr. Prout nannte als wichtigste Ursachen Angst und Sorgen.

Der erste Hinweis auf die Pathophysiologie findet sich in der Arbeit von Claude Bernard (1813–1878).[16] Als er 1843 mit seiner Arbeit begann, war die vorherrschende Theorie, Zucker könne nur von Pflanzen synthetisiert werden und der tierische Metabolismus würde darin bestehen, ursprünglich von Pflanzen gebildete Substanzen abzubauen. Man nahm außerdem an, tierisches Blut würde nur nach Mahlzeiten oder bei pathologischen Zuständen wie Diabetes Zucker enthalten. Zwischen 1846 und 1848 berichtete Bernard, dass Zucker auch im Blut normaler Tiere vorhanden ist, selbst wenn diese hungern oder ausschließlich mit Fleisch gefüttert werden. Diese Beobachtung fand er zuerst so erstaun-

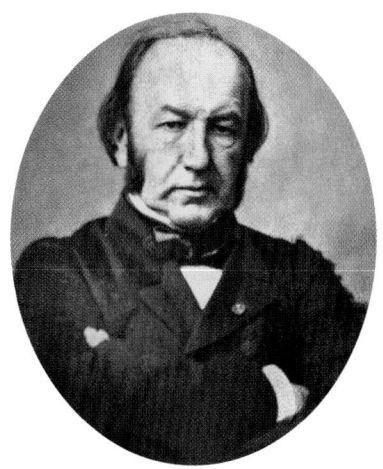

Claude Bernard *(1813–1878) wollte eigentlich erst Dramatiker werden, wandte sich aber doch auf den Rat eines Medizinprofessors hin der Medizin zu. Zum Glück, denn ihm verdanken wir die Erkenntnis, dass die Leber in der Lage ist, selbst Zucker zu bilden – eine Entdeckung, die die bisherigen Anschauungen über die Natur der Zuckerkrankheit veränderte. Einige Jahre später entdeckte er in der Leber einen Stoff, aus dem bei Bedarf Glukose gebildet werden kann. Das Symptom „Glukosurie" beim Diabetes mellitus deutete Bernard als Folge einer krankhaft erhöhten Zuckerkonzentration im Blut, als deren Ursache er einen verminderten Abbau des Zuckers vermutete. Das Symptom Glukosurie war damit kausal erklärt. Bernards Konzept wurde allerdings erst gegen Ende des 19. Jahrhunderts von der Klinik allgemein akzeptiert.[65] In einer Ära, in der die nervale Kontrolle der Körperfunktionen wissenschaftlich en vogue war, machte vor allem seine zweite Entdeckung im Jahre 1849 großen Eindruck: Eine Läsion am Boden der vierten Hirnkammer ruft Diabetes hervor, wenn auch stets nur vorübergehend („Piqûre-Diabetes").*

lich, dass er Zweifel an seiner analytischen Methode hatte. Er fand auch heraus, dass in der Leber, aber in keinem anderen Organ, in „enormen Mengen" eine stärkeähnliche Substanz vorkam und dass diese Substanz zwar kein echter Zucker war, aber leicht in Zucker umgewandelt werden konnte. Er nannte sie Glykogen (d. h. zuckerbildend) und sah sie als Entsprechung der pflanzlichen Stärke an. Seiner Hypothese – der Glykogentheorie – zufolge wird der aus dem Darm resorbierte Zucker in der Leber in Glykogen umgewandelt und dann kontinuierlich während des Fastens ins Blut freigesetzt.

Blutglukosenachweise

Die Blutzuckermessung war im 19. Jahrhundert äußerst problematisch, weil große Mengen Blut, viel Zeit und eine peinlich genau anzuwendende Technik notwendig waren. Für die meisten Methoden wurden 30–50 Milliliter Blut benötigt. Als erstes wurden die Proteine aus dem Blut entfernt. Dann wurden die reduzierenden Substanzen mittels Gärung, polarimetrischer Analyse oder Kupferreagenzien bestimmt. Zwischen 1890 und 1900 waren zwei Methoden üblich: die von Friedrich Schenck (1862–

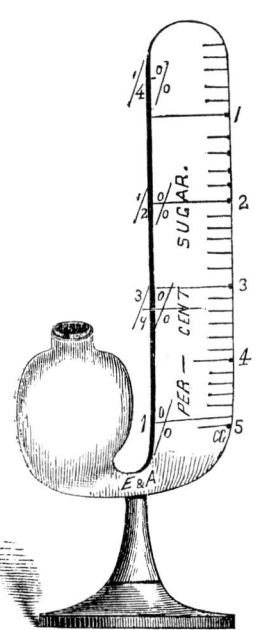

Saccharometer nach Max Einhorn (1885). Der zu untersuchende Urin wird mit Hefe vermischt und in das rechte Rohr ohne Luftblase eingefüllt. Beim Stehenlassen an einem warmen Ort wird Kohlendioxid gebildet, wenn Glukose in der Probe enthalten ist.

1916) und eine von Edward Waymouth Reid (1862–1948). Noch zu Beginn des 20. Jahrhunderts waren Blutglukosenachweise generell kein Bestandteil der klinischen Medizin. In einem englischen Lehrbuch von 1908 wurde erklärt, dass

„[Blutzuckertests] in der klinischen Arbeit nie notwendig sind, dass aber bei Verdacht auf Betrugsfälle bei Lebensversicherungen darauf zurückgegriffen werden kann".[17]

Selbst in Krankenhäusern wurde Diabetes anhand von Urintests diagnostiziert und überwacht. Diabetes wurde als eine Krankheit definiert, bei der ständig Zucker im Urin vorhanden ist. Viele Ärzte nahmen an, dass es zwei oder mehr Typen dieser Krankheit gibt. 1880 klassifizierte der französische Arzt Etienne Lancereaux (1829–1910) die Krankheit anhand des Körpergewichts in einen mageren und einen fetten Typ („diabète maigre" und „diabète gras"). Die Prognose dieser beiden Formen war unterschiedlich: magere Patienten starben innerhalb eines oder zweier Jahre, während dicke zehn Jahre oder länger überlebten und sich schließlich Netzhauterkrankungen des Auges, neurologische Krankheitserscheinungen oder ein Nierenversagen entwickelten. Die einzige Behandlungsmöglichkeit für beide Formen war eine restriktive Diät. Die Grundlage der Therapie bestand darin, die Menge an Zucker zu bestimmen, die im Urin über 24 Stunden ausgeschieden wurde, und dann die Zufuhr von Kohlenhydraten, die vom Körper zu Zucker abgebaut werden, soweit zu beschränken, dass kein Zucker mehr im Urin nachweisbar war. Auf diese Weise konnte die „Toleranz" bestimmt und von Zeit zu Zeit kontrolliert werden. Der Durchbruch kam 1913, als der norwegische Chemiker Ivar Christian Bang (1869–1918) an der Universität Lund in Schweden eine Mikrobestimmungsmethode entwickelte, bei der nur zwei bis drei Tropfen Blut notwendig waren.[18] Leider war auch diese Methode außer für einen geübten Chemiker alles andere als einfach.

Glukosetoleranztests

In der zweiten Hälfte des 19. Jahrhunderts verwendeten Kliniker wie Rudolf Külz (1845–1895) in Marburg verschiedene Diäten, um die „Toleranz" der Patienten zu bestimmen, d. h. die Menge an Kohlenhydraten, die diese zu sich nehmen konnten, ohne dass sich eine Glukosurie entwickelte. Sobald es also durch Mikrobestimmungsmethoden möglich war, wiederholte Blutzuckermessungen vorzunehmen, ohne dass der Patient dabei „ausblutete", war der Weg für anspruchsvollere Kohlenhydrattoleranztests frei. Eine der ersten derartigen Studien wurde 1913

mit Bangs Methode durchgeführt. Nachdem gesunde Probanden eine Lösung von 100 g Glukose in 250 Milliliter Flüssigkeit getrunken hatten, kam es innerhalb von fünf Minuten zu einem erheblichen Anstieg des Blutzuckers, nach ungefähr 30 Minuten wurde der Spitzenwert erreicht und innerhalb von 100 Minuten normalisierte sich der Wert wieder.[19] Wie die Ergebnisse dieser Tests zu interpretieren waren, blieb in den nächsten 50 Jahren umstritten. Als oberer Normwert für den Nüchternblutzucker galt allgemein ein Wert von 120 Milligramm pro Deziliter (6,7 Millimol pro Liter). Bei allen anderen Werten herrschten erhebliche Differenzen, obwohl allgemein angenommen wurde, dass der Blutzuckerspiegel bei Gesunden innerhalb von zwei Stunden auf die Nüchternwerte zurückkehrt. 1975 wurden 20 prominente Diabetologen (neun aus verschiedenen Ländern und elf Amerikaner) von dem Epidemiologen Kelly West (1925–1980) gefragt, welchen Zwei-Stunden-Wert sie beim Glukosetoleranztest als pathologisch ansehen würden. Er stellte erhebliche Unterschiede der Einschätzungen fest.[20] In beiden Gruppen fand sich ein breites Spektrum der als pathologisch angesehenen niedrigsten Zwei-Stunden-Plasmaglukosespiegel (130–200 Milligramm pro Deziliter) oder der höchsten Werte, die noch als eindeutig normal angesehen wurden (110–180 Milligramm pro Deziliter). Diese Unterschiede waren nicht nur akademischer Natur, denn West wies darauf hin, dass in einer Serie von Glukosetoleranztests bei älteren Amerikanern einer der befragten Diabetologen 2 % als eindeutig pathologisch identifiziert hätte, während ein anderer 62 % als pathologisch klassifiziert hätte! 1998 wurden im Auftrag der WHO neue Grenzwerte für den oralen Glukosetoleranztest festgelegt, die nun für die meisten Länder außer in den USA gültig sind.[21] Da reine Glukoselösungen bei empfindlichen Personen, wie z. B auch Schwangeren, zu Übelkeit führen können, führte Boehringer Mannheim 1976 in Deutschland Dextro O.G-T. für den oralen Glukosetoleranztest ein, ein gut verträgliches, wohlschmeckendes Getränk auf Oligosaccharid-Basis.

Manche Kliniker machten Werbung für die Notwendigkeit von Blutzuckermessungen, insbesondere wenn sie, wie Hugh Maclean aus London, einen Testkit zur Blutzuckermessung vertrieben. Im Allgemeinen waren Bluttests aber zu teuer für ambulant behandelte Patienten. Die meisten Ärzte verzichteten darauf. Der berühmte Bostoner Diabetesspezialist Elliott Joslin (1869–1962) schrieb 1923:

„Blutzuckertests sind höchst wünschenswert, aber ich bezweifle, ob einer von zehn meiner Patienten einen solchen Test einmal im Monat zu Hause macht. Für die Kosten eines solchen Tests könnten die Patienten wahrscheinlich einen Monat lang mit Insulin versorgt werden und sie ziehen das Insulin vor. Anstatt auf Blutzuckertests verlassen sie sich auf häufige Benedict-Tests jeder einzelnen Urinprobe, deren Kosten pro Test 1 Cent betragen."

Bis weit nach dem Zweiten Weltkrieg verließ man sich – sowohl im Krankenhaus als auch zu Hause – auf Urintests. Nur eine Minderheit von Diabetespatienten, der man zutraute, ihren eigenen Zustand außerhalb des Krankenhauses zu überwachen, erhielt den Benedict-Test. Die Technik wurde von Robin Lawrence (1892–1968) vom King's College Hospital – selbst einer der ersten Menschen, die in England mit Insulin behandelt wurden – wie folgt beschrieben:

„Acht Tropfen Urin in ein sauberes Reagenzröhrchen geben. Ein Inch [ein Teelöffel voll] blaue Lösung zugeben. Das Reagenzröhrchen schütteln. Das Reagenzröhrchen in einen kleinen Topf mit kochendem Wasser stellen und fünf Minuten kochen lassen; oder zwei Minuten über einer Spiritus- oder Gasflamme kochen lassen. Dann das Reagenzröhrchen herausnehmen. Wenn die Flüssigkeit klar und blau bleibt, ist kein Zucker vorhanden; wenn die Flüssigkeit hellgrün wird und sich am Boden des Röhrchens ein gräuliches Sediment zeigt, ist immer noch kein Zucker vorhanden. Wenn die Lösung zunächst grün wird und nach zehn Minuten Stehen ein gelber Niederschlag auftritt, ist nur wenig Zucker vorhanden. Wenn die Lösung gelb wird, ist eine erhebliche Menge Zucker vorhanden. Wenn die Lösung braun oder rot wird, sind sehr große Mengen Zucker vorhanden. Ebenso sind sehr große Mengen Zucker vorhanden, wenn ein brauner oder roter Test in eine schmutziggrüne (olivfarbene) Farbe umschlägt. Dies halten manche Patienten irrtümlich für die hellgrüne Spur von Zucker."[26]

Falls der Leser dies für ziemlich kompliziert halten sollte, fügte Lawrence hinzu: „Wenn Ihnen einige Tests gezeigt wurden, werden Sie das Testen des Urins recht einfach finden."

Trotz aller Versicherungen von Lawrence war das Kochen des Urins über einer Alkoholflamme mit dem begleitenden Blubbern und Spritzen nicht nach jedermanns Geschmack, vor allem nicht außerhalb des eigenen Hauses. 1927 entwickelte Sheftel eine Tablettenversion des Benedict-Tests, die aber von einer externen Heizquelle abhängig war.[27] Der große Fortschritt kam 1944, als die Firma Ames den Clinitest einführte, der eine Spirituslampe überflüssig machte und dadurch den Test viel ortsunabhängiger machte.[28] 1956 erschienen fast gleichzeitig zwei Tests auf der Grundlage des Enzyms Glukoseoxidase: Clinistix von Ames und Tes Tape der Firma Eli Lilly. In Deutschland wurde Tes Tape unter dem Namen

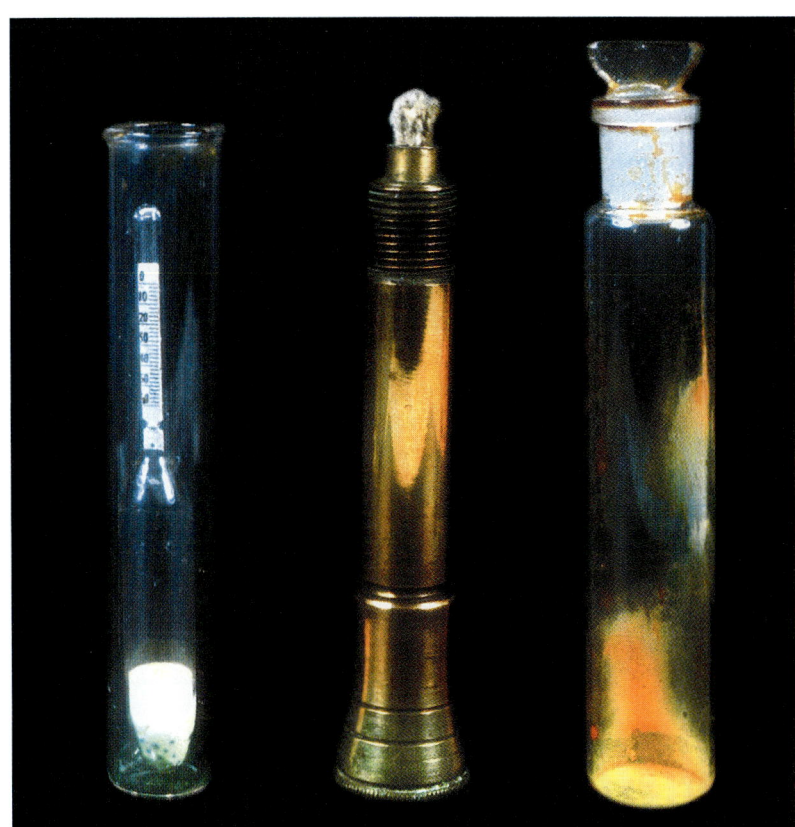

Ein tragbarer Urintestkit für Patienten, um 1930. Die Flasche rechts enthielt einmal Benedict-Lösung. In der Mitte eine Petroleumlampe; der untere Teil wird abgeschraubt und wird zum Deckel. Links ein Reagenzglas und ein Hydrometer zur Messung der spezifischen Dichte.

Glukotest von Boehringer Mannheim vermarktet. Clinistix war im Wesentlichen ein qualitativer und Tes Tape ein halbquantitativer Test. Beide Nachweise waren empfindlicher als der Benedict-Test oder Clinitest und sie waren spezifisch für Glukose.

Im Urin oder im Blut testen?

Idealerweise wäre der Glukosegehalt im Urin ein Anhaltspunkt für die Glukosekonzentration im Blut zum jeweiligen Zeitpunkt der Probenabnahme. Dies ist jedoch nicht der Fall, wie wiederholt gezeigt wurde. Bereits 1919 hatten zwei Forscher festgestellt, dass das Vorhandensein von Glukose im Urin nicht mit einem konstanten Blutzuckerspiegel korrelierte.[29] 1929 folgerte Lawrence, dass es so etwas wie eine normale Nierenschwelle nicht gibt. Die sog. Nierenschwelle gibt an, ab welchem Blutzuckerwert die Nieren Glukose nicht mehr zurückhalten und mit dem Urin ausscheiden. Dieser Schwellenwert kann aber leider von Mensch zu Mensch und von Situation zu Situation (z. B. schwanger oder nicht schwanger) variieren. Das Testen des Urins könnte damit ein sehr irreführender Weg für die Beurteilung der Diabeteseinstellung sein.[30] Das Problem der Nierenschwelle ist nicht der einzige Grund für die

Das lebensrettende Insulin wird entdeckt

Trotz der diagnostischen Fortschritte war man Anfang des 20. Jahrhunderts noch weit von einer wirksamen Therapie entfernt. Wie so oft in der Geschichte der Menschheit und vor allem in der Wissenschaft war es dann eher der Zufall, der zwei aufmerksamen Beobachtern auf den Weg half. Im Jahr 1889 führten die beiden Straßburger Mediziner Oskar Minkowski (1858–1931) und Josef Freiherr von Mering (1848–1908) Verdauungsexperimente an einem Hund durch. Dabei entfernten sie die Bauchspeicheldrüse. Das zuvor stubenreine Tier musste ständig seine Blase entleeren. Ob es an Diabetes litt? Einer spontanen Eingebung folgend, sammelte Minkowski einige Tropfen Urin und untersuchte sie auf Zucker. Er fand mehr als 10 % Glukose. 1892 führte er mit Emmanuel Horn Hédon (1863–1933) den Nachweis, dass sich ein derart experimentell erzeugter Diabetes von Hunden durch Einpflanzen von Bauchspeicheldrüsengewebe teilweise lindern ließ. Seine ersten Versuche, diabetische Hunde mit Extrakten aus Bauchspeicheldrüsengewebe zu therapieren, schlugen jedoch fehl. 1908 gelang es dem Berliner Arzt Georg Ludwig Zülzer (1870–1949), mit alkoholischen Auszügen aus Kälberbauchspeicheldrüsen bei Diabeteskranken eine Blutzuckersenkung zu erzielen. Die Betroffenen klagten jedoch über Schüttelfrost, Schweißausbrüche und Fieber, so dass die Versuche abgebrochen werden mussten. Heute weiß man, dass diese Symptome wohl vor allem auf Unterzuckerungen zurückzuführen waren. Schon 1902 hatte der russische Mediziner Leonid Wassiljewitsch Sobolew (1876–1919) beschrieben, dass bei Hunden, denen er den Ausführungsgang der Bauchspeicheldrüse abschnürte, die Langerhans'schen Zellen als Hormonproduzenten erhalten blieben. Das Drüsengewebe, in welchem die Verdauungsenzyme gebildet wurden, verkümmerte. Die Hunde erlitten Verdauungsstörungen, entwickelten aber keinen Diabetes wie Minkowskis Hunde, denen die gesamte Bauchspeicheldrüse entfernt worden war.[22] Diese bahnbrechenden Experimente gerieten in Vergessenheit und wurden erst 1920(!) von dem Amerikaner Moses Barron (1883–1974) wiederholt. Nach ihrer Veröffentlichung gelangten sie einem jungen orthopädischen Chirurgen, Frederick Grant Banting (1891–1941) in Toronto zur Kenntnis. Er trat 1921 an den dortigen Professor für Physiologie, John James Rickard MacLeod (1867–1935), mit dem Vorschlag heran, bei Hunden den Hauptausführungsgang der Bauchspeicheldrüse nach den Methoden Sobolews und Barrons abzuschnüren, um das exokrine Gewebe absterben zu lassen. Er hoffte auf diese Weise einen Bauchspeicheldrüsenextrakt mit blutzuckersenkenden Eigenschaften ohne Nebenwirkungen zu erhalten, der im Wesentlichen nur den Wirkstoff der Inselzellen enthielt. MacLeod erklärte sich schließlich bereit, Banting ein Labor und einen Medizinstudenten, Charles Herbert Best (1899–1978), der die Blutzuckerbestimmungen beherrschte, als Assistenten zu geben. Nach sechs Monaten konnten die beiden mit einem wässrigen Auszug aus einer degenerierten, nur etwa pflaumengroßen Bauchspeicheldrüse einen diabeteskranken Hund so erfolgreich behandeln, dass sein Blutzucker auf Normalwerte sank und auch der Urin fast zuckerfrei wurde. Das zuvor apathische Tier wurde zur Freude der beiden Forscher

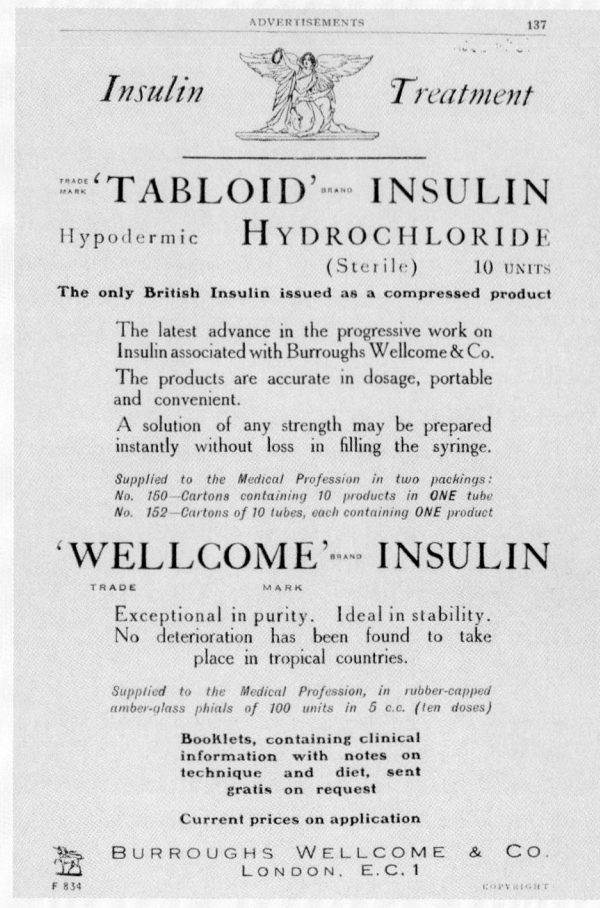

Werbung für das Insulin von Burroughs Wellcome von 1925.

wieder lebendig – für einen Tag. Am darauffolgenden Morgen fanden sie es tot in seinem Käfig. Den beiden wurde klar: Eine erfolgreiche Therapie mit dem Bauchspeichelextrakt erforderte eine lebenslange ständige Zufuhr des darin enthaltenden Hormons. Viele Tierversuche wurden von Banting und Best im Verlauf des Jahres 1921 unternommen. Das Inselzellhormon wurde aus den Bauchspeicheldrüsen ungeborener Kälber gewonnen, die sich durch besonderen Inselzellreichtum auszeichneten und die sie sich von den Schlachthöfen besorgen konnten.[23]

Im Dezember 1921 stellte MacLeod den Biochemiker James Bertram Collip (1892–1965) ein. Letzterem gelang es, das Bauchspeichelsekret so zu reinigen, dass ein Insulinpräparat ohne toxische Begleitsubstanzen erhalten wurde.

Am 11. Januar 1922 wurde am Toronto General Hospital dem 14-jährigen diabeteskranken Leonard Thompson, der seit 1919 eine Hungerdiät einhielt und nur noch 65 Pfund wog, ein gereinigter Extrakt aus einer Ochsenbauchspeicheldrüse in das Gesäß injiziert. Nach der Injektion fiel der Blutzucker des Patienten. Auch an den folgenden Tagen erhielt er Injektionen und konnte dem Tode entkommen.

Ende 1923 waren klinisch standardisierte Bauchspeicheldrüsenextrakte von Kälbern und Rindern in den meisten Ländern in Europa und in Amerika erhältlich. Für das Inselzellhormon hatte sich der Name Insulin durchgesetzt. 1955 klärte

THE TREATMENT OF DIABETES MELLITUS WITH INSULIN *

RALPH H. MAJOR, M.D.

KANSAS CITY, KAN.

The recent isolation by Banting and his co-workers of an active glycolytic, nontoxic, pancreatic extract opens up a new era in the treatment of diabetes mellitus. Ever since the classical experiment of Mering and Minkowsky proved the existence of pancreatic diabetes, frequent attempts at specific pancreatic therapy have been made. These attempts in the past have been uniformly unsuccessful and now possess little but historical interest.

The isolation of insulin, which is described as the active hormone of the islands of Langerhans, has excited unusual interest among both physiologists and clinicians. Allen [1] has written an excellent summary of all articles published on this subject up to August, 1922, and enables one to trace step by step the various phases in the development of this important discovery.

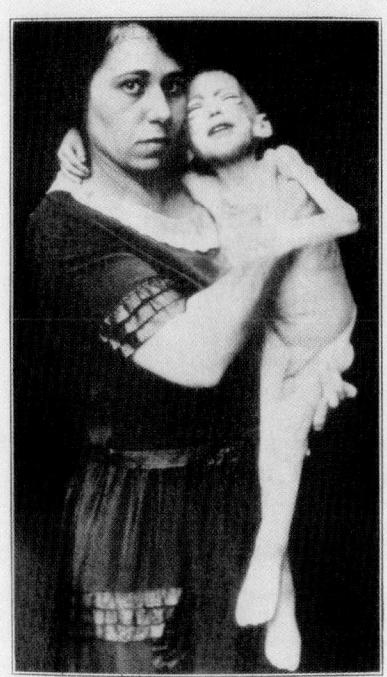

Fig. 1.—Boy with severe juvenile diabetes, Dec. 7, 1922.

A more recent article by Banting, Campbell and Fletcher [2] describes the results obtained from the use of this preparation, in patients suffering from diabetes. They state that glycosuria is abolished, that ketones

* From the Department of Internal Medicine, University of Kansas School of Medicine.

1. Allen, F. M.: Summary of Publications on Insulin to Date, J. Metabol. Res. **2**:125, 1922.

2. Banting, F. G.; Campbell, W. R., and Fletcher, A. A.: Further Clinical Experience with Insulin, Brit. M. J. **1**:8 (Jan. 6) 1923.

disappear from the blood and urine, and that the blood sugar is lowered and maintained at a normal level. They found also that the alkali reserve returns to normal and that the cardinal symptoms are relieved. Perhaps the most interesting statement that they make is that insulin is a specific in the treatment of diabetic coma.

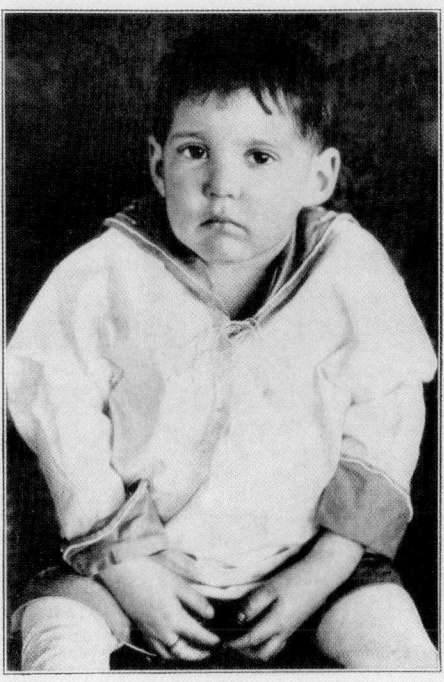

Fig. 2.—Appearance of patient, Feb. 26, 1923.

The preparation of insulin (insulin-Lilly) which is made in the United States has been used extensively in this country during the last few months. We thought it might prove of interest to record the results obtained in this clinic with the use of this preparation. We have used it in the treatment of thirty cases, and the results obtained have confirmed the therapeutic value described by Banting, Campbell and Fletcher. This group consisted mainly of moderately severe cases, but also included four cases of severe juvenile diabetes, four patients on the verge of coma who could be aroused only with great difficulty, and three patients in complete coma. Since a detailed description of the cases is not attempted in this report, a few typical results are shown in the accompanying illustrations and charts.

The boy shown in Figure 1 is an example of severe juvenile diabetes. At the time the picture was taken, Dec. 7, 1922, he had had diabetes for two years, and it had been impossible to render him aglycosuric except on a diet of 5 per cent. vegetables, with days of complete starvation. His weight at this time was 15 pounds (6.8 kg.). Treatment was begun at the St. Louis Children's Hospital under the direction of Dr. W. McKim Marriott, to whom I am indebted for this picture and

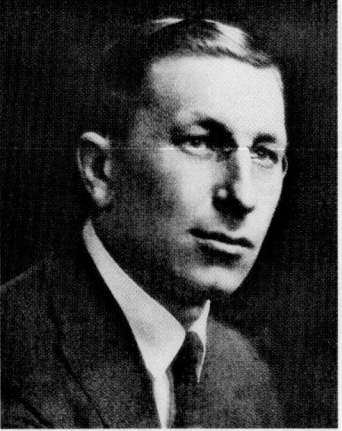

Frederick Grant Banting *(1891–1941) hätte nach dem Willen seiner Familie eigentlich methodistischer Geistlicher werden sollen, aber das Siechtum eines Spielkameraden an Diabetes bewog ihn wohl zum Medizinstudium. „Bitte, Herr Professor, überlassen Sie mir zehn Hunde als Versuchstiere und einen geeigneten Assistenten!" flehte der 29-jährige Repetitor am Physiologischen Institut der Universität Toronto Ende Oktober 1920 dessen Direktor MacLeod an. Zwei Jahre später erhielt er für die Entdeckung des Insulins mit MacLeod den Nobelpreis für Medizin. Banting teilte seinen Preis mit seinem Assistenten Best und MacLeod seinen mit Collip, der sich um die Reindarstellung des Insulins verdient gemacht hatte.[66]*

Ein Beitrag im „Journal of the American Medical Association" von 1923, welcher ergreifende Bilder eines Diabetes-Patienten vor und nach der Behandlung mit Insulin zeigt.

Frederick Sanger (geb. 1918) die Struktur von Insulin auf. Seine Arbeit hatte eine geradezu katalytische Wirkung auf die moderne Proteinchemie.[24] Unter anderem führte sie 1969 zur Aufklärung der dreidimensionalen Struktur von Insulin durch Dorothy Crowfoot Hodgkin (1910–1994).[25] Lange Zeit wurden Rinderinsulin-Präparate für die Routinetherapie eingesetzt. Schweineinsulin-Präparate kamen bei Insulinresistenz oder Insulinallergien zum Einsatz. Nicht zuletzt durch den weltweit dramatischen Anstieg der Diabetesfälle war die Suche nach alternativen Herstellungsverfahren dringend geboten. Mit der Entwicklung der Gentechnologie zur Herstellung von humanen körpereigenen Stoffen wurde auch die Herstellung von Insulin als eines der ersten Produkte möglich. Die erste biosynthetische Herstellung von Humaninsulin mit E. coli-Bakterien, in deren Erbinformation man den Bauplan für Humaninsulin integriert hatte, gelang 1979 in den USA.

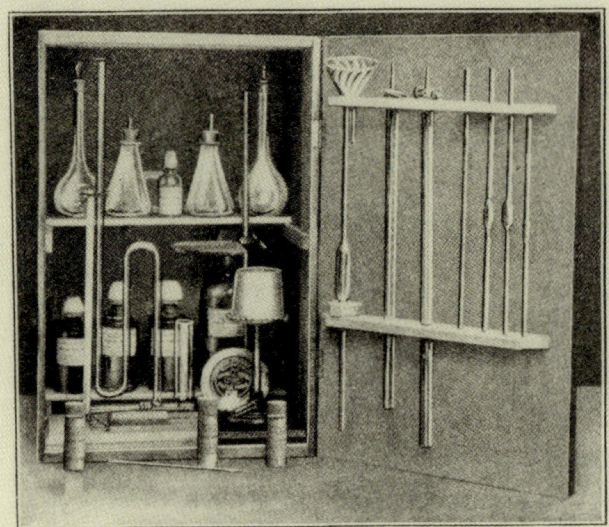

MACLEAN'S METHOD
FOR
ESTIMATION OF SUGAR IN THE BLOOD

The principle of this method is as follows :

The blood is heated with a Saline Acid Solution to coagulate the Protein, and then the remaining traces of Protein are removed by Dialysed Iron. These first steps are necessary, because, in the estimation of Blood Sugar, the protein matter must first be removed.

The filtrate which contains the Blood Sugar is boiled with a solution containing Alkaline Copper Sulphate, Potassium Iodide and Potassium Iodate,

This is an illustration of Maclean's Apparatus, issued in a strong box, complete with all instructions.

as a result of which Cuprous Oxide equivalent to the amount of Sugar present is precipitated. Sulphuric Acid is then added. Iodine equivalent to the amount of Iodate in the solution is liberated, while at the same time the Cuprous Oxide is converted into Cuprous Sulphate. Cuprous Sulphate is very unstable, and reacts with the free Iodine present, and the final estimation of the amount of Iodine that has been used up in the reaction determines the amount of Sugar present in the sample of the Blood. This is found by reference to a table of comparisons.

Price - £3 15s. 0d. net.

R. SUMNER & CO. Ltd.,
Manufacturing Chemists, LIVERPOOL.

Inserat für den Blutzuckermesskit von Maclean aus dem Jahr 1924. Man hoffte darauf, dass die Allgemeinpraktiker diesen „Chemie-Testkit" kaufen und einsetzen würden.

schlechte Korrelation zwischen Blut- und Urinzucker. Ein anderer Grund ist der zeitliche Abstand zwischen der Bildung von Urin und seiner Ausscheidung aus dem Körper. Diese Schwachstellen der Urintests wurden häufig ignoriert. Eine einmalige Blutzuckermessung beim Arztbesuch war ab 1920 etablierte Routine und blieb es auch weiterhin. Wie sinnvoll dies war, kann aus heutiger Perspektive bezweifelt werden, da viele Patienten lernten, den Blutzuckerwert zu „schönen", indem sie einfach die Mahlzeit vor dem Arztbesuch ausließen.

Blutzuckerselbstkontrolle

„Sind Sie der Meinung, dass die Patienten lernen sollten, ihren Blutzucker selbst zu messen?" fragte

1956 die an der Joslin Klinik tätige Ärztin und anerkannte Expertin für Diabetes in der Schwangerschaft und der Kindheit, Priscilla White (1900–1989) auf einer Tagung. Die Antwort des Publikums war Gelächter, da dies eindeutig als unerhörte Idee angesehen wurde.[31] Und so dauerte es noch einmal sechs Jahre, ehe im Guy's Hospital in London die ersten Studien gestartet wurden, den Blutzucker im Alltag zu messen.[32] Die Patienten stachen sich in den Finger und gaben einen Tropfen Blut auf Löschpapier, das dann an das Krankenhaus geschickt wurde. Die „Blot-Methode" ergab Werte, die konstant um 30 Milligramm pro Deziliter höher waren als die mit der direkten Methode gemessenen. Aber man dachte, sie könnten verwendet werden, um „die Blutzuckerspiegel bei Patienten mit labilem Diabetes zu verschiedenen Tageszeiten zu messen, und [sie] könnte[n] bei der Verbesserung der Diabeteseinstellung von Nutzen sein."

Blutzuckerteststreifen

Von der Firma Ames wurde 1964 ein Schnelltest namens Dextrostix zur Blutzuckermessung, eingeführt, der, obwohl er bei niedrigen Konzentrationen eher zu hohe Werte und bei hohen zu niedrige Werte ergab, in den meisten Studien eine gute Übereinstimmung zwischen zwei Beobachtern zeigte.[33] 1970 wurde der Teststreifen durch das Messgerät Reflectance Meter maschinenlesbar gemacht, ein unhandliches Gerät, das eine lange Aufwärmzeit hatte und sorgfältig geeicht werden musste. Boehringer Mannheim führte 1968 den Haemo-Glukotest ein, der erste halbquantitative Blutzucker-Teststreifen mit „Wipe-Technologie". Wie diese Technologie entstanden ist, hat einer der Erfinder, Hans Wielinger (geb. 1939), so geschildert:

„Wir schreiben das Jahr 1966 und befinden uns in einem Labor von Boehringer Mannheim in Mannheim. Ein Laborant reinigt eine chemische Substanz, die als Farbindikator für einen Blutglukosetest entwickelt wurde. Bei einem solchen Reinigen löst man die Substanz in einem Lösungsmittel unter Kochen. Nach dem Abkühlen bilden sich in der Lösung saubere Kristalle. Dem Laboranten passierte aber, zum Glück, ein Missgeschick. Die heiße Lösung spritzte ihm an die Wand, die mit Dispersionsfarbe gestrichen war und hinterließ auch nach dem Reinigen einen hellen Fleck. Zwei Chemiker, Forscher mit Leib und Seele, hatten wenige Tage später eine Idee. Sie sprühten eine Lösung der Enzyme, die man zum Nachweis von Glukose benötigt, auf den Fleck an der Wand, wischten die Flüssigkeit ab und trockneten, so dass nur die Enzyme übrig blieben, die in die Wandfarbe eingesaugt worden waren. Beim abermaligen Besprühen des Fleckes, diesmal mit Glukoselösung, entstand ein violetter Fleck. Die Enzyme

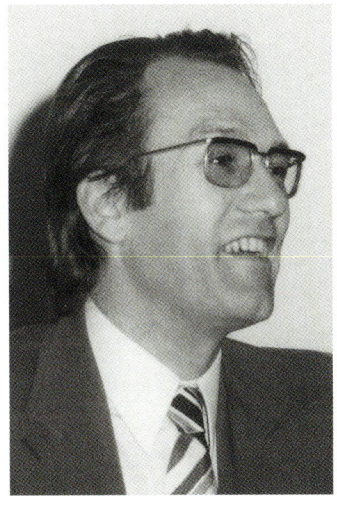

*Der Chemiker **Hans Wielinger** (geb. 1939), einer der Erfinder der „Wipe-Technologie".*

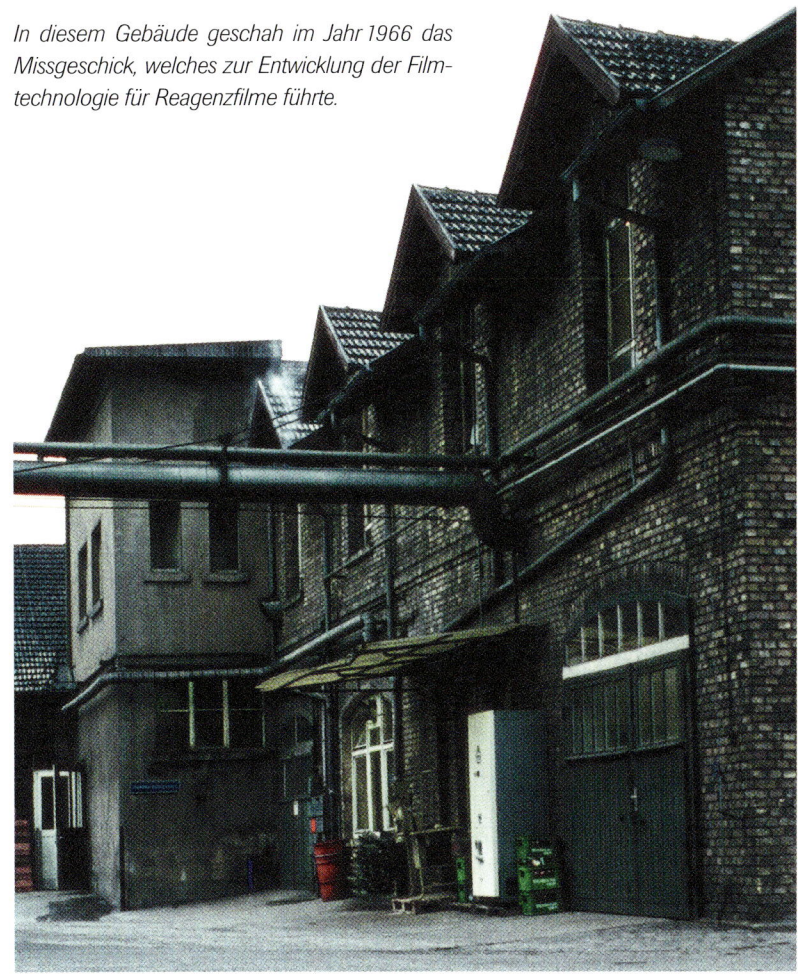

In diesem Gebäude geschah im Jahr 1966 das Missgeschick, welches zur Entwicklung der Filmtechnologie für Reagenzfilme führte.

und die Glukose hatten aus der hellen Substanz eine violette Farbe gemacht.

Diese Beobachtung lehrte uns, dass man für Nachweisreaktionen, die man bisher immer in Papier durchgeführt hatte, auch Filme aus Kunstoffdispersionen nehmen kann. Wir betteten alle zum Nachweis von Blutglukose notwendigen Chemikalien in Kunststoffdispersionen ein und machten Filme daraus. Die Idee für die heute noch übliche Filmtechnologie für Reagenzfilme war geboren."

Die Möglichkeit, dass Patienten selbst mit Teststreifen und Reflektometern ihren Blutzuckergehalt testen könnten, wurde wohl erst 1975 ins Auge gefasst, als Clara Lowy vom St Thomas's Hospital in London empfahl, eine in der 26. Woche schwangere Patientin mit niedriger Nierenschwelle und wiederholten Unterzuckerungen für regelmäßige Blutzuckermessungen stationär aufzunehmen. Die Patientin bestand aber darauf, dass sie, wenn sie die notwendige Ausrüstung erhielte, die Tests zu Hause selbst durchführen könne, was sie während des weiteren Verlaufs der Schwangerschaft dann auch dreimal täglich tat.[34] Die meisten von Lowys Kollegen hielten dies für unverantwortlich und gefährlich. Drei Jahre später berichteten vier Arbeitsgruppen über ihre Erfahrungen, mit der Schulung Insulinbehandelter Patienten, die so ihre Blutzuckerkonzentrationen selbst mit Teststreifen und Reflektometern messen konnten.[35, 36] Offensichtlich hatten die Patienten wenig Schwierigkeiten, mittels eines Stichs in den Finger ihre Blutproben zu testen und genaue Ergebnisse zu erhalten. Überdies führte das Verfahren bei vielen Patienten dazu, dass sie motivierter und besser eingestellt waren.

Die Einführung von Teststreifen von Boehringer Mannheim im Jahre 1979, die – überall bequem und zuverlässig visuell – ohne die damals teuren und unhandlichen Messgeräte abgelesen werden konn-

ten, war ein bedeutender Fortschritt. 1985 gab es zehn Messgeräte auf dem Markt, die alle relativ klein und batteriebetrieben waren. Und sie wurden noch kleiner. Zudem hatten sich Anfang der 1990er Jahre die Reaktionszeiten auf 20 Sekunden oder weniger verkürzt. Die meisten Geräte verfügten über Speicher- und Selbsteichungsfunktionen. Die Messgeräte von heute benötigen so wenig Blut, dass Proben beinahe überall auf der Hautoberfläche und nicht nur an gefäßreichen Stellen wie Fingerkuppe und Ohrläppchen abgenommen werden können.

„Der Spion in der Kabine"

Seit der Entdeckung von Insulin war für fast 60 Jahre die große unbeantwortete Frage, ob eine gute Blutzuckereinstellung die Gefahr der Diabetesfolgeschäden mindern würde. Rückblickende Untersuchungen ließen dies vermuten. Aber es war schwierig, die therapeutische Einstellung der Diabetiker langfristig zu beurteilen. Oft gab es nur drei oder vier Blutzuckerwerte, die jedes Jahr in der Klinik meist zur selben Tageszeit bestimmt wurden und – wenn überhaupt – Ergebnisse von zu Hause durchgeführten Urintests. Eine Möglichkeit zur objektiven Beurteilung der Blutzuckereinstellung war nötig. Und

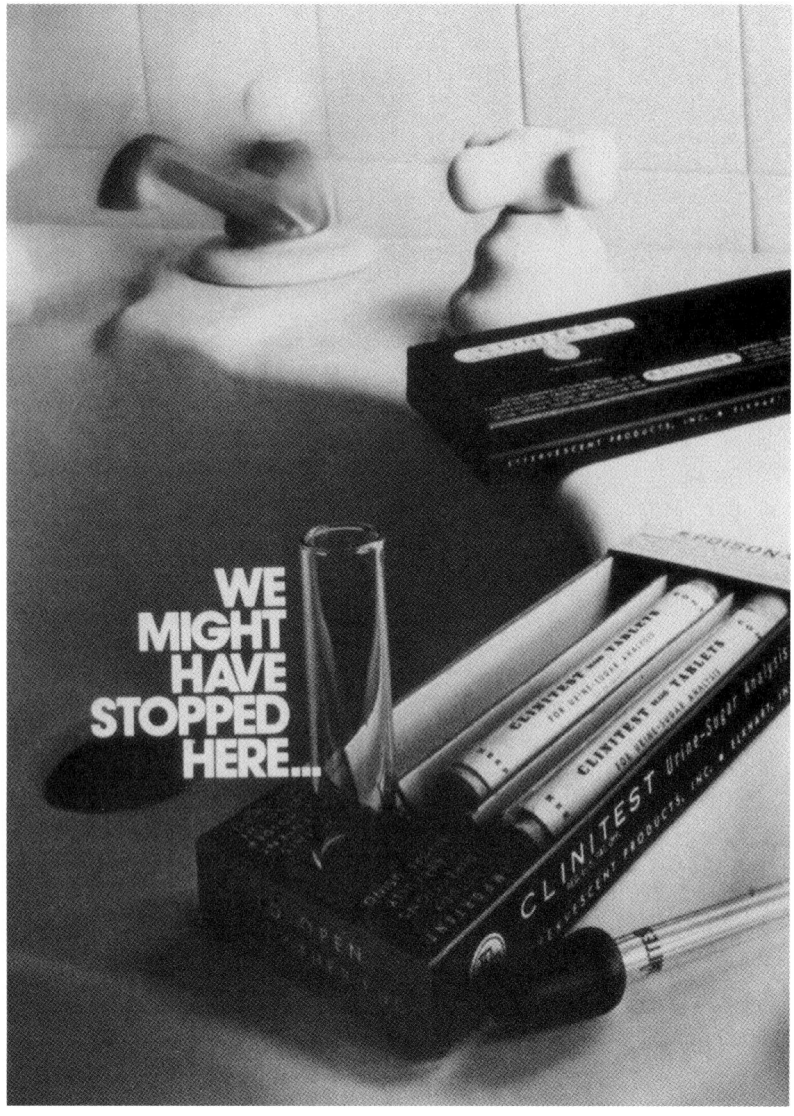

Werbung für das im Jahr 1944 neu eingeführte Testset Clinitest.

ressanter war: Diese Erhöhung korrelierte offenbar nicht mit der Dauer des Diabetes, dem Alter der Patienten, der Therapie oder den Komplikationen.[39] Studien an eineiigen Zwillingen, von denen einer an Diabetes erkrankt war und einer nicht, ergaben 1975, dass die HbA_{1c}-Spiegel beim diabetischen Zwilling hoch waren und beim nicht diabetischen Zwilling ähnlich niedrig wie bei Kontrollpersonen. Die Erhöhung des HbA_{1c}-Werts war offensichtlich „von der Störung des Kohlenhydratstoffwechsels abhängig und keine unabhängige Komponente oder ein genetischer Marker des diabetischen Syndroms". Einige der Diabetiker in der Studie, die nur diätetisch behandelt wurden, hatten normale HbA_{1c}-Spiegel. Daher wurde vermutet, dass dies der Ausdruck einer besseren Einstellung des Kohlenhydratstoffwechsels sein könnte,[40] was sich in Folge auch bestätigte. Bei Diabetikern, die im Krankenhaus mit Insulin eingestellt wurden, normalisierten sich die HbA_{1c}-Konzentrationen innerhalb von vier bis sechs Wochen.[41] Das HbA_{1c} war also kein genetischer Marker, sondern der lange gesuchte unabhängige Parameter für die Blutzuckereinstellung und bereitete den Weg für die Studie „Diabetes Control and Complications Trial", die 1993 berichtete, dass mikrovaskuläre Komplikationen verhütet werden und/oder deren Fortschreiten verlangsamt wird, wenn die Blutzuckerwerte so weit wie möglich normal gehalten werden.[42] Die Ärzte haben damit die Möglichkeit, die Blutzuckereinstellung ihrer Patienten ebenso zu kontrollieren, wie es der Fahrtenschreiber Spediteuren ermöglicht, festzustellen, was ihre Fahrer gemacht haben – daher die Analogie vom „Spion in der Kabine".

Zwei verschiedene Krankheiten

Bereits 1939 hatte Harold Himsworth (1905–1993) in den Goulstonian Lectures ausgeführt: „Diabetes mellitus ist eine Erkrankung, bei der die wesentliche krankhafte Veränderung in einer verminderten Fähigkeit der Gewebe zur Glukosenutzung besteht […] zurückzuführen entweder auf einen Insulinmangel oder eine Insulinunempfindlichkeit, obwohl es möglich ist, dass beide Faktoren gleichzeitig zum Tragen kommen." Eine für die damalige Zeit recht scharfsinnige Erkenntnis. Drei Jahre zuvor hatte Himsworth vorgeschlagen, dass es „einen insulinabhängigen und einen insulinunabhängigen Typ des Diabetes mellitus gäbe, wobei ersterer wohl auf einen Insulinmangel zurückzuführen sei". Heute wissen wir, dass es sich bei der einen Form, bei Typ-1-Diabetes, um eine Autoimmunerkrankung handelt. Bei dieser Diabetesform gehen die insulin-

wieder zeigte sich, dass Erfolg in der Wissenschaft nicht unbedingt planbar ist und oft von einer unerwarteten Seite kommt. So veröffentlichte 1968 Samuel Rahbar (geb. 1929), der damals in Teheran als Kinderarzt über krankhafte Veränderungen des roten Blutfarbstoffes, über sog. Hämoglobinopathien arbeitete, einen kurzen Bericht, in dem er auf ein „neues Hämoglobin" im Blut von zwei Patienten mit Diabetes hinwies.[37] Zunächst wurde angenommen, dies könnte ein genetischer Marker für den „primären" Typ-1-Diabetes sein. Als Rahbar jedoch am Albert Einstein College of Medicine in New York arbeitete, erfuhr er, dass diese „verzuckerte" Hämoglobinvariante zehn Jahre vorher im humanen Fötus als HbA_{1c} identifiziert worden war.[38] 1971 erschien eine Arbeit, in der berichtet wurde, dass der HbA_{1c}-Wert, der prozentuale Anteil des „verzuckerten" Hämoglobins am Gesamthämoglobin, bei Diabetikern um das Doppelte erhöht war. Was noch inte-

produzierenden Zellen der Bauchspeicheldrüse zugrunde. Insulinmangel entsteht. Das Hormon muss zugeführt werden, damit der „Brennstoff" Glukose in den Zellen ankommt.

Typ-2-Diabetes ist primär eine Stoffwechselerkrankung. Insulin verliert zunehmend seine Wirksamkeit. Auch hier gelangt einerseits zu wenig Glukose in die Zielzellen und andererseits ziehen die erhöhten Blutglukosewerte stark beeinträchtigende Folgeschäden nach sich. Derzeit unterscheiden die Mediziner allerdings nicht mehr nur zwischen zwei Typen von Diabetes. Und auch die heute noch unter Typ-2-Diabetes zusammengefassten Erkrankungen wird man eines Tages wahrscheinlich in viele unterschiedliche Krankheitsbilder aufteilen können, je nachdem, welcher Stoffwechselmechanismus gestört ist.[43]

Molekulares Mimikry mit fatalen Folgen

1969 entdeckten Robert Gamble und Keith Taylor aus London das 1926 erstmals beobachtete saisonale Auftreten von Typ-1-Diabetes wieder. Sie vermuteten einen Zusammenhang mit der Infektion durch Coxsacki-Viren.[44] Diese Viren verursachen gehäuft im Sommer und Herbst unterschiedliche Krankheitsbilder, z. B. grippale Infekte oder Atemwegsinfektionen. Das virale Protein P2C von Coxsacki-B4-Viren enthält Bereiche, die dem Enzym Glutaminsäure-Decarboxylase, GAD (engl.: **g**lutamic **a**cid **d**ecarboxylase) ähneln, welches in den Langerhans' schen Inseln der Bauchspeicheldrüse vorkommt.[45, 46] Das molekulare Mimikry des GAD-Proteins mit Bestandteilen spezieller Coxsacki-Viren hat fatale Folgen: Die sog. natürliche Selbsttoleranz, die normalerweise bestimmte körpereigene Immunzellen, die T-Lymphozyten, davon abhält, sich gegen körpereigenes Gewebe zu richten, wird gebrochen. Dies führt zur Zerstörung der insulinproduzierenden β-Zellen in den Langerhans'schen Inseln der Bauchspeicheldrüse. Autoantikörper gegen GAD können schon Jahre vor dem Auftreten eines Typ-1-Diabetes nachgewiesen werden. Sie wurden bei 70–80 % der Typ-1-Diabetes-Patienten gefunden.[47]

Antikörper helfen bei der Diabetesdiagnostik

1974 gelang es erstmals, Antikörper gegen Inselzellen bei Diabetikern nachzuweisen. ICA (engl.: **i**slet **c**ell **a**ntibody) wurden halbquantitativ mittels indirekter Immunfluoreszenzfärbung unter dem Mikroskop gemessen. Die Methode war schwierig und wurde in der Klinik nur selten eingesetzt, da es in der Regel einfacher war, einen Typ-1-Diabetes anhand der Symptome zu diagnostizieren. Der Test war aller-

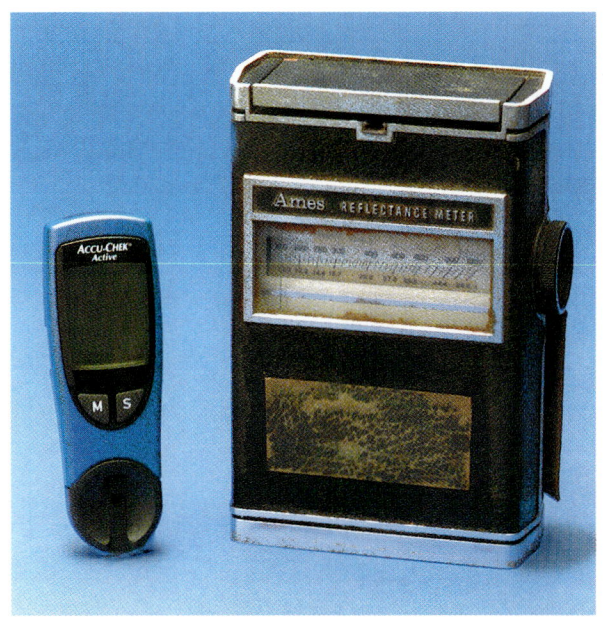

Wie sich die Größe der Blutzuckermessgeräte veränderte: Reflomat von 1974 (rechts) im Vergleich zu einem heutigen Messgerät.

dings hilfreich bei der Prognose, wer in Zukunft an Diabetes erkranken könnte.

Heute wird die Diagnose, an welcher Art von Diabetes Zuckerkranke leiden – Typ-1-Diabetes, Typ-2-Diabetes, LADA (engl.: **l**atent **a**utoimmune **d**iabetes in the **a**dult) oder Schwangerschaftsdiabetes –, neben der klinischen Analyse vor allem anhand des Nachweises von Autoantikörpern gegen Bestandteile der Bauchspeicheldrüse gestellt. Bei bis zu 10 % aller Menschen mit Diabetes, die im mittleren Alter an Diabetes erkranken, den LADA-Patienten – dazu zählen insbesondere die nicht stark übergewichtigen Personen –, liegen Anti-GAD-Antikörper vor. Innerhalb weniger Monate oder Jahre sprechen diese Patienten nicht mehr auf orale Antidiabetika an. Werden sie nicht mit Insulin behandelt, verschlechtert sich ihr gesundheitlicher Zustand zusehends.[48] Die meisten Fälle von Diabetes, die während der Schwangerschaft diagnostiziert werden, verschwinden nach der Entbindung wieder. Es ist jedoch seit längerem bekannt, dass einige dieser Frauen latent an Typ-1-Diabetes leiden. Heute kann dieser mittels eines Tests auf Anti-GAD-Antikörper nachgewiesen und eine genaue Prognose abgegeben werden. Boehringer Mannheim war eine der ersten Firmen, die in den frühen 1990er Jahren Antikörpertests auf der Basis von ELISA (engl.: **e**nzyme-**l**inked **i**mmuno**s**orbent **a**ssay) entwickelte, die in normalen klinischen Laboratorien von Hand oder auf automatisierten Systemen durchgeführt werden konnten.

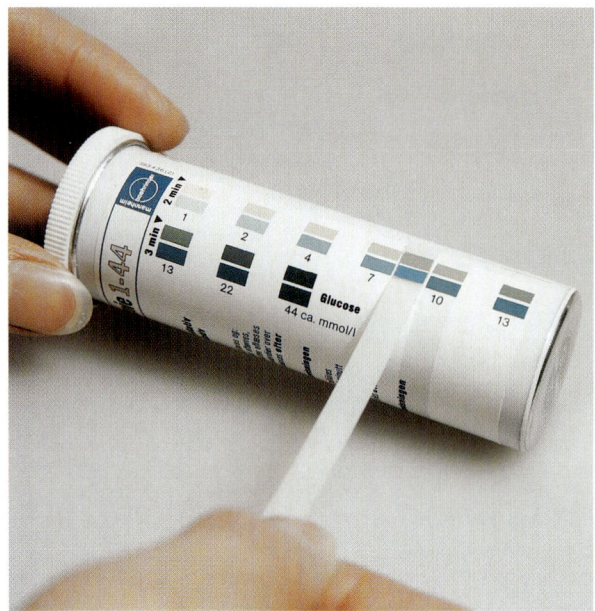

Haemo-Glukotest, 1969 entwickelt und 1979 verbessert, ist noch immer der Goldstandard hinsichtlich der Genauigkeit von rein visueller Blutglukosebestimmung.

Genetische Marker

Die Erforschung der immungenetischen Grundlage von Typ-1-Diabetes begann mit den Arbeiten von Jørn Nerup (geb. 1938) in Kopenhagen und Andrew Cudworth (1939–1982) in Liverpool, die einen Zusammenhang zwischen Typ-1-Diabetes und bestimmten **h**umanen **L**eukozyten-**A**ntigenen (HLA) nachwiesen.[49] HLA sind vererbbare Merkmale auf der Oberfläche verschiedener Zellen, vor allem auf weißen Blutzellen und anderen Immunzellen. In Familien mit mehreren betroffenen Mitgliedern wiesen 95 % der diabeteskranken Geschwister identische HLA-Typen auf, und bei 90–95 % aller Patienten weißer Hautfarbe mit Typ-1-Diabetes konnte entweder das HLA-Merkmal DR3 oder DR4 nachgewiesen werden. Allerdings liegen solche, als Risikomarker für Typ-1-Diabetes eingestuften DR3- und DR4-HLA-Merkmale auch bei rund 60 % der gesunden Bevölkerung vor. Derartige genetische Risikomarker zeigen eine Veranlagung für die Entstehung eines autoimmunen Diabetes an. Das heißt aber nicht, dass sich bei den Betroffenen auch wirklich ein Diabetes manifestiert. So erkrankt auch nur ein Drittel der eineiigen Zwillingspartner von Menschen mit Typ-1-Diabetes ebenfalls daran.[50] Welche Faktoren können noch eine Rolle spielen? Toxine oder der frühe Kontakt mit Kuhmilch sind als auslösende Faktoren für die Entwicklung eines Typ-1-Diabetes in Betracht gezogen worden.[51] Das Ziel aktueller Diabetesforschung liegt zum einen darin, mit Hilfe geeigneter Marker den Autoimmunprozess, der zur Zerstörung der Insulin produzierenden β-Zellen der Bauchspeicheldrüse führt, frühzeitig aufzudecken und mit geeigneter Therapie zu stoppen. Zum anderen besteht das Ziel vielfältiger Forschungsaktivitäten im Bereich Diabetes darin, Systeme für eine schmerzarme kontinuierliche Blutzuckermessung unter alltäglichen Bedingungen zu entwickeln. Denn eine normnahe Einstellung des Blutzuckergehaltes bei Diabetikern gelingt am besten mit engmaschiger Kontrolle der Blutglukosewerte.

Kontinuierliches Monitoring

Blutzuckermessungen sind notwendig, aber lästig, und für die meisten Diabetiker ist bei vier Tests am Tag die Grenze erreicht. Besonders unangenehm sind nächtliche Tests, um eventuelle Unterzuckerungen zu erkennen. Seit der Einführung der Blutzuckerselbstkontrolle ist daher der Wunsch von Diabetikern und Ärzten, ein nicht invasives Gerät zur kontinuierlichen Messung des Blutzuckers einsetzen zu können, welches den Patienten bei zu hohen oder zu niedrigen Blutzuckerwerten ohne Aufwand warnen würde. Eine kontinuierliche Blutzuckermessung würde auch deutlicher als der HbA_{1c}-Wert zeigen, wie hoch die Blutzuckerwerte wirklich steigen. Die kontinuierliche Glukosemessung wird „für alle an der Diabetesbehandlung Beteiligten einen ähnlich großen Fortschritt bedeuten wie die Einführung der punktuellen Blutglukose-Selbstkontrolle".[52]

Im Gewebe statt im Blut

Soll die Glukosekonzentration kontinuierlich über einen längeren Zeitraum gemessen werden, so ist Blut wegen der Gerinnung als Probenmaterial ungeeignet.[53] Kontinuierliche Messungen erfolgen daher z. B. mit Messsonden im Gewebe unter der Haut (Subkutangewebe) oder optisch durch die Haut. Das Ergebnis ist die Gewebsglukosekonzentration oder genauer die „interstitielle subkutane" Glukosekonzentration, da die Messung bzw. die Probenahme für die Messung in der sog. interstitiellen Flüssigkeit, der Flüssigkeit zwischen den Zellen und Geweben, unter der Haut stattfindet. Diese Gewebeglukosekonzentration entspricht bei Normalgewichtigen und bei physiologischen Blutzuckerschwankungen weitgehend der Konzentration der Blutglukose. Bei stark übergewichtigen Personen, bei denen die Kapillardichte im subkutanen Fettgewebe vermindert ist, kann die Angleichung dieser Gewebsglukosekonzentration an die Konzentration im Blut allerdings verzögert sein. Auch bei unphysiologisch starken

Änderungen des Blutzuckers wie z. B. bei Glukose-infusionen oder intravenöser Insulininjektion kann die Gewebeglukosekonzentration größere Unterschiede zum Blutzucker aufweisen. Auf jeden Fall müssen die in der Gewebsflüssigkeit bei möglichst konstanter Stoffwechsellage ermittelten Glukose-werte mit gleichzeitig im Kapillarblut gemessenen Glukosekonzentrationen korreliert werden. Erst dann können die Werte als Blutzuckerwerte angegeben werden.

Optische Glukosebestimmungen

Ideal wäre eine nicht invasive optische Glukose-bestimmung durch die Haut. Allerdings kann nur Licht aus dem nahen Infrarotbereich von 600–1300 Nanometern durch die intakte Haut bis zu den von Blut durchströmten tieferen Hautschichten vordringen.[54] Unter- und oberhalb dieses Wellen-längenbereiches wird das Licht durch Wasser, Gewebe-bestandteile, Hautpigmente und Blut absorbiert.

Glukosekonzentrationen können mittels Infra-rotspektroskopie derzeit mit ausreichender Exakt-heit nur in Lösungen mit Laborspektrometern be-stimmt werden. Exakte Glukosebestimmungen durch die Haut von Probanden scheitern daran, dass Glukose im Vergleich zu anderen Gewebebestandtei-len kein ausreichend andersartiges, spezifisches Ab-sorptionsspektrum im nahen Infrarotbereich auf-weist. Die Glukosekonzentrationen sind zudem im Gewebe im Vergleich zu anderen absorbierenden Substanzen, allen voran Wasser, sehr niedrig. Die relativ geringen nachzuweisenden Veränderungen der Glukosekonzentrationen könnten nur mit auf-wändigen mathematischen Verfahren herausgerech-net werden.[55] Trotz hohem technischem Aufwand und immer raffinierteren Methoden bei der Daten-auswertung versuchten Forscher bislang vergeblich, den Glukoseanteil am Messsignal herauszufiltern und in die genaue Glukosekonzentrationen umzu-rechnen.

Ein anderes optisches, nicht invasives Verfahren, von dem sich manche Entwickler mehr versprechen als von der Absorptionsmessung, ist die Bestim-mung der Änderung des Streuungskoeffizienten durch die Glukose in der Haut. Die Lichtstreuung hängt vom Verhältnis der Lichtbrechungsindizes der Gewebepartikel und des umgebenden Mediums ab, auf das die Glukose einen direkten Einfluss hat. Gemessen wird die Intensität von diffus reflektier-tem Licht in Abständen von z. B. 0,8–10 Millimetern von dem Punkt, in welchem das Licht in die Haut eingestrahlt wird. Man erhält ein Intensitätsprofil des Streulichts, aus dem der Streuungskoeffizient

berechnet werden kann. Aber auch für dieses opti-sche nicht invasive Verfahren gibt es noch kein Patientenmessgerät. Eine Forschergruppe bei Roche arbeitet an der Weiterentwicklung und Erprobung dieses Verfahrens.

Glukosemessung mit Biosensoren

2001 wurde ein Glukose-Messgerät eingeführt, GlucoWatch Biographer von Cygnus, USA, welches wie eine Armbanduhr getragen wird und Gewebs-glukosekonzentrationen quasi nichtinvasiv mittels Enzymelektroden am Gehäuseboden misst. Zu-nächst erzeugen Elektroden wenige Minuten lang einen schwachen Strom auf der Haut. Dadurch werden primär Ionen (z. B. Natriumionen) in der Gewebsflüssigkeit, aber auch ungeladene Substan-zen wie Glukose durch die Haut gezogen. Natrium-ionen und Glukose wandern zur Kathode und werden in einem Hydrogel aufgenommen. Das Ver-fahren wird reverse (umgekehrte) Iontophorese ge-nannt, in Anlehnung an die normale, nichtreverse Iontophorese, bei der bestimmte Medikamente durch elektrische Spannung transdermal in den Körper eingeschleust werden. Am Ende einer Ion-tophoresephase wird der Biosensor aktiviert, die Umsetzung der Glukose im Hydrogel mittels des Enzyms Glukoseoxidase (GOD) zu Glukonolakton und Wasserstoffperoxid gestartet. Der durch Wasser-stoffperoxid erzeugte Strom wird gemessen.[56, 57] Dem Vorteil, nichtinvasiv zu sein, stehen Nachteile wie lange Aufwärmzeit, häufige Skip-Anzeigen („Wert übersprungen") anstelle eines Resultats, vorzeitiger Abbruch der Messungen bei starkem Schwitzen und Hautreizungen gegenüber. Dieses Gerät ist nach Herstellerangaben kein Ersatz für ein Blutzuckermessgerät, sondern darf nur in Kombina-tion mit einem solchen verwendet werden.

„Nadlige" Sensoren

Ein Produkt zur kontinuierlichen Blutzuckermes-sung mittels Nadelsensor-Typ ist das Gerät Conti-nuous Glucose Monitoring System (CGMS) der Firma Medtronic-MiniMed, USA. Dieses System wurde 1999 von der Food and Drug Administration (FDA) in den USA zugelassen. Es misst die Glukose im Subkutangewebe des Bauchs über einen nadel-förmigen elektrochemischen Enzymsensor, der bis zu 72 Stunden an Ort und Stelle bleibt.[58] Das Ergebnis wird im Gerät gespeichert und vom Arzt am Ende der Anwendung auf einen Computer übertragen und ausgewertet. Eine Direktanzeige des Messwertes ist, obwohl von manchen Patienten gewünscht, ge-genwärtig nicht möglich.

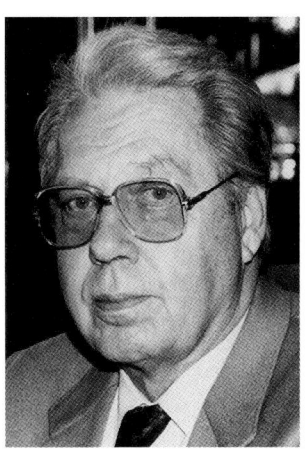

Ernst Friedrich Pfeiffer *(1922–1997) entwickelte mit der Firma Ames-Miles, USA, eine erste künstliche Bauchspeicheldrüse, genannt Biostator. Als einer der Ersten hatte er auf die häufigen, z. T. mehrere Stunden langen, von Patienten unbemerkten hypoglykämischen Episoden bei Diabetikern während der Nacht hingewiesen. Die Notwendigkeit einer zumindest zeitweise kontinuierlichen Glukoseüberwachung für bestimmte Patientengruppen mit Diabetes mellitus mündete in das Projekt „Ulmer Zuckeruhr" des von ihm gegründeten Instituts für Diabetes-Technologie GmbH der Universität Ulm.*

Obwohl sich Nadeltyp-Sensoren bei Messungen in wässrigen Lösungen durch eine hohe Langzeitstabilität auszeichnen, haben sie bei der Anwendung innerhalb des Körpers eine seit langem bekannte Schwachstelle: Die Empfindlichkeit des Sensors vermindert sich während der Anwendungszeit im Körpergewebe stetig. Fachleute bezeichnen den Effekt als „sensor fouling". Ob dies auf der Einkapselung des Sensors durch fibrinöses Gewebe oder auf einer Reaktion des Körpers auf das Enzym GOD bzw. auf das in der Reaktion entstehende Wasserstoffperoxid beruht, ist noch nicht geklärt. Derzeit wird auch diskutiert, ob die mit dem System relativ häufig gemessenen nächtlichen Unterzuckerungen nicht auch z. T. ein Geräteeffekt sein könnten. Laut Angaben des Herstellers sollen Sensoren dieses Typs wegen des Verlusts an Empfindlichkeit täglich mindestens drei- bis viermal durch unabhängige Glukosemessung im Kapillarblut mittels eines herkömmlichen Messgeräts kalibriert werden. Interessanterweise haben Untersuchungen gezeigt, dass Nadelsensoren nach dem Herausnehmen aus dem Gewebe in wässriger Lösung wieder mit der ursprünglichen Empfindlichkeit funktionierten. Bereits 1990 erkannte die Arbeitsgruppe um Ernst Friedrich Pfeiffer (1922–1997) anhand von Biokompatibilitätsuntersuchungen unterschiedlicher Nadelsensor-Materialien, dass Nadelsensoren wegen der Abwehrreaktion des Körpers möglicherweise nie zu einem mehrtägig stabilen Messsignal führen würden:

„In Ratten und Schafen traten Fremdkörperreaktionen vom akuten Typ auf, charakterisiert durch Blutfülle, das bei Entzündungen auftretende Austreten korpuskulärer Blutbestandteile in das Gewebe und Granulozytenansammlungen in den ersten Tagen nach Implantation unabhängig vom Implantationsmaterial..."[59]

Nur Polyvinyl- und bestimmte Polyurethan-Beschichtungen zeigten vernachlässigbare Fremdkörperreaktionen bei Ratten. Leider funktionierten diese Nadelsensoren, die bei Tieren immerhin bis zu vier Tagen gearbeitet hatten, beim Menschen nicht wesentlich länger als 24 Stunden. Diese Ergebnisse wurden von anderen Forschergruppen aus aller Welt mehr oder weniger bestätigt.

Mikrodialyse

Aufgrund dieser Schwierigkeiten und wegen der Stabilität des Messsignals der Mikrodialysetechnik und ihrer hohen analytischen Genauigkeit entschied sich eine Entwicklungsabteilung von Roche für die Mikrodialyse, eine von Urban Ungerstedt entwickelte Technik zur Gewinnung von interstitieller Flüssigkeit.[60] Gekoppelt mit einer Glukosemessung außerhalb des Körpers sollte so ein kontinuierliches Glukosemonitoring entwickelt werden. Die Mikrodialyse war seit Anfang der 1980er Jahre zur – allerdings diskontinuierlichen – Gewinnung von Proben z. B. aus dem Hirn angewendet worden.[61] Mit einem Prototypen demonstrierte Pfeiffer, Vater der „Ulmer Zuckeruhr", sein Projekt vor Mitarbeitern von Boehringer Mannheim. Er setzte den Ungerstedt'schen Mikrodialysekatheter ein, einen weißen, ganz zarten, dünnen und flexiblen Schlauch, der sogar innen noch einen Schlauch zur Zufuhr einer physiologischen Lösung enthielt. Gemeinsam mit Ungerstedt und Adalbert Schoonen von der Universität Groningen in den Niederlanden wurden die Entwicklungsarbeiten zu einem Blutzucker-Monitor-System begonnen.

Nach dem Einpflanzen des extrem dünnen Doppellumen-(„Schlauch in Schlauch")Mikrodialysekatheters in das subkutane Fettgewebe des Bauches wird Ringerlösung kontinuierlich durch diesen Katheter gepumpt und wieder in den Sensor rückgeführt. Die äußere Katheterwandung ist als Mikrodialysemembran für gelöste Glukose durchlässig. Nachdem sich die Wundreaktion durch Legen des Katheters wieder beruhigt hat (nach maximal 24 Stunden), fordert der Datenmanager zur Eichung auf. Dazu wird mit dem im Datenmanager integrierten Teststreifen-Messgerät der Blutzucker im Kapillarblut bestimmt und automatisch dem zugehörigen Sensorwert nach etwa 30 Minuten zugeordnet, da die Konzentration im Dialysat wegen des erforderlichen Probentransports aus dem Körper hinaus verzögert gemessen wird.[62] Die Glukosewerte werden dann vier Tage lang bei einmal täglicher Eichung im Fünf-Minuten-Abstand gemessen und aufgezeichnet. Das sind 288 Werte pro Tag an-

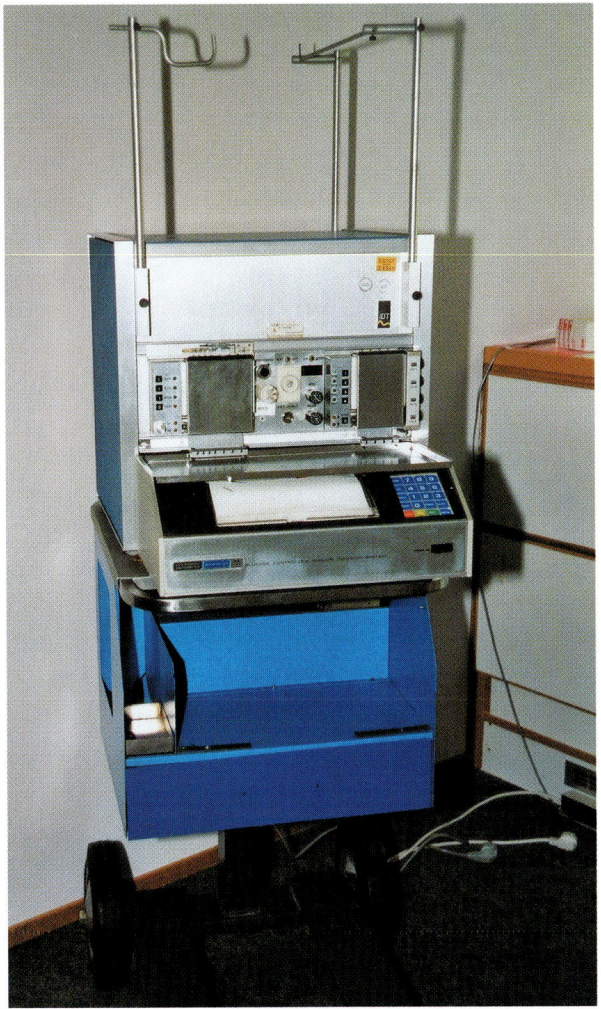

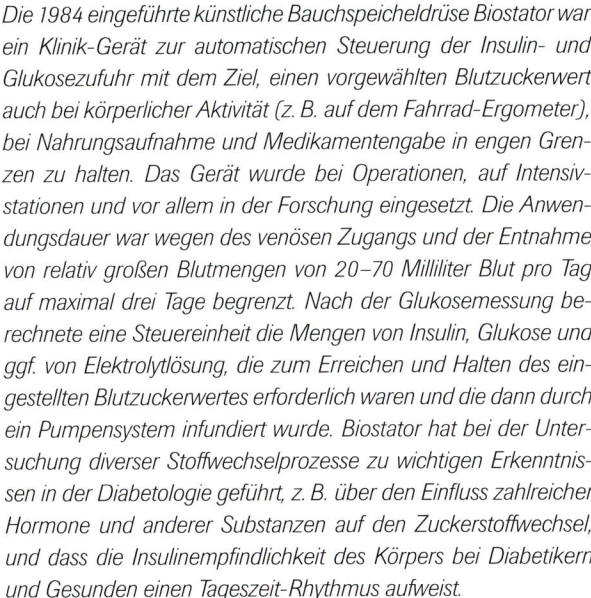

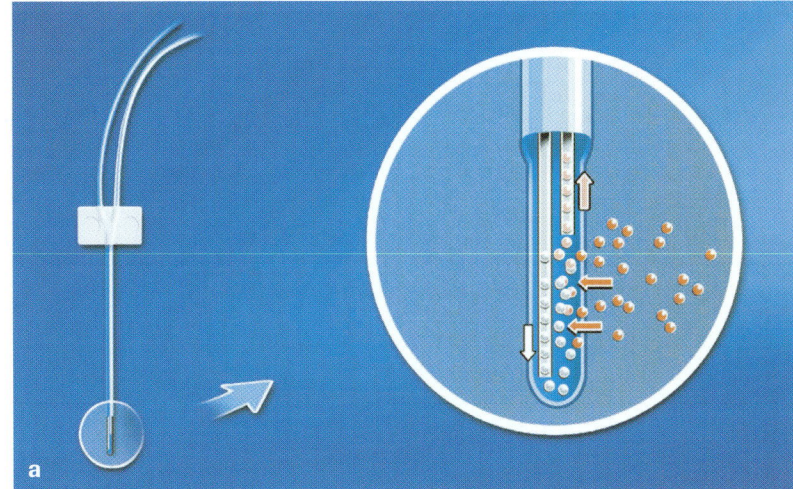

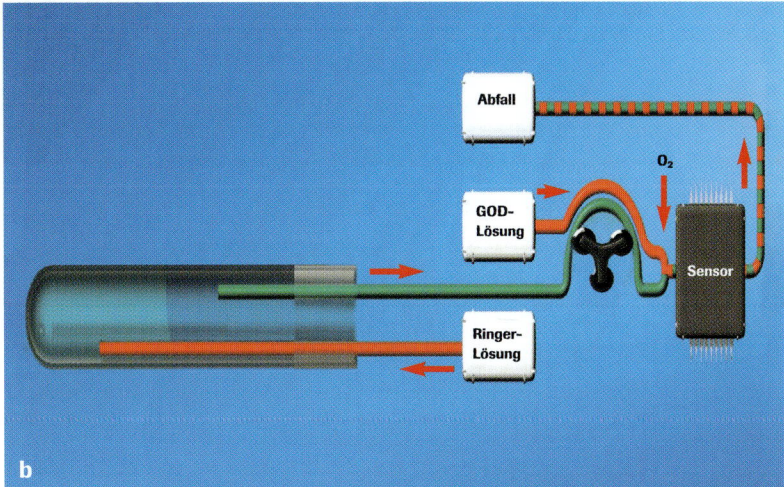

Die 1984 eingeführte künstliche Bauchspeicheldrüse Biostator war ein Klinik-Gerät zur automatischen Steuerung der Insulin- und Glukosezufuhr mit dem Ziel, einen vorgewählten Blutzuckerwert auch bei körperlicher Aktivität (z. B. auf dem Fahrrad-Ergometer), bei Nahrungsaufnahme und Medikamentengabe in engen Grenzen zu halten. Das Gerät wurde bei Operationen, auf Intensivstationen und vor allem in der Forschung eingesetzt. Die Anwendungsdauer war wegen des venösen Zugangs und der Entnahme von relativ großen Blutmengen von 20–70 Milliliter Blut pro Tag auf maximal drei Tage begrenzt. Nach der Glukosemessung berechnete eine Steuereinheit die Mengen von Insulin, Glukose und ggf. von Elektrolytlösung, die zum Erreichen und Halten des eingestellten Blutzuckerwertes erforderlich waren und die dann durch ein Pumpensystem infundiert wurde. Biostator hat bei der Untersuchung diverser Stoffwechselprozesse zu wichtigen Erkenntnissen in der Diabetologie geführt, z. B. über den Einfluss zahlreicher Hormone und anderer Substanzen auf den Zuckerstoffwechsel, und dass die Insulinempfindlichkeit des Körpers bei Diabetikern und Gesunden einen Tageszeit-Rhythmus aufweist.

*Prinzip der Mikrodialyse: Ein ca. 4 cm langer Doppellumen-Katheter wird im Gewebe platziert, der für Wasser und darin gelöste niedermolekulare Stoffe, wie z. B. Glukosemoleküle (rot markiert) durchlässig ist, jedoch nicht für Eiweiße. Ständig wird die Natriumionen (weiß dargestellt) enthaltende Dialyselösung zugeführt (**a**). Der Transport der Spüllösung per Druck in das Zellzwischenraumgewebe und des Dialysats per Unterdruck in den Sensor zurück mit derselben peristaltischen Pumpe gewährleistet, dass nicht mehr und nicht weniger Flüssigkeit in den Sensor zurückfließt, als in den Mikrodialysekatheter hineingeleitet wurde. Aufgrund des Konzentrationsunterschiedes diffundiert Glukose aus der interstitiellen Flüssigkeit in den Katheter, so dass sich für Glukose ein Konzentrationsgleichgewicht im Dialysat einstellt, ohne dass im Gewebe eine merkbare Glukoseverarmung entsteht. Außerhalb des Körpers, direkt vor dem Messsensor, wird das Enzym **Glukoseoxid**ase (GOD) zugemischt. GOD reagiert mit Glukose unter Bildung von Wasserstoffperoxid, welches mit einer Elektrode gemessen wird. Der Zeitraum von der Aufnahme der Glukose im Dialysat bis zur Messung ihrer Konzentration beträgt etwa 30 Minuten (**b**).*

stelle von 5–8 Werten bei der üblichen Blutzuckerselbstkontrolle. Damit wäre dieses Gerät mit einer ununterbrochenen viertägigen Messung das zurzeit am längsten kontinuierlich messende Verfahren für Glukose. Zurzeit laufen zahlreiche Studien, mit denen die Sicherheit und Leistungsfähigkeit des Systems geprüft werden. Weiterhin wird der Frage nach der Beziehung der Glukosekonzentrationen in den verschiedenen Körperkompartimenten wie Blut und Gewebsflüssigkeit detaillierter nachgegangen. In der Erprobungsphase des Systems hat sich gezeigt, dass es mehr Klarheit über die Stoffwechseleinflussfaktoren des einzelnen Diabetikers bringt. So lassen sich durch die kontinuierlich gemessenen Glukose-

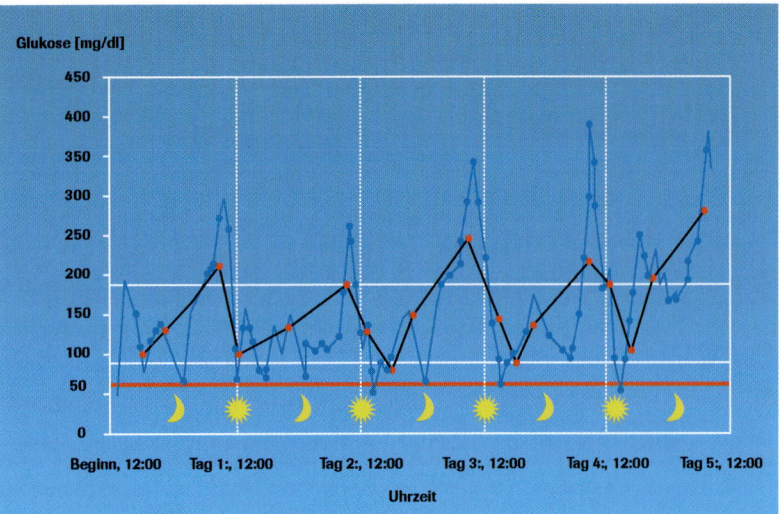

Glukose [mg/dl]

Vergleich der Ergebnisse einer punktuellen Blutzuckermessung (schwarze Linie) mit den Ergebnissen einer kontinuierlichen Glukosemessung in interstitieller Gewebsflüssigkeit mittels Mikrodialysetechnik (blaue Linie) bei einem 47-jährigen Typ-1-Diabetiker. Es ist deutlich erkennbar, dass bei punktueller Bestimmung des Blutzuckerwertes möglicherweise gefährliche Phasen von Unter- und Überzuckerung nicht erkannt werden.

werte Fragestellungen klären wie: Welches ist der richtige zeitliche Abstand zwischen Nahrungszufuhr und Insulinverabreichung? Welche Insulindosis ist in welcher Situation optimal? Wie sollte die Basisversorgung und wie die Bolus-Versorgung mit Insulin verteilt sein? Welche Zeitpunkte sind bei Blutzuckerbestimmung der herkömmlichen Art entscheidend für eine optimale Therapie? Wie lange wirken die Insulingaben? Damit könnte der Patient seinen Stoffwechsel besser kennen lernen als bisher. Eine kontinuierliche Glukosemessung kann darüber hinaus eine bessere und schnellere Einstellung des Diabetikers mit Therapeutika ermöglichen, so dass eine möglichst normnahe Stoffwechsellage erzielt wird. Auch die Einstellung von Diabetikerinnen in der Schwangerschaft und die Prognose von Herzinfarkt- und Schlaganfall-Patienten würde sich weiterhin verbessern. Es ist davon auszugehen, dass sich der Komfort beim Tragen durch weitere Miniaturisierung der Komponenten, die Verkürzung des zeitlichen Abstands zwischen Probennahme und Messung und die Vereinfachung der Katheteranwendung erhöhen wird.

Ausblick:
Eine automatische Bauchspeicheldrüse

Die Therapie eines Typ-1-Diabetes erfordert noch immer eine lebenslange Insulinzufuhr. Eine entscheidende Verbesserung für Menschen mit Diabetes wäre es, wenn die Insulinzufuhr über lange Zeit-

räume automatisch und bedarfsgerecht erfolgen könnte, ohne dass der Patient selbst entscheiden muss, wie viel Insulin in der jeweiligen Situation zu spritzen ist.

Blickt man zwei Jahrzehnte zurück, könnte man meinen, dass dieser Traum heute eigentlich längst Realität sein sollte:[63] Bereits 1983 wurde die Anwendbarkeit einer tragbaren künstlichen Bauchspeicheldrüse als „closed loop system" an Menschen geprüft. Unter einem „closed loop system" versteht man einen geschlossenen Regelkreis von Glukosemessung, Insulinberechnung und Dosierung per Insulinpumpe. Sensoren vom Nadeltyp wurden in das Subkutangewebe im Unterarm oder Abdomen von gesunden Freiwilligen und Diabetikern eingesetzt und die Messwerte mit einer künstlichen Bauchspeicheldrüse vom Klinik-Typ verglichen. Es bestand eine hohe Übereinstimmung der subkutan im Unterarm und im Abdomen gemessenen Glukosekonzentration mit den Blutglukosewerten. Eine Zeitverzögerung zwischen den Ergebnissen wurde nicht festgestellt. Durch intravenöse oder subkutane Insulinapplikation aufgrund der Sensormessungen konnten die Blutzuckerabweichungen perfekt reguliert werden.

„Nach diesen Ergebnissen erscheint eine Langzeit-Glukosesteuerung mit diesem System machbar", lautete die Schlussfolgerung. Offenbar gibt es ein solches Gerät für den ambulanten Patientengebrauch trotz weiterer Verbesserungen und erfolgreicher Studien vieler Gruppen mit zahlreichen Patienten noch nicht; möglicherweise wegen des fehlenden langzeitstabilen Sensors und der noch zu groben Algorithmen.

Eine künstliche Bauchspeicheldrüse wird dann zuverlässig funktionieren, wenn ein temperaturunabhängiger, kontinuierlich und genau messender Sensor eine Recheneinheit mit Algorithmen zur Berechnung der korrekten Insulindosis zum geeigneten Zeitpunkt unter Berücksichtigung der aktuellen Blutglukose, der Glukoseänderung pro Zeiteinheit, dem Wirkungsprofil des jeweils verwendeten Insulins sowie der geplanten Nahrungs-(Glukose-)aufnahme und weiterer wichtiger Einflussfaktoren sowie eine Insulinpumpe zur feindosierten Insulinabgabe abgestimmt zusammenwirken. Damit könnte eine optimale Stoffwechseleinstellung ohne riskante Unterzuckerungen erreicht werden, die von der Einstellung Gesunder nicht zu unterscheiden ist. Zahlreiche Arbeitsgruppen arbeiten intensiv daran, dass eine Art künstliche Bauchspeicheldrüse in nicht ferner Zukunft Realität wird.

Burkhard Ziebolz

Arsen – der Nachweis eines Volksgiftes

Die Anfänge der Toxikologie

Wäre alles anders gekommen, hätte George Bodle einen umgänglicheren Charakter gehabt? Wäre er als freundlicher Zeitgenosse nach langem und erfülltem Leben eines friedlichen Todes gestorben? Man kann es nicht mit Gewissheit sagen, aber es spricht Einiges dafür. James Marsh (1794–1846) hätte sich keine Gedanken über einen hieb- und stichfesten Nachweis für Arsen machen müssen und die Geschichte der Toxikologie wäre anderes verlaufen.

George Bodle, ein begüterter Farmer aus Plumstaed bei Woolwich, England, verstarb im Jahre 1832. Die äußerst ungewöhnlichen Umstände riefen den Argwohn der Behörden hervor: Leibkrämpfe, Durchfall, Erbrechen und Gliederschwäche waren die unangenehmen Begleitumstände seines Ablebens. Die ersten Symptome hatten sich gezeigt, kurz nachdem Bodle seinen Morgenkaffee getrunken hatte. Auch Bodles Frau, Tochter und Enkelin sowie eine Dienstmagd waren von heftigen Leibschmerzen befallen worden, nachdem sie von dem Kaffee getrunken hatten. Sie erholten sich aber wieder. Zu viel Zufall auf einmal. Die lokale Exekutive, Friedensrichter Slace und Polizei-Konstabler Morris, schöpften Verdacht. Die Verhältnisse auf der Bodle-Farm waren ihnen nicht fremd. Sie kannten den 80-jährigen Bodle als Familientyrann, der seine Kinder wie Dienstboten hielt. Sein Sohn John, im Ort als „mittlerer John" bekannt, wartete bekanntermaßen schon mit Ungeduld auf den Tod des Alten, um mit dem Erbe seinem Leben einen neuen Verlauf zu geben. Young John, der „junge John", Sohn des Mittleren und Enkel des Toten, war sicher auch nicht unerfreut über den plötzlichen Todesfall, denn er lebte als stets um Geld verlegener Nichtstuer in den Tag hinein. Bis dahin also nichts Ungewöhnliches. Hinweise auf einen Kriminalfall ergaben sich aber dann aus der

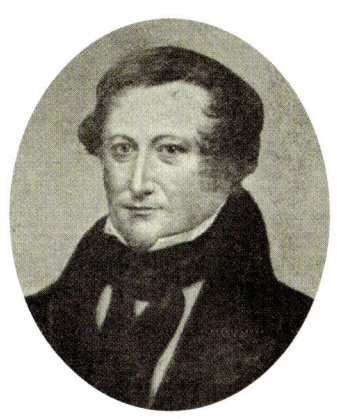

Der englische Chemiker **James Marsh** (1794–1846) entwickelte den nach ihm benannten Nachweis von Arsen. Er arbeitete lange Zeit am königlichen Arsenal in Woolwich, England. Dort traf er auch mit Michael Faraday (1791–1867) zusammen, der durch seine umfangreichen Forschungsarbeiten über Elektrochemie, Magnetismus und Elektrizität bekannt wurde. Faraday war zwischen 1830 und 1851 Professor für Chemie an der Königlichen Militärakademie in Woolwich.

Aussage von Sophia Taylor, Dienstmagd auf dem Bodle-Hof. „Am Morgen, als der Alte krank wurde, kam der junge John ins Farmhaus", gab Mrs. Taylor zu Protokoll. „Er hat sich angeboten, den Kessel für das Kaffeewasser am Brunnen zu füllen – Euer Ehren, das hatte er vorher noch nie getan!" Friedensrichter Slaces Argwohn wuchs und wuchs, genährt von neuen Fakten. Da war zunächst ein Gespräch im Hause Bodle, einige Zeit vor dem Todesfall. „Ich wünschte, der Alte wäre tot, dann hätten wir ein paar tausend Pfund im Jahr", hatte Young John bei dieser Gelegenheit sehnsuchtsvoll seiner Mutter gegenüber geäußert. Der zweite Hinweis war noch konkreter und kam von Mr. Evans, dem örtlichen Apotheker. Bei ihm hatte Young John

Wissenswertes über Arsen

Arsen kommt in allen organischen Geweben vor. Im menschlichen Organismus tritt es zusammen mit Thallium auf. Im Blut werden bis zu 0,008 Mikrogramm pro Liter gefunden. Es wurde als regelmäßiger Bestandteil in fast allen Organen nachgewiesen. Die biologische Bedeutung von Arsen als Spurenelement ist noch nicht völlig geklärt. Sie beruht wohl hauptsächlich auf seiner hemmenden Wirkung für freie Thiol-Gruppen bestimmter Enzymsysteme. Arsen soll eine Erhöhung des Umsatzes von Kohlenhydraten bei Tieren und Pflanzen bewirken. Hier ist eventuell die Ursache für das in manchen Alpengegenden verbreitete Arsenikessen zu suchen. Akute Arsenvergiftung verursacht blutige Brechdurchfälle, Graufärbung und Erschlaffung der Haut, Kreislaufkollaps und Atemlähmung. Werden Arsendämpfe inhaliert, kommt es zu Schleimhautreizung (Arsenschnupfen), in schweren Fällen zu Lungenödemen. Die Inhalation von Arsenwasserstoff führt zu Hämolyse und schweren Störungen der Leber- und Nierenfunktion. Chronische Arsenvergiftungen äußern sich in Hautkribbeln, Kopfschmerzen, polyneuritischen Erscheinungen und gegebenenfalls in der Bildung bösartiger Tumoren. Arsen lagert sich bevorzugt in Haut und Haaren ab, wo es mit den Thiol-Gruppen des Keratins reagiert. In Leichen ist es auch noch nach Jahren nachweisbar.[5]

Die oberste Erdkruste besteht zu ungefähr $5{,}5 \cdot 10^{-4}\%$ aus Arsen. Es kommt in Form des Scherbenkobalts (Fliegenstein) gediegen vor und bildet Verbindungen mit anderen Metallen. Daneben ist es in der ganzen Erdkruste spurenweise verteilt. Man findet es beispielsweise in Erstarrungsgesteinen, im Schwefel der Vulkane, in Steinkohlen, im Meerwasser, in Mineralwässern, in Fauna und Flora. Die Weltförderung an Arsen-Erzen belief sich 1986 auf rund 48 000 Tonnen. Hauptproduktionsstätten sind Schweden, die Länder der früheren Sowjetunion und Frankreich. In der Industrie findet Arsen Verwendung als Legierungsbestandteil zur Erhöhung der Härte, z. B. von Bleilegierung für Flintenschrot, von Legierungen für Spiegel, von Kupfer für Hochtemperatur-Beanspruchung usw. Hochreines Arsen dient zur Herstellung bestimmter Halbleiter. In der Glasindustrie dienen Arsenverbindungen als Läuterungs- und Entfärbungsmittel.[6]

---

eine Woche vorher zweimal Arsenik[1] gekauft, angeblich gegen die Ratten auf dem Hof!

Slace fand, dass die Indizien für eine Untersuchung ausreichten. Er ließ umgehend den Kaffeetopf sicherstellen und veranlasste eine Autopsie des Leichnams – für einen Friedensrichter der damaligen Zeit war das ein ebenso unübliches wie bemerkenswertes Vorgehen. An dieser Stelle kommt zum ersten Mal James Marsh ins Spiel, denn an diesen übergab Slace den Kaffee und die Eingeweide des alten Bodle zur weiteren Untersuchung.

Der damals 38-jährige Marsh war Chemiker des Königlich Britischen Arsenals in Woolwich bei London und als solcher mit vielen Dingen im Dienste seiner Majestät beauftragt. Zur Zeit des Bodle-Falles arbeitete er gerade eifrig an der Entwicklung einer Rücklaufbremse für Schiffskanonen, aber da er der einzige Chemiker von Bedeutung war, den Slace in der Eile erreichen konnte, mussten die Bordgeschütze erst mal warten. Methodischer Wissenschaftler, der er war, verinnerlichte Marsh zunächst die damals gängigen Nachweismethoden für Arsen, die alle in Deutschland entwickelt worden waren, und wandte sie erfolgreich an: Im Kaffee und im Mageninhalt fand sich als sicheres Anzeichen für Arsenik ein gelber Niederschlag, der sich in Ammoniak lösen ließ. Bei der folgenden offiziellen Voruntersuchung gelang es mittels dieses Beweises, die Geschworenen vom Vorliegen eines Giftmordes zu überzeugen. Daraufhin wurde Young John des Mordes angeklagt.

Zu einem Skandal geriet dann die Hauptverhandlung im Dezember 1832 in Madistone. Um zu begreifen, was dort geschah, muss man wissen, dass die britische Öffentlichkeit jener Zeit gewisse grundsätzliche, irrationale Aversionen gegen die Polizei, ihre Ermittlungen und gegen „wissenschaftliche Beweise" hegte. Kam beides zusammen wie im Fall Bodle, potenzierte sich die Wirkung mit kuriosen Folgen für den Ausgang des Verfahrens.

Gelber Niederschlag gleich Hexenwerk

Gelber Niederschlag, Schwefelwasserstoff, Ammoniak – was für Marsh klare Beweise waren, war für die Geschworenen unverständliches Hexenwerk. Mit Arsen vergiftet worden ist der alte Bodle? Dann bitte wollte man das Gift sehen, ohne das gab es keine Verurteilung. So kam es, dass der sicherlich freudig überraschte Angeklagte unter dem inkompetenten Jubel der Zuschauer freigesprochen wurde. Für den Tunichtgut Young John bedeutete dies freilich nur einen Aufschub: Zehn Jahre später wurde er erneut verhaftet, diesmal wegen Betruges und Erpressung, und zu sieben Jahren Gefängnis und Deportation in die Kolonien verurteilt. Bei dieser Gelegenheit machte er reinen Tisch und gestand den Mord an seinem Großvater.

Leider – oder soll man sagen, zum Glück? – wusste James Marsh dies zum Zeitpunkt des Mordprozesses noch nicht, er sah nur die Sachlage und die Tatsache, der Gerechtigkeit nicht zum Siege verholfen zu haben. Tief verletzt in seiner Berufsehre als Chemiker machte er sich im Dezember 1833 daran, eine hieb- und stichfeste Methode zur Sichtbarmachung von Arsenik zu finden. So klar, so unwiderlegbar sollte der Nachweis sein, dass auch der ungebildetste Geschworene in der Lage sein musste, ihn nachzuvollziehen. Fürwahr keine leichte Aufgabe.

Arsen – das Erbschaftspulver

Um die Bedeutung des Arsennachweises für die damalige Gesellschaft im Allgemeinen und die Toxikologie im Besonderen ermessen zu können, muss man ein wenig zurückgreifen. Schon der griechische Universalgelehrte Aristoteles (384–322 v. Chr.) und der griechische Arzt und Pharmazeut Dioskurides (1. Jahrhundert n. Chr.) erwähnten Arsen-Sulfide (Auripigment). Man hielt sie damals für eine Art Schwefel und benutzte sie, um Silber goldartig zu färben, als Enthaarungsmittel und als gelbe Malerfarbe. Die Alchemisten betrachteten das Arsen als „Bastardmetall" („Arsenikkönig"). Wegen seiner Fähigkeit, Kupfer weiß zu färben, glaubten sie, sie könnten damit ein silberähnliches Metall erzeugen. In Wirklichkeit stellten sie eine Arsen-Kupfer-Legierung her.

Die Arsenherstellung ist erstmals um 1250 von Albertus Magnus (um 1200–1280) beschrieben. Er erhitzte das Mineral Auripigment zusammen mit Seife, wobei er durch eine Reduktion metallisches Arsen gewann. Anfangs benannte man sowohl das metallische Arsen als auch dessen Oxide oder Sulfide mit dem Namen „Arsenik". Der Name Arsen für das metallische Element ist erst seit dem 19. Jahrhundert gebräuchlich. Das chemische Symbol As wurde 1814 von Jöns Jacob Berzelius (1779–1848) vorgeschlagen.

Der Ursprung des Namens Arsen ist unklar. Er könnte auf die griechische Bezeichnung Arsenikon zurückgehen, die von Dioskurides erstmals für das Arsen-Mineral Auripigment (As_2S_3) verwendet wurde. Der Name soll wahrscheinlich auf die Flüchtigkeit und Möglichkeit des Niederschlages in metallischer Form hinweisen, oder auf die therapeutische Wirkung der Arsen-Präparate, die Dioskurides bereits bekannt waren. Er könnte sich aber auch vom griechischen Wort *arsenikos* für männlich ableiten.[2]

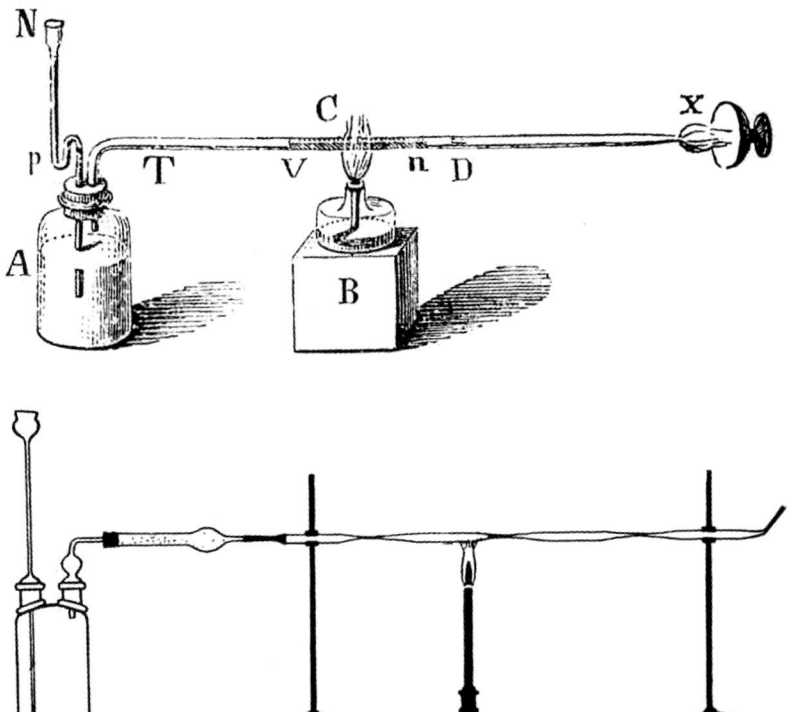

Zeichnungen des Marsh'schen Apparates zum Arsennachweis.

Die Marsh'sche Probe

Im Mittelalter schien es fast, als hätten sich weite Teile der Bevölkerung mit der Arsenvergiftung als einem der natürlichen Risiken des Lebens abgefunden. 90–95 % der Giftmorde der damaligen Zeit wurden mit Arsen und Arsenik begangen – es war also höchste Zeit, sich über einen sicheren Nachweis Gedanken zu machen.

Ansätze dazu hatte es natürlich schon früher gegeben. Etwa 30 Jahre vor Marshs Aktivitäten ging man noch davon aus, dass verschiedene Gifte beim Verglühen oder Verdampfen charakteristisch rochen. Man schlug also vor, verdächtige Substanzen auf glühende Kohlen zu geben und dann den Geruch zu prüfen. Die Leichenöffnung mit anschließender visueller Überprüfung des Körperinneren war ein weiterer Versuch, systematisch an das Problem heranzugehen. Bis auf wenige Ausnahmen, z. B. bei Gewebszerstörung durch Säure, erwies sich diese Methodik in der Praxis als unbrauchbar. Andere Techniken fielen eher durch Kuriosität als Bezug zur Realität auf, zumindest aus heutiger Sicht: Der Stadtphysikus von Berlin, Georg Adolph Welper, glaubte, dass Leichen, die durch Arsenik gestorben waren, nicht der Fäulnis verfielen. Eine Schätzung der Anzahl der Arsenmorde auf Basis seiner Erkenntnisse wäre sicherlich viel zu niedrig ausge-

Die „Kunst" des Giftmordens

Seit der Antike waren natürlich auch andere Gifte bekannt: das Bilsenkraut zum Beispiel, oder der Schierling, der im Fall Sokrates (470 oder 469–399 v. Chr.) die Todesursache war. Seit man aber im 8. Jahrhundert in Arabien erstmals aus dem Arsen das weiße Arsenikpulver As_2O_3 hergestellt hatte,[3] war dieses Pulver zu einem viel benutzten Werkzeug des Todes geworden. Es erfreute sich größter Beliebtheit, wenn es um schnelle Beseitigung unliebsamer Zeitgenossen ging: Es war geruch- und geschmacklos, leicht in Nahrungsmitteln zu verabreichen, und die Vergiftungssymptome waren kaum von denen der Cholera zu unterscheiden, einer damals sehr verbreiteten Krankheit. Am allerwichtigsten aber war, dass es ohne einen Tatzeugen oder ein Geständnis des Täters keine Mittel gab, zu beweisen, dass ein Opfer wirklich durch Arsen gestorben war.

Die genaue Zahl weltweiter Arsenmorde in den vergangenen Jahrhunderten wird aufgrund unzureichender oder völlig fehlender Polizeiarbeit für immer verborgen bleiben, aber sie muss ungeheuerlich groß sein. So enormer Beliebtheit erfreute sich das tödliche Pulver, dass man es seinerzeit volkstümlich „poudre de succession" (Erbschaftspulver) nannte. Schon im alten Rom sind entsprechende Mordfälle belegt. Arsen war das Gift, mit dem Agrippina (15–59 n. Chr.) Claudius (10 v. Chr.–54 n. Chr.) töten ließ, um Nero (37–68 n. Chr.) zum Herrscher von Rom zu machen. Nero wiederum griff auf das Bewährte zurück, um Claudius' Sohn zu beseitigen, damit dieser nicht irgendwann Ansprüche auf die Nachfolge des Vaters geltend machen konnte.

Einen unbestrittenen Höhepunkt erreichten die Kunst des Giftmordens und die Anwendung von Arsen in der Renais-sance und den Jahren davor. Der Giftmörder wurde integraler Bestandteil des öffentlichen Lebens, nicht als Individuum, sondern als politisches Werkzeug, fast schon als offizielles Organ. In den Archiven der Stadt Florenz zum Beispiel finden sich Namen von Opfern, Preise, Kontrakte und Auszahlungsbelege. Die Buchführung des Todes endete in der Regel mit der Notiz „factum", die den erfolgreichen Abschluss der Transaktion und das Dahinscheiden des Zielsubjektes anzeigte.

Nicht ganz so organisiert, aber nicht weniger pragmatisch übte das Volk die Kunst des Giftmordens aus. Eine schillernde Figur dieser Zeit war „Tofana", Teofania di Adamo (n.e.–1633). Sie verwendete im 17. Jahrhundert ihr „Aqua Tofana" (eine Lösung des weißen Arseniks)[4] nicht nur für eigene Morde, sondern betrieb auch einen schwunghaften Handel mit dieser tödlichen Ware. Das gleiche galt für eine gewisse Marie Madeleine Marquise de Brinvilliers (1630–1676); auch sie mordete selbst und vermarktete ihr „Eau admirable".

Bekannt und gern zitiert sind die zahllosen Mordfälle an den französischen Königs- und Fürstenhöfen des Mittelalters, aber auch unter den Fürsten der italienischen Renaissance und den Päpsten der gleichen Epoche. Giftmörder wie Papst Alexander VI. Borgia (um 1431–1503) und sein Sohn Cesare Borgia (1475–1507) gingen in die kriminalistischen Annalen ein. Obwohl die Borgias anerkanntermaßen eine Spitzenposition bei den Giftmorden einnahmen, wurde ihr Arbeitseifer in der Vergangenheit oft überschätzt. Mittlerweile weiß man, dass ein beträchtlicher Teil der ihnen zugeschriebenen Opfer gänzlich unkriminell an Malaria und anderen Infektionen verstarb.

fallen. Andere hingegen hätten deutlich zu hoch gelegen: Johann Daniel Metzger (1739–1805) beispielsweise, in der letzten Hälfte des 18. Jahrhunderts Professor für Medizin und Gerichtsmedizin in Königsberg, hielt die natürlichen blauen Totenflecken auf der Haut für typische Erscheinungen der Arsenvergiftung.

In den Jahrhunderten zuvor tappte die Wissenschaft in völliger Dunkelheit. Patienten galten als vergiftet, wenn sie übel rochen oder ihre Körper blauschwarz verfärbt waren. Ein abergläubischer Auswuchs war die Theorie, die Herzen von Vergifteten könnten im Feuer nicht zerstört werden – Beweisführungen, die auf dieser Theorie aufbauten, führten sicherlich in vielen Fällen zu unerwarteten Freisprüchen.

Es gab aber auch wissenschaftlichere Ansätze. Metzger, der sich mit den Leichenflecken noch so geirrt hatte, erhitzte schon 1787 arsenverdächtige Substanzen auf Holzkohlen und hielt über die entstehenden Dämpfe eine Kupferplatte. War Arsen vorhanden, überzog sich die Platte mit einer weißlichen Schicht aus Arsenik. Wenn er weißes Arsen und Holzkohlen in eine Glasröhre gab und die Kohlen in der Röhre durch Erhitzen zum Glühen brachte, wurden die Arsenikdämpfe bei Kontakt mit den Kohlen wieder zu Arsen. Dieses bildete sog. Spiegel, d. h., es schlug sich an den kühleren Teilen der Röhre in metallischen Flecken von schwarzbrauner Farbe nieder.

Den Nachweis von Arsen in menschlichen Organen versuchte 1806 Valentin Rose, Assessor des Medizinalkollegiums in Berlin. Ihn beschäftigte insbesondere die Frage, ob man das Gift noch in Eingeweiden und Magenwänden nachweisen konnte, wenn es den Magen bereits verlassen hatte bzw. von der Magenwand resorbiert worden war. Dazu zerschnitt Rose den Magen eines Vergifteten und kochte die Stücke in destilliertem Wasser. Er erhielt einen Brei, den er einige Male filterte und dann mit Salpetersäure behandelte, um das „organische Material des Magens" zu zerstören. Am Ende sollte nur das gesuchte Gift zurückbleiben. Mit Hilfe von kohlensaurem Kali und Kalkwasser erhielt Rose einen Niederschlag, den er trocknete. Analog den Metzger'schen Versuchen gab er den Niederschlag mit Holzkohle in eine Glasröhre und beobachtete bei langsamem Erhitzen die Entwicklung des metallischen Arsenspiegels.

Dies war der Stand der Entwicklung eines Arsennachweises, als Marsh seine Arbeiten begann. Was macht der Chemiker am Anfang jeder neuen Arbeit damals wie heute? Er liest sich durch die Methoden und Arbeiten Anderer. In der Bibliothek seiner Arbeitsstelle, des Arsenals, fanden sich ein paar sehr viel versprechende Quellen. Der Durchbruch kam, als Marsh auf die Arbeiten von Carl Wilhelm Scheele (1742–1786) stieß, die dieser um 1775 über die Entwicklung des Arsenwasserstoffgases veröffentlicht hatte. Scheele, Apotheker in dem schwedischen Ort Köping, hatte Folgendes herausgefunden: Gab man zu einer arsenhaltigen Flüssigkeit etwas Schwefelsäure oder Salzsäure und setzte dann Zink hinzu, reagierte das Zink mit der Säure und es entwickelte sich Wasserstoff. Der Wasserstoff verband sich mit dem Arsen zu Arsenwasserstoff, der in Form eines überaus giftigen, nach Knoblauch riechenden Gases aufstieg – das klappte übrigens mit allen Arsenverbindungen. Wenn man das Gas dann durch ein Rohr leitete und erhitzte, zerfiel es wieder in Wasserstoff und Arsen.

Marsh spann Scheeles Gedanken weiter, und seine Folgerungen waren am Ende so klar und einfach, wie es die richtig guten Entdeckungen zu aller Zeit gewesen sind. Das metallische Arsen, so folgerte er, müsste sich eigentlich auffangen und sammeln lassen. Zu diesem Zweck ließ er sich ein U-förmiges Rohr aus Glas herstellen. Ein Ende des Rohrs war offen, das andere mündete in eine spitze Glasdüse. In den Teil des Rohrs mit der Düse hängte er ein Stück Zink, dann konnte es losgehen: Marsh füllte in das offene Ende des U-Rohrs die Probelösung, die er zuvor mit Säure angereichert hatte. Erreichte die Flüssigkeit das Zink, entwickelte sich Arsenwasserstoff – sogar schon bei geringsten Spuren von Arsenik. Der Arsenwasserstoff entwich durch die Düse, wurde entzündet, und wenn man dann eine kalte Porzellanschale gegen die Flamme hielt, schlug sich das metallische Arsen in schwärzlichen Flecken auf dem Porzellan nieder. Setzte man den Prozess fort, sammelte sich nach und nach das ganze Arsen aus der

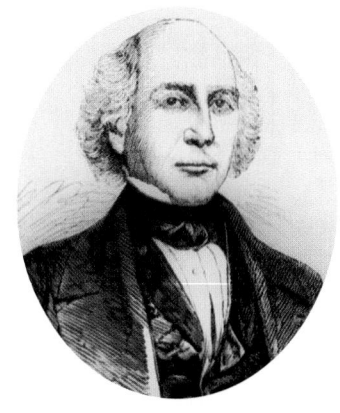

Mathieu Joseph Bonaventure Orfila *(1787–1853), geboren auf der Insel Menorca, studierte Chemie und Medizin zunächst in Valencia und dann in Barcelona. Dort lehrte man noch die Thesen von den vier Grundelementen der Welt, Feuer, Erde, Luft und Wasser. Orfila, der sich auch abseits der Universität mit den neuesten Veröffentlichungen weiterbildete, war schnell gelangweilt und merkte, dass er hier nicht mehr viel lernen konnte. Also zog er weiter nach Paris, wo er 1811 Doktor der Medizin wurde. In seiner Wohnung in der Rue Croix des Petits Champs richtete er sich ein Labor ein und wandte sich intensiv dem Studium der Gifte zu. Ab 1801 gab er private Kurse zur Chemie der Gifte, in denen er die Wirkung mit Tierversuchen demonstrierte. Orfila etablierte sich als Giftexperte. Der zweite Band seines Standardwerkes erschien 1815, weitere Bücher zum Thema folgten. 1819 wurde er Professor für medizinische Chemie an der Universität von Paris.*

Probe auf der Porzellanschale und war – darauf kam es vor Gericht an! – wirklich greifbar. Wer nicht glauben wollte, dass es Arsen war, der konnte ja mal daran lecken.

Die Marsh'sche Entdeckung sollte die Toxikologie verändern und als Standard des Arsentests in die Annalen eingehen. Wie sich später zeigte, war das Verfahren so sensibel, dass es noch Mengen von einem Tausendstel Milligramm Arsenik in der Probenflüssigkeit nachweisen konnte. Marsh veröffentlichte seine Entdeckung zunächst 1836 im Edinburgh Philosophical Journal. Der Artikel wurde von der damaligen Forschergemeinde mit großem Interesse aufgenommen. Besonders ein Mann, Mathieu Joseph Bonaventure Orfila (1787–1853), nahm die neue Methode mit Begeisterung auf.

Orfila wird häufig als der „Urvater der Toxikologie" bezeichnet. 1813 veröffentlichte der damals 26-Jährige den ersten Teil seines zweibändigen Werkes „Traité des poisons ou toxicologie générale", das erste Werk von internationaler Bedeutung, welches das zeitgenössische Wissen über Gifte zusammen-

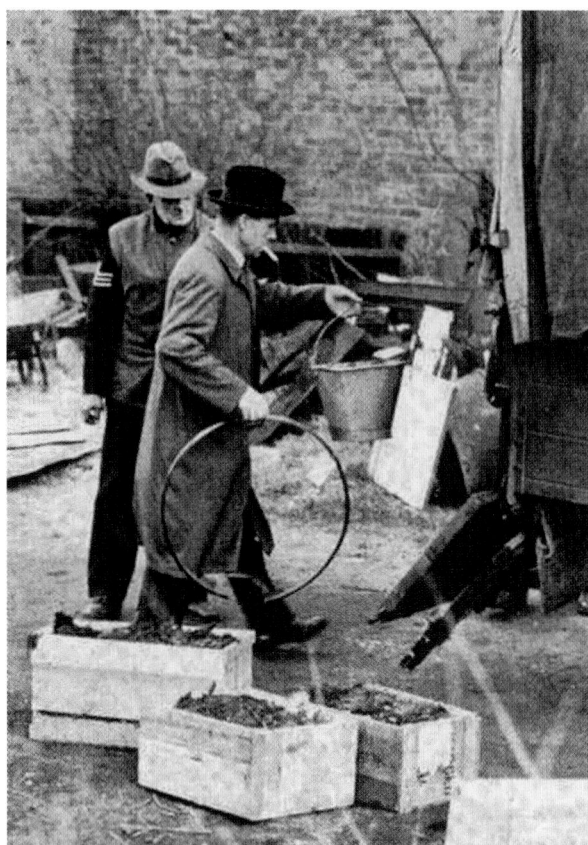

Bei der Exhumierung von Leichen wurden auch Bodenproben genommen, um deren Arsengehalt zu prüfen.

empfindlich genug war – die Marsh'sche Probe kam ihm da gerade recht.

Chemische Analyse und äußere Umstände

Orfila und viele andere Wissenschaftler arbeiteten an der Anwendung und Verbesserung von Marsh's Entdeckung und waren begeistert von ihrer Genauigkeit. 1838 folgte dann die einstweilige Ernüchterung: In vielen Fällen zeigte der Marsh'sche Apparat nämlich auch bei Proben, die kein Arsen enthalten konnten, den charakteristischen Spiegel. Die Aufregung war groß. War man jahrelang in die Irre gelaufen?

Das Problem klärte sich glücklicherweise recht bald: Für die Marsh'sche Probe wurde Zink und Schwefelsäure benutzt, und Orfila und sein Kollege Raspal entdeckten in diesen Reagenzien Spuren von Arsen! Damit war eine Lösung gefunden, aber ein neues Problem entstanden, denn wie kam das Arsen dahin? Und weitere Aufregung entstand: Der Chemiker Courbe fand Arsen in Knochen von Toten, die nachweislich nicht an Arsenvergiftung gestorben waren. War Arsen natürlicher Bestandteil des menschlichen Körpers? Das hätte die Analytik ungeheuer erschwert. Entwickelte es sich durch noch unbekannte Prozesse nach dem Tode? Ohne klare Antworten auf diese Fragen war keine gesicherte Analyse möglich.

Und weitere Fehlerquellen wurden entdeckt: Man untersuchte Bodenproben, und sie enthielten an vielen Stellen Arsen. Besonders die Proben von einigen Pariser Friedhöfen waren stark angereichert. Konnte es sein, dass das Gift aus der Erde in die Leichen einwanderte und sich dann in diesen nachweisen ließ? Damit wären Analysen nach Exhumierungen gegenstandslos.

Die zunächst von allen gepriesene Empfindlichkeit des Marsh'schen Apparates stiftete eine Verwirrung nach der anderen. Schlag auf Schlag tauchten neue Probleme auf, und alle hatten die gleiche Ursache: Die ungeheure Verbreitung von Arsen in der gesamten Natur.

Orfila arbeitete mit aller Kraft an der Lösung. Er beschaffte sich Knochen Verstorbener aus den Pariser Leichenhallen und fand tatsächlich, wie Courbe es behauptet hatte, regelmäßig Arsen darin. Er begann, über die Ursachen nachzudenken. Getreide wurde manchmal mit Arsen imprägniert, speziell im Département de Somme. Vielleicht hatten die Toten Brot aus solchem Mehl gegessen. Oder sie hatten Arsen als Medikament gegen Krebs oder Geschlechtskrankheiten erhalten. Vielleicht war es ja auch ein Umwelteffekt: Wenn Arsen häufig in der Natur vorkam, konnte es nicht sein, dass man an-

fasste. Dem Bedarf seiner Epoche entsprechend hatte Orfila einen Großteil seiner Studien dem Arsen gewidmet. In erster Linie sammelte und ordnete er schon vorhandenes Wissen, er war aber auch als Forscher sehr aktiv. Im Tierversuch stellte er beispielsweise fest, dass Arsen von Magen und Darm aus in andere Organe wanderte. War also eine Analyse des Magens negativ, konnte man das Gift vielleicht in der Leber, der Milz, den Nieren oder sogar in den Nerven nachweisen. Außerdem verbesserte Orfila die Methode von Rose zur „Zerstörung fleischlicher Materie", bei der Salpeter so lange auf das zu untersuchende Gewebe einwirkte, bis dieses völlig verkohlt war. Eine vollständige Zerstörung des Gift enthaltenden Gewebes erleichterte den Arsennachweis, auch bei der Untersuchung von Magen- und Darminhalt. Es kam oft vor, dass die hier enthaltenen Eiweiß- und Fettbestandteile einen Nachweis von Arsen unmöglich machten. Bei allen Erfolgen gelangte Orfila aber immer wieder an die Grenzen seines Wissens, und oftmals war es die Empfindlichkeit der Testmethoden, die unzureichend war. Warum fand er z. B. in Hunden, die er mit Arsen vergiftete, dieses Arsen manchmal nicht mehr? Das konnte doch nur daran liegen, dass der Test nicht

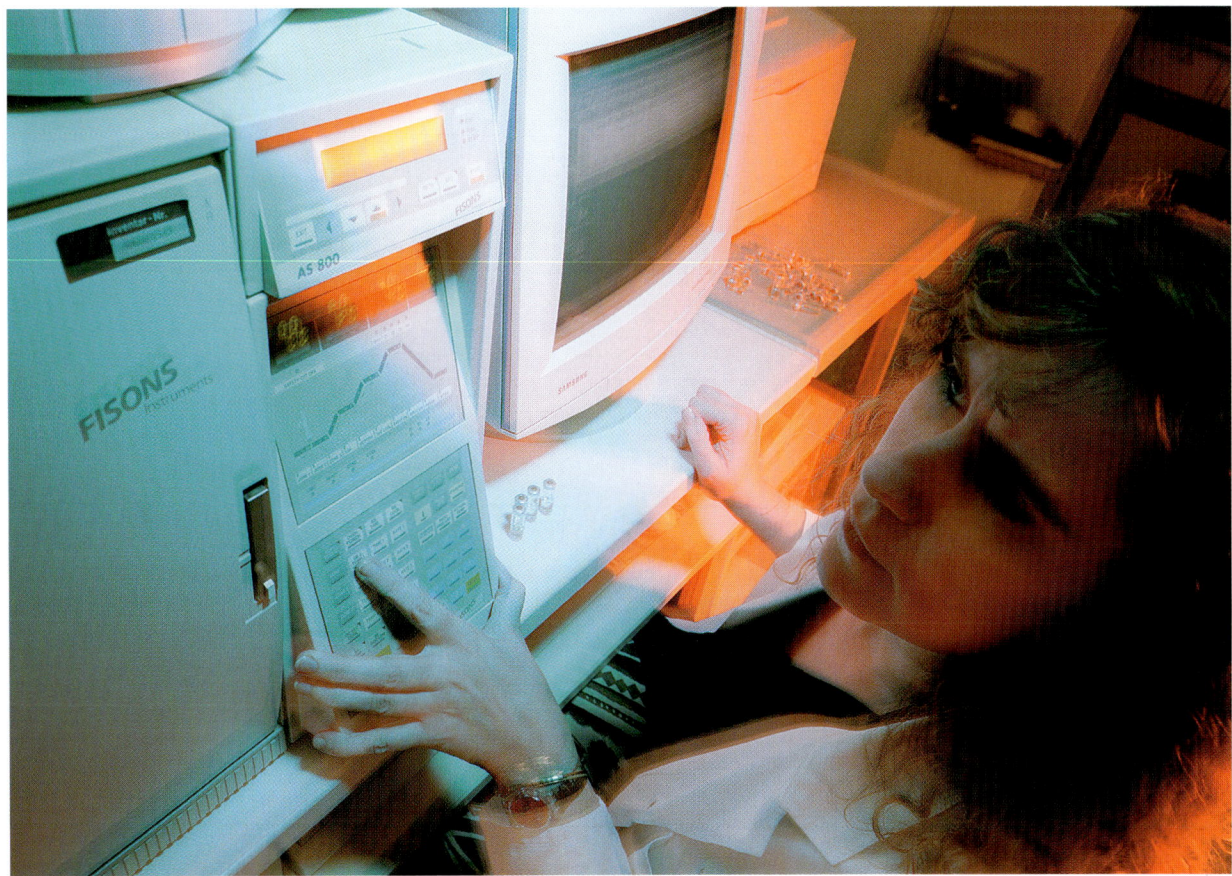

Die Gaschromatographie ist eine moderne Methode, mit der heute Vergiftungen nachgewiesen werden.

dauernd kleine Mengen aufnahm und kurzfristig in den Knochen speicherte, ohne akute Vergiftungen davonzutragen?

Knochenarbeit

Knochen aus dem Département de Somme waren denn auch Orfilas nächste Forschungsobjekte, ebenso Erdproben aus dieser Region und von Friedhöfen. In den Erdproben fand er zwar Arsen, aber nur in Form von arsensaurem Kalk und damit wasserunlöslich. Ein Eindringen in Leichen über die Bodenfeuchtigkeit hielt Orfila daher für sehr unwahrscheinlich, wenn auch nicht für unmöglich.

Orfilas vorläufige Lehre aus den Versuchen war: Vertraue nicht ausschließlich auf die chemische Analyse, sondern beachte auch die Umstände. Angesichts des häufigen Vorkommens von Arsen müsse man immer die Umstände betrachten, unter denen die Probe gefunden wurde. Diese seien genauso wichtig wie die Methode selber.

Durch Orfila und andere wurden mit den Jahren alle Hindernisse und Fehlerquellen der Marsh'schen

Probe aus dem Weg geräumt. Schließlich hatte man eine äußerst verlässliche Methode für Diagnostik und Kriminalistik. Der gewaltsame Tod eines Menschen und die Initiative eines findigen Chemikers hatten zur Folge, dass das Volksgift Arsen seine Bedeutung verlor.

Auch heute, 150 Jahre nach Marshs Entdeckung, ist die Marsh'sche Probe noch anwendbar und wird von Studenten der Chemie in den ersten Semestern gelernt.

Allerdings ist die Entwicklung auch auf dem Gebiet der Toxikologie nicht stehen geblieben. Die heutige Technik erlaubt es, Gift im menschlichen Körper im Bereich **p**arts-**p**er-**m**illion (ppm) und darunter nachzuweisen. Organische Gifte weist man mit der Gaschromatographie, der Massenspektrometrie oder der Hochdruckflüssigkeitschromatographie nach. Schwermetalle wie Arsen werden heute mit Atomabsorptionsspektroskopie, Emissionsspektroskopie oder der Massenspektrometrie mit induktiv gekoppeltem Plasma (ICP-MS, engl.: **i**nductively-**c**oupled-**p**lasma **m**ass-**s**pectrometry) nachgewiesen.

Elmer W. Koneman

Alte und neue Seuchen

Mikrobenforscher auf Entdeckungsreise

Lange bevor die Spezies Mensch existierte, bevölkerten vermutlich schon Mikroorganismen, insbesondere die Bakterien und deren Verwandte, die *Archaebacteria*, die Erde. Einige dieser uralten Mikroorganismen, die Extremophilen, können sogar unter den extremsten Bedingungen leben: z. B. die „Hyperthermobakterien", die in der extremen Hitze submariner Vulkane existieren, andere wiederum in der frostigen Gegend der antarktischen Gletscher, oder aber in stark saurer oder stark alkalischer Umgebung, unter veränderlichen Sauerstoffmangelbedingungen und im Inneren von alten Gesteinen. Als die Menschen die Erde besiedelten, fanden die Mikroorganismen neue Nischen, um sich zu entwickeln.

Während dieser unendlich langen Epochen waren die Bakterien kontinuierlichen Veränderungen, d. h. Mutationen unterworfen. Sie passten fortlaufend ihr Erbmaterial an unterschiedliche Umweltbedingungen an oder nahmen Genmaterial von „fremden" Bakterien auf, um angeborene Mängel zu beheben, welche ihre Stoffwechselaktivitäten negativ beeinflussten und ihr Überleben bedrohten.

Seuchen beeinflussen die Geschichte

Viele Seuchen, hervorgerufen durch Mikroorganismen, haben die Geschichtsschreibung der Menschheit mitbestimmt. So wird berichtet, dass zu Moses Zeiten Folgendes geschah:

> „In der Nähe des Lagers fiel ein riesiger Schwarm Wachteln vom Himmel. Und die Leute sammelten den ganzen Tag, die ganze Nacht sowie den ganzen nächsten Tag die Wachteln zusammen. Und während das Fleisch noch zwischen ihren Zähnen war und sie es noch kauten, entzündete sich der Zorn des Herrn gegen die Menschen und er bestrafte sie mit einer verheerenden Seuche."[1]

Dieser Bericht erinnert an unser gegenwärtiges Dilemma mit Krähen und dem West-Nil-Virus. Schriftliche Aufzeichnungen bestätigen, dass es schon in uralten Zeiten Seuchen epidemischen Ausmaßes gab. So wird von einem Ereignis im Jahr 1141 v. Chr. erzählt, als die Philister die Arche Gottes stahlen und diese in die Stadt Ashdod brachten. Dort traf sie die Hand des Herrn und er strafte die Bürger mit „Emerods" an ihren versteckten Körperteilen. Eine Denkschule definiert „Emerods" als Hämorrhoiden, die infolge bakteriellen Durchfalls entstanden sind. Eine andere Schule war überzeugt, dass „Emerods" Pestbeulen bedeuteten. Die Griechen bezeichneten dieses Leiden als „Pestilenz-Leisten", während die Römer sie als *Pestis inguinaria* bezeichneten. Interessant ist auch, dass die Krankheit in den Vorstellungen der Leute mit „Mäusen" eng verbunden war.[2]

Thucydides (um 471–400 v. Chr.) beschrieb in seiner „Geschichte des Peloponnesischen Krieges" die Beschwerden, unter denen das Volk während der großen Seuche von Athen im Jahr 431 v. Chr. litt. Viele heutige Wissenschaftler glauben, dass es sich bei der Krankheit, die Thucydides beschrieb, um die Masern handelte.[3] Hippokrates von Kos (um 460–um 375 v. Chr.) beschrieb Seuchen, die drei Jahre lang dauerten. Die Erkrankten litten unter Fieber, Nasenbluten, Durchfall und Augenentzündungen. Heutige Gelehrte glauben, dass es sich dabei vermutlich um Typhus-Erkrankungen handelte. Hippokrates berichtete auch über eine Epidemie, die vor allem Kinder und junge Erwachsene betraf, die dann unter Fieber und Schwellungen hinter den Ohren litten. Wahrscheinlich waren es Windpocken-Erkrankungen. Am Ende des Parthischen Krieges (161–166) dezimierten vermutlich die Pocken die römische Armee. Die verbleibenden Rückkehrer

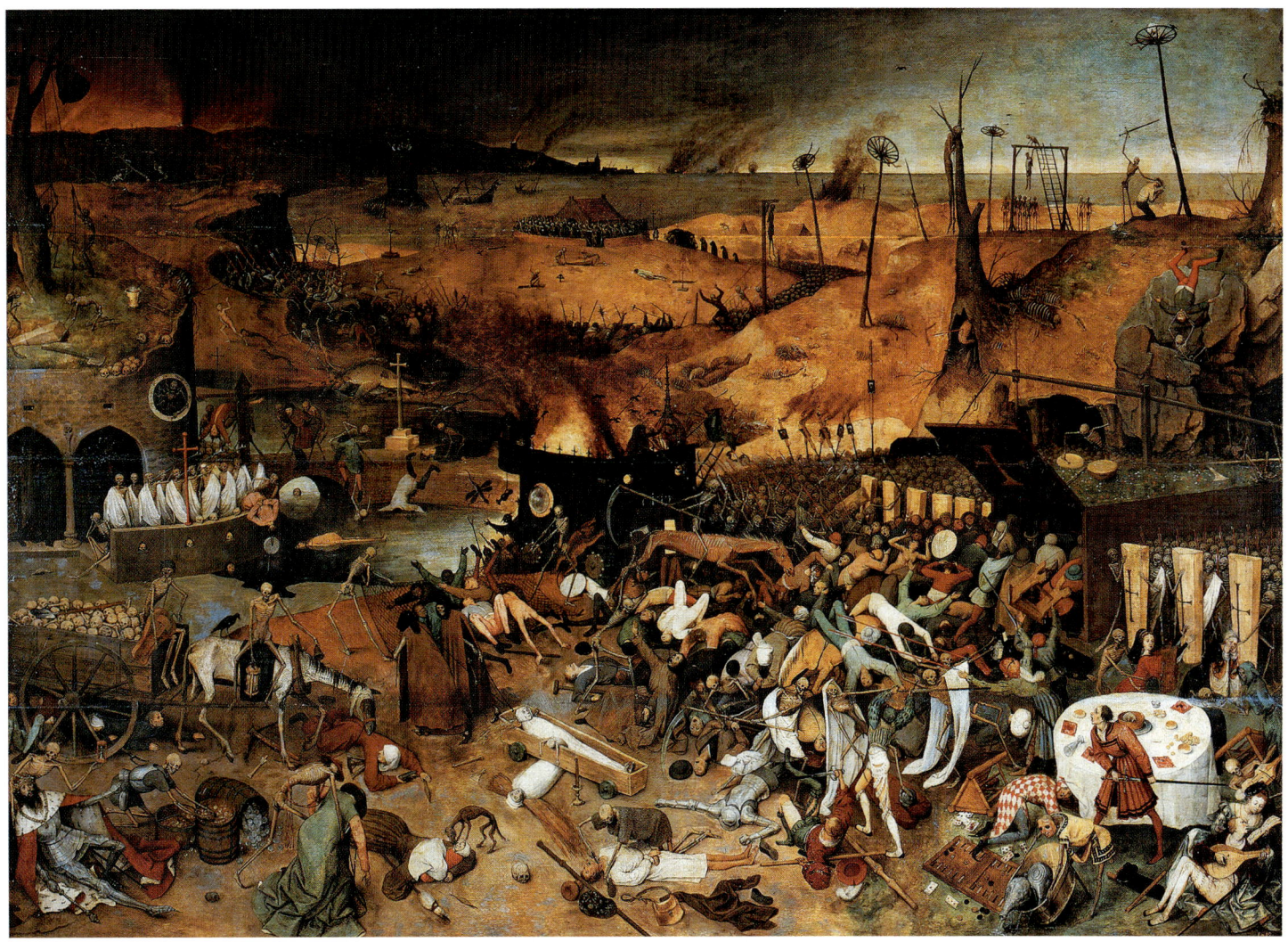

„Triumph des Todes" von Pieter Breughel d. Ä. (1520–1569). Solche Totentanzdarstellungen wurden im Mittelalter nach den großen Seuchenzügen von vielen Künstlern geschaffen.

haben die Krankheit dann im ganzen Römischen Reich verbreitet. Während einer Epidemie zu Zeiten des römischen Kaisers und Philosophen Mark Aurel (121–180) gab es zudem so viele Tote, dass Rom und die umliegenden Städte praktisch schutzlos waren. Mit großer Wahrscheinlichkeit war es die Beulenpest, die nach Meinung vieler Historiker wesentlich zum Niedergang des römischen Reiches beigetragen hat. Schließlich sollte nicht unerwähnt bleiben, dass die Ruhr alle Armeen quasi als 5. Kolonne begleitet und oft den Ausgang der Kriege mitbestimmt hat.

Krankheiten epidemischen Ausmaßes suchten auch die sich entwickelnde Gesellschaft des 16. und 17. Jahrhunderts heim: Masern, Scharlach, Pocken, Ruhr, Malaria, Typhus, Grippe und natürlich die Syphilis, auch *Morbus gallicus* genannt. Der Schwarze Tod kam auch später wieder in die meisten europäischen Länder zurück. Im Jahr 1665 sah die Stadt London „wie eine Wüste" aus, nachdem fast 20 % der Bevölkerung der Pest erlegen war. Der

König, die Königin, die Hohen Räte und der Gerichtshof sowie die meisten reichen Leute zogen nach Westen. Die Einstellung der Industrieproduktion vergrößerte noch das Elend der armen zurückgelassenen Seelen.[4]

Ursachensuche

Es dauerte einige Zeit, bis die Menschen ahnten, dass Mikroorganismen Infektionskrankheiten verursachen könnten. Während Jahrhunderten überlebten die Doktrinen des Aristoteles (384–322 v. Chr.), die er in seinem Buch „*Historia animalium*" schriftlich niedergelegt hatte, in den Köpfen der Menschen. Man liest in diesem Buch, dass sich Tiere spontan entwickeln und nicht durch Abstammung entstehen würden. Man war der Ansicht, dass Tiere aus Tau, der auf die Blätter gefallen war, aus verfaulendem Schlamm, Dung oder Holz entstehen. Man glaubte, neues Leben würde sich im Fell der Tiere oder im Kot nach der Darmentleerung entwickeln und Fliegen von verfaulten Kadavern abstammen;

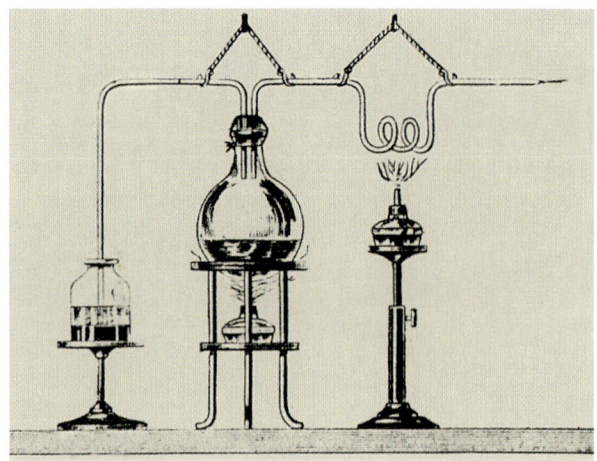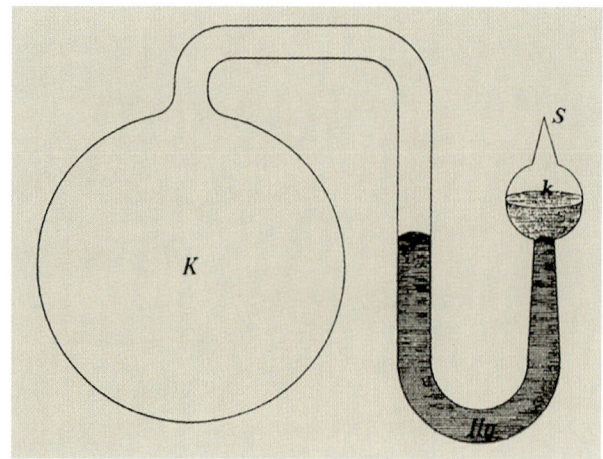

Zeichnungen von Schwann-Apparaturen, die bei den Experimenten zur Widerlegung der Urzeugung verwendet wurden.

Flöhe, Wanzen und Läuse würden durch Feuchtigkeit und Schmutz erzeugt sowie bestimmte Fische aus Schlamm, Sand oder zerfallener Materie. Dies waren die geltenden Lehrsätze im Jahr 1675, als Antoni van Leeuwenhoek (1632–1723), der einen Tropfen Regenwasser mit seinem primitiven Mikroskop beobachtete, die neue und versteckte Welt der Mikroorganismen entdeckte. Etwa zur gleichen Zeit überprüfte Francesco Redi (1626–1697), ein italienischer Arzt und Dichter aus Florenz, experimentell die Theorie der Urzeugung.

Mit Hilfe eines einfachen Mikroskops konnte ein Student Redis, Giovanni Cosimo Bonomo, schließlich zeigen, dass ein Mikroorganismus eine Infektionskrankheit verursachen konnte:

> „Ich isolierte aus einem Patienten mit Krätze eine kleine, lebende Kreatur, die in ihrer Form einer Schildkröte glich, von weißlicher Farbe war, aber ein wenig schwarz auf dem Rücken, mit einigen dünnen und langen Haaren, von flinker Bewegung, mit sechs Füßen, einem scharf umrissenen Kopf und zwei kleinen Fühlern am Ende des Rüssels. Ich zeichnete vom hinteren Teil dieser Kreatur ein Bild, gemäß Ansicht im Mikroskop, als ich plötzlich einen Tropfen sah, ein sehr kleines und kaum sichtbares weißes Ei, fast durchsichtig und länglich, wie der Samen einer Ananas."[5]

Bonomo zeigte zudem, dass Krätze durch das „ständige Beißen dieser Tierchen auf der Haut" erzeugt wurde. Von großer Bedeutung war auch seine Feststellung, dass „die Staupe sehr ansteckend sein kann, da diese Tierchen durch einfachen Kontakt leicht von einem Körper zum anderen springen können". In diesem Bericht war das erste Mal in der Geschichte eine Andeutung der Ansteckung und Krankheitsübertragung durch einen Erreger festgehalten. Diese Entdeckung war ein Wendepunkt in der Geschichte der Medizin. Die Erkenntnis, dass Mikroorganismen mit bestimmten Krankheiten in

direktem Zusammenhang stehen, begann sich durchzusetzen. Erwähnenswert in diesem Zusammenhang ist die im Jahre 1835 gemachte Entdeckung des Italieners Agostino Bassi (1773–1856), dass eine tödliche Erkrankung der Seidenraupe, von den Franzosen auch „muscardine" und von den Italienern „calcino" oder „cannellino" genannt, durch einen Pilz verursacht wurde. Bassi fand, dass betroffene Seidenraupen nach ihrem Tod mit einem seltsam harten, kalkähnlichen Material überwuchert wurden. Heute wissen wir, dass es sich um Kolonien des Pilzes *Botrytis bassiana* handelte. Von großer Bedeutung war auch sein Beweis, dass dieses Material ansteckend war. Nachdem er einen Teil der Epidermis beseitigt hatte, zog er den Wurm durch eine Flamme, um dann mit einer sterilisierten Nadel ein wenig des darunter liegenden Gewebes zu entnehmen. Mit der Nadel konnte er die Krankheit auf eine gesunde Seidenraupe übertragen.

Die erste Bestätigung, dass eine generalisierte Erkrankung des Menschen von einem Mikroparasiten verursacht werden konnte, ergab sich aus der Studie über die Trichinose. Sir James Paget (1814–1899) bemerkte als 21-jähriger Medizinstudent im Sezierraum des St. Bartholomew's Krankenhauses in London im Jahre 1835 als Erster die *Trichinella*-Parasiten in einem Muskelpräparat.[6]

Eine weitere Krankheit des Menschen, die bald darauf mit einem Mikroparasiten in Verbindung gebracht werden konnte, war der Kopfgrind. 1839 beschrieb Johann Schönlein (1793–1864) die Anwesenheit eines Pilzes in den Pusteln eines Patienten mit Kopfgrind.[7] 1840 veröffentlichte Jacob Henle (1809–1885) das Buch „Pathologische Untersuchungen", in dem er bewies, dass Mikroorganismen Krankheiten verursachen können und dass sich Krankheitserreger im menschlichen Körper eindeutig vermehren. Als Erster postulierte Henle, dass er imstande sei, mittels einer Impfkultur eines Infizierten eine Krankheit in einem zweiten Wirtsorganismus reproduzieren zu können. Henles Postulate können als Vorläufer der 40 Jahre später publizierten „Koch'schen Postulate" angesehen werden.

Widerlegung der Urzeugung

Trotzdem war es noch in der Mitte des 19. Jahrhunderts ein großes Anliegen der Forscher, das Problem der Urzeugung zu lösen. Zentraler Punkt der durchgeführten Versuche war die Frage, wie ein Luftkontakt mit der spontanen Entstehung von Leben im Zusammenhang stehen könnte und welchen Einfluss die Luft auf die Gärung hatte. In dieser Zeit führten einige Forscher Hitzesterilisierungsversuche durch, darunter Theodor Schwann (1810–1882), der von einigen Leuten als Begründer der Keimtheorie von Fäulnis und Gärung betrachtet wird. Sein wichtigstes Ziel war die Beweisführung, dass Fäulnis und bakterielle Verunreinigung durch Luftkontakt entstehen können.

In einem seiner frühen Versuche benutzte Schwann eine große, runde Glasflasche, die am oberen Ende einen Hals hatte, den er horizontal und dann zu einem „U" verformte, um schließlich am offenen Ende einen kugelförmigen Hohlraum zu blasen. In die U-förmige Verbiegung gab er metallisches Quecksilber und in den kleinen Hohlraum eine organische Infusion. Letzteren dichtete er ab und erhitzte die ganze Apparatur. Nach dem Abkühlen stellte er die Apparatur auf den Kopf, damit die Infusion in die große Flasche gelangen konnte. Selbst nach mehreren Tagen konnten sich keine Infusoria in der organischen Infusion entwickeln. In einem späteren Versuch zeigte er, dass es nicht die Luft selbst, sondern eine hitzelabile Substanz in der Luft war, welche die Kontamination und Fäulnis organischer Infusionen verursachte.

Die Kontroverse über die Ergebnisse der Erhitzungsversuche dauerte lange, da spätere Forscher Schwanns Ergebnisse nicht reproduzieren konnten. Besonders Félix-Archimède Pouchet (1800–1872), Direktor des naturgeschichtlichen Museums in Rouen, präsentierte 1858 der Akademie der Wissenschaften von Paris Unterlagen, in denen er – seiner Ansicht nach – die spontane Entstehung von Leben oder Urzeugung bewies.

Hitzestabil oder hitzelabil?

Die Streitfrage, ob Bakterien sich nach einer Hitzebehandlung vermehren können oder nicht, wurde schließlich von John Tyndall (1820–1893) gelöst,

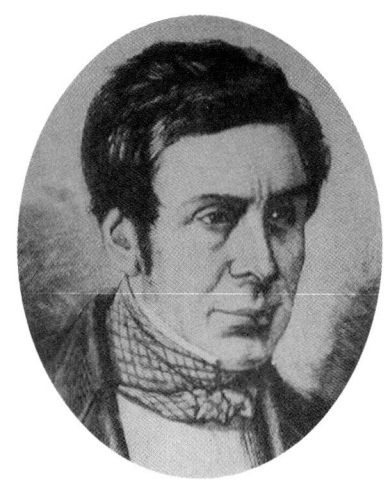

Der Franzose **Félix-Archimède Pouchet** *(1800–1872) glaubte experimentell die Theorie der Urzeugung bewiesen zu haben. Er hatte etwas Heu, das vorher während 20 Minuten bei 100 °C in einem Luftbad erwärmt worden war, in eine Flasche mit kochendem Wasser gegeben. Danach verschloss er die Flasche und dichtete sie mit Quecksilber ab. Nach einigen Tagen fand er Lebewesen: Schimmelpilze, Amöben, Einzeller und Vibrionen. In weiteren Versuchen zeigte Pouchet, dass die wichtigsten Faktoren, welche die spontane Entstehung von Leben ermöglichen, organische Materie in fester oder gelöster Form, Wasser, Zufuhr von Luft und die richtige Temperatur seien. Er war davon überzeugt, dass Leben neu entstehen konnte, auch wenn vorher im fäulnisfähigen Material, in der Luft sowie im Wasser, alles Leben abgetötet worden war. Er folgerte deshalb, dass Leben spontan entstehen könne. Heute wissen wir, dass Pouchets Hitzebehandlungen nur die in jenem Moment vorhandenen vegetativen Formen der Mikroorganismen abgetötet hatten, nicht aber die hitzebeständigen Sporen. Leben kann nicht aus unbelebter Materie entstehen.*

einem britischen Physiker, der 1877 in einer Lesung vor der Königlichen Gesellschaft Londons seine Beobachtungen darstellte, dass Bakterien in zwei Formen existierten, nämlich einer hitzelabilen und einer hitzebeständigen Form. Durch Testen der effektiven Hitzeresistenz von Keimen, die in mehreren Versuchen Infusionen kontaminiert hatten, entdeckte er, dass gewisse Mikroorganismen sogar nach fünfeinhalb Stunden Kochen noch in sekundären Kulturen weiter gezüchtet werden konnten. Weitere Experimente führten zur Schlussfolgerung, dass Bakterien zwei Lebenszyklen durchmachen, wobei der eine Zyklus relativ hitzelabil, der andere aber unglaublich hitzebeständig ist. Er fand heraus, dass es möglich war, durch wiederholtes Erhitzen der Lösungen zuerst die hitzeempfindlichen (vegetativen) Formen zu töten, dann aber eine zweite oder sogar dritte Erhitzung notwendig war, um jene vegetativen Formen zu töten, die in der Zwischenzeit aus den „hitzebeständigen Formen" entstanden waren und die erste Erhitzung überlebt hatten.

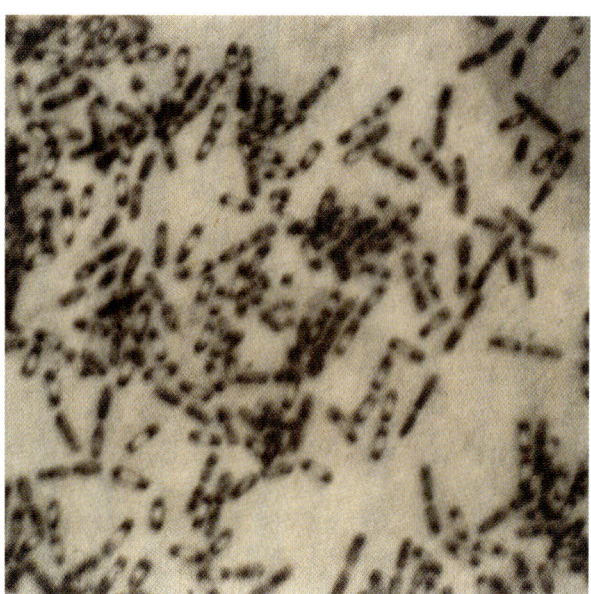
Milzbrand-Sporen unter dem Mikroskop.

Ungefähr zur selben Zeit wiesen zuerst Ferdinand Cohn (1828–1898) und danach Robert Koch (1843–1910) die widerstandsfähigen Sporen des Milzbrandes mikroskopisch nach. Cohn und Koch konnten mit ihren Arbeiten eindeutig beweisen, dass die „hitzebeständigen Formen", wie sie Tyndall beschrieben hatte, Sporen sind.[8] Die Wissenschaft der mikrobiologischen Diagnostik konnte sich jetzt weiter entwickeln, ungehindert von Vorstellungen, die auf Glaubensbekenntnissen und Vorgaben aus der Vergangenheit basierten, auf der Grundlage deduktiver Argumentation und sorgfältig durchgeführter Experimente.

Die Gärungsstudien von Louis Pasteur (1822–1895) waren für die Widerlegung der Theorie der Urzeugung ebenfalls hilfreich. Er hatte in mehreren, über Monate hinweg durchgeführten Versuchen gezeigt, dass die Vergärung von Zuckern in sterilen Nährmedien, d. h. in Abwesenheit von Bakterien, nicht stattfinden konnte. Er wiederholte die Versuche von Schwann und konnte nochmals beweisen, dass die durch ein beheiztes Rohr einströmende heiße Luft nicht zur Bildung von Mikroorganismen führte. Pasteurs Gärungsstudien zogen die öffentliche Aufmerksamkeit nicht so sehr wegen der wissenschaftlichen Leistung auf sich, sondern vielmehr wegen deren Auswirkungen auf die Weinindustrie Frankreichs. Pasteurs erstes Gärungsprojekt diente der Herstellung von Essig. Wichtiger war allerdings der Beweis, dass die Ursache für die Entstehung von saurem Wein eine Verunreinigung der Weinhefe durch säureproduzierende Mikroorganismen ist. Außerdem zeigte er, dass unerwünschte sekundäre Gärungen durch andere Bakterien zur Entstehung von unschmackhaften, schäumenden und öligen Weinen führten.

Als die Theorie der Urzeugung widerlegt war und die bakteriellen Ursachen der Infektionskrankheiten durch die Arbeiten der französischen Schule unter Pasteur und der deutschen Schule unter Koch als bewiesen galten, waren weitere mikrobiologische Entdeckungen möglich. Seither haben viele Forscher die mikrobiellen Ursachen für Hunderte von Krankheiten entdeckt, deren Geschichten individuell einmalig und im Kontext der Geschichte oft wichtig sind. Nur auf einige, sehr bedeutende kann in diesem Beitrag eingegangen werden.

Mikrobiologische Diagnostik

1876 war Koch einer der Ersten, die erkannten, dass Bakterien im unbeweglichen Zustand präpariert werden müssen, will man sie genau studieren. Er war der Erste, der getrocknete Filme bakterieller Suspensionen herstellte und sie mit Methylenblau färbte. Basierend auf Paul Ehrlichs (1854–1915) bahnbrechender Arbeit zur Herstellung von Farbstoffen für die Sichtbarmachung von Körnchen im Zytoplasma weißer Blutzellen, wandte Koch später Anilinfarbstoffe zur Färbung von luftgetrockneten Präparaten an. Ein Deckglas wurde zum Schutz darüber gelegt. Diese Präparate waren für diese Zeit von herausragender Qualität, wurden aber noch besser sichtbar, nachdem 1878 der Physiker Ernst Abbe (1840–1905) die praktische Technik der Ölimmersionobjektive und seinen optischen Kondensor für die Beleuchtung der Präparate eingeführt hatte. Koch war bewusst, dass eine Kultur zur Züchtung von Bakterien eine geeignete Temperatur für das Wachstum haben musste. Obwohl viele Bakterien bereits bei Raumtemperatur langsam wachsen, benötigen einige Bakterienstämme für ein optimales Wachstum Temperaturen nahe der Körpertemperatur (37,5 °C). Die ersten Wärmeschränke waren von einer Kammer mit zwei Wänden umgeben, die oft aus Kupfer bestanden und auf der Außenseite mit Asbest isoliert waren. Der Raum zwischen den zwei Wänden wurde mit Wasser gefüllt, welches ein relativ schwacher Wärmeleiter ist, so dass eine konstante Temperatur aufrechterhalten werden konnte. Vor der Verfügbarkeit von elektrischem Strom wurde die Temperatur in solchen Wärmeschränken konstant gehalten, indem man das Wasser zwischen den Mänteln mit einem unter dem Wärmeschrank stehenden Gasbrenner erhitzte. Die Höhe der Flamme war die einzige Möglichkeit zur Regulierung der Temperatur, offensichtlich eine grobe und unter Umständen gefährliche Vorkehrung.

Voraussetzung für den erfolgreichen Nachweis eines Mikroorganismus ist die Kenntnis seiner Eigenschaften. Auch musste geklärt werden, warum einzelne Mikroben für den Menschen schädlich sind, andere dagegen nicht. Ein Prozess, der übrigens nie zum Ende kommen wird, da die Evolution ständig neue, veränderte Mikroorganismen hervorbringt. Mikroben können den Menschen auf vielfältige Art und Weise schaden. So kann beispielsweise die Immunantwort des Organismus auf eingedrungene Bakterien so heftig sein, dass sie die eigentliche Ursache lebensbedrohlicher Symptome ist. Oder die Bakterien produzieren einen Giftstoff, ein Toxin, welches den Menschen schadet, wie das folgende Beispiel zeigt.

Diphtherie

So versuchte Friedrich Loeffler (1852–1915), ein Mitarbeiter Kochs, einige Geheimnisse rund um die Diphtherie und den Mikroorganismus, der für diese Krankheit verantwortlich ist, zu lüften. Das Problem war, dass „Diphtherie" nicht auf Tiere übertragen werden kann, womit die Anwendung der Koch'schen Postulate schwierig wurde. Die intramuskuläre Injektion von Bakterienkolonien erzeugte bei den so behandelten Meerschweinchen eine hämorrhagische Entzündung oder eine Keratitis, wenn das Material in die Hornhaut der Tiere gespritzt wurde. Man nahm aber an, dass diese Reaktionen nicht durch die gesuchten Mikroorganismen verursacht würden. Loeffler prüfte dann das Material von 27 Diphtherie-Patienten. Unter diesen Patienten war ein Kind, welches einige Tage, nachdem es heiser geworden war und an Atemnot zu leiden begann, verstarb. Mittels Kulturen konnten kettenbildende Mikrokokken aus Hals und Rachenhöhle gezüchtet werden. Bei der Autopsie wurde entdeckt, dass der Kehldeckel, die Luftröhre und die Bronchien von einer entzündeten Membran bedeckt waren. Im Material, das unterhalb der freigelegten Membran entnommen wurde, waren unter dem Mikroskop bakterielle Stäbchen anstatt der kettenförmigen Kokken zu entdecken. Sie waren leicht gebogen und an den Enden verdickt. Auf dem Fleisch-Pepton-Gelatinenährmedium, das damals verwendet wurde, konnten sie aber nicht gezüchtet werden.

Loeffler beschloss, das Material mittels Kultivierung bei Körpertemperatur auf geronnenem Blutserum zu züchten. Nach drei Tagen Inkubation wurden die kleinen, gelblichen Mikrokokken-Kolonien sichtbar; darunter waren aber auch einige größere, stäbchenförmige Bakterien, wie man sie in den Präparaten der Pseudomembran gesehen hatte. In spä-

teren Versuchen fand Loeffler, dass diese Bakterien für Meerschweinchen extrem pathogen waren. Bei der Untersuchung der toten Meerschweinchen fand er Ödeme und stark entzündetes, hämorrhagisches Gewebe in den Lungen. Die Bakterien aber konnte er nur an jenen Stellen der Haut wieder finden, an denen er sie dem Tier eingespritzt hatte. Nach vielen Überlegungen und weiteren Versuchen folgerte Loeffler daraus Folgendes:

> „Rote Zonen mit Gewebeverdichtungen in den Lungen, wo Bazillen nicht nachgewiesen werden konnten, sind überzeugende Hinweise, dass ein Toxin, das an der Injektionsstelle entsteht und in den Blutstrom abgegeben wird, den Gefäßwänden schweren Schaden zufügt… (und) das von den Bazillen im Meerschweinchen produzierte Toxin ist ohne Zweifel dem Toxin der Diphtherie beim Menschen ähnlich!"[9]

Es bedurfte vieler weiterer Experimente, bevor Loeffler die wissenschaftliche Gemeinschaft davon überzeugen konnte, dass nur die pseudomembranartige Pharyngitis direkt durch die Diphtheriebakterien, die Symptome außerhalb des Mundbereichs jedoch durch ein tödliches, von den Bakterien produziertes Toxin verursacht wurden, dessen Wirkung sich weit entfernt von der Injektionsstelle bemerkbar machte.

Am verwirrendsten war für Loeffler die Tatsache, dass gewisse nichtvirulente Stämme der Diphtheriebakterien, die er aus gesunden Personen gewonnen hatte, nicht von jenen Stämmen zu unterscheiden waren, welche bei Patienten das voll ausgeprägte Krankheitsbild erzeugten. Erst später wurde entdeckt, dass nur jene Stämme von *Corynebacterium diphtheriae*, die Träger des sog. *tox* (Toxin)-Gens sind, so gefährlich sind. Dies führte zur Entwicklung von Diagnoseverfahren, mit denen das Toxin nachgewiesen werden kann, bevor die Diphtherie-Diagnose feststeht. In neuester Zeit sind zudem Nukleinsäure-Tests entwickelt worden, die das *tox*-Gen direkt nachweisen können.

Cholera

Die Mikroben mach(t)en es den „Jägern", die ihnen auf die Spur kommen wollten, nicht einfach, wie auch das Beispiel der Entdeckung des Komma-Bakteriums, des Cholera-Erregers, zeigt.

Sowohl ein französisches als auch ein deutsches Team wurden 1883 beauftragt, die Ursache einer Cholera-Epidemie zu untersuchen, die gerade in Ägypten ausgebrochen war. Das deutsche Team unter der Führung von Koch hatte am Ende Erfolg, allerdings nicht bei den Untersuchungen in Ägypten, sondern in Indien.

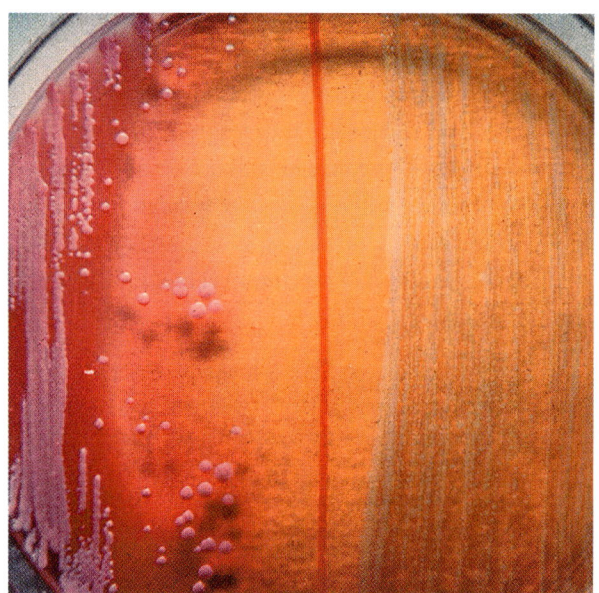

Differential-Nährmedium: Auf diesem Nährmedium sehen die Kolonien der Milchzucker-vergärenden, koliformen Bakterien rosa aus, wie in der linken Hälfte des Fotos dargestellt; die Kolonien, die Milchzucker nicht vergären, einschließlich Salmonella typhi, *sind farblos, wie in der rechten Bildhälfte zu sehen ist.*

Innerhalb von wenigen Tagen nach ihrer Ankunft in Indien besaß das deutsche Team bereits eine reine Kultur des kommaförmigen Cholera-Bakteriums, welches sie schon in Autopsiematerial in Ägypten beobachtet hatten, aber aus unerklärlichen Gründen nicht in Kultur züchten konnten. Der Vorteil in Indien war der bessere Zugang zu frischem Material in Kombination mit der Verwendung eines Nährmediums, das für die Züchtung des Cholera-Bakteriums selektiver war. Es wurde entdeckt, dass das Cholera-Bakterium gut in einem Medium mit erhöhtem pH-Wert wuchs, so dass es von den Myriaden anderer Mikroorganismen, die ebenfalls den unteren Darmtrakt des Menschen bewohnen, getrennt gezüchtet werden konnte.

Sofort gab es Skeptiker, die Kochs Ankündigung, er hätte den Auslöser der Cholera gefunden, anzweifelten. Beispielhaft ist das Urteil eines ostindischen Arztes, der kurzerhand erklärte, „Kochs Komma-Bazillus ist nicht die Ursache". Dies trotz der Tatsache, dass das deutsche Team ohne Zweifel 17 Cholera-Todesfälle mit der Einnahme von Wasser aus sog. indischen Wassertanks in Verbindung bringen konnte. Diese großen Betonbehälter wurden für die Wasseraufbewahrung in ganz Indien benutzt und dienten nicht nur als Quelle für Trinkwasser, sondern auch für das Baden und die Wäsche von Kleidungsstücken; sogar die verschmutzten Kleidungsstücke von Choleraopfern wurden darin gewaschen.

Selbst bei der Rückkehr nach Deutschland wurden die Entdeckungen des deutschen Teams von einigen Persönlichkeiten bezweifelt. Unter ihnen war auch der damals 74-jährige Max von Pettenkofer (1818–1901), ein berühmter Münchner Hygieniker, der Koch bei seiner triumphalen Rückkehr aus Indien respektlos begegnete. Um seine Skepsis zu demonstrieren, schluckte v. Pettenkofer freiwillig eine kleine Menge einer Infusionskultur. Er zeigte nur milde Symptome. Später erfuhr man, dass Kochs Kollege Georg Gaffky (1850–1918) einen teilweise abgeschwächten Stamm der Erreger gesandt hatte. Dann wiederholte ein Assistent, Rudolf Emmerich (1852–1914), den Versuch mit einem anderen Stamm und wurde schwer krank. Er erholte sich und v. Pettenkofer erhob nie mehr einen Einwand. Die Übertragung der Cholera durch Trinken von verunreinigtem Wasser war somit eine gesicherte Tatsache. Bakterielle Filter wurden seitdem in den öffentlichen Wasserversorgungsanlagen der meisten entwickelten Ländern der Welt installiert.

Typhus

Gaffky züchtete etwa zu derselben Zeit, als Loeffler die bakterielle Ursache für Diphtherie entdeckte, *Salmonella typhi* aus Stuhlproben von Diarrhöe-Patienten. 1902 kam es zu einer größeren Typhus-Epidemie in Trier, einer deutschen Stadt am Fluss Mosel. Ein deutsches Team unter Koch wurde zusammengestellt, um die Epidemie zu untersuchen. Ein selektives Nährmedium war gerade entwickelt worden, welches die Unterscheidung von *S. typhi* von der Vielzahl anderer Bakterien erlaubte, die ebenfalls in Stuhlproben vorhanden sind. Auf diesem Nährmedium sehen die Kolonien der milchzuckervergärenden, koliformen Bakterien rosa aus; die Kolonien, die Milchzucker nicht vergären, einschließlich *S. typhi*, sind dagegen farblos.

Nach entsprechenden Untersuchungen wurde die öffentliche Wasserversorgung, die von den meisten Forschern – nach Kochs Erfahrungen mit der Cholera – als der wahrscheinliche Überträger von Typhus angesehen wurde, bald nicht mehr in Betracht gezogen. Das Forscherteam zog den Schluss, dass die direkte Übertragung von Person zu Person vermutlich die Lösung war – eine Übertragung von symptomfreien Menschen auf andere Personen, die nach der Aufnahme der krankheitserregenden Mikroorganismen Symptome entwickelten. Koch nannte die Überträger ohne Symptome „Träger" und zeigte damit als Erster, dass ein Individuum mit virulenten Bakterien angesteckt sein kann, ohne selber daran zu erkranken. Dieses Individuum stellt

Die Geschichte der „Typhoid Mary"

Die berühmteste „Trägerin" des Typhusbazillus war „Typhoid Mary".[10] Mary Mallon war eine gute und einfache Köchin, die an einem winterlichen Nachmittag in New York im Jahre 1906 gegen ihren Willen in den Stadtkrankenwagen geladen und vom Gewicht einer auf ihr sitzenden Ärztin ruhig gestellt wurde. Im Sommer des Vorjahres war es zu einem Ausbruch von Typhus in der Oyster Bay an Long Islands nördlicher Küste gekommen, wobei die mögliche Quelle der Infektion im Haus eines New Yorker Bankiers namens William Henry Warren lag, wo Mary als Köchin arbeitete. Von vier Familienmitgliedern und sieben im Haus wohnenden Dienern erkrankten sechs an Typhus.

Der Besitzer des Hauses beauftragte den Gesundheitsspezialisten George Soper, den Ausbruch zu untersuchen. Soper hatte sofort die Diener, besonders die Köchin Mary Mallon, in Verdacht. Diese war genau drei Wochen vor dem Ausbruch eingestellt worden. Mary Mallon war nicht krank. Allerdings wusste Soper von dem Stadium des chronischen Trägers, das für diese Krankheit typisch war und untersuchte deshalb weiter. Aber als er in der Küche Mary damit konfrontieren wollte, jagte sie ihn mit einem Nudelholz davon! Dann wurde der Krankenwagen geschickt, um sie abzuholen. Aber als sie diesen kommen sah, floh sie in das Haus eines Nachbarn, wo die Polizei sie nach dreistündiger Suche fand. Im Krankenhaus wurde bestätigt, dass Mary Mallon den gefährlichen Typhusbazillus verbreitete. Sie wurde unter Quarantäne gestellt. Der Begriff „Typhoid Mary" war fortan ein Synonym für gesunde Träger, die sich der Verhaftung widersetzten.

Mary Mallon erhielt auf dem Anwesen des Riverside Krankenhauses für übertragbare Krankheiten, das auf einer entfernten Insel im East River lag, in einem kleinen Einzimmer-Bungalow ein ständiges Zuhause. Nachdem sie zwei Jahre in ihrem Bungalow verbracht hatte, wurde sie freigelassen, da ihr Rechtsanwalt darlegte, dass sie niemals krank gewesen war und deswegen keine Bedrohung für die Gesellschaft sei. Die Bedingung war, dass sie niemals wieder kochen würde. Aber wenn man Mary kannte, wusste man, dass sie nicht Wort halten würde. Sie wurde später im Sloane-Maternity-Hospital in New York als Köchin entdeckt, wo plötzlich 25 neue Fälle von Typhus gemeldet worden waren. Mary wurde zu ihrem Bungalow zurückgebracht, wo sie die restlichen 26 Jahre ihres Lebens, bis zu ihrem Tod im Jahre 1938, verbrachte. Während ihrer Kochkarriere hatte sie Typhus an 51 Leute weitergegeben, drei von ihnen starben.

---

aber eine Hauptquelle bei der Übertragung der Infektion auf krankheitsanfällige Individuen dar. Die „Träger-Hypothese" war einer von Kochs letzten bedeutenden Beiträgen, die später direkt zu den Praktiken und Verfahren des Gesundheitswesens führten, die heute allgemein bekannt sind.

Die Pest

Im Jahr 541 n. Chr. und in den nachfolgenden 52 Jahren breiteten sich im Byzantinischen Reich unter Kaiser Justinian (482–565) drei verschiedene Seuchen aus. Procopius von Caesarea (um 500 – um 565) gab erstmals eine detaillierte Beschreibung der Symptome der Krankheiten, die wir heute Lungenpest und Beulenpest nennen. Diese Seuche begann in Ägypten, breitete sich rasch ostwärts nach Syrien, Persien und Indien aus und kam dann entlang der Küste von Afrika in den Westen bis nach Europa. Auch die große schwarze Pest des 14. Jahrhunderts, die ihre Wiege ursprünglich in Zentralasien hatte, breitete sich westwärts bis nach Europa aus. In den ersten Jahren des 14. Jahrhunderts wurden Handelswege über Land und Meer eröffnet. Die Ratten, ihre Flöhe und der schicksalhafte Pestbazillus waren konstante Begleiter der Handelsreisenden.

Ende 1348 hatte die Pest ganz Italien und einen großen Teil Frankreichs fest im Griff. Sie hatte die Alpen überquert, und die Schweiz und schließlich England erreicht. Eine Stadt nach der anderen verlor bis zu 50% der Bevölkerung oder mehr. Die toskanische Stadt Florenz war so stark betroffen, dass der Schwarze Tod manchmal auch „Florentinische Seuche" genannt wurde. Das Elend und Leiden der damals lebenden Menschen überschreitet unser heutiges Vorstellungsvermögen. Berichte über Leichenberge, die sich in den Feldern türmten oder die Kanäle und Flusswege verstopften, sind Legende. Avignon in Südfrankreich, ab 1309 Hauptstadt des römischen Papsttums, musste 50 Jahre später wegen der Pest verlassen werden. Fast 75% der Einwohner waren der Pest erlegen und mindestens 7000 Menschen wurden eingesperrt und ihrem Schicksal überlassen. In einem nahe gelegenen Feld, das der Papst gekauft und als Friedhof geweiht hatte, waren 11 000 Leichen innerhalb von sechs Monaten begraben worden. Diese Pest wurde von dem italienischen Dichter und Humanisten Giovanni Boccaccio (1313–1375) folgendermaßen bildlich geschildert:

> „Sowohl bei Männern als auch bei Frauen erschienen zu Beginn der Krankheit Schwellungen, entweder in der Leiste oder unter den Achseln, wobei einige bis zu einer Größe eines Apfels, andere bis zur Größe eines Eies heranwuchsen, einige mehr und andere weniger stark, und deshalb wurde die Krankheit im Volksmund Beulenpest genannt … nur wenige erholten sich, nahezu alle Erkrankten starben innerhalb von drei Tagen nach Auftreten der oben genannten Symptome."[11]

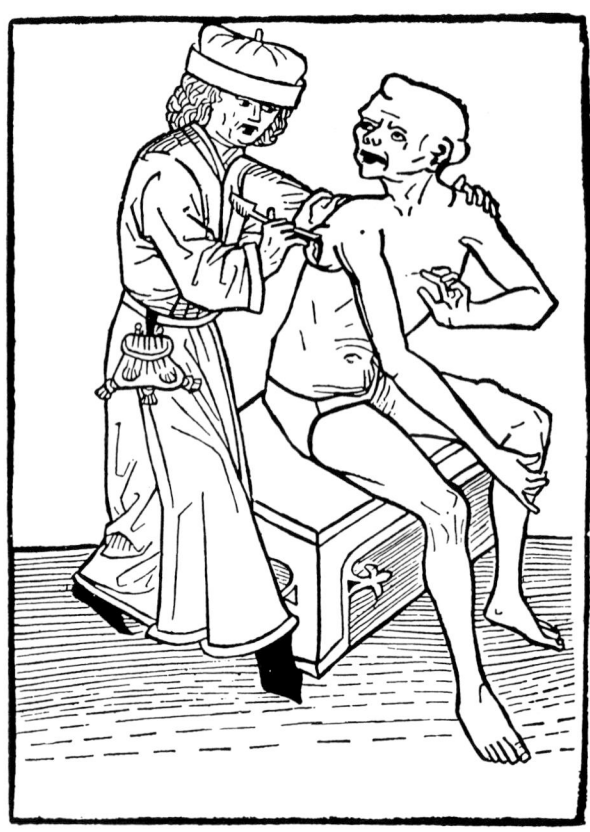

Arzt beim Öffnen von Pestbeulen. Holzschnitt aus dem Jahre 1482.

Der Verursacher der Pest ist *Yersinia pestis,* benannt nach dem Entdecker Alexandre Yersin (1863–1943). Yersin begann 1894 seine Studien in einer selbstgebauten Strohhütte in Hongkong auf dem Gelände des Hauptkrankenhauses, mit Genehmigung der englischen Regierung. Dort war eine Pestepidemie ausgebrochen, die vor dem Eintreffen Yersins schon 600 Menschen dahingerafft hatte. Die an der Pest Erkrankten entwickelten plötzlich hohes Fieber, das oft von Delirium begleitet war. Eine diskrete, subkutane Schwellung (Bubo) trat schon am ersten Tag auf, üblicherweise in der Leistengegend. Die Schwellung erreichte rasch die Größe eines Eis. Der Tod trat normalerweise innerhalb der nächsten 48 Stunden ein. Hatte ein Patient die ersten vier oder fünf Tage überlebt, war die Prognose besser, obwohl die Sterblichkeitsrate der ins Hospital eingelieferten Patienten 95 % betragen haben soll. Yersin suchte zunächst den Mikroorganismus im Blut der angesteckten Patienten und im Bubo-Gewebe. Er beschrieb die Anwesenheit von „kurzen, dicken Bazillen im Bubo-Gewebe, die mit Anilinfarbstoffen leicht einzufärben waren, aber nicht mit der Gram-Färbung".[12] Die Enden der Bazillen färbten sich stärker als die Mitte. Wenn man eine Impfkultur des Bubo-Gewebes auf Agar anlegte, konnte man mit einer indirekten Beleuchtung durchsichtige, weiße Kolonien mit schil-

lernden Rändern beobachten. Das Wachstum konnte durch Zusatz von Glyzerin zum Nährmedium verbessert werden.

Bei den Versuchen mit Ratten und Meerschweinchen starben diese bald nach dem Einbringen, der Inokulation, von Bubo-Gewebe. Die Autopsie zeigte charakteristische, hämorrhagische Läsionen. Zahlreiche Bazillen wurden in den Lymphknoten, der Milz und im Blut beobachtet. Yersin schloss daraus, dass die Pest eine ansteckende und übertragbare Krankheit war, wobei die Ratten wahrscheinlich als Überträger dienten. In der Tat wurden in den infizierten Stadtbezirken von Hongkong viele tote Ratten in den Straßen und in den Häusern gefunden. Diese beherbergten zudem große Mengen des Bazillus in ihren inneren Organen, einige hatten sogar Bubonen entwickelt. Die Ratten spielten also keine unbedeutende Rolle bei den Pestepidemien. Heute wissen wir: Es sind ihre Flöhe, welche die Pest übertragen.

Tetanus

Obwohl die Gesamtzahl der Tetanusfälle im späten 19. Jahrhundert nicht bekannt ist, müssen der rasche und tödliche Verlauf sowie die grotesken Verzerrungen des Gesichtes, bekannt als Teufelsgrinsen *(Risus sardonicus),* der mit *Clostridium tetani* infizierten Patienten eine besondere Dringlichkeit bei der Suche nach dem Erreger geschaffen haben.

Die schmerzhaften Muskelkrämpfe ergreifen nach dem Gesicht die gesamte Körpermuskulatur. Bei vollem Bewusstsein erleidet der Wundstarrkrampfpatient die Muskelkrämpfe, die die Atmung unmöglich machen, wenn sie die Brust- und Zwerchfellmuskulatur erfassen. Die Opfer ersticken. 1889 züchtete Shibasaburo Kitasato (1852–1931) aus dem Eiter der Wunde eines Soldaten der Berliner Garnison, der an Tetanus verstorben war, keulenförmige Bazillen, die endständige Sporen trugen, in Reinkultur.[13] Diese waren bereits 1884 von Arthur Nicolaier (1862–1942) beschrieben worden, der heute als Entdecker des Tetanusbazillus gilt. Die Mikroorganismen wurden allerdings nur in Wunden gefunden, nirgendwo sonst im Körper. Man nahm deshalb an, dass die klinischen Symptome von einem Toxin herrührten, ähnlich wie bei der Diphtherie.

Nicolaier hatte herausgefunden, dass der Mikroorganismus auf geronnenem Serum wuchs, aber nur in Anwesenheit anderer Mikroorganismen. Den Grund dafür kannte man damals nicht. Später fand man heraus, dass anaerobe Bakterien, wie beispielsweise der Tetanuserreger, oft in Gegenwart von aeroben Bakterien wachsen, welche den Sauerstoff aus der unmittelbaren Umgebung verbrauchen. Kitasato ersann jedoch eine Methode zur Züchtung des Mikroorganismus, indem er die Kulturen zuerst in geronnenem Serum bei 36–38 °C inkubierte, welches sauerstoffreduzierende Proteine enthielt. Innerhalb von 24 Stunden wurde das Wachstum der typischen Bazillen und Sporen beobachtet. Er stellte dann die Kultur für eine Stunde in ein Wasserbad bei 80 °C, wonach nur noch die Sporen übrigblieben. Mäuse, denen diese Sporen injiziert wurden, starben sofort an Tetanus.

Es sollte zudem erwähnt werden, dass Kitasato während seiner Anstellung am Koch-Institut auch mit Emil von Behring (1854–1917) und Ehrlich zusammenarbeitete, um die Toxine der Diphtherie- und der Tetanusbakterien zu untersuchen. Es wurde viel Grundlagenarbeit geleistet. Ehrlich war es schließlich, der ein wirksames Antitoxin entwickelte, das man zur Behandlung von Patienten mit Tetanus einsetzen konnte. Behring erhielt 1901 den Nobelpreis für die Entdeckung des Diphtherie-Antitoxins; Ehrlich wurde 1908 mit dem Nobelpreis für bedeutende Beiträge zur Immunologie und Chemotherapie gewürdigt. Leider trennten sich die Wege dieser zwei ausgezeichneten Wissenschaftler, die früher so viele Jahre lang gut zusammengearbeitet hatten, und sie starben schließlich als erbitterte Feinde.

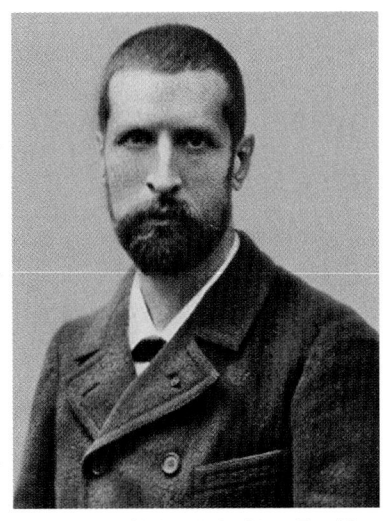

Der Franzose **Alexandre Yersin** (1863–1943) arbeitete für eine kurze Zeit als Assistent im Labor Kochs in Berlin, wo er Friedrich Loeffler (1852–1915), bei seinen Versuchen über das Diphtherie-Toxin half. Dann zog er nach Paris, um mit Émile Roux (1853–1933), einem persönlichen Freund und Bewunderer, am Institut Pasteur zu arbeiten. In einem Bericht wurde Yersin als der Überträger bezeichnet, durch den die Methoden Kochs ihren Weg in das Institut Pasteur fanden. Yersin hatte ein unwiderstehliches Verlangen nach Abenteuern. Eines Tages verließ er einfach das Institut Pasteur, hinterließ einen langen Brief mit Erklärungen für Roux, bestieg ein Schiff der „Messageries Maritimes", verbrachte einige Zeit in Saigon und Manila und landete schließlich in Indochina. Er schloss sich einer kleinen Expedition an, um die gebirgige Region zwischen China und Laos zu erforschen. Dabei wurde Yersin ins Bein geschossen, er erkrankte an Malaria, litt unter starker Ruhr und wurde auf einem Ausflug von einem Tiger angegriffen. Immer wieder war er durch kriegerische Handlungen feindlich gesinnter Eingeborenenstämme in Gefahr. Erschöpft nach so viel Elend und Entbehrung kehrte Yersin in die Zivilisation zurück und nahm eine Arbeit in Hongkong an, um bei der Untersuchung der Ursachen der Beulenpest-Epidemie zu helfen. Dort traf er Shibasaburo Kitasato (1852–1931), der auch Assistent in Kochs Labor gewesen war. Yersin und Kitasato machten, zusammen mit einem kleinen Team, rasche Fortschritte bei der Enthüllung der bakteriellen Ursache der Pest. Schnell publizierte Yersin eine lange Abhandlung, in der er seine Arbeit in Hongkong beschrieb.[34] Das einzige Ungemach, das Yersin jetzt noch zustieß, war, dass sich ein ungeschulter Mitarbeiter mit seinem Geld davon machte.

Die bakterielle Ruhr

Ein Assistent Kitasatos, Kiyoshi Shiga (1870–1957), bemerkte im Jahre 1898, dass in sämtlichen Provinzen Japans Ruhr-Erkrankungen auftraten. Zwischen Juni und Dezember jenes Jahres gab es 89 400 gemeldete Fälle, wovon 24 % tödlich verliefen. Bei der Suche nach dem verursachenden Erreger war man in einer Sackgasse, da die damaligen bakteriellen Kulturmethoden unzureichend waren. Auch Tierstudien halfen nicht weiter, da die Versuchstiere kein Ruhrsyndrom entwickelten, das demjenigen des Menschen ähnlich war. Dann verkündete Shiga, dass er einen bestimmten Mikroorganismus gefunden hatte, der die japanische Variante der Ruhr verursachte, und dass alle Postulate Kochs erfüllt waren. Ja mehr noch, er fügte sogar ein zusätzliches Postulat hinzu: „Wenn das Serum eines kranken oder eines bereits genesenden Patienten einen bestimmten Mikroorganismus agglutiniert, besitzt der Mikroorganismus eine starke Assoziation zu jener Krankheit." Er beschrieb diesen Erreger, als „ein kurzes Stäbchen mit rundlichen Enden, ähnlich dem Typhusbazillus und den meisten Arten der enteridischen Colibakterien".[14] Die unbegeißelten, gramnegativen Bakterien produzierten keine Sporen. Das Wachstum war bei 37 °C und in einer alkalischen Umgebung optimal. Er fand außerdem, dass der Bazillus zu Beginn der Krankheit schwer aus dem Stuhl zu gewinnen ist, aber die Anzahl der Bazillen schnell zunimmt, so dass auf dem Höhepunkt der Infektion fast reine Kulturen gewonnen werden können. Obwohl subkutane Injektionen reiner Kulturen in Mäuse, Meerschweinchen, Kaninchen und Katzen für die Tiere in jedem Fall tödlich waren, wurden die Darmveränderungen, wie sie beim Menschen vorkamen, nicht beobachtet. Heute kennen wir vier Spezies der Bakteriengattung Shigella. Shiga schreckte auch vor einem Selbstversuch nicht zurück: Er führte eine Selbstimpfung mit einem „Impfstoff" durch, den er aus abgeschwächten Kulturen erzeugt hatte. Die Auswirkungen waren alles andere als angenehm:

> „Ich injizierte ¹/₂ einer Agar-Kultur subkutan in mein Hinterteil. Einige Stunden später verspürte ich Kopfschmerzen und eine Empfindlichkeit an der Injektionsstelle. Innerhalb von 8 Stunden bekam ich Schüttelfrost und Fieber, gefolgt von Mattigkeit und Schmerzen im Kniegelenk und in den Waden. Die lokale Empfindlichkeit wurde stärker und anderntags

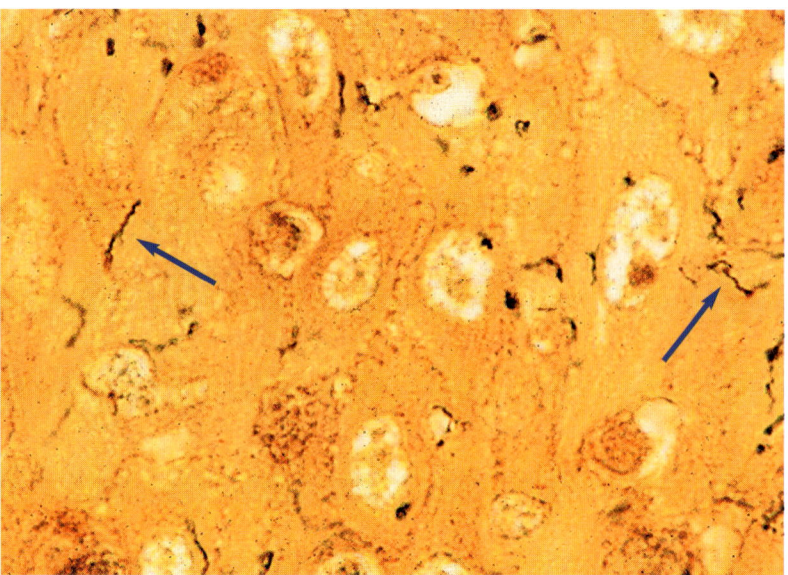

Gewebeschnitt mit Warthin-Starry-Silberfärbung, wodurch die sehr dünnen, leicht ge-knäuelten Spirochäten von Treponema pallidum (Pfeile), dem Erreger der Syphilis, sichtbar werden.

erreichte die Schwellung die Größe einer Schale, die lokalen Drüsen in der Achselhöhle schwollen an und waren druckempfindlich… Am 8. Tag wurde die lokale Schwellung größer und die Läsion wurde aufgeschnitten. Die oberflächlicheren Schichten waren hart und verdickt; die tieferen Schichten waren eitrig und infiltriert. Der Eiter war steril. Die Veränderungen wurden demnach durch Toxämie verursacht. Die Symptome ließen am 9. Tag nach. Am 10. Tag entnommenes Blutserum agglutinierte Ruhrbazillen mit einer 1:10 Verdünnung."[15]

Syphilis

Die Veröffentlichungen über Syphilis übertreffen wahrscheinlich sowohl bezüglich Anzahl, als auch Volumen, die über jede andere Infektionskrankheit. In früheren Zeiten war die Diagnose der Syphilis schwierig, weil die klinischen Symptome oft sehr vage waren. Da die Syphilis verursachenden Spirochäten sehr dünn sind und sich mit den meisten Farbstoffen schlecht einfärben lassen, sind sie schwer zu erkennen. Wegen des Zusammenhangs mit sexuellen Aktivitäten war Syphilis oft von Geheimniskrämerei umgeben und wurde eher als Charakterschwäche statt als übertragbare Krankheit angesehen.

Unter Archäologen und Paläontologen dauert der Streit darüber an, ob die Knochen der alten Mumien Anzeichen von Syphilis aufweisen oder nicht. Es wurde behauptet, dass die Syphilis aus Amerika eingeschleppt und in praktisch allen Regionen Europas im 16. Jahrhundert durch die Eskapaden der Seefahrer verbreitet wurde. Die Italiener nannten die Syphilis die spanische oder französische Krankheit.

Die Franzosen nannten sie die italienische Krankheit. Die Engländer wiederum bezeichneten sie als die französische Krankheit. Was auch immer der wahre Ursprung dieser Erkrankung war, die Syphilis war eine der großen Geißeln der Menschheit.

Der Name der Krankheit, Syphilis, wurde von Girolamo Fracastoro (1478–1553) geprägt. Er war nicht nur Mediziner und Arzt des Konzils von Trient, er war auch Astronom, Geograph, Dichter und Humanist. 1530 veröffentlichte er ein Lehrgedicht *„Syphilidis sive morbi gallici libri III".* Für die Diagnosestellung dieser Erkrankung sollte aber erst das Jahr 1905 entscheidend werden. Der Syphilis-Erreger, von Fritz Schaudinn (1871–1906) erst *Spirochaeta pallida* und später *Treponema pallidum* genannt, wurde durch die Arbeit mehrerer Forscher dingfest gemacht.[16] Bereits ein Jahr später hatte August Paul von Wassermann (1866–1925) den Komplementbindungstest für die Diagnose der Syphilis entwickelt, der im Beitrag „Blutspuren" ausführlich erläutert wird. Seit der Einführung des Komplementbindungstests nach Wassermann wurden einige weitere Tests entwickelt: beispielsweise der VDRL-Test, entwickelt in den **V**eneral **D**isease **R**esearch **L**aboratories, USA zur serologischen Verlaufskontrolle nach Behandlung einer Syphilis sowie der **R**apid **P**lasma **R**eagin (RPR)-Test, der als grober Screening-Test in Situationen angewendet wird, in denen eine Vielzahl von Proben in kurzer Zeit untersucht werden muss.

„Neue" Seuchen

Selbst mit einem hoch entwickelten Arsenal moderner Diagnoseverfahren sind bestimmte Bakterien auch in unserer Zeit noch schwer zu bestimmen. So wurde Mitte der 1950er Jahre in verschiedenen Kliniken und Pathologiepraxen in der Gegend der Großstadt Denver, Colorado, USA eine auffallende Zunahme der Patientenzahlen mit subkutanen Abszessen und Granulomen beobachtet. Granulome sind knötchenartige Veränderungen, hervorgerufen durch Ansammlungen aktivierter Immunzellen unter der Haut. Klinisch waren diese Hautschäden chronischen bakteriellen Infektionen ähnlich, wie sie bei Brucellosen, bei der Syphilis oder bei subkutanen Pilzerkrankungen vorkommen. In Gewebeschnitten wurden säurestabile Bakterien beobachtet. Der Erreger konnte jedoch in keinem der Fälle in Kultur gezüchtet werden. Gardner Middlebrook (um 1915–1986) vom Nationalen Jüdischen Krankenhaus in Denver, wurde die Aufgabe übertragen, das lokal auftretende Problem der subkutanen Mykobakterien zu lösen. Middlebrook und seine Kollegen verfügten über beträchtliche Sachkenntnis in der Diagnose und im Umgang mit Tuberkulose sowie im Labornachweis des *Mycobacterium tuberculosis* und anderer MOTT-Spezies (engl.: **m**ycobacteria **o**ther **t**han **t**uberculosis).

Nach vielen Versuchen und Fehlschlägen bei der Verwendung verschiedener Nährmedien und nach Durchführung einiger Tierversuche entdeckte Middlebrook schließlich das richtige Medium und die richtigen Kulturbedingungen, um den unsichtbaren Erreger züchten zu können. Der Middlebrook-Agar ist ein angereichertes, nichtselektives Agar-Medium für die Züchtung von Mykobakterien. Es war nicht nur die richtige Zusammensetzung dieses Mediums für die Züchtung des „Denver-Stammes" ausschlaggebend, wichtiger war die Entdeckung Middlebrooks, dass dieser Stamm nur bei Inkubationstemperaturen unter 32 °C gezüchtet werden konnte.[17]

Epidemiologische Studien des Ministeriums für Gesundheit von Colorado zeigten, dass die meisten Patienten mit diesen subkutanen Granulomen eine bekannte Heißwasser-Mineralquelle im Kurort Glenwood Springs, im Westen von Denver, besucht hatten. Derselbe Mikroorganismus, der im Middlebrook-Agar von infizierten Patienten gefunden wurde, war auch im natürlichen Thermalwasser des Pools vorhanden, der von Bakterien nur so wimmelte. Dieser Mikroorganismus, *Mycobacterium marinum* benannt, erzeugt eine Infektion mit dem Namen „Swimmingpool-Granulom". Neuerdings wird die Infektion auch „Fischbehälter-Granulom" genannt, da heute die meisten Infektionen beim Umgang mit beheizten, verunreinigten Fischbehältern auftreten.

Chlamydien

Das Trachom, eine ansteckende Bindehaut-Hornhauterkrankung, die zur Erblindung führen kann, war in China schon vor mehreren tausend Jahren bekannt und befällt heute noch Millionen von Menschen in diesem Land. Das Trachom war auch den Römern bekannt, wobei Marcus Tullius Cicero (106–43 v. Chr.) angeblich unter dieser Krankheit gelitten haben soll. Die Ägypter und die Chinesen entdeckten empirisch die Auftragung von Kupfersalzen um die Augen, die gleichzeitig als mascara-ähnliche Kosmetika und als Hemmstoffe der Chlamydien-Infektion der Bindehaut wirkten. Die Kreuzritter brachten angeblich die Krankheit aus dem Nahen Osten nach Europa, wo Trachom-Infektionen in vielen Regionen bis heute endemisch vorkommen.

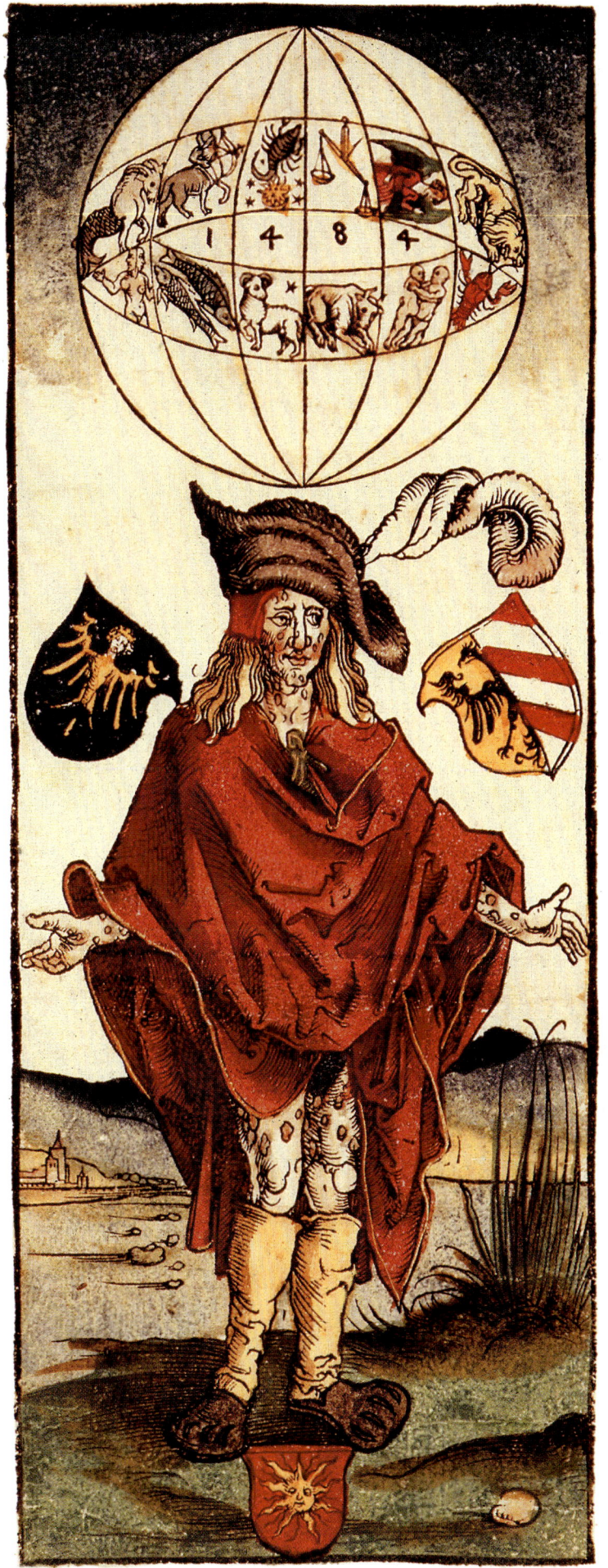

Von Albrecht Dürer (1471–1528) geschaffene Darstellung der Syphilis.

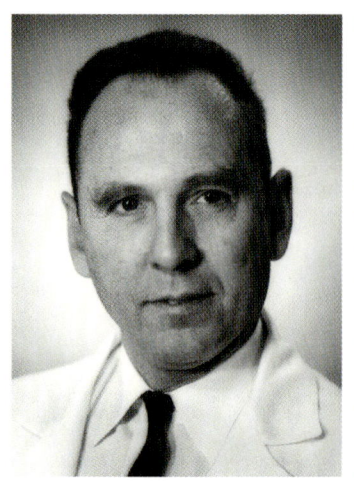

Der Amerikaner **Gardner Middlebrook** *(um 1915–1986) studierte an der Harvard Medical School Medizin und ging nach seinem Examen an das Rockefeller Institute for Medical Research. Dort arbeitete er als Bakteriologe und Pathologe. Während seiner Zeit in Harvard hatte er eine Lungentuberkulose entwickelt – von vielen wurde dies als Antrieb für seine wissenschaftliche Arbeit gesehen. Zu Beginn der 1950er Jahre führte ihn sein Weg in das National Jewish Hospital in Denver, Colorado USA, wo er als Forschungsdirektor tätig war. Aus dieser Zeit stammt auch das hier gezeigte Foto. Von 1962–1964 war er Professor für Mikrobiologie in Buenos Aires. Mitte der 1960er Jahre kehrte er in die USA zurück, wo er bis 1980 als Pathologieprofessor an der Universität von Maryland wirkte. Er führte den Gebrauch von zwei antimikrobiellen Wirkstoffen zur Vermeidung von Resistenzentwicklungen bei Keimen in die Therapie bakterieller Erkrankungen ein. Er entwickelte eine Reihe von Kulturmedien für Mikroorganismen, die heute noch seinen Namen tragen. Für sein Schaffen erhielt er mehrere nationale und internationale Auszeichnungen darunter 1954 die Pasteur Medaille vom Institut Pasteur in Paris. Er war nicht nur ein hervorragender Mikrobenforscher sondern auch künstlerisch vielseitig begabt. So stiftete er der Hallmark Church der Nazarener in Baltimore eine selbstgebaute Orgel. Von ihm stammen nicht nur wissenschaftliche Artikel auf den Gebieten Mikrobiologie, Musik und Philosophie, er verfasste auch Prosawerke.*

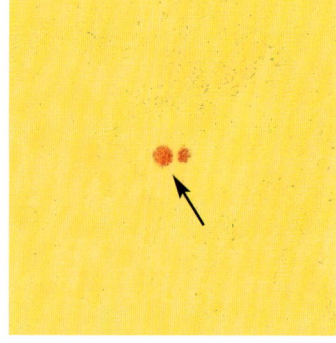

Chlamydia-*Einschlusskörperchen nach einer Iod-Färbung.*

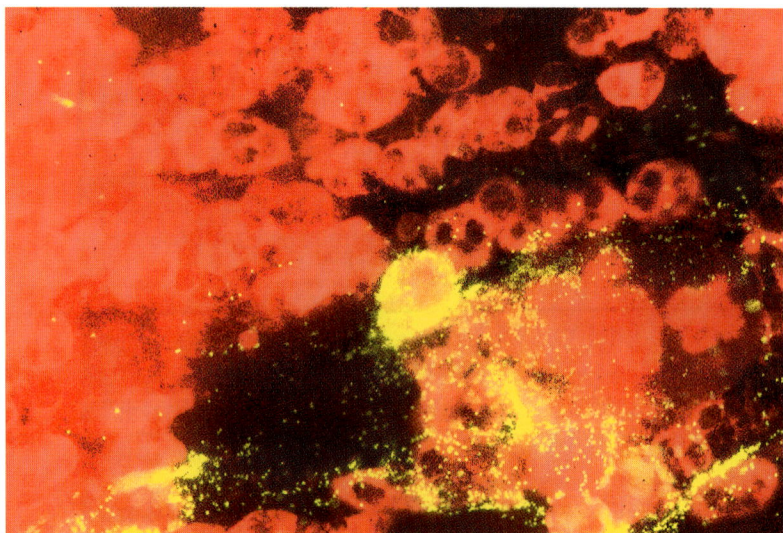

Elementarkörper von Chlaymdia trachomatis *nach Fluoreszenzmarkierung.*

Der Begriff selbst wurde um 60 v. Chr. von einem sizilianischen Arzt geprägt, der es wahrscheinlich vom griechischen Wort *trachys* ableitete, was soviel wie rau oder hart bedeutet, vermutlich wegen des Narbengewebes, das sich nach der akuten Entzündung der Bindehaut bildet.

Die Legitimität, das Trachom als eine neu auftretende Infektionskrankheit zu bezeichnen, beruht auf der Tatsache, dass der Erreger lange nicht in Kultur gezüchtet werden konnte. Erst 1957 züchteten Forscher nach Einbringen von infiziertem Gewebe auf Dottersackkulturen (bebrütetes Hühnerei) erfolgreich eine Kultur von *Chlamydia trachomatis*.[18] Zwei Jahre später konnten *C. trachomatis*-Bakterien erstmals sowohl aus den Augen eines Kindes, die Anzeichen einer Bindehautentzündung zeigten, als auch aus dem Gebärmutterhals seiner Mutter gewonnen werden.[19] Ab diesem Zeitpunkt wurde *C. trachomatis* immer wieder bei Frauen und Männern mit Nicht-Gonokokken-Genitalinfektionen gefunden, manchmal mit Komplikationen wie Eileiterentzündungen, Harnröhrenentzündung oder Nebenhodenentzündung. Chlamydien sind unbewegliche, gramnegative, obligatorisch intrazelluläre Bakterien. Sie vermehren sich innerhalb des Zytoplasmas der Wirtszellen, wo sie charakteristische Einschlusskörperchen bilden. Diese kann man nach einer Iodfärbung unter einem Lichtmikroskop sehen. Chlamydien besitzen eine eingeschränkte Stoffwechselaktivität und sind bei ihrer Energiegewinnung gänzlich auf den Energiehaushalt der Wirtszellen angewiesen. Sie reagieren auf viele Breitband-Antibiotika empfindlich.

Die Diagnose einer Chlamydieninfektion der Bindehaut, der Harnröhre oder des Gebärmutterhalses kann durch Identifizierung der Einschlusskörperchen in den infizierten Wirtszellen mittels Lichtmikroskopie, Iod- oder Immunfluoreszenzfärbung gestellt werden.[20] Die Verwendung von fluoreszenzmarkierten monoklonalen Antikörpern zur zytologischen Färbung und die Sichtbarmachung der infektiösen Elementarkörper wurde in den 1980er Jahren entwickelt. Elementarkörper sind die ansteckenden Formen, wie sie bei der akuten Erkrankung auftreten. Sie messen nur 0,25–0,35 Mikrometer im Durchmesser und haben scharfe, ausgeprägte Ränder. In den Händen eines erfahrenen Mikroskopie-Spezialisten sind die Empfindlichkeit und Spezifität der Fluoreszenzmarkierungstechniken sehr hoch.

Die Einführung der Nukleinsäure-Amplifikationstechniken in vielen klinischen Laboratorien hat sowohl die Empfindlichkeit der positiven Ergebnisse erhöht als auch die Verarbeitungszeit erniedrigt. Der Cobas-Amplicor-Test auf Chlamydien basiert auf der Vervielfältigung der **D**esoxyribo**n**ukleins**ä**ure (DNS), die spezifisch für *C. trachomatis* ist, mittels PCR (engl.: **p**olymerase **c**hain **r**eaction). Das voll automatisierte Verfahren besitzt eine hohe Empfindlichkeit für den Nachweis von Chlamydien-DNS in Abstrichproben des Zervikalkanals und der Harnröhre, was besonders nützlich für den Nachweis subklinischer Infektionen bei asymptomatischen Personen ist. Eine äußerst hohe Spezifität von 99,9 % ermöglicht den Ausschluss einer Chlamydieninfektion und verhindert so eine falsche Therapie.

Die Legionärskrankheit

Zur Zweihundertjahrfeier der Unabhängigkeitserklärung der Vereinigten Staaten 1976 gab es den ganzen Sommer hindurch Feierlichkeiten. Philadelphia, die Wiege des historischen Ereignisses, sollte das Zentrum der festlichen Aktivitäten sein. Allerdings wurde die Festlaune durch eine gewisse Kollektivangst getrübt: Zu Beginn des Jahres wurde in Zeitungsberichten gemeldet, dass es Hinweise dafür gab, dass der Stamm des Grippevirus, der die vernichtende Grippeepidemie von 1918 verursacht hatte, mit einer hohen Wahrscheinlichkeit während des Sommers wieder zurückkehren würde. Kein Wunder, dass die Öffentlichkeit in Aufruhr geriet, als 182 Mitglieder der Veteranenvereinigung der amerikanischen Streitkräfte in Pennsylvania eine akute Atemwegserkrankung entwickelten, an der 29 Personen starben, kurz nachdem sie von ihrer Versammlung nach Hause zurückgekehrt waren.

Zu Beginn der Ursachensuche waren die epidemiologischen und Umweltdaten über diesen Krankheitsausbruch minimal. Virale und verschiedene toxische Krankheitsursachen wurden gesucht, erstere wegen der klinischen Anzeichen, die den beobachteten Lungenentzündungen bei einer starken Grippe glichen. Eine bakterielle Verursachung stand außer in den Köpfen einiger scharfsinniger Spezialisten für Infektionskrankheiten erst am Ende der Liste der Ursachen. Die Untersuchung gefärbter Gewebeschnitte von Lungen-Biopsaten schien auch keine bakterielle Verursachung zu bestätigen, da in den Luftwegen der meisten Patienten ein Überschuss an bestimmten Immunzellen, an Makrophagen, gefunden wurde. In epidemiologischen Untersuchungen über mögliche Quellen der Infektion wurde der Übertragung der Krankheit über das Trinkwasser und die Klimaanlagen-Kühltürme die meiste Aufmerksamkeit geschenkt. Selbst mit allen vorhandenen Hilfsmitteln, die den **C**enters for **D**isease

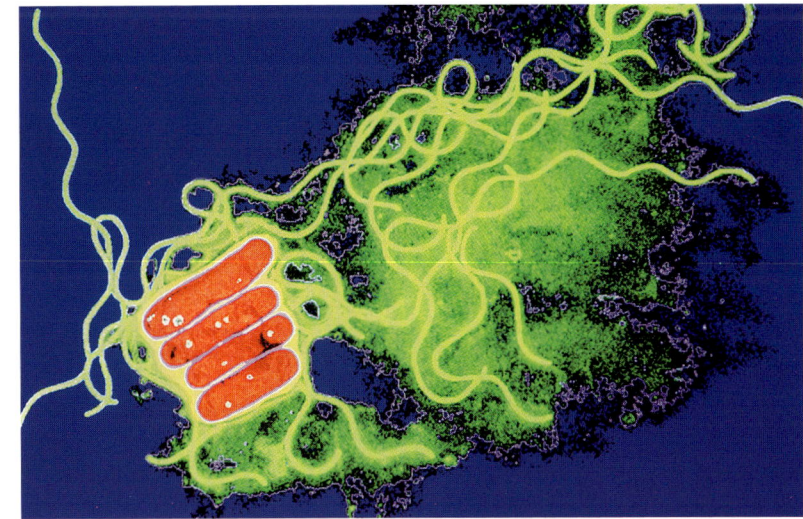

Die bakteriellen Erreger der Legionärskrankheit L. pneumophila.

Control (CDC) zur Verfügung standen, vergingen Monate, bevor der Erreger identifiziert und Hilfsmaßnahmen eingeleitet werden konnten.

Ohne die Arbeit verschiedener Referenzlaboratorien, einschließlich des CDC hätte die Lösung des Rätsels wohl länger auf sich warten lassen. Forscher des CDC konnten aus einer einzigen Biopsieprobe, welche nach dem Tode eines Erkrankten entnommen worden war, ein bisher unbekanntes Bakterium züchten. Am Ende war es aber der Ausdauer von Joseph McDade (geb. 1940) aus dem Stab des CDC zu verdanken, dass 1977 die Züchtung des bakteriellen Krankheitserregers gelang, der dann *Legionella pneumophila* genannt wurde.[21]

Anfängliche Versuche, den Mikroorganismus auf Dottersackkulturen zu züchten, enttäuschten, wahrscheinlich weil das verwendete Protokoll die Zugabe von Penicillin und Streptomycin vorsah, um das Wachstum anderer Keime zu verhindern. McDade interessierte sich für diese hemmenden Antibiotika und stellte Kulturen ohne diese Antibiotika her. Nach vielen Versuchen und Fehlschlägen sowie nach der Untersuchung einer großen Vielfalt von Nährmedien und neuen Formulierungen gelang McDade und seinen Kollegen die Entwicklung eines gepufferten Aktivkohle/Hefeextrakt-Agars als selektives Medium der Wahl für die Züchtung von Legionellen aus klinischen Proben.

Mehrere Ursachen, die zum Ausbruch der Legionärskrankheit in Philadelphia führten, können rückblickend identifiziert werden. Für die Klimaanlagen wurden Kühltürme benötigt. Das Füllwasser dafür wurde aus den nahe gelegenen Flüssen entnommen. Das erwärmte Wasser im Kühlturm war optimal für das Wachstum von Legionellen. Die Ausgänge der

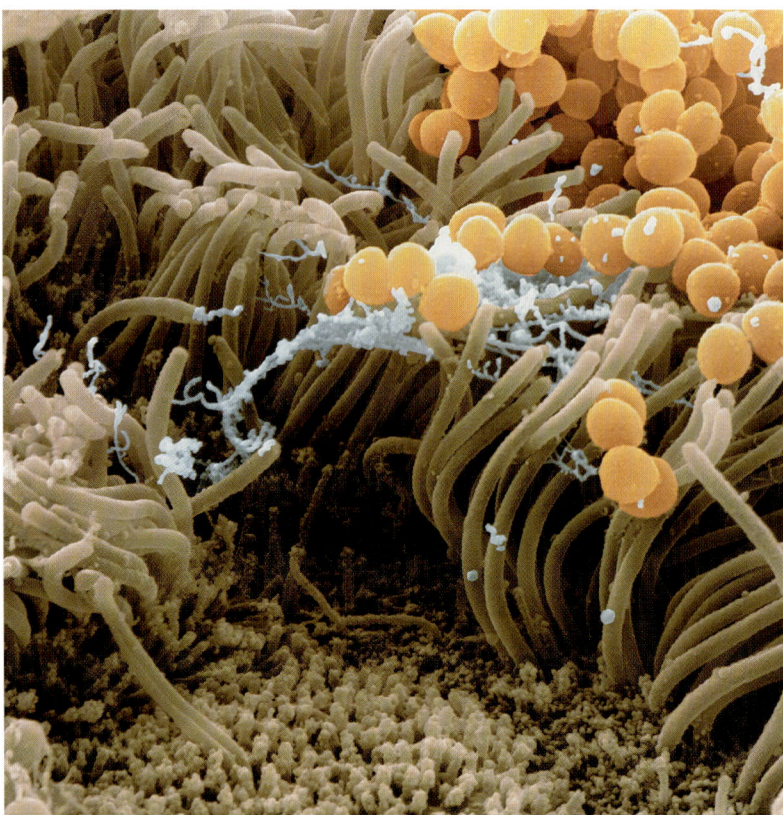

Staphylokokken auf der Auskleidung des Naseninneren.

Rohrsysteme, durch welche die kühle Luft in die Hotelzimmer geblasen wurde, befanden sich oft über dem Kopfende der Betten. Die Krankheitserreger in der Luft konnten so direkt die ahnungslosen Schläfer erreichen.

Das toxische Schocksyndrom

Als grampositive Kokken bekannte Bakterien wurden schon 1880 von Alexander Ogston (1844–1929), einem Chirurgen des Aberdeen Royal Krankenhauses in Schottland, in einer ausgedehnten Studie über Wundabszesse entdeckt. Er beobachtete, dass Entzündung und Eiterung von Mikrokokken verursacht wurden, die er in Wundexsudaten sah.[22] Er erkannte zwei Kokken-Arten. Eine war in Gruppen angeordnet. Diese nannte er *Staphylococcus,* ausgehend vom griechischen Wort *staphylo* für einen „Bund" Trauben. Die andere Art bildete Ketten und wurde als *Streptococcus* bezeichnet. Er stellte weiter fest, dass die erste Art sich mit einer fibrösen Kapsel wie ein Schloss mit einem Burggraben umgibt und etwas Ähnliches wie Furunkel und Karbunkel produziert. Typisch für Infektionen mit kettenförmigen Kokken ist eine Entzündung, die er Phlegmone nannte. Dringen die Eitererreger aus entzündlichen Krankheitsherden in die Blutbahn ein, zirkulieren und vermehren sie sich dort stark, so kann dies zur Sepsis führen.

Das neueste Staphylokokken-Syndrom ist das **t**oxische **S**chock**s**yndrom (TSS), das erstmals 1978 beschrieben wurde.[23] Beobachtet wurde eine Krankheit mit hohem Fieber, Kopfschmerzen, Verwirrung, Bindehautentzündung, scharlachartigem Ausschlag, verminderter Harnproduktion bzw. -ausscheidung und niedrigem Blutdruck bei sieben Kindern und Jugendlichen im Alter von 8–17 Jahren über einen Zeitraum von einigen Monaten. Bei diesen jungen Patienten wurden zudem verschiedene Grade von Halsschmerzen, Erbrechen, wässrigem Durchfall und Schock beobachtet. Zudem zeigten alle Kinder feine Abschuppungen der betroffenen Haut, besonders an den Handflächen und Fußsohlen. Toxinerzeugende Stämme von *Staphylococcus aureus,* Phagen-Typ 1, wurden bei allen fünf Kindern mit TSS von verschiedenen Körperteilen isoliert.

In den frühen 1980er Jahren wurden dann weitere 52 Fälle an die Zentren für Krankheitsüberwachung (CDC) in Atlanta, Georgia, gemeldet.[24] Es handelte sich bei den Betroffenen fast ausschließlich um Frauen im Alter von 13–52 Jahren. Ein auffallender Zusammenhang mit dem Menstruationszyklus wurde entdeckt: 38 von 40 Frauen (95 %) entwickelten TSS-Symptome innerhalb von fünf Tagen nach Beginn der Monatsblutung. Dieser bemerkenswerte Zusammenhang mit dem Menstruationszyklus konnte weiter mit der Verwendung von Tampons assoziiert werden. Die verschiedensten Theorien wurden aufgestellt.

Inzwischen ist bekannt, dass das hämolytische Bakterium *S. aureus,* eigentlich ein harmloser Bewohner der oberen Atemwege und der Haut des Menschen, auch auf Blut und Schleim der Vagina siedeln kann. Ein Tampon bietet ideale Wachstumsbedingungen für die Staphylokokken.[25] Die Symptome des TSS werden durch das von den Bakterien freigesetzte Toxin verursacht, **T**oxisches **S**chock**s**yndrom-**T**oxin 1 (TSST-1) genannt. Ein spannendes neues Konzept der Wirkung des Toxins ist seine Funktion als Superantigen. Ein Superantigen ist fähig, die üblichen Antigen-Reifungsschritte bestimmter Immunzellen, der mononukleären Zellen, zu umgehen, d. h. es kann sich direkt an die Monozyten und Lymphozyten binden. Es kommt daher zu einer überschießenden Immunreaktion mit systemischen Entzündungseffekten. Botenstoffe wie Lymphokine und Monokine werden direkt in den Blutkreislauf abgegeben, was den niedrigen Blutdruck und die verschiedenen Multisystem-Manifestationen von TSS erklären könnte.

TSS ist nach den anfänglichen Fällen bei Männern und Frauen sowie im Zusammenhang mit vielen anderen Krankheiten aufgetreten: bei Abszessen durch Staphylokokken, bei Osteomyelitis,[26] postoperativen Wundinfektionen und bei Lungenentzündungen nach einer Grippe.[27]

Gastritis und *Ulcus pepticum*

Klassische Lehrbücher über Infektionskrankheiten erwähnen mehrere Ursachen für eine Magenschleimhautentzündung (Gastritis) und für Geschwürbildungen im Verdauungstrakt, die auf Magensafteinwirkung zurückgeführt werden *(Ulcus pepticum):* individuelle Veranlagung, übermäßiger Konsum von Koffein in Form von Kaffee oder Tee, Alkoholmissbrauch, die Wirkung gewisser Medikamente, besonders der Salicylate sowie eine Vielfalt anderer Stimuli für die verstärkte Pepsin- und Säureproduktion. Unter bestimmten Umständen kann irgendeine dieser Ursachen zutreffen. In den meisten Fällen jedoch ist ein Keim die Ursache, *Helicobacter pylori,* dem man erst 1982 auf die Spur kam. Zwei Australiern, dem Gastroenterologen Barry Marshall (geb. 1951) und dem Pathologen J. Robin Warren (geb. 1937) gelang es, spiralige Bakterien aus Magenschleimhautproben von Patienten mit chronischer Gastritis zu isolieren und zu züchten.[28]

Warren, ein Pathologe am Royal Perth Hospital in West-Australien, hatte 1979 spiralige *Campylobacter*-ähnliche Bakterien in histologischen Schnitten von Patienten mit Gastritis beobachtet. In den nächsten zwei Jahren färbte er routinemässig alle Magen-Biopsate mit der Warthin-Starry-Silberfärbung ein, mit der die Anwesenheit dieser Mikroorganismen leichter nachgewiesen werden konnte. Ein klarer Zusammenhang zwischen diesen gekrümmten Bakterien und der chronischen Gastritis konnte so bewiesen werden. Die Veränderungen der Magenschleimhaut, die er im Zusammenhang mit diesen Bakterien fand, waren Zellschäden am Epithel, die Einwanderung von Immunzellen (neutrophile Lymphozyten) ins Gewebe und mononukleäre Zellen in erhöhter Anzahl im Gewebe. Aber die Bakterien ließen sich nur schwer züchten. Erst ausgehend von einer Arbeit, in welcher die Züchtung einer spiraligen Bakterie aus der Darmschleimhaut der Maus beschrieben wurde, konnten Marshall und Warren die Bakterien auf Schokoladen-Agar züchten.[29] Dafür war die Inkubation in einem Inkubationsglas nötig, das eine besondere, sauerstofffreie Gasmischung aus 85% Stickstoff, 10% Wasserstoff und 5% Kohlendioxid enthielt sowie eine fünftägige Kulturdauer. Auf diese war man durch einen Zufall gekommen. Am Osterwochenende 1982 hatten Laboranten vergessen, einige Kulturgefäße zu vernichten. Nach fünf Tagen

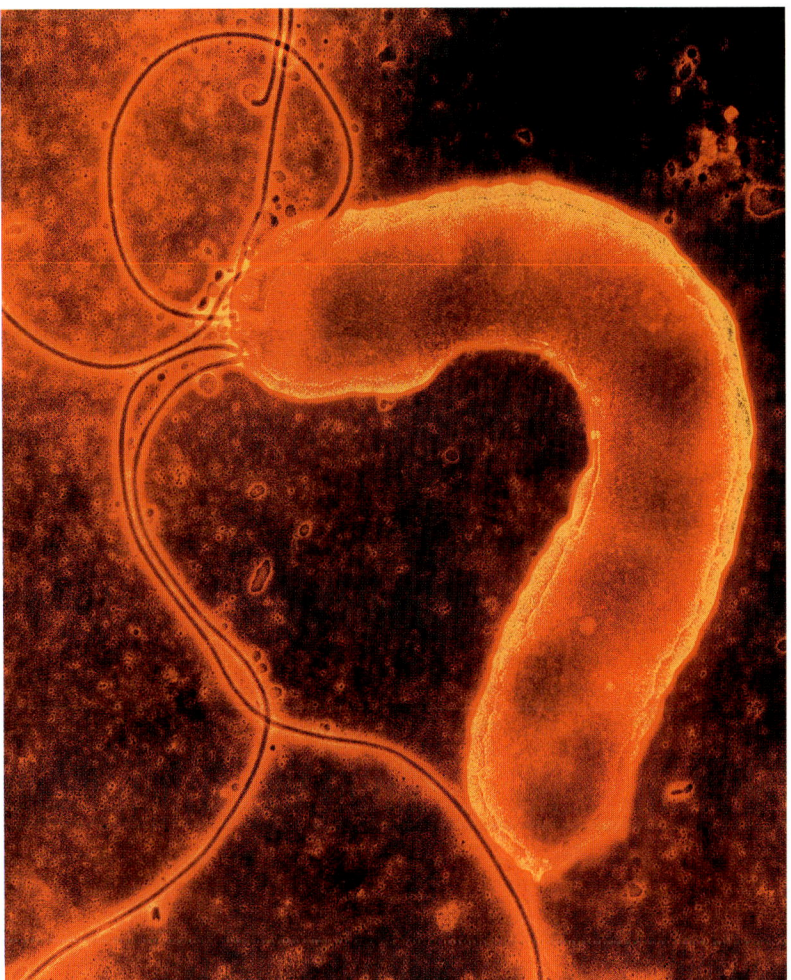

Das „*Magenbakterium*" Helicobacter pylori.

Inkubationszeit waren nun die Bakterien zu erkennen, die man in monatelangen Fehlversuchen mit einer Kulturdauer von zwei Tagen hatte wachsen lassen wollen.

Ein biochemisches Schlüsselmerkmal, das die beiden Forscher außerdem entdeckten, war die massenhafte Entstehung des Enzyms Urease, welches Harnstoff in Ammoniumionen und Kohlendioxid spaltet. Die Ammoniumionen bewirken eine lokale Alkalisierung in der Nähe der wachsenden Bakterien, die sie vor der starken Magensäure schützt.

Besiedeln nun diese Bakterien den Magen im Gefolge einer Entzündung oder sind sie Verursacher derselben? Um dies herauszufinden, unternahmen Marshall und sein neuseeländischer Kollege Arthur Morris, heroische Selbstversuche, indem sie erst Säurehemmer und dann die Bakterienkulturen schluckten – mit dem Erfolg, dass Marshall an akuter, und Morris an chronischer Gastritis erkrankte, die er erst nach Jahren in den Griff bekam.[30]

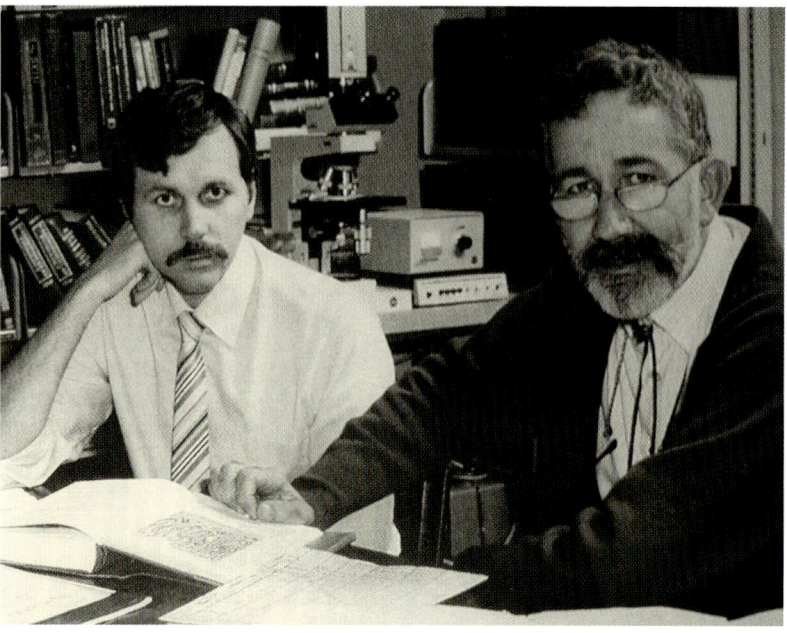

Barry Marshall *(geb. 1951), links und* **Robin Warren** *(geb. 1937), rechts im Bild, vom Royal Perth Hospital in Perth, Australien, entdeckten die pathologische Signifikanz des „Magenbakteriums"* Helicobacter pylori. *Das Foto wurde 1984 aufgenommen.*

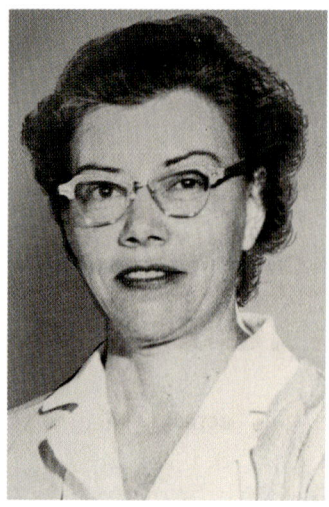

Elizabeth O. King *(1912–1966) begann 1948 in einem Diphtherie-Labor der Centers for Disease Control zu arbeiten. Drei Jahre später verstärkte sich ihr Interesse für die Krankheitserreger unter den gramnegativen Bakterien, besonders aber für diejenigen Spezies, die nicht zur Familie der* Enterobacteriaceae *gehörten. Viele dieser Spezies waren schlecht klassifiziert und ihre Identifizierung stellte ein besonderes Problem in klinischen Laboratorien dar. Sie nahm es auf sich, etwas Ordnung in die Klassifizierung und Identifizierung dieser Mikroorganismen zu bringen. Aus dieser Arbeit entstanden die umfassenden „King-Charts", welche die klinischen Mikrobiologen mit brauchbaren Richtlinien für die Identifizierung der widerspenstigeren Bakterienisolate versahen.*

Bakterien-Identifizierung

Um eine ständig wachsende Anzahl bakterieller Spezies richtig identifizieren zu können, wurden in mikrobiologischen Laboratorien Identifikationsschemen ersonnen. Die bekanntesten und universellsten aller Identifizierungsgitter waren die „King-Charts", die von den CDCs publiziert wurden. Sie basierten auf der umfassenden Arbeit von Elizabeth O. King (1912–1966).

Obwohl Flussdiagramme und Matrixsysteme in klinischen Laboratorien heute noch weit verbreitet sind, gibt es seit den 1960er und 1970er Jahren auch einige kommerzielle Identifikationssysteme. Für diejenigen Mikrobiologen, die große Erfahrung bei der Anwendung von konventionellen Nährmedien und biochemischen Tests hatten, waren diese „Kits" anfänglich eher eine Kuriosität. Mit der Zeit wurden sie aber immer besser akzeptiert. Die Identifikation vieler häufig vorkommender, rasch wachsender und biochemisch aktiver bakterieller Spezies, wie beispielsweise der Mitglieder der Familie der *Enterobacteriaceae,* war mit diesen käuflichen Systemen viel einfacher und genauer. *Enterobacteriaceae*-Keime verursachen Infektionen von Wunden sowie der Harn- und der Atemwege. Nach Isolierung des Er-

regers auf einem Selektivmedium wird der Stamm mit den im Handel erhältlichen sog. Bunten Reihen wie einem Enterotube-System oder dem API 20 E-System identifiziert.

Das Enterotube, welches 1971 eingeführt wurde, war ein stiftförmiges, abgeschlossenes, steriles und in Kammern unterteiltes Kunstoffrohr, das acht verschiedene konventionelle Medien enthielt, mit denen elf biochemische Standardtests durchgeführt werden konnten. Durch das Zentrum des Rohres ging eine mit dem zu untersuchenden Keim beimpfte Nadel hindurch. Diese erlaubte die sequentielle Inokulierung jeder Kammer mit einer isolierten Kolonie der Probe. Die Farbreaktionen in den Kammern waren nach 24-stündiger Inkubation gut sichtbar. Diese Reaktionen konnten entweder durch die Verwendung einer vom Hersteller zur Verfügung gestellten Mustererkennungsmatrix oder durch die Verwendung einer vierstelligen Bio-Code-Nummer, die sich aus der Addition der Zahlen gegenüber den verschiedenen Kammern ergibt, interpretiert werden.

Die erste Generation des Enterotube wurde für die Identifizierung von Bakterien entworfen, die zur Familie der *Enterobacteriaceae* gehörten. Die grundlegende Konstruktion des Enterotube wurde dann ungefähr zwei Jahre später durch die Herstellung des Oxi-Ferm-Systems erweitert, mit dem man die häufig anzutreffenden nichtfermentativen, oxidase-positiven und gramnegativen Bazillen identifizieren konnte. In den acht Kammern waren Formulierungen von selektiven Nährmedien, die geeignet waren, das bakterielle Wachstum zu fördern und verschiedene metabolische Produkte nachzuweisen. Allerdings genoss das Oxi-Ferm-System niemals die weite Verbreitung und Beliebtheit des Enterotube, da die Reaktionen oft schwach und die Endpunkte schwierig zu interpretieren waren. In den Studien aus dieser Zeit konnten nur zwei Drittel bis drei Viertel aller Isolate einer Gattung und Spezies zugeordnet werden.

Das API 20 E-Identifikationssystem wurde kurz nach dem Enterotube eingeführt. Dieses System ermöglichte wichtige Fortschritte bei der Identifikation von Bakterien und besteht aus einem Plastikstreifen mit 20 miniaturisierten Kammern, die getrocknete Substrate enthielten anstelle der „wässrigen" im Enterotube. Die Verwendung von getrockneten Substraten stellte einen Durchbruch der miniaturisierten Technologie dar, welcher die Lagerfähigkeit der Tests merklich verbesserte. Alle Reaktionen sind als Farbumschläge erkennbar. Die Ergebnisse der einzelnen Reaktionen können entweder an einer vom Hersteller gelieferten Mustererkennungsmatrix oder durch Berechnung einer siebenstelligen Bio-Code-Nummer abgelesen werden.

Eine Anzahl weiterer miniaturisierter Systeme wurde vermarktet. Obwohl diese verpackten, abgeschlossenen Identifikationssysteme als Gruppe einen wichtigen Fortschritt nach den unhandlichen und wenig standardisierten, konventionellen Schalen- und Röhrchensystemen darstellten, werden sie in vielen Laboratorien immer weniger benutzt, da heute größere und automatisierte Identifikationssysteme für Bakterien zur Verfügung stehen.

Automatisierte Bakterien-Identifizierung

Direkten Einfluss auf die Entwicklung der mikrobiologischen Diagnostik hatte das Weltraumforschungsprojekt in den 1960er Jahren. Unter den für das Weltraumprogramm Verantwortlichen gab es große Bedenken, dass die Astronauten einen tödlichen „Andromeda-Stamm" vom Mond zur Erde bringen könnten. In der Vorstellung einiger Verantwortlicher war es unbedingt nötig, einen eventuellen tödlichen bakteriellen Stamm abzuwehren, bevor das Raumschiff wieder in die Erdatmosphäre eintrat. So erteilte die Weltraumbehörde der Vereinigten

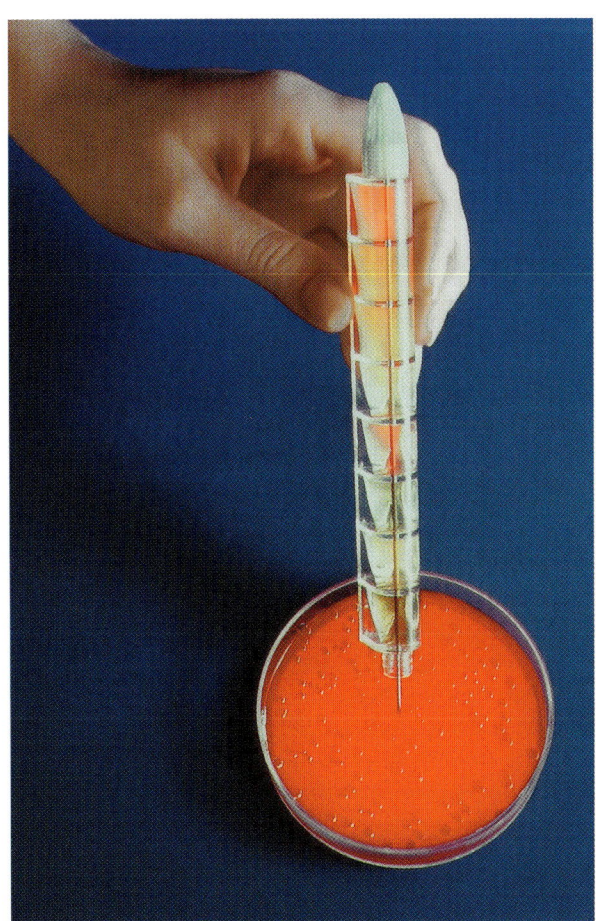

Enterotube, ein abgeschlossenes Bakterien-Identifikationssystem, von Roche im Jahr 1971 eingeführt.

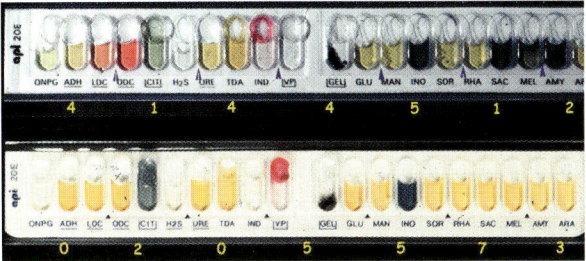

API 20E-Identifikationsstreifen von Analytab Products, Inc., bestehend aus einem miniaturisierten Kit-System, das getrocknete und vorher reduzierte Substrate zur Identifikation von Mitgliedern der Familie Enterobacteriaceae enthält. Die Zahlen am unteren Ende jedes Streifens zeigen die Biocode-Nummern, wobei jede Zahl mittels Oktalsystem-Berechnungen der Substratreaktionen innerhalb jedes Tripletts zwischen den Pfeilen abgeleitet wurde. Mit Hilfe eines Code-Protokolls kann dann die Identität des Mikroorganismus abgeleitet werden.

Staaten, die United States National Aeronautics and Space Administration, der Firma McDonnell-Douglas den Auftrag, ein kompaktes mikrobiologisches Testsystem für die Verwendung an Bord eines Raumfahrzeuges zu entwickeln. Es sollte den Nachweis, die Identifizierung und eine Empfindlichkeitsprüfung potenziell krankheitserregender Mikroorganismen, welche die Astronauten von ihrem

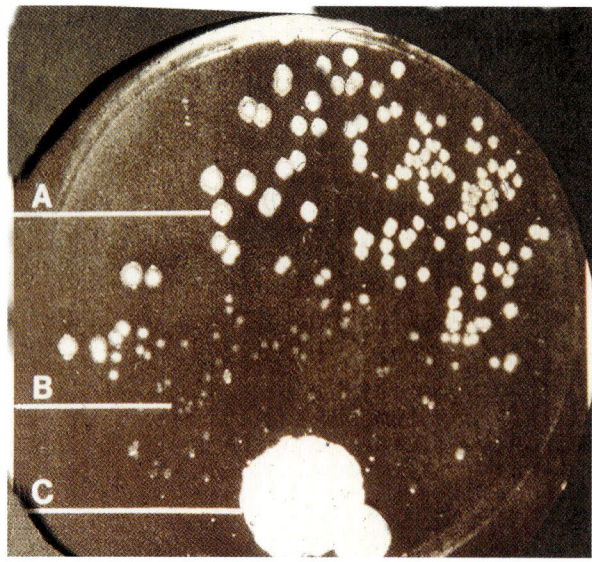

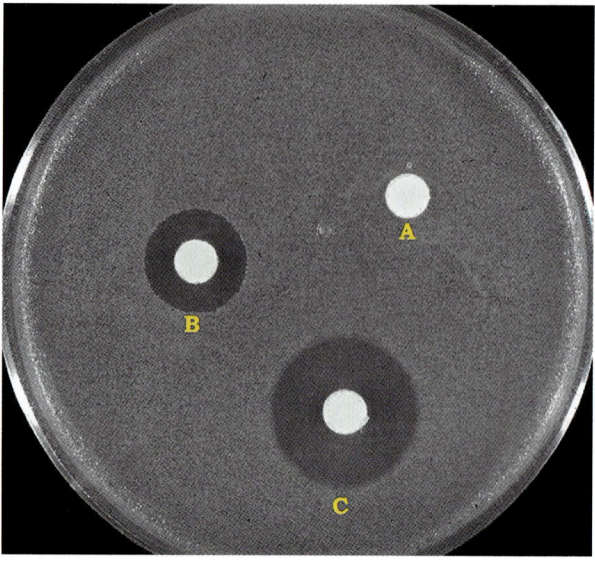

Agar-Schale, in der Sir Alexander Fleming 1929 die hemmende Wirkung des kontaminierenden Schimmelpilzes Penicillium notatum *auf das Wachstum der Staphylokokken beobachtete.* **A** *bezeichnet die keimfähigen und wachsenden Staphylokokken-Kolonien,* **B** *kennzeichnet die Auflösung der Kolonie in der Zone, in der von den Pilzkolonien (***C***) antibiotische Substanzen produziert wurden. Flemings Entdeckung dieser antibiotischen Wirkung war der Beginn der neuen Technologie der Empfindlichkeitstests auf Antibiotika.*

Hemmhoftest mit drei Filterblättchen, die mit verschiedenen Antibiotika durchtränkt sind. Die Bakterien sind gegen ein Antibiotikum resistent (keine Hemmzone), für das andere sensitiv (große Hemmzone), während das dritte Antibiotikum intermediär wirkt (mittelgroße Hemmzone).

Mondspaziergang vielleicht mitbrachten, erbringen können.

Ein derartiges Bakterien-Diagnosesystem musste sehr kompakt und vollautomatisiert sein. Was entstand, war eine kleine Plastikkarte, knapp größer als eine Kreditkarte, die mehrere Reihen mit kleinen Kammern besaß, welche 30 Tests ermöglichten. Jede Kammer enthielt ein passendes Reagens, mit dem ein spezifisches bakterielles Stoffwechselprodukt nachgewiesen werden konnte, und war mit einer porengroßen Öffnung verbunden, in die ein winzig kleines Inokulum einer flüssigen Probe im Mikroliter-Bereich, üblicherweise Urin, injiziert werden konnte. Nachdem die Probe die Kammern erreicht hatte, löste die Flüssigkeit das Reagens auf. Dies war die erste Vorstufe für den Nachweis der spezifischen Stoffwechselprodukte einer eventuell vorhandenen bakteriellen Spezies. Die Karte wurde dann in ein Erkennungssystem gegeben, in dem die Summe aller Reaktionen in ein Rechnerprogramm integriert wurde und schließlich zur Identifizierung eines Mikroorganismus führte.

Die Identifikationskarte wurde integraler Teil eines einfachen Gerätes, das von McDonnell-Douglas verkauft wurde, nachdem der Vertrag mit der Weltraumbehörde ausgelaufen war. So entstand das **A**ntiMicrobic-**S**ystem, oder kurz AMS, als erstes automatisiertes, bakterielles Identifikations- und

Empfindlichkeitstestsystem, das als Vorläufer des heutigen Vitek-Systems gilt. Dieses frühe Vitek-System war ein großer Fortschritt. Die Analysezeit verkürzte sich beträchtlich, was auf die Behandlung des Patienten eine positive Auswirkung haben konnte.

Antibiogramm / Hemmhoftest

Als Begründer des Hemmhoftests gilt Sir Alexander Fleming (1881–1955). Dieser machte 1929 die oft zitierte Beobachtung, dass das Wachstum von *Staphylococcus*-Kolonien in der Nähe einer Kolonie von *Penicillium notatum* gehemmt wurde. Aus dieser Beobachtung entwickelte sich während des nächsten Jahrzehntes der Hemmhoftest. Filterpapierblättchen wurden mit einem Antibiotikum einer bestimmten Konzentration durchtränkt und auf einen Bakterienrasen gelegt. Rund um die Blättchen jener Antibiotika, auf die der Testorganismus „empfindlich" war, zeigten sich Wachstumshemmungszonen. Die Zonenbildung bedeutete, dass der zu testende Mikroorganismus empfindlich auf das getestete Antibiotikum reagierte; keine Zonenbildung dagegen, dass der Mikroorganismus resistent war. Nach einigen Modifikationen entwickelten Bauer, Kirby und Kollegen an der Universität von Washington in Seattle einen Test, auf dem der noch heute standardmäßig verwendete Kirby-Bauer-Test basiert.[31]

Das Makrodilutionsverfahren

Als in den 1970er Jahren die Verbreitung neuer Antibiotika fast exponentiell zunahm und gleichzeitig die Behandlung von Infektionen wegen der zunehmenden Anzahl immunsupprimierter Patienten schwieriger wurde, entstand ein Bedarf an einer weiter entwickelten und weniger arbeitsintensiven Empfindlichkeitstestmethode, mit der sich die minimale Hemmkonzentration (MHK) der Antibiotika abschätzen ließ. MHK wird als die kleinste Konzentration eines Antibiotikums definiert, welche die Keimvermehrung in einem zu testenden Kulturansatz noch verhindert. Das erste Verfahren zur Bestimmung des MHK-Wertes war das Makrodilutionsverfahren. Die Kenntnis des MHK-Wertes liefert eine Richtlinie, anhand derer die genaue Dosierung eines Antibiotikums berechnet werden kann.

Das Mikrodilutionsverfahren

Weil das Makrodilutionsverfahren zu unhandlich war, um die großen Serien in klinischen Laboratorien zu bewältigen, wurde 1977 das Mikrodilutionsverfahren auf einer Polystyrol-Platte mit 96 Kammern von Clyde Thornsberry und Mitarbeitern an den Zentren für Krankheitskontrolle in Atlanta, Georgia, offiziell eingeführt. Die MHK wird bei der letzten Kammer abgelesen, in der das bakterielle Wachstum noch sichtbar gehemmt wird.

Das Epsilometer (Der E-Test)

Ein Verbindungsglied zwischen dem Hemmhoftest und den automatisierten Dilutionsverfahren für die Bestimmung der MHK eines Antibiotikums ist das Epsilometer oder auch E-Test genannt, der von der Firma AB Biodisk in Schweden hergestellt wird. Dieser Test besteht aus einem mit Antibiotikum durchtränkten Streifen, der auf die Oberfläche einer Agar-Schale gelegt wird.

Nachdem die Suspension des Mikroorganismus entsprechend dem Standardverfahren für den Hemmhoftest gleichmäßig auf der Oberfläche der Schale verteilt wurde, wird ein E-Streifen in das Zentrum der Schale gelegt. Dieser Streifen wird mit einer zunehmenden Konzentration eines Antibiotikums durchtränkt. Nach einer Inkubationszeit von 18 Stunden wird die MHK an dem Punkt gelesen, wo die Zone der Wachstumshemmung sich mit dem Streifen schneidet.

Der E-Test hat sich in spezifischen Situationen bewährt, wenn ein MHK-Wert für ein gegebenes Antibiotikum gegen einen bestimmten Testorganismus benötigt wird. Bei jedem Test kann nur ein Antibiotikum geprüft werden; deswegen ist der E-Strei-

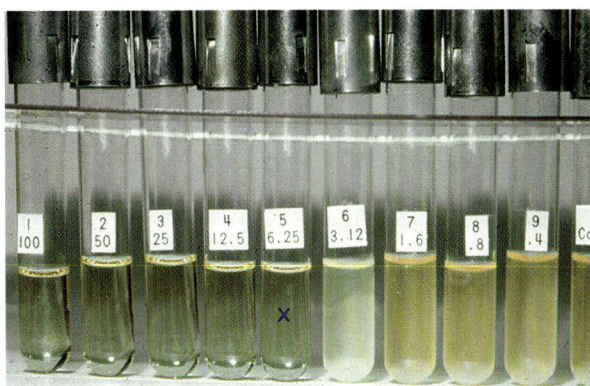

Makrodilutionsverfahren zur Bestimmung der kleinsten Konzentration eines Antibiotikums (minimale Hemmkonzentration, MHK), die eine sichtbare Hemmung des Bakterienwachstums verursacht. Im gezeigten Fall kann man einen MHK-Wert von 6,25 Mikrogramm pro Milliliter ablesen.

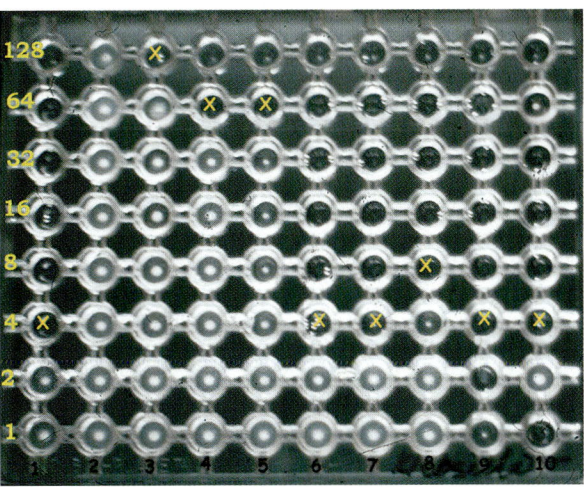

Mikrodilutionsverfahren: Durchgeführt in einer Polystyrol-Platte mit 96 Kammern, wobei die Zahlen unten, entlang der Abszisse, verschiedene Antibiotika repräsentieren; die gelben Zahlen entlang der Ordinate repräsentieren die Konzentrationen der Verdünnungsreihe der Antibiotika-Lösungen, die in jeder Kammer vorhanden sind. Die MHK jedes Antibiotikums wird durch ein gelbes „X" angezeigt.

fen für das Prüfen mehrerer Antibiotika zu teuer. Dieser Test hat trotzdem eine weite Verbreitung gefunden und wird erfolgreich für das Testen der Hemmung gewisser anaerober Bakterien und einiger Hefe-Spezies verwendet.

Automatisierte Empfindlichkeitstests auf Antibiotika

Der erste MicroScan-Apparat, der TouchScan, wurde von Hand bedient, wobei die Resultate aus einem Muster von positiven und negativen Reaktionen abgeleitet wurden, die visuell aus den inkubierten Mikrotiterplatten abgelesen und in ein Erkennungssystem eingegeben wurden. Dieses manuelle System war Ausgangspunkt für einige Serien von AutoScan-Apparaten, die innerhalb von Sekunden die Identität

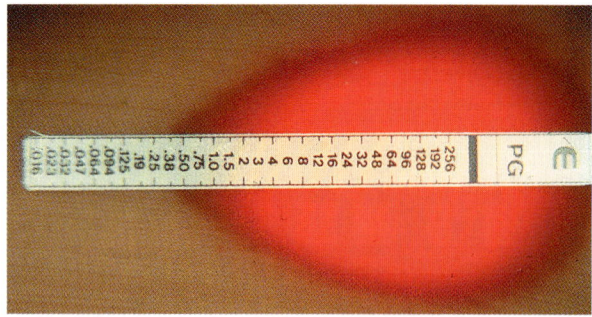

Epsilometer (E-Test) zur Bestimmung des MHK-Wertes mittels der Gradient-Diffusionstechnik. In diesem Fall beträgt der MHK-Wert 0,38 Mikrogramm pro Milliliter, abzulesen am Punkt, wo der linke Teil der elliptischen Zone der Wachstumshemmung sich mit dem Filterpapierstreifen schneidet.

der Mikroorganismen interpretieren konnten. Die Platten wurden „offline" inkubiert und dann in die Apparatur eingeführt, um eine konsistente, standardisierte Identifizierung zu ermöglichen. Diese Apparaturen waren hauptsächlich für die Verwendung in kleineren Laboratorien entworfen worden.

Die neueste Entwicklung des Microscan Systems ist der „WalkAway", der – wie der Name andeutet – eine Apparatur ist, die automatisch inkubiert, dann die notwendigen Reagenzien hinzufügt und die Resultate interpretiert. Dies bedeutet natürlich eine wirkliche Arbeitseinsparung. Das „WalkAway"-System benutzt standardisierte Mikrodilutionsplatten, die entweder fotometrisch über Nacht oder fluorometrisch bei kurzer Inkubation ausgewertet werden.

Das „Sensitre Microbiology System" bietet eine volle Palette von Benutzeroptionen von der manuellen über die halbautomatische bis zur vollautomatisierten Ausgabe der Resultate. Das automatisierte System ist bezüglich Konstruktion dem AutoScan-System ähnlich, da es ebenfalls standardisierte Mikroverdünnungsplatten, ein Erkennungssystem mit angeschlossenem Mikrocomputer, ein Videobildschirmterminal sowie ein Robotersystem besitzt, so dass die inkubierten Platten je nach Anwendung unter dem Fotometer oder Fluorometer positioniert werden können. Die Möglichkeit für einen Ausbau des manuellen zu einem automatisierten System – je nach Bedarf des Labors und je nach Budget – ist ein klarer Vorteil dieses modularen Systemaufbaus.

Nicht-Kultur-Techniken

Die diagnostischen Anwendungen von Antigen-Antikörper-Reaktionen entwickelten sich aus einigen Untersuchungen zur Immunität in den 1870er- und 1880er-Jahren. Diese Untersuchungen konzen-

trierten sich auf die Erkennung rätselhafter Eigenschaften oder Substanzen im Blutstrom und anderen Körperflüssigkeiten von Tieren, nachdem diese mit abgeschwächten Viren und lebenden bakteriellen Mikroorganismen geimpft worden waren. Ilya Ilyich Mechnikov (1845–1916) hatte 1891 beobachtet, dass gewisse Körperzellen die Fähigkeit hatten, infektiöses Material aufzunehmen und es dann durch einen Prozess der intrazellulären Verdauung, den er Phagozytose nannte, zu zerstören. Die Anwesenheit von Substanzen mit Aktivität gegen Diphtherie- und Tetanustoxin, Antitoxine genannt, wurde von Behring und Kitasato 1889 entdeckt und im gleichen Jahr von Roux und Yersin bestätigt. Durch diese Entdeckung gelang es, die krankmachenden oder sogar tödlichen Wirkungen einiger pathogener Bakterien durch die Verabreichung von neutralisierenden Antitoxinen zu bekämpfen.

Ebenfalls 1889 entdeckte Albert Charrin (1856–1907) zusammen mit einem Kollegen, dass *Pseudomonas aeruginosa*-Bakterien, die in Kulturen mit Serum von Tieren gezüchtet wurden, welche sich von künstlichen Infektionen mit diesem Mikroorganismus erholt hatten, Klumpen bildeten, die auf den Boden des Reagenzglases sanken. Das diagnostische Potenzial dieser Methode wurde später im gleichen Jahr bewiesen, als Fernand Widal (1862–1929) in Frankreich einen Versuch durchführte, in dem ein homogener Stamm aktiv beweglicher Typhusbakterien zu einer kleinen Menge Serum gegeben wurde, das einem Tier entnommen wurde, dem früher diese Typhusbakterien injiziert worden waren. Die Bewegung der Bakterien kam sofort zum Stillstand, und in der gleichförmigen Suspension entstanden Klumpen, die mit dem Auge sichtbar waren. Damit sollte die Widal-Reaktion, später Agglutination genannt, einer der Meilensteine für die Identifikation bakterieller Spezies werden. Sie basierte auf dieser Verklumpungsreaktion, die sich ereignet, wenn Bakterienzellen mit spezifischem Immunserum gemischt werden.

Basierend auf weiteren Arbeiten von Jules Bordet (1870–1961) wurde dieser thermolabile Faktor später „Komplement" genannt. Für diese Pionierarbeit wurde Bordet, ein belgischer Bakteriologe, der als Professor für Bakteriologie in Brüssel wirkte, 1919 mit dem Nobelpreis für Physiologie und Medizin ausgezeichnet. Bordet entdeckte zudem, dass das Komplement an Antigen-Antikörper-Komplexe bindet (sog. Komplement-Bindung) und so eine durch Antikörper vermittelte Immunität auslöst.

1897 zeigte Rudolf Kraus (1868–1932), der als Direktor des Staatlichen Serotherapie-Instituts in

Wien amtierte, eine weitere Eigenschaft des Immunserums auf. Indem man Versuchstieren die klaren Filtrate flüssiger Kulturen von Cholera-, Typhus- oder Pestbakterien injizierte, erschienen spezifische Substanzen im Serum dieser Tiere, welche wiederum bakterielle Zellen ausfällen konnten, wenn man diese in vitro mit Proben der gleichen Filtrate mischte, die für die Impfung verwendet worden waren. Diese Fällungsreaktion bildete die Grundlage des Präzipitationstests. Damit war am Ende des 19. Jahrhunderts klar, dass die Injektion eines Antigens in ein Tier die Bildung von Antikörpern im Serum bewirkt. Antikörper variieren im Typus, sind aber immer spezifisch für das auslösende Antigen, entsprechend den reaktionsspezifischen Strukturelementen auf der bakteriellen Zellwand.

Die ersten Agglutinationstests verwendeten bakterielle Zellen in Suspension als Endpunkt für die Bestimmung, ob ein bestimmter Antikörper in der zu testenden Probe vorhanden war. Diese „direkten" Agglutinationstests sind beispielsweise der Weil-Felix-Test für die Diagnose der Rickettsien-Erkrankung (mit Hilfe einer *Proteus*-Spezies, die kreuzreagierende Antigene auf der Zelloberfläche besitzt), die Widal-Reaktion für die Diagnose von Typhus und der Bang-Test für die Diagnose von Brucellosen. Während vieler Jahre waren diese Verfahren, zusammen mit anderen Agglutinationstests, die später noch hinzugefügt wurden, auf einer Tafel über „Agglutination bei fiebrigen Erkrankungen" aufgeführt. Diese Tafel diente der Diagnose von Patienten mit unbekannten Fiebererkrankungen.

Die direkten Tests wurden aber bald zugunsten von direkten Festphasen-Agglutinationstests aufgegeben, bei denen Antigene oder Antikörper an den Oberflächen von reaktionsträgen und festen Trägern gebunden waren. Zum Beispiel adsorbieren viele Antigene direkt an der Oberfläche der roten Blutzellen. Diese Tatsache führte zur Entwicklung einer Vielfalt von Hämagglutinationstests, von denen viele noch heute benutzt werden. Da aber rote Blutzellen zerfallen, wenn sie nicht speziell behandelt werden, wurde die Verwendung reaktionsträger (inerter) Teilchen als Antigenträger für Agglutinationstests als vorteilhafter eingestuft. Latex-Teilchen besaßen eine einheitlich glatte Oberfläche, im Gegensatz zu den unregelmäßigen und rauen Ton-Partikeln, die in vielen Agglutinationstests benutzt wurden. Die Polystyrol-Latex-Teilchen, die einen Durchmesser von 0,18 Mikrometern besitzen, adsorbieren **I**mmun**g**lo-bulin **G** (IgG) auf ihren Oberflächen, wie man durch elektronenmikroskopische Untersuchungen herausfand. Als Folge dieser Beobachtungen wurden Latex-

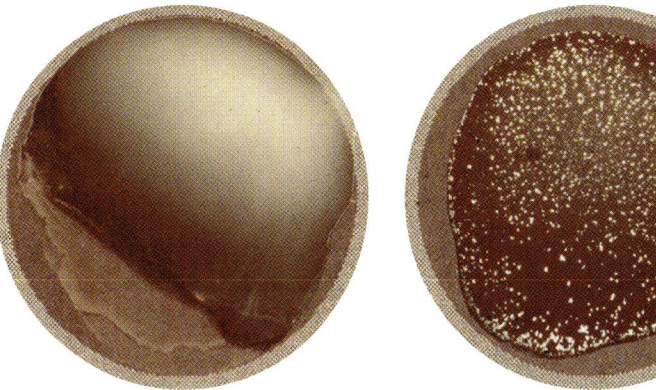

Latex-Agglutinationstest: Die Aggregation der Partikel, dargestellt auf der rechten Seite der Fotografie, ist typisch für einen positiven Test. Im Vergleich dazu ist auf der linken Seite eine negative Reaktion zu sehen.

Agglutinationstests entwickelt, die eine Möglichkeit der direkten Diagnose von Infektionskrankheiten durch Identifizierung der typspezifischen Antigene in der Probe erlauben.

Später wurde die Verwendung gewisser Stämme von *S. aureus* als Antikörper-Träger getestet, um bestimmte Probleme bei der Verwendung von Latex-Teilchen zu umgehen. Die Proteinhülle von *S. aureus* (Protein A) verbindet sich problemlos und direkt mit der Fc-Region von IgG-Antikörpermolekülen, jener Region der Antikörper, mit der sie sich an ihre Rezeptoren heften. Auch wird die Proteinhülle von *S. aureus* weniger stark durch nichtspezifische Reaktionen vereinzelt vorhandener Proteine in der Probe beeinflusst. In der Folge wurden serologische Reagenzien entwickelt, in denen Bakterienzellen als Träger dienten, auf deren Oberfläche eine Vielfalt von Liganden[32] adsorbiert waren; diese Tests wurden Co-Agglutinations-Tests genannt.

Aus diesen bescheidenen Anfängen hat sich eine neue Technik entwickelt, mit der die Diagnose vieler Infektionskrankheiten ohne Bestätigung durch eine Kultur gestellt werden konnte. In der Tat war die „Wassermann-Reaktion" der Wendepunkt, mit dem die „Serologie-Ära" der mikrobiologischen Diagnostik eingeleitet wurde. Es wurden in der Folge viele verschiedenen Agglutinations-, Präzipitations- und Komplementbindungs-Antigen-Antikörpertests entwickelt. Diese werden heute noch verwendet, um die Diagnose vieler unterschiedlicher Infektionskrankheiten zu stellen.

Immunoassays

Von besonderer Bedeutung in den vergangenen Jahrzehnten war die Weiterentwicklung von Technologien, die zur heutigen Verwendung der Immunoassays führte. Dabei liegt das Prinzip zugrunde, dass

Antikörper mit einem Marker versehen werden, der den Antigen-Nachweis entweder visuell oder mittels halbautomatisierter und automatisierter Apparaturen ermöglicht. Diese Methoden werden in einem eigenen Beitrag des Buches besprochen. Viele dieser neuen Technologien sind besonders wertvoll für die Typisierung von Bakterienstämmen.

Typisierung von Bakterienstämmen

Infektiologen brauchen zur Ergänzung ihrer Nachforschungen oft Hilfe aus dem Labor. Klinische Ärzte wollen möglicherweise den Stamm eines bestimmten Erregers kennen, den sie in Kultur gezüchtet haben, um zu wissen, ob es sich um einen Rückfall einer alten Infektion oder um eine neue Infektion mit einem anderen bakteriellen Stamm handelt. Der Begriff „Stamm" wurde schon lange für Mikroorganismen oder homogene Populationen von Mikroorganismen verwendet, die innerhalb einer gegebenen Spezies unterschieden werden konnten. Er spiegelt deshalb die Heterogenität innerhalb einer gegebenen Spezies wieder. Die Typisierung der Bakterienstämme hat neuerdings bei der Erkennung und Klassifizierung der bakteriellen Kampfstoffe im Zusammenhang mit dem Bioterrorismus eine neue Bedeutung bekommen.

Nukleinsäuren-Typisierungsmethoden

Die Typisierung des Stammes anhand von Nukleinsäuren mittels PCR erwies sich als sehr genaue Methode zur Erkennung von Bakterienstämmen. Zwischen den Nukleinsäuretests und den konventionellen Methoden bestehen mehrere Unterschiede. So benötigen konventionelle Methoden immer die Züchtung der zu testenden Stämme in einer Kultur. Die Typisierung anhand von DNS-Tests kann dagegen direkt mit klinischen Proben durchgeführt werden. Bestimmte bakterielle Stämme sind durch konventionelle Methoden „nicht bestimmbar", weil sie die relevanten Rezeptoren an der Zelloberfläche nicht besitzen oder verloren haben. Im Gegensatz dazu sind molekulare Typisierungsmethoden nicht abhängig von der Anwesenheit oder Abwesenheit von phänotypischen Merkmalen, denn der Unterschied der Stämme spiegelt sich in den Unterschieden der Genome.

Stille Mutationen, also Änderungen in der Nukleotidsequenz, besitzen normalerweise keine phänotypische Wirkung. Deswegen können sie durch molekulare, aber nicht durch konventionelle Typisierungsmethoden nachgewiesen werden. Diese Beobachtung ist wichtig, denn eine stille Mutation kann die Erkennungsstelle eines Restriktionsenzyms inaktivieren und deshalb alle weiteren Tests beeinflussen, die von diesem Enzym, das Nukleinsäuren zerteilt, abhängig sind.

Molekulare Typisierungsmethoden haben auch den besonderen Vorteil, dass sie konservierte oder artspezifische Genom-Sequenzen identifizieren können, die dann beim Festlegen von Zielen für weitere DNS-Methoden verwendet werden können. Die Anzahl und Vielfältigkeit der Typisierungsmethoden mittels Nukleinsäuren hat sich im letzten Jahrzehnt fast exponentiell vergrößert.

Prionen

Versteckt unter diesem riesigen Gewirr alter und neuer Technologien ist eine kaum bemerkte, neue Herausforderung aufgetaucht, das „Prion". Wir können heute förmlich die Frustration der Mikrobiologen und Chemiker nachempfinden, als gegen Ende des 19. Jahrhunderts klar wurde, dass die Bakterien, Pilze und einzelligen Parasiten nicht die kleinsten Erreger von Infektionskrankheiten darstellten. Trotz sorgfältiger Filtration kontaminierter Flüssigkeiten wurden Krankheiten weiterhin durch einen unbekannten, filtrierbaren Erreger auf neue Wirte übertragen, die Viren. Heute sind wir in einer ähnlichen Situation: Ein besonderes Protein wurde entdeckt, das relativ resistent gegen die Wirkung von proteinabbauenden Enzymen, den Proteasen, ist und sich in den Gehirnen von Individuen mit übertragbaren schwammartigen Degenerationserkrankungen anhäuft, auch als **t**ransmissible **s**pongiforme **E**nzephalopathie (TSE) bezeichnet.

Erhitzung auf 90 °C inaktiviert Viren, beeinflusst jedoch Prionen nicht. Strahlen schädigen virale Genome, beeinträchtigen aber Prionen nicht. Bestimmte Enzymbehandlungen zerstören DNS und RNS, Prionen jedoch nicht. Aber Substanzen, wie beispielsweise Phenol, die Proteine denaturieren, zerstören auch Prionen. Daraus hat sich die Vorstellung entwickelt, dass es sich um ein selbst-replizierendes Protein handelt, das weder DNS noch RNS enthält. Der amerikanische Nobelpreisträger Stanley B. Prusiner (geb. 1942) hat den Begriff „Prion" geprägt, abgeleitet von der englischen Wortgruppe **pro**teinaceous **in**fectious particle, wobei er die genaue Abkürzung Proin zugunsten der leichteren Sprechweise in Prion änderte.[33]

Wie kann es übertragbare und selbst-replizierende Informationen geben, die nicht in der primären Aminosäurensequenz festgelegt sind? Prionen stellen offensichtlich eine Lebensform dar, die keiner der uns vorher bekannten Formen gleicht. Deshalb sind gegenwärtig intensive Forschungen im Gang, welche

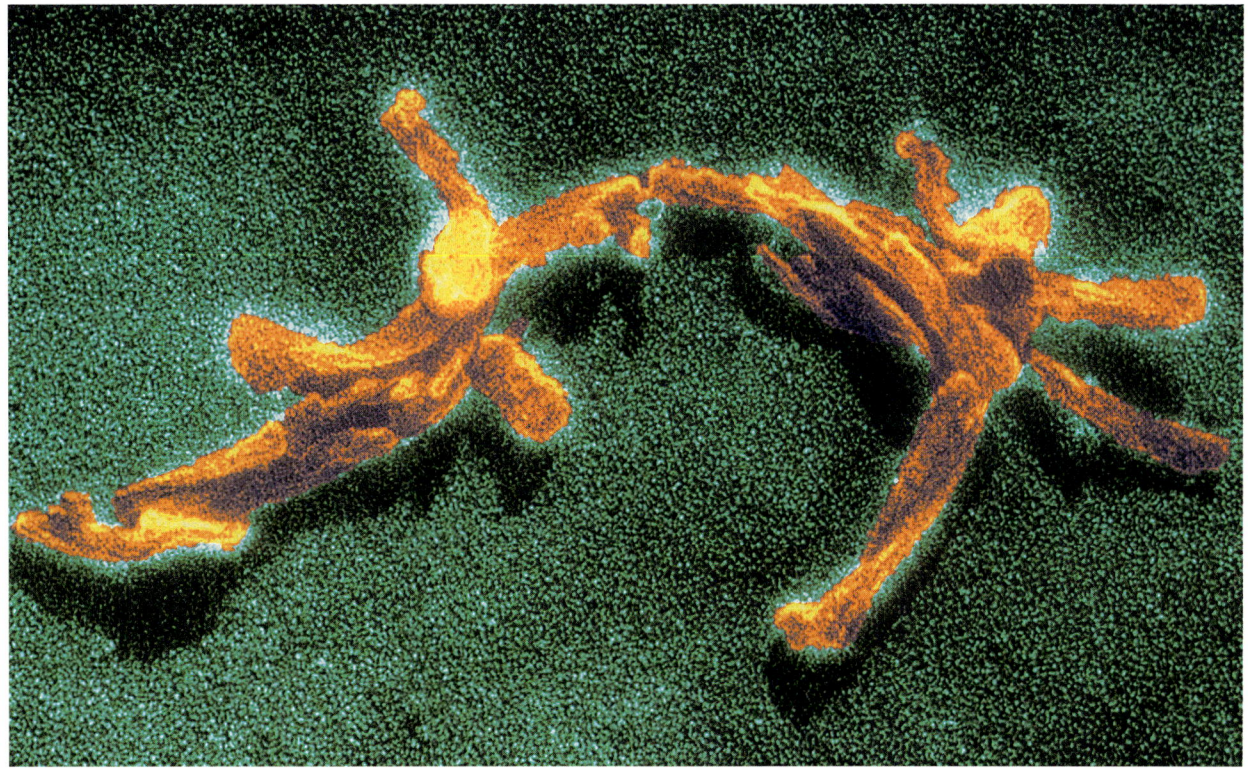

Kolorierte transmissionselektronenmikroskopische Aufnahme von Prionproteinen aus dem Gehirn eines mit TSE infizierten Hamsters.

die Geheimnisse dieser neu entdeckten Lebensform entschlüsseln sollen.

Prionen sind Proteine, die Teil der normalen Plasmamembranen von Säugetier-Gehirnzellen und anderen Zelltypen sind. Forschungen haben gezeigt, dass dieses normalerweise harmlose Protein falsch gefaltet sein kann, möglicherweise durch eine Mutation, so dass ein **Pr**ion-**P**rotein resultiert (PrP). Die PrP auf einer Zelle kleben zusammen und bilden Fasern, die nicht in die Plasmamembran hineinpassen, so dass diese ihre Funktion verliert und den Zelltod einleitet. Die Übertragung von Mensch zu Mensch, von Tier zu Mensch oder von Tier zu Tier kann durch die Aufnahme von infiziertem Gewebe geschehen. Früher war das Verspeisen des Gehirns Verstorbener in Papua, Neuguinea ein verbreitetes Ritual. Die heutige „mad cow"-Krankheit in England ist wahrscheinlich auf das Verspeisen von Prion-

Proteinen zuruckzuführen, die im Futter vorhanden waren, das mit Nebenprodukten von prioninfizierten Schafen und Rindern ergänzt worden war.

Die TSE-Diagnose wird derzeit durch Untersuchungen der Gehirngewebe nach dem Ableben der Betroffenen gestellt.

Vorhersage der Zukunft?

Die Art und Weise, wie sich die mikrobiologische Diagnostik in Zukunft entwickeln wird, kann sich ein Wissenschaftler nicht besser vorstellen als beispielsweise ein Philosoph oder ein Dichter. Es gibt keine Möglichkeit, die Entwicklung der unbegrenzten Trennungen und Sequenzierungen von DNS- und RNS-Codes vorherzusagen, ebenso wenig wie die Strategien der Mikroorganismen, die diese noch entwickeln werden, um ihr Überleben und ihre Weiterentwicklung zu sichern.

Elmer W. Koneman

Pilzbefall

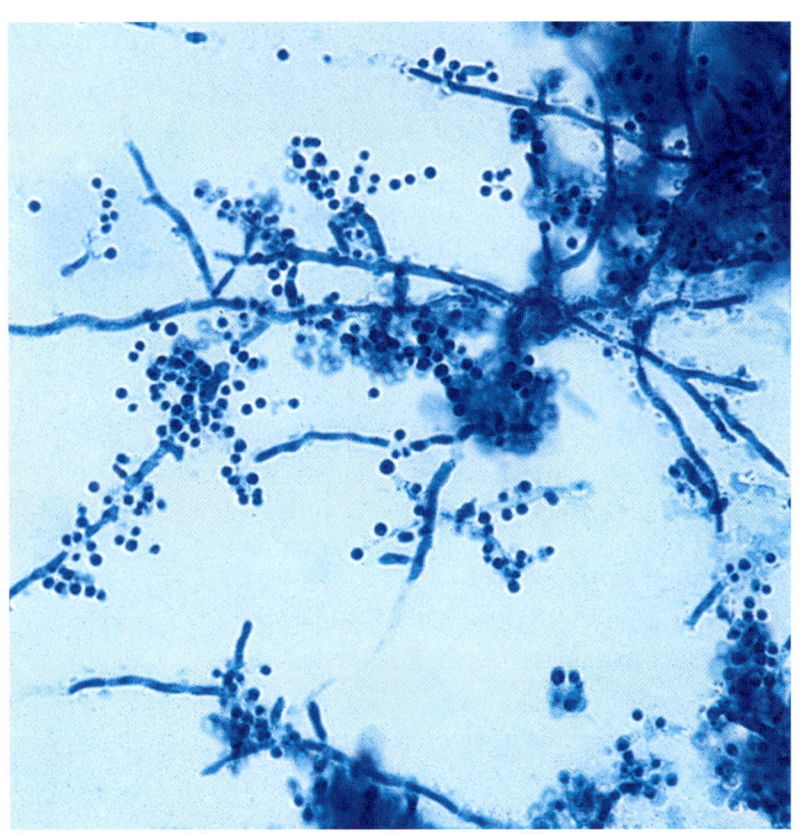

Präparat von Trichophyton mentagrophytes, *welches die „fein verwoben, engen, sep-tierten Mycelien, innerhalb welcher charakteristische Schwellungen auftreten" zeigt, wie sie erstmals von Gruby aufgrund seiner mikroskopischen Untersuchungen beschrieben wurden.*

Durch Pilze verursachte Krankheiten von Pflanzen waren bereits früh bekannt. Pilze wurden als Nahrungsmittel verwendet, manchmal zum Leidwesen der armen Seelen, welche unter lebensbedrohendem Gift zu leiden hatten. Es gibt Hinweise dafür, dass ein Etymologe vor langer Zeit das englische Wort „fungus" für Pilz vom lateinischen Wort *funus*, welches „Begräbnis" bedeutet, hergeleitet habe. Anspruchsvollere Taxonomen führen den Ursprung des Wortes aber auf das griechische Wort *sphongis* zurück, welches „Schwamm" bedeutet. Dies hat offensichtlich etwas mit dem Aussehen mancher Pilze zu tun, oder vielleicht mit dem Erscheinungsbild mancher durch Pilze verursachter Pflanzenkrankheiten. Kenntnisse über Krankheiten, welche durch Pilze hervorgerufen werden, reichen bis ins alte Griechenland und Rom zurück. Die Favus-Infektion der behaarten Kopfhaut war Aulus Cornelius Celsus (um 30 v. Chr. – 38 n. Chr.), dem vielleicht bedeutendsten der römischen medizinischen Autoren, bekannt. In seinem klassischen Text „De re medicina" beschrieb er als Erster diese Krankheit.

Die Wurzeln der diagnostischen Mykologie (Pilzkunde) reichen bis ins Jahr 1834 zurück. Agostino Bassi (1773–1856) überzeugte nach mehreren Jahren Arbeit und vielen fehlgeschlagenen Experimenten die Professoren der Universität Pavia davon, dass die gefürchtete Kalksucht der Seidenraupen (Muscardine), welche die Seidenindustrie in Frankreich und Italien zugrunde zu richten drohte, durch einen Pilz verursacht wurde. Er nannte den Pilz, der heute *Beauveria basianna* heisst, *Botrytis basianna*. Damals herrschte jedoch noch die Doktrin der spontanen Entstehung von Leben. Es war also keine leichte Aufgabe, die Professoren von dem Zusammenhang zu überzeugen, dass diese Krankheit durch einen Pilz

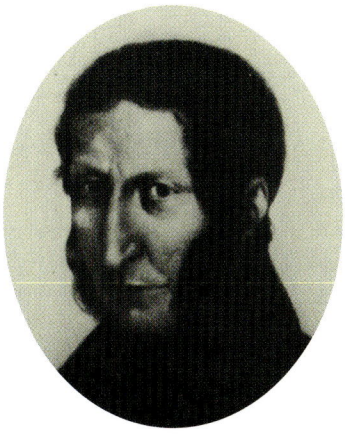

Agostino Bassi *(1773–1856), italienischer Bakteriologe, der einen Pilz als Ursache der Kalksucht der Seidenraupen identifizierte. Er wird häufig auch als Begründer des Konzepts der parasitären Natur von Infektionen bezeichnet.*

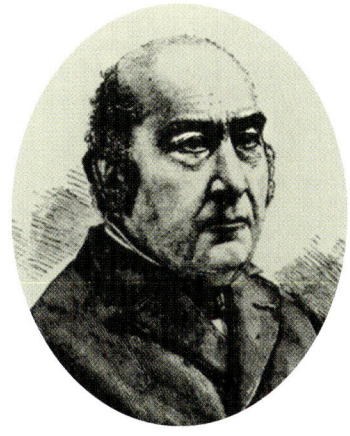

David Gruby *(1810–1898) erkannte die Verursachung verschiedener Krankheiten durch Pilzinfektionen, wie z. B. die durch* Trichophyton mentagrophytes *hervorgerufenen Favus-Infektion der Haut und Soor bei Säuglingen durch* Oidium albicans.

verursacht wird. Die Seidenraupenkrankheit wurde mit Ausnahme weniger kritischer Denker generell auf Umgebungseinflüsse zurückgeführt, wie Veränderungen der Atmosphäre, schlechte Qualität des Futters oder ungünstige Praktiken bei der Seidenraupenzucht.

Aber schon wenig später, im Jahr 1837, stellte Robert Remak (1815–1865), ein praktischer Arzt in Berlin, erstmals Pilzfäden in den Hautkrusten eines Patienten mit Kopfgrind (Favus) fest. Er beobachtete kugelförmige Körper und verzweigte Fäden in mikroskopischen Präparaten, erkannte aber den ursächlichen Zusammenhang nicht sofort. Zwei Jahre später identifizierte Johann Schönlein (1793–1864) Kopfgrind erstmals als durch Pilze verursachte Krankheit, was später von Remak selbst bewiesen wurde. Er erzeugte in einem Selbstversuch erfolgreich eine Kopfgrind-Infektion bei sich selbst. Dazu injizierte er Material von einem seiner Patienten in seine Haut und beobachtete die fortschreitende Entwicklung einer typischen Favus-Infektion. Remak nannte diesen Pilz, der heute *Trichophyton schoenleinii* heißt, zu Ehren seines Kollegen Schönlein *Achorion schoenleinii.*

David Gruby (1810–1898) beschrieb 1842, während er in Paris arbeitete, ebenfalls die Pilznatur von Kopfgrind. Weit wichtiger aber war, dass er die Ursache von Pilzerkrankungen des Bartes aufklärte. Der dafür verantwortliche Organismus wurde von Gruby wie folgt beschrieben:

„Um die echte Tinea (Favus) zu erkennen, genügt eine mikroskopische Untersuchung. Eine kleine Menge der Kruste wird gewonnen und in einem Tropfen reinen Wassers zerquetscht. Das Präparat wird zwischen zwei Objektträger gebracht und bei 300facher Vergrößerung beobachtet. Man sieht eine große Zahl runder

bis länglicher Körperchen, die zwischen $\frac{1}{300}$ und $\frac{1}{100}$ Millimeter lang und zwischen $\frac{1}{300}$ und $\frac{1}{150}$ Millimeter breit sind. Sie sind durchsichtig mit glatter Oberfläche, sind entweder farblos oder leicht gelblich und enthalten nur eine Substanz. Man erkennt auch gegliederte, durchsichtige und farblose Filamente mit einem Durchmesser zwischen $\frac{1}{1000}$ und $\frac{1}{250}$ Millimeter. Die allgemeine Form dieser Filamente ist zylindrisch oder verzweigt, je nach dem Teil der Kruste, aus dem sie stammen."[1]

Außerdem stellte Gruby 1843 die Verbindung zwischen der ansteckenden Infektion der menschlichen Kopfhaut, *Tinea capitis,* und einem Pilz her, den er zu Ehren Victor Audoins, des Direktors des Naturhistorischen Museums von Paris, *Microsporum audouinii* nannte. Gruby untersuchte das mit *M. audouinii* infizierte Haar eines Patienten und fand, dass es auf der Außenseite mit Sporen bedeckt war. Auch verfärbte sich der Haarschaft an der Stelle, wo er aus der Kopfhaut austrat, grau und brach innerhalb von acht Tagen ab. Indem mehr und mehr Haare befallen wurden, entstand ein haarloser Fleck. Und noch einen bedeutenden Beitrag leistete Gruby: Er zeigte die Pilznatur von Soor bei Säuglingen auf. Soor wird durch einen Pilz verursacht, den er *Oidium albicans* nannte. Heute heißt dieser Pilz *Candida albicans* und wird sehr häufig aus klinischen Proben isoliert. Grubys Arbeit wurde von vielen Wissenschaftlern angezweifelt, von denen manche glaubten, dass diese ringförmigen Hauterkrankungen durch tierische Parasiten erzeugt wurden. Eine der schillerndsten Persönlichkeiten der „Szene", Raimond J. A. Sabouraud (1864–1938), bestätigte Grubys Beobachtungen, dass eine Anzahl Dermatophyten und nicht tierischer Parasiten diese Hautinfektionen verursachten. Sabouraud war ein mit vielen Talenten ausgestatteter Renaissance-Künstler aus Paris, vielleicht berühmter als Bildhauer und Autor eines sehr bekannten Buches über Montaigne, denn als Wissenschaftler. Auf dem dritten Internationalen Dermatologie-Kongress in London im August 1896 dozierte er einen ganzen Nachmittag über *Trichophyton* verursachte Pilzinfektionen. Ob es einen Zusammenhang zwischen seinem Status als weltweitem Experten für Krankheiten der Kopfhaut und seiner vollständigen Glatzköpfigkeit gibt, sei dahingestellt. Sabouraud präsentierte mehr als 300 Kulturen von verschiedenen Patienten mit Pilzinfektionen. Er war es auch, der die Verwendung von Kartoffel-Dextrose-Agar für die Anzucht von Pilzen einführte. Dieses Kulturmedium trägt heute immer noch seinen Namen und wird überall in diagnostischen Laboratorien verwendet.

Beginn der diagnostischen Mykologie

Die modernere Zeit der diagnostischen Mykologie begann 1936 mit der Arbeit von Chester Emmons, einem Mykologen am Gesundheitsministerium der Vereinigten Staaten von Amerika, der eine rationale taxonomische Klassifizierung für die drei Arten von Dermatophyten, *Microsporum, Trichophyton* und *Epidermophyton,* sowie für andere Pilzspezies einführte. 1940 wurden zwei neue systemische Pilzkrankheiten entdeckt, die Coccidioidomykose und die Histoplasmose. Dabei handelt es sich um Infektionen, welche zwei unterschiedliche Erscheinungsformen haben: eine Schimmelform bei Kultivierung bei Raumtemperatur und eine Hefeform im Wärmeschrank und bei Körpertemperatur. Diese Beobachtung erwies sich als wichtige Schlüsselerkenntnis für die spätere Identifizierung sog. dimorpher Pilze, welche die Mehrzahl der systemischen mykotischen Infektionen bei Menschen verursachen.

Das Interesse an der klinischen Mykologie stieg nach dem Zweiten Weltkrieg stark an. Norman Francis Conant (geb. 1908), Mykologe an der Medizinischen Fakultät der Duke University in North Carolina, entwickelte einen fortlaufenden Sommerkurs in medizinischer Mykologie, welcher Forscher in der ganzen Welt inspirierte. 1944 publizierte er das „Manual of Clinical Mycology", ein allgemein verwendetes Lehrbuch, das nicht nur einen neuen Standard für die medizinische Mykologie setzte, sondern auch die Grundlagen für die mykologischen Methoden schuf, die noch heute verwendet werden.

Moderne mykologische Labormethoden

Die erste Identifizierung von Pilzen besteht in der Beobachtung der Morphologie der Kolonien, zu denen sie auf den Nährmedien heranwachsen. Dies reicht im Allgemeinen aus, um zwischen Hefen und filamentösen Schimmelpilzen zu unterscheiden. Hefekolonien sind glatt, von pastenähnlicher Konsistenz und normalerweise von weißer bis gelblicher Farbe. Die Identifizierung von Schimmelpilzkolonien beruht auf ihrer Wachstumsgeschwindigkeit, ihrer Oberflächenmorphologie, dem Aussehen der Rückseite der Kolonie und auf der Frage, ob Pigment vorhanden ist oder nicht. Ausdrücke wie watteförmig, flauschig, wollig, zuckerig, gekörnt werden verwendet, um die Oberflächenmorphologie zu beschreiben, deren Aussehen vom Ausmaß der Sporenbildung abhängt. Die Farbe der Pigmente reicht von weiß über gelb, beige, braun, grün, grünblau, violett, orange, rot bis zu schwarz. Kolonien, die sowohl auf der Vorder- als auch auf der Rückseite schwarz sind, werden sofort der „dunklen Gruppe" der *Dematiaceae* zugeordnet. Kolonien können unregelmäßige oder radial angeordnete Falten aufweisen, die als *rugae* bezeichnet werden.

Mikroskopische Präparate werden beispielsweise hergestellt, indem ein kleiner Teil einer Kolonie in einem Tropfen physiologischer Kochsalzlösung auf einem Glas-Objektträger verrieben und direkt unter dem Mikroskop beobachtet wird. Häufig wird Lactophenol-Anilinblau verwendet, um die Pilzfäden (Hyphen), feine farblose Schläuche, und die Fruchtkörper der Pilze besser sichtbar zu machen. In vielen Laboratorien wird ein Präparat mit durchsichtigem Klebband verwendet, bei welchem die klebrige Seite leicht auf die Oberfläche der Kolonie gedrückt und das Klebband dann über einen Tropfen Lactophenol-Anilinblau auf einen Objektträger gespannt wird.

Eine vorläufige oder endgültige Identifizierung von Genus oder Spezies des Pilzes wird durch Beobachtung einer oder mehrerer der oben beschriebenen Präparate unter dem Mikroskop gemacht. Die Art der Hyphen wird zuerst untersucht. Unter der Oberfläche des Agars wachsende Hyphen werden vegetative Hyphen genannt, von der Oberfläche aus aufwärts wachsende Lufthyphen. Hyphen können Querwände (Septen) aufweisen und werden dann als „septiert" bezeichnet, im Gegensatz zu unseptierten Arten. Die Hyphen der dunklen Schimmelpilze der Familie *Dematiaceae* enthalten unterschiedliche Mengen eines gelbbraunen Pigments.

Fruchtkörper helfen bei der Identifizierung

Eine genauere Identifizierung basiert auf der Art der Fruchtkörper. Viele Pilze bilden Sporen innerhalb abgegrenzter Strukturen, wie z. B. in Sporangien. Andere Pilze bilden Sporen, die Konidien (Staub)

Ein Fallbericht

Nehmen Sie an, Sie hätten kürzlich einen Arzt wegen wiederholt auftretender stechender Schmerzen im oberen rechten Brustkorb aufgesucht, die sich bei tiefem Einatmen verschlimmern. Nehmen Sie weiter an, Sie hätten während längerer Zeit einen leichten Husten, der aber keine besondere Besorgnis erregte, bis Sie eines Morgens etwas Blut husteten. Im Gegensatz zum üblichen Patienten, der nur den Arzt aufsucht und nicht weiß, was mit dem Untersuchungsmaterial geschieht, wenn es einmal gewonnen worden ist, werden Sie sich mit uns auf einen Rundgang hinter die Kulissen in Ihrem lokalen mykologischen diagnostischen Laboratorium begeben. Obschon in manchen Fällen die Diagnose einer durch Pilze verursachten Lungeninfektion mit Hilfe einer Kultur aus Sputum gestellt werden kann, zeigt das Lungenröntgenbild in Ihrem Fall eine solide Masse im rechten Oberlappen, die scheinbar in einen Hohlraum eingelagert ist. Die Franzosen nennen dieses Erscheinungsbild wegen des glockenförmigen Bildes mit einem Klöppel innerhalb der Glocke „grelot". Der Arzt erklärt Ihnen, Sie hätten einen „Pilzball", was bedeutet, dass eine Pilzkolonie innerhalb einer bestehenden Höhle wächst. Sie bestätigen Ihrem Arzt, dass Sie vor vielen Jahren an einer Tuberkulose gelitten haben, von der Sie angenommen hatten, dass sie geheilt sei. Der Arzt erklärt Ihnen weiter, dass Sie wohl einige Pilzsporen eingeatmet haben, vermutlich mit kontaminiertem Staub, wobei einige Sporen durch offene Luftwege den Weg in die alte tuberkulöse Höhle fanden.

Um die Pilzspezies zu bestimmen, wird nun eine Aspirationsbiopsie des Pilzballs gemacht. Das Aspirat wird sowohl in ein pathologisches Laboratorium zur histologischen Untersuchung als auch in ein mykologisches Laboratorium zur Kultur geschickt. Im mykologischen Laboratorium wird die Probe auf die Oberfläche einer Agarplatte mit Sabourauds Dextrose-Agar aufgebracht. Das so behandelte Kulturmedium – man spricht von einer inokulierten Platte – wird dann in einen Wärmeschrank bei 30 °C gestellt. Da die meisten Pilze mehrere Stunden benötigen, um zu wachsen, wird die Platte erst 48 Stunden später untersucht.

In der Zwischenzeit hatte der Pathologe Gelegenheit, die gefärbten histologischen Schnitte zu untersuchen. Er beobachtete eine keulenförmige Ausweitung des Hyphen-Fadens, eine Struktur, welche „Vesikel" genannt wird. Auf der oberen Hälfte der Vesikel war eine Reihe von kurzen Zellen, die Sporen produzieren und „Phialiden" genannt werden. Diese Struktur hat starke Ähnlichkeit mit dem Wedel, welcher in Kirchen dazu verwendet wird, Weihwasser zu versprengen und auch Aspergillum genannt wird, abgeleitet vom lateinischen Wort *aspergere*, was auf Deutsch so viel wie verstreuen bedeutet. Der Pathologe identifizierte eine Spezies von *Aspergillus*. Zwei Tage später sind die grünen, rauen Kolonien dieses Pilzes in der Kultur gewachsen. Unter dem Mikroskop können Sie nun sogar die Aspergillum-Strukturen erkennen. Es wird die Diagnose *Aspergillus fumigatus* gestellt. Dies ist ein häufiger, aus Pilzballinfektionen der Lunge isolierter Pilz. Ein Therapieplan wird aufgestellt.

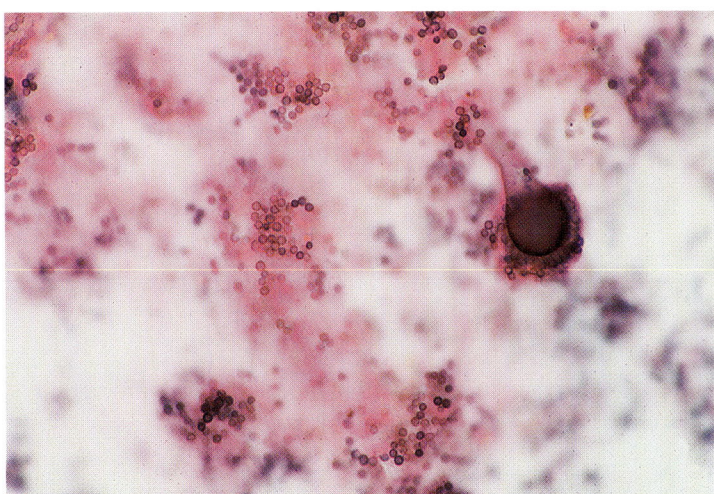

Fruchtkörper von Aspergillus fumigatus *mit seinem keulenförmigen Vesikel und einer Reihe von sporentragenden Phialiden, die aussehen wie der Aspergillum genannte Wedel zum Versprengen von Weihwasser.*

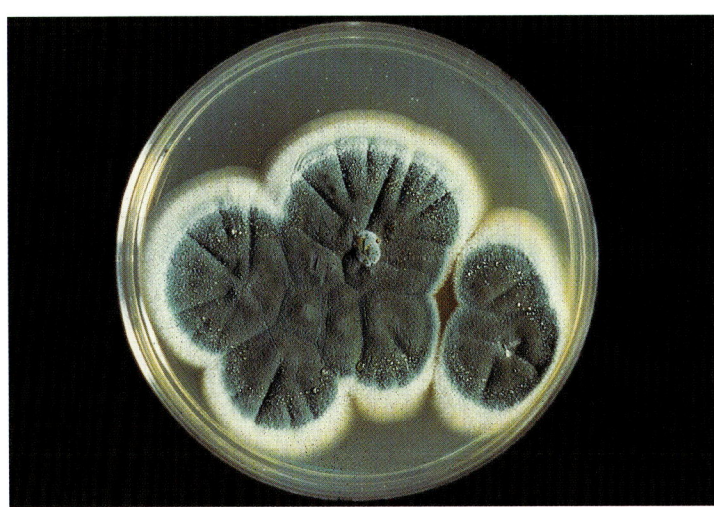

Kolonie von Aspergillus fumigatus, *wie sie 72–96 Stunden nach Bebrütung bei 30 °C auf Sabourauds Dextrose-Agar aussieht.*

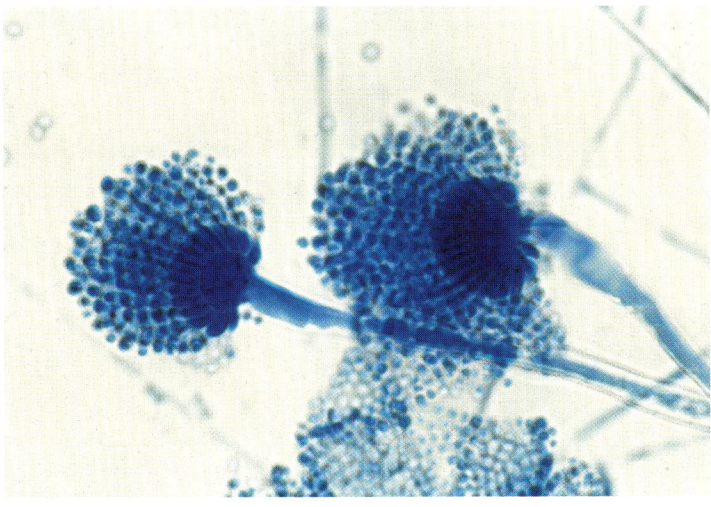

Ein Fruchtkörper von Aspergillus fumigatus, *wie er nach Präparation von der Oberfläche einer Kolonie und Anfärbung mit Lactophenolblau unter dem Mikroskop zu sehen ist.*

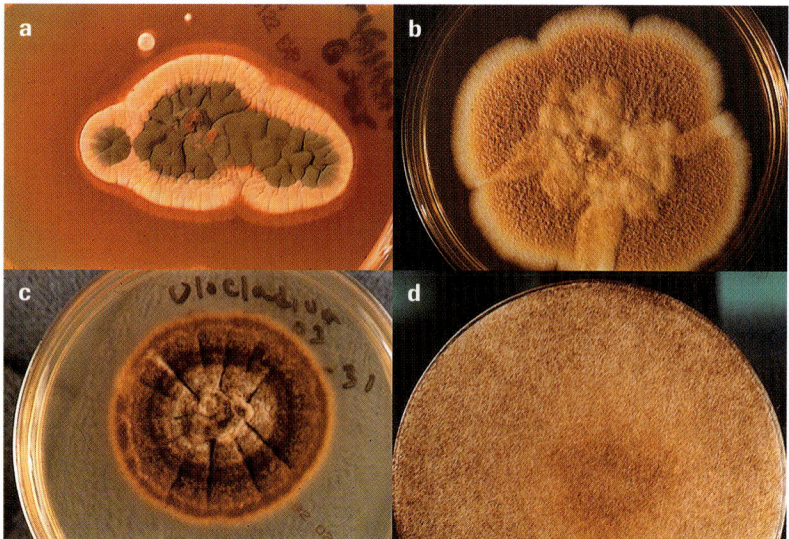

Kolonien verschiedener filamentöser Pilze: **a**) *Flauschige Kolonie, die ein weinrotes, wasserlösliches, in den umgebenden Agar diffundierendes Pigment produziert.* **b**) *Körnige Kolonie, ähnlich einer in der Fallstudie beschriebenen Kolonie von* Aspergillus fumigatus. **c**) *Dunkelbraune bis schwarze wollige Kolonie, welche an die dunklen Schimmelpilze der Gruppe* Dematiaceae *denken lässt. Die Rückseite dieser Kolonie ist typischerweise pechschwarz.* **d**) *Eine der schnell wachsenden, wolligen Kolonien eines Zygomyceten, welche typischerweise von Rand zu Rand in der Kulturschale wachsen. Die Beobachtung dieser Kolonietypen trägt dazu bei, eine erste vorläufige Identifizierung von Genus und Spezies des Pilzes vorzunehmen.*

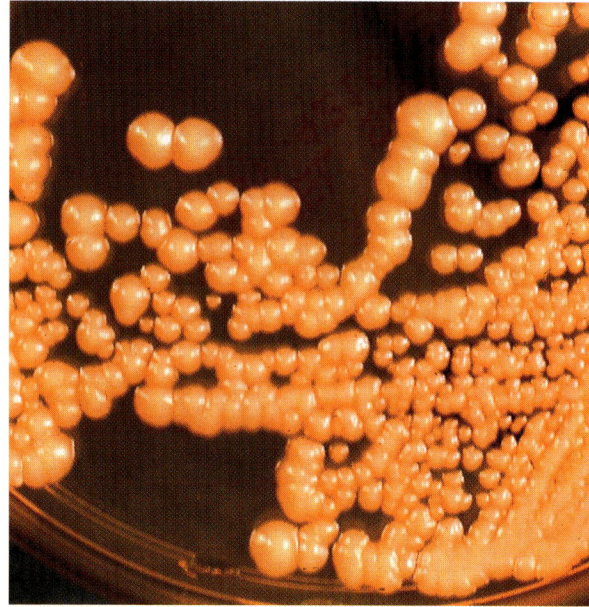

Typische, auf der Oberfläche einer Agarplatte wachsende Hefekolonie. Die Kolonien sind glatt, gelb bis rosa gefärbt und weisen typischerweise eine pastenähnliche bis schleimige Konsistenz auf.

genannt werden. Diese Sporen werden von der Oberfläche des Fruchtkörpers von spezialisierten Zellen, den Phialiden, abgesondert. Konidien sind ungeschlechtliche Fortpflanzungsorgane der Pilze und können in Ketten, Klumpen oder einzeln vorliegen, was wichtige Informationen zu einer ersten Identifizierung liefert. Sporen und Konidien unterscheiden sich in Form, Größe, Anordnung und Pigmentierung. Makrokonidien sind oft vielzellig und werden von den Hyphen in klar erkennbaren Mustern gebildet.

Nachweis von Antigenen

Ist keine mikroskopische Identifizierung möglich, weil die typischen sporenbildenden Fruchtkörper nicht sichtbar sind, wird ein Exoantigen-Test vorgenommen. Die Hyphen von Pilzen bilden zellfreie, als Exoantigene bezeichnete Antigene, welche extrahiert werden können. Dazu überschichtet man die Oberfläche der primären Kultur mit einer 1:5000-Lösung von Merthiolat und inkubiert die Pilzkultur über Nacht. Die oberflächliche Flüssigkeit wird aufgesogen, konzentriert und in eine Mikro-Immundiffusions-Vertiefung gegenüber einem Referenzantigen und gegenüber verschiedenen Antikörpern gefüllt. Die Antikörper sind für die verschiedenen getesteten Pilzspezies repräsentativ. Nach einer Inkubationszeit von 24 Stunden wird das Präparat untersucht auf die beweisenden Linien zwischen der Vertiefung, welche die Probe enthielt, und jener mit dem komplementären Antikörper.

Biochemische Nachweisverfahren

Nur wenige biochemische Tests sind bei der Identifizierung von Pilzen hilfreich. So gibt es keine biochemischen Tests, welche *Aspergillus fumigatus* identifizieren können. Biochemische Tests werden am häufigsten für die Identifizierung von Hefen verwendet. Die selektive Fermentation und Verstoffwechselung von Kohlenhydraten sind besonders zur Unterscheidung verschiedener Hefearten innerhalb eines bestimmten Genus nützlich. Früher wurden die Kohlenhydratstudien in normalen Reagenzgläsern durchgeführt, welche die verschiedenen zu messenden Kohlenhydrate enthielten. Gegenwärtig gibt es verschiedene Systeme von kompletten Kits. Eines davon ist die Uni-Yeast-Tek-Platte.

Sowohl der Exoantigen-Extraktionstest als auch die biochemischen Tests führen zu einer schnellen Identifizierung junger Kulturen. Die mikroskopisch beobachtbare Sporenbildung setzt erst später unter Verwendung konventioneller Kulturtechniken ein. Oft kann eine definitive Diagnose aus den Resultaten der biochemischen Tests viele Tage vor der Produktion der beweisenden Sporen gestellt werden, so dass eine definitive, auf der Kenntnis von Genus und Spezies des verursachenden Organismus beruhende, Therapie eingeleitet werden kann.

Serologische Diagnostik

Schließlich kann die Diagnose einer Pilzinfektion auch durch im Blut zirkulierende Antikörper nachgewiesen werden. Diese Nachweisverfahren führen jedoch nur dann zum Erfolg, wenn durch die Pilzinfektionen auch Antikörper gebildet werden. Serologische Methoden können besonders bei Befall durch dimorphe Pilze sehr nützlich sein, wenn konventionelle Kulturmethoden zur Diagnosestellung versagen. Komplementbindung, Immundiffusion und ELISA (engl.: enzyme-linked immunosorbent assay) sind die am häufigsten zur Bestimmung von Serumantikörpern verwendeten serologischen Methoden.

Um zu erkennen, ob es sich um eine aktive Pilzinfektion handelt, ist es außerordentlich hilfreich, wenn ein mindestens vierfacher Anstieg des Serum-Antikörper-Titers gegenüber einem Ausgangswert gezeigt werden kann. Dies kann durch Vergleich des Antikörper-Titers in einer heute gewonnenen Blutprobe mit dem in einer zweiten, ungefähr drei Wochen später gewonnenen Blutprobe geschehen.

Die Antimykotika-Empfindlichkeit testen

Empfindlichkeitstests für Antipilzmittel (Antimykotika) werden dann durchgeführt, wenn die Therapien nicht anschlagen. Im Idealfall sollte ein solcher Empfindlichkeitstest in vitro folgende Bedingungen erfüllen: Er sollte ein zuverlässiges Maß für die relative Wirksamkeit der getesteten Medikamente sein, mit der Wirksamkeit im Patienten in vivo übereinstimmen und den wahrscheinlichen Erfolg der Therapie voraussagen können. Gleichzeitig sollte ein solcher Test zur Überwachung einer möglicherweise auftretenden Resistenz dienen. Große Fortschritte bei der Durchführung von Empfindlichkeitstests für Antimykotika wurden in den 1990er Jahren dank der Bemühungen des National Committee for Clinical Laboratory Standards (NCCLS) gemacht. Zunächst wurde ein Standardverfahren zur Durchführung von Empfindlichkeitstests für Hefen, vor allem *Candida sp.*, gegen Fluconazol und Itraconazol eingeführt. Limiten zur Interpretation für *Candida sp.* wurden ebenfalls festgelegt. Dies war ein wichtiger Schritt vorwärts und trug dazu bei, eine gewisse Vergleichbarkeit von Resultaten aus verschiedenen Laboratorien zu gewährleisten.[2]

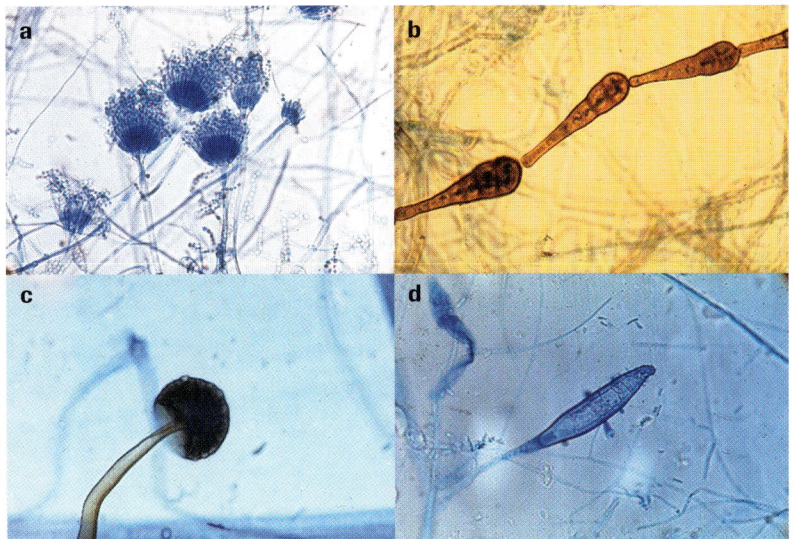

Mikroskopische Eigenschaften verschiedener filamentöser Schimmelpilze, die zur Identifizierung genutzt werden: *a*) Fruchtkörper einer Art von Aspergillus. *b*) Große, multizelluläre Sporen, welche muriform genannt werden, weil sie dem Gemäuer einer Gebäudefassade gleichen. *c*) Sporen, in einem sackähnlichen Behälter eingeschlossen, welcher Sporangium heißt. *d*) Die großen multizellulären Konidien werden Makrokonidien genannt. Die Beobachtung der verschiedenen Größen, Formen, inneren Strukturen und der Anordnung dieser Sporen wird vom Mykologen zur Bestätigung der Identifizierung von Genus und Spezies der verschiedenen Pilze verwendet.

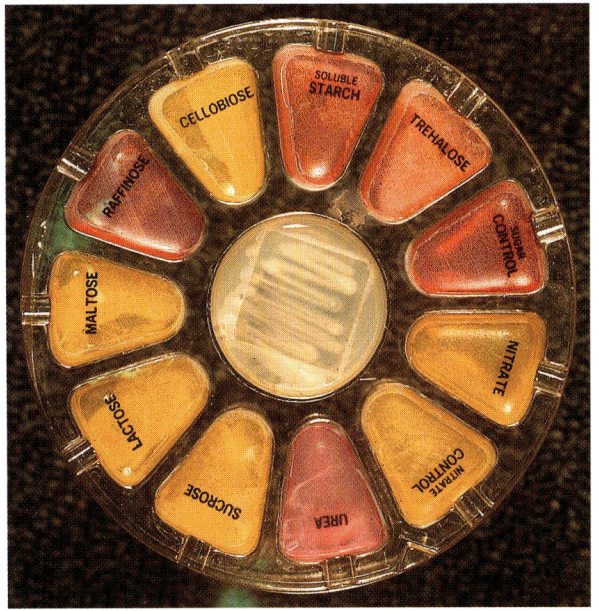

Uni-Yeast-Tek-„Rad" (Remel Laboratories, Lenexa, Kans., USA), eines der im Handel erhältlichen Systeme zur Identifizierung von Hefen. Die verschiedenen peripher angeordneten Abteile enthalten unterschiedliche Kulturmediensubstrate. Die zentrale Vertiefung enthält Maismehl-Agar, welcher zur mikroskopischen Untersuchung der verschiedenen Wachstumsformen beimpft werden kann. Jedes der äußeren Abteile wird über eine kleine Öffnung mit der zu untersuchenden Hefesuspension beimpft. Nach der Inkubation ergeben die Farbreaktionen in den verschiedenen äußeren Abteilen ein biochemisches Profil, aufgrund dessen Genus und Spezies der Hefe bestimmt werden können.

Unglücklicherweise erwies es sich im Falle des *Aspergillus*-Schimmels als schwieriger, standardisierte Verfahren zur antimykotischen Empfindlichkeitsbestimmung auszuarbeiten. Das hauptsächliche Problem ist die Herstellung eines standardisierten Inoculums einer Suspension von Konidien und Sporangiosporen, ohne dass Bruchstücke von Hyphen mit dem Resultat wechselwirken, die ebenfalls in die Suspension gelangen können. Das Ausmaß der Sporenbildung ist bei verschiedenen Arten und Stämmen verschieden, so dass es schwierig ist, eine standardisierte Suspension zu erhalten.

In naher Zukunft sind Methoden denkbar, mit denen die Zeit zwischen Beginn der Symptome beim Patienten und Beginn einer gezielten Behandlung verkürzt werden kann. Dabei handelt es sich um Nachweismethoden der Nukleinsäuren von Pilzorganismen nach Vervielfältigung durch die Polymerase-Kettenreaktion. Eine definitive Diagnose könnte so gestellt werden, ohne dass eine Kultur angelegt werden müsste.

Elmer W. Koneman

Über lebende Würmer in lebenden Menschen

Diagnostik von Parasiten

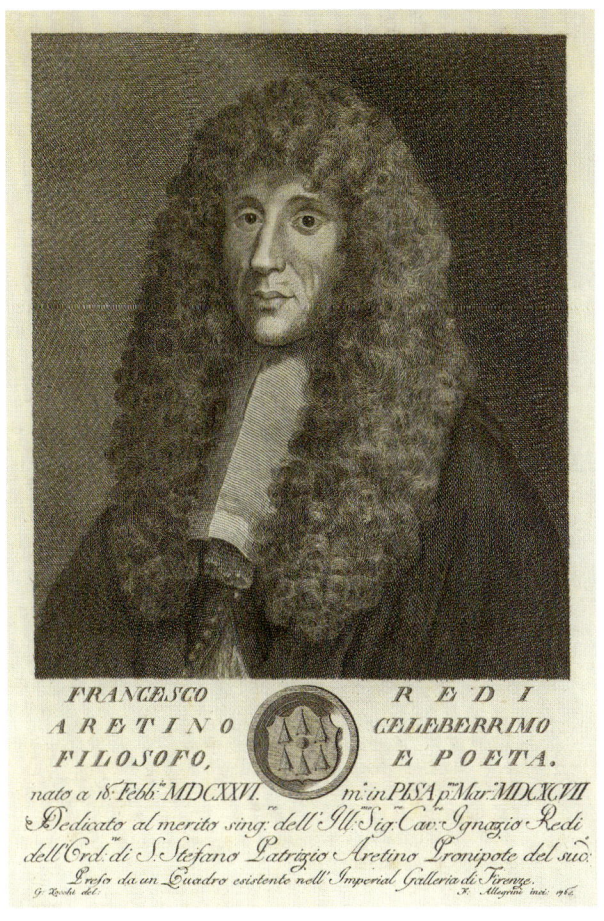

FRANCESCO   REDI
ARETINO   CELEBERRIMO
FILOSOFO,   E POETA.
nato a 18.ᵗᵉᵇᵇʳ MDCXXVI.   m:in PISA p.° Mar:MDCXCVII
Dedicato al merito sing:° dell'Ill.ᵐᵒ Sig.ʳ Cav:° Ignazio Redi
dell'Ord:di S. Stefano Patrizio Aretino Pronipote del suo.
Preso da un Quadro esistente nell'Imperial Galleria di Firenze.

*Der italienische Arzt und Dichter **Francesco Redi** (1626–1697) war Leibarzt des Großherzogs der Toskana. Er konnte 1668 zeigen, dass sich auf verrottendem Fleisch keine Maden tummelten, wenn man es sorgfältig vor Fliegen abschirmte. Damit widerlegte er experimentell die Theorie der generatio spontanea. Durch Abdecken eines mit Fleisch und Fisch gefüllten Gefäßes mit dem „feinsten Siebgewebe aus Neapel" und durch Einsetzen dieses Gefäßes in einen ebenfalls mit Siebgewebe abgedeckten Rahmen zeigte Redi, dass keine Maden auf dem Fleisch erschienen, auch wenn sich auf dem Rahmen viele Fliegen bewegten. Gelegentlich bemerkte er, dass die Fliegen ihre Eizellen auf dem Netz ablegten. Damit strafte Redi auf überzeugende Weise für immer das Märchen Lügen, wonach sich Maden spontan aus Fleisch bilden.*

Francesco Redi (1626–1697) wird der Vater der Parasitologie genannt. Diese achtungsvolle Bezeichnung kann seiner Veröffentlichung des ersten, ausschließlich der Parasitologie gewidmeten Buches „Osservazioni intorno agli animali viventi che si trovano negli animali viventi" im Jahre 1671 zugeschrieben werden. Redi hatte viele, sehr unterschiedliche Eindrücke und unbestätigte Theorien über die Natur von Parasiten gesammelt und sie zu einem illustrierten wissenschaftlichen Werk vereinigt, das seiner Zeit weit voraus war. Er verfügte über fortgeschrittene Kenntnisse von Ektoparasiten und befasste sich insbesondere mit der Wirkung von Läusen auf Mensch und Tier. Viele neue Arten von Parasiten entdeckte er durch das Sezieren erkrankter Tiere. Redi war einer der Ersten, die erkannten, dass Spulwürmer Zwitter sind und den Kopf eines Bandwurmes zeichneten. Als Hofarzt des Großfürsten der Toskana hatte Redi sicher Zugang zu einer Bibliothek, dank welcher ihm viele der früheren Schriften zugänglich waren. Seine Aufmerksamkeit wurde vielleicht auch auf Berichte über Menschen gelenkt, die lange vor unserer Zeitrechnung an der Küste des Roten Meeres gewohnt und an brennenden Empfindungen unter der Haut von Armen und Beinen gelitten hatten. Er las vielleicht auch den Bericht von Claudios Galenos (129 – um 216), der erkannt hatte, dass es sich dabei um den Guinea-Wurm handelte. Allerdings schrieb Galenos die Krankheit nur einer „nervösen Verhärtung" zu. Sein wissenschaftlicher Geist erheiterte sich vielleicht an einer Beschreibung im alten Testament, wonach „der Herr feurige Schlangen unter die Menschen sandte, und sie die Menschen bissen, so dass viele Israeliten starben". Er konnte sich im Geist sicher die Beschreibung der Blasenwurm-Zysten von Schweinen als „Hagel-

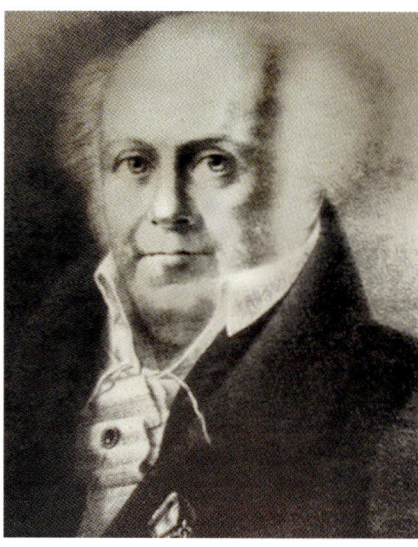

Der Botaniker, Zoologe, Anatom und Physiologe **Karl Asmund Rudolphi** *(1771–1832) wirkte als Medizinprofessor in Greifswald, bevor er 1810 als erster Professor für Anatomie und Physiologie an die neu gegründete Berliner Universität, die heutige Humboldt-Universität zu Berlin, berufen wurde. In den Jahren 1813/14 und 1824/25 war er auch Rektor dieser Universität. Rudolphi untersuchte die Anatomie der Nerven, das Wachstum der Pflanzen, und er war einer der Ersten, welcher die Ansicht vertrat, dass die Zelle die Grundeinheit der Pflanzen sei. Er studierte erstmalig detailliert den Lebenszyklus parasitischer Würmer und gilt als Mitbegründer der Parasitologie. Die Anatomischen Sammlungen in Berlin baute er zu den bedeutendsten in Europa aus. Er betonte stets die Bedeutung der Chemie und der exakten Wissenschaften in Biologie und Medizin.*

körner" durch Aristoteles (384–322 v. Chr.) vorstellen. Er wunderte sich vielleicht auch über Berichte über von „Zahnwürmern" verursachte Zahnschmerzen oder den plötzlichen, durch „Herzwürmer" hervorgerufenen Tod. Wahrscheinlich ergötzte er sich bei chinesischem Gedankengut darüber, dass man mindestens drei Würmer beherbergen sollte, um bei guter Gesundheit zu bleiben.

Nach Redi wurde die wissenschaftliche Parasitologie weiter durch Nicolas Andry (1658–1742) gefördert. Dieser veröffentlichte den wichtigen Text „De la génération des vers dans le corps de l'homme", in welchem er eine frühe, einfache Klassifizierung von Parasiten beschrieb.[1] Als Arzt hatte er auch mit den Symptomen von Wurmerkrankungen zu tun, die in zwei Gruppen unterteilt wurden: Würmer im und außerhalb des Darms. In diesem Buch gibt er Ratschläge, wie Infektionen mit Würmern vermieden werden können: Atme gute Luft, iss gute Nahrungsmittel, vermeide gewisse Dinge wie Melonen, süße Nahrung und speziell Essig, der oft „voll von Würmern und ihren Samen" ist. In einer besonders treffenden Bemerkung meinte Andry, dass „man

nicht hoffen kann, Würmer nach dem Tod zu vermeiden, wohl aber solange man lebt". Er unterschied drei Sorten von intestinalen Würmern: lange, kurze und flache. Die ersteren leben im Zwölffingerdarm. Er nannte sie *Strongyloides,* nach dem griechischen Wort für „rund und lang". Die zweite Gruppe wurde im Rektum gefunden. Er nannte sie *Ascaris,* diesmal nach dem griechischen Wort für „Agitation", weil sich diese kleinen Würmer dauernd bewegen. Es ist wahrscheinlicher, dass es sich bei diesen „kleinen Würmern" um die heute *Enterobius vermicularis* genannten Würmer oder um Madenwürmer handelte. Die dritte Gruppe hieß *Taenia* oder Flachwürmer. Hier unterschied er zwei Typen und illustrierte deren Unterschiede sorgfältig in seinem Text, in welchem sich eine der frühesten Beschreibungen des Unterschieds zwischen Schweine-*(Taenia solium)* und Rinderbandwurm *(Taenia saginata)* findet.

Verschiedene Parasitologen und andere interessierte Personen erweiterten die von Andry begonnene Arbeit und begannen im späten 18. und frühen 19. Jahrhundert, eine systematischere Klassifizierung der Parasiten aufzubauen.[2] Johann August Ephraim Goeze (1731–1793), ein deutscher Pfarrer, beschrieb verschiedene Arten von Parasiten in allen Einzelheiten und als Erster zusätzlich zum breiten Bandwurm zwei andere Arten von Bandwürmern beim Menschen. Parasiten gruppierte er nach ihren Wirten: Mensch, andere Säugetiere, Vögel, Fische und Amphibien. Von seinen Kollegen wurde er als „unermüdlicher Helminthologe" gefeiert. Apropos Bandwürmer: Vielleicht war es für die damaligen Parasitologen keine besondere Überraschung zu vernehmen, dass 100 % der Abessinier vom Rinderbandwurm *Taenia saginata* befallen waren. Diese erstaunliche Tatsache – sofern sie wahr ist – würde heutzutage sicher zu Schlagzeilen in den Medien führen. Sie mag allerdings weniger erstaunen, wenn man die zusätzliche Information erhält, dass die Abessinier ihr Rindfleisch frisch und roh, und, wenn möglich, noch warm und zuckend zu verspeisen wünschten. Je klarer die Verbindung zwischen Befall durch Parasiten und dadurch verursachte Krankheit wurde, umso mehr staunten die Parasitologen über die weite Verbreitung parasitärer Krankheiten. Mit zunehmendem Wissen über die Epidemiologie wurden die Ursachen und die Art ihrer Verbreitung deutlicher, und die Wichtigkeit von Hygiene und Ernährungsgewohnheiten rückte in den Brennpunkt.

Die Arbeit von Karl Asmund Rudolphi (1771–1832), Gründer des Berliner Zoologischen Museums, erschloss der Einteilung, Taxonomie und Klassifizierung der Parasiten neue Dimensionen. Aufgrund der Resultate verschiedener monumentaler Arbeiten Rudolphis verdreifachte sich die Zahl der bekannten Arten von Parasiten. Er stellte systematische Beschreibungen der allgemeinen Anatomie und Physiologie von Parasiten, ihren Gattungen und Arten, ihrem normalen Lebensraum sowie Verweise auf frühere Originalliteratur zusammen. Texte, die sich mehr mit prophylaktischen Maßnahmen, klinischen Auswirkungen und der Behandlung parasitärer Krankheiten beschäftigten, wurden nacheinander von J. S. Olombel, einem Sanitätsoffizier in der Armee Napoleons I., im Buch „Remarques sur les maladies vermineuses" im Jahr 1816, und von J. G. Bremser, Kurator am Kaiserlichen Museum in Wien, veröffentlicht. Bremsers 1819 veröffentlichte Buch „Über lebende Würmer in lebenden Menschen" enthielt qualitativ hochwertige farbige Illustrationen vieler der damals bekannten Parasiten.[3]

Kein einfaches Leben

Versetzen Sie sich ans Ufer eines kleinen Süßwasserteichs, wo unter den üblichen Süßwassermollusken Myriaden kleiner, Zerkarien genannter Tierchen herumschwimmen. Wenn Sie genauer hinsehen, haben diese Zerkarien einen langen Schwanz und bewegen sich aktiv. Wären Sie neugierig gewesen? Johann Japetus Steenstrup (1813–1897), ein dänischer Naturforscher, war es. Systematisch untersuchte er den Lebenszyklus auch noch mancher anderer Parasiten. Diese Zerkarien waren tatsächlich interessante kleine Tierchen. Steenstrup beobachtete, wie sie Zysten bildeten, manchmal auf Schnecken, manchmal auf Gegenständen. Dann, nach mehreren Monaten, entwickelten sich die Zerkarien in die adulte (erwachsene) Form eines *Distoma* genannten Parasiten, welcher unter der Haut und in der Leber mancher Süßwasserfische gefunden wurde. Woher kamen die Zerkarien? Sie wurden aus den von L. Bojanus „gelber Königswurm" genannten, eingekapselten Strukturen freigesetzt. Diese Strukturen traten innerhalb von Kapseln in den Eingeweiden von Schnecken auf. Bei der Beobachtung des Inneren dieser „gelben Würmer" unter dem Mikroskop fand Steenstrup, dass sie voll Zerkarien waren. Mit Hilfe weiterer Untersuchungen klärte er schließlich den komplexen Lebenszyklus des Leberegels mit zwei Zwischenwirten auf und zog daraus später den Schluss, „dass alle Trematoden sich auf diese Art entwickeln und alle solche Veränderungen durchlaufen müssen". Aus diesen Anfängen und mit dem weiteren Fortschreiten der parasitologischen Wissenschaft wurde bald offensichtlich, dass nicht alle Parasiten einen einfachen Lebenszyklus mit direkter

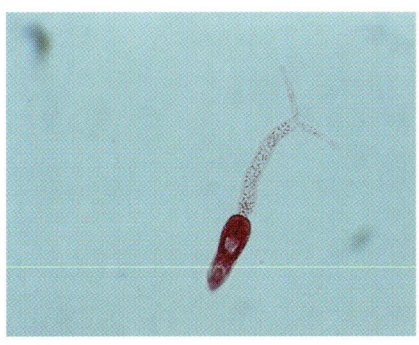

Mikroskopische Aufnahme einer Zerkarie, der infektiösen Form im Lebenszyklus der Trematoden (Saugwürmer).

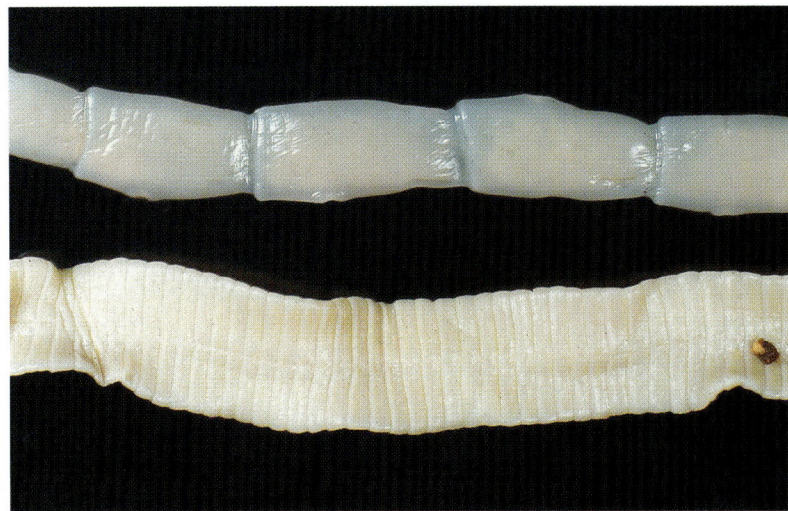

Fotografie reproduktiver, Eier enthaltender Segmente von Bandwürmern, die Proglottiden genannt werden. Proglottiden der Taenia-Arten sind oben, solche vom Fischbandwurm, Diphyllobothrium latum, unten im Bild.

Übertragung von Tier zu Tier, Tier zu Mensch oder Mensch zu Mensch haben.

Felix Dujardin (1801–1860), Zoologieprofessor in Rennes, erkannte als Erster, dass Zestoden ebenfalls einen Teil ihres Lebens in einem Zwischenwirt verbringen, und dass die Blasenwürmer einen Teil des Lebenszyklus von Bandwürmern darstellten. Er zeigte auch, dass bestimmte *Distoma* Spitzmäuse infizierten, wenn diese mit Zwischenformen der Parasiten infizierte Schnecken fraßen. Das stellte einen wichtigen ersten Schritt zum Verständnis des Transfers von Parasiten über Zwischenwirte dar. Dujardin führte zudem den Begriff „Proglottis" zur Beschreibung der Körpersegmente von Bandwürmern ein.

Die meisten Mikrobiologen erinnern sich an Casimir Davaine (1812–1882), den berühmten französischen Mikrobiologen, der wichtige Beiträge zur Entdeckung des Anthrax-Bazillus durch Robert Koch (1843–1910) leistete. Davaine war jedoch ebenso sehr Parasitologe wie Bakteriologe und unter den Ersten, die die Wichtigkeit der mikroskopischen Stuhluntersuchung zur Diagnostik von Wurm-

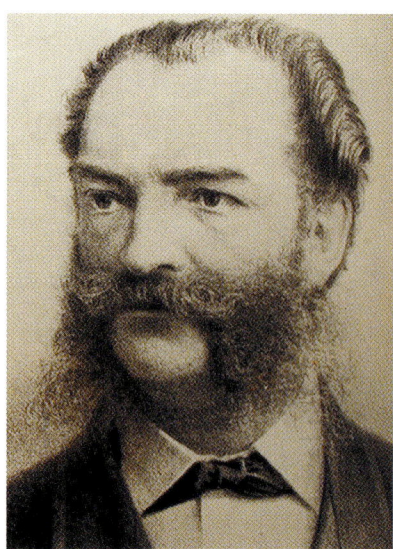

Thomas Spencer Cobbold *(1828–1886) arbeitete in der Abteilung für Anatomie an der Universität von Edinburg. Er interessierte sich aber wegen der vielen parasitischen Lebewesen, die er beim Sezieren von Tieren beobachtete, stark für die Parasitologie. Eines Tages sezierte er eine Giraffe und stellte fest, dass es in den Gallengängen dieser Giraffe von Leberegeln einer bisher unbekannten Art (Fasciola) nur so wimmelte. Er nannte die Art Fasciola gigantica (nach der Größe des Leberegels, nicht der Größe der Giraffe). Später zog Cobbold nach London, wo er Professor für Botanik und Helminthologie am Royal Veterinary College wurde. Er hatte die Erlaubnis, Tiere im zoologischen Garten der Zoologischen Gesellschaft zu sezieren. Auch Tiere, welche ihm von Bauern, vom Markt und durch die Unterstützung von Freunden zur Verfügung standen, nahm er auseinander. So konnte er im Jahre 1864 ein Werk über Parasiten und durch sie verursachte Krankheiten unter dem Titel „Entozoa, an Introduction to the Study of Helminthology" veröffentlichen, welches andere damalige Lehrbücher der Parasitologie in den Schatten stellte.*

erkrankungen erkannte. Er beobachtete den intestinalen Flagellaten *Pentatrichomonas hominis* und zeigte, dass die Eier von *Ascaris* in einer feuchten Umgebung lange infektiös bleiben. Er veröffentlichte ein wichtiges Lehrbuch, in welchem nicht nur die Klassifizierung der Parasiten aufdatiert wurde, sondern das auch eine detaillierte Beschreibung ihrer Naturgeschichte, ihrer geographischen Verteilung und ihrer Rolle bei Krankheiten enthielt.[4]

Während der zweiten Hälfte des 19. Jahrhunderts nahmen Entdeckungen auf dem Gebiet der Parasitologie explosionsartig zu. Die Entwicklung des Wissens über die Lebenszyklen, Lebensräume, Infektionswege und Pathogenität jedes Genus und jeder Art von Parasiten gäbe genug Stoff für mehrere Bände, daher sollen im Folgenden nur einige Beispiele herausgegriffen werden.

Lebenszyklus von *Fasciola hepatica*

Nach fehlgeschlagenen Experimenten seines Mentors, George Rolleston (1829–1882), begann Algernon P. Thomas, ein 25 Jahre alter Wissenschaftler des Balliol College in England, 1880 seine Arbeit über den Lebenszyklus von *Fasciola*. Er suchte die durchnässten Hügel Tag und Nacht ab und brachte auf der Suche nach Larven von Trematoden verschiedene Arten von Mollusken nach Hause. In einem Exemplar von *Limnaea truncatula* fand er eigenartige Zerkarien, die eine starke Tendenz zur Zystenbildung auf irgendwelchen Gegenständen zeigten. Sie bildeten dabei Formen, die denen junger Formen von *Fasciola,* die er bei Schafen beobachtet hatte, stark glichen. Als nächstes sammelte Thomas eine große Zahl von *L. truncatula,* setzte sie in Wasser, in welchem es von Mirazidien nur so wimmelte, und beobachtete, wie sie bald infiziert wurden. In weiteren Untersuchungen gelang es ihm, den ganzen Vorgang vom Eintritt der Mirazidien in die Schnecke, über die Bildung von Sporozyten bis zu den *Rediae* (reproduktive Strukturen) zu verfolgen. Die Rediae ihrerseits bevölkerten sich mit Zerkarien, die nach ihrer Freisetzung die gleiche Tendenz zur Zystenbildung auf Wasserpflanzen, Fischen und anderen Wasserlebewesen an den Tag legten. So waren die Stadien des Lebenszyklus in verschiedenen Umgebungen aufgeklärt. Zwei Jahre später, 1892, zeigte ein Brasilianer namens Lutz, Schüler des berühmten Parasitologen Rudolph Leuckart (1822–1898), auf Hawaii, dass pflanzenfressende Tiere sich infizierten, wenn sie die mit Zerkarien-Zysten besetzten Pflanzen fraßen. Es sollte noch über 20 Jahre dauern, bis 1914 der Russe Dimitry F. Sinitsin den Weg aufklärte, den die Leberegel-Larven nach ihrer Aufnahme durchliefen. Er verfolgte die Invasion der Parasiten durch die Darmwand und ihre Wanderung durch die

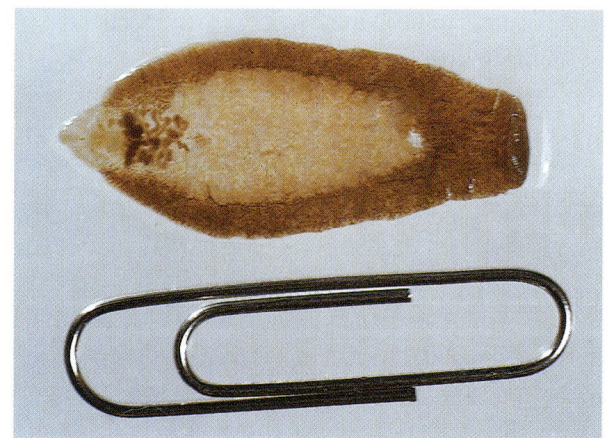

Fotografie des erwachsenen Leberegels, Fasciola hepatica.

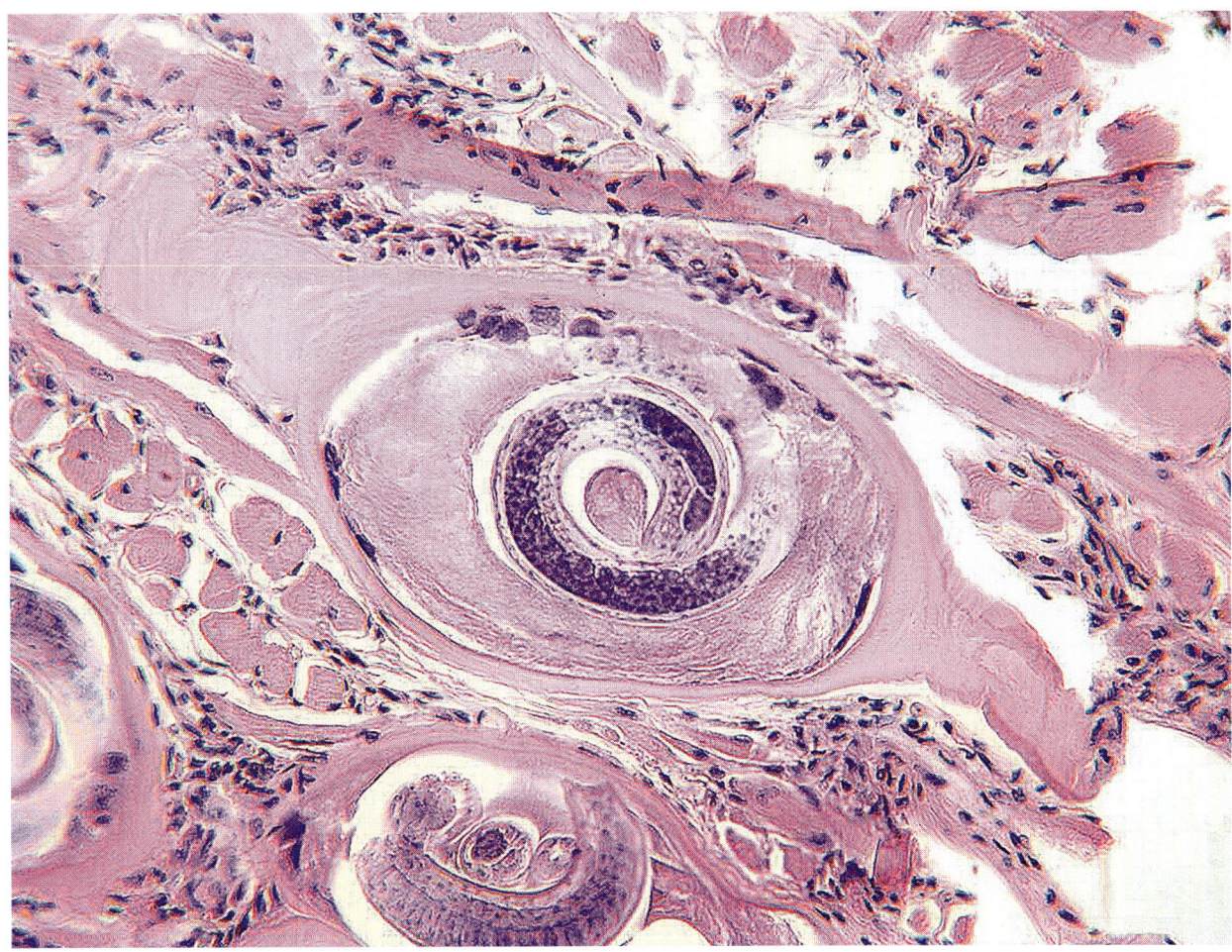

Mikroskopische Fotografie einer mit der Larvenform von Trichinella spiralis *befallenen Muskelbiopsie.*

Bauchhöhle, bevor sie sich an ihrem endgültigen Ziel, der Leber, einnisteten.

Schistosoma haematobium

Während des Zweiten Weltkrieges machten die in Ägypten stationierten englischen Truppen Bekanntschaft mit einer Harnwegserkrankung, die sie Bill-Harris-Krankheit nannten. Es war ihre Übersetzung des Namens Bilharz. Theodor Maximilian Bilharz (1825–1862), ein deutscher Pathologe, der in Kairo als Tropenarzt arbeitete, hatte 1852 den Erreger dieser Erkrankung entdeckt. Der Parasit erhielt daher zunächst den Namen *Bilharzia haematobium.* Bilharz fand diesen Parasiten später auch im Bereich der Harnwege bei 30–40 % der Autopsien, die er ebenfalls in Ägypten durchgeführt hatte. Aber wie es das Schicksal will, hatte David Weinland bereits 1874 einer Gruppe ähnlich aussehender Flachwürmer mit gespaltenem Körper den Namen *Schistosoma* gegeben, so dass nach den geltenden Regeln der zoologischen Nomenklatur *Bilharzia* nicht der offizielle Name sein konnte. Trotzdem wird der Name Bilharziose immer noch zur Bezeichnung der Krankheit verwendet, bei der mit blutigem Urin Schistosomen-Eier ausgeschieden werden. Es wird geschätzt, dass heute ca. 250–300 Millionen Menschen weltweit von diesen Parasiten befallen und ca. 600 Millionen Menschen der Gefahr einer Infektion ausgesetzt sind.[5]

Der Lebenszyklus der Schistosomen wurde in den Jahren 1908 bis 1910 ausgearbeitet, als Kan Fujinami und Hachitaro Nakamura an der Universität von Kyoto, Japan, Mäuse erfolgreich mit den Zerkarien von *Schistosoma japonicum* infizierten.[6] 1915 wurde Robert T. Leiper vom britischen Kriegsministerium nach Ägypten geschickt, um den Lebenszyklus des Parasiten zu untersuchen, der so viele englische Truppenangehörige während des Burenkrieges heimgesucht hatte. Leiper infizierte Affen, Mäuse, Ratten und Meerschweinchen, indem er sie in Wasser tauchte, welches mit Zerkarien verseucht war. Er zeigte, dass Zerkarien ihren Schwanz verlieren, wenn sie durch die Haut von Mäusen eindringen, und anhand von Gewebeschnitten, wie sie die Haut durchdringen. So wurde 65 Jahre nach der ersten Identifizierung des erwachsenen Wurmes der Lebenszyklus eines der wichtigsten menschlichen Parasiten aufgeklärt.

Trichinella spiralis

Beruhten die mosaischen und islamischen Verbote, Schweinefleisch zu essen, auf der Beobachtung von Trichinoseausbrüchen? Ziemlich wahrscheinlich. Starke Infektionen können eine plötzliche schwere Krankheit verursachen, und es ist wahrscheinlich, dass die Völker ziemlich bald den Zusammenhang mit dem Genuss von Schweinefleisch erkannt haben. Im Jahre 1822 fand der Pathologe Friedrich Tiedemann (1781–1861) bei der Autopsie eines Mannes, der an Gicht gestorben war, weiße, steinähnliche Ablagerungen in den meisten Muskeln.[7] Diese Knötchen bestanden jedoch nicht aus Harnsäure, sondern aus Phosphat, Kalziumkarbonat und tierischem Material, welches Fibrin glich. Er hatte keine Ahnung, was diese „kleinen Körper" waren. 1835 beobachtete Sir James Paget (1814–1899), zu dieser Zeit ein 21-jähriger Medizinstudent am St. Bartholomew's Hospital in London, kleine Flecken im Muskel eines Leichnams, den er sezierte. Er entdeckte unter dem Mikroskop in einem der Flecken einen „Wurm". Die Tür zur Entdeckung von Trichinella spiralis war geöffnet. Während der folgenden Jahre wurde der Lebenszyklus von Trichinella durch verschiedene Forscher aufgeklärt. Carl Friedrich Reinhold Herbst (1824–1868) aus Göttingen zeigte schließlich im Jahre 1851 in einer Reihe von Fütterungsversuchen die Übertragung von Trichinella von einem Tier zum anderen. Eines Tages sezierte er einen zahmen Dachs, welcher die Angewohnheit gehabt hatte, Stücke, die vom Seziertisch fielen, zu fressen. Herbst fand eingekapselte Zysten in allen willkürlichen Muskeln des Dachses. Er verfütterte dann etwas von dem kontaminierten Dachsfleisch an drei Hundewelpen. Er tötete zwei Monate später zwei der Welpen und fand eine sehr große Anzahl Trichinella in allen willkürlichen Muskeln.

Ein deutscher Allgemeinpraktiker aus Plauen wies Zysten von Trichinella in einem kleinen, von ihm exzidierten Stück des Bizeps eines Patienten mit ausgeprägter Erschöpfung und Gliederschmerzen nach. Dieses Experiment etablierte die Muskelbiopsie als wichtige Technik, um die Diagnose einer Trichinose zu bestätigen.

In einer Zeitung aus dem Jahre 1863 erfahren wir von einem dramatischen Ausbruch von Trichinose in Heltstadt in Deutschland anlässlich einer Feier zum 50. Jahrestag der Völkerschlacht bei Leipzig. Als Teil der Festlichkeiten und als Zeichen der Dankbarkeit für die von den lokalen Minen- und Schmelzofenarbeitern geleisteten Arbeit wurde ein festliches deutsches Picknick, mit großen Mengen von Schweinefleisch veranstaltet – eine zweifelhafte Belohnung, denn 158 Personen, die an dem Festessen teilgenommen hatten, erkrankten an Trichinose. Schließlich starben 28 davon. Einer der tödlichen Fälle betraf einen alten Lehrer aus dem Nachbardorf, der selbst in der Schlacht von Leipzig mitgekämpft hatte. Welche Ironie des Schicksals, die unmittelbare Gefahr dieser Schlacht überlebt zu haben, um 50 Jahre später an den Folgen der Erinnerungsfeier zu sterben.

Die Schlimmsten haben einen Haken

Hätten Sie im alten China gelebt, hätten auch Sie von einer Krankheit mit der Bezeichnung „Fähig-zu-essen-aber-zu-faul-zum-Arbeiten-Gelb-Krankheit" gehört. Und hätten Sie um 1550 v. Chr. in etwa auf der Gegenseite des Kontinents gelebt und den ägyptischen Ebers-Papyrus gelesen, hätten auch Sie von vielen Fällen schwerer Anämie und intestinalen Störungen erfahren, die in diesem historischen Dokument beschrieben worden sind. Wir wissen heute, dass alle diese früher dokumentierten, schweren Krankheiten auf eine Infektion mit Hakenwürmern und die unablässige Dezimierung des Blutvolumens des Wirtes durch diese Parasiten zurückzuführen waren. Der Hakenwurm wurde von manchen Autoren als „der schlimmste helminthische Erreger des Menschen" bezeichnet. Tatsächlich hat der Hakenwurm mehr menschliche Krankheit erzeugt als irgendein anderer Parasit, außer dem Spulwurm Ascaris. Schon im Jahre 1940 gab es weltweit schätzungsweise 457 Millionen Fälle bei einer damaligen Gesamtbevölkerung von 2166 Millionen, was einem Verhältnis von Betroffenen zu Nichtinfizierten von ungefähr 1 zu 5 entsprach.

Der parasitische Hakenwurm wurde 1843 von Angelo Dubini (1813–1902), einem Arzt aus Mailand, entdeckt. Er beobachtete den Wurm erstmals im Darm eines Bauern, der im lokalen Krankenhaus gestorben war. Nachdem er den Zusammenhang zwischen dem Parasiten und der Anämie erkannt hatte, fand er später den gleichen Wurm bei ungefähr 20 % der Patienten, die nach dem Tod einer Autopsie unterzogen wurden. Er benannte den Wurm Ancylostoma duodenale, da im Duodenum, dem ersten Abschnitt des Zwölffingerdarms, die meisten Würmer gefunden wurden. Ancylostoma bedeutet soviel wie Hakenwurm.

Anämien durch Aderlass

Schon Bilharz und sein Kollege Wilhelm Griesinger (1817–1868) hatten an der Medizinischen Fakultät in Kairo die schwere Anämie von Patienten mit Hakenwürmern auf den gefräßigen Aderlass durch diese Würmer zurückgeführt, die sich mit ihren Zähnen und Schnittplatten fest in der Darmschleimhaut verankerten. Die Verbindung zwischen Anämie und Hakenwurm wurde 1866 auch durch Otto Wucherer (1820–1873) bestätigt. Er hatte, während er im Allgemeinen Spital von Bahia in Brasilien arbeitete, *Ancylostoma* im Duodenum eines schwarzen Sklaven gefunden, der mit einer schweren Anämie gestorben war.

Giovanni Battista Grassi (1854–1925) zeigte 1878 erstmals, dass die Diagnose einer Infektion mit Hakenwürmern durch mikroskopische Beobachtung der typischen dünnschaligen, Embryonen enthaltenden Eier in Stuhlproben gestellt werden konnte. Eine interessante damit zusammenhängende Geschichte hat mit einem schweren Ausbruch von Anämien unter den italienischen Tunnelarbeitern zu tun, welche den St. Gotthard-Tunnel in der Schweiz bauten. Es stellte sich heraus, dass deren Anämie eine Folge der Infestation mit *Ancylostoma* war. Nach Beendigung der Tunnelbauarbeiten verteilten sich die Arbeiter über ganz Europa, mit der Folge, dass die Ancylostomiase zu einer weit verbreiteten Krankheit wurde.

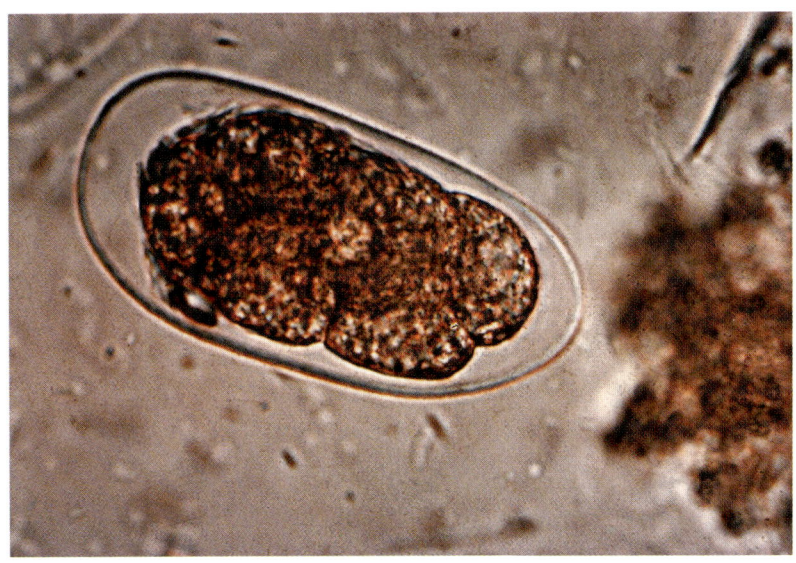

Mikroskopische Fotografie von Eiern des Hakenwurms. Diese Eier messen ungefähr 60 Mikrometer im Durchmesser.

Das Ende der Hakenwurmgeschichte

Das letzte fehlende Glied in der Hakenwurm-Geschichte war, herauszufinden, wie die Menschen infiziert wurden. Es wurde angenommen, dass Infektionen einfach durch Aufnahme der angebrüteten Eier erfolgten. Arthur Looss (1861–1923), ein Deutscher, der nach Ägypten gezogen war, um die Vorteile auszunutzen, die dieses Land für parasitologische Untersuchungen bot, entdeckte 1898 den Übertragungsweg durch Zufall. Als Teil eines Experiments tropfte er Meerschweinchen eine Kultur von *Ancylostoma*-Larven ins Maul. Dabei tropfte ein Teil des Materials auch auf seine Hand. Später verspürte er Juckreiz und eine Hautrötung an der Stelle, wo das Kulturmaterial hingelangt war. Er untersuchte daraufhin nach verschiedenen Zeiten Proben seines eigenen Stuhls und fand nach einiger Zeit, dass er selbst auch Hakenwurmeier ausschied. Als nächstes brachte er Tropfen einer *Ancylostoma*-Kultur auf die Haut am Bein eines ägyptischen Knaben, eine Stunde bevor das Bein amputiert wurde. Unter dem Mikroskop beobachtete er, dass die *Ancylostoma*-Larven die Haut durchbohrt hatten und bestätigte so diesen Teil ihres Lebenszyklus.

Kurz darauf schlugen Versuche anderer Forscher, die Resultate von Looss zu bestätigen, fehl. Im Jahr 1902 schließlich veröffentlichte C. A. Bently, ein Arzt, der auf einer Teeplantage in Assam arbeitete, seine theoretischen Überlegungen über die Beziehung zwischen „Erdjucken" („ground itch") und dem Vorhandensein von Larven von *Ancylostoma duodenale* in der Erde. Das bestätigende Experiment bestand darin, eine Menge Erde mit Stuhl, welcher Larven von *Ancylostoma* enthielt, und eine andere Menge Erde mit normalem Stuhl zu mischen. Die beiden Proben wurden an gegenüberliegende Handgelenke gebracht und mit einem Verband während acht Stunden dort fixiert. Typisches „Erdjucken" entwickelte sich nur unter der Probe, in welcher sich die lebenden *Ancylostoma*-Larven befunden hatten. Das Wissen über den Lebenszyklus von Hakenwürmern führte in vielen Ländern zu behördlichen Regelungen über die hygienische Entsorgung menschlicher Exkremente.

Filariasis

Wucherer, ein in Portugal geborener Deutscher, beobachtete 1866 in Brasilien „filiare Würmer" im Urin eines Patienten mit milchig trübem Urin (Chylurie). Er suchte nach Schistosomen. In den nächsten zwei Jahren fand er weitere Fälle von filarer Chylurie und veröffentlichte seine Befunde in der Bahia Medical Gazette, einer Zeitschrift mit sehr beschränkter Verbreitung. Andere Forscher in anderen Gegenden der Welt hatten in chylösem Urin ebenfalls Mikrofilarien gesehen. So beispielsweise der Engländer Timothy Richard Lewis (1841–1886), der die meiste Zeit seiner medizinischen Laufbahn in den 1870er Jahren als Militärattaché der „Sanitary Commission of India" in Kalkutta verbrachte. Als er einen Patienten untersuchte, von dem er annahm, dass er Cholera hatte, schrieb er:

> „Die Farbe (des Urins) sah den vielen Reiswasserstühlen, die ich untersucht hatte, so ähnlich, dass ich ihn näher anschaute, was sich auf eine unerwartete Weise auszahlte [...] er enthielt Embryonen eines runden Wurmes."[8]

Der Bericht über seine Beobachtungen gelangte allerdings niemals über den Jahresbericht des Sanitätsbeauftragten hinaus. Später beobachtete er die gleichen Embryonen im Blut eines indischen Patienten mit Durchfall.

Der Nächste auf der Bühne war der in Aberdeenshire geborene Schotte Sir Patrick Manson (1844–1922), der als Sanitätsoffizier im chinesischen, kaiserlich maritimen Zolldienst in Takao, arbeitete. Eines der häufigsten und schwersten Leiden, das er zu behandeln hatte, war die Elephantiasis. Er verlegte sich auf die Chirurgie und entfernte riesige Tumoren des Scrotums, was die Chinesen beeindruckte. In einer Veröffentlichung sagte er, er wolle Beweise dafür erbringen, dass die lymphatische Krankheit des Scrotums durch „Lewis'sche Filarien" verursacht würde. Bei Gelegenheit machte er ein Geschäft mit der Frau eines sterbenden Chinesen, um beim Toten gegen Bezahlung von 200 Dollar eine Autopsie durchführen zu dürfen. Er und sein Bruder begannen mit der Leichenöffnung in einem sehr heißen, schlecht beleuchteten Raum. Bevor sie mit ihrer Arbeit fertig waren, sammelte sich eine Volksmenge an, die wissen wollte, was die „fremden Teufel" taten. Manson und sein Bruder mussten um ihr Leben rennen. Ein anderes Mal führte Manson eine Autopsie an einem anderen, verstorbenen Chinesen mit Elephantiasis mitten in der Nacht auf einem lokalen Friedhof im Schein einer schwach leuchtenden Laterne durch. Dieses Mal gelang es ihm, erwachsene Filarien-Würmer in den Lymphkanälen des Oberschenkels zu identifizieren.

Joseph Bancroft (1836–1894) gelang unabhängig davon ungefähr zur gleichen Zeit, 1887, im australischen Brisbane, die erste offizielle Identifizierung der erwachsenen (adulten) Würmer. Was jedoch mit den zirkulierenden Embryonen passierte, blieb ein Geheimnis. Wie sich Menschen infizierten, war zu jener Zeit reine Spekulation. Da Manson wusste, dass Mikrofilarien im Blut infizierter Patienten vorkamen, zog er den Schluss, dass die Übertragung der Krankheit durch ein blutsaugendes Tier erfolgen könnte. Er beschaffte sich Moskitos und ließ sie Blut eines an Elephantiasis Erkrankten saugen. Dann stellte er täglich mikroskopische Präparate aus dem Magensaft

der Moskitos her und konnte schließlich beobachten, dass die aufgenommenen Mikrofilarien im Darm der Moskitos eine Reihe höchst interessanter Umwandlungen durchliefen, welche zur infektiösen Form führten. Nachfolgende Experimente bewiesen, dass Menschen durch Mückenstiche infiziert wurden. So war der gesamte Lebenszyklus aufgeklärt.

Manson machte eine weitere wichtige Entdeckung: Mikrofilarien konnten nicht zu allen Tageszeiten im Blut infizierter Patienten gefunden werden. Er untersuchte das Blut eines Patienten mit Elephantiasis mehrmals während 24 Stunden. Nachts fanden sich viel häufiger Mikrofilarien im Blut als tagsüber. Die Mikrofilarien erschienen gegen Sonnenuntergang im Blut, und ihre Zahl nahm ungefähr bis Mitternacht zu, also ungefähr zur gleichen Zeit, zu der Moskitos „ihre Blutmahlzeiten einnehmen". Als er diese Resultate an einer medizinischen Tagung vorstellte, fragte ein Zweifler: „Tragen die Filarien Uhren?" Trotzdem wurde der Tagesrhythmus der Ausscheidung von Mikrofilarien bestätigt. Auf der gleichen Tagung wurde vorgeschlagen, den Parasiten kollektiv nach Lewis, Manson und Bancroft zu benennen. Die ursprüngliche Veröffentlichung von Wucherer in der Bahia Medical Gazette machte jedoch das Rennen, und sein Name lebt im Zusammenhang mit diesem Parasiten in gerechter Würdigung seiner Beobachtungen weiter.

Diese Beispiele zeigen, wie sich die Wissenschaft der Parasitologie weiter entwickelte und wie Fortschritte oft in weit voneinander entfernten und abgelegenen Teilen der Welt und zu einer Zeit gemacht wurden, als die gegenseitige Kommunikation noch langsam und schwierig war. Und doch führte die Kombination von Intuition, Glück und Hartnäckigkeit bei der Durchführung der Experimente dazu, dass die Morphologie der Parasiten gut definiert und dass die Lebenszyklen eines Parasiten nach dem anderen aufgeklärt wurde. Die klinischen Parasitologen stellten die wichtige Verbindung zwischen den Organismen und den von ihnen verursachten Krankheiten her.

Protozoologie

Fortschritte im Verständnis einzelliger Parasiten, der Protozoen, folgten mit der Weiterentwicklung des zusammengesetzten Mikroskops. Antoni van Leeuwenhoek (1632–1723) kommt natürlich die Ehre der ersten Beobachtung von Protozoen zu, als er „bewegliche Tierchen" im Darm einer Pferdefliege und kurz darauf in seinem eigenen Stuhl beobachtete. Gegenwärtig glaubt man, dass er *Giardia lamblia* betrachtete. Nach diesen ersten Beobachtun-

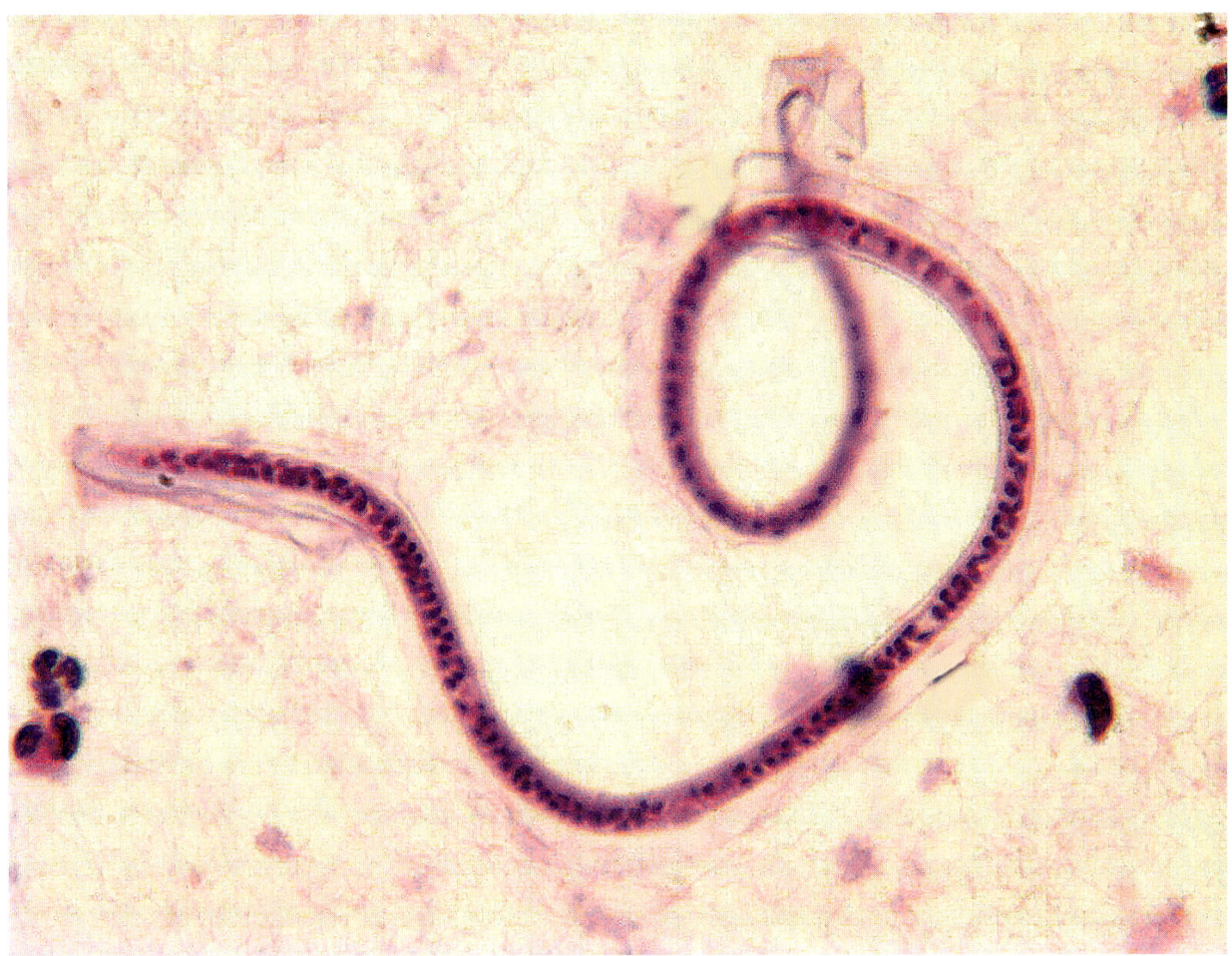

Filarien, wie sie in Blut oder Lymphe auftreten. Diese Würmer sind ungefähr 150 Mikrometer lang.

gen verging allerdings mehr als ein Jahrhundert, bevor weitere Fortschritte im Studium der Protozoen gemacht wurden. 1841 beobachtete der Anatom und Physiologe Gabriel Gustav Valentin (1810–1883) in Bern in der Schweiz mikroskopisch dunkle, bewegliche, gewehrkugelförmige Objekte, die zwischen den roten Blutkörperchen einer Forelle lagen, die er sezierte. Es handelte sich um die erste Beobachtung von Trypanosomen. David Gruby (1810–1898) legte 1843 in einer kurzen Präsentation vor der Akademie der Wissenschaften in Paris die erste genügende Beschreibung eines Organismus vor, den er *Trypanosoma sanguinis* nannte. Der Name des Parasiten, abgeleitet vom griechischen Wort *trupanon* für Bohrer, bezieht sich auf die Bewegung des Organismus, welche einer Schraube oder einem Korkenzieher gleicht.

Die Schlafkrankheit

Der Sanitätsmajor der Britischen Armee in Südafrika, Sir David Bruce (1855–1931), suchte ohne Erfolg nach der bakteriellen Ursache einer Vieh-Krankheit, welche nach einem Wort aus der Sprache der Zulu „Nagana" genannt wurde, was niedergeschlagen oder deprimiert bedeutet, bezogen auf den Anblick der armen Tiere. Mit den von Paul Ehrlich (1854–1915) entwickelten Farbstoffen zur Untersuchung von Blutausstrichen fand Bruce bald Organismen in seinen Präparaten. Er dachte, es handle sich um Filarien, aber ihre Morphologie passte nicht recht. Wieder und wieder, bei jedem Fall von „Nagana" waren sie da – diese „Infusorien-Parasiten" im Blut.

John Kirk stellte dann 1865 zum ersten Mal die Verbindung zwischen „Nagana" bei Rindern und dem Stich der Tsetsefliege her. Die Tsetsefliege erwies sich später als Überträger menschlicher Krankheiten. Mit der Hilfe von Koch, der zufälligerweise in Deutsch-Ostafrika an der Ursache der Rinderpest arbeitete, kam er darauf, dass die Trypanosomen in der Tsetsefliege zyklische Veränderungen durchlaufen. Kurz nachdem der Lebenszyklus ausgearbeitet und die Rolle sowohl der Trypanosomen als auch der Tsetsefliege klar waren, wurden Kommissionen zur Untersuchung der Schlafkrankheit in Afrika gebildet, auf deren Arbeit unsere heutigen Kenntnisse von Trypanosomiasis größtenteils beruhen.

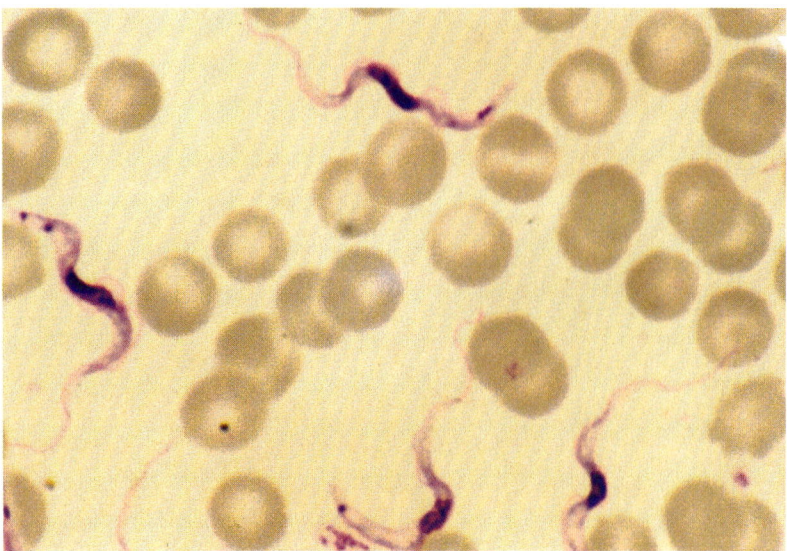

Trypanosomen, wie sie in einem Blutausstrich einer mit afrikanischer Trypanosomiasis infizierten Person zu beobachten sind.

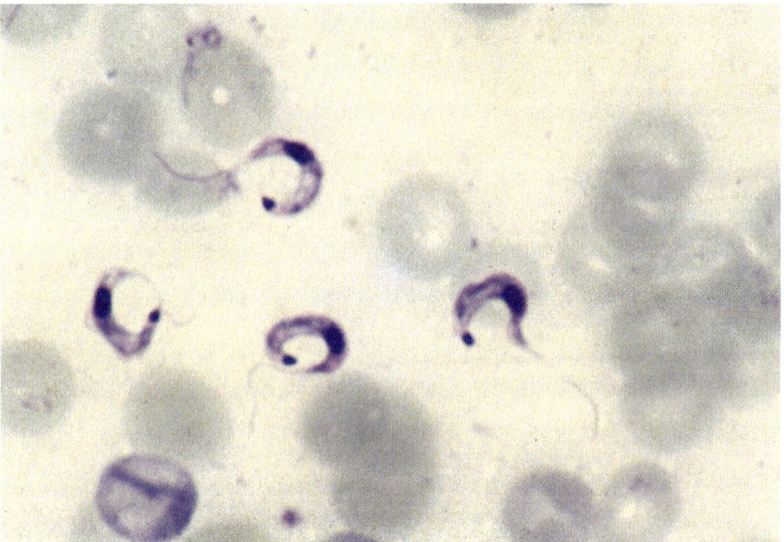

„C-Form" eines Trypanosoma, wie sie im Blut einer Person zu beobachten ist, welche mit der südamerikanischen Trypanosomiasis oder Chagas-Krankheit infiziert ist. Diese Trypanosomen sind 50–100 Mikrometer lang.

Küssende Käfer

Inzwischen hatte Carlos Chagas (1879–1934) in Brasilien noch eine andere Art von Trypanosomiasis entdeckt. Er reiste in den Teil Brasiliens, in dem eine oft tödlich verlaufende Form der Krankheit, die das Herz und andere Organe befiel, ziemlich häufig auftrat. Er stellte zunächst eine Verbindung zwischen der Krankheit und einer Art von Raubwanzen her, die sich in den Behausungen der Bevölkerung befanden. Nachdem das Licht gelöscht war, labten sich diese Räuber am Blut der schlafenden Bewohner, vor allem im Gesicht, was zur Bezeichnung „küssender Käfer" (kissing bug) geführt hatte.

Chagas fand zahlreiche Flagellaten im Enddarm dieser Wanzen. Die Trypanosomen im peripheren Blut bei dieser südamerikanischen Krankheit unterschieden sich von denen der afrikanischen Trypanosomiasis durch eine deutliche „C"-Form. Außerdem hatten die Patienten nicht die klassischen Symptome der Schlafkrankheit, sondern litten an Herzinsuffizienz, hervorgerufen durch Gewebeinvasion der Leishmanien-Form des Parasiten. Chagas war überzeugt davon, dass die Infektion durch den Biss der Wanzen verursacht wurde. Wie konnte das aber sein, wenn die Parasiten sich im Enddarm des Käfers befanden? Ein eigenartiges Verhalten der Käfer wurde entdeckt: Wenn sie stechen, entleeren sie gleichzeitig ihren Darm. Die Bisswunde wird dann mit den Parasiten infiziert, wenn sich das aufgeschreckte Opfer wegen des intensiven Schmerzes kratzt.

Die Ruhr

Während des Amerikanischen Bürgerkrieges war die Ruhr für die Truppen auf beiden Seiten zerstörerischer als Pulver und Schüsse. Wahrscheinlich beruhten die meisten Fälle auf dem viel leichter übertragbaren Bakterium *Shigella dysenteriae,* aber der einzellige Parasit *Entamoeba histolytica* hatte auch seinen Anteil daran. Nach vielen „klinischen Erfahrungen" mit diesen beiden Verursachern der Ruhr wurde es möglich, sie voneinander zu unterscheiden. *Entamoeba histolytica* war der gefürchtetere Krankheitserreger, weil auch außerhalb des Darms Infektionsherde in Form von Amöben-Abszessen auftraten, vor allem in der Leber, aber auch in anderen Organen, die häufige Komplikationen darstellten.

Der für diese Symptome verantwortliche Parasit wurde zuerst von Fedor Aleksandrevitch Lösch (1840–1903) in St. Petersburg im Jahre 1873 entdeckt. Die Amöben wurden erstmals im Stuhl eines jungen russischen Bauern gefunden. Lösch hinterließ eine detaillierte Beschreibung der klinischen und der Autopsie-Befunde sowie der Parasitologie des Erregers. Koch hatte während seines Aufenthaltes in Ägypten Autopsien an Patienten durchgeführt, von denen angenommen wurde, dass sie an Cholera gestorben waren. In deren Darmtrakt hatte er die typischen intestinalen, durch Amöben verursachten Geschwüre gesehen. In zwei Fällen beobachtete er auch Leberabszesse. Koch jedoch maß diesen Beobachtungen keine weitere Bedeutung bei, weil sie wenig mit Cholera zu tun hatten.

Malaria

Viele Monate dauernder Anstrengungen waren auch nötig, um den Lebenszyklus von *Plasmodium,* dem

Erreger der Malaria, zu definieren. Anerkennung muss Charles Louis Alphonse Laveran (1845–1922) gezollt werden, einem französischen Arzt, Pathologen und Parasitologen, der 1907 für die Identifizierung der *Plasmodium*-Parasiten und der Aufdeckung ihrer Rolle als Verursacher der Malaria den Nobelpreis für Physiologie und Medizin erhielt. Er identifizierte die vier verschiedenen Formen des Malaria-Parasiten und beschrieb ihre unterschiedlichen Formen im Blut: die zylindrische Form, die wie eine Sichel gebogene Form und die transparenten kugelförmigen Formen von der ungefähren Größe eines roten Blutkörperchens mit sich aktiv bewegenden Flagellen und Pigment. Diagnostisch wichtig für Malaria sind außerdem kleine runde ringförmige Formen im Inneren der roten Blutzellen, die Trophozoiten genannt werden.

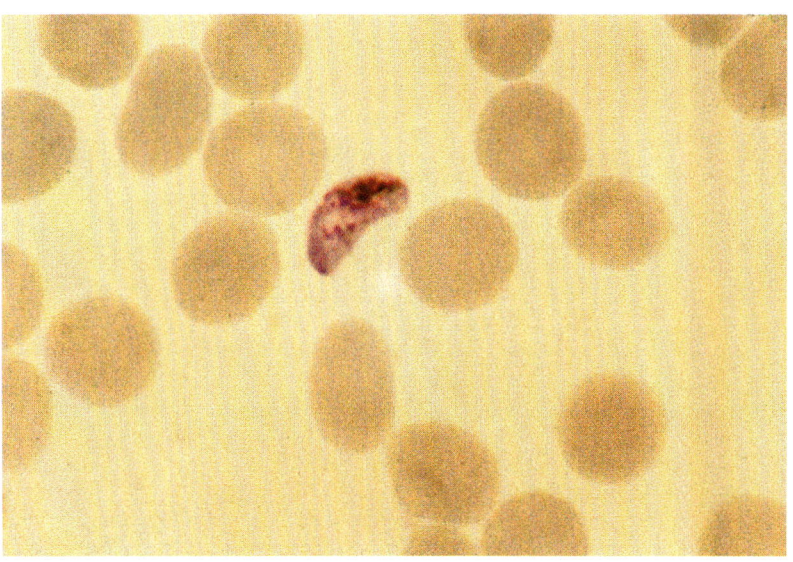

Ein bananenförmiger Gametozyt von Plasomodium falciparum, *wie er im peripheren Blut einer Person mit maligner Malaria tertiana zu beobachten ist.*

Dann gab es selbstverständlich die Beiträge des Sanitätsmajors Sir Ronald Ross (1857–1932), Nobelpreisträger für Physiologie und Medizin im Jahre 1902, dessen beharrlich wiederholten Untersuchungen von Moskitos schließlich die *Anopheles*-Mücken nicht nur als Überträger der Malaria von Mensch zu Mensch identifizierten, sondern auch zeigten, wie sich die geschlechtliche Form im Darm und Rüssel der Moskitos entwickelt und zur Bildung der reifen infektiösen Sporozoiten führt. Patrick Manson gebührt ebenfalls Erwähnung, denn er trug seinen Anteil zu diesen Entdeckungen bei, da Ross während seiner viele Monate dauernden Arbeiten in ständigem Kontakt mit seinem Mentor war. Nachdem er endlich die geschlechtliche Vereinigung von Mikro- und Makrogametozyten im Darm und im Magen beobachtet hatte, schrieb Ross an Manson:

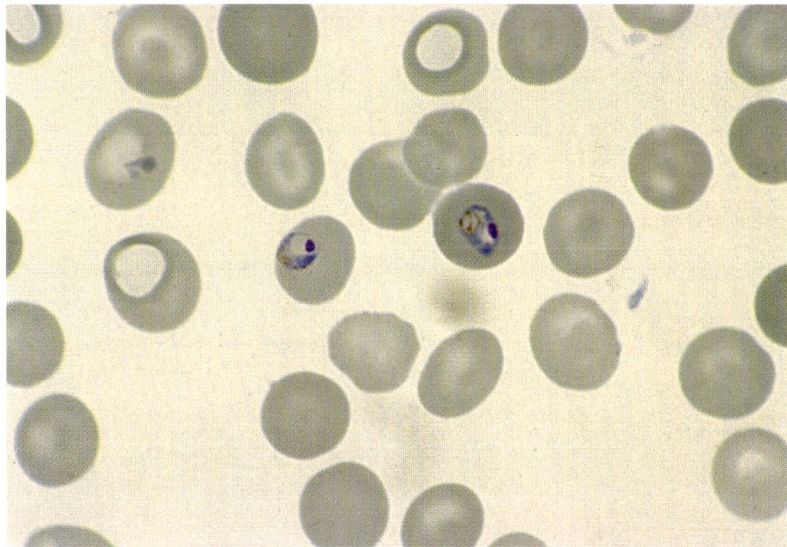

Frühe Trophozoiten einer Plasmodium-*Art, wie sie in einem Ausstrich von peripherem Blut zu beobachten sind, und aufgrund derer die Diagnose Malaria gestellt wird.*

„Ich fühle mich vollkommen berechtigt zu sagen, dass ich den Lebenszyklus von Proteosomen, oder mindestens einen Lebenszyklus von Proteosomen, und daher aller Wahrscheinlichkeit denjenigen des Malaria-Parasiten aufgeklärt habe."

Die Menschheit ist der Nutznießer dieser hingebungsvollen Arbeit. Die Kontrolle der Moskitos führte in vielen Gegenden der Welt zur Ausrottung der Malaria. Zum Kampf gegen diese Krankheit stehen uns heute prophylaktische und heilende Therapien zur Verfügung, welche helfen, die Zahl der Erkrankungs- und Todesfälle zu reduzieren.

Labortechniken in der Parasitologie

Die Beobachtung der charakteristischen Parasitenformen in Frischpräparaten, mit Iod behandelten oder in gefärbten Präparaten bleibt der Eckpfeiler der Diagnostik parasitärer Krankheiten. Die meisten Parasitenkrankheiten werden durch die Identifizierung charakteristischer Trophozoiten, Zysten oder Eier in Stuhlproben diagnostiziert. Deren relative Größe und Form und das Vorhandensein unterschiedlicher interner Strukturen geben dem erfahrenen Mikroskopiker die morphologischen Details, die zur Identifizierung nötig sind. Gelegentlich können auch Larven oder charakteristische Teile erwachsener Würmer beobachtet werden.

Stuhlproben werden meistens in einem Behälter mit Konservierungsmittel aufbewahrt. Einige Laboratorien verwenden im Allgemeinen mit Phosphat gepuffertes Formalin in Konzentrationen zwischen 3 und 10 %. Vor kurzem wurden Zusätze zum Formalin eingeführt, um die Konservierung und die

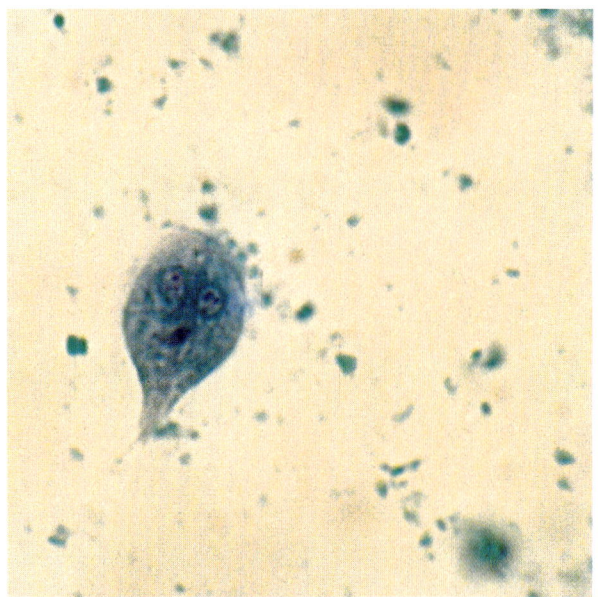

Mikroskopische Aufnahme parasitischer Formen von Giardia lamblia, wie sie in Stuhlproben von Personen mit Giardiasis zu sehen ist. Im Bild ist das „Affengesicht" der beweglichen Trophozoiten-Form mit ihren prominenten beiden Augen, der zentralen Axostyle als „Nase" und einem Schnurrbart zu sehen.

Schärfe bei der mikroskopischen Untersuchung der verschiedenen Parasitenformen zu verbessern. So wurden zum Beispiel Merthiolat und Iod zugesetzt, so dass eine **M**erthiolat-**I**od-**F**ormalin-Mischung, welche unter der Bezeichnung MIF bekannt ist, entstand. MIF eignet sich gut dazu, die Zerstörung nahezu aller parasitischen Formen zu verhindern. Außerdem färbt es alle Parasitenformen, die vorhanden sein könnten, so dass es nicht mehr nötig ist, einen gefärbten Ausstrich herzustellen. Ein weiterer Vorteil des Konservierungsmittels MIF ist die Möglichkeit, Protozoen, Eier und Larven in Nasspräparaten ohne eine weitere Färbung zu identifizieren. Am häufigsten wird **P**oly**v**inyl-**A**lkohol (PVA) als Fixiermittel benutzt, bei welchem ein Harz, Schaudinns Lösung, verwendet wird. Besonders gut werden Zysten und Trophozoiten, aber auch andere Parasitenformen, in PVA konserviert, was hauptsächlich bei langen Transportwegen oder längerer Lagerung wichtig ist.

Für die Untersuchung wird zunächst eine Suspension der Stuhlprobe in Kochsalzlösung hergestellt. Diese Suspension wird zentrifugiert, damit sich alle Parasitenformen im Sediment anreichern. Dieses Ergebnis kann z. B. auch durch eine Flotationstechnik erreicht werden, bei der eine Flüssigkeit mit hohem spezifischem Gewicht verwendet wird, im Allgemeinen eine Zinksulfat-Lösung mit einem spezifischen Gewicht von 1.18. Zysten von Proto-

zoen, Oozysten von Coccidien und manche Eier von Helminthen werden dann im Oberflächenfilm angereichert. Der Vorteil dieser Technik ist, dass die meisten Schmutzbestandteile auf den Grund des Röhrchens sinken, so dass eine klare Flüssigkeit übrig bleibt, die direkt untersucht oder aus welcher ein Ausstrich hergestellt werden kann. Ein Nachteil ist, dass mit einem Deckel ausgestattete Eier und unbefruchtete Eier von Ascariden nicht wieder gefunden werden.

Bei Erregern, die sich nicht gut anreichern, wie den Trophozoiten und Zysten von *Giardia*, müssen Ausstriche hergestellt und angefärbt werden. In den meisten klinischen Laboratorien wird die trichrome Färbetechnik von Wheatley verwendet, die auf einer früher von Gomori eingeführten Technik beruht. Die Färbung erfolgt schnell und einfach und ergibt ein gleichmäßiges Resultat. Trophozoiten und Zysten von Protozoen sind besonders leicht zu erkennen. Eier von Helminthen und Larven können schwieriger zu identifizieren sein, weil sie zu viel Farbstoff aufnehmen. Stuhlausstriche müssen für eine optimale Färbung gut konserviert werden, z. B. mit dem altbekannten Eisen-Hämatoxylin[9], welches deutliche morphologische Details der meisten Parasiten sichtbar macht. Mit einer säurefesten Färbung lassen sich Infektionen durch *Cryptosporidium* oder *Cyclospora* nachweisen. Die Oozysten dieser Arten sind säurefest und werden unter dem Mikroskop rot erscheinen.

Um die Larvenstadien mancher Nematoden im Falle von leichten Infektionen zu finden, werden andere Techniken eingesetzt. Die Filterpapier-Technik nach Harada-Mori besteht z. B. darin, kleine Mengen einer Stuhlsuspension auf die Oberfläche eines Filterpapierstreifens zu bringen, der dauernd durch die Kapillarwirkung mit einer Lösung aus einem Röhrchen getränkt wird, in welches der Filterpapierstreifen eingetaucht wird. Die Larven wandern durch die Fasern des Filterpapiers in die Flüssigkeit im Röhrchen, so dass sie konzentriert werden und mikroskopisch beobachtet werden können.

Findet man keine Parasiten im Stuhl, kommen andere Untersuchungen wie z. B. die des Sekretes des Zwölffingerdarms in Frage. Wie werden diese Sekrete gewonnen? Der Patient muss eine kleine, mit einem Gewicht versehene Kapsel schlucken, die an einer langen Schnur befestigt ist. Nach mehreren Minuten, wenn die Kapsel das Duodenum erreicht hat, wird die Schnur mit der Kapsel zurückgezogen. Der Schleim, der an der Schnur haftet, wird entfernt und auf einen Objektträger gebracht. Dieses Präparat wird nun unter einem Mikroskop untersucht.

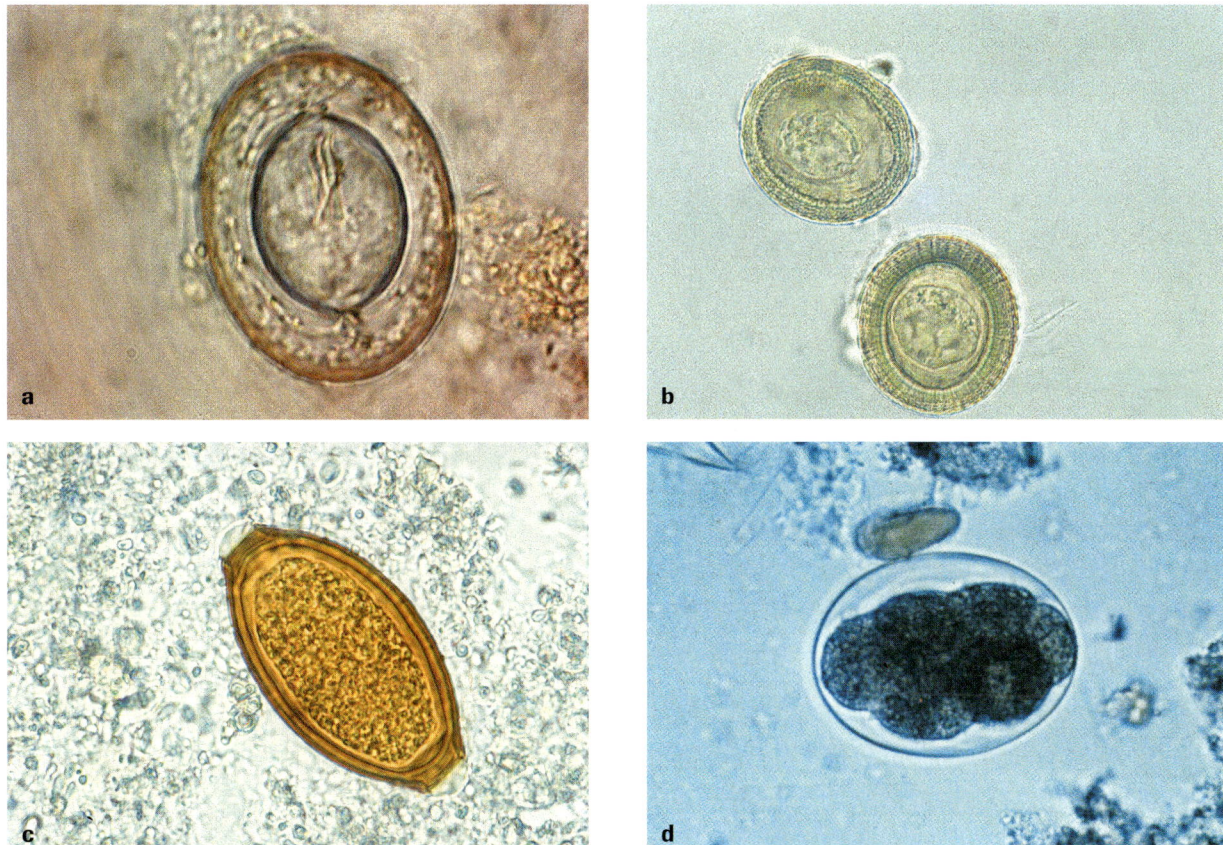

Verschiedene Wurmeier, die in Stuhlproben in einem klinisch-parasitologischen Laboratorium beobachtet und aufgrund derer Genus und Spezies der Wurmparasiten bestimmt werden können. **a**) *Kugelförmiges Ei des Zwergbandwurms,* Hymenolepis nana. *Man erkennt die äußere Schale, innerhalb welcher der von einer inneren Membran umgebene Embryo sichtbar ist.* **b**) *Ei eines Bandwurms des Genus* Taenia *mit seiner charakteristischen dicken, gestreiften Schale.* **c**) *Fassförmiges Ei des Peitschenwurms,* Trichuris trichiura, *mit seiner charakteristischen glatten, dicken Schale und zwei durchsichtigen polaren Pfropfen.* **d**) *Ei eines Hakenwurms mit seiner dünnen Schale und Retraktion seines inneren Spalts, so dass ein klarer Raum unter der inneren Membran verbleibt. Jedes dieser Eier ist in seiner größten Ausdehnung 40–60 Mikrometer lang.*

Gefärbte Gewebeschnitte oder Aspirate von Knochenmark sind notwendig, um die Leishmanien-Formen der disseminierten Leishmaniase (Kala Azar) und der kutanen Leishmaniase sowie die intrazellulären Leishmanien-Formen der Chagas-Krankheit zu sehen. Die intrazytoplasmatischen Zystenformen von *Trichinella spiralis* und der durch *Sarcocystis* verursachten Erkrankung sind charakteristisch. Gewebeschnitte aus intestinalen Geschwüren können auch hilfreich bei der Bestätigung der Diagnose von invasiver Amöbiase und Balantidiase sein. Um die Brutkapseln der Hydatiden-Krankheit zu identifizieren, können auch Gewebeschnitte notwendig sein, obwohl Aspirate der Flüssigkeit aus „Blasenwürmern" die Gegenwart von charakteristischen Köpfen (Scolices) und/oder Haken („Hydatiden-Sand") ebenso zeigen können.

Neuere diagnostische Methoden

In den frühen 1980er Jahren wurden immunologische Nachweismethoden zur Entdeckung von *Giardia*-Antigenen im Stuhl entwickelt, um die Diagnose einer Giardiasis zu bestätigen. Das *Giardia*-Antigen wurde im Verlauf einer Infektion im Allgemeinen eher in Stuhlproben gefunden als Zysten, besonders während Latenzperioden bei Patienten, von denen man wusste, dass sie infiziert waren. Das Antigen wurde auch während der Therapie häufiger festgestellt als die Zysten, was wahrscheinlich auf die zerstörerische Wirkung der anti-parasitischen Medikamente auf die Trophozoiten und die darauf folgende Freisetzung des Antigens zurückzuführen ist.

Das spezifische *Giardia*-Antigen, gegen welches man monoklonale Antikörper entwickelte, wurde mit GSA-65 bezeichnet. Im Prototyp eines ELISA-Tests wurde der spezifisch gegen GSA-65 gerichtete monoklonale Antikörper am Material einer festen Phase fixiert. Bei der Durchführung dieses Tests wird ein Extrakt der Stuhlprobe mit den Reagenzien gemischt und die Mischung inkubiert, so dass eventuell vorhandenes Antigen vom Antikörper gebunden werden kann. Nachdem überschüssiges Material durch Waschen entfernt worden ist, wird ein mit einem Enzym markiertes anti-Globulin-Reagens zugesetzt. Eine blaue Farbreaktion zeigt die Gegenwart von GSA-65 an. Im Jahre 1996 waren mindestens neun Immunoassay-Kits im Handel erhältlich, von denen alle eine hohe Empfindlichkeit und Spezifität aufweisen. Deshalb ist es heute in den meisten klinischen Laboratorien üblich, Stuhlproben auf *Giardia*-Antigen zu untersuchen, anstatt nach Trophozoiten oder Zysten zu suchen.

Wenn es plätschert im Bauch…

Cryptosporidiose und Cyclosporiase wurden bereits kurz erwähnt, zwei Durchfallerkrankungen, verursacht durch Protozoen, die großes medizinisches Interesse hervorgerufen haben.

Im Frühjahr 1993 trat unter den Einwohnern von Milwaukee, Wisconsin, eine weit verbreitete Epidemie von akutem wässrigem Durchfall auf. Bis der Ausbruch im folgenden Sommer aufhörte, wurden ungefähr 400 000 Personen oder 25 % der gesamten Bevölkerung von Milwaukee befallen. Die Ursache? *Cryptosporidium parvum* bei ungefähr einem Drittel der Durchfallpatienten, die einen positiven Stuhltest hatten. Wie konnte dies in einer so modernen Stadt geschehen? Eine Untersuchung der Trinkwasseranlagen im April 1993 ergab eine zwei- bis vierfach erhöhte Trübheit des Wassers, welches durch konventionelle bakterielle Filter gefiltert worden war. Bis zu 13 *Cryptosporidium*-Oozysten pro 100 Liter Wasser wurden gefunden. Besonders in Wasser, das aus geschmolzenen Eisblöcken stammte, war die Zahl der Oozysten sehr hoch. Später wurde die Ursache im Abwasser aus dem Mist von in der Nähe gelegenen Rinderpferchen gefunden, welches so stark kontaminiert war, dass das Wasserfiltrationssystem nicht mehr genügte. Cryptosporidien sind bekannt dafür, dass sie im Darm von Kälbern und Kühen leben, bei denen sie eine explosive Diarrhö erzeugen.

Im Oktober 1993 meldete der Direktor einer Grundschule in einer ländlichen Gegend von Maine den Gesundheitsbehörden eine hohe Anzahl Schüler, die wegen einer akuten Durchfallerkrankung nicht zum Unterricht erschienen waren.[10] Die Ursache war der gemeinsame Besuch einer eintägigen landwirtschaftlichen Ausstellung acht Tage zuvor. Die Ausstellung bestand aus einem Streichelzoo mit Farmtieren, einer Vergnügungsfahrt auf Heuwagen, der Demonstration einer Obstpresse und Erfrischungen. Während der folgenden Tage erkrankten ungefähr 26 % derjenigen Schüler, welche die Ausstellung besucht hatten. Bei einem Drittel davon wurden im Stuhl Oozysten von *Cryptosporidium* gefunden. Personen, die Apfelsaft getrunken hatten, waren am häufigsten befallen. *Cryptosporidium*-Oozysten wurden im Apfelsaft, an der Obstpresse und in Stuhlproben eines Kalbes von der Farm gefunden, von welcher die Äpfel stammten. Mehrere High-School-Studenten, die auf der Ausstellung gearbeitet oder als Begleiter gedient hatten, entwickelten ebenfalls einen wässrigen Durchfall.

Und welche Probleme gibt es heute mit Cyclospora? Von Mai 1995 bis Juli 1997 wurden insgesamt 150 Gebiete mit Cyclospora-Infektionen gemeldet, mit insgesamt fast 3000 betroffenen Personen aus Florida, Washington DC und Kanada, hauptsächlich aus der Provinz Ontario.[11] Der größte Teil dieser Fälle konnte auf den Genuss von Himbeeren zurückgeführt werden, die aus Guatemala importiert worden waren. Die tiefen Hohlräume jeder Himbeere boten Schlupflöcher, in welchen kontaminierte Erde oder Staub nach konventionellen Waschvorgängen zurückgeblieben waren. Andere isolierte Ausbrüche in den Vereinigten Staaten wurden ebenfalls während der 1990er Jahre gemeldet. Am häufigsten traten sie nach der Aufnahme von Fruchtsalat, Beeren-Desserts und frischem Basilikum auf. Diese Ausbrüche erinnern an die vielen möglichen Wege, wie Mikroben in die Wasser- oder Nahrungsmittelversorgung eindringen und so einen Infektionsausbruch beim Menschen erzeugen.

Parasiten versus Menschen

Naturliebhaber, die unter dem freien Sternenhimmel oder in verlassenen Hütten übernachten, sind empfänglich für parasitäre Erkrankungen, die durch Arthropoden übertragen werden. Hauptsächliches Beispiel sind Infektionen mit Arten von *Babesia* nach Bissen von infizierten *Ixodes*- oder anderen Zeckenarten. In Nordamerika wird Babesiose vorwiegend durch *Babesia microti* ausgelöst, in Europa häufiger durch *Babesia divergens*. Babesiose wird in Europa seltener gemeldet, ist aber häufiger tödlich. Immunsupprimierte Personen, namentlich solche mit Aids, sind besonders anfällig für Parasiteninfektionen, so dass die Symptome häufig schwerer sind und länger andauern, und Rückfälle von chronisch latenten Zuständen, wie Toxoplasmose, ein weiteres Problem darstellen. Diese Betroffenen sollten deshalb spezielle Vorsichtsmaßnahmen treffen, um den Kontakt mit bestimmten Tieren zu vermeiden, und sollten Aktivitäten und andere Personen meiden, bei denen ein großes Risiko für Parasitenkrankheiten besteht.

Die Parasitologie ist also eine Wissenschaft, die spannende und aufregende Arbeit für alle Beteiligten liefert. Dies schließt den klinischen Parasitologen ein, der versucht, eine Diagnose zu stellen, um bei der Behandlung von Parasitenkrankheiten unterstützend mitzuwirken, wie auch den reinen Wissenschaftler, der versucht, die verschiedenen Aspekte des Lebenszyklus der Parasiten in den unterschiedlichsten Umgebungen besser zu verstehen. Jeden Tag werden Entdeckungen an Hunderten von verschiedenen Parasiten gemacht. Es kann vorausgesagt werden, dass in den kommenden Jahren die Anwendung neuer Technologien, wie der Mehrfach-Polymerase-Kettenreaktion und anderer zielgerichteter Verstärkungstechniken für DNS-Signale klinisch relevanter Pathogene, sowohl unsere diagnostischen als auch unsere epidemiologischen Möglichkeiten erweitern wird.

Vom Steckenpferd
zur angewandten Wissenschaft

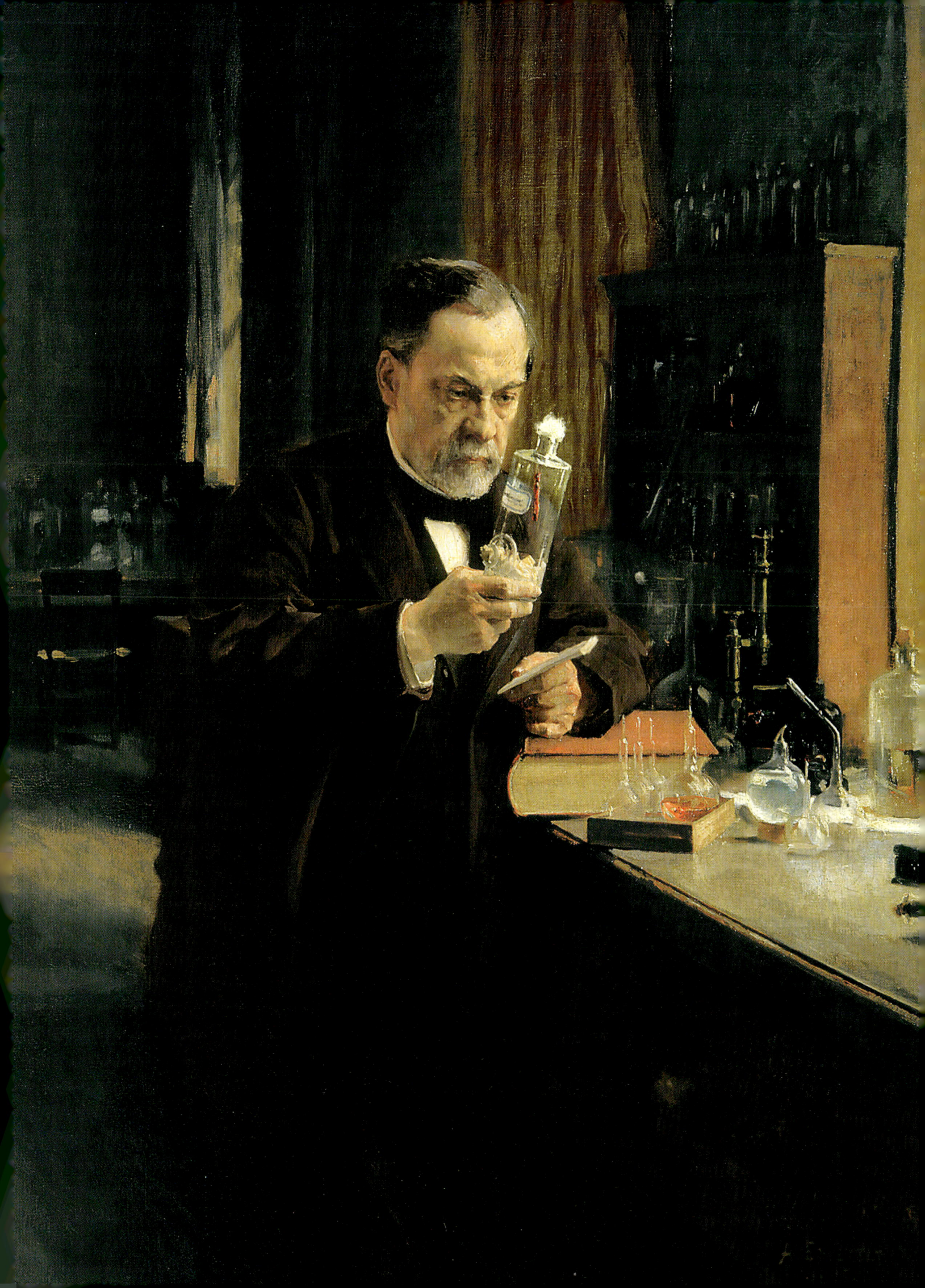

Johannes Büttner

Die zu bearbeitenden Themen sind unermesslich und um diese auszuführen, wird es sehr wichtig sein, in den Hospitälern einen Raum und ein zugängliches Laboratorium einzurichten, einzig um sie mit aller Sorgfalt und in allen erforderlichen Einzelheiten zu verfolgen.[1]

Antoine François [de] Fourcroy, 1755–1809

Von der Liebhaberei zur praktischen Wissenschaft

Die Ärzte entdecken den Nutzen der Chemie für die Diagnostik

Ein *„Laboratorium chymicum"* gehörte seit dem 17. Jahrhundert ebenso wie ein botanischer Garten und ein anatomisches Theater zum Bestand vieler medizinischer Fakultäten. Die Einrichtung eines Laboratoriums war die Folge der Lehren des Theophrastus Bombastus von Hohenheim (1493/4– 1541), genannt Paracelsus, und der darauf aufbauenden Iatrochemiker (Arztchemiker), die eine auf chemische Grundsätze gegründete Medizin vertraten. Es diente in erster Linie der Herstellung von Arzneimitteln. Doch hier soll über eine andere Art von chemischen Laboratorien berichtet werden, welche erst im 19. Jahrhundert entstanden und vor allem der Diagnostik von Krankheiten dienten. Sie wurden klinische oder ärztliche Laboratorien genannt und bildeten dann im 20. Jahrhundert den Ausgangspunkt für die Entstehung eines neuen medizinischen Spezialfaches, der Laboratoriumsmedizin.

Ein neuer Weg, die Natur der Krankheiten zu erforschen

Das Ende des 18. Jahrhunderts ist geprägt durch die Französische Revolution. In der gleichen Zeit kommt es auch zu einer wissenschaftlichen Revolution der Chemie, die mit dem Namen von Antoine Laurent Lavoisier (1743–1794) verbunden ist, der selbst ein Opfer der politischen Revolution wurde. Lavoisier hatte – neben seinen großen Leistungen für die allgemeine Chemie – ganz neue Möglichkeiten aufgezeigt, Vorgänge im menschlichen Körper chemisch zu verstehen, so z. B. die Atmung und die Entstehung der „tierischen Wärme", d. h. der Körperwärme von Tieren. Er sah in diesen Vorgängen einen Verbrennungsvorgang, an dem der mit der Atemluft aufgenommene Sauerstoff beteiligt war.

In berühmten Experimenten hatte er den Verbrauch von Sauerstoff und die Bildung von Kohlensäure durch die Versuchsperson gemessen und in Beziehung zur Körpertemperatur und Muskelaktivität der Versuchsperson gesetzt. Die großartigen Arbeiten Lavoisiers, mit denen er Neuland in der Physiologie und Medizin betrat, ließen bei den Menschen damals neue Hoffnung aufkeimen, bei Krankheiten charakteristische chemische Veränderungen zu finden, welche zur Diagnose und zum Verständnis von Krankheiten hilfreich sein könnten. Lavoisier selbst hatte diese Arbeiten nicht zum Abschluss bringen können.

Dem Gedanken, in Krankenhäusern spezielle Laboratorien einzurichten, begegnen wir zuerst bei dem französischen Arzt und Chemiker Antoine François [de] Fourcroy (1755–1809). Er veröffentlichte 1791 einen Plan für ein Hospitallaboratorium „als einen neuen Weg, die Natur der Krankheiten zu erforschen". Sein Vorschlag:

„Nicht weit entfernt von einem Raum mit zwanzig bis dreissig [Kranken-]Betten wäre ein chemisches Laboratorium, ausgestattet mit allen für die tierische Analyse notwendigen Substanzen und Gerätschaften, zu installieren."[2]

Fourcroy[3] hat selbst ein solches Laboratorium in einem Hospital nicht einrichten können, aber sein Lehrstuhl für medizinische Chemie an der École de santé in Paris war mit einem großen und gut eingerichteten Labor ausgestattet, in welchem die Medizinstudenten in Chemie unterrichtet wurden und alle Möglichkeiten für die Forschung gegeben waren. In einigen Hospitälern hatte man chemische Untersuchungen der Hospitalapotheke übertragen. Noch heute ist in Frankreich die Klinische Chemie Teil der Pharmazie.

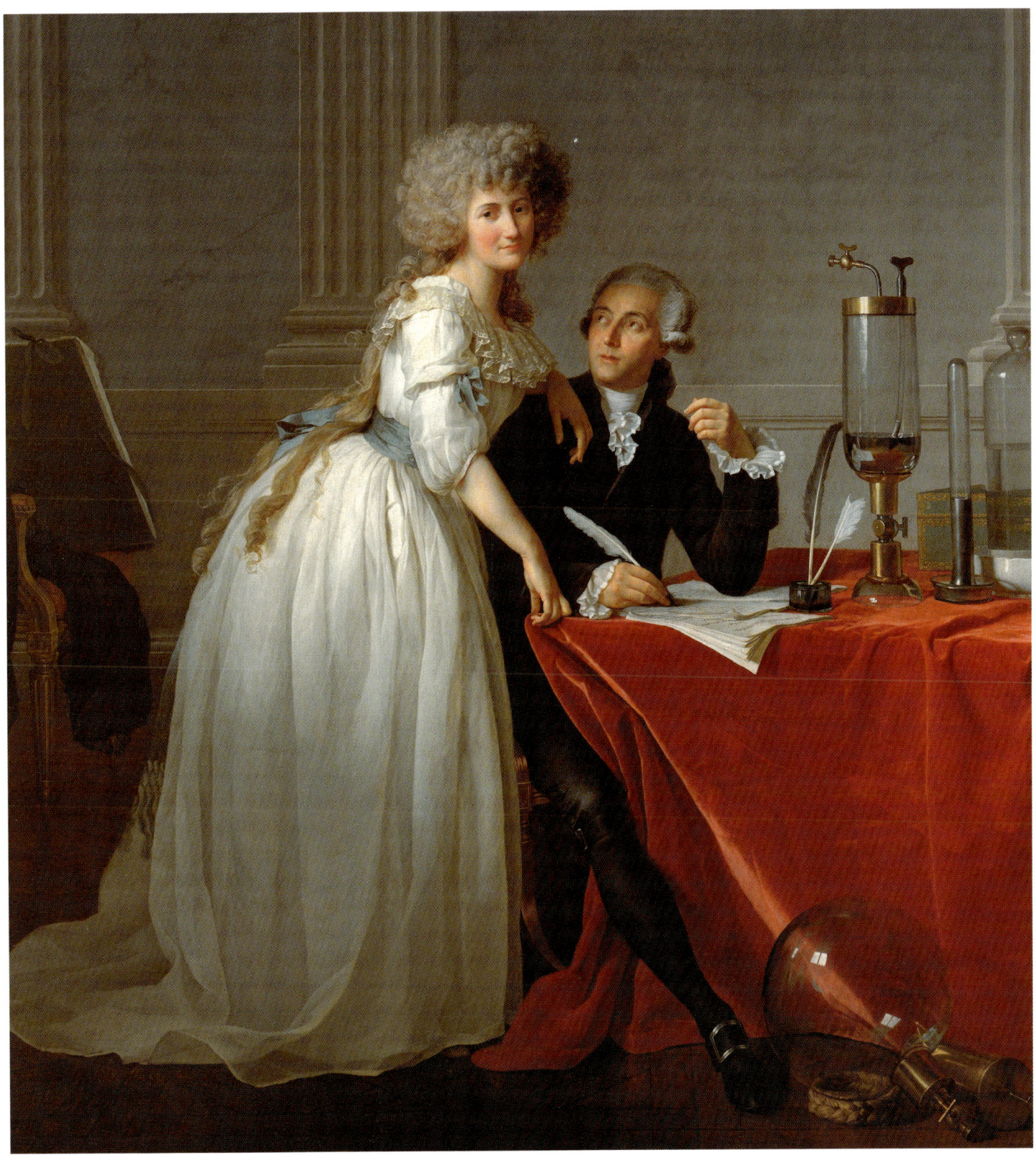

Antoine Laurent Lavoisier *(1743–1794) mit seiner Frau und Mitarbeiterin* **Marie-Anne-Pierette**. *Sie war von Jacques Louis David (1748–1825), der dieses Ölgemälde 1788 schuf, im Zeichnen ausgebildet und hielt die Versuche ihres Mannes im Bild fest. Lavoisier, aus einer Juristenfamilie stammend, legte zunächst 1764 an der Sorbonne sein juristisches Lizentiat ab, wandte sich aber dann ganz den Naturwissenschaften zu. 1768 wurde er als „Chemiker-Gehilfe" (adjoint chimiste) in die berühmte Académie royale des sciences aufgenommen. Im gleichen Jahr trat er in die Ferme Générale ein, die private Gesellschaft der Hauptzollpächter, welche für den König Steuern einzog. 1775 wurde er Direktor der staatlichen Pulverfabrikation, der Régie des Poudres et Salpêtres im Arsenal, wo er sich ein sehr gut ausgestattetes Laboratorium einrichten konnte. 1784 berief man ihn zum Direktor der Académie. Während der Revolution wurde die Ferme Générale 1791 von der Convention Nationale aufgelöst. Das Tribunal Révolutionnaire verurteilte am 8. Mai 1794 alle Mitglieder zum Tod. Die Angeklagten wurden am gleichen Tag durch die Guillotine hingerichtet. Den Vorsitz hatte der ehemalige Mediziner Pierre André Coffinhal (1762–1794), der Staatsanwalt am Châtelet-Gefängnis geworden war. Von ihm wird der Ausspruch berichtet: „Die Republik braucht keine Wissenschaftler. Die Justiz soll ihren Lauf nehmen."*

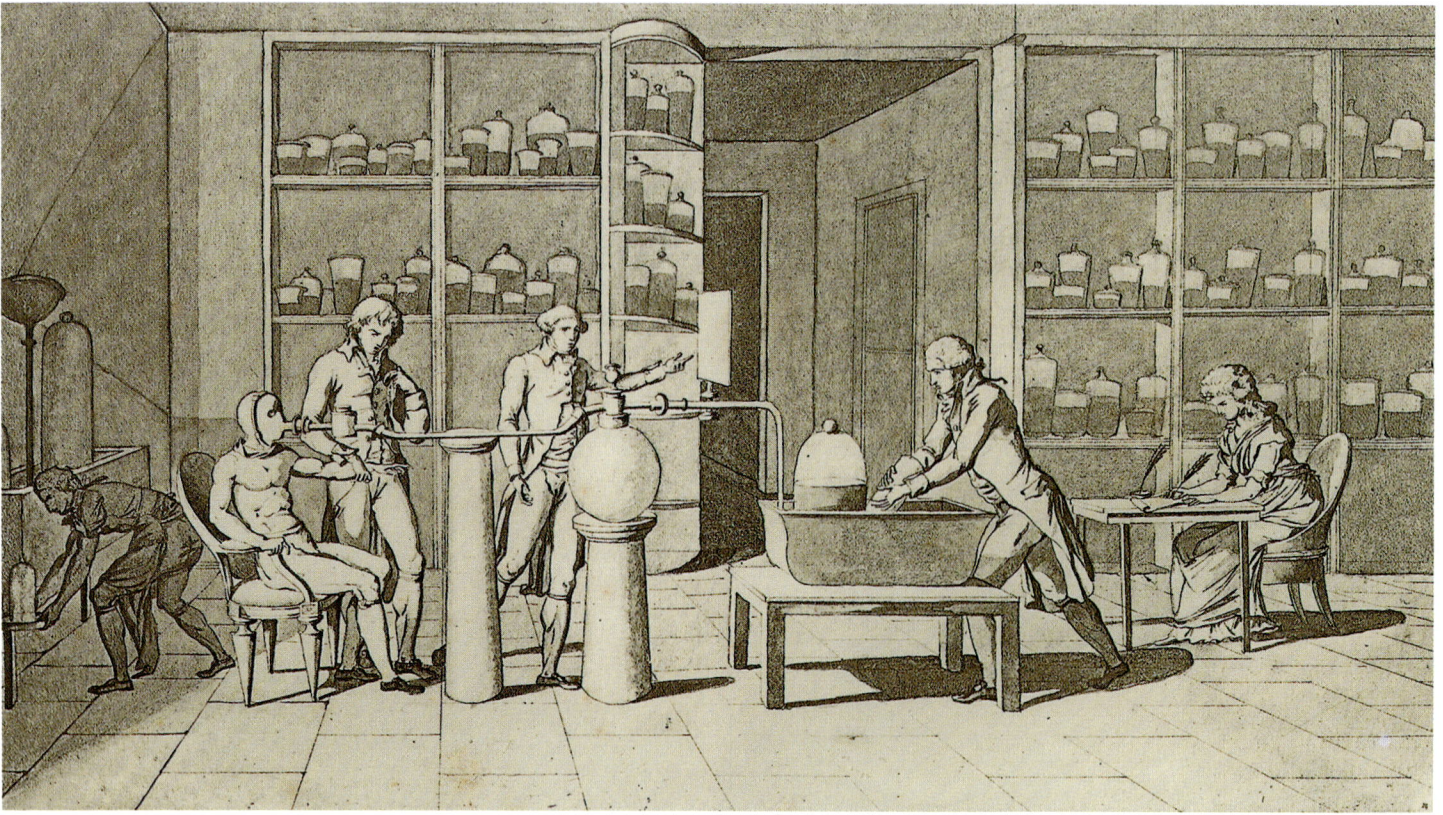

Lavoisier in seinem Laboratorium bei Versuchen über die Atmung des Menschen nach einer Zeichnung von Madame Lavoisier. Man sieht links Lavoisiers Assistenten Armand Seguin (1767–1835) als Versuchsperson mit einer Atemmaske. Er atmet Sauerstoff aus einem großen Glasbehälter ein. Lavoisier steht an der pneumatischen Wanne, in welcher die ausgeatmete Luft zur Analyse aufgefangen wird. Rechts sitzt an einem Tisch Marie-Anne-Pierette Lavoisier als Proto-kollantin.

Ein zweites klinisches Laboratorium entstand 1808 an der Universität Halle. Dort war Johann Christian Reil (1759–1813) als Professor für Therapie an der Schola clinica, der Universitätsklinik, tätig. Er war sehr daran interessiert, die Chemie in der Medizin anzuwenden und hatte 1803 in einer Eingabe an den Rektor den Vorschlag gemacht, für den klinischen Unterricht ein Spital mit 20 bis 30 Betten einzurichten und einen Pharmazeuten anzustellen, um

> „alles Pathologische, was sich chemisch untersuchen läßt [...] zu untersuchen. Dadurch würde mehr Anschauung und weniger Raisonnement, mehr Wahrheit und weniger Hypothese in die Medicin kommen…"[4]

Halle wurde im Krieg Napoleons gegen Preußen im Oktober 1806 als erste deutsche Stadt von den französischen Truppen erobert. Napoleon nahm Quartier im Hause des Anatomen Johann Friedrich Meckel d. J. (1781–1833). Er war verärgert über die antifranzösische Haltung der Studenten und der Bevölkerung und schloss kurzerhand die Universität. Zwei Jahre später – Halle gehörte inzwischen zum Königreich Westphalen – wurde sie wieder eröffnet. Die medizinische Fakultät erhielt tatsäch-

lich ein Gebäude zugewiesen, in welchem neben einer Krankenstation ein Laboratorium eingerichtet werden konnte. Reil, an die neu gegründete Universität Berlin berufen, eröffnete auch dort ein Labor. Allerdings starb er im Kriegsjahr 1813 an einer Typhus-Erkrankung. Das Laboratorium wurde geschlossen. Reil war weit über die Grenzen der Medizin durch seinen Aufsatz „Über die Lebenskraft" bekannt geworden. Man bediente sich damals dieses vagen Begriffes, um die nicht erklärbaren Erscheinungen bei lebenden Organismen zu beschreiben. Reil gab der „Lebenskraft" einen neuen, exakt-naturwissenschaftlich begründeten Inhalt und bahnte damit den Weg zur Anwendung chemischer Methoden in der Medizin.

Organische Chemie in Physiologie und Pathologie

Es vergingen mehrere Jahrzehnte, bis weitere Laboratorien in Hospitälern entstanden. Wohl hatten einige interessierte Ärzte sich aus Liebhaberei private Laboratorien eingerichtet, in denen sie versuchten, im Sinne der Lehren von Fourcroy, Reil und anderen chemische Untersuchungen an Körpermaterialien von Kranken anzustellen. Aber weitere Anstöße waren nötig, um eine pathologische oder klinische Chemie zu entwickeln.

Vor allem mussten einfache Verfahren für die Analyse biologischer Materialien ausgearbeitet werden. Lavoisier hatte 1784 entdeckt, dass organische Verbindungen, d. h. Stoffe, die von pflanzlichen oder tierischen Organismen gebildet werden, aus nur wenigen Elementen aufgebaut sind. Er fand Kohlenstoff, Sauerstoff und Wasserstoff. Kurze Zeit später wurde noch das Element Stickstoff nachgewiesen. Bereits Lavoisier zeigte einen Weg auf, diese Elemente in organischen Stoffen quantitativ zu ermitteln. Er verbrannte organische Stoffe in Sauerstoffgas und analysierte das entstehende Gasgemisch. Sein Verfahren war aber noch nicht allgemein anwendbar. Es kam häufiger zu Explosionen. Viele große Chemiker[5] der ersten Hälfte des 19. Jahrhunderts bemühten sich darum, diese „Elementaranalyse" zuverlässig und sicher zu machen. Aber erst die Methode von Justus [v.] Liebig[6] (1803–1873) aus dem Jahre 1831 war so einfach, dass sie allgemein angewendet werden konnte. Damit hatte man ein Verfahren für die Identifizierung reiner organischer Stoffe, entsprechend ihrer Zusammensetzung aus den einzelnen Elementen. Erst später lernte man, die „Struktur", d. h. die Verknüpfung der einzelnen Elemente einer Verbindung, zu verstehen. Voraussetzung jeder Elementaranalyse ist die sorgfältige Reinigung des zu untersuchenden Stoffes. Und genau das erwies sich als ein besonderes Problem bei vielen Stoffen, die in den Ausscheidungen und Bestandteilen des kranken Körpers vorkommen. Dieses Problem erschwerte besonders die Analyse der von Gerrit Jan Mulder (1802–1880) erstmals als Protein bezeichneten Eiweißstoffe.

Die Verfügbarkeit einer nicht nur von Spezialisten anwendbaren Methodik war aber nur die eine Voraussetzung für die aussichtsreiche Anwendung der Chemie in der Medizin. Die andere, wichtigere Bedingung war, die Ärzte vom Nutzen der Chemie zu überzeugen. An den meisten Universitäten in den deutschsprachigen Ländern erhielten die Medizinstudenten in den ersten Jahrzehnten des 19. Jahrhunderts wenig theoretische und gar keine praktische Unterweisung in der Chemie. Es war nötig, den Medizinern zu zeigen, dass die körperlichen Vorgänge im gesunden und kranken Organismus zu einem wesentlichen Teil durch chemische Prozesse erklärt werden können. Dies gelang vor allem Liebig 1840 und 1842 mit zwei Büchern, in welchen er die chemischen Veränderungen im lebenden Organismus in großen Zusammenhängen darstellte und plausi-

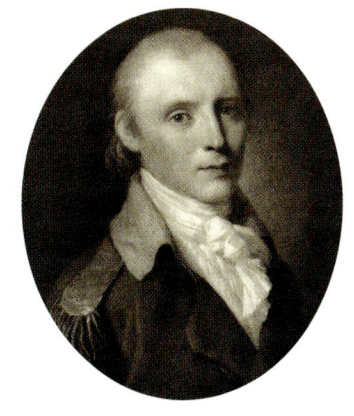 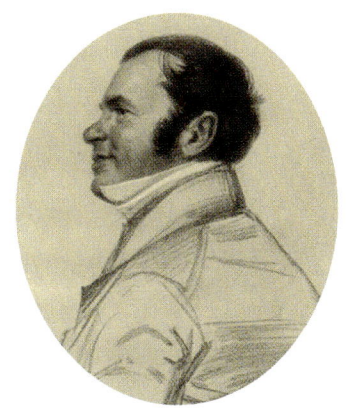

Johann Christian Reil *(1759–1813) in der Uniform eines Oberbergrates (nach 1802) wurde 1787 als „Professor der Therapie" an die Universität Halle berufen und war dort später auch als „Stadtphysikus" tätig. Unter seiner Leitung wurde die „Schola clinica" zu einem führenden Institut für die Ausbildung von Medizinern. Johann Wolfgang von Goethe (1749–1832) schätze Reil als Arzt sehr hoch. 1810 wurde Reil an die neu gegründete Berliner Universität berufen. Zur Zeit der Napoleonischen Kriege war er 1813 verantwortlich für die Lazarette links der Elbe. In einem Bericht an den Reichsfreiherrn Heinrich Friedrich Karl vom und zum Stein (1757–1831) schilderte er die trostlose Lage der 20 000 verwundeten und kranken Krieger aller Nationen nach der Völkerschlacht, die vom 14. bis 19. Oktober 1813 in Leipzig tobte. Er selbst starb kurz darauf am 22. November 1813 in Halle. Goethe hat ihm ein Denkmal gesetzt in seinem Vorspiel zur Wiedereröffnung des Theaters in Halle, das Jahre zuvor von Reil begründet worden war.*

Johann Lucas Schönlein *(1793–1864) führte ein Leben mit Höhen und Tiefen. Bereits mit 27 Jahren wurde er als Extraordinarius Professor der speziellen Pathologie und Therapie. Gerade einmal vier Jahre später war er als Ordinarius Vorstand der Klinik im Juliusspital. 1827 ernannte ihn die Stadt Würzburg sogar zum Ehrenbürger. Trotzdem wurde er als Liberaler nach der Julirevolution im Jahre 1830 seines Amtes enthoben. Er ging in die Schweiz an die neu gegründete Universität Zürich. Die Stadt Würzburg forderte sein Ehrenbürgerdiplom zurück. Schönlein sandte es umgehend mit der Aufschrift auf dem Umschlag „Werthlose Papiere". 1839 berief ihn die Berliner Universität als Leiter der Medizinischen Klinik der Charité. 1859 ließ er sich pensionieren und kehrte in seine Heimatstadt Bamberg zurück. Dort starb er fünf Jahre später, am 22. Januar 1864.*

bel machte. Besonders das zweite Buch „Die Organische Chemie in ihrer Anwendung auf Physiologie und Pathologie" – meist einfach „Tierchemie" genannt – hatte außerordentlichen Einfluss auf die Mediziner. Liebigs Darstellung des tierischen Lebens und speziell der stofflichen Veränderungen – hierfür wurde der Begriff Stoffwechsel gebräuchlich – überzeugte viele Leser von der Möglichkeit, die Vorgänge im lebenden Organismus durch chemische Untersuchungen zu studieren.

Die Medizin will Naturwissenschaft sein

Anstöße für eine Anwendung der Naturwissenschaften in der Medizin kamen auch von Medizinern selbst. So begeisterte der Würzburger Kliniker Johann Lucas Schönlein (1793–1864) seine Studenten in Würzburg, Zürich und Berlin mit dem Vor-

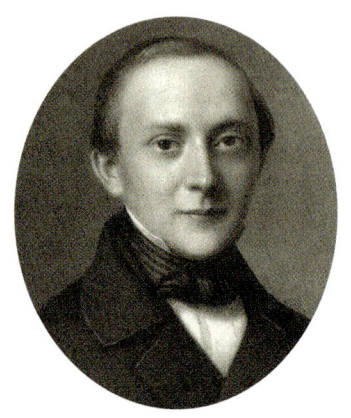

Rudolf Virchow *(1821–1902). Wie Schönlein verbrachte auch Virchow einige Jahre an den medizinischen Kliniken der Universitäten in Würzburg und in Berlin. Zunächst studierte er an der Berliner Militärärztlichen Akademie (Pépinière) Medizin und wurde 1844 Assistent des Prosektors Robert Froriep (1804–1861). 1848 wurde er entlassen, da er sich an den revolutionären März-Unruhen in Berlin beteiligt hatte. Im folgenden Jahr wurde er als Professor der Pathologie an die Würzburger Universität und 1856 an die Berliner Universität berufen. Diesen Lehrstuhl für Pathologie hatte er dann während 46 Jahren inne. Virchow hatte sich 1848/49 für eine „medicinische Reform", d. h. für eine Umgestaltung des Gesundheitswesens, eingesetzt. Nach seiner Rückkehr nach Berlin war er als Stadtverordneter und später als Abgeordneter des Land- bzw. Reichstags politisch tätig. Er starb am 5. September 1902, nachdem er aus einer Straßenbahn gestürzt war und sich den Oberschenkel gebrochen hatte. Virchow wurde durch sein großes wissenschaftliches Werk, besonders durch seine „Cellularpathologie" (1855–1858), zu einem der Begründer der modernen Pathologie. Die von ihm 1847 zusammen mit Benno Ernst Heinrich Reinhardt (1819–1852) begründete Zeitschrift „Virchows Archiv" war das Organ der wissenschaftlichen Pathologie. In jungen Jahren hatte er selbst versucht, pathologische Probleme mit chemischen Methoden zu klären. In Berlin überließ er diese Arbeiten den Wissenschaftlern in der chemischen Abteilung seines neuen Instituts. Später hatte er sich auch sehr intensiv mit Fragen der Anthropologie und der Entstehung des Menschen beschäftigt.*

Handbuch

der

angewandten

medizinischen Chemie

nach dem neuesten Standpunkte der Wissenschaft
und nach zahlreichen eigenen Untersuchungen

b e a r b e i t e t

von

Dr. J. Franz Simon,

der physikalisch-medizinischen Societät zu Erlangen, des Vereins badenscher Medizinalbeamte, des naturwissenschaftlichen Vereins zu Hamburg und anderer gelehrten Gesellschaften korrespondirendem und Ehrenmitgliede.

I. Theil.

Medizinisch-analytische Chemie.

Johann Franz Simon *(1807–1843). Simon starb bereits schon im Alter von 36 Jahren. Stellvertretend für ein Porträt ist hier die Titelseite von Band I seines Hauptwerkes gezeigt. Beschrieben wurde er als „klein von Gestalt, mager, braun von Haaren, von sanguinischem Temperamente". Nach einer Apothekerlehre studierte er in Berlin, wo er 1832 sein Apotheker-Examen ablegte. 1835 nahm er noch ein Chemiestudium auf und promovierte 1838 mit einer Arbeit über die Chemie und Physiologie der Frauenmilch zum Dr. phil. Als Schönlein 1840 nach Berlin berufen wurde, erhielt er eine Stelle als Assistent an der Medizinischen Klinik. Zwei Jahre später habilitierte er in Chemie. Die Professoren meinten, dass der „Candidat zwar nicht von vorzüglicher allgemeiner Bildung, aber in seinem Fache sehr tüchtig sey". Alexander von Humboldt (1769–1859) dagegen war des Lobes voll über ihn und empfahl dem Ministerium, ihm den Titel eines außerordentlichen Professors zu verleihen. Simon hatte sich zunächst mit toxikologischen Analysen befasst. In seinem zweibändigen „Handbuch der angewandten medizinischen Chemie" gab er die erste umfassende Darstellung der klinischen Chemie. Es basiert auf einer Fülle von Beobachtungen und Analysen. Simon versuchte erstmalig eine systematische Darstellung der diagnostisch bedeutsamen pathologischen Veränderungen des Blutes. Auf ihn geht auch die Gründung der ersten Zeitschrift und der ersten wissenschaftlichen Vereinigung des neuen Faches zurück. Auf der Reise zum Naturforscherkongress in Graz verstarb er in Wien bereits am 23. Oktober 1843 „geistesirr", möglicherweise an den Folgen einer Hirntuberkulose, bevor die von ihm betriebene Einrichtung eines chemischen Laboratoriums an der Charité realisiert werden konnte.*

schlag, die Krankheiten mit den Hilfsmitteln der Naturforscher genauer zu studieren. Der Arzt solle sich mit „der Chemie, vorzugsweise der analytischen und der Lehre von den Reagentien",[7] vertraut machen und sie zur Beschreibung und Erkennung von Krankheiten heranziehen. Schönleins Lehre, die als die Naturhistorische Richtung der Medizin bekannt wurde, fand Zustimmung, aber auch Ablehnung.

Noch weiter gingen Schüler des großen Berliner Physiologen Johannes Müller (1801–1858). Sie wollten nicht nur die Naturwissenschaften als Hilfsmittel einsetzen, sondern forderten die Anwendung der „naturwissenschaftlichen Methode" als Grundlage für die Medizin. Der 23-jährige Rudolf Virchow (1821–1902), der als Eleve der Pépinière, des militärärztlichen Friedrich-Wilhelm-Instituts in Berlin studierte, rief in einem Festvortrag aus: „Die Medizin will Naturwissenschaft sein."[8] Seinem Vater berichtet er von dieser Rede, sie habe ein „förmliches medicinisches Glaubensbekenntnis" enthalten. Der Generalarzt Eck habe gemeint, „es klänge oft so, als wenn er Mitglied der Academie von Frankreich sei".[9]

„Diese Wissenschaft fordert ihren eigenen Mann"

Einen ersten konkreten Schritt, chemische Untersuchungen regelmäßig für die klinische Diagnostik einzusetzen, unternahm Schönlein nach seiner Berufung an die Berliner Charité. Als er dort Ostern 1840 seine Vorlesungen begann, hatte er den Chemiker Johann Franz Simon (1807–1843) eingestellt. Dieser demonstrierte den Studenten in den klinischen Vorlesungen die chemische und mikroskopische Untersuchung von Harn, Blut und anderen Materialien der vorgestellten Patienten. Simon hatte sich in seiner Privatwohnung in der Nähe der Charité ein Laboratorium eingerichtet, wo er kompliziertere quantitative Untersuchungen durchführte und auch private Kurse für die Studenten abhielt. 1840 erschien der erste und zwei Jahre später der zweite Band seines Handbuchs der angewandten medizinischen Chemie, die seine Analysenmethoden sowie die Ergebnisse seiner Untersuchungen an Patienten enthielten. Schönlein bemühte sich sehr darum, in der Charité ein Laboratorium für Simon einzurichten. Aber die Verhandlungen zogen sich hin, weil die Generalärzte der Pépinière – zu der die Charité gehörte – ein Laboratorium nicht in Schönleins Klinik einrichten wollten, sondern in der Prosektur, d. h. in der Abteilung, in welcher die Sektionen der Verstorbenen ausgeführt werden. Sie hatten für diese Aufgabe den jungen Virchow ausersehen, dem nahegelegt wurde, sich die chemische Methodik anzueignen. Bevor es zu einer Entscheidung kam, verstarb Simon. Schönlein beauftragte nach Simons Tod zwei seiner Assistenten, dessen Arbeiten weiterzuführen. Wilhelm Heintz (1817–1880) übernahm den chemischen Teil, Robert Remak (1815–1865) den mikroskopischen. Ein eigentliches Laboratorium stand aber nach wie vor nicht zur Verfügung. Und auch auf Virchow mussten die Berliner nun bis 1856 verzichten, da er in der 1848er Revolution wegen seiner politischen Aktivitäten in Schwierigkeiten geraten und entlassen worden war. Virchow erhielt kurz darauf einen Ruf als Professor der Pathologie an die Universität Würzburg und kehrte erst 1856 nach Berlin zurück, wo er den Lehrstuhl für Pathologie übernahm und einen Neubau für das pathologische Institut mit einem großen chemischen Laboratorium durchsetzte. Die klinischen

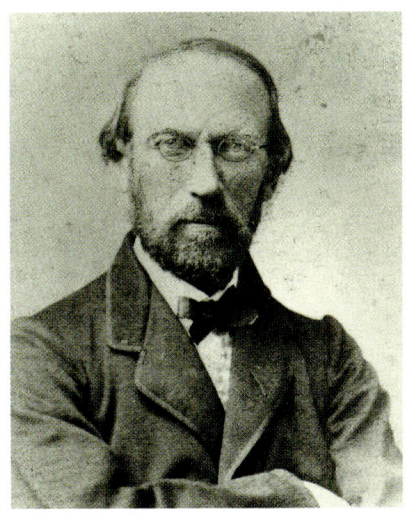

Johann Joseph [v.] Scherer
(1814–1869) promovierte mit einer Arbeit über die Wirkung einiger Gifte auf verschiedene Tierklassen 1836 in Würzburg zum Dr. med. Schon früh interessierte er sich für Chemie und folgte während seiner Tätigkeit als Badearzt in Wipfeld (Franken) einer Einladung des Naturforschers Ernst von Bibra (1806–1878), in dessen Privatlaboratorium im Schloss Schwebheim bei Schweinfurt chemisch zu arbeiten. Unter dem Einfluss von v. Bibra entschloss Scherer sich, noch ein Chemiestudium in München zu absolvieren. Die Bayerische Regierung gab ihm 1840 ein Reisestipendium, das es ihm ermöglichte, für anderthalb Jahre als Assistent zu Liebig nach Gießen zu gehen. Danach kehrte er nach Würzburg zurück, wo er zunächst als Chemielehrer an der Gewerbeschule eine Anstellung fand. 1842 wurde er als außerordentlicher Professor an die Universität berufen. Fünf Jahre später erfolgte die Ernennung zum ordentlichen Professor. Scherers wissenschaftliche Arbeiten behandelten in den ersten Würzburger Jahren klinisch-chemische bzw. pathologisch-chemische Fragen. In einer Monographie von 1843 publiziert er 71 chemisch untersuchte und klinisch dokumentierte Krankheitsfälle. Zu seinen zahlreichen Schülern gehört auch der berühmte Max [v.] Pettenkofer (1818–1901). Nach Scherers Tod am 17. Februar 1869 wurden sein Lehrstuhl und sein 1865 neu gebautes großes Institut von der Philosophischen Fakultät übernommen.

Professoren Würzburgs waren in jenen Tagen sehr fortschrittlich. So hatten sie, beeindruckt von Liebigs Schriften, einen „kleinen Apparat" für chemische Untersuchungen angeschafft. In einem Antrag an die Universitätsleitung schrieben sie unter Bezugnahme auf Liebig, dass hier ein neues Fach entstünde, „das seinen ganzen Mann erfordere". Mit Johann Joseph [v.] Scherer (1814–1869) hatten sie einen geeigneten Mann für ihr Laboratorium gefunden. Scherer hatte Medizin und Chemie studiert und war nach einteinhalbjähriger Tätigkeit bei Liebig als „pathologischer Chemiker" hervorragend ausgebildet. Sein Laboratorium stand in enger Beziehung zur Klinik, dem Juliusspital. Die Untersuchungsergebnisse wurden „jedesmal in der Klinik öffentlich mitgeteilt und von dem behandelnden Arzte zur Diagnose usw. benutzt"[10] – die Funktion eines Kliniklabors war damit erstmals erkennbar. Ein weiteres klinisches Laboratorium entstand kurz darauf im Allgemeinen Krankenhaus in Wien, dem dortigen Universitätsklinikum. Leiter wurde der aus Mähren stammende Chemiker Johann Florian Heller (1813–1871), der jedoch mit sehr viel größeren Schwierigkeiten zu kämpfen hatte, weil die Kliniker seine Arbeit wenig schätzten.[11] Die frühen klinischen Labors wurden

Die Gesamtanalyse des Blutes nach Scherer

Die systematische und möglichst viele Bestandteile umfassende chemische Analyse des Blutes war eine besondere Herausforderung. Das Untersuchungsmaterial stand bei der damaligen häufigen Anwendung des Aderlasses als Heilmethode reichlich zur Verfügung. Aber schon die Eigenschaft des entnommenen Blutes, nach kurzer Zeit zu gerinnen, wobei sich der feste rote Blutkuchen und das flüssig bleibende gelbliche Serum voneinander trennen, machte eine spezielle Analysentechnik erforderlich. Eine saubere Trennung des Blutkuchens vom Serum war schwierig. Die heute dafür verwendete Zentrifuge war noch nicht erfunden. Das Eiweiß, der Hauptbestandteil des Serums, wurde durch kochendes Wasser zur Gerinnung gebracht, abgetrennt und ausgewogen. Die im Serumwasser verbleibenden „Extraktivstoffe" waren ein besonderes Problem für die Analyse. Scherer sprach vom „Augiasstall der Extraktivstoffe", den es zu reinigen gelte – eine Arbeit für einen Herkules. Man versuchte, nach dem Abdampfen des Wassers die einzelnen Bestandteile zu isolieren. Um den Blutkuchen zu untersuchen, wurde eine zweite Probe geronnenen Blutes durch ein Leinentuch gepresst, wobei der „Faserstoff" – den wir heute als Fibrin bezeichnen – zurückblieb. Die abgepresste Flüssigkeit enthielt dann die gelösten Stoffe, die nach dem Abdampfen des Wassers bestimmt werden konnten. Insgesamt ein umständliches und sehr zeitaufwändiges Untersuchungsverfahren. Der Erlanger

Beispiel des Laborbefundes einer Blutanalyse nach Scherer um 1843.

Chemiker Eugen Franz von Gorup-Besanez (1817–1878) nahm Scherers Methode in sein „Lehrbuch der Zoochemischen Analyse" auf und empfahl sie

„wegen der Reinlichkeit der Ausführung, welch letztere bei einiger Uebung in chemischen Arbeiten keine bedeutenden Schwierigkeiten darbietet, sowie wegen des Umstandes, dass alle Bestandtheile durch Wägung gefunden werden."[12]

von Chemikern oder Medizinern mit chemischer Ausbildung geleitet. In der zweiten Hälfte des 19. bis in das 20. Jahrhundert hinein nahmen zunehmend die Mediziner die Laboratoriumsarbeit in die Hand.

Eine genaue Waage: das wichtigste Gerät

Werfen wir zunächst einen Blick in ein klinisches Laboratorium dieser Zeit. Ausgangspunkt aller Untersuchungen sollte – wie Simon es formulierte – eine bestimmte Frage sein, die durch einen konkreten Krankheitsfall aufgeworfen wird. Das heißt: keine Untersuchung „ins Blaue hinein". Was hat man untersucht? Vor allem Urin und Blut, aber auch krankhafte Bildungen, z. B. Nieren- und Blasensteine. Die von Scherer entwickelte „Gesamtanalyse", zwischen 1843 und 1850 die führende Methode der Blutuntersuchung, war eine typische Methode der damaligen analytischen Chemie. Das wichtigste Gerät war eine genaue Waage. Der ärztliche Praktiker jener Zeit war aber sicherlich mit derartigen Verfahren überfordert. Die Anpassung der Laboruntersuchungen an die Möglichkeiten der Ärzte war das besondere Anliegen des Wiener klinischen Chemikers Heller.

Leider sind keine Bilder von den frühen klinischen Laboratorien erhalten. Man kann sich aber an

Hand von Archivunterlagen eine Vorstellung machen, wie es dort aussah und welche Geräte benutzt wurden. Für das Laboratorium, welches Heintz für die Schönleinsche Klinik plante, sind eine Skizze und eine Liste der erforderlichen Gerätschaften vorhanden. Es sollte einen Instrumentenraum enthalten, in welchem Analysenwaagen, Mikroskope und andere empfindliche Geräte aufgestellt waren. Ein weiterer Raum war für die Arbeiten des Chemikers bestimmt, wo Feuerstellen, Destillationsgeräte, Sand- und Wasserbäder sowie ein Platz für die Kohlenvorräte vorgesehen waren. Ein großer Raum mit ca. 25 Arbeitsplätzen war für den praktischen Unterricht der Studenten geplant. Die Geräteausstattung in den von Chemikern geleiteten klinischen Laboratorien hatte bereits einen erstaunlichen Umfang. Bemerkenswert sind vor allem die Geräte, mit denen man quantitative Untersuchungen ausführen konnte. Neben der Waage fand Mitte der 40er Jahre des 19. Jahrhunderts dann das Polarimeter Eingang in die Labors, mit dem besonders die „Zucker"-Konzentration im Urin einfach bestimmt werden konnte.[13] Laboratorien, wie die von Scherer oder Heller, verfügten des Weiteren über einen Apparat zur Verbrennungsanalyse nach Liebig. Auch leistungsfähige Mikroskope fehlten nicht. Zunächst zur Erkennung und Identifizierung von Kristallen benutzt, die bei chemischen Trennungen erhalten wurden, dienten sie später vor allem zur Untersuchung von Zellen und anderen biologischen Strukturen.[14] Zur Erhitzung wurden bis zur Erfindung des Bunsenbrenners 1857 meist Spiritusbrenner oder die sog. Berzeliuslampe verwendet, welche eine gut regulierbare Flamme lieferte.

Blick nach Frankreich

Die Entwicklung solcher Laboratorien verlief in Frankreich und in Großbritannien im Vergleich zu den bisher betrachteten klinischen Laboratorien in den deutschsprachigen Ländern in mancher Hinsicht anders.

In Frankreich, wo die klinische Medizin seit dem Ende des 18. Jahrhunderts eine bedeutende Rolle spielte, kamen frühzeitig naturwissenschaftliche Methoden in der Medizin zur Anwendung, vornehmlich jedoch physikalische Methoden wie die Untersuchung des Brustkorbs durch den Klopfschall (Perkussion) sowie durch das Abhorchen von Geräuschen mit dem Stethoskop, dem Brusthorcher. Diese Techniken entwickelten die französischen Kliniker zur Meisterschaft. Chemische Untersuchungen traten demgegenüber zurück. Soweit sie durchgeführt wurden, sollten sie vor allem die Diagnostik solcher Krankheiten unterstützen, deren Sitz man nicht in den Organen, sondern in den Säften, den „Humores", vermutete. Das war ein Wiederaufleben der in der Antike entstandenen Humoralpathologie, der Deutung von Krankheiten durch eine veränderte Mischung der Säfte. Gabriel Andral (1797–1876) und andere Kliniker führten systematisch Blutuntersuchungen durch, um eine pathologische Hämatologie zu begründen. Im Gegensatz aber zu der detaillierten Blutanalyse von Scherer begnügte Andral sich damit, die Anteile von Fibrin, roten Blutzellen, festen Stoffen im Serum und von Wasser zu bestimmen.

Trotz der Bemühungen von Fourcroy kam es in Frankreich – von wenigen Ausnahmen abgesehen – nicht zur Einrichtung klinischer Labors in den Krankenhäusern. Der deutsche Kliniker Carl August Wunderlich (1815–1877), der 1839 wie viele deutsche Ärzte die Pariser Kliniken besuchte und eingehend beschrieb, stellte bei den französischen Medizinern ein geringes Interesse für die Chemie fest. Überwiegend waren es wohl kommerzielle private Laboratorien, meist unter der Leitung von Pharmazeuten, in welchen die Ärzte Proben untersuchen ließen. Bei den großen Verdiensten, die französische Mediziner in der 1. Hälfte des 19. Jahrhunderts an der Entwicklung der pathologischen Anatomie hatten, ist das

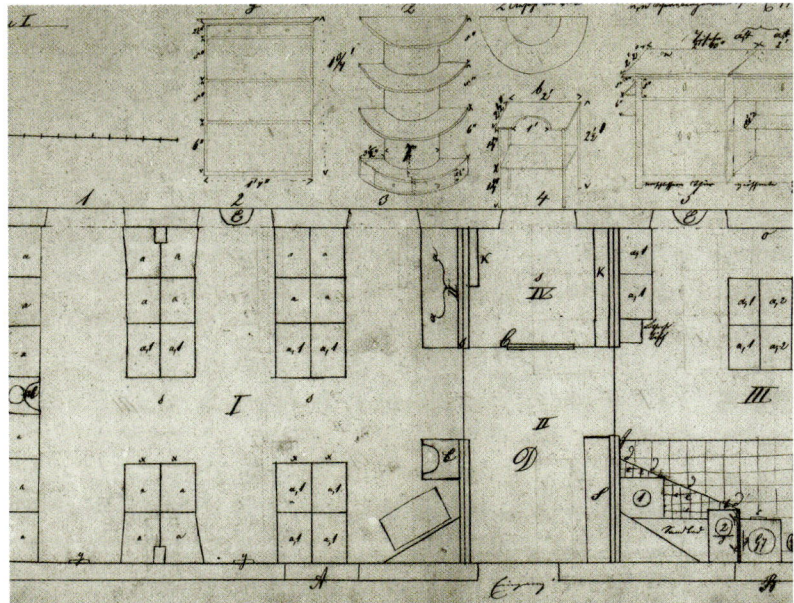

Plan für ein pathologisch-chemisches Laboratorium in der Berliner Charité. Eigenhändige Skizze aus einem handschriftlichem Antrag von Heintz aus dem Jahre 1847. I: Praktikumsraum mit Arbeitsplätzen für die Studenten, II: Vorraum, III: Arbeitsraum des Chemikers, IV: Instrumentenraum.

geringe Interesse an der Benutzung des Mikroskops zur Gewebsuntersuchung unverständlich. Es waren vor allem drei deutsche bzw. österreichische Mediziner, die den Pariser Ärzten in Kursen die mikroskopische Technik näherbrachten: Hermann Lebert (1813–1878), Louis Mandl (1812–1881) und David Gruby (1810–1898).

Während aber das chemische Kliniklabor in Frankreich zunächst keine Bedeutung hatte, wurde das medizinische Forschungslaboratorium dort erstmals zu ganz besonderer Blüte entwickelt. Der Pariser Physiologe François Magendie (1783–1855) hatte begonnen, physiologische Vorgänge im Organismus experimentell durch Versuche am lebenden Tier zu studieren. Man sprach von Vivisektion, weil die Versuche am geöffneten Körper des lebenden Tiers vorgenommen wurden, eine Technik, die in England, Italien und den deutschen Ländern damals vielfache Proteste hervorrief. Magendie war zunächst Prosektor an der Pariser medizinischen Fakultät und wurde 1836 Professor der Physiologie und allgemeinen Pathologie am Collège de France.

„Das Laboratorium ist das wahre Heiligtum der Medizin"

Sein Schüler und Nachfolger Claude Bernard (1813–1878) hat die Methode der Vivisektion dazu benutzt, um die chemischen Vorgänge bei der Verdauung und die Funktion der Leber zu untersuchen. Damit konnte er an die Stelle der Hypothesen über den Stoffwechsel, wie sie in Liebigs Büchern vorkommen, exakte Beschreibungen der hierbei stattfindenden Prozesse setzen. Als Beispiel seien hier nur die Untersuchungen über die Rolle der Leber im Zuckerstoffwechsel mit der Entdeckung des Glykogens als Speicherstoff genannt.[15]

In seiner berühmten theoretischen Schrift „Einführung in das Studium der experimentellen Medizin", die oft als Bibel der wissenschaftlichen Medizin bezeichnet wird, spricht Claude Bernard vom Laboratorium als dem wahren Heiligtum der Medizin.[16] Und in seinem Buch über Diabetes ruft er den Medizinern zu: Die Medizin kann

> „reich an Fakten, die sie im Hospital gewonnen hat, das Hospital verlassen, um in das Laboratorium zu gehen."[17]

Das Labor von Bernard war kein klinisches Laboratorium, sondern primär ein physiologisches, das der Wissenschaft diente. Aber die große Ausstrahlung, die dieses Laboratorium hatte, wirkte auf die klinischen Laboratorien in aller Welt. Bernard lehnte übrigens statistische Methoden, die damals gerade aufkamen, in der experimentellen Medizin ab. Das machte er in einer Veröffentlichung mit folgendem drastischem Beispiel deutlich:

> „Ein Physiologe habe den Harn aus dem Abort eines Bahnhofs, wo die Leute aller Nationen reisen, gesammelt und geglaubt, so eine Analyse des europäischen Durchschnitts-Harns geben zu können."[18]

Dennoch waren statistische Daten nötig, um die Zusammensetzung des „normalen Urins" als Vergleichswert zu erheben.[19]

Blick nach England

Als ein Erbe der Aufklärung und besonders der Arbeit der Royal Society in London war in England zu Beginn des 19. Jahrhunderts – anders als in Deutschland – die experimentelle Methode der Naturforschung auch in der Medizin allgemein akzeptiert. 1808 wurde in London der Animal Chemistry Club innerhalb der Royal Society gebildet, wo man sich vor allem mit der neuen organischen Chemie beschäftigte. Noch wichtiger für die Medizin war die Gründung der Medico-Chirurgical Society of London durch einige naturwissenschaftlich interessierte Ärzte um Alexander Marcet (1770–1822). Marcet war Arzt am Guy's Hospital in London. Er stammte aus Genf und war in den Napoleonischen Kriegen nach England emigriert. Guy's Hospital war eine der Medical Schools in London und Marcet unterrichtete neben seiner ärztlichen Tätigkeit die Medizinstudenten in einer Experimentalvorlesung in Chemie.

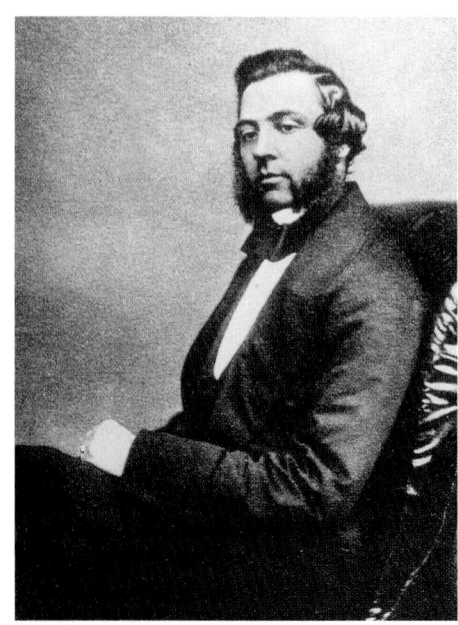

Ludwig Johann Wilhelm Thudichum *(1829–1901) im Alter von 33 Jahren. Thudichum studierte an der Gießener Universität Medizin, hörte auch Liebigs chemische Vorlesungen, war aber nicht in dessen Laboratorium tätig. 1853 emigrierte er nach London, da er – wohl wegen seiner politischen Aktivitäten nach 1848 – an der Gießener Universität keine Stelle fand. Er war als Arzt an Londoner Krankenhäusern tätig und unterrichtete Chemie an verschiedenen Londoner Medical Schools. Gestützt auf ein gut ausgestattetes chemisches Privatlaboratorium widmete er sich umfangreichen Forschungsarbeiten. Unter den Geräten war „als wertvollster Besitz" ein Elementaranalysegerät, das Liebig ihm geschenkt hatte. 1866 wurde er zum Lecturer für Pathologische Chemie und Vorsteher des neu gegründeten pathologisch-chemischen Laboratoriums am St. Thomas Hospital ernannt. Thudichums Name ist heute vor allem durch seine grundlegenden Untersuchungen über den chemischen Aufbau des Gehirns bekannt, in welchen er die Grundlagen für die Biochemie dieses Organs geschaffen hat. Neben seinen zahlreichen Publikationen in Zeitschriften hat Thudichum eine Reihe wichtiger Lehrbücher geschrieben, so über Gallensteine, über die Pathologie des Urins und seine Analyse, über die Grundzüge der anatomischen und klinischen Chemie sowie ein Handbuch der chemischen Physiologie und deren Berührungspunkte mit der Pathologie. Aber wir finden auch Monographien über die öffentliche Gesundheitspflege und – wie es im Vorwort heißt – ein streng wissenschaftliches Buch über die Chemie des Weins. Obwohl Thudichum nicht selbst in Liebigs Laboratorium gearbeitet hat, sah er in ihm den großen Lehrer. Er hat ihn durch Gutachten bei der Einführung von Liebigs Fleischextrakt in England unterstützt. Nach Liebigs Tod publizierte er einen ausführlichen Artikel über dessen Entdeckungen und seine Philosophie.*

Die Chemie für den Arzt, wie die Anatomie für den Chirurgen

Auch William Prout (1785–1850), der herausragende englische Forscher[20] auf dem Gebiet der physiologischen und klinischen Chemie dieser Zeit, hatte enge Beziehungen zum Guy's Hospital, auch wenn er dort keine Position bekleidete, sondern als niedergelassener Arzt Forschungen betrieb. 1814 begann

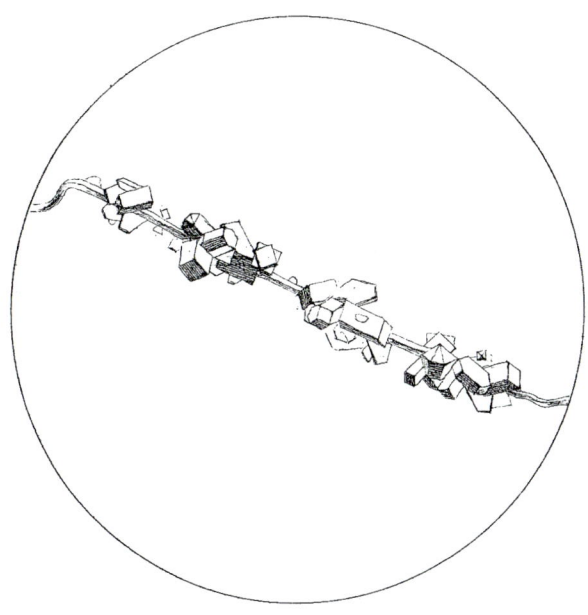

Fadenprobe zum Nachweis von Harnsäure im Blut nach Garrod.

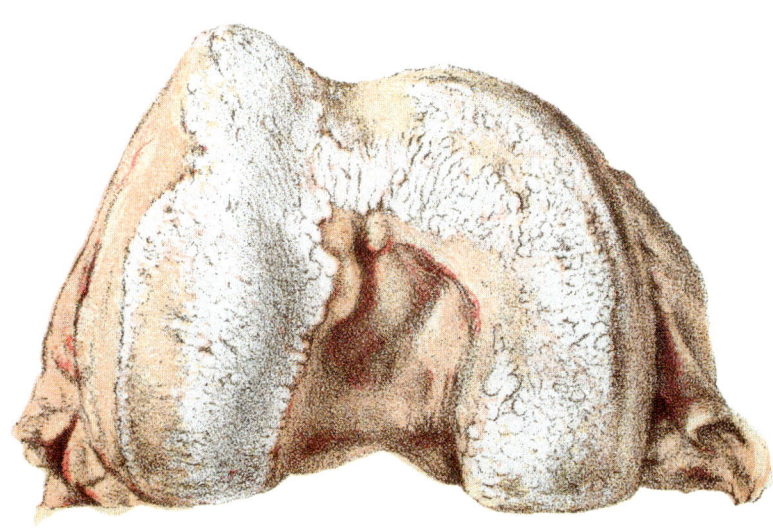

Ablagerungen von Natriumurat (Natriumsalz der Harnsäure) auf der Gelenkfläche des Kniegelenks bei einem Gichtkranken.

er, in seiner Wohnung Vorlesungen über „Animal Chemistry" zu halten. Sein Name ist heute vor allem mit seiner Hypothese verknüpft, wonach die Atomgewichte der Elemente ganzzahlige Vielfache des Gewichtes von Wasserstoff sind. Im Zusammenhang mit der Entstehung der klinischen Chemie sind aber vor allem seine umfangreichen Arbeiten zur Chemie des Verdauungsprozesses zu nennen sowie die Einteilung der Nahrungsmittel in die drei Gruppen der zuckrigen, der öligen und der eiweißartigen Stoffe, die bis heute verwendet wird. Auch die Entdeckung der Salzsäure im Magensaft im Jahre 1824, die große Beachtung fand, gehört zu seinen bedeutenden Leistungen. Prout hat 1831 in der Goulstonian Lecture am Londoner College of Physicians in erstaunlicher Weitsicht vorausgesagt:

„Was gegenwärtig die Kenntnis der Anatomie für den Chirurgen ist, wird die Chemie für den Arzt sein, indem sie ihn allgemein anleitet, was zu tun und was zu meiden ist."[21]

In der Mitte des 19. Jahrhunderts war Guy's Hospital das Zentrum für die Anwendung der Chemie in der Klinik. Zwei seiner Dozenten, Golding Bird (1814–1854) und George Owen Rees (1813–1889) haben die von ihnen entwickelten und dort verwendeten Analysenmethoden in viel benutzten Büchern dargestellt. Ludwig Johann Wilhelm Thudichum (1829–1901) hatte ab 1864 mit Forschungsmitteln des Privy Council, des englischen Staatsrats, ein umfangreiches Forschungsprojekt zur „Verbesserung der chemischen Identifizierung von Krankheiten" durchgeführt, teils im Laboratorium des St. Thomas

Hospitals, dem er vorstand, teils in seinem hervorragend ausgestatteten Privatlaboratorium.

Es gelang ihm, mit neuen analytischen Methoden zahlreiche bisher nicht entdeckte Stoffe in Körperflüssigkeiten von Gesunden und Kranken aufzufinden und zu charakterisieren.

Zwei wichtige und wegweisende Projekte für eine Anwendung der Chemie auf die Krankheitslehre, die um die Mitte des 19. Jahrhunderts verfolgt wurden, mögen als Beispiele für den hohen Standard der Forschung zu dieser Zeit auf diesem Gebiet in England dienen.

So richtete 1843 Richard Bright (1789–1858) am Guy's Hospital zwei Krankenstationen mit einem Laboratorium als Forschungsstation für die Untersuchung von Nierenkrankheiten ein. In umfangreichen experimentellen Studien wurde dort „Bright's disease", die von ihm beschriebene Nierenkrankheit[22], chemisch und mikroskopisch untersucht – ein frühes Beispiel für Krankheitsforschung in einem Universitäts-Hospital.

Dem Arzt Alfred Baring Garrod (1819–1907) gelang es am University College in London, im Blut von Gichtkranken regelmäßig Harnsäure als charakteristische „Krankheitsmaterie" nachzuweisen. Dazu hatte er eine spezielle Probe, die „Fadenprobe", entwickelt, bei der die Harnsäure als Natriumsalz an einem in die Lösung getauchten Faden auskristallisiert. Garrod konnte so auch die Gicht von rheumatischen Erkrankungen mit ähnlicher Symptomatik abgrenzen, da letztere keine starke Erhöhung der Harnsäure zeigen.

Im Gegensatz zu diesen Leistungen steht das allgemeine Desinteresse der Kliniker im Vereinigten Königreich am Einsatz der Chemie in der klinischen Medizin. Hier sei ein Ausspruch des berühmten Dubliner Klinikers Robert Graves (1796–1853) zitiert, der zu seinen Studenten 1848 in einer klinischen Vorlesung sagte:[23]

> „Ich habe Studenten durch falsche Gedanken irregeführt gesehen, die Hälfte der Zeit verschwendend, die sie im Hospital und am Krankenbett verbringen sollten, indem sie auf botanischen Exkursionen durch die Felder wanderten oder im Laboratorium mit der Lösung eines unwichtigen Problems beschäftigt waren."

Nach Graves wurde übrigens in England die Schilddrüsenüberfunktion als „Graves' disease" bezeichnet, welche in Deutschland den Namen von Carl von Basedow (1799–1854) trägt.

Einer der Gründe für die Zurückhaltung englischer Kliniker bezüglich der Anwendung der Chemie in der Medizin war die damals noch verbreitete Auffassung, dass die Chemie zur Klärung der „Mysterien des Lebens" und damit auch der Krankheiten nichts beitragen könne.

Gefordert: mehr als nur „diagnostische Zeichen"

Hinzu kamen Rückschläge, welche die Entwicklung deutlich verlangsamten. Hierfür waren verschiedene Gründe verantwortlich. Der Leipziger Chemiker Carl Gotthelf Lehmann (1812–1863) kritisierte:

> „Es ist kaum begreiflich, wie man das Abnorme erkennen wollte, da man das Normale noch nicht kannte."[24]

Das gilt ganz besonders für die Chemie der Eiweißkörper, der Proteine. Man unterschied drei Arten von Eiweißkörpern und chemische Formeln waren aufgestellt worden. Aber man war sich darüber nicht einig. Liebig und der holländische Chemiker Mulder waren in einen heftigen Streit über den chemischen Aufbau der Proteine geraten. Normale und abnorme Proteine waren mit den damaligen Kenntnissen und Methoden nicht zu unterscheiden. Da aber die Kenntnis der Eiweißkörper zum Verständnis sowohl des gesunden wie des kranken Organismus unabdingbar ist, stockte die Entwicklung.

Die pathologische Chemie musste, um von den Klinikern wirklich akzeptiert zu werden, mehr liefern als diagnostische Zeichen, die nichts anderes waren als die den Ärzten geläufigen Zeichen, mit denen sie seit langem Diagnostik betrieben hatten. Ein weiterer Grund für die Skepsis war das nicht ausreichende physiologische Wissen besonders bei den Chemikern. Prout hatte schon 1831 in seiner Goul-

stonian Lecture gefordert, dass die Mediziner sich deshalb selbst die chemischen Kenntnisse aneignen müssten. Besonders in Deutschland kam hinzu, dass die an den Universitäten gelehrte Physiologie in den ersten Jahrzehnten des 19. Jahrhunderts stark naturphilosophisch geprägt war, wodurch naturwissenschaftliche Methoden und Erkenntnisse in den Hintergrund gedrängt wurden.

Schließlich gab es auch einen Arbeitskräftemangel, denn mit der Entwicklung der chemischen Synthese organischer Verbindungen hatte sich in der zweiten Hälfte des 19. Jahrhunderts für die Chemiker ein neues und faszinierendes Arbeitsfeld eröffnet. Sie wanderten ab in organisch-chemische Laboratorien und in die neu entstehende chemische Industrie. Das war attraktiver als der Umgang mit den „unerquicklichen Schmieren", die das Arbeiten mit biologischen Proben mit sich brachte.

Krankheiten als Abweichungen von der normalen Funktion

Das änderte sich mit dem Wandel der Vorstellungen über das Wesen der Krankheit.[25] Krankheit hatte man seit der Antike als ein Wesen aufgefasst, das den Menschen befällt und die Krankheitserscheinungen hervorruft. Damit wird auch ein grundsätzlicher Unterschied zwischen Gesundheit und Krankheit definiert. Dieser Auffassung hatte zuerst der französische Arzt François Joseph Victor Broussais (1771–1839) seine Vorstellung entgegengesetzt, wonach Krankheit nicht nur denselben Gesetzen unterworfen ist wie Gesundheit, sondern nach denen auch zwischen physiologischen und pathologischen Vorgängen kein prinzipieller, sondern nur ein quantitativer Unterschied besteht. So heißt es bei Broussais:

> „Die Krankheiten sind Störungen, welche die Funktionen erleiden und welche sie vom normalen oder physiologischen Zustand entfernen."[26]

Damit wurde Krankheit zu einem Vorgang. Man nannte diese neue Richtung der Medizin „physiologische Medizin". Freunde der Werke von Honoré de Balzac (1799–1850) können übrigens Broussais in dem Roman „Das Chagrinleder" als einen der drei Ärzte in dem Ärztekollegium, als Dr. Brisset, verewigt finden.

Etwa ab 1840 wurde Broussais' Konzept der physiologischen Medizin von jüngeren Klinikern übernommen, weil es eine Möglichkeit bot, die naturwissenschaftlichen Methoden in der klinischen Medizin einzusetzen. Konkurrierende Gruppen wählten unterschiedliche Bezeichnungen für die neue Richtung der Medizin und gründeten eigene Fachzeitschriften, um ihre Vorstellungen zu vertreten. So gab es die „Physiologische Heilkunde", herausgegeben von Wilhelm Roser (1817–1888) und Carl Reinhold August Wunderlich (1815–1877), die „Rationelle Medizin" von Jacob Henle (1809–1885) und Karl v. Pfeufer (1806–1869) sowie Virchows „Pathologische Physiologie" nebeneinander. Die Bezeichnung „rationell" meint das, was die Erscheinungen vernünftig erklärt, d. h. auf rationalen Beweisen gegründet ist. Gemeinsam focht man gegen den „ontologischen Standpunkt". Mit diesem aus der Philosophie stammenden Begriff bezeichnete Virchow die Auffassung von der Existenz unabhängiger Krankheitswesen. Auch die in den folgenden Jahrzehnten entdeckten Erreger von Infektionskrankheiten sind – wie Virchow betonte – nicht die Krankheit, sondern die Ursache der physiologischen Veränderungen des betroffenen Körpers.[27]

Einen wichtigen Beitrag zu der neuen Auffassung der Krankheit als Abweichung von den normalen Funktionen des Körpers lieferte Bernard mit seinem Konzept des „milieu intérieur". Er verstand darunter die zirkulierende Flüssigkeit (Lymphe, Plasma), die im Körper die Zellen umgibt und benetzt. Die Konstanz dieses Milieus ist die Voraussetzung für normale Funktionen. Für die klinische Chemie des 20. Jahrhunderts wurde die Überprüfung dieses Milieus eine der wichtigsten Aufgaben. Durch Messung zahlreicher Größen im Laboratorium können heute Abweichungen von den normalen Stoffkonzentrationen des Milieus rechtzeitig erkannt und korrigiert werden.

Zwischen Klinik und Pathologie

Das neue Konzept der physiologischen Medizin ermutigte die Mediziner, die Anwendung der Chemie auf Fragen der klinischen Medizin in die eigene Hand zu nehmen. Dazu mussten chemische Laboratorien eingerichtet werden, die anders als zuvor unter der Leitung von Medizinern standen und in denen chemisch ausgebildete Mediziner arbeiteten. Zwei Modelle wurden an der Berliner Friedrich-Wilhelms-Universität (heute Humboldt-Universität) ausprobiert (siehe Kasten). Beide waren sehr erfolgreich und dienten als Vorbilder für viele andere Einrichtungen in Deutschland und später auch in anderen Ländern.

Die Virchow'sche Lösung, ein chemisches Laboratorium mit einem pathologischen Institut zu verknüpfen, stieß besonders bei amerikanischen Medizinern auf großes Interesse. Das Modell wurde an vielen amerikanischen Universitäten übernommen. Darauf ist auch die in den USA gebräuchliche Fach-

Virchows Lösung: Chemische Abteilung im Pathologischen Institut der Charité

Virchow konnte bei seiner Berufung nach Berlin 1856 den Bau eines eigenen Institutsgebäudes für das Pathologische Institut der Charité durchsetzen, in welchem ein großes chemisches Laboratorium eingerichtet wurde. Virchow hatte sich schon als Student sehr für pathologische Chemie interessiert und auch eigene experimentelle Arbeiten, z. B. über die Rolle von Eiweißkörpern bei Krankheiten, durchgeführt. In einem Reisebericht an das Kultusministerium hatte er 1846 geschrieben:

„Endlich ist zu erwähnen, dass der pathologische Anatom, wenn er Physiolog werden will, auch Chemiker sein muß. Aber es ist nicht zu verlangen, dass er auch alle chemischen Arbeiten selbst durchführt. Dazu wird ihm die Zeit fehlen. Nur sollten ihm die Methoden bekannt sein."[28]

Das in dem neuen Berliner Institut eingerichtete Laboratorium war eine selbstständige Abteilung. Die „chemische Abteilung" wurde zur wichtigsten Ausbildungsstätte für physiologische und pathologische Chemie. Viele der späteren Lehrstuhlinhaber sind Assistenten in dieser Abteilung gewesen. Der Medizinhistoriker Erwin Ackerknecht hat Virchow deshalb als den „Großvater der Biochemie" bezeichnet.

Frerichs' Lösung: Laboratorium in der 1. Medizinischen Klinik der Charité

Der Breslauer Kliniker Friedrich Theodor [v.] Frerichs (1819–1885) hatte 1859 als Nachfolger Schönleins die 1. Medizinische Klinik der Berliner Charité übernommen.[29] Als Schüler des Göttinger Chemikers Friedrich Wöhler (1800–1882) war er an der Anwendung der Chemie in der Klinik stark interessiert. In Berlin richtete er an der Charité ein chemisches Kliniklaboratorium ein. Auf seinen Antrag wurde ein Assistenzarzt als chemischer Assistent eingestellt, der die Leitung des Laboratoriums übernahm. Frerichs konnte erreichen, dass er im neu gebauten Institut für Anatomie der Berliner Universität dank dem Entgegenkommen des Anatomen Karl Bogislaus Reichert (1811–1883) mehrere große Räume erhielt, in denen physiologisch- und pathologisch-chemische Forschung betrieben werden konnte.

bezeichnung „Clinical Pathology", welche „Clinical Chemistry" einschließt, zurückzuführen. In den deutschsprachigen Ländern wurde die „klinische Lösung" à la Frerichs bevorzugt. Der erste Leiter des Virchow'schen Laboratoriums war der Mediziner Ernst Felix Immanuel Hoppe-Seyler (1825–1895), der später an der Tübinger Universität den ersten

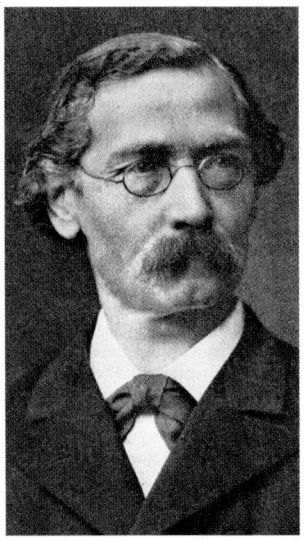

Ernst Felix Immanuel Hoppe-Seyler
(1825–1895) hatte den „Turnvater“ Friedrich Ludwig Jahn (1778–1852) zum Taufpaten, der in ihm ein lebenslang anhaltendes Interesse an sportlicher Betätigung geweckt hatte. Felix Hoppe verlor als Kind seine Eltern und wurde im Hause seines Schwagers, des Arztes Dr. Seyler, groß. Viele Jahre später, als Hoppe in Tübingen Professor wurde, adoptierte ihn sein Schwager. Seitdem nannte er sich Hoppe-Seyler. Der junge Felix studierte in Halle, Leipzig und Berlin Medizin, wobei sein besonderes Interesse der Chemie galt. 1854 erhielt er an der Universität Greifswald eine Stelle als Prosektor in der Anatomie. Zwei Jahre später bot ihm Virchow in dem neu errichteten Pathologischen Institut an der Berliner Charité die Stelle eines Prosektors und Leiters der Chemischen Abteilung an, die er sehr erfolgreich aufbaute. 1861 wurde er auf ein Extraordinariat für Angewandte Chemie an der Universität Tübingen berufen. Schließlich übernahm er 1872 die neu geschaffene Professur für physiologische Chemie an der Straßburger Universität, wo ein großes Institut für ihn gebaut wurde. In seiner wissenschaftlichen Arbeit widmete sich Hoppe-Seyler zunächst ganz der Entwicklung und Verbesserung der analytischen Methoden für die neue physiologische Chemie. Er beschrieb diese Methoden in einer kleinen „Anleitung“, die 1858 erschien. Daraus wurde im Laufe der Jahre ein umfangreiches „Handbuch der physiologisch- und pathologisch-chemischen Analyse“, das bis zur Mitte des 20. Jahrhunderts das methodische Standardwerk für chemische Analysen in der physiologischen Chemie war. Wichtig für die Entwicklung des Fachgebietes physiologische Chemie wurde auch die von ihm 1877 gegründete „Zeitschrift für Physiologische Chemie“. Von seinem umfangreichen wissenschaftlichen Werk sollen hier nur seine Arbeiten über den Blutfarbstoff erwähnt werden, die zu exakten Methoden für die Bestimmung des Hämoglobins und seiner Derivate führten.

Lehrstuhl für physiologische Chemie erhielt und so zum Begründer des neuen Faches physiologische Chemie (Biochemie) wurde.

Stations- und Kliniklaboratorien

In den letzten Jahrzehnten des 19. Jahrhunderts wurden in vielen Krankenhäusern Möglichkeiten geschaffen, einfache chemische und mikroskopische Untersuchungen auf den Krankenstationen oder in Stationslaboratorien durchzuführen. Im einfachsten Fall genügte ein Tisch im Arztzimmer mit Mikroskop und einfachen Geräten, in den Universitätskliniken war es meist ein eigener kleiner Raum in der Nähe der Kranken. Die Untersuchungen wurden von Studenten oder jungen Ärzten ausgeführt. So konnten sie die Methoden praktisch erlernen. An der Universität wurden diese Studenten *Famuli* (lat.: Diener) oder *Amanuenses* (lat.: Sklaven, die Schreiberdienste verrichten) genannt. Der amerikanische Erziehungswissenschaftler Abraham Flexner (1866–1959), der vor dem Ersten Weltkrieg im Auftrag der Carnegie Foundation for the Advancement of Teach-

ing mit dem kritischen Blick des Fremden die medizinische Universitätsausbildung in Europa studierte, berichtete über das preußische Reglement in diesen Stationslaboratorien:

> „Die makellose Erscheinung dieser kleinen Laboratorien ist nicht einem Mangel an Arbeit zuzuschreiben – eine sehr große Menge an Material wird in ihnen täglich verarbeitet, – sondern einem System von Strafen bei Verstößen gegen gutes Haushalten: eine Geldbuße von 2 Pfennig wird auferlegt, wenn ein Gasbrenner brennen gelassen wurde, von 10 Pfennig, wenn eine Mikroskoplinse liegengelassen wurde.“[30]

Nach dem deutsch-französischen Krieg 1870/1871 wurden in Deutschland in den Gründerjahren vor allem an den Universitäten hervorragend ausgestattete Laboratorien eingerichtet. Als Beispiel sei das „Klinische Institut“ genannt, das der Münchner Kliniker Hugo v. Ziemssen (1829–1902) geplant und 1878 eröffnet hatte. Dieses neben dem Universitätsklinikum erbaute Institut war mit Instrumenten und Lehrmitteln für den klinischen Unterricht reich ausgestattet und verfügte über ein chemisches Laboratorium für wissenschaftliche Arbeiten auf dem Gebiete der klinischen Medizin. Ein ähnlich komfortables Institut entstand 1894 in den USA mit dem William Pepper Laboratory of Clinical Medicine an der University of Pennsylvania in Philadelphia. Bei der Eröffnung wurde ausdrücklich auf die Institute von Virchow und Ziemssen Bezug genommen.

An verschiedenen deutschen Universitäten wurden in dieser Zeit umfangreiche neue Bauten für die Universitätskliniken errichtet. In der Tübinger Medizinischen Klinik, die 1879 bezogen wurde, gab es nur im Arztzimmer die Möglichkeit zu einfachen chemischen und mikroskopischen Untersuchungen. Aber die um 1890 gebauten Kliniken hatten schon große Laboratorien, die der Krankenversorgung, der Lehre und der Forschung dienten. So wurde beispielsweise beim Neubau der 1892 in Betrieb genommenen Medizinischen Klinik der Universität Gießen im Zentrum das große Laboratorium geplant. Dem Wort Bernards, das Laboratorium sei das wahre Heiligtum der Medizin, wurde hier Ausdruck gegeben.

Klinisch-chemische Untersuchungsmethoden wurden in den letzten Jahrzehnten des 19. Jahrhunderts überall ein reguläres Unterrichtsfach für die Medizinstudenten. Damit entstand auch ein Bedarf an entsprechenden Lehrbüchern. Friedrich [v.] Müller (1858–1941), der spätere Münchner Kliniker, schildert in seinen Lebenserinnerungen, dass er von Studenten gebeten wurde, einen Repetitionskurs in diesem Fach zu veranstalten. Daraus entstand in

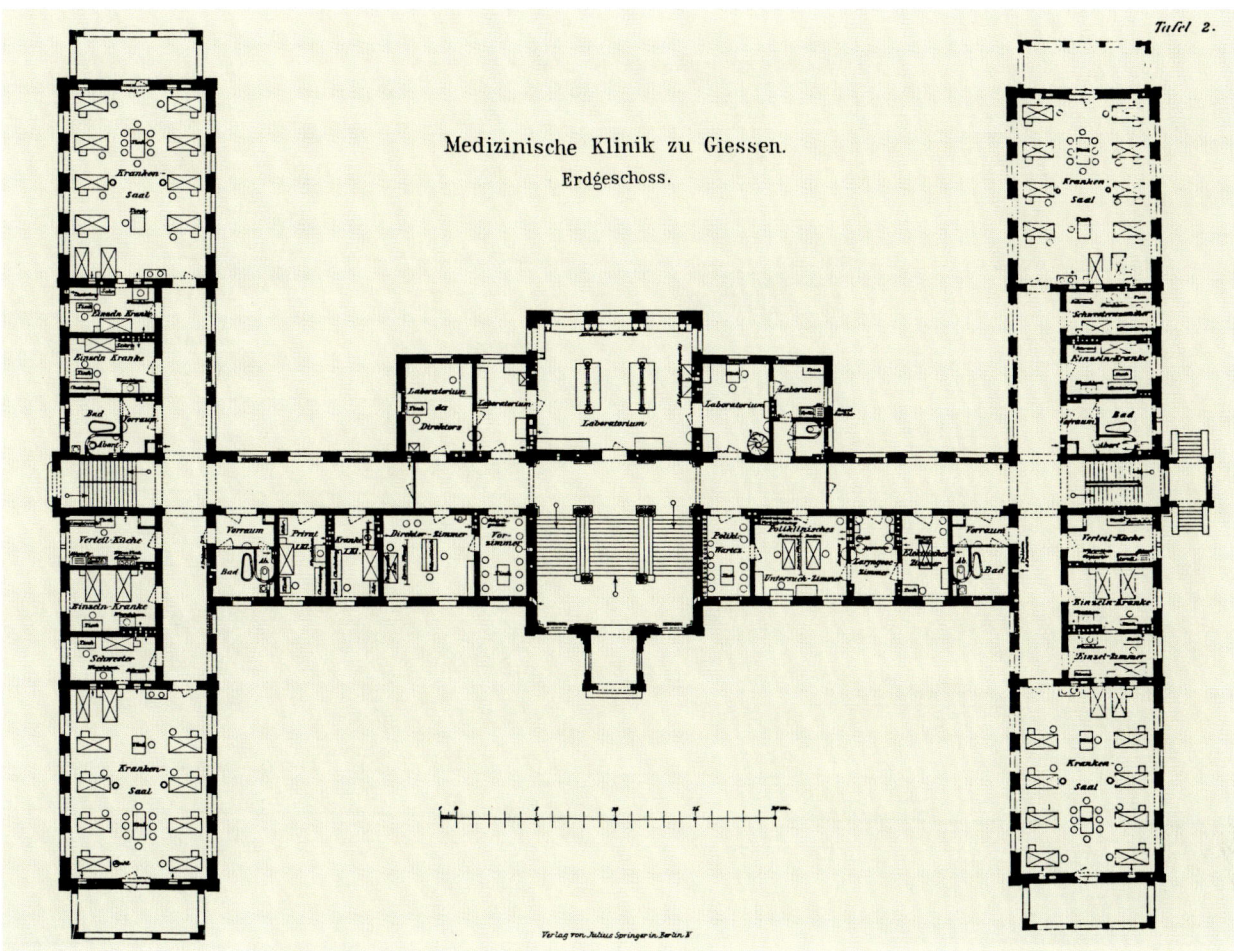

Plan der 1892 eröffneten Medizinischen Klinik der Universität Gießen. Im Erdgeschoß liegen – dem Haupteingang gegenüber – zentral die Räume des Klinischen Laboratoriums. Die Krankenstationen sind in verschiedenen Stockwerken in den Seitenflügeln eingerichtet.

Zusammenarbeit mit Otto Seifert (1853–1933) ein „Taschenbuch der Medicinisch-klinischen Diagnostik". Es erschien erstmals 1886 und erreichte als Bestseller im Jahr 2000 die 73. Auflage.

Auch die kleineren Krankenhäuser und Sanatorien richteten zu Beginn des 20. Jahrhunderts kleine Laboratorien für die diagnostischen Untersuchungen ein.

Farben als Hilfsmittel der ärztlichen Diagnostik

Das rasch zunehmende Interesse der Mediziner an chemischen Untersuchungsmethoden und die Entwicklung analytischer Methoden und Geräte in der Chemie führten in der zweiten Hälfte des 19. Jahrhunderts zu einer stürmischen Weiterentwicklung der Methodik, welche auf der Feststellung oder Messung von Farben beruhten. Die einfache Beobachtung von Farben durch den Arzt war schon seit den Anfängen der Medizin gebräuchlich, etwa bei einer auffälligen Färbung der Haut oder des Urins eines Patienten.[31] Auch war es im chemischen Labora-

torium seit langem üblich, Farbänderungen bei chemischen Reaktionen zu beachten. Neu war jetzt die Einführung optischer, d. h. physikalischer Messmethoden in das chemische und das klinische Laboratorium.

1860 hatten der Chemiker Robert Wilhelm Bunsen (1811–1899) und der Physiker Gustav Robert Kirchhoff (1824–1887) die Spektralanalyse erfunden und damit eine methodische Revolution der chemischen Analytik ausgelöst.[32] Die Zerlegung des Sonnenlichtes durch ein Glasprisma war im 17. Jahrhundert durch Isaac Newton (1642–1727) genau untersucht worden. Der englische Ausdruck „specter" oder „spectre", der eigentlich „Gespenst" bedeutet, wurde für das Phänomen des zerlegten Lichts gebräuchlich. Bunsen und Kirchhoff untersuchten die Färbung einer heißen Flamme durch Salze bestimmter Elemente.[33] Derartige Flammenfärbungen durch Mineralien waren seit langem bekannt und fanden in der Feuerwerkerei praktische Anwendung. Bunsen und Kirchhoff wollten sie nutzen, um chemische Elemente nachzuweisen. Bei der Zerlegung

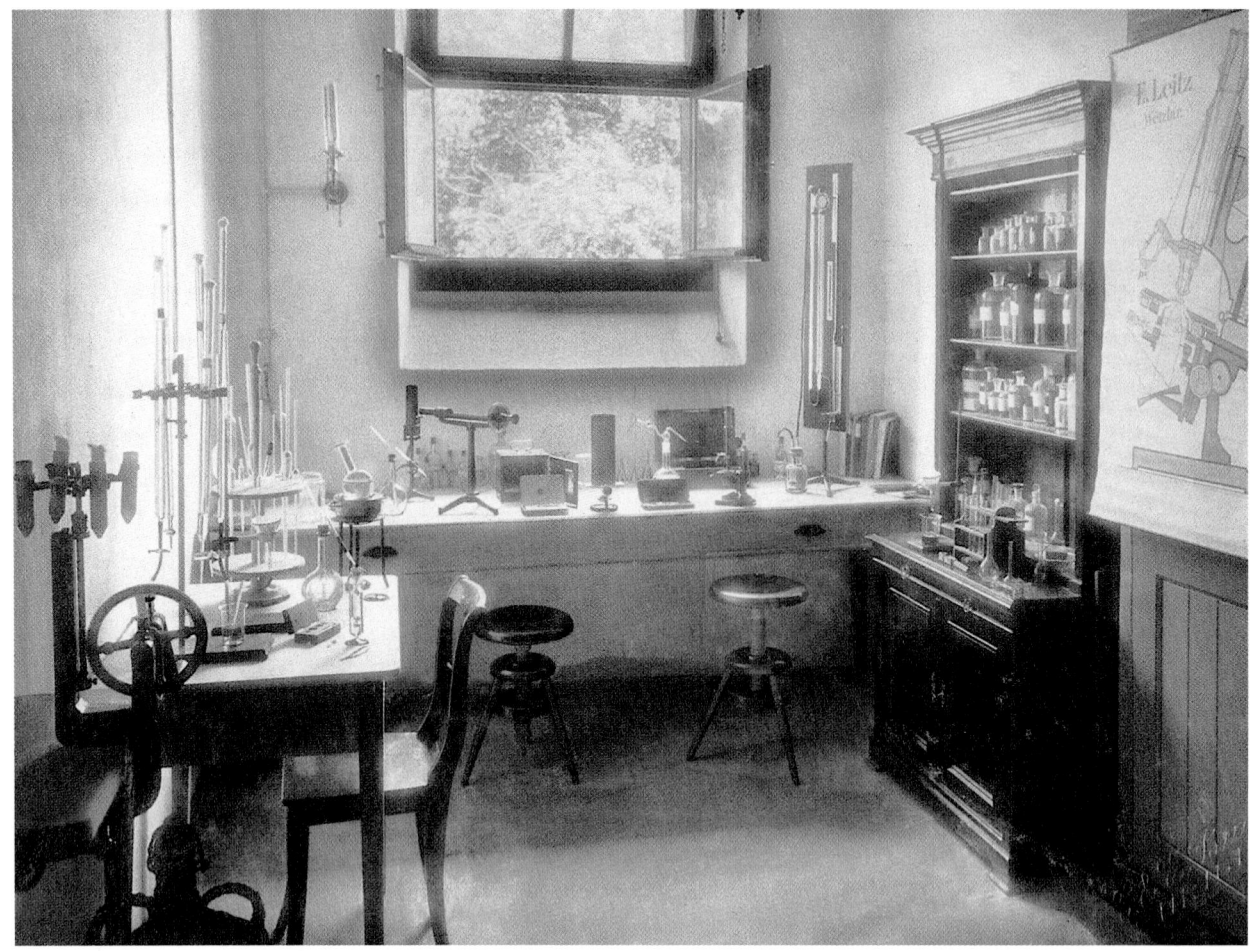

Kleines Krankenhauslaboratorium um 1910. Das Bild zeigt das Laboratorium im Sanatorium von Maximilian Oskar Bircher-Benner (1867–1939) in Zürich. Bircher-Benner ist durch seine Ernährungstherapie (Bircher-Müsli) auch heute noch bekannt. Sein Laboratorium war mit modernen Geräten ausgestattet. Man erkennt von links nach rechts auf den Tischen u. a. Zentrifuge, Pipetten, Wasserbad, Zucker-Polarimeter und Mikroskop.

des gefärbten Lichtes mit einem Glasprisma beobachteten sie charakteristische „farbige Linien". Sie konstruierten einen Spektralapparat, mit welchem Bunsen schon nach kurzer Zeit zwei neue Elemente

entdecken konnte, die er Rubidium und Caesium nannte.

Für die Mediziner wurde der Spektralapparat – den es schon bald zu kaufen gab – interessant, als Hoppe-Seyler 1862 eine aufregende Entdeckung machte. Er beobachtete, dass eine wässrige Blutlösung, die er in einem Glastrog vor den Spektralapparat hielt, nicht mehr das ganze Sonnenspektrum zeigte, sondern Auslöschungen („Banden") in verschiedenen Bereichen des Spektrums aufwies. Zwei Jahre später zeigte der irische Physiker George Gabriel Stokes (1819–1903), dass Hoppe-Seyler das Spektrum des mit Sauerstoff beladenen arteriellen Blutes gesehen hatte, während sauerstofffreies venöses Blut ganz andere Banden ergab. Damit war eine Möglichkeit gegeben, Blut sicher nachzuweisen und zudem arterielles und venöses Blut zu unterscheiden. Bald darauf wurde auch das mit Kohlenoxid beladene Blut bei einer „Kohlendunstvergiftung" im Spektralapparat nachweisbar. Diese Vergiftung war damals – wegen der oft schlecht ziehenden Öfen – sehr häufig.

Skizze des ersten Spektralapparates von Kirchhoff und Bunsen, bestehend aus innen geschwärztem Kasten (**A**), Fernrohren (**B**, **C**), Bunsenbrenner (**D**), Träger mit Platindraht (**E**), Hohlprisma mit Schwefelkohlenstoff gefüllt (**F**) und Hebel (**H**), mit dem das Prisma und der Spiegel (**G**) gedreht werden können.

Die Entdeckung der Blutspektren machte die Mediziner und Biologen auf die neue Möglichkeit aufmerksam, die chemisch bisher kaum bekannten Farbstoffe aus dem Tier- und Pflanzenreich mit dieser neuen physikalischen Methode zu untersuchen. Auch in den klinischen Laboratorien bemühte man sich, einen Spektralapparat oder die kleine und handliche Version des „Geradsicht-Spektroskops" zur Verfügung zu haben.

Erster Nachweis von Blutarmut

Die intensivere Beschäftigung mit Farbstoffen in medizinischen Laboratorien führte alsbald zu Überlegungen, auch deren Intensität zu messen, um so Aussagen über den Gehalt einer Farbstofflösung machen zu können. Besonders wichtig war es, die Konzentration des roten Blutfarbstoffes, des Hämoglobins zu ermitteln, um das Ausmaß einer Blutarmut genauer abschätzen zu können. In Handel und Gewerbe hatte man bereits einfache Möglichkeiten gefunden, den Gehalt einer Farbstofflösung durch Vergleich mit einer Lösung bekannter Konzentration zu ermitteln. So gab es schon Geräte, mit denen die Reinheit von pflanzlichen Farbstoffen wie Indigo geprüft werden konnte. Solche Geräte, die einen einfachen visuellen Vergleich zweier Farblösungen ermöglichten, nannte man Kolorimeter (Farbmesser). Hoppe-Seyler hatte eine derartige Apparatur für das Blut bereits vor der Entdeckung der Blutspektren entworfen. Den Durchbruch für diesen Gerätetyp erzielte der Pariser Instrumentenmacher Jules Duboscq (1817–1886), dessen Geräte mit geringen Abweichungen über 100 Jahre in Gebrauch blieben. Diese Kolorimeter arbeiteten sehr genau. Sie waren aus Messing und Glas gefertigt und auf poliertem Holz montiert. Es waren Schmuckstücke in den Laboratorien. Für Kolorimeter vom Typ des Duboscq-Gerätes wurden in der Folgezeit zahlreiche quantitative klinisch-chemische Untersuchungsverfahren ausgearbeitet. Eines der vollständigsten Analysenprogramme für Blut und Urin hat der amerikanische Biochemiker Otto Folin[34] (1867–1934) zu Beginn des 20. Jahrhunderts entwickelt. Mit seinen Methoden konnte man nahezu alle klinisch wichtigen Laboruntersuchungen kolorimetrisch durchführen. Für die Praxis eines Arztes waren derartige Verfahren aber noch zu aufwändig. Auch das Herstellen von Vergleichslösungen war zu umständlich. Für die wichtige Hämoglobinbestimmung wurden einfache Geräte gebräuchlich, die der Engländer William Richard Gowers (1845–1915) und der Schweizer Hermann Sahli (1856–1933) entworfen hatten. Der Farbvergleich der Blutverdün-

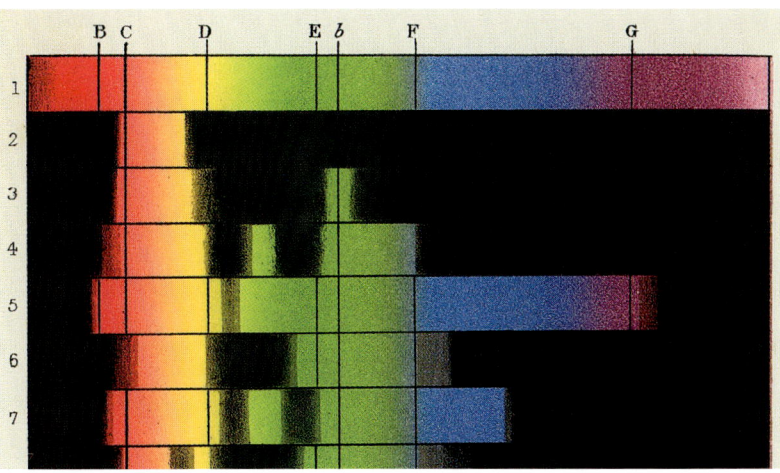

Sonnenspektrum und Blutspektren. 1: Sonnenspektrum mit Fraunhoferlinien, 4 und 5: Oxy-Hämoglobin, 6: Reduziertes Hämoglobin, 7: CO-Hämoglobin.

nung erfolgte bei diesen Geräten – die Hämometer genannt wurden – mit einem verschlossenen Röhrchen, welches einen geeigneten haltbaren Farbstoff in genau eingestellter Konzentration enthielt.

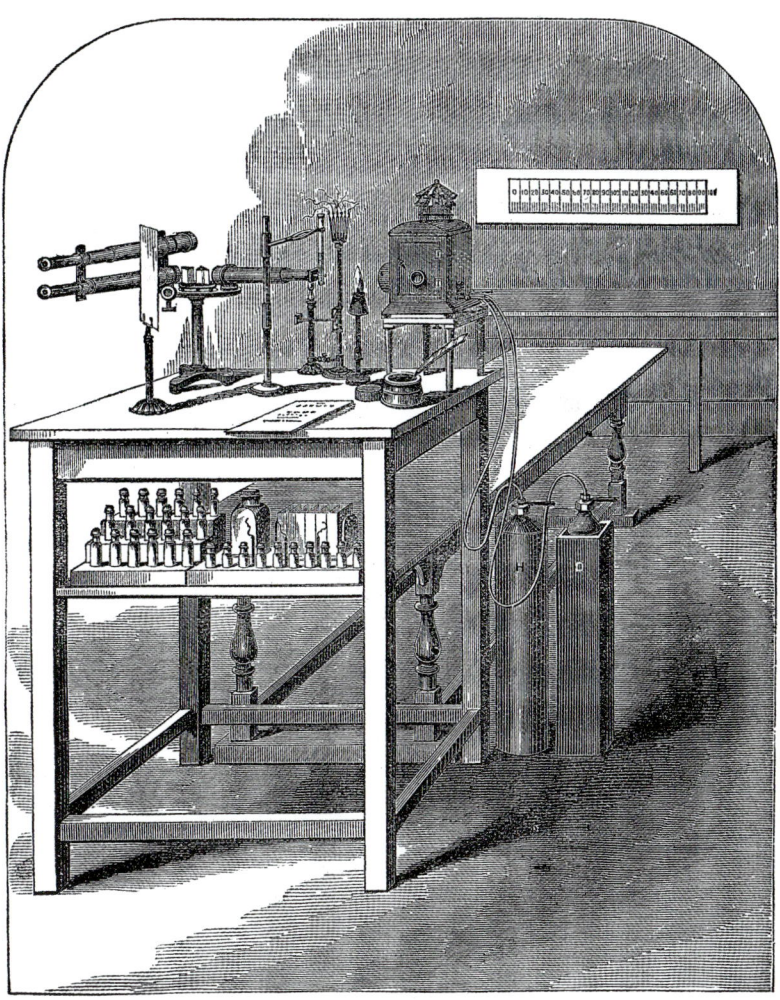

Gut ausgestattetes spektroskopisches Observatorium von Thudichum in London 1867. Auf dem Tisch links das Bunsen-Spektroskop, rechts ein „Drummondsches Kalklicht", das mit Sauerstoff und Wasserstoff aus den Behältern rechts unten erzeugt wird. Auf dem Spektroskop ein zweites Fernrohr, mit welchem die Spektren mit einer an die Wand projizierten Skala genau vermessen werden konnten.

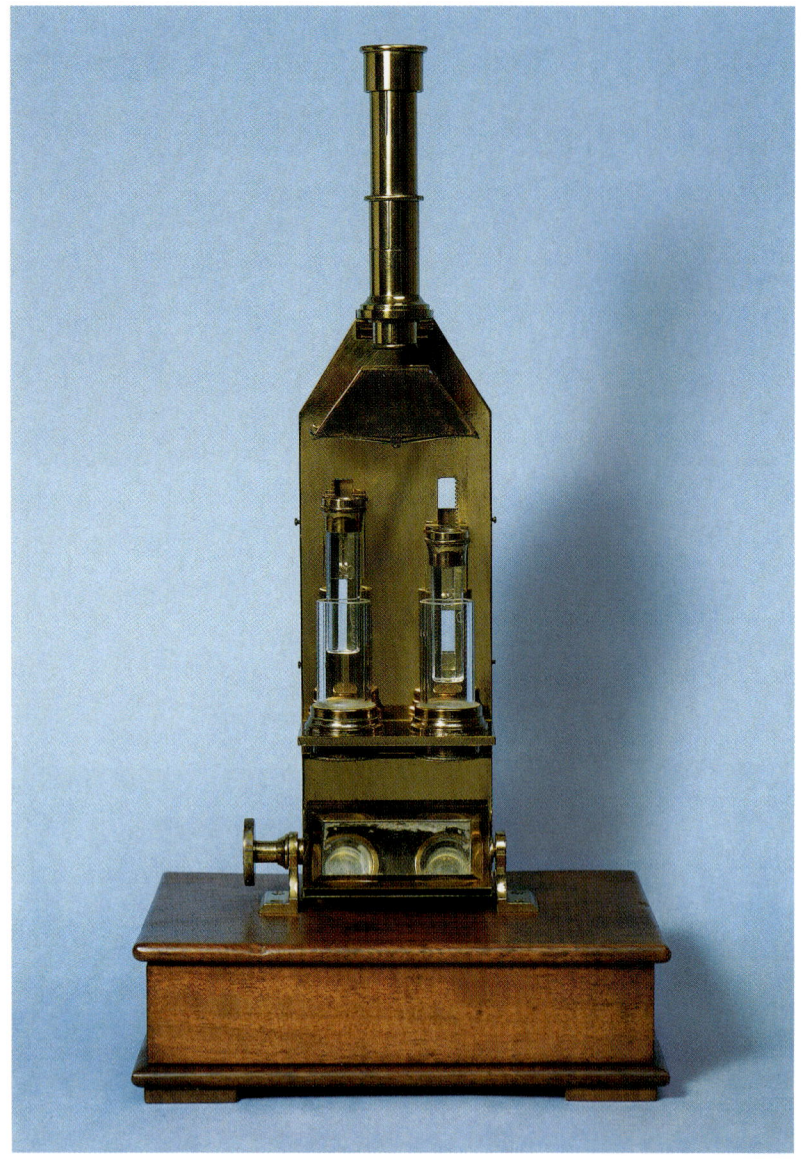

Kolorimeter nach Duboscq. Gerät aus dem Bestand des Deutschen Medizinhistorischen Museums Ingolstadt.

Spektralfotometrie

Für die experimentelle Forschung in der Klinik waren die einfachen kolorimetrischen Verfahren nicht ausreichend. Neue Entwicklungen führten zur Technik der Spektralfotometrie. 1873 hatte der Physiologe Karl Vierordt (1818–1884) in Tübingen das Bunsen-Kirchhoffsche Spektralgerät so umgebaut, dass er damit eine Farblösung mit unbekanntem Gehalt mit einem Standard in einem genau definierten Bereich des Spektrums vergleichen konnte. Mit diesem Spektralfotometer war es möglich, die Konzentration eines Farbstoffs in einer Lösung in einem bestimmten engen Wellenlängenbereich quantitativ zu ermitteln. Vierordts Verfahren wurde zum Ausgangspunkt einer glanzvollen Geräteentwicklung, die zunächst in den Händen geschickter Institutsmechaniker lag, bald jedoch von den damals neu entstehenden Firmen für optische Geräte übernommen wurde. Die in der Mitte des 20. Jahrhunderts

einsetzende Mechanisierung bzw. Automatisierung beruht auch heute noch vielfach auf fotometrischen Methoden.

Blutzellen können unterschieden werden

Um biologische Objekte unter dem Mikroskop besser erkennen zu können, begann man im 19. Jahrhundert die Präparate durch Farbstoffe anzufärben. Dafür standen seit der zweiten Hälfte des 19. Jahrhunderts neben den Naturfarben neue Farbstoffe aus chemischen Synthesen zur Verfügung. Da das Anilin ein Grundstoff für die Synthese vieler dieser Farbstoffe ist, sprach man allgemein von Anilinfarben. Der junge Medizinstudent Paul Ehrlich (1854–1915) interessierte sich, angeregt durch seinen Vetter, den Pathologen Carl Weigert (1845–1904), und seinen Anatomieprofessor Wilhelm v. Waldeyer-Hartz (1836–1921), für die Verwendung dieser Anilinfarben zur Anfärbung von Zellen und Geweben. Es gelang ihm, neuartige Färbeverfahren für mikroskopische Präparate zu entwickeln, mit denen chemisch unterschiedliche Strukturen in Zellen dargestellt werden konnten.[35] Sehr erfolgreich wendete Ehrlich seine Färbeverfahren auf das Blut an. Es gelang ihm, verschiedene Arten der weißen Blutzellen (Leukozyten) voneinander zu unterscheiden. Er entdeckte die Mastzellen, die mit basischen Farbstoffen (z. B. Methylenblau) färbbare Körnchen enthalten, die eosinophilen Zellen, die mit sauren Farbstoffen (z. B. Eosin) färbbare Körnchen zeigen, und die neu-

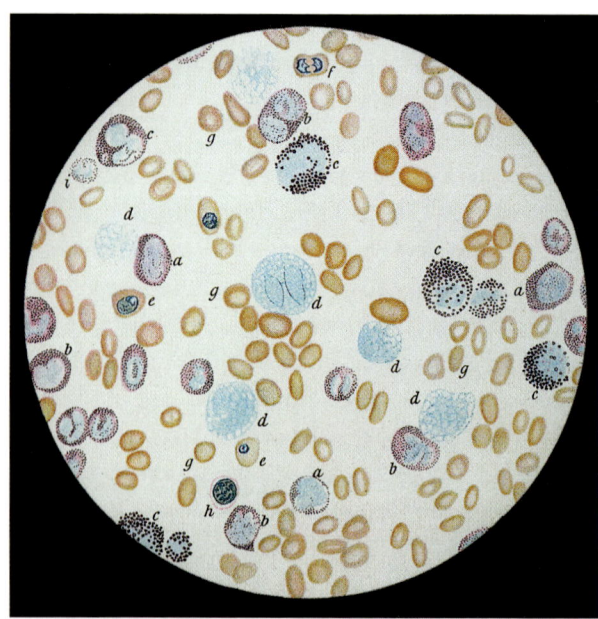

Blutbild der myeloiden Leukämie, bei der die weißen Blutzellen vermehrt sind. Die unterschiedlichen Granulationen in den weißen Blutzellen sind durch die Anfärbung mit der von Ehrlich entwickelten Triacid-Färbung gut zu unterscheiden [neutrophile (**b**), eosinophile (**c**) Zellen]. Die basophile Granulation der „Mastzellen" (**d**) wird bei der Triacid-Färbung nicht dargestellt.

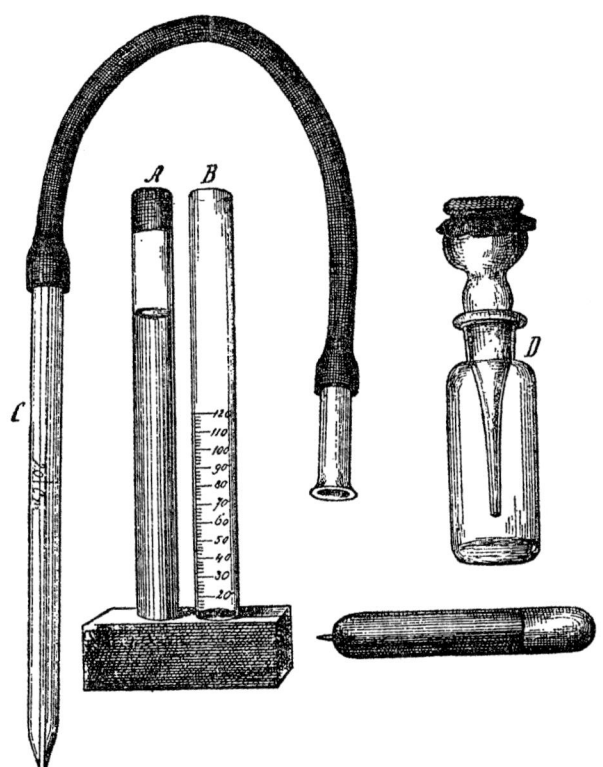

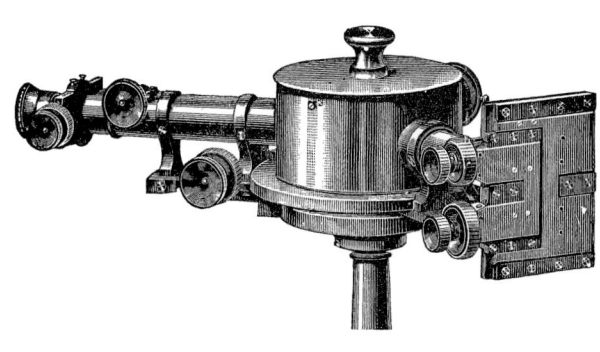

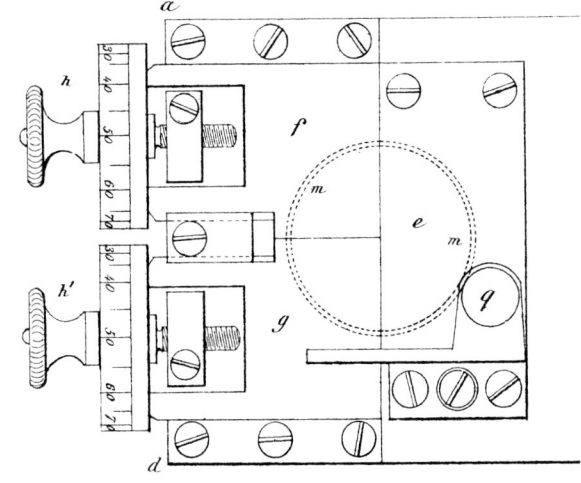

Gerät zur Bestimmung des Blutfarbstoffs nach Gowers von 1879. Das verschlossene Röhrchen (**A**) enthält eine haltbare Lösung des roten Farbstoffs Pikrokarmin als Vergleichsstandard. In das Röhrchen (**B**) werden 20 Mikroliter Blut mit der Pipette (**C**) eingefüllt. Mit dem Tropfer (**D**) wird destilliertes Wasser zugegeben, bis die Farbe in B der in A entspricht. Der Hämoglobingehalt wird an der Skala von B in % der Norm abgelesen.

Spektralfotometer von Vierordt. Oben: Ansicht des Gerätes mit dem Doppelspalt. Unten: Doppelspalt für Mess- und Vergleichsstrahl.

trophilen Leukozyten. Für die mikroskopische Blutuntersuchung entwickelte er auch das heute noch verwendete Trockenblutverfahren, bei dem ein Blutstropfen auf einem Objektträger ausgestrichen und an der Luft getrocknet wird. Durch seine Arbeiten begründete Ehrlich die moderne Blutmorphologie. Seine Leukozytendifferenzierung beseitigte die große Unsicherheit, die bis dahin bezüglich dieser Zellgruppe bestand.

Die heute verwendeten Färbeverfahren für das Blutbild gehen auf eine Methode zurück, die Dimitri Leonidowitsch Romanowski (1861–1921) ursprünglich für die Erkennung der Malariaerreger, *Plasmodien*, entwickelt hatte, welche bei Malariakranken in den roten Blutzellen zu finden sind.[36] Viel verwendet wurde die von Gustav Giemsa (1867–1948) modifizierte Romanowski-Färbung. Durch die neuen Färbeverfahren für das Blut wurde es erstmals möglich, verschiedene Formen der Leukämie voneinander zu unterscheiden und damit die Krankheit, die der junge Virchow als „weißes Blut" zuerst beschrieben hatte, klinisch genauer zu diagnostizieren. Die

mikroskopische Blutuntersuchung wurde nicht zuletzt durch Ehrlichs Arbeiten rasch zu einem der wichtigsten Gebiete der Laboratoriumsmedizin.

Patientennahe Forschung

Mit den geschilderten chemischen und mikroskopischen Untersuchungsmethoden wurde es erstmals möglich, in den klinischen Laboratorien patientennahe Forschung zu betreiben. Der Kliniker Bernhard Naunyn (1839–1925), der als junger Assistent an der Klinik von Frerichs gearbeitet hatte, schreibt in seinen „Erinnerungen":

„Die experimentelle Arbeit drängt sich dem Kliniker geradezu auf, der Krankensaal ist die fruchtbarste Quelle für Themen der normalen und pathologischen Physiologie."[37]

Von ihm stammt auch der viel zitierte Ausspruch:

„Die Medizin wird eine Wissenschaft sein, oder sie wird nicht sein."[38]

Auf dem Internistenkongress 1908 in Wien konnte Friedrich [v.] Müller feststellen:

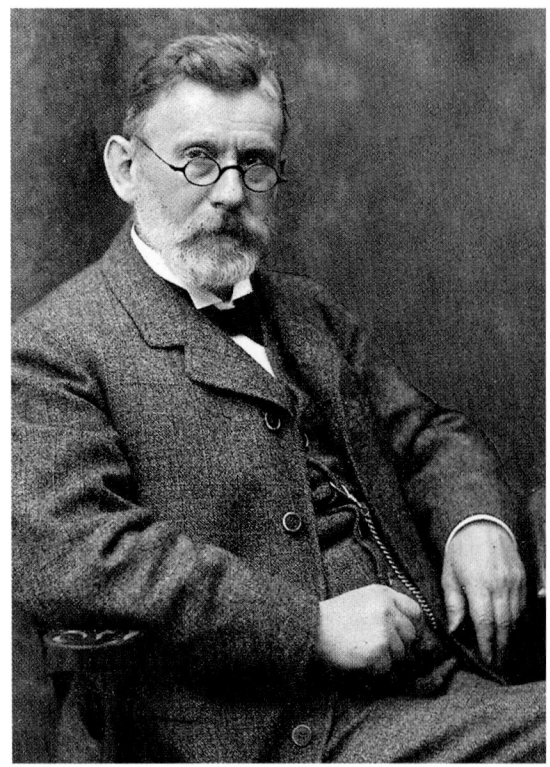

Paul Ehrlich *(1854–1915) interessierte sich schon als Schüler besonders für Naturwissenschaften. Bei der Abiturprüfung kam er in Schwierigkeiten, weil er in seinem Deutschaufsatz über Calderons Stück „Das Leben ein Traum" schrieb, dass Gehirntätigkeit ein oxidativer Prozess sei und der Traum eine „Phosphoreszenz des Gehirns". Ehrlich nahm in Breslau ein Medizinstudium auf und ging im folgenden Jahr an die Straßburger Universität, wo er besonders den Chemiker Adolf v. Baeyer (1835–1917) hörte. Bei dem Anatomen Wilhelm [v.] Waldeyer-Hartz (1836–1921) experimentierte er mit mikroskopischen Färbungen. Im Alter von 24 Jahren promovierte er mit einer grundlegenden Arbeit über Theorie und Praxis der histologischen Färbung. Ehrlich wurde Oberarzt bei Frerichs an der Medizinischen Klinik der Charité. Dieser ließ ihm bei seinen Forschungen freie Hand. Ehrlich wollte die Beziehungen zwischen chemischer Konstitution von Farbstoff und Gewebe und ihrer Bindung aufklären. Er entwickelte weit reichende Vorstellungen, wie und wo in der Zelle chemische Reaktionen stattfinden. Die Farbstoffe, mit denen er das Gewebe anfärbte, dienten ihm als Indikatoren für die zugrunde liegenden chemischen Prozesse. Seine theoretischen Vorstellungen legte er in seiner Monographie über das Sauerstoffbedürfnis des Organismus nieder, die er als Habilitationsarbeit einreichte, obwohl er schon vorher den Professorentitel verliehen bekommen hatte. Nach dem Tod von Frerichs verließ er die Klinik und begann mit Robert Koch (1843–1910) über die Immunisierung bei Infektionskrankheiten zu arbeiten. 1896 wurde ihm die Leitung eines neuen Instituts für Serumforschung und Serumprüfung in Berlin übertragen, das drei Jahre später nach Frankfurt am Main verlegt und zu einem großen Forschungsinstitut ausgebaut wurde, welches heute seinen Namen trägt. In Frankfurt widmete er sich zunehmend der Chemotherapie von Infektionskrankheiten. Der Höhepunkt dieser Arbeiten war die Erfindung von Salvarsan zur Therapie der Syphilis. Zusammen mit Ilja Iljitsch Metschnikow (1845–1916) erhielt er 1908 den Nobelpreis für Physiologie und Medizin für die Arbeiten zur Immunitätsforschung.*

„Die Zeiten sind vorbei, in welchen ein oberflächlicher Dilettantismus die chemischen Arbeiten und Hypothesen beherrschte. In den Laboratorien der medizinischen Kliniken wird jetzt gute und brauchbare chemische Arbeit geleistet, die nicht nur von den physiologischen Chemikern, sondern auch von den Chemikern vom Fach anerkannt wird. Wir haben für die Lehre von der Pathologie der Ernährung und des Stoffwechsels eine solide Unterlage geschaffen."[39]

Ein neues Fachgebiet entsteht

Etwa ab 1840 sind erste Anzeichen zu erkennen, die auf die Entstehung eines neuen wissenschaftlichen Fachgebietes hindeuten: Spezielle Laboratorien wurden eingerichtet, Lehrbücher verfasst, erste Lehrstühle entstanden, Programme für die zukünftige Arbeit wurden entworfen, neue Zeitschriften kamen auf den Markt und es entstanden erste wissenschaftliche Vereine zur Pflege des Gedankenaustausches.

Die Laboratorien wurden jetzt Teil von Kliniken oder Hospitälern, waren aber nicht eigentlich selbstständig. Sie dienten ganz der klinischen Diagnostik und der Krankheitsforschung. Die Jahre, welche die klinisch-chemischen Laboratorien im Schoße der Klinik verbrachten, waren für die wissenschaftliche Entwicklung des Faches sehr wichtig.

Als Folge dieser wechselvollen Geschichte gab es auch keine einheitliche Bezeichnung für das neue Gebiet. Die Begriffe „Medizinische Chemie" „Pathologische Chemie", „Klinische Chemie" wurden nebeneinander verwendet. In den englisch sprechenden Ländern hieß es „chemical pathology" oder „pathological chemistry", im Französischen „chimie médicale", später „biochimie clinique".

In den letzten Jahrzehnten des 19. Jahrhunderts entwickelten sich weitere neue Fachgebiete, die ihrerseits selbstständig werden wollten, so die Bakteriologie, die Serologie und die Immunologie. Vor allem die Internisten wehrten sich dagegen, die klinische Chemie und die anderen neuen Gebiete in die Selbstständigkeit zu entlassen. Auf dem ersten Kongress für Innere Medizin 1882 brachte Frerichs das mit folgenden Worten zum Ausdruck:

„Wir begrüßen mit Freude die Errungenschaften der pathologischen Anatomie, Chemie, experimentellen Pathologie, welche werthvolle, zum Theil unschätzbare, grundlegende Thatsachen uns lieferten und den Aufbau unserer Wissenschaft erheblich förderten; allein wir bleiben Herren im eigenen Hause, bedürfen keiner Vormundschaft…"[40]

Der englische Biochemiker Frederick Gowland Hopkins (1861–1947), der selbst von der Chemie kommend zu einem der bedeutendsten Biochemiker des beginnenden 20. Jahrhunderts wurde, sah die

Selbstständigkeit voraus und sagte 1908 in einem Vortrag:

> „Aber ich glaube, man geht nicht zu weit zu sagen, dass der Aufstieg der chemical pathology zu ihrer vollen Bedeutung geradezu einen neuen Beruf erfordern wird." [41]

Die Bezeichnung Laboratoriumsmedizin kam erst um die Mitte des 20. Jahrhunderts auf. Sie stellte das Gemeinsame der verschiedenen Arbeitsgebiete, das Laboratorium, heraus. Für ein wissenschaftliches Fach ist dieser Name jedoch eine Kuriosität, da er den Typ des Arbeitsraumes, also eine Äußerlichkeit herausstellte. Oder dachte man an Bernards Ausspruch von Laboratorium als dem Heiligtum der Medizin?

Im 20. Jahrhundert übernahmen die USA die Führung in der Entwicklung. Entscheidend war eine sehr enge Zusammenarbeit zwischen der rasch aufblühenden Biochemie und der klinischen Chemie, die mehrere Jahrzehnte anhielt. Der Wissenschaftshistoriker Robert E. Kohler spricht von der „American School of Clinical Biochemistry". Die Entwicklung begann mit Folin. Besonders wichtig wurde Donald Dexter Van Slyke (1883–1971), den man als den „Vater der modernen klinischen Chemie" bezeichnen kann. Zusammen mit dem Kliniker John Punnet Peters (1887–1955) hatte er die klinische Chemie 1931/32 in einem zweibändigen Lehrbuch „Quantitative Clinical Chemistry" dargestellt. [42] Durch dieses Buch wurde die Fachbezeichnung „Clinical Chemistry" weltweit gebräuchlich.

Im Spannungsfeld zwischen Medizin und Naturwissenschaft

Aus der Frühzeit der Geschichte der Laboratoriumsmedizin ist uns ein Stoßseufzer eines Beteiligten überliefert. Vom Arzt und Chemiker Thudichum ist ein Brief an Virchow aus dem Jahr 1869 erhalten, in dem es heißt:

> „Ich bin Nichts, wenn ich nicht Chemiker und Arzt zugleich bin, aber in dieser Union besteht die Schwierigkeit meiner Existenz." [43]

In diesem Satz kommt das Spannungsverhältnis zum Ausdruck, in dem sich die Laboratoriumsmedizin zwischen Medizin und Naturwissenschaft entwickelte und in dem sie sich auch heute noch befindet. Die Laboratoriumsmedizin hat sich nicht wie bei den meisten Wissenschaften durch eine Abspaltung von einem Mutterfach, d. h. durch Spezialisierung, gebildet, sondern durch Verschmelzung mehrerer Wissenschaftsfelder. Daraus resultieren viele Besonderheiten. Sieht man genauer hin, so findet man einen grundsätzlichen Unterschied zwischen

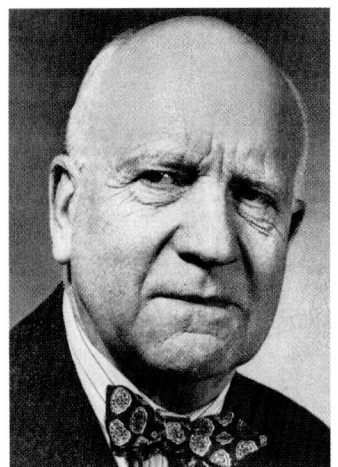

Donald Dexter Van Slyke *(1883–1971) studierte an der University of Michigan Chemie, wo er 1907 bei Moses Gomberg (1866–1947), dem Entdecker der freien Radikale, in organischer Chemie promovierte. Seine Ausbildung zum Biochemiker erfolgte bei Phoebus P. Levene (1869–1940) an dem 1901 gegründeten Rockefeller Institute for Medical Research in New York. 1911 ging er für ein Jahr nach Berlin, um bei Emil Fischer (1852–1919) zu arbeiten. Bevor Van Slyke 1914 als Chemiker an das wenige Jahre zuvor gegründete Hospital des Rockefeller Institute berufen wurde, schickte man ihn nach Europa, um dort medizinische Institutionen in London, Paris, Berlin, Straßburg, Freiburg und München kennen zu lernen und die Zusammenarbeit zwischen Klinikern und Biochemikern zu erfahren. Van Slyke blieb bis zu seiner Emeritierung 1948 am Rockefeller Hospital. Sein Laboratorium wurde zum „Mekka der klinischen Chemie". Nach seiner Emeritierung ging er 1949 an die neu gegründeten Brookhaven National Laboratories in Upton, New York, wo er bis zu seinem Tode am 4. Mai 1971 nochmals eine fruchtbare Forschungstätigkeit ausübte.*

der klinischen Medizin, der Medizin am Krankenbett, und den Naturwissenschaften. Es ist der Unterschied zwischen der ärztlichen Kunst, d. h. dem kunstgerechten Praktizieren des Arztes, und dem Forschen des Naturwissenschaftlers. Schon die griechische Antike trennte die Kunst, welche handwerkliche und bildende Kunst ebenso umfaßte wie die praktische Medizin, von der wissenschaftlichen Erkenntnis, die mit dem griechischen Wort *Theoria* bezeichnet wurde. Der amerikanische Medizintheoretiker Alvan R. Feinstein sprach von zwei Kulturen. Andere wie Wolfgang Wieland sprechen heute von praktischer und theoretischer Wissenschaft. Der Arzt am Krankenbett hat einen bestimmten Patienten vor sich und muss Entscheidungen treffen, um diesem zu helfen. Der Arzt als Forscher bedient sich der naturwissenschaftlichen Methoden, um zu allgemeingültigen Aussagen zu kommen.

Im ärztlichen oder klinischen Laboratorium sind diese beiden Denkweisen nebeneinander erforderlich, weil einerseits Untersuchungen mit naturwissenschaftlichen Methoden durchgeführt werden, andererseits Befunde erstellt werden, die singulär nur für einen bestimmten Kranken gelten. Aus diesem Grunde kommt den Fächern der Laboratoriumsmedizin in besonderem Maße eine Brückenfunktion zwischen Naturwissenschaften und praktischer Medizin zu.

Ralf Bröer

Sonnenstäubchen, Schutzfermente und Hormone

Schwangerschaftsdiagnostik von der Antike bis zur Gegenwart

„Die Weiber wollen immer gern zur Nachricht wissen, ob sie schwanger sind oder nicht? item: ob ein Herrlein oder Fräulein zu hoffen sey? wenn der Doctor ihnen darauf keinen richtigen Bescheid geben kann, achten sie seine Kunst wenig."[1]

Diesem Zitat aus dem im Jahr 1696 erschienenen Buch „Heilsame Dreck-Apotheke" des Eisenacher Stadtarztes Christian Franz Paullini (1643–1712) ließen sich ohne Mühe Hunderte ähnlicher Warnungen aus der medizinischen Literatur der Antike bis in die Gegenwart hinzufügen. Die Feststellung einer Schwangerschaft besaß für Frauen (und Männer) immer eine große Bedeutung. Ihre korrekte und möglichst frühe Diagnose qualifizierte oder disqualifizierte einen Arzt in den Augen seiner Patienten. Es überrascht deshalb nicht, dass die Methoden der

Schwangerschaftsdiagnostik seit Jahrtausenden vom jeweiligen Heilpersonal diskutiert wurden. Überraschen kann jedoch der Befund, dass von den frühen Hochkulturen bis in die Ära der monoklonalen Antikörper dem Schwangerenurin, unabhängig vom Wissen der Zeit, eine überragende Bedeutung beigemessen wurde.

Räuchern und Urinieren

Die ältesten Informationen über Methoden, mit denen sich eine eingetretene Schwangerschaft erkennen ließ, finden sich in altägyptischen Papyri. Allerdings lässt sich nicht immer mit letzter Sicherheit sagen, ob es sich bei den geschilderten Maßnahmen wirklich um Schwangerschafts- oder vielmehr um Sterilitätsdiagnostik handelt. Am ehesten dienten zwei Rezepte aus dem Papyrus Berlin 3038 der Schwangerschaftsfrühdiagnostik. Das erste, Rezept Nr. 195, lautet:

> „Andere Untersuchung einer Frau, die nicht gebärt [...], sie soll mit Nilpferdkot geräuchert werden. Wenn sie Harn und Kot abscheidet, wird sie gebären, wenn aber nicht, wird sie nicht gebären, denn sie ist in normalem Zustande."[2]

Unklar bleibt, ob hier eine Scheiden-, Nasen- oder allgemeine Körperräucherung gemeint war. Die Anwendung von Kot sollte nicht überraschen, bildete die sog. „Sterkoralmedizin" doch einen integralen Bestandteil der alten Heilkunde.

Der in Saqqara, Ägypten, gefundene Papyrus Berlin 3038 befindet sich heute im Ägyptischen Museum in Berlin. Er wurde um 1250 v. Chr. verfasst. Seine 204 Rezepte sind jedoch wesentlich älter. Sie stammen aus dem Mittleren Reich (2040–1781 v. Chr.), wenn nicht sogar aus dem Alten Reich (2670–2195 v. Chr.).[3] Im Rezept Nr. 199 dieses Papyrus steht:

Seite aus dem altägyptischen Papyrus Berlin 3038 mit dem Rezept Nr. 199, in dem eine Schwangerschaft aus dem Urin diagnostiziert wird.

„Ein anderes Feststellungsverfahren, ob eine Frau gebären wird oder ob sie nicht gebären wird: Gerste und
Emmer; es befeuchte die Frau (sie) mit ihrem Harn
jeden Tag, wie die Datteln und den Sand, in zwei Beu-
teln. Wenn sie alle (beide) wachsen, so wird sie gebären. Wenn die Gerste wächst, bedeutet das ein
männliches (Kind). Wenn der Emmer wächst, bedeutet das ein weibliches (Kind). Wenn sie nicht wachsen,
so wird sie nicht gebären."[4]

Die Erwähnung von Sand und Datteln bezog sich
auf eine ähnliche Probe, die im Papyrus Carlsberg
geschildert wurde. Die Frau befeuchtete danach zwei
Beutel mit Ufersand und Datteln mit ihrem Urin.
Entwickelten sich Würmer, dann würde sie nicht gebären, entwickelten sich keine Würmer, dann gebar
sie ein gesundes Kind. Selbstverständlich kannten
die alten Ägypter noch nicht die Schwangerschaftshormone im Urin. Wahrscheinlich hatten sie aber
die Erfahrung gemacht, dass sich Schwangerenharn
positiv auf die Keimfähigkeit von Getreide aus-
wirkte. Die Geschlechtsprognostik ist dagegen eindeutig auf magisches Analogiedenken zurückzuführen. Im Ägyptischen war das Wort für Gerste ein
Maskulinum, das Wort für Emmer (Weizen) ein
Femininum, entsprechend fiel die Vorhersage aus.[5]

Keimt der Weizen oder keimt er nicht?

In der Schrift „De remediis parabilibus", verfasst von
Claudios Galenos (129 – um 216), dem Leibarzt des
römischen Kaisers Mark Aurel, tauchte mehrere
hundert Jahre später auch der ägyptische Keimfähigkeitstest mit Schwangerenurin zur Geschlechtsprognostik wieder auf:

„Nimm den Harn einer schwangeren Frau und grabe
zwei Grübchen. In das eine wirf Gerste, in das andere
Weizen. Dann schütte Erde darauf, nachdem der Urin
hineingegossen wurde. Wenn zuerst der Weizen her-
austreibt, wird sie einen Jungen gebären, wenn aber
die Gerste, ein Mädchen."[6,7]

Die Geschlechter waren im Vergleich mit dem
ägyptischen Vorbild vertauscht, entsprachen so aber
den grammatischen Geschlechtern beider Getreide-
sorten in der griechischen Sprache. Der Keimfähigkeitstest wurde im Mittelalter ein Bestandteil der
europäischen Volksmedizin. Noch im 18. Jahrhundert beschrieb ihn Paullini in der populären „Heilsamen Dreck-Apotheke":

„Mache zwo Gruben in die Erde, wirff in eine Gersten,
und in die andere Weitzen, in beyde aber giesse den
Urin der Schwangern, und bedecke sie wieder mit
Erden. Schosst der Weitzen ehe auff als die Gersten,
so wirds ein Sohn, kommt aber die Gerste ehe empor,
so hast du eine Tochter zu gewarten."[8]

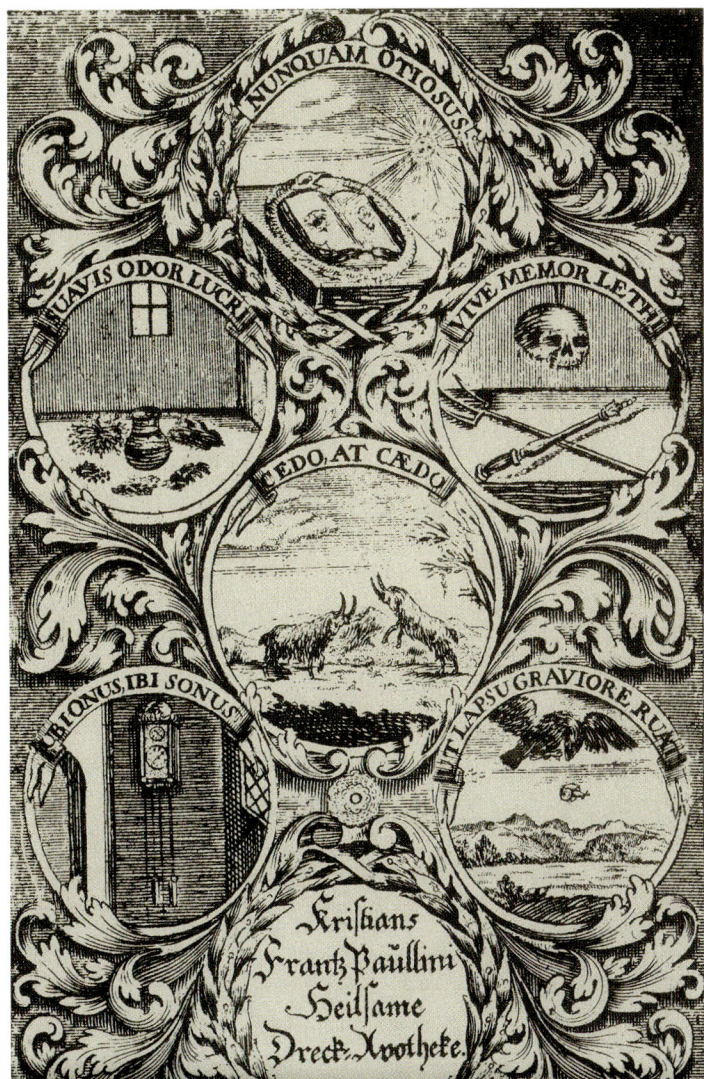

Christian Franz Paullini *(1643–1712) wirkte als Leibarzt des Bischofs von Münster
und des Herzogs von Wolfenbüttel. Seinen Lebensabend verbrachte er als Stadtphysicus
in seiner Heimat Eisenach. Statt eines Porträts ist hier der Kupferstich gezeigt, welcher
die Titelseite der 4. Auflage seiner „Heilsamen Dreck-Apotheke" aus dem Jahre 1734
schmückte. Dieses Werk wurde noch 1847 neu aufgelegt. Es begann mit den Worten:
„Sei nimmer müß'g, Hör und Schaue: Gottes Wunder sind auch im kleinsten Dreck. Ein'
jede Creatur ist dessen Güte Pfand, und seiner Liebe Zunder, im Koth und im Urin liegt
Gott und die Natur." Neben „Heilsame Dreck-Apotheke" verfasste Paullini auch Werke
über den therapeutischen Wert des Verprügelns („Flagellum salutis"), über das hoch-
und wohlgelehrte deutsche Frauenzimmer sowie die Muskatnuss, den Regenwurm, die
Kröte und den Esel.*

Auch in der deutschen Sprache orientierte sich
die Geschlechtsprognostik also am femininen
Geschlecht von Gerste bzw. am maskulinen von
Weizen.

Dass der alte Keimfähigkeitstest nicht nur auf
Magie beruhte, sondern auch auf Erfahrungswissen,
versuchten im 20. Jahrhundert mehrere Forscher
nachzuweisen. Zunächst wurde der historisch
interessierte Berliner Frauenarzt Selmar Aschheim
(1878–1965) auf die ägyptische Urindiagnostik aufmerksam. Aschheim hatte 1927 zusammen mit
Bernhard Zondek (1891–1966) den ersten funk-
tionsfähigen Schwangerschaftstest, der auf den

hormonellen Wirkungen des Schwangerenurins beruhte, der Öffentlichkeit vorgestellt. Im gleichen Jahr erschien im „Archiv für Gynäkologie" ein Aufsatz über die „Geburtshilfe bei den alten Ägyptern", in dem der Autor auch das berühmte Rezept Nr. 199 aus dem Berliner Papyrus erwähnte.[9] Auf diesen Aufsatz bezog sich Aschheim offensichtlich, als er 1928 eine „kurze historische Bemerkung" in die Beschreibung seiner Methode einflocht und überrascht feststellte, dass „die alten Ägypter schon vor 3000–4000 Jahren Schwangerschaftsdiagnose aus dem Harn getrieben haben".[10] Zusammen mit Zondek prüfte er den Einfluss von Schwangerenharn auf das Pflanzenwachstum. Es waren dann aber Walter Schoeller und Hans Göbel aus dem Berliner Labor der Schering AG, die zuerst 1931 über die Beschleunigung der Blütenentwicklung bei Hyazinthen, Küchenzwiebeln und Mais durch Zusatz von Follikelhormon aus Schwangerenharn berichteten.[11]

Julius Manger aus dem Pharmakologischen Institut der Universität Würzburg erkannte die Parallelen zwischen dem altägyptischen Rezept und den pflanzenphysiologischen Untersuchungen der Berliner Forscher. Er beschloss, den Keimfähigkeitstest der Volksmedizin experimentell zu überprüfen.[12] 1932 wurden in offenen Petrischalen Weizen- und Gerstenkörner, die 20 Stunden in Leitungswasser vorgequollen waren, mit Harn befeuchtet. Im Ergebnis erwies sich der Urin von Schwangeren und Nichtschwangeren ohne Unterschied als wachstumshemmend. Erstaunlicherweise schien sich die Möglichkeit der Geschlechtsprognose aber zu bestätigen:

> „Es ergab sich die Regel, daß schnelleres Wachstum der Gerste gegenüber dem Weizen ein Mädchen, während nicht beschleunigtes oder verzögertes Wachstum der Gerste einen Knaben bedeutet. Auf diese Weise konnten bei Untersuchungen mit Urinen von 100 Schwangeren zu 80% richtige Diagnosen gestellt werden; 20% waren falsch."[13]

Die provozierenden Ergebnisse Mangers wurden in den 1930er Jahren an der Universität Heidelberg durch zwei Doktorarbeiten überprüft. Walther Hoffmann hielt 1934 eine Schwangerschaftsdiagnose mit Hilfe von Keimversuchen an Getreide für prinzipiell möglich. Schwangerenharn beschleunige eindeutig die Wachstumsgeschwindigkeit der Keimlinge. Eine Geschlechtsdiagnose wurde nicht versucht.[14] Margarete Schwind wies 1938 zunächst nach, „daß jeglicher Harn im Vergleich zu Wasser auf die Keimung von Weizen- und Gerstenkörnern hemmend wirkt".[15] Allerdings fand sie regelmäßig eine stärkere Wachstumswirkung des Urins von Schwangeren gegenüber dem von Nichtschwangeren

und Männern. Das zukünftige Geschlecht des Kindes spielte jedoch keine Rolle. Nach dem Zweiten Weltkrieg erlahmte schließlich das Interesse an Schwangerschaftstests. Man konzentrierte sich nun endgültig auf Tiermodelle. Aber noch 1947, fast 4000 Jahre nach der Entstehungszeit des altägyptischen Rezeptes Nr. 199, wurde der Keimfähigkeitstest für Blumen aus der Gattung der Gladiolen geprüft.[16]

Blick in die Augen

Teile der ägyptischen Schwangerschafts- und Sterilitätsdiagnostik wurden in das griechische *Corpus Hippocraticum* (400 v. Chr. – 100 n. Chr.) übernommen. Die Grundlage dafür bildete die übereinstimmende Annahme, dass sich der Körper einer Schwangeren von dem einer Nichtschwangeren grundsätzlich unterscheide. Der Getreidewachstumstest mit Schwangerenurin fehlt zwar in den hippokratischen Texten, dafür findet sich eine Parallele zu Rezept Nr. 198 des Papyrus Berlin 3038, welches lautet:

> „Ein anderes Feststellen, ob eine Frau gebären oder nicht gebären wird. Du sollst veranlassen, dass sie sich in die Laibung der Tür stellt. Wenn du das Aussehen ihrer beiden Augen findest, das eine wie ein Asiat, das andere wie ein Südländer, so wird sie nicht gebären. Wenn du die Augen findest in einer Haut[farbe], so wird sie gebären."[17]

In der hippokratischen Schrift „De sterilibus" (Über die unfruchtbaren Frauen) heißt es zur Augendiagnostik:

> „Wenn man die Schwangerschaft einer Frau nicht sonstwie erkennen kann, so kann man sie an folgendem Merkmal erkennen: Man findet die Augen verzogen und tiefer liegend, das Weiße in den Augen hat nicht seine natürliche Weiße, sondern es erscheint blasser."[18, 19]

Auch das Rezept Nr. 193 aus dem Berliner Papyrus ging in die griechische Medizin ein:

> „Eine Frau, die gebärt, von einer Frau, die nicht gebärt, zu unterscheiden. Wassermelonen zerstampfen, mit der Milch einer Frau durchtränken, die einen Knaben geboren hat, zu einer Speise machen. Wenn sie sich erbricht, wird sie gebären, wenn sie aber nur Blähungen hat, wird sie nicht gebären."

Ganz ähnlich die Version in „De sterilibus":

> „Wenn du wissen willst, ob eine Frau schwanger ist, so gib ihr nüchtern Butter und Milch von einer Frau, die einen Knaben stillt, zu trinken. Wenn sie sich erbricht, so wird sie gebären, andernfalls nicht."[20]

Gelüste und Sonnenstäubchen

Abgesehen von der Übernahme der magisch-empirischen Urindiagnostik der alten Ägypter spielte die Beurteilung des Schwangerenharns in der griechisch-römischen Medizin der Antike keine große Rolle. Wichtiger erschienen den Autoren die subjektiven Empfindungen der Frau nach dem Koitus, die Symptome an Muttermund, Vagina, Vulva, Brüsten, Augen und Haut, das Ausbleiben der Menstruation, der Brechreiz und die abnormen Gelüste der Schwangeren. Eine entsprechende Schilderung findet sich in der „Gynäkologie" des Soranos von Ephesus (um 100 n. Chr.):

> „Nach unserer Meinung muss man aus mehreren Anzeichen, die zu gleicher Zeit auftreten, mit Bestimmtheit den Eintritt der Empfängnis merken, so z. B. daraus, dass die Frau gegen Ende des Koitus ein Schaudergefühl befällt und der Gebärmuttermund weich geschlossen erscheint. [...] Ferner verrät sich die Empfängnis dadurch, dass die weibliche Scham gar nicht oder nur sehr wenig mit dem Samen befeuchtet ist, da die übrige Flüssigkeit nach oben steigt. Nach einiger Zeit erfolgt dann das Ausbleiben der monatlichen Reinigung oder sie beginnt nur kurze Zeit zu fließen, ein Gefühl von Schwere entsteht im Becken, ganz unmerklich nehmen die Brüste zu unter einem Gefühl leichten Schmerzes, es tritt Brechneigung auf, die Venen der Brust erscheinen gefüllt und bläulich, es zeigen sich gelbe Ränder um die Augen, bisweilen treten auch schwarze Flecken auf der Haut des Gesichtes auf und auch Sommersprossen. Danach kommen die Gelüste und die fortschreitende Ausdehnung des Unterleibs, bis schließlich die Schwangere die Bewegung des Kindes spürt."[21]

Soranos gehörte der Medizinschule der „Methodiker" an. Diese Ärzte führten Krankheitszustände auf den mechanischen Spannungszustand der aus Atomen bestehenden Organe zurück. Die Beschaffenheit von Körpersäften wie Urin spielte deshalb für Soranos im Zusammenhang mit der Frühdiagnose der Schwangerschaft keine Rolle. Für die weitere Entwicklung in Mittelalter und Früher Neuzeit wurde aber nicht der Atomismus des Soranos bestimmend, sondern die Säfte- und Qualitätenlehre des Galen mit ihrer Betonung der Puls- und Urindiagnostik. Vor allem die Harnschau gewann eine immer größere Bedeutung, was auch daran abgelesen werden kann, dass Ärzte Jahrhunderte lang auf Abbildungen mit einem Urinal als Berufskennzeichen dargestellt wurden. Im „Liber continens" des arabischen Arztes Rhazes (865–925) findet sich erstmals eine uroskopische Schwangerschaftsdiagnose. Der an sich klare Harn einer Schwangeren sollte an der Oberfläche eine Trübung aufweisen und durch viele auf- und absteigende Körnchen gekennzeichnet sein.[22] Ein halbes Jahrtausend später begegnet uns eine ganz ähnliche Harndiagnose in dem Hebammenbuch „Ein schön lustig Trostbüchle von den

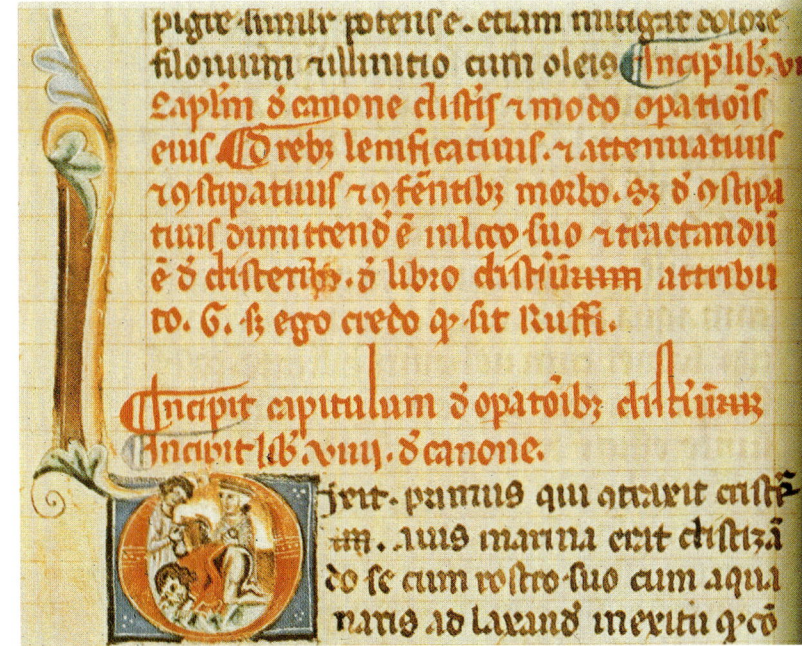

Der arabische Arztphilosoph **Rhazes** (865–925), der zum ersten Mal „Wölkchen" im Schwangerenurin beschrieb, wurde in Raj bei Teheran (Iran) geboren. Als junger Gelehrter befasste er sich u. a. mit Alchemie, Literatur und Musik. Im Alter von 30 Jahren widmete er sich der Medizin, da seine Augen wegen der chemischen Dämpfe Schaden genommen hatten. Um 900 wurde er als Leiter des berühmten von Harun-al-Raschid gegründeten Krankenhauses nach Bagdad berufen. Später besuchte er als Konsiliarius zahlreiche Fürstenhöfe, starb aber 925 verarmt und erblindet in seiner Heimatstadt. Rhazes kämpfte gegen den religiösen und wissenschaftlichen Dogmatismus. Obwohl er die antiken Schriften, vor allem die Galens, schätzte, stand er vielen Anschauungen der „Alten" kritisch gegenüber. Er verfasste die erste Arbeit über die Pocken und die Masern. Der Zitherspieler und Sänger Rhazes setzte auch die Musiktherapie ein und empfahl, Schwangere mit Gesängen zu beruhigen. Statt eines Porträts ist eine Seite aus einer lateinischen Handschrift seines „Liber continens" abgebildet, in der sich eine frühe Beschreibung der Urindiagnostik der Schwangerschaft findet.

Empfengknussen und Geburten der Menschen" des Zürcher Stein- und Bruchschneiders Jakob Rueff (ca. 1500–1558) aus dem Jahr 1554:

> „Der Harn ist wyßfarb, aber mit einem trübe obschwümmenden wülcklin zu blawer Farb geneigt und fahrend im Harn viel Stülplin af und nieder, wie man im Sonnenschyn sicht. Fürnehmlich so von der Empfengknuß im ersten Monat sich viel wyßer Stüplin unten ann Boden setzend wie Mäl Grieß oder Bomwollen so man's bewegt von einanderen fließt."[23]

Schwangerschaft vor Gericht

Die Gründe für eine Frühdiagnose der Schwangerschaft lassen sich erstmals aus der gerichtsmedizinischen Literatur der Frühen Neuzeit (1500–1800) erschließen. So durfte eine schwangere Frau zur Schonung des unschuldigen Kindes nicht gefoltert oder getötet werden. Wichtig war eine Schwangerschaftsdiagnose auch in Erbschafts- und Legitimitätsangelegenheiten. Hatte etwa ein verstorbener Mann

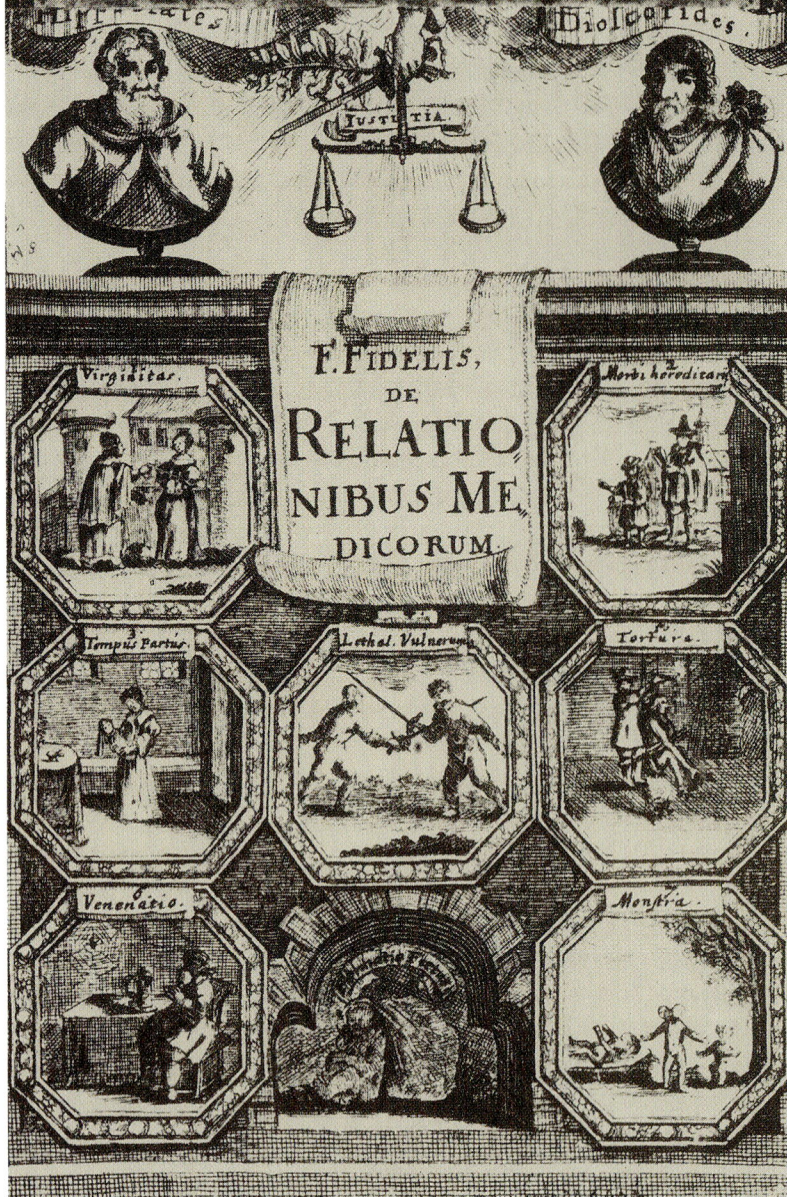

Titelblatt des 1674 erschienenen gerichtsmedizinischen Buches „De Relationibus Medicorum" (Erstausgabe 1604) von Fortunatus Fidelis.

Kam der Rauch aus Mund und Nase wieder heraus, war eine Schwangerschaft ausgeschlossen. Hinter dieser Probe stand immer noch die Vorstellung von miteinander kommunizierenden Kanälen im Körper der Frau. Im Übrigen referierte Fidelis die bereits von Soranus bekannten Symptome einer Frühschwangerschaft. Bei einer Empfängnis spüre die Frau einen Schauder, es folgten Zähneklappern und Krämpfe, dann die Erschlaffung. Der Mann merke, wie sein Glied durch die Samengier der Gebärmutter nach innen gezogen werde. Der Samen fließe bei einem Geschlechtsverkehr, der zur Empfängnis führe, nicht nach außen ab, der Muttermund verschließe sich fest. Ohne Mitarbeit der Frau sei es jedoch oft unmöglich, eine Schwangerschaft sicher zu diagnostizieren.[25] Der berühmte römische Gerichtsmediziner Paolo Zacchia (1584–1659) behauptete 1621 sogar, so wenig jemand aus dem Urin die geheimsten Gedanken der Frauen erforschen könne, so wenig könne er aus ihm erkennen, ob sie schwanger sei oder nicht.[26]

Nicolas Venette (1633–1698), Medizinprofessor im französischen La Rochelle, veröffentlichte 1688 unter einem Pseudonym den Sexualratgeber „De la génération de l'homme, ou tableau de l'amour conjugal", der vielfach wiederaufgelegt und auch unter dem Titel „Abhandlung von Erzeugung der Menschen" ins Deutsche übersetzt wurde.[27] In dem Abschnitt über die Schwangerschaftszeichen referierte er einige besondere Harntests der „Vorfahren":

> „Andere lassen die nacht über den urin in einem küpfernen becken, darein man eine dünne strick nadel gethan, und wenn sie des morgens etliche rothe tropfen an der nadel in acht nehmen, so zweifeln sie nicht mehr an der frauen schwanger seyn. Etliche andere nehmen urin und wein, eines so viel als des andern, und schütten hernach den urin um; wenn er nun scheinet wie aufgesottene bohnen, so behaupten sie, daß die frau schwanger sey. Noch andere lassen drey tage den urin einer frauen in einem wohl verstopften gläsernen gefäß in dem schatten stehen, und seigen denselben hernachmals durch einen klaren tasset; wenn alsdenn kleine thiergen oder würmergen auf demselben zu sehen, so machen sie keine schwierigkeit, das schwanger gehen zu behaupten."

Für Venette stellten allerdings „der eckel, das erbrechen und andere zufälle" sicherere Zeichen dar „als alle die possen, davon die alten groß pralens in erkenntniß einer schwangern frauen gemacht".[28]

Zweifel an Urindiagnostik

Aus dem langen Artikel über „Schwangerschafts-Kennzeichen" in Zedlers Universallexikon von 1743 geht hervor, wie umstritten die Urindiagnose der

kein Testament hinterlassen, konnte die Witwe behaupten, schwanger zu sein, um das Erbe nicht an Verwandte fallen zu lassen. Manche Frauen simulierten eine Schwangerschaft, um sich der ehelichen Pflicht zum Geschlechtsverkehr entziehen zu können. Unverheiratete Frauen versuchten dagegen, eine bestehende Schwangerschaft zu verheimlichen, um einen Abbruch, eine Kindstötung oder eine Kindesunterschiebung durchführen zu können.[24] Der sizilianische Arzt Fortunatus Fidelis (ca. 1550–1630) hielt in seinem 1602 erschienenen Buch „*De Relationibus Medicorum*" einen blassen Urin mit Trübungen für ein Schwangerschaftszeichen – wie Rhazes und Rueff. Fidelis beschrieb auch die bereits in der Antike praktizierten genitalen Räucherungen, hielt sie jedoch für gefährlich für Mutter und Kind.

Schwangerschaft in der Mitte des 18. Jahrhunderts geworden war.[29] Trotzdem wurde sie von vielen Ärzten weiter praktiziert. Der aufklärerische Autor des Lexikonartikels verhehlte seine Verachtung für diese Form der Schwangerschaftsprognose nicht:

> „Ja es finden sich sogar noch heutiges Tages Aerzte, welche sich unterfangen, aus überschickten weiblichen Urine von der Schwangerschaft ein Urtheil zu fällen. Diese sagen, wo in demselben keine Stäubgen sich befinden, die in dem Wölckgen, nach einer kleinen Rüttelung des Glases, auf- und niedersteigen, und wenn das Glas zur Ruhe niedergestellet wird, sich gleichfalls niedersetzen; so bedeutete es bey sonst gesunden Weibs-Personen eine Schwängerung. Ingleichen, der Urin einer Schwangern sey vom ersten, bis zum sechsten Monat bey nahe goldgelb und sehr trübe, auf welchem kleine Stäubgen, wie Sonnenstäubgen, schwimmten, welche, wenn sie sich aneinander ballten, mitten im Urin ein Enaeorema, wie klar geschlossene Wolle formireten.“[30]

Allein schon aus der Tatsache, dass sich die Beschreibungen des Urins einer Schwangeren häufig widersprächen, schloss der Autor, „aus dem Glasbegucken“ sei „niemals was gewisses zu bestimmen“. Er ging sogar so weit, die Urinbeschauer als Scharlatane anzuprangern:

> „Geschicht es aber jezuweilen, daß Aerzte gefunden werden, die sich rühmen, sie könnten aus dem Urine die Schwangerschaft erkennen: so kann man nur versichert seyn, daß lauter Betrügereyen dahinter stecken, und daß solche Urinärzte nicht so wohl aus dem Wasser, als aus den andern Umständen, die sie durch künstliches Nachforschen erfahren und entdeckt, dasselbe zu erkennen pflegen.“[31]

In Wahrheit gebe es keine unfehlbaren Schwangerschaftszeichen. Der verantwortungsbewusste Arzt müsse vielmehr „alle und jede Zeichen zusammen nehmen“. Der Autor des Lexikonartikels listete daraufhin 20 sehr häufige, 24 weniger häufige und zehn seltene Schwangerschaftskennzeichen auf. Die Untersuchung des Urins spielte unter ihnen keine Rolle mehr.

Mit der beginnenden Ablösung der weiblichen durch die männliche Geburtshilfe im 18. Jahrhundert verstärkten sich die Versuche, das Geheimnis der Schwangerschaft „aufzuklären“. Das Ziel war offensichtlich die vollständige männliche Kontrolle über die weiblichen Fortpflanzungsfunktionen. Zu diesem Zweck versuchte man, den „unsicheren“ Zeichen, die von der Frau wahrgenommen wurden, „sichere“ Zeichen gegenüberzustellen, die der Geburtshelfer während seiner Untersuchung registrierte. Die größte Rolle spielte in diesem Zusammenhang die äußere und innere Palpation der weiblichen

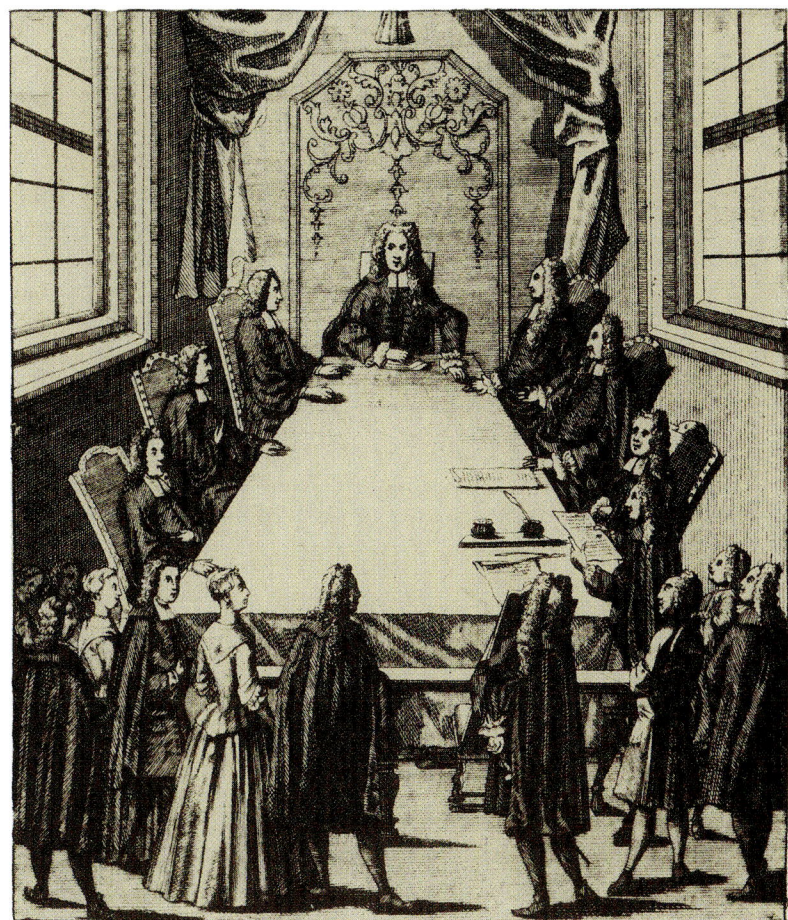

Frontispiz des Traktats „Von Leistung der ehelichen Pflicht“ (1733) von Johannes Jodocus Beck: Ehegericht mit überproportional vielen Männern.

Geschlechtsorgane. Der Urinbefund galt zwar inzwischen als äußerst fragwürdig, wurde aber dennoch weiter erhoben. Trotz aller Bemühungen gelang es den männlichen Untersuchern, praktischen Ärzten oder Gerichtsmedizinern bis in das 19. Jahrhundert nicht, zweifelsfreie empirische Gegenbeweise gegen die Aussagen „ehrbarer“ Frauen zu erbringen. Eine Frau konnte bis nahe an den Geburtstermin auch gegen Hebammen und Ärzte auf ihrer Meinung beharren, nicht schwanger zu sein. Das Allgemeine Preußische Landrecht ließ 1794 ein Verkennen der Schwangerschaft bis zur 30. Woche zu![32]

Compressibilität und Kyesteïn

Einen wichtigen „Fortschritt“ brachte erst die Auskultation der kindlichen Herztöne, die 1822 durch den französischen Arzt Jean-Alexandre Le Jumeau Vicomte de Kergaradec (1788–1877) beschrieben wurde. Dieses Zeichen eignete sich jedoch nicht zur Frühdiagnose der Schwangerschaft.[33] Eine sichere Frühdiagnose gefunden zu haben beanspruchte dagegen 1884 der Freiburger Gynäkologieprofessor Alfred Hegar (1830–1914).[34] Bereits im zweiten Schwangerschaftsmonat zeige sich bei der bimanuel-

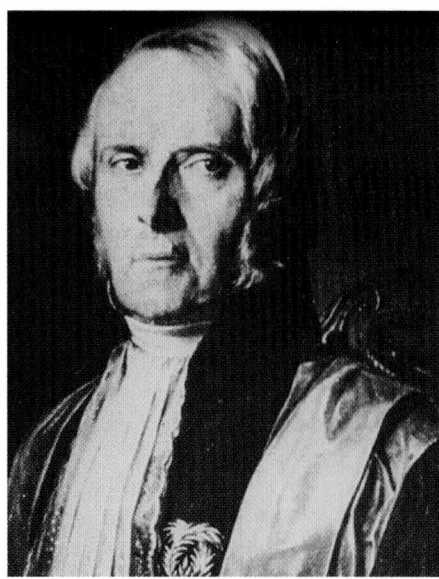

Jean-Alexandre Le Jumeau Vicomte de Kergaradec
(1788–1877), der Entdecker der Auskultation, d. h. des Abhörens der kindlichen Herztöne, im Mutterleib zur Schwangerschaftsdiagnostik.

len Palpation eine auffallende „Compressibilität" des unteren Uterinsegmentes: „Zuweilen glaubt man eine nur kartenblattdicke Gewebeschicht zwischen den Fingern zu haben, ein andermal erscheint diese 4–5 Millimeter dick."[35] Ein zweites Zeichen, die Faltenbildung aus der Uteruswand, stellte Hegar 1895 vor. Es gelang ihm,

> „eine künstliche Falte zu bilden, wenn der im Scheidengewölbe befindliche Finger dem von den Bauchdecken aus herabgeführten Finger der anderen Hand mit Druck auf den Uterus entgegengedrängt wird. Man bildet so eine Falte aus Uteruswand, wie man eine Falte aus Darmwand formiert, wenn man in einer Hernie die Darmschlinge nachweisen will."[36]

Es zeigte sich jedoch rasch, dass die Hegar'schen Schwangerschaftszeichen keineswegs die prinzipielle Unsicherheit der frühen Schwangerschaftsdiagnose beseitigen konnte.

Das galt um 1900 auch für die Urindiagnostik. Sie hatte 1831 wider Erwarten Auftrieb bekommen, als der Pariser Arzt Jacques-Louis Nauche (1776–1843) glaubte, im Schwangerenurin einen spezifischen Stoff entdeckt zu haben.[37] Den Nachweis des sog. Kysteïns, eines schillernden Häutchens auf der Urinoberfläche, hielt er für ein sicheres Zeichen:

> „Lässt man den Urin einer schwangeren Frau oder einer Säugenden für einige Zeit stehen, so hat in etwa dreissig bis vierzig Stunden ein Niederschlag aus einer weissen, lockern, staubigen, grumösen Materie sich gebildet, der aus den käsigen oder eigentlichen Bestandtheilen der in den Brüsten während der Schwangerschaft sich bildenden Milch besteht."[38]

Anscheinend ohne sich dessen bewusst zu sein, stellte sich Nauche mit dieser Beschreibung in die lange Tradition der Harndiagnostik der Schwangerschaft seit Rhazes. Das Nauche'sche Zeichen stieß schon bald auf heftige Kritik, gab aber Anlass, den Schwangerenurin genauer mit den nun zur Verfügung stehenden chemisch-physikalischen Methoden zu untersuchen. Der Privatdozent Mark Aurel Hoefle (1818–1855), einer der Pioniere der Klinischen Chemie in Deutschland, führte umfangreiche vergleichende Versuche an der Heidelberger Gebäranstalt durch.[39] Dabei ergab sich, dass das Nauche'sche Häutchen auf männlichem wie auch weiblichem Urin entstand.[40] Diskutiert wurde in den folgenden Jahrzehnten auch über Zucker, Zellderivate, Blutkörperchen, Eiweiß und Phosphate im Urin.[41] Gaspard Adolphe Delattre etwa glaubte 1881 (vergeblich), in fehlenden Urinphosphaten ein neues Schwangerschaftszeichen gefunden zu haben.[42] In der Praxis blieben alle diese Untersuchungen bedeutungslos.

Lysine und Schutzfermente

Auch das Blut Schwangerer war im 19. Jahrhundert auf spezifische Eigenschaften hin untersucht worden. Aber die Ergebnisse bezüglich des Wassergehalts und der Menge an Erythro- und Leukozyten widersprachen sich.[43] Die Anfänge der Immunologie in den letzten Jahren vor der Jahrhundertwende ermutigten dann zuerst Wilhelm Liepmann (1878–1939), einen jungen Assistenzarzt an der Universitätsfrauenklinik in Halle, die Schwangerschaft serologisch nachzuweisen. Vorausgegangen war der erstmalige Fund von Plazentamaterial im Blut von eklampsiekranken Schwangeren durch den Leipziger Pathologen Christian Georg Schmorl (1861–1932) in den 1890er Jahren. Es folgten nach 1900 Studien des Leidener Gynäkologieprofessors Johann Veit (1852–1917) über die „Deportation" ganzer Chorionzotten in das mütterliche Blut, auch bei normalen Schwangeren. Veit suchte auch nach einer Erklärung für die Eklampsie. Dabei handelt es sich um eine Nierenerkrankung, die nach der 28. Schwangerschaftswoche auftritt und deren Entstehung noch heute rätselhaft ist. Sie ist gekennzeichnet durch Ödeme, Proteinurie (krankhafte Ausscheidung von Eiweißen im Urin), Bluthochdruck, Übelkeit, Schwindel und Sehstörungen. Blitzartig können Krämpfe, gefolgt von einem langen komatösen Schlafzustand, auftreten, die das Leben von Mutter und Kind so bedrohen, dass meist eine Intensivüberwachung und eine Beendigung der Schwangerschaft nötig werden. Veit postulierte damals in Anlehnung an die Seitenkettentheorie von Paul Ehrlich (1854–1915) die Bildung von Lysinen im mütterlichen Blut. Diese Lysine sollten aus der Wechselwirkung von mütterlichen Erythrozyten mit kindlichen Synzytialzellen[44] hervorgegangen sein.[45]

Daran anknüpfend versuchte Liepmann in der zweiten Hälfte des Jahres 1902 durch die Injektion menschlicher Plazentazotten in die Bauchhöhle von Kaninchen ein spezifisches Serum zu erhalten. Mit Hilfe eines solchen Serums hoffte er, Plazentagewebe im mütterlichen Blutkreislauf nachweisen zu können. Damit sei „eine Serumdiagnose der Gravidität" in greifbare Nähe gerückt.[46] Anfang 1903 gab Liepmann bekannt, der Nachweis von Plazentamaterial im Schwangerenserum sei ihm durch Präzipitationsversuche tatsächlich geglückt.[47] Der Privatdozent an der Berliner Universitätsfrauenklinik Erich Opitz (1871–1926) überprüfte Liepmanns Ergebnisse noch im gleichen Jahr und konnte sie nicht bestätigen. In Schwangerenserum sei kein Plazentagewebe vorhanden, auch Antikörper gegen fetale Zellen fehlten. Eine Schwangerschaftsdiagnose nach Liepmanns Methode erscheine deshalb völlig unmöglich.[48] Liepmann und Opitz setzten ihren Streit noch eine Zeit lang öffentlich fort, weitere Untersuchungen zur Möglichkeit einer Serumdiagnose der Schwangerschaft stellten sie jedoch nicht an.

Während sich Liepmann anderen Themen zuwandte, um schließlich Begründer der Sozialen Gynäkologie in Deutschland zu werden, verfolgte sein Hallenser Kollege Richard Freund (1878–1943) die Zottendeportationstheorie Veits, der seit 1904 ebenfalls in Halle wirkte, auch in den folgenden Jahren weiter. Freunds Ziel war jedoch nicht eine Schwangerschaftsdiagnose, sondern die Behandlung der Eklampsie. Zunächst bestätigte er 1904 die Ergebnisse Liepmanns, stieß damit aber auf dem deutschen Gynäkologenkongress 1905 auf heftige Ablehnung. Er ließ sich nicht beirren und wies in den folgenden Jahren eine Giftwirkung von Plazentapresssaft nach, die sich durch Zugabe von Serum neutralisieren ließ. Dadurch ermutigt, behandelte er 1909 die ersten Eklampsie-Kranken mit einem Heilserum.[49] Im gleichen Jahr wechselte Freund an die Frauenklinik der Berliner Charité und stattete im Sommer dem Physiologieprofessor an der dortigen Tierärztlichen Hochschule, Emil Abderhalden (1877–1950), einen Besuch ab, über dessen Hergang widersprüchliche Informationen vorliegen. Fest steht nur, dass Abderhalden und Freund gemeinsame Versuche zur Aufklärung der Eklampsie und zur Entwicklung einer Serumdiagnose der Schwangerschaft vereinbarten. Ziel war es, mittels der von

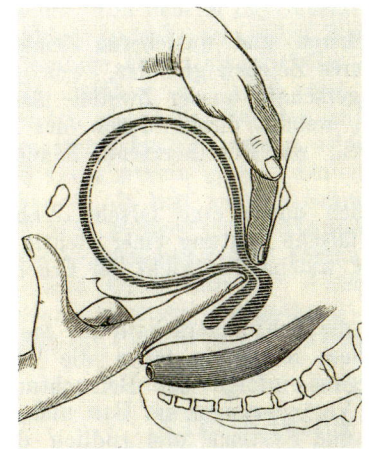 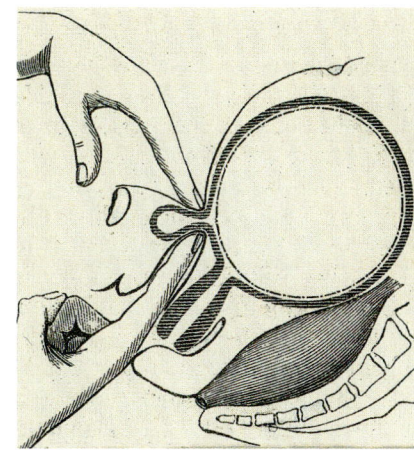

Das erste Schwangerschaftszeichen nach Hegar, die erhöhte Compressibilität des unteren Uterinsegments.

Das zweite Schwangerschaftszeichen nach Hegar, die Faltenbildung aus der Uteruswand.

Abderhalden entwickelten „optischen Methode"[50] plazentare Eiweißabbauprodukte der von Abderhalden postulierten proteolytischen Schutzfermente im Serum von Schwangeren nachzuweisen. Nach anfänglichen Schwierigkeiten waren die Versuche von Erfolg gekrönt und wurden 1910 gemeinsam publiziert.[51] In insgesamt 50 Fällen war es gelungen, eine Schwangerschaft ohne Fehler zu diagnostizieren, allerdings zunächst nur in den ersten drei Schwangerschaftsmonaten. Nachdem Abderhalden 1911 nach Halle berufen worden war, setzte er die Experimente fort. Er führte eine zweite Methode ein, das sog. Dialysierverfahren, und berichtete 1912, dass nun eine sichere Schwangerschaftsdiagnostik in allen Monaten gewährleistet sei.[52] Noch im gleichen Jahr erschien eine ausführliche Monographie über die Schutzfermente[53]. In der „Münchener Medizinischen Wochenschrift" vom 11. Juni 1912 konstatierte Abderhalden stolz:

„Es ist somit gelungen, mittels der optischen Methode und dem Dialysierverfahren die Schwangerschaft zu diagnostizieren. Unsere Methoden weisen die Reaktion des mütterlichen Organismus auf das Eindringen der Zellen des Chorions nach. Er reagiert durch Abgabe von Fermenten, die imstande sind, das blutfremde Material durch weitgehenden Abbau seiner Eigenart zu entkleiden."[54]

Die Reaktionen der Fachwelt waren euphorisch. In den folgenden beiden Jahren erschienen international weit über 400 Publikationen zum Thema. In einer Umfrage von 1914 berichteten 15 deutsche Universitätsfrauenkliniken über ausnahmslos positive Ergebnisse mit dem neuen Schwangerschaftstest. Abderhaldens Monographie über die nun Abwehrfermente genannten Proteasen erreichte 1914 bereits die vierte Auflage. Schon wurde die Anwen-

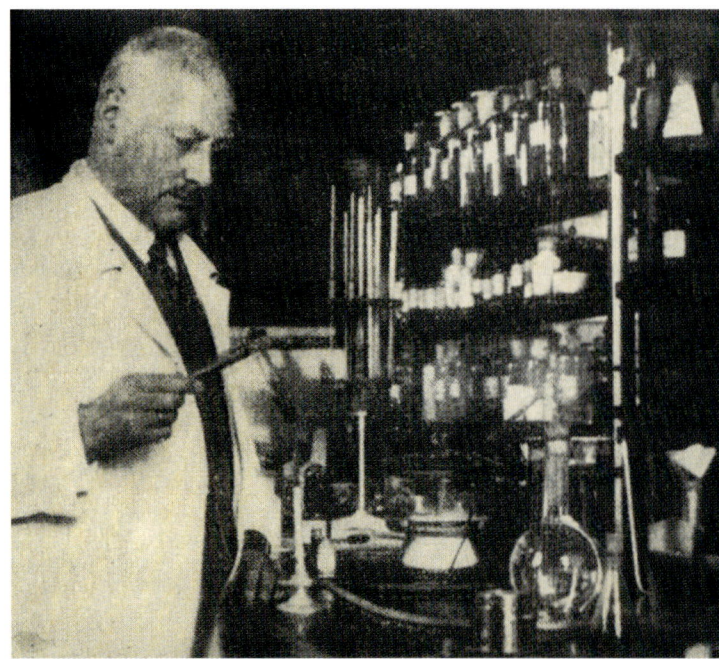

Emil Abderhalden *(1877–1950) im Labor. Abderhalden wurde in Oberuzwil im Schweizer Kanton St. Gallen geboren. Nach dem Medizinstudium arbeitete er am Chemischen Institut der Berliner Universität unter dem Nobelpreisträger Emil Fischer. Abderhalden beschäftigte sich mit der Verdauung der Nahrungseiweiße und wies die Notwendigkeit „essentieller Aminosäuren" nach. Mit 31 Jahren war er bereits Physiologieprofessor an der Berliner Tierärztlichen Hochschule. 1909 postulierte er spezifische „Abwehrfermente" gegen parenteral zugeführtes körperfremdes Eiweiß und baute darauf einen serologischen Schwangerschaftstest auf. Trotz mangelhafter Reproduzierbarkeit des Tests beharrte Abderhalden, seit 1911 Professor in Halle, auf seiner Methode. 1931 wurde er Präsident der Akademie der Naturforscher Leopoldina in Halle. Bei Kriegsende musste Abderhalden auf Anordnung des amerikanischen Militärs Halle verlassen. Er kehrte in die Schweiz zurück, wo er 1950 verstarb.*

dung der Methode auf das Studium der Infektionskrankheiten, der Krebskrankheiten und sogar der Schizophrenie diskutiert. Abderhalden, ein Schüler des Nobelpreisträgers Emil Fischer (1852–1919), war schon mit 31 Jahren Physiologieprofessor geworden, sein Name wurde nun für den Direktorenposten des Kaiser-Wilhelm-Instituts für Physiologie gehandelt. Er veröffentlichte neben einer Flut von Aufsätzen gewichtige Hand- und Lehrbücher, gab Lexika und Reihen heraus. 1913 ehrte ihn die Preußische Akademie der Wissenschaften mit der Helmholtz-Medaille, 1914 die ehrwürdige Naturforscherakademie Leopoldina mit der Cothenius-Medaille.[55] Und doch beruhte all der Glanz auf wissenschaftlicher Selbsttäuschung, vielleicht sogar auf bewusstem Betrug, denn die „Abwehrfermente", die Abderhalden als „sicher nachgewiesen" bezeichnete, existierten überhaupt nicht.[56]

Erste Hinweise auf die Mangelhaftigkeit des neuen Schwangerschaftstests und damit auch auf die

Fragwürdigkeit der dahinter stehenden Theorie gab es bereits kurz nach den ersten optimistischen Publikationen Abderhaldens. Im Februar 1913 veröffentlichte Paul Lindig (1886–1924), Assistent an der Universitätsfrauenklinik in Jena, Studien zur Fermentreaktion und sprach ihr einen spezifischen Charakter ab.[57] Schon zu diesem frühen Zeitpunkt reagierte Abderhalden beleidigt und gereizt: Lindigs Präparate seien einfach ungenügend ausgekocht worden.[58] Abderhaldens Verteidigungsstrategie gegenüber negativen Befunden erwies sich als äußerst erfolgreich, im Fall Lindig wie in allen späteren Fällen. Sie basierte auf drei Hauptargumenten. Erstens: Die Fermentreaktion erfordere große Übung. Halte man sich nicht genauestens an die Anweisungen, dann träten unweigerlich Fehler auf. Zweitens: Die Fermentreaktion sei nicht vollkommen. Abderhalden veränderte und verschärfte deshalb in kurzen Zeitabständen die eigenen Vorschriften. Drittens: Die große Zahl bestätigender Studien angesehener Forscher disqualifiziere im Übrigen jeden negativen Befund als fehlerhaft. An Lindig kritisierte Abderhalden dementsprechend die mangelhafte Versuchsausführung, gestand eine Verschärfung der Reinheitsprüfung des Plazentamaterials zu und verwies zudem auf über 50 Herren, die in seinem Institut mit Erfolg präpariert hätten.

Auf die skeptischen Berichte des Erlanger Oberarztes Ernst Engelhorn und seines ehemaligen Mitstreiters Richard Freund im Frühjahr 1913 ging Abderhalden inhaltlich nicht ein. Sowohl Engelhorn als auch Freund hatten eine sichere Unterscheidung Schwangerer von Nichtschwangeren mittels Serodiagnose in Zweifel gezogen.[59, 60] Abderhalden wehrte sich jedoch vehement gegen die Behauptung Freunds, dieser habe ihm bei seinem Besuch 1909 die Idee eines serologischen Schwangerschaftstests eingegeben.[61] Den schwersten Schlag versetzte Abderhalden 1914 der renommierte Biochemiker und Leiter des bakteriologischen Labors am Städtischen Krankenhaus am Urban in Berlin, Leonor Michaelis (1875–1949). Dieser hatte kurz zuvor die Biochemie mit der Entwicklung eines Verfahrens revolutioniert, welches den Wissenschaftlern erstmals die Möglichkeit gab, die Kinetik enzymkatalysierter Reaktionen mathematisch zu berechnen (Michaelis-Menten-Gleichung). Michaelis konnte also als bester Kenner von Fermentreaktionen in seiner Zeit gelten. Um so vernichtender fiel sein Urteil über die Abderhalden'sche Reaktion aus:

„Wir können nicht bestätigen, daß das Serum von Schwangeren die von Abderhalden beschriebene spezifische Reaktion mit Hilfe der Dialysiermethode in einer für die praktische Verwertung brauchbaren Weise gibt. Unsere Untersuchungen haben uns auch nicht zu der Überzeugung gebracht, daß es an einer Schwierigkeit der Methode liegt, wenn die Abderhaldensche Reaktion bisher im Einzelfall praktisch nicht verwertbar ist; sondern sie haben uns überhaupt nicht davon überzeugt, daß in dem Serum Schwangerer ein spezifisches Ferment für Plazenta von den von Abderhalden beschriebenen Eigenschaften vorhanden ist, das in dem Serum von Nichtschwangeren oder von Männern immer fehlt."[62]

Michaelis und sein Mituntersucher von Lagermarck hatten sich „in allen Einzelheiten in pedantischer Weise" an die Vorschriften Abderhaldens gehalten und mit ihm konferiert. Von Lagermarck arbeitete sogar eine Woche bei Abderhalden in Halle, um die Methode perfekt zu erlernen. Dennoch konnten durch die Dialysiermethode keine reproduzierbaren Unterschiede zwischen Seren von Schwangeren und Nichtschwangeren gefunden werden. Selbst das Aufstellen einer Statistik von positiven und negativen Reaktionen gelang nicht, da die Entscheidung positiv oder negativ „oft gar zu willkürlich erschien". Die Kritik Michaelis´ schadete nicht Abderhalden, sondern ihm selbst. Ohne weitere Karriereaussichten verließ der unbesoldete außerordentliche Professor Michaelis nach dem Ersten Weltkrieg Deutschland, um einige Jahre in Japan zu arbeiten, bevor er 1926 in die USA wechselte. In einem Brief äußerte Michaelis 1920 den begründeten Verdacht, Abderhalden habe sein Fortkommen in Deutschland verhindert.[63] Offiziell gehörte er weiter dem Lehrkörper der Berliner Universität an, bevor ihm 1933 wegen seiner jüdischen Abstammung die Lehrbefugnis entzogen wurde.

Während die Fermentreaktion in Amerika Anfang der 1920er Jahre bereits obsolet war, hielt Abderhalden zeitlebens an ihr fest, obwohl er zweifellos von ihrer Wertlosigkeit wissen musste. Bis in die Nazizeit – Abderhalden war inzwischen zum Präsidenten der Leopoldina avanciert – wurde in Deutschland keine Kritik an den Abwehrfermenten geübt. Im Gegenteil: Josef Mengele (1911–1979), Lagerarzt in Auschwitz, verschickte Blutproben, die mit der Abderhalden'schen Reaktion auf Rassenunterschiede hin untersucht wurden. Abderhalden selbst hatte bereits 1939 auf die mögliche „Diagnose" von Rassenunterschieden durch sein Verfahren hingewiesen. In den 1950er Jahren erlebte die Methode schließlich eine neue Renaissance im Rahmen der obskuren Frischzellen-Therapie von Paul Niehans (1882–1971).[64] Zum Persönlichkeitsbild Abderhaldens, der so offensichtlich wissenschaftsethische Standards missachtete und auch vom Ausschluss jüdischer Mit-

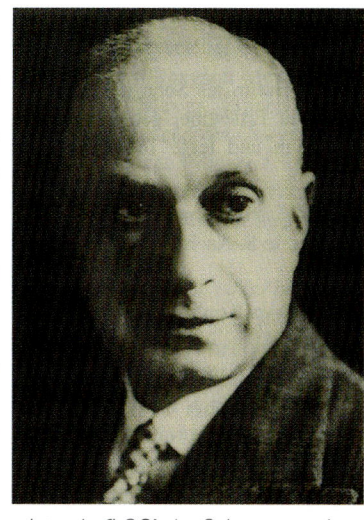

Selmar Aschheim *(1878–1965) wurde als Sohn eines jüdischen Kaufmanns in Berlin geboren. Nach dem Medizinstudium arbeitete er als Frauenarzt in Berlin-Charlottenburg und forschte ab 1908 zusätzlich im Labor der Frauenklinik der Charité. Durch jahrelangen Kriegsdienst im Ersten Weltkrieg und die Zurücksetzung durch seinen Chef konnte er sich nie habilitieren. Zusammen mit dem jungen Bernhard Zondek erforschte er seit Beginn der 1920er Jahre die Funktion der Ovarialhormone. Aschheim war es, der als Erster ein Gonadotropin, ein auf die Geschlechtsorgane wirkendes Hormon, das **h**umane **C**horion**g**onadotropin (hCG), im Schwangerenharn entdeckte und daraus einen sicheren Schwangerschaftstest entwickelte. Im Sommer 1927 berichtete er von dieser sensationellen Entwicklung. 1936 wurde Aschheim in die Emigration getrieben. Er ging nach Paris, nahm die französische Staatsbürgerschaft an und überlebte die Besetzung im Untergrund. Er starb in Paris 1965 im Alter von 87 Jahren.*

glieder der Leopoldina nach 1945 nichts mehr wissen wollte, gehört die Tatsache, dass gerade er versuchte, sich durch intensives soziales und ethisches Engagement einen Namen zu machen. Im Ersten Weltkrieg gehörte er dem nationalkonservativen „Gesinnungsbund" an und gab in den 1920er Jahren die Zeitschrift „Ethik" heraus. Seine Ansichten waren stark durch rassenhygienische und eugenische Vorstellungen geprägt, die in der These gipfelten: „Eugenik bedeutet Ethik im höchsten Sinn des Wortes."[65]

Hormone im Urin

In Anbetracht der Prominenz Abderhaldens überrascht es nicht, dass Aschheim, der Entwickler des ersten hormonellen Schwangerschaftstests, in seiner Monographie „Die Schwangerschaftsdiagnose aus dem Harne" noch in der zweiten Auflage, die 1933 erschien, die „geistvolle Schutzfermenthypothese" Abderhaldens sehr milde beurteilte. Er würdigte die Zweifel von Michaelis und forderte die Reproduzierbarkeit der Resultate einer Methode. Diese Bedingung sei bei der Abderhalden'schen Reaktion allerdings nicht erfüllt.[66] Aschheim war zweifellos gut über den Streit um Abderhalden unterrichtet, arbeitete er doch seit 1908 mit Freund zusammen an der Frauenklinik der Berliner Charité. Aschheim leitete bald das Labor der Klinik und führte histologische Untersuchungen über zyklusbedingte Veränderungen des Endometriums durch. Er wurde nie habilitiert, da ihm der Chefarzt andere Kollegen vorzog

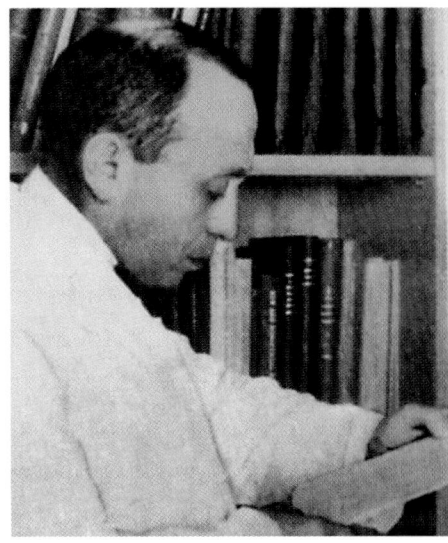

Bernhard Zondek *(1891–1966) stammte aus Wronke bei Posen in Polen. Nach Studium und Militärdienst trat er 1919 in die Frauenklinik der Charité ein und arbeitete bald eng mit Selmar Aschheim zusammen. 1923 habilitierte Zondek mit einer Arbeit über die Wirkungslosigkeit von Ovarialextrakten. Durch Implantationsversuche mit Hypophysenvorderlappen-Stückchen konnte er als Erster die Existenz eines auf die Funktion der Geschlechtsorgane wirkenden Hormons als „Motor der Sexualfunktion" nachweisen. Mit dieser Entdeckung ging er Anfang 1926 an die Öffentlichkeit. Weitere gemeinsame Versuche mit Aschheim führten wenige Jahre später zur Entwicklung des ersten hormonellen Schwangerschaftstests. 1933 musste er aufgrund seiner jüdischen Herkunft Deutschland verlassen und setzte seine Forschungen an der Hebräischen Universität in Jerusalem fort. Er verstarb 1966 während einer Studienreise in New York.*

und er mehrere Jahre Kriegsdienst leisten musste. Zurück in Berlin begann 1919 eine enge Zusammenarbeit mit dem frisch promovierten, 13 Jahre jüngeren Zondek. Zondek überprüfte an der Gebärmutter von Meerschweinchen die Wirksamkeit der damals populären Ovarialextrakte und kam 1922 zu dem vernichtenden Ergebnis, dass alle im Handel befindlichen Präparate endokrinologisch unwirksam und demnach klinisch wertlos waren.[67,68] Doch kurze Zeit später lösten die bahnbrechenden Veröffentlichungen von Edgar Allen (1892–1943) und Edward A. Doisy (1893–1986) aus St. Louis, Missouri, einen neuen Forschungsschub zum Ovarialhormon aus. Allen und Doisy injizierten kastrierten Ratten und Mäusen Flüssigkeit aus den Eierstockfollikeln von Schweinen und Rindern. Zwei Tage später waren die Nagetiere geschlechtlich erregt und paarungsbereit. An der Vaginalschleimhaut riefen die Extrakte verhornende Zellen, die sog. Schollen hervor, die nur bei brünstigen Tieren gefunden wurden. Im Vaginalabstrich ließen sich diese Zellen leicht nachweisen, worauf der erste hoch sensitive biologische Östrogentest beruhte, der bald als Allen-Doisy-Test weltweit Verbreitung fand.[69]

Auch Zondek und Aschheim bedienten sich bei ihrer 1924 beginnenden Versuchsreihe der neuen Nachweismethode und konnten die Ergebnisse der Amerikaner voll bestätigen. Sie injizierten Ovarialmaterial von Mensch, Maus und Rind in die Oberschenkelmuskulatur von kastrierten weißen Mäusen und lösten damit nach 72–96 Stunden das Schollenstadium aus. Genauere Untersuchungen führten zu der These, dass das Ovarialhormon in den Thekazellen der Follikel gebildet wurde. Auch während der Schwangerschaft fanden die Forscher das „Folliculin" im Ovar und in der Plazenta.[70] Als Aschheim und Zondek ihre Ergebnisse auf dem Deutschen Gynäkologenkongress Anfang Juni 1925 in Wien vorstellten, rief ihre These, es gebe nur ein Ovarialhormon, scharfe Kritik hervor. Der Kieler Ordinarius Robert Schröder (1884–1959) behauptete, es müsse ein zweites Hormon geben, das als Wachstumsstimulans für den Uterus diene. Um diesen Einwand zu widerlegen, führten Zondek und Aschheim wie schon Allen und Doisy Versuche mit Folliculin-Extrakt an infantilen, nicht geschlechtsreifen Mäusen durch und erzielten ein deutliches Wachstum von Uterus und Vagina. Überraschenderweise zeigten die Ovarien dieser infantilen Mäuse aber kaum Veränderungen.[71] Zondek und Aschheim fragten sich nun, ob es Stoffe gab, die die infantilen Eierstöcke in den Reifezustand überführen konnten. Sie implantierten ihren Mäusen erfolglos die verschiedensten Gewebe, Extrakte und Drüsen. Erst als Zondek erstmals am 8. Juli 1925 kleine Stückchen Hypophysenvorderlappen von Kuh und Mensch in die Mäuseoberschenkel einpflanzte, zeigte sich 100 Stunden später das charakteristische Schollenstadium an der Vagina. Ausgelöst durch stürmische Reifungserscheinungen im Ovar war das Tier in die vorzeitige Geschlechtsreife *(Pubertas praecox)* gebracht worden. Die Eierstöcke zeigten die drei charakteristischen Befunde: Follikelwachstum, blutgefüllte Follikel (Blutpunkte) und Gelbkörper mit eingeschlossenem Ei *(Corpora lutea atretica)*. Eine entsprechende Reaktion konnte Aschheim auch für Extrakte aus der *Decidua gravitatis* und der Plazenta sowie für das Blut Schwangerer nachweisen. Damit war erstmals auf die Existenz eines dem Ovar übergeordneten Hypophysenvorderlappenhormons, eines „Hormonotrophins", als „Motor der Sexualfunktion", wie Zondek es ausdrückte, hingewiesen. Auf einer Sitzung der Berliner Gesellschaft für Geburtshilfe und Gynäkologie am 22. Januar 1926 berichteten Zondek und Aschheim über diese sensationellen Versuche. Bis 1928 erhärteten sie ihre Vermutung trotz katastrophal schlechter Laborbedingungen

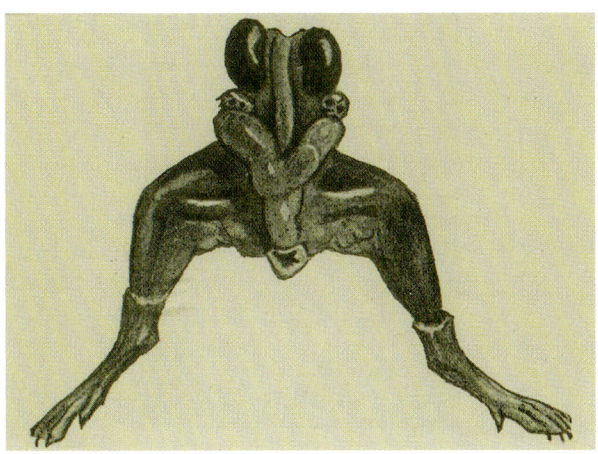

Genitalien einer infantilen Maus, 100 Stunden nach Injektion von Schwangerenharn. Aus dem Beitrag von Aschheim und Zondek in der „Klinischen Wochenschrift" 1928 über die „Schwangerschaftsdiagnose aus dem Harn".

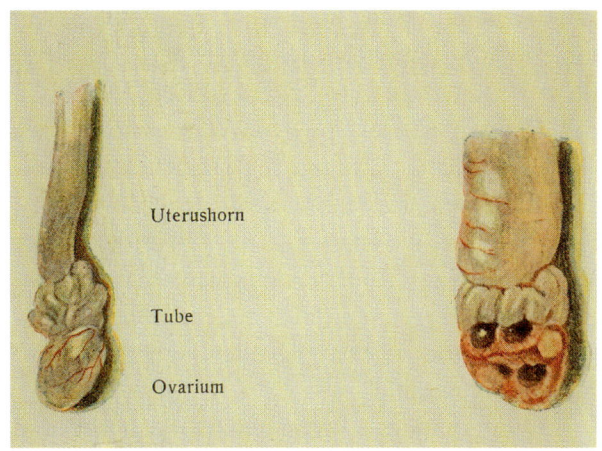

Links: Ovarium einer normalen infantilen Maus; rechts: Ovarium einer mit Schwangerenharn gespritzten Maus. Blutpunkte und Corpora lutea *zeigen Schwangerschaftsreaktion. Abbildungen aus der Monographie Aschheims „Schwangerschaftsdiagnose aus dem Harne".[66]*

durch Experimente mit über 5000 infantilen Mäusen.[72–74] Das von Aschheim und Zondek als Hypophysenvorderlappen-Hormon bezeichnete Gonadotropin sollte sich erst später als das struktur- und funktionsähnliche in der Plazenta produzierte **hu**mane **C**horion**g**onadotropin (hCG) herausstellen.

Aschheim stellte bei seinen Untersuchungen fest, dass vom dritten Tag des Wochenbetts an das gonadotrope Hormon im Serum nicht mehr nachweisbar war. Wo war es geblieben? Es gab mehrere Möglichkeiten: Es konnte im Körper vernichtet, in die Milch übergegangen oder ausgeschieden worden sein. Aschheim prüfte zunächst die Ausscheidung im Harn und fand außerordentlich große Mengen des Gonadotropins und des Folliculins. Die Konzentration war so hoch, dass er auf eine Extraktion verzichten und den Urin direkt den Versuchstieren injizieren konnte. Aschheim prüfte nun auch den Schwangerenharn und wies das Gonadotropin bereits wenige Tage nach dem Ausbleiben der Regel durch subkutane Injektion von 1–2 cm³ Urin nach. Das Follikelhormon fand sich dagegen sicher erst vom 4. Schwangerschaftsmonat an. Auf dem XX. Deutschen Gynäkologenkongress im Juni 1927 in Bonn trat Aschheim erstmals mit diesen Ergebnissen an die Öffentlichkeit und verwies schon zu diesem Zeitpunkt auf die Möglichkeit eines neuen Schwangerschaftstests:

> „Das Hypophysenvorderlappenhormon tritt bereits im 2. Schwangerschaftsmonat im Harn auf. Wir fanden es bereits am 35. Tage nach den letzten Menses. Die bisher geprüften Kontrollharne von Frauen in den verschiedenen Menstruationsphasen, von Klimakteri-

schen, Carcinomatösen, von Männerharn usw. ergaben negative Resultate. Große Reihenuntersuchungen, besonders von Kontrollen sind zur Zeit im Gange. Sollten sich die bisherigen Resultate weiter bestätigen, so dürfte eine Feststellung der Schwangerschaft durch den Nachweis des Hypophysenvorderlappenhormons im Harn sich als möglich erweisen."[75]

Am 27. April 1928 berichteten Aschheim und Zondek vor der Berliner Gesellschaft für Geburtshilfe und Gynäkologie über die Ergebnisse der Reihenuntersuchungen. An 511 Urinproben hatten die beiden Forscher unter Einsatz von Blindversuchen und „Verbrauch" von ca. 2500 Mäusen mit einer Sicherheit von 98 % eine Schwangerschaft diagnostizieren können. Die Diagnose beruhte auf dem Nachweis von Blutpunkten (Hypophysenreaktion II) und *Corpora lutea atretica* (Hypophysenreaktion III) in den Ovarien von Mäusen, die vier Tage nach der Injektion des Testurins getötet und seziert wurden. Zum ersten Mal in der Geschichte der Medizin war somit eine sichere Frühdiagnose der Schwangerschaft im Labor möglich geworden.[76, 77]

Sehr rasch bestätigten Forscher in der ganzen Welt die Zuverlässigkeit der **A**schheim-**Z**ondek-**R**eaktion (AZR). Auf Zondek selbst geht die folgende Anekdote zurück: Der Berliner Zoodirektor hatte ihm Harnproben seiner Tiere überlassen und bei den Untersuchungen stellte sich heraus, dass die AZR bei einem Orang-Utan-Weibchen positiv war. Der Zoodirektor schloss eine Schwangerschaft kategorisch aus, da das einzige in Frage kommende Männchen viel zu alt und nicht mehr zeugungsfähig sei. Dennoch wurde ein kleines Orang-Utan-Kind geboren und Zondek wies den Zoodirektor darauf hin, „künftig die Fähigkeiten alternder Gentlemen nicht zu unterschätzen".[78] Eine von der Redaktion der „Deutschen Medizinischen Wochenschrift" Ende 1929 veranstaltete Umfrage bei den deutschen Universitätsfrauenkliniken ergab für die AZR bei 892 Harnuntersuchungen weniger als 2 % Versager.[79] Im Unterschied zur Abderhalden'schen Reaktion beruhten diese Ergebnisse nicht auf einer Autosuggestion; sie wurden in den folgenden Jahrzehnten immer wieder bestätigt.

Der internationale Ruhm schützte Aschheim und Zondek in Deutschland nicht davor, als Juden ihrer Stellung beraubt und in die Emigration getrieben zu werden. Als Ersten traf es Zondek, der sofort nach dem Regierungsantritt Hitlers Anfang 1933 seinen Chefarztposten am Städtischen Krankenhaus in Berlin-Spandau verlor. Im September 1933 wurde ihm die Lehrbefugnis entzogen, und noch im gleichen Jahr verließ er seine Heimat für immer und emigrierte über Schweden nach Palästina. Als Leiter des Hormonforschungslabors der Hassadah Medical School in Jerusalem setzte er seine Forschungen bis zur Emeritierung 1961 fort. Aschheim blieb zunächst wegen seiner Kriegsteilnahme unbehelligt. Ende 1935 wurde aber auch ihm die Lehrbefugnis entzogen. Er emigrierte 1936 nach Frankreich und wurde Direktor am Centre National de la Recherche Scientifique in Paris.[80]

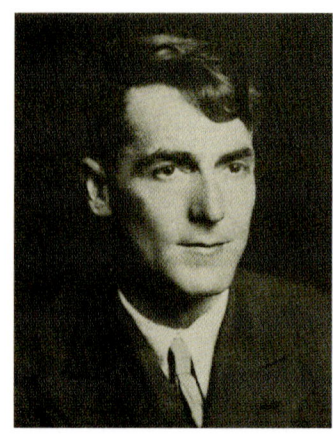

Lancelot Hogben *(1895–1975), der Erfinder des ersten praktikablen Froschtests, war ein brillanter Biologe, aber auch ein berühmter Schriftsteller und engagierter Sozialist. Nach dem Studium lehrte Hogben auf verschiedenen Positionen rund um die Welt, zunächst in London, dann in Edinburgh, Montreal und seit 1927 in Kapstadt, Südafrika. Hier fand er für einen Zoologen paradiesische Zustände vor. Es gab zahlreiche Seen mit Krallenfröschen (Xenopus laevis), die sich ideal für Laborarbeiten eigneten. Hogben konzentrierte sich auf das Melanophoren-Hormon des Hypophysenhinterlappens. Als Nebenprodukt seiner Versuche entdeckte er, dass weibliche Frösche nach Injektion von Hypophysenvorderlappen-Extrakten Eier legten. Aus dieser Beobachtung entstand der erste Schwangerschaftstest mit Amphibien. Hogben verließ Kapstadt schon 1930 aufgrund der Apartheidpolitik und ging zurück nach England. Sein Buch „Mathematics for the Million" wurde ein Weltbestseller, der bis heute neu aufgelegt wird. Hogben wandte sich eugenischen Problemen zu und war zuletzt Professor für Medizinstatistik in Birmingham.*

Kaninchen- und Krötentests

Die AZR stellte zwar einen sehr empfindlichen Test zur Diagnose einer Frühschwangerschaft dar, hatte aber auch erhebliche Nachteile, die verhinderten, dass sie sich in der Praxis in großem Umfang durchsetzen konnte. So mussten für einen einzigen Test fünf infantile Mäuse getötet werden. Auch die lange Versuchsdauer von vier Tagen machte die AZR für eine Schnelldiagnose unbrauchbar. Um diesem Mangel abzuhelfen, stellte Maurice H. Friedman (1903–1991) von der University of Pennsylvania in Philadelphia schon 1929 den später nach ihm benannten Kaninchen-Test vor. Da weibliche Kaninchen bei Kontakt mit Böcken und sogar durch Reiben an anderen Weibchen spontan ovulieren, mussten die weiblichen Versuchstiere zunächst vier Wochen isoliert gehalten werden. In die Ohrvene eines solchen geschlechtsreifen Kaninchens wurden dann zehn Milliliter Schwangerenharn injiziert. Bereits 24 Stunden später lag das Versuchsergebnis vor. Zur Beurteilung der hormonellen Wirkung des Urins wurde die Bauchhöhle des Kaninchens eröffnet. Fanden sich in den Ovarien blutgefüllte Follikel,

lag eine Schwangerschaft vor. Das Versuchstier musste nicht unbedingt getötet werden. Dennoch erwies sich das Verfahren aufgrund der hohen Kosten und der Umständlichkeit der Tierhaltung als nicht praktikabel.[81, 82]

Anfang der 1930er Jahre verdichteten sich durch Arbeiten von Ernst Philipp (1893–1961) die Hinweise, dass mit der AZR kein Hypophysenvorderlappen-Hormon, sondern ein in der Plazenta produziertes Gonadotropin nachgewiesen wurde. Die Hypophyse produzierte das mit hCG verwandte **l**uteinisierende **H**ormon (LH) und das **F**ollikel **s**timulierende **H**ormon (FSH). Ein einfacher und schneller Schwangerschaftstest stand allerdings immer noch aus. In dieser Situation kam der englische Biologe Lancelot Hogben (1895–1975), Zoologieprofessor an der Universität von Kapstadt von 1927 bis 1930, auf die Idee, den südafrikanischen Krallenfrosch *(Xenopus laevis)* als neues Versuchstier zu erproben.[83, 84] Hogben träumte davon, Xenopus für die Endokrinologie zu dem zu machen, was *Drosophila* für die Genetik schon war. Er spritzte Schwangerenurin in den dorsalen Lymphsack von Krallenfrosch-Weibchen und registrierte innerhalb von 18 Stunden die Ablage einer großen Zahl von Eiern, die äußerst leicht zu beobachten war. Nach den ersten Veröffentlichungen 1933/34 wurde der Test vielfach erfolgreich wiederholt und in der ganzen Welt, vor allem in Großbritannien, praktiziert. Die Vorteile lagen in der kurzen Testzeit, der leichten Ergebniskontrolle und der Tatsache, dass die Tiere nicht getötet werden mussten. Der größte Nachteil für die Anwendung in Europa bestand jahrzehntelang in der Empfindlichkeit der exotischen Tiere in Bezug auf Umgebungstemperatur, Ernährung und Überwachung.[85] Was die Bedeutung des Krallenfrosches als Versuchstier für die Biologie angeht, sollte Hogben aber schließlich Recht behalten: *Xenopus* wurde 1975 als erstes Wirbeltier geklont und ist aus den heutigen Labors nicht mehr wegzudenken. Der streitbare Sozialist Hogben wechselte 1930 als Professor für Social Biology an die London University, schloss sich dem Reformflügel der Erbgesundheitsforschung an und forderte die Einbeziehung mathematischer Prinzipien in die genetische Forschung.

Amphibien erwiesen sich auch nach dem Zweiten Weltkrieg als die vorrangigen Versuchsobjekte für die Entwicklung neuer biologischer Schwangerschaftstests. Allerdings konzentrierte man sich jetzt auf die männlichen Tiere. Ein Zentrum der Forschung lag schon seit den 1920er Jahren in der argentinischen Hauptstadt Buenos Aires. Der 1947 mit dem Nobelpreis geehrte Bernardo Alberto Houssay (1887–1971) hatte sich schon früh mit dem Einfluss der Hypophyse auf die Sexualfunktion von Kröten, besonders der südamerikanischen Sandkröte *(Bufo arenarum)*, interessiert. Zusammen mit seinem Mit-

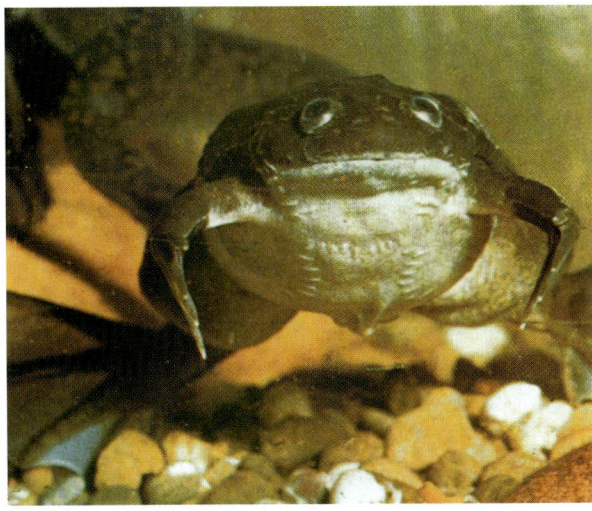

Der Krallenfrosch (Xenopus laevis) *diente als Tiermodell für die ersten hormonellen Schwangerschaftstests. Seinen Namen verdankt das Tier den kurzen schwarzen Krallen, die es an drei Innenzehen trägt.*

arbeiter J. M. Lascano Gonzalez gelang ihm 1929 am Institut für Physiologie der Universität von Buenos Aires der Nachweis, dass nach der Implantation von Hypophysenvorderlappen-Gewebe Spermatozoen in die Samengänge erwachsener männlicher Kröten abgegeben wurden.[86] Es sollte jedoch noch fast 20 Jahre dauern, bis aus dieser Beobachtung ein brauchbarer Schwangerschaftstest entwickelt wurde. Zu verdanken ist er Houssays Kollegen aus Buenos Aires, Carlos Galli Mainini (1914–1961), der seine Ergebnisse 1947 publizierte.[87] Galli Mainini injizierte männlichen Sandkröten in kurzen Abständen Schwangerenurin in den dorsalen Lymphsack. Nach zwei bis fünf Stunden waren bei vorliegender Schwangerschaft Spermatozoen im Urin der Amphibien nachweisbar. Die Sicherheit konnte sich mit der AZR messen. Galli Maininis „Krötentest" wurde überraschend schnell rezipiert und den lokalen Gegebenheiten angepasst. In Mitteleuropa war noch vor 1950 sowohl die Eignung des Wasserfrosches *(Rana esculenta)* als auch die der Erdkröte *(Bufo bufo)* gesichert. Der „Galli-Mainini-Test" mit Kröten und Fröschen setzte sich rasch durch und wurde bis in die 1960er Jahre hinein an vielen Krankenhäusern mit entsprechenden Labors praktiziert. Die Tiere wurden teilweise im Freien gefangen, dann auf ihr Geschlecht geprüft, gewogen und in schräg stehenden Glasgefäßen gehalten. Sie konnten für Tests „wiederverwendet" werden. Ein positives Ergebnis lag manchmal schon nach einer halben Stunde, spätestens nach acht Stunden vor. Eine sichere Diagnose war frühestens 10–14 Tage nach der ausgebliebenen Regel möglich. Durch abgestufte Versuche mit konzentriertem Harn eignete sich der Test auch zur orientierenden Diagnose von Schwangerschaftsstörungen, Fehlbildungen der Chorionzotten der Plazenta (Blasenmolen), bösartigen Tumoren des Chorionepithels (Chorionepitheliomen) und außerhalb der Gebärmutter beginnenden Schwangerschaften (Extrauteringraviditäten).[88]

Antigene und Antikörper

Eine weitere Vereinfachung der Schwangerschaftsdiagnostik stellte der immunologische Nachweis des **h**umanen **C**horion**g**onadotropins (hCG) dar. Für seine Entwicklung waren jedoch erhebliche Vorarbeiten notwendig. Bereits 1947 war am Institut Pasteur den französischen Forschern Alain Bussard (geb. 1917) und Pierre Grabar (1898–1986) der Nachweis gelungen, dass hCG in der Lage ist, die Produktion spezifischer Antikörper anzuregen. Grabar entwickelte wenige Jahre später zusammen mit Curtis A. Williams (geb. 1927) auch die wichtige Methode

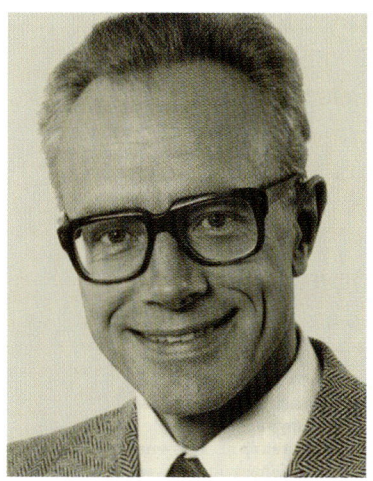

Leif Wide (geb. 1934) ist der Entwickler des ersten immunologischen Schwangerschaftstests. Schon während seines Medizinstudiums in Stockholm interessierte sich Wide für Labormedizin und beteiligte sich an den endokrinologischen Studien zum Wachstumshormon von Carl Axel Gemzell (geb. 1910). Gemzell akzeptierte Wide schließlich als Forschungsstudenten. Er erhielt den Auftrag, einen Immunoassay für das Wachstumshormon zu entwickeln. Als dieses Vorhaben fehlschlug, wich Wide auf das humane Choriongonadotropin (hCG) aus und arbeitete den ersten immunologischen Schwangerschaftstest aus. 1960 wechselte er mit seinem Chef Gemzell an die Universität in Uppsala, der er heute noch angehört. Zusammen mit seiner Frau stellte er 1963 den ersten immunologischen Schwangerschaftstest für Stuten vor. 1965 wechselte er in die Abteilung für Klinische Chemie. Sein RAST-Test zur Entdeckung von IgE-Antikörpern bei Allergie wurde ein weltweiter Erfolg der Firma Pharmacia. Ende der 1960er Jahre wandte sich Wide wieder der Reproduktionsmedizin zu. Zahlreiche Veröffentlichungen zur Achse Hypothalamus-Hypophyse-Ovar folgten. Zuletzt erregte Wide Aufsehen mit dem Nachweis von Erythropoietin bei gedopten Sportlern.

der Immunelektrophorese, durch die ein bestimmtes Antigen genauer charakterisiert werden konnte.[89] René Got in Paris trennte mit Hilfe dieser Technik 1959 das hCG von antigenen Verunreinigungen.[90, 91] Eine weitere Voraussetzung schuf 1951 Stephen Vickers Boyden (geb. 1925) mit der Methode der passiven Hämagglutination. Boyden veränderte die Oberflächeneigenschaften von Erythrozyten durch Gerbung mit Tanninsäure so, dass die Blutkörperchen in der Lage waren, Proteine zu binden. Sie konnten dadurch als Antigenträger eingesetzt werden.[92] Im Jahr 1959 beauftragte der schwedische Hormonforscher Carl Axel Gemzell (geb. 1910) den jungen Medizinstudenten Leif Wide (geb. 1934), menschliches Wachstumshormon (hGH, engl.: **h**uman **g**rowth **h**ormone) durch die inzwischen Boyden-Test genannte Hämagglutinationshemmung im Serum zu bestimmen. Aus diesen Versuchen sollte der erste immunologische Schwangerschaftstest hervorgehen.[93]

Der Gynäkologe Gemzell beschäftigte sich am Karolinska Institut in Stockholm schon einige Jahre lang mit der Extraktion solcher Hormone aus menschlichen **H**ypophysen**v**order**l**appen (HVL), die das Wachstum männlicher und weiblicher Keimdrüsen fördern und endokrine Funktionen anregen und steuern. Durch die Gabe von HVL-Hormonen wollte er bei sterilen Frauen mit Ovarialinsuffizienz die Ovulation (den Eisprung) anregen. Der Erfolg ließ nicht lange auf sich warten: 1958 berichtete Gemzell zusammen mit Egon Diczfalusy (geb. 1920) und Karl-Gunnar Tillinger erstmals über seine erfolgreichen klinischen Versuche. Zwei Jahre später gab er die erste Zwillingsschwangerschaft nach hormoneller Ovulationsanregung bekannt. Für die Therapie mit FSH, gefolgt von LH bzw. hCG, sammelte Gemzell aus Autopsien stammende menschliche Hypophysen in ganz Schweden.[94, 95] Sie wurden auch für klinische Versuche mit hGH benötigt. Maurice S. Raben behandelte 1958 zum ersten Mal ein zwergwüchsiges Kind mit hGH. Die Hämagglutinationshemmung als Nachweisverfahren für das Wachstumshormon war gerade in der Literatur beschrieben worden, als Wide 1959 von Gemzell den Auftrag erhielt, einen entsprechenden immunologischen Test für das hGH im Serum zu entwickeln. Wide studierte seit 1954 in Stockholm Medizin und war Gemzell erstmals im Gynäkologiekurs begegnet. Ein Jahr später akzeptierte Gemzell Wide als Forschungsstudenten in seinem Labor. Obwohl Wide eine neue Methode entwickelte, mit der er die als Antigenträger fungierenden empfindlichen Erythrozyten stabilisierte, gelang ihm der hGH-Hämagglutinationstest nur für Hypophysenextrakte, nicht für Blutserum. Überraschenderweise funktionierte die neue Methode aber sehr gut bei Urin. Als Wide im Harn kein Wachstumshormon entdeckte, versuchte er es mit hCG:

> „Das Problem war, dass ich überhaupt kein hGH in normalem Urin finden konnte. Ich wollte meine neu entdeckte Assaymethode nutzbar machen und beschloss, dies an einem Hormon auszuprobieren, von dem bekannt war, dass es in großen Mengen im Urin ausgeschieden wurde: das humane Choriongonadotropin (hCG). Kaninchen wurden mit hCG immunisiert und das erste Antiserum, das ich erhielt, funktionierte hervorragend in der Hämagglutinationshemmungreaktion. Die Urinproben stammten aus Carl Gemzells Station. Nur [der Urin] schwangere[r] Frauen ergab[en] eine positive Testreaktion. Der erste immunologische Schwangerschaftstest mit hoher Genauigkeit war so 1960 entwickelt worden."[96]

Wide hatte zunächst wochenlang Kaninchen mit hCG, das immunelektrophoretisch isoliert worden war, sensibilisiert. Das so gewonnene Anti-hCG-Kaninchenserum wurde im ersten Reaktionsschritt mit hCG-haltigem Schwangerenurin vermischt, wobei sich Antigen-Antikörper-Komplexe bildeten. Ob diese Reaktion wirklich stattgefunden hatte, prüfte Wide im zweiten Schritt durch die Zugabe von hCG, das an stabilisierte Hammelerythrozyten gebunden worden war. Enthielt der Harn hCG, kam es zu keiner Agglutination (Zusammenballung) der Hammelerythrozyten, denn das zuvor zugesetzte Anti-hCG-Serum war ja durch das hCG der Schwangeren „verbraucht" worden. Die nicht agglutinierten Hammelerythrozyten setzten sich als rotbrauner Ring auf dem Boden des Reagenzglases ab. Der Schwangerschaftstest war positiv.[97]

Wide entwickelte in der Folgezeit lyophilisierte (gefriergetrocknete) Testampullen mit den Reagenzien und machte damit gute Erfahrungen. Zusammen mit Gemzell kontaktierte er die niederländische Firma Organon, die 1962 den ersten kommerziellen immunologischen Schwangerschaftstest unter dem Namen „Pregnosticon" herausbrachte. Als Gemzell 1960 Professor an der Universität Uppsala wurde, folgte ihm Wide und promovierte 1962 über die neue Methode, die ab dem 35.–38. Tag nach der letzten Regel 10–50fach empfindlicher war als die Bioassays. Einen weiteren Vorteil stellte die rasche Ablesbarkeit nach ein bis zwei Stunden dar.[98] Wide gelang 1967 noch einmal ein großer Wurf, als er den **R**adio-**A**llergo-**S**orbent-**T**est (RAST) zur Bestimmung der allergenspezifischen IgE-Antikörper entwickelte. Er lehrte weiterhin in Uppsala und erregte zuletzt in den 1990er Jahren Aufsehen, als es ihm gelang, injiziertes rekombinantes Erythropoietin (Epo) von der endogenen Form zu unterscheiden. Dadurch konnten mit Epo gedopte Sportler überführt werden.

Auf der Grundlage der Wide-Gemzell-Reaktion wurden in rascher Folge weitere Schwangerschaftstests entwickelt. Als erstes gelang 1961 der Ersatz der Hammelerythrozyten durch Latexpartikel. Bereits zwei Jahre später kam mit dem „Gravindex"-Test der erste Objektträgerschnelltest auf den Markt. Ein Tropfen Harn und ein Tropfen Anti-hCG-Serum wurden eine Minute lang auf einem schwarzen Objektträger verrührt. Enthielt der Harn hCG, absorbierte es das Anti-hCG-Serum. Fügte man dem Gemisch eine mit hCG-Antigen beladene Latexlösung bei, so verklumpte das entstehende Gemisch nicht, da kein freies Anti-hCG-Serum mehr vorhanden war. Die Lösung wurde milchig-homogen und der Test war positiv. Bei negativem Resultat machte sich ein körnig weißer Niederschlag bemerkbar. Das Ablesen des Resultats geschah bereits nach zwei bis drei Minuten. Die Treffsicherheit des Tests lag bei 95 %. Die Empfindlichkeit war gegenüber der Wide-Gemzell-Reaktion um die Hälfte herabgesetzt.[99]

Anfang der 1970er Jahre kam es zu einem erneuten Entwicklungsschub in der immunologischen Schwangerschaftsdiagnostik. Der Grund war die Entdeckung der α- und β-Ketten von hCG und LH. Schnell stellte sich heraus, dass die α-Einheiten identisch waren, die β-Einheiten aber kleine Unterschiede aufwiesen. Die Immunisierung von Kaninchen mit β-Ketten von hCG ermöglichte erstmals die Herstellung spezifischer Antiseren gegen hCG, die nicht mehr mit LH kreuzreagierten. Auf der Basis dieser Erkenntnis entwickelte 1972 die Amerikanerin Judith L. Vaitukaitis (geb. 1940) den ersten **R**adio-**I**mmuno-**A**ssay (RIA), der zwischen hCG und LH im Serum unterscheiden konnte.[100] Vorausgegangen war bereits eine lange Erprobung der RIA-Technik im Zusammenhang mit der hCG/LH-Messung in den 1960er Jahren. Die RIA-Technik ermöglichte durch ihre Empfindlichkeit erstmals die Diagnose einer Schwangerschaft vor dem ersten Ausbleiben der Regelblutung und zwar vom 8.–9. Tag nach dem Eisprung.[101]

Die Veröffentlichung von Georges Köhler (1946–1995) und César Milstein (1927–2002) über ihre erfolgreiche Herstellung monoklonaler Antikörper im August 1975 eröffnete auch eine neue, die bisher letzte, wichtige Phase in der Geschichte des immunologischen Schwangerschaftstests. Gleichzeitig setzte sich die in den 1960er Jahren entwickelte Ultraschalldiagnostik im klinischen Alltag durch.[102] Die ersten Schwangerschafts-Assays mit monoklonalen Antikörpern kamen in den 1980er Jahren auf den Markt. Voraussetzung dafür war zunächst die Identifizierung einer für die β-Kette des hCG typischen carboxyterminalen Einheit aus 30 Aminosäuren im Jahr 1977.[103] Zur sicheren Differenzierung des vollständigen hCG-Moleküls von freien α- und β-Ketten sowie vom LH wurde ein Antikörper gegen eine antigene Determinante des hCG entwickelt, die nur beim vollständigen Molekül vorkommt. Heute kann mit Serumtests eine Schwangerschaft schon wenige Tage nach dem Eisprung diagnostiziert werden. Frei verkäufliche Tests ermöglichen es Frauen, eine Schwangerschaft bereits am Tag nach dem Ausbleiben ihrer Regel auszuschließen oder zu bestätigen.

Erika Keller

Blutspuren

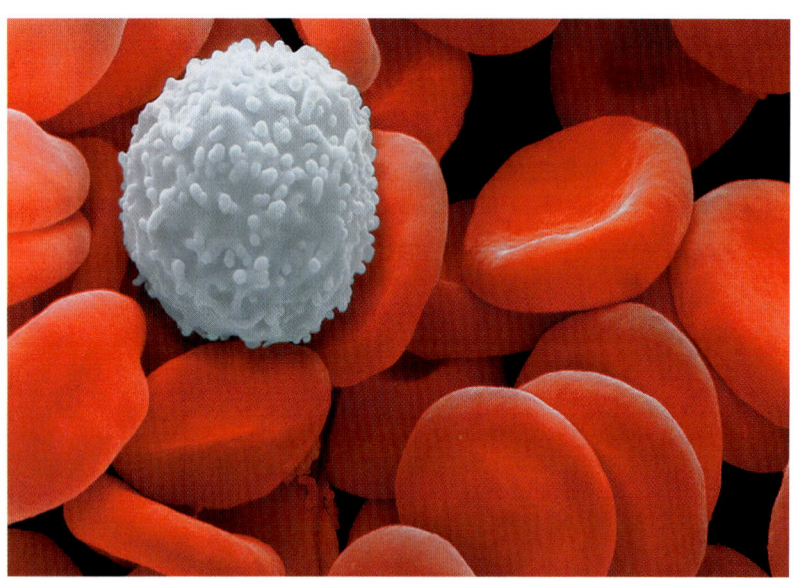

Ein Liter Blut enthält 5–10 Milliarden weiße Blutkörperchen und etwa 5 Billionen rote Blutkörperchen. Erythrozyten haben einen mittleren Durchmesser von 7,7 Mikrometern. Lymphozyten können einen Durchmesser von 6–16 Mikrometern aufweisen.[17]

Die Vorstellung von den heilenden oder verjüngenden Kräften des Blutes ist uralt. Blut von Knaben oder jungen Tieren, bevorzugt vom Lamm, wurde als Trunk bei verschiedenen psychischen und physischen Erkrankungen empfohlen. Das Einbringen geringer Mengen Blutes eines gesunden kräftigen Spenders in einen geschwächten Empfänger durch Einritzen der Haut ist seit dem Altertum in den unterschiedlichsten Kulturkreisen praktiziert worden. Aber erst durch die Beschreibung des Blutkreislaufs durch William Harvey (1578–1657) wurde die wissenschaftliche Erforschung der direkten Blutübertragung möglich. Seit etwa 1615 untersuchte Harvey die Herztätigkeit an Menschen und Tieren. Das Herz als „Quell des Arteriensystems", wie es der persische Arzt und Philosoph Abu Ali al-Husalin

Ibn Abd Allah Ibn Sina, genannt Avicenna (980–1037) um das Jahr 1000 n. Chr. beschrieben hatte, war Grundlage und Ansatz für seine Studien und Berechnungen der Körperblutmenge. Seine Ergebnisse, 1628 veröffentlicht in der Zeitschrift „De motu cordis et sanguinis in animalibus", revolutionierten die damalige medizinische Lehre. Er beschrieb die Blutbewegung im großen und kleinen (Lungen-)Kreislauf, die Arterien, die Venen, die Herzklappen, die Herzaktionen, die den Puls verursachen, und führte den mathematischen Beweis, dass das zirkulierende Blut nicht aus der Leber nachgeliefert werden konnte.[1] Natürlich gab es massive Kritik, berechtigte und unberechtigte, denn noch war die Verbindung zwischen den beiden Kreisläufen unklar. Harvey selbst hatte nachgewiesen, dass die Herzscheidewand keine Poren besaß, durch die das Blut übertreten könnte, wie zuvor angenommen. Nachdem aber der italienische Anatom Marcello Malpighi (1628–1694) im Jahr 1661 die Kapillaren als arteriovenöse Verbindungen nachweisen konnte, erschien Harveys Beschreibung

> „die linke Herzkammer drückt das Blut in die Körperschlagader, die rechte in die Lunge. Das Blut fließt aus der rechten Kammer über die Lunge in die linke Kammer (kleiner Kreislauf)"

plausibel. Immer mehr Wissenschaftler versuchten experimentell die Richtigkeit der Harvey'schen Thesen zu beweisen. Diese Experimente wurden als Transfusionen von Tier zu Tier erstmals 1665 in England und von Tier zu Mensch erstmals 1667 in Frankreich durchgeführt. Transfusionen von Mensch zu Mensch zur Therapie massiver Blutverluste wurden widersprüchlich diskutiert, waren doch Erfolg oder Mißerfolg dieser Therapie nicht vorhersagbar, wie die statistischen Erhebungen von

Leonard Landois (1837–1902) belegten.[2] Trotz der überwiegenden Mißerfolge war die Anzahl der Transfusionen von Menschenblut mit günstigem Ausgang überraschend, wenn man sich die Bedingungen bildhaft vorstellt, unter denen sie durchgeführt wurden: Blutübertragungen wurden von den Transfusionsbefürwortern als öffentliche Demonstration in den Hörsälen der Medizinischen Fakultäten veranstaltet. Transfusionsgegner sorgten währenddessen für Protest und mitunter heftigen Tumult. Die Blutspender wurden von allen als Helden gefeiert – zu Recht, denn zur direkten Bluttransfusion wurden ihre Arterien oder Venen mit dem Skalpell eröffnet und entweder mit der in gleicher Weise eröffneten Vene des Empfängers vernäht, oder die Verbindung wurde durch röhrenförmige Schaltstücke hergestellt, die endständig in die Gefäße eingebunden wurden. Als Verbindungsstücke benutzte man präparierte Kalbsarterien, Glas- oder Silberröhrchen oder Gummischläuche mit Glasansätzen, die zur Vermeidung der Blutgerinnung in Paraffinöl getaucht wurden. Die Gefäßoperation erfolgte ohne Anästhesie, ohne Sterilbedingungen und ohne Möglichkeit, die Blutmenge abzuschätzen, die der Spender verlor! Für den Empfänger war die Gefahr der Gerinnselbildung ein großes Problem. Zwar hatte William Hewson (1739–1774) schon 1771 die Möglichkeit beschrieben, frisches Blut durch Quirlen ungerinnbar zu machen, doch blieb für gewöhnlich keine Zeit, das Blut bis zur Fibrinausfällung zu rühren. Die Transfusion wurde – was bei dem Spektakel mitunter in den Hintergrund trat – immer nur als Ultima-Ratio-Therapie durchgeführt, hauptsächlich bei durch Geburten ausgebluteten Frauen. Trotz dieser dramatischen Ausgangssituation war nur etwas mehr als die Hälfte der ausgeführten Transfusionen von Mensch zu Mensch erfolglos, was durch die Normalverteilung der AB0-Blutgruppensysteme erklärt werden könnte.

Entdeckung des AB0-Blutgruppensystems

Schon lange war bekannt, dass nach überwundenen Infektionskrankheiten, wie z. B. Pocken, der Infizierte einen lebenslangen Schutz gegen eine erneute Infektion erwarb, er war immun. Zu Beginn des 20. Jahrhunderts machten es sich die Forscher zur Aufgabe, diesen Schutz zu erforschen. Man erkannte, dass Immunität auch auf der Bildung sog. Antikörper beruhte. Diese Antikörper ließen sich im Blut bzw. im Serum nachweisen. Ein neues Fachgebiet entwickelte sich: die Serologie, welche die Gesetzmäßigkeit der Bildung und Wirkung von Antikörpern als Reaktion auf den Erzeuger – das Antigen – unter-

sucht. So entdeckte man, dass Typhusbazillen durch das Serum von Typhuspatienten verklumpt (agglutiniert) werden. Diese Beobachtung führte zu weiteren Untersuchungen zur Agglutination von Zellen, Bakterien oder auch roten Blutkörperchen als Antigenträger, die mit Patientenserum oder tierischem antikörperhaltigem Serum zusammengebracht wurden. Die Bildung von Antikörpern wurde damals ausschließlich als Immunantwort auf eine Infektion mit einem Erreger betrachtet. Es war die geniale Idee von Karl Landsteiner (1868–1943), die Agglutination von Blutkörperchen im Serum gesunder Menschen zu untersuchen. In der Wiener klinischen Wochenschrift beschrieb er 1901 seine Versuche: Aus zwölf verschiedenen Blutproben fertigte er jeweils eine ca. 5 %ige Aufschwemmung der roten Blutkörperchen (Erythrozyten) in 0,6 %iger Kochsalzlösung an und mischte diese zu ungefähr gleichen Teilen mit dem Serum in einem Reagenzglas oder im „hängenden Tropfen" an einem Deckglas.[3] Anhand dieser Untersuchungen stellte er seine Regeln auf, nach denen sich im Serum von Probanden der Gruppe A natürlicherweise Antikörper gegen Antigene der Blutgruppe B befinden. Diese Iso-Antikörper (so bezeichnet, da von der gleichen Spezies) oder auch Iso-Agglutinine nannte er Anti B. Entsprechend befänden sich im Serum von Probanden der Gruppe B Anti-A-Iso-Antikörper. In der Gruppe C enthält das Serum Anti-A und Anti-B. Das Antigen auf der Erythrozytenmembran (z. B. A) bestimmt die Gruppenzugehörigkeit; der Antikörper, der mit diesem Antigen reagiert und dadurch eine Agglutination auslöst, erhält den entsprechenden Namen mit dem Vorsatz: Anti (z. B. Anti-A). Eine Reaktion zwischen A und Anti-A führt zur Agglutination oder auch Auflösung (Lyse) der Erythrozyten und damit zum Tod. Die regulären (d. h. der Landsteiner'schen Regel entsprechenden) Iso-Antikörper gehören also stets der entgegengesetzten Blutgruppe an. Die Landsteiner'sche Blutgruppe C wurde später wegen der

Anzahl der Bluttransfusionen von 1666 bis 1874			
Menschenblut	**347**	**Tierblut**	**120**
günstiger Ausgang	150	günstiger Ausgang	42
ungünstiger Ausgang	180	vorübergehende Besserung und zweifelhafter Erfolg	25
zweifelhafter Ausgang	12	keine Besserung und Tod	62
Erfolg nicht zu erwarten	3		
Tod durch Operation	2		

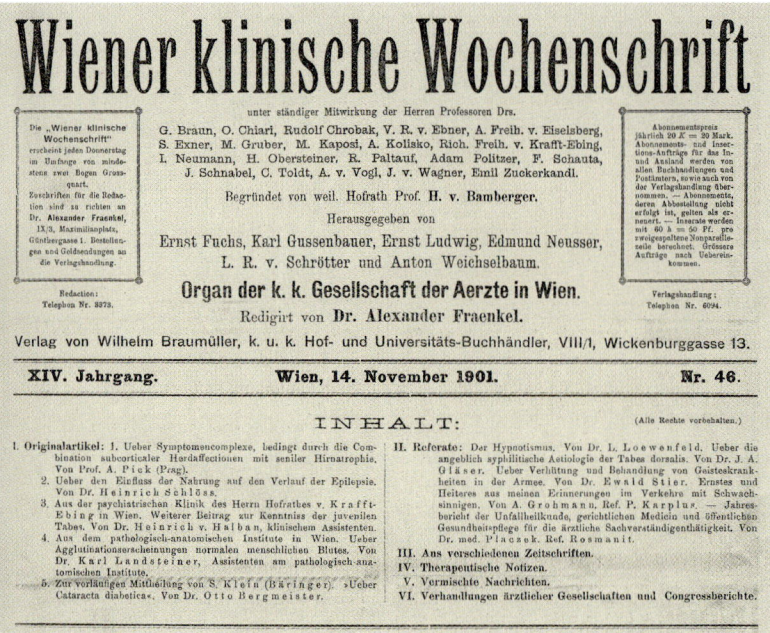

Wiener klinische Wochenschrift

unter ständiger Mitwirkung der Herren Professoren Drs.

Die „Wiener klinische Wochenschrift" erscheint jeden Donnerstag im Umfange von mindestens zwei Bogen Grossquart. Zuschriften für die Redaction sind zu richten an Dr. Alexander Fraenkel, IX/3, Maximilianplatz, Güntlingsgasse 1. Bestellungen und Geldsendungen an die Verlagshandlung.

G. Braun, O. Chiari, Rudolf Chrobak, V. R. v. Ebner, A. Freih. v. Eiselsberg, S. Exner, M. Gruber, M. Kaposi, A. Kolisko, Rich. Freih. v. Krafft-Ebing, I. Neumann, H. Obersteiner, R. Paltauf, Adam Politzer, F. Schauta, J. Schnabel, C. Toldt, A. v. Vogl, J. v. Wagner, Emil Zuckerkandl.

Abonnementspreis jährlich 20 K = 20 Mark. Abonnements- und Insertions-Aufträge für die Inund Ausland werden von allen Buchhandlungen und Postämtern, sowie auch von der Verlagshandlung übernommen. — Abonnements, deren Abbestellung nicht erfolgt ist, gelten als erneuert. — Inserate werden mit 60 h = 50 Pf. pro zweigespaltene Nonpareillezeile berechnet. Grössere Aufträge nach Uebereinkommen.

Begründet von weil. Hofrath Prof. H. v. Bamberger.

Herausgegeben von

Ernst Fuchs, Karl Gussenbauer, Ernst Ludwig, Edmund Neusser, L. R. v. Schrötter und Anton Weichselbaum.

Organ der k. k. Gesellschaft der Aerzte in Wien.

Redigirt von Dr. Alexander Fraenkel.

Verlag von Wilhelm Braumüller, k. u. k. Hof- und Universitäts-Buchhändler, VIII/1, Wickenburggasse 13.

Redaction: Telephon Nr. 8978.

Verlagshandlung: Telephon Nr. 6094.

| XIV. Jahrgang. | Wien, 14. November 1901. | Nr. 46. |

INHALT:

(Alle Rechte vorbehalten.)

I. Originalartikel: 1. Ueber Symptomencomplex, bedingt durch die Combination subcorticaler Herdaffectionen mit seniler Hirnatrophie. Von Prof. A. Pick (Prag). — 2. Ueber den Einfluss der Nahrung auf den Verlauf der Epilepsie. Von Dr. Heinrich Schloss. — 3. Aus der psychiatrischen Klinik des Herrn Hofrathes v. Krafft-Ebing in Wien. Weiterer Beitrag zur Kenntniss der juvenilen Tabes. Von Dr. Heinrich v. Halban, klinischem Assistenten. — 4. Aus dem pathologisch-anatomischen Institute in Wien. Ueber Agglutinationserscheinungen normalen menschlichen Blutes. Von Dr. Karl Landsteiner, Assistenten am pathologisch-anatomischen Institute. — 5. Zur vorläufigen Mittheilung von S. Klein (Baringer) »Ueber Cataracta diabetica«. Von Dr. Otto Bergmeister.

II. Referate: Der Hypnotismus. Von Dr. L. Loewenfeld. Ueber die angeblich syphilitische Aetiologie der Tabes dorsalis. Von Dr. J. A. Gläser. Ueber Verhütung und Behandlung von Geisteskrankheiten in der Armee. Von Dr. Ewald Stier. Ernstes und Heiteres aus meinen Erinnerungen im Verkehr mit Schwachsinnigen. Von A. Grohmann. Ref. P. Karplus. — Jahresbericht der Unfallheilkunde, gerichtlichen Medicin und öffentlichen Gesundheitspflege für die ärztliche Sachverständigenthätigkeit. Von Dr. med. Placzek. Ref. Rosmanit.

III. Aus verschiedenen Zeitschriften.
IV. Therapeutische Notizen.
V. Vermischte Nachrichten.
VI. Verhandlungen ärztlicher Gesellschaften und Congressberichte.

Erste Seite des bahnbrechenden Artikels von Landsteiner über die menschlichen Blutgruppen.

Aus dem pathologisch-anatomischen Institute in Wien.
Ueber Agglutinationserscheinungen normalen menschlichen Blutes.

Von Dr. **Karl Landsteiner**, Assistenten am pathologisch-anatomischen Institute.

Vor einiger Zeit habe ich beobachtet und mitgetheilt[1]), dass öfters Blutserum von normalen Menschen rothe Blutkörperchen anderer gesunder Individuen zu verklumpen im Stande ist. Ich hatte damals den Eindruck, dass in manchen Krankheitsfällen diese verklumpende Eigenschaft des Blutserums fremden Blutkörperchen gegenüber besonders deutlich wäre und meinte, dass sie mit dem von Maragliano[2]) viel früher beobachteten starken Lösungsvermögen pathologischer Sera für normale Körperchen in Zusammenhang sein könne, da ja Agglutinations- und Lösungsvermögen häufig, wenn auch nicht immer, parallel sich ändern. Gegen die Gleichsetzung der Reactionen von Maragliano mit den jetzt so häufig untersuchten hämolytischen Reactionen der Blutsera spricht der Umstand, dass zwar nicht Erwärmen, wohl aber Zusatz von Kochsalz bis zu einem Gehalt, der dem normalen gleichkommt, das Lösungsvermögen der Sera aufhebt. Maragliano selbst unterscheidet seine Beobachtung von der Erscheinung von Landois — der Hämolyse durch artfremdes Serum, dadurch — dass in seinem Fall das Hämoglobin nicht nur gelöst, sondern auch zerstört wird. Ein wesentlicher Unterschied meiner Beobachtung und der von Maragliano besteht darin, dass im Falle von Maragliano das Serum auch auf die Körperchen, die vom selben Individuum stammen, wirkt und dass seine Reaction nur mit krankhaftem Blut gelingt. Meine Beobachtung zeigte aber gerade Unterschiede recht sinnfälliger Art zwischen Blutserum und Körperchen verschiedener anscheinend völlig gesunder Menschen.

Die Beobachtung von Shattock[3]) gehört dagegen nach der Beschreibung und Abbildung des Autors zweifellos hieher, wenn er auch die Reaction nur bei fieberhaften Krankheiten nachweist und sie bei normalem Blut vermisst. Shattock bringt die Reaction zur vermehrten Gerinnbarkeit und Geldrollenbildung des Fieberblutes in Beziehung.

[1]) Centralblatt für Bacteriologie. XXVII, S. 361, v. 10. Februar 1900.
[2]) XI. Congress für innere Medicin. Leipzig 1892.
[3]) Journ. of Pathol. and Bacteriology. Februar 1900.

---

fehlenden A- und B-Antigene als Null bezeichnet. Damit begann ein bis heute währender Disput zur Benennung von Blutgruppenantigenen. Die einen plädieren für Buchstaben, die anderen für Zahlen, wieder andere Serologen wählen den Namen des Erstbeschreibers oder auch den Namen des Probanden, bei dem das Antigen zuerst gefunden wurde. Obwohl schon 1928 eine „ständige Kommission zur Standardisierung" gegründet wurde, ist nicht einmal die Bezeichnung des AB0 (Zahl)- bzw. AB0 (Buchstabe)- Blutgruppensystems einheitlich geregelt.[4]

Die AB0-Bestimmungen erfolgen im Wesentlichen bis auf den heutigen Tag nach dem Landsteiner'schen Schema: Man gewinnt antikörperhaltige Seren von gesunden Blutspendern mit bekannter Blutgruppenzugehörigkeit und mischt diese mit Probandenerythrozyten in der von Landsteiner angegebenen Aufschwemmung. Aus der serologischen Reaktion schließt man auf die Antigene der roten Blutkörperchen, die die Blutgruppe bestimmen. Zur Absicherung des Befundes wird stets die „Serumgegenprobe" gemacht: Testerythrozyten von Blutspendern mit bekannten Blutgruppeneigenschaften werden mit Probandenserum zusammengebracht und auf Agglutination geprüft. Erst wenn die Blutgruppenbestimmungen sowohl an den Probandenerythrozyten als auch in der Serumgegenprobe nach der Landsteiner'schen Regel übereinstimmen, gilt die AB0-Blutgruppe als korrekt bestimmt. Auch wenn heute die meisten der bekannten Blutgruppenmerkmale mit monoklonalen Antikörpern aus industrieller Herstellung nachgewiesen werden und die Reaktionen neben dem Reagenzglas auch in anderen Reaktionsträgern wie Mikrotiterplatten oder gelhaltigen Kapillaren durchgeführt werden, wird der von Landsteiner beschriebene Ansatz noch immer im serologischen Labor angewendet, da er kostengünstig und einfach auszuführen ist. Auch der Nachweis von Kälteagglutininen wird noch heute in der von Landsteiner beschriebenen Art ausgeführt. Kälteagglutinine sind Eiweißkörper mit anti-erythrozytärer Aktivität, die bei Kälteeinwirkung zu einer Lyse der roten Blutkörperchen führen können.[5]

Aus der Beobachtung der drei Iso-Agglutinine Anti-A, Anti-B und Anti-AB zog Landsteiner den Schluss,

> „daß diese die wechselnden Folgen der therapeutischen Menschenbluttransfusionen zu erklären gestatten."[6]

Die vierte Gruppe der gänzlich fehlenden Agglutinine bei der Blutgruppe AB wurde 1902 von Landsteiners Mitarbeiter Adriano Sturli (1873–1964) beschrieben.

Es dauerte 10 Jahre, bis sich diese Erkenntnis in der Praxis durchgesetzt hatte und die Blutgruppenbestimmung bei Spender und Empfänger zur unabdingbaren Voraussetzung einer Bluttransfusion erhoben wurde. Allein die Beachtung der AB0-Blutgruppenkonstellation reduzierte die Zahl der Transfusionen mit ungünstigem Ausgang so weit, dass die Blutübertragung zur wichtigsten Therapieform bei massiven Blutverlusten wurde. Damit stieg natürlich der Bedarf an gesunden Blutspendern.

Einrichtung von Blutbanken

In Amerika wurde die Möglichkeit, Blut von Mensch zu Mensch zu transfundieren nach der Veröffentlichung der Abhandlung des Chirurgen George Washington Crile (1864–1943) öffentlich diskutiert. Agenturen wurden gegründet, die Blutspender an Krankenhäuser vermittelten.[7] Die Krankenhäuser bzw. die Patienten mussten bis zu 50 Dollar an die Spender bezahlen. Die Agenturen kassierten 20–30 % Provision. Unter den „professional donors" entwickelten sich kriminelle Methoden zur Erpressung reicher Patienten – arme erhielten kein Blut. Die erforderliche Gegenbewegung ging von der Washington University in St. Louis aus. Hier spendeten die Studenten als Erste kostenlos Blut für arme Patienten. Natürlich konnten sie nicht allen Bedürftigen helfen, es mussten unbezahlte Blutspender geworben werden. Als Anreiz zur unbezahlten Blutspende versprach man dem Spender eine kostenlose Bluttransfusion, wann immer er selbst eine solche benötigen sollte, d. h., man zahlte sein Blut ein, um es zu gegebener Zeit „ausgezahlt" zu bekommen. So entstand die Idee des „blood banking", ein Begriff, der sich trotz geänderter Voraussetzungen bis heute erhalten hat. Für den steigenden Blutbedarf auf den Schlachtfeldern des Ersten Weltkrieges genügte die Blutbankidee nicht mehr. Die Missstände im Blutspendewesen verschärften sich wieder.

Man stelle sich eine direkte Blutübertragung – wie für den Hörsaal geschildert – nun gar in der von Crile empfohlenen Methode der Längs-zu-längs-Naht zwischen der Arterie des Spenders und der Vene des Empfängers auf dem Schlachtfeld vor! Es liegt nahe, dass ein Feldarzt konserviertes Blut für eine indirekte Transfusion bevorzugt hätte.

Suche nach einem Stabilisator

So begann im Ersten Weltkrieg die Suche nach einem Stabilisator, der Blut in Behältern ungerinnbar und haltbar machen könnte. Der seit 1914 erfolgte Zusatz

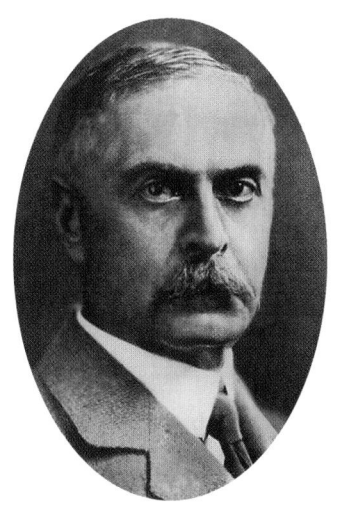

Karl Landsteiner *(1868–1943) arbeitete nach einer Ausbildung in der klinischen Chemie zunächst als Assistent am pathologisch-anatomischen Institut der Universität Wien. Hier lag der Forschungsschwerpunkt nach den umwälzenden Entdeckungen der großen Bakteriologen am Ende des 19. Jahrhunderts in der Gewinnung und Anwendung von Immunseren. Landsteiner wandte sich als Erster der Untersuchung der antigenen Eigenschaften des Blutes gesunder Personen zu und machte die bahnbrechende Entdeckung der menschlichen Blutgruppen, die er 1901 veröffentlichte. 1923 folgte er einem Ruf an das Rockefeller Institute for Medical Research, da ihm in Wien die gebührende Anerkennung für seine wissenschaftlichen Leistungen versagt blieb. Obendrein waren die Arbeits- und Lebensbedingungen im Wien der Nachkriegszeit desolat. Deshalb war Landsteiner zunächst nach Den Haag emigriert, wo er trotz eingeschränkter Arbeitsbedingungen und finanzieller Nöte weiterhin wesentliche wissenschaftliche Ergebnisse veröffentlichen konnte, z. B. zu Fragen der Allergie und Anaphylaxie und ihrer Auslöser, über Haptene – Halbantigene, die erst nach Anlagerung an ein Eiweiß als Antigen wirken – sowie über die Beschaffenheit des Hämoglobins, des roten Blutfarbstoffs. Er führte auch den Beweis, dass der Erreger der Kinderlähmung ein Virus und kein Bakterium ist und dass sich dieses Virus auf einem Nährboden aus dem Gewebe von Affennieren anzüchten lässt.[16] 1930 erhielt er den Nobelpreis für Medizin für seine Entdeckung der menschlichen Blutgruppen.*

von Natriumzitrat war der entscheidende Schritt zur Unterdrückung der Gerinnung und die 1916 entwickelte Verwendung des Zuckers Dextrose als „Nährstoff" verlängerte die Überlebensfähigkeit der Erythrozyten. Noch heute bilden Natriumzitrat und Dextrose die Grundlage aller Stabilisatoren. Gegen Ende des Ersten Weltkrieges hatten die Amerikaner bereits die Möglichkeit, Vollblut in Flaschen abzufüllen, in die man zuvor eine genau bemessene Menge Natriumzitrat und Dextrose gegeben hatte. Auf Eis gelagert konnte dieses konservierte Blut in das Kampfgebiet gebracht und den Verwundeten nach Punktion einer Armvene transfundiert werden, was mitunter ihren Transport in das Lazarett erst ermöglichte.

Nach 1918 wurden in Amerika privatwirtschaftlich organisierte Labore gegründet, die durch weitere

Zusätze verbesserte Stabilisatoren entwickelten. Aus diesen Laboren entstanden pharmazeutische Firmen, die noch heute Bluttransfusionssysteme, Stabilisatoren oder Blutgruppendiagnostika liefern.

Ein anderer Weg, als durch Transfusion konservierten Vollblutes die Transportfähigkeit Verwundeter in das Lazarett zu ermöglichen, wurde 1918 erstmals in einem Artikel des British Medical Journal aufgezeigt. Hierin wurde der Einsatz von Blutplasma diskutiert.

Durch Zentrifugation können die Blutzellen von der Blutflüssigkeit, dem Plasma, getrennt werden. Mit Plasma ersetzt man auch heute noch den Flüssigkeitsverlust bei massiven Blutungen, Schock und Verbrennungen. Bald ging man dazu über, das Flüssigplasma zu verdampfen und erhielt ein grobkerniges Trockenplasma, das lange lagerfähig bleibt. Der Einsatz dieses Trockenplasmas in großem Umfang bewährte sich erstmals bei einem verheerenden Großbrand 1920 in Boston.

Erste Richtlinien für das Blutspendewesen

Zu Beginn des Zweiten Weltkrieges, noch bevor Amerika in die Kriegshandlungen eingriff, versorgte es in einer groß angelegten Aktion englische Truppen mit Trockenplasma. Eine patriotisch ausgerichtete Propagandawelle „blood over water" rekrutierte in 33 Entnahmezentren an der Ostküste Tausende von unbezahlten Blutspendern. Diese organisatorische Leistung war durch die Vorarbeit der Blood Transfusion Betterment Organisation möglich, die 1929 in New York unter dem Vorsitz Landsteiners gegründet worden war. Landsteiner arbeitete seit 1923 in New York am Rockefeller Instiute for Medical

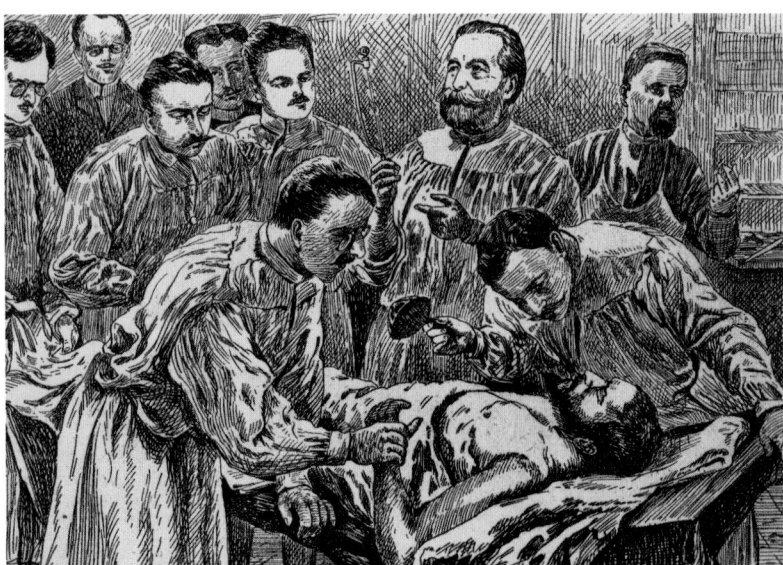

Ernst von Bergmann bei einem chirurgischen Eingriff in der Berliner Charité. Idealisierte anonyme Zeichnung von 1899.

Research. Er hoffte auf einen Ruf an die Wiener Universität – vergeblich. Das bedrückende Gefühl der Heimatlosigkeit überspielte er mit administrativen Aktivitäten in der Betterment Organisation. Er vereinigte diese Organisation mit der Rockefeller Foundation. Die Zielsetzung dieser Vereinigung, die keinerlei finanzielle Interessen vertrat, war die Bereitstellung gut untersuchter, gesunder Spender sowie Grundlagenforschung in der Transfusionsmedizin. 1930 erstellte diese Gesellschaft Richtlinien für das Blutspendewesen. Damit wurden zum ersten Mal Auswahlkriterien für Blutspender und auch deren Entlohnung verbindlich geregelt und Amerika wurde zur wegweisenden Nation in der Normenerstellung für die Transfusionsmedizin.

In Russland hatten die Erfahrungen des Sanitätsdienstes im Ersten Weltkrieg ebenfalls eine verstärkte Forschungstätigkeit auf dem Gebiet der Transfusionsmedizin zur Folge. In den Jahren 1926/27 wurden in Moskau und Leningrad Zentralinstitute gegründet, die sich ähnlichen Aufgaben widmeten wie die Blood Transfusion Betterment Organisation. Nach ihrem Vorbild wurden Richtlinien für die Arbeit in den beiden Zentralinstituten und den nach und nach errichteten regionalen Blutentnahmezentren sowie für die Tauglichkeitsuntersuchung der ausschließlich bezahlten Blutspender erlassen. In den 1930er Jahren erlangte die russische Transfusionsforschung Weltgeltung. Neben vielen anderen Fragen zur Beschaffenheit des Blutes untersuchte man die Transfusionsfähigkeit von Leichenblut, das wegen der nach dem Tode eintretenden Fibrinauflösung nicht mehr gerinnt und daher keinen Stabilisator zur Vermeidung der Gerinnung benötigt. In den westeuropäischen Ländern stieß der Einsatz von Leichenblut dagegen auf strikte Ablehnung; zum einen aus psychologischen Gründen, obwohl die Transplantation anderer Organe (auch Blut ist ein Organ) Verstorbener akzeptiert wurde, und zum anderen aus organisatorischen Gründen: innerhalb von vier Stunden nach dem Tode müsste das Blut transfundiert werden. In dieser Zeit müssten übertragbare Erkrankungen des Organspenders ausgeschlossen werden, was nur bei maximal 30 % der Verstorbenen gelingt. Mit Beginn des Zweiten Weltkrieges wurde die russische Blutforschung den Kriegserfordernissen untergeordnet und unter strengster Geheimhaltung fortgeführt. Wissenschaftliche Beiträge wurden nicht mehr veröffentlicht.

Nach Amerika und Russland wurden zwischen den beiden Weltkriegen in vielen Ländern Zentralinstitute für Bluttransfusionsfragen gegründet, so z. B. in Frankreich, Polen, Italien und den Niederlanden.

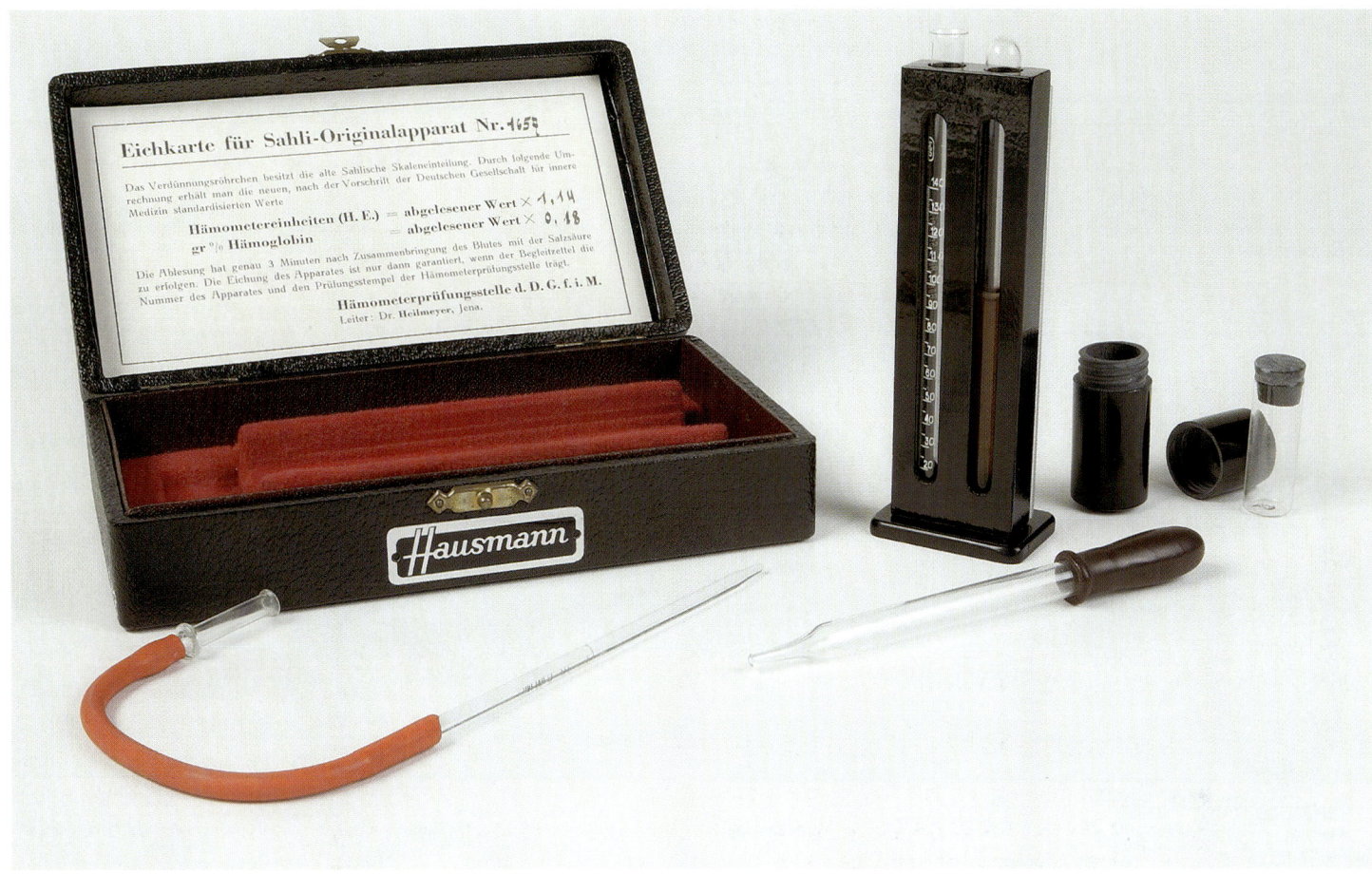

Hämoglobinometer nach Sahli: Das verschlossene Röhrchen (rechts) enthielt einen Farbstoff als Vergleichsstandard. Das offene Röhrchen (links) diente als Misch-röhrchen. Es wurde bis zum Teilstrich mit Salzsäure gefüllt, dazu gab man eine bestimmte Menge Blut, das mittels einer geeichten Pipette aus einem Blutstropfen der Fingerbeere oder dem Ohrläppchen aufgezogen wurde. Dann tropfte man destilliertes Wasser bis zur Farbgleichheit mit dem Standardröhrchen zu. An einer Skala wurde der Hämoglobin-Wert (Hb-Wert) abgelesen. Heute füllt man vor jeder Blutspende eine kleine Küvette mit Kapillarblut aus der Fingerbeere und misst den Hb-Wert in einem geeigneten Fotometer.

„Modetherapieform"

Die deutsche Ärzteschaft jener Zeit stand der, wie sie meinte, „Modetherapieform Transfusion" sehr zurückhaltend gegenüber – vielleicht auch durch den nachhaltigen Einfluss des großen Chirurgen Ernst von Bergmann (1836–1907), der 1883 anlässlich eines Stiftungstages der militärischen Bildungsanstalt in Berlin ein so vernichtendes Urteil über die Bluttransfusion gefällt hatte, dass man von einer „Leichenrede auf die Transfusion" sprach. Wenn überhaupt, so wurde nur Frischblut direkt vom Spender auf den Empfänger übertragen. Daher bedurfte es keines Zentralinstituts für Blutspende und Bluttransfusion. Es gab in den einzelnen Krankenhäusern sog. Blutspendernachweise. Hier wurden Karteikarten über Spendewillige geführt, die Namen, Geburtsdatum, Adresse, Arbeitsplatz und AB0-Blutgruppenzugehörigkeit enthielten. Der Spender wurde bei Bedarf durch einen Boten, wo möglich auch per Telefon, vom Arbeitsplatz oder von zu Hause geholt und direkt – oft noch in Straßenkleidung – in den Operationssaal neben den Empfänger gelegt und die Verbindung zwischen Spender- und Empfängerblutgefäßen hergestellt.

Dafür verlangte der Spender Geld und so kam es auch in Deutschland, besonders in den Hungerjahren nach dem Ersten Weltkrieg und nach der Inflation, zu Erpressungsversuchen bei der Spendervermittlung.

Der Chirurg Ernst Unger (1875–1937), ein Schüler Ernst von Bergmanns, erkannte die Notwendigkeit eines behördlich kontrollierten überregionalen Blutspendeinstituts für Deutschland. Auf sein Drängen hin und auf Anordnung des Oberbürgermeisters wurde 1932 der Berliner Blutspendedienst im Rudolf-Virchow-Krankenhaus gegründet. Unger übernahm die Leitung. Am 14. Dezember 1932 berichtete er in der Berliner Medizinischen Gesellschaft über die neue Einrichtung und erwähnte auch, dass die Blutspender einheitlich für 350 Milli-

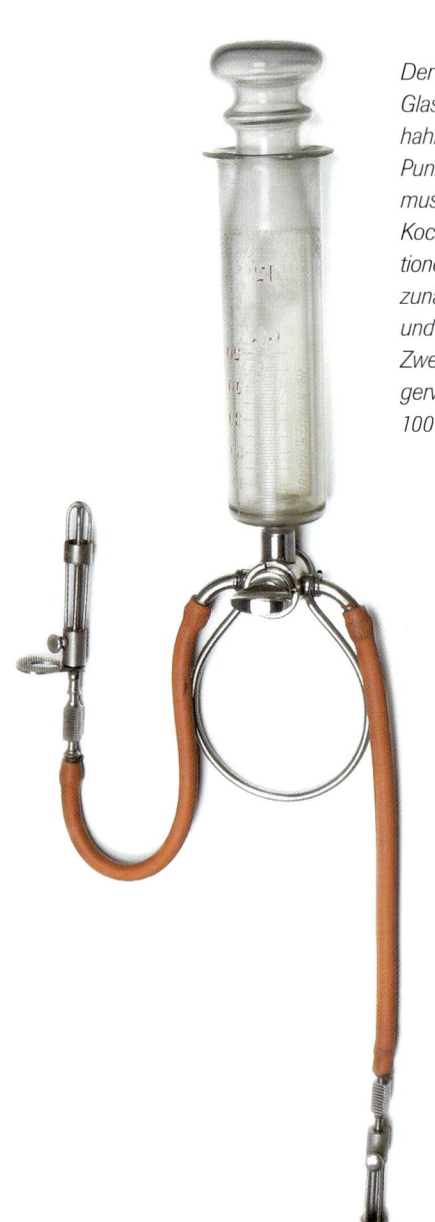

Der Oehlecker'sche Apparat bestand aus einer Glasspritze, einem Ansatzstück mit Zweiwege-hahn aus Nickel oder Neusilber sowie zwei Punktionskanülen. Vor Beginn der Transfusion musste das ganze System mit physiologischer Kochsalzlösung gespült werden. Nach Punk-tionen der Spender- und Empfängervene wurde zunächst Spenderblut in die Spritze gezogen und anschließend sofort durch Umlegen des Zweiwegehahns unverändert in die Empfän-gervene gespritzt. Man übertrug so bis zu 1000 Milliliter Blut in 20 Minuten.

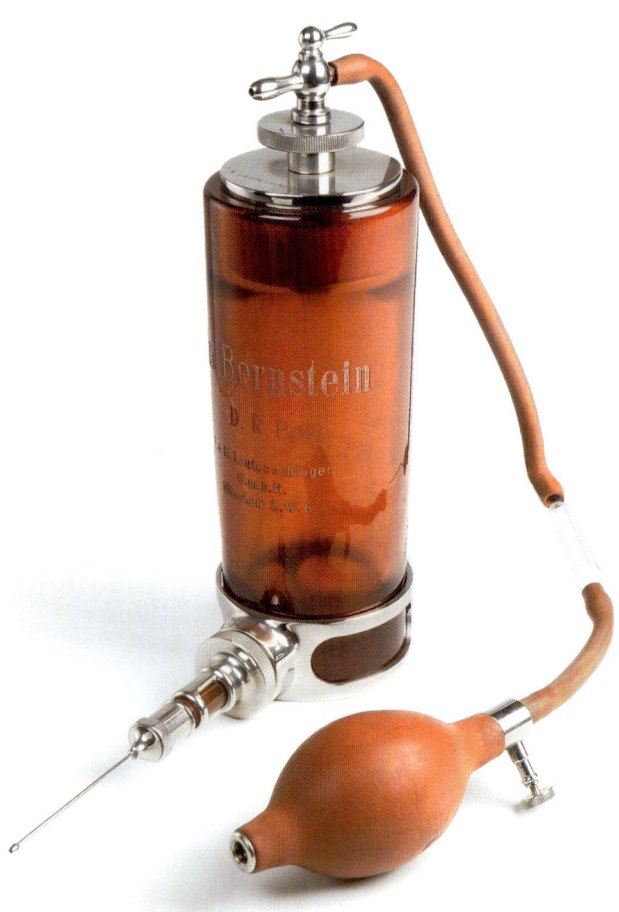

Der Lampert-Becher bestand aus schwer benetzbarem und daher gerinnungsverzögerndem Bernsteinmaterial. Er wurde im Spen-derraum mit Frischblut gefüllt, sofort in das Krankenzimmer ge-bracht, wo mittels des Oehlecker'schen Apparates das Blut aus dem Becher aufgezogen und dem Patienten injiziert wurde.

liter gespendeten Blutes zehn, für 500 Milliliter fünf-zehn und für 1000 Milliliter zwanzig Reichsmark erhielten. Die Erstuntersuchung, die den Allgemein- und Ernährungszustand des Spendewilligen um-fasste, wurde von einem klinisch geschulten Arzt vorgenommen. Anschließend wurde im Labor die AB0-Blutgruppe nach Landsteiner bestimmt und der Hämoglobingehalt (Hb) ermittelt. Dieser Farb-stoff der roten Blutkörperchen, der den Sauerstoff transportiert, steigt oder fällt mit der Zahl der Erythrozyten und wird als Maß genommen, um auf eine ausreichende Menge an spendereigenen roten Blutkörperchen zu schließen. Bei Unterschreiten eines bestimmten Wertes (z.B. bei Eisenmangel) wird der Spender zu seinem eigenen Schutz von der Spende zurückgestellt. Die Hämoglobinmessung

erfolgte damals in dem von Hermann Sahli (1856–1933) beschriebenen Hämoglobinometer. Die Unter-suchungsergebnisse wurden in der Spenderkartei-karte protokolliert. Der anerkannte Dauerspender erhielt einen Lichtbildausweis und musste sich schriftlich verpflichten, sich unaufgefordert viertel-jährlich nachuntersuchen zu lassen, jede Erkrankung sofort anzugeben und nicht ohne Zustimmung des Blutspendedienstes in einem anderen Krankenhaus Blut zu spenden.

Infektionsgefahr für den Spender

Die Gefahr für einen Spender, sich über den Emp-fänger seines Blutes zu infizieren, wurde eklatant, als Diphtheriekranke der Infektionsabteilung im Rudolf-Virchow-Krankenhaus Transfusionen benötigten. Die räumliche Trennung von Spender und Empfänger wurde zwingend, aber noch galt in Deutschland die direkte Übertragung von Frischblut als einzige Erfolg versprechende Form der Transfusion. Unger war durchaus bekannt, dass Albert Hustin (1882–1967) bereits 1914 als Erster durch Natriumzitrat ungerinnbar gemachtes Blut erfolgreich transfundiert hatte und dass rote Blutkörperchen bei Zusatz von Natriumzitrat und Dextrose 30 Tage lebensfähig bleiben. Er wusste auch, dass in anderen Ländern bis zu 14 Tage altes, im Eisschrank gelagertes Zitratblut transfundiert wurde, hielt aber dennoch den Einsatz unveränderten Blutes für besser. Er benötigte daher einen Behälter, in dem er noch ungeronnenes Frischblut zum Empfänger bringen konnte. Dafür kombinierte er den von ihm bisher benutzten „Transfusionsapparat" nach Franz Oehlecker (1874–1958) mit dem Bernsteinbecher von Lampert.[8] Ungers vielfältige Forschungstätigkeit auch über immunologische Fragen oder auf dem Gebiet der Gerinnung konfrontierte ihn immer wieder mit Problemen, die sich auch in der Transfusionsmedizin stellten. Mit seinen Forschungsergebnissen hätte das deutsche Transfusionswesen den Anschluss an das damalige Weltniveau erlangen können. Doch Unger musste im April 1933 als einer der ersten jüdischen Chefärzte seine Klinik verlassen.

Blut für den Krieg

Ideologisch geprägte Ab- und Ausgrenzungen führten auch dazu, dass Erfahrungen, die im Spanischen Bürgerkrieg bei Bluttransfusionen für Verwundete gemacht wurden, nicht nach Deutschland drangen und nicht in die beginnenden Kriegsvorbereitungen einbezogen werden konnten. Die Sowjetunion konnte dank der geschilderten russischen Transfusionskunde die „antifaschistischen Kämpfer" in Spanien in großem Ausmaß mit Blut versorgen und viele Verwundete retten. Wilhelm Heim (1906–1997), der sich seit 1938 mit der Möglichkeit der indirekten Blutübertragung unter Verwendung von Heparin (damals Vetren genannt) als Stabilisator beschäftigte, erfuhr als Soldat im Polenfeldzug durch einen ehemaligen Spanienkämpfer von den im Bürgerkrieg auf der gegnerischen Seite durchgeführten Transfusionen.[9] Angeregt durch diese Berichte sah es Heim als seine vordringliche Aufgabe an, verwundete Soldaten durch Bluttransfusionen zu retten. Zumindest die Transportfähigkeit bis zum Lazarett sollte mit einer Transfusion ermöglicht werden. Im Dezember 1939 nutzte Heim seinen Heimaturlaub, um diese Idee den zuständigen Abteilungen des Heeres vorzustellen. Dort stieß er auf großes Interesse und man

richtete ihm im damaligen Robert-Koch-Krankenhaus Berlin-Moabit eine Forschungsstelle ein. 1941 habilitierte Heim über „klinische und experimentelle Studien zum Blutkonservierungsproblem". Über Heim vermittelte der Reichsminister des Heeres dem Reichsinnenminister die Notwendigkeit einer einheitlich geregelten Blutspendeorganisation für Deutschland. Im März 1940 erließ das Reichs- und Preußische Ministerium des Innern „Richtlinien für die Einrichtung des Blutspendewesens im Deutschen Reich". Obwohl der Name Unger perfekt verdrängt war, wurden seine Vorgaben und Forderungen in diesen Richtlinien umgesetzt. Dem Robert-Koch-Institut in Berlin wurde die Bearbeitung aller Fragen zur Transfusion übertragen. Es überwachte bis 1993 die Kontrolle der Testseren und Blutprodukte und erfasst bis heute die epidemiologischen Daten der mit dem Blut übertragbaren Krankheiten.

Infektionsgefahr für den Empfänger

Hierzu gehört in erster Linie die Lues oder auch Syphilis genannt, 1940 ein noch immer ungelöstes Problem. Zwar kannte man seit 1905 den Erreger, *Treponema pallidum,* und konnte Antikörper gegen diesen nachweisen, aber das gerade entdeckte Penicillin, das einzige heilende Therapeutikum, stand längst nicht jedem zur Verfügung. Als dann 1942 Hartmann und Schone herausfanden, dass Blutspender auch mit einer latenten (verborgenen) Infektion die Syphilis übertragen können, wurde die Untersuchung des Spenderblutes auf diese Krankheit unabdingbar. Neben der körperlichen Untersuchung auf luetische Krankheitszeichen wurde die Wassermann'sche Reaktion, übrigens schon 1906 veröffentlicht, für jeden Blutspender verpflichtend.

Entdeckung des Rhesus-Blutgruppensystems

In den Jahren 1936/37 untersuchte der Serologe Peter Dahr (1906–1984) am Hygiene-Institut der Universität Köln Affen-Blutgruppen. Die veröffentlichten Untersuchungsergebnisse gaben Anlass zu einem regen wissenschaftlichen Austausch zwischen Dahr und Landsteiner. Im August 1941 sandte Landsteiner seine Anleitung zur Gewinnung von Anti-Rh-Serum bei Meerschweinchen noch vor deren Publikation an Dahr.[10] Dadurch war Dahr

> „in der glücklichen Lage, selbst Anti-Rh-Seren herzustellen und am Kölner Hygiene-Institut Rh-Untersuchungen durchzuführen."[11]

Landsteiner und Alexander S. Wiener hatten in den Jahren 1940/41 Blut von Rhesusaffen in Kanin-

Nachweis der Syphilis

Bei der **Wa**ssermann'schen **R**eaktion (WaR) zum Nachweis der Syphilis werden zwei Testsysteme kombiniert: die **K**omplement**b**indungs**r**eaktion (KBR) und ein hämolytisches System als Indikator. Die Hämolyse, die Auflösung der roten Blutkörperchen durch Zerstörung der Zellmembran, bewirkt, dass Hämoglobin austritt und das Reaktionsgemisch des Indikatorsystems rot gefärbt wird. Die KBR beruht auf der 1898 von Jules Bordet (1870–1961) in frischem Serum beobachteten Aktivität, in Gegenwart spezifischer Antikörper Erythrozyten zu lysieren. Er nannte die hochmolekularen, hitzeempfindlichen Proteine, die diese Aktivität bewirken, Komplement.

August v. Wassermann (1866–1925) beobachtete im Serum Syphiliskranker Antikörper, die sich mit Antigen verbanden und dabei Komplement verbrauchten. Als Antigen verwendete er einen Lipoidextrakt aus Säugetierorganen. Um den Komplementverbrauch sichtbar zu machen, benutzte Wassermann Hammelerythrozyten, die durch Antikörper im Kaninchenserum hämolysiert werden, wenn Komplement vorhanden ist.

Die Durchführung der WaR verläuft im Prinzip folgendermaßen: Zum Patientenserum, das (vermutlich) Antikörper gegen *Treponema pallidum* enthält, werden das Antigen (Lipoidextrakt) und Komplement in Form frischen Serums, z. B. vom Meerschweinchen, hinzu gegeben. Wenn Antikörper im Serum vorhanden sind, binden sie sich unter Komplementverbrauch an das Antigen. Im zweiten Schritt der Reaktion werden nun Hammelerythrozyten und Kaninchenserum zugegeben. Ist das Komplement durch die Primärbindung verbraucht, werden die Hammelerythrozyten nicht hämolysiert. Der Überstand im Reaktionsgefäß bleibt klar. Die WaR ist positiv. Der Patient hat Syphilis. Werden die Hammelerythrozyten zerstört, weil die Primärreaktion kein Komplement verbraucht hat, tritt Hämoglobin aus; das Reaktionsgemisch färbt sich in der charakteristisch durchsichtigen Röte, die WaR ist negativ, der Proband nicht mit Treponemen infiziert. Die von v. Wassermann beschriebene Reaktion war von 1906 bis in die späten 1960er Jahre die einzige Nachweismethode

für Syphilis. Heute wird der *Treponema-Pallidum-*Hämagglutinations-**A**ssay (TPHA) als Suchtest eingesetzt, bei dem Geflügelerythrozyten, die mit *Treponema pallida* sensibilisiert (beladen) sind, verwendet werden. Wenn im Patientenserum Antikörper gegen den Syphilis-Erreger vorhanden sind, binden sie sich an die Treponemen auf den Geflügelerythrozyten. Durch diese Antigen-Antikörper-Bindung werden die sensibilisierten Erythrozyten miteinander vernetzt, was – nach Zentrifugation – mit dem bloßen Auge sichtbar ist. Sind keine Antikörper vorhanden, sedimentieren die Erythrozyten nach Zentrifugation zu einem „Knopf" am Boden des Reaktionsgefäßes. Zur Bestätigung eines positiven TPHA-Tests führt man den direkten Erregernachweis unter dem Fluoreszenzmikroskop durch. Man macht also zunächst einen sehr empfindlichen „Suchtest" auf Infektionskrankheiten im Transfusionsblut, der eher falsch-positive als falsch-negative Resultate zeigt. Im Falle eines positiven Ergebnisses wird dieses dann durch einen hoch spezifischen Test bestätigt. Dieses Vorgehen, zuerst empfindlicher Suchtest, dann Bestätigungstest durchzuführen, wird heute generell beschritten.

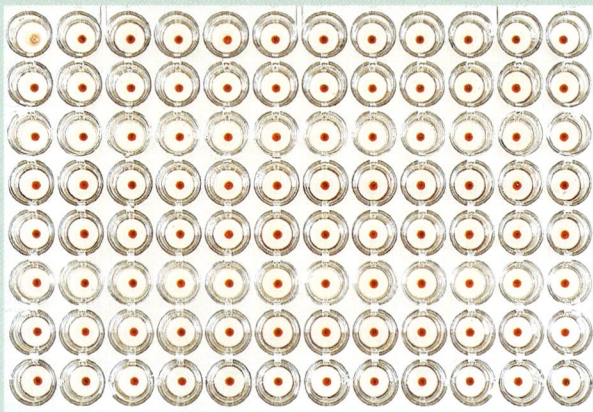

Der Treponema-Pallidum-*Hämagglutinations-Assay. Oben links befindet sich die positive Kontrolle, alle anderen Testergebnisse sind negativ.*

chen und Meerschweinchen injiziert. Im Serum dieser so immunisierten Tiere konnten sie Antikörper nachweisen, die nicht nur die Erythrozyten von Rhesusaffen agglutinierten, sondern auch diejenigen von ca. 85 % der weißen menschlichen Bevölkerung. Sie bezeichneten das Serum daher als Anti-Rhesus-Serum und die Menschen, deren Erythrozyten damit positiv reagierten als Rh-positiv, die restlichen als Rh-negativ.

Rh-Unverträglichkeit zwischen Mutter und Kind

Bereits 1939 hatten Philip Levine und R. Stetson eine hämolytische Transfusionsreaktion bei einer Frau

beschrieben, die nach einer Totgeburt Blut ihres Ehemannes erhalten hatte.[12] Sie konnten im Serum der Frau Antikörper gegen die Erythrozyten ihres Mannes nachweisen. Dieses Serum verklumpte außerdem die Erythrozyten von 80 der 104 untersuchten AB0-kompatiblen Blutspender. Levine und Stetson vermuteten bereits, dass die Mutter durch ein Erythrozyten-Antigen ihres Kindes immunisiert worden war. Dieses Antigen musste das Kind von seinem Vater geerbt haben.

Zur gleichen Zeit untersuchten Wiener und seine Mitarbeiter Seren von Patienten, die nach AB0-kompatiblen Transfusionen Unverträglichkeitsreaktionen aufwiesen. Es zeigte sich, dass diese Seren dieselbe Spezifität aufwiesen wie die von Levine und Stetson beschriebenen und wie die Anti-Rh-Seren von Landsteiner. Man nannte diese Spezifität Rh-Antikörper und lernte zwei Dinge. Erstens ist neben dem AB0-Blutgruppensystem auch die Rh-Blutgruppe für die Verträglichkeit einer Bluttransfusion wichtig und zweitens kann eine Rh-Unverträglichkeit zwischen Mutter und Kind zu schweren Schädigungen des Föten oder zur Totgeburt führen.

Im Gegensatz zum AB0-System, dessen Antigene auf allen menschlichen Körperzellen und auch bei einigen Bakterien und Pflanzen vorkommen, handelt es sich bei der Rh-Blutgruppe um Faktoren, die nur auf der Oberfläche von roten Blutzellen, den Erythrozyten, vorkommen. Rh-Antikörper entstehen nur durch „echte" Immunisierung nach Rh-unverträglichen Transfusionen, Schwangerschaften oder Organtransplantationen. So entstandene Antikörper nennt man irregulär, d.h. „nicht der Landsteiner'schen Regel entsprechend". Die regulären Antikörper Anti-A und Anti-B entstehen durch „natürliche" Immunisierung aus der Umwelt.

Sehr bald stellte sich heraus, dass die Rh-Blutgruppe nicht nur von einem Antigen geprägt wird, sondern ein System aus mehreren Faktoren darstellt. Bis 1943 waren vier weitere Rhesus-Antigene bekannt. Das zuerst entdeckte Rh-Antigen wurde nun mit D benannt, die weiteren mit C, c und E, e. Heute kennen wir ca. 40 Antigene im Rhesus-Blutgruppensystem, die nach unterschiedlichen Gesichtspunkten benannt wurden. Im angelsächsischen Sprachraum wird z.T. noch die Wiener'sche Schreibweise benutzt, wonach die Faktoren D mit Rh, C mit Rh', E mit Rh", und c mit hr', e mit hr", bezeichnet werden. Nach der Rosenfeld'schen Nomenklatur werden alle Rh-Antigene nach dem Zeitpunkt der Entdeckung durchnummeriert und daneben werden manche Antigene auch nach ihren Erstbeschreibern oder den Probanden benannt, bei denen das Antigen entdeckt wurde. Erst seit der Vererbungsweg bekannt ist, hat sich die von Fischer und Race Ende der 1940er Jahre eingeführte Buchstabenbezeichnung CcD.Ee durchgesetzt, da sie die genetischen Verhältnisse für diese fünf wichtigsten Rh-Antigene am besten wiedergibt.

Rh-Antigene sind Proteine, die die Erythrozytenmembran mäanderförmig durchqueren und so zu ihrer Stabilisierung beitragen. Das D-Gen produziert entweder das Antigen D, oder es ist „stumm", d.h. es produziert kein Antigen. Menschen mit einem stummen D-Gen nennen wir „Rhesus negativ". Wird das Immunsystem eines Rh-negativen Menschen mit Rh-positiven Erythrozyten durch Transfusion, Organtransplantation oder Schwanger-

schaft konfrontiert, bildet es mit 80%iger Wahrscheinlichkeit einen Antikörper gegen den Faktor D, das Anti-D. Es ist kein weiteres Antigen bekannt, das mit so hoher Wahrscheinlichkeit zu einer Antikörperbildung führt. Wurde bereits ein Anti-D gebildet und kommt es zu einer erneuten Konfrontation mit dem Faktor D, führt die Antigen-Antikörper-Bindung zu einer schlimmstenfalls tödlichen Transfusionsreaktion, zu einer Organabstoßung oder zur Schädigung des Föten mit unterschiedlichem Schweregrad. Treten bereits während der Schwangerschaft größere Mengen mütterlicher Rhesus-Antikörper zum Fetus über, kann es zum intrauterinen Fruchttod oder zur Totgeburt kommen. Auch nach der Geburt eines betroffenen Kindes ist die Gefahr nicht gebannt, denn das durch die Zerstörung der Erythrozytenmembran frei werdende Hämoglobin wird zu einem giftigen, gelben Farbstoff, dem Bilirubin, umgewandelt. Das Bilirubin kann Hirnstammzentren des Neugeborenen schädigen und so zu schweren geistigen und körperlichen Behinderungen führen. Derart geschädigte Neugeborene konnten nur durch eine Austauschtransfusion gerettet werden. Hierbei entzieht man dem Patienten Blut in kleinen Portionen und ersetzt dieses zeitgleich durch Rh-negatives Spenderblut.

Über 20 Jahre war die Austauschtransfusion die einzige Möglichkeit, „Rhesusbabys" zu retten. Die Rh-Prophylaxe wurde in Deutschland 1964 verpflichtend in die Schwangerenvorsorge eingeführt: Man spritzt einer Rh-negativen Mutter während der ersten Schwangerschaft und sofort nach der Entbindung Anti-D-Hyperimmunserum in geringer, unschädlicher Dosierung. In den mütterlichen Kreislauf gelangende kindliche Rh-positive Erythrozyten werden durch das injizierte Anti-D zerstört. Es kommt nicht zur Anti-D-Bildung bei der Mutter. Die nächste Schwangerschaft ist nicht gefährdet.

Auch Antikörper gegen die Rh-Antigene Cc und Ee können zu den für Anti-D beschriebenen Folgen führen, nur ist die Wahrscheinlichkeit der Antikörperbildung bedeutend geringer. Sie liegt unter 8%. Die weiteren Rh-Faktoren sollen hier nicht beschrieben werden, da sie von geringer klinischer Bedeutung sind.

Die routinemäßige Bestimmung des Rh-Faktors D bei Blutspendern und -empfängern erfolgte ab Ende 1940, indem man Anti-D-haltiges Serum von mit Rh-positivem Blut immunisierten Spendern im Reagenzglas mit Probandenerythrozyten bei 37°C inkubierte, in einem zweiten Schritt Anti-Human-Globulinserum nach Coombs hinzu gab und die Agglutination ablas. Diese Methode wird noch heute

– auch für die Rh-Faktoren Cc, Ee – angewendet. Allerdings benutzt man heute bevorzugt monoklonale Rh-Antikörper.

Entdeckung des Kellsystems

Das Kellsystem ist ähnlich angelegt wie das Rhesussystem, d. h. Anti-Kell-Antikörper können bei entsprechender Antigenkonstellation einen Feten ebenso schädigen wie Anti-D.

Allerdings bilden nur etwa 5–10 % der Kell-negativen Empfänger ein Anti-Kell nach Transfusion Kell-positiven Blutes. Vermutlich liegt die im Vergleich zur Anti-D-Bildung geringere Immunogenität des Kell-Antigens darin begründet, dass es seine Allele K und k wirklich gibt. Die Besonderheit des Kell-Systems besteht in der statistischen Verteilung seiner Allele: 92 % unserer Bevölkerung tragen das allele Genpaar kk. Wir nennen diese Träger Kell-negativ. Bei 7,98 % der Bevölkerung liegen die Allele Kk vor, diese Menschen werden als Kell-positiv bezeichnet, ebenso wie jene 0,02 %, die „reinerbig" die Allele KK tragen. Diese Verteilung erklärt, warum das Kell-System erst in den späten 1970er Jahren, als die Zahl der Transfusionen rasant anstieg, praktische Bedeutung erlangte. Da 92 % der Spender und der Empfänger die gleichen Kell- Antigene tragen, kommt es nicht zur Antikörperbildung. Das Blutgruppensystem tritt nicht in Erscheinung. Ebenso fallen die Kk-Empfänger bezüglich des Kell-Systems nicht auf. Sie bilden weder Anti-K noch Anti-k, da ihnen beide Antigene nicht fremd sind. Nur zwei von 1000 Blutkonservenempfängern sind KK und damit potenzielle Antikörperbildner, die bei einer erneuten Transfusion einen Zwischenfall erleiden können. Hat allerdings ein KK-Patient ein Anti-k gebildet, muss bei erneuter Transfusion von Kell-negativen Erythrozyten mit einem eventuell tödlichen Transfusionszwischenfall gerechnet werden. Dieser Patient darf nur KK-Blutkonserven erhalten, was zu erheblichen Versorgungsproblemen führen kann. Blut von Kell-positiven Spendern kann natürlich im Kell-negativen Empfänger zur Bildung eines Anti-K führen. Zwar ist die weitere Blutversorgung dieses Patienten mit Kell-negativem Blut nicht problematisch, dennoch sollte eine Antikörperbildung vermieden werden. Deshalb ist vorgeschrieben, dass Blutkonserven neben der AB0- und Rh-Blutgruppe auch die Kell-Merkmale auf dem Etikett ausweisen müssen. Alle weiteren Blutgruppenmerkmale, die nach Antikörperbildung zu Transfusionszwischenfällen führen können (Duffy, Kidd, Lutheran u. a.) müssen nicht deklariert werden. Man berücksichtigt sie erst, wenn ein Blutempfänger bereits Antikörper gebildet

hat. Vor jeder Transfusion muss im Serum des Empfängers nach solchen Antikörpern gesucht werden.

Antikörpersuchtest

Im Antikörpersuchtest inkubiert man das Patientenserum mit einer Reihe von Spendererythrozyten, deren Blutgruppenantigene bekannt sind. Ist im Serum ein Antikörper vorhanden, wird er die Spendererythrozyten agglutinieren, die das passende Antigen tragen. Dieses Antigen definiert den Patientenantikörper. Zur Auswahl geeigneten Transfusionsblutes testet man nun Konservenerythrozyten mit dem definierten Antikörper auf Fehlen des korrespondierenden Antigens. Mitunter muss eine große Zahl von Konserven getestet werden, um eine kompatible zu finden. Um Patientenblut zu sparen, benutzt man antikörperhaltiges Serum von entsprechend immunisierten Spendern. Nachdem César Milstein (1927–2002) und Georges Köhler (1946–1995) im Jahre 1975 die Herstellung monoklonaler Antikörper gelang, werden Antigenaustestungen mehr und mehr mit diesen in nahezu unbegrenzter Quantität und stets gleich bleibender Qualität produzierbaren Antikörper durchgeführt.

Verträglichkeitstest

Um sicher zu gehen, dass man für seinen Patienten die richtige Blutkonserve ausgewählt hat, wird noch der Kreuztest durchgeführt. Seit kein Vollblut, sondern nur noch Erythrozytenkonzentrate eingesetzt werden, sprechen wir von Verträglichkeitstest, denn man testet – wie im Antikörpersuchtest – nur noch die Spendererythrozyten gegen eventuelle Antikörper im Empfängerserum. Ein korrekt durchgeführter Verträglichkeitstest nach korrekter Blutgruppenbestimmung bei Spender und Empfänger und einem der Vorschrift entsprechenden Antikörpersuchtest mit gegebenenfalls nachfolgender Antikörperdifferenzierung verhindert mit hoher Wahrscheinlichkeit einen Transfusionszwischenfall auf Grund von Blutgruppenunverträglichkeiten der roten Blutzellen.

Merkmale der weißen Blutzellen

Die Untersuchung der Gewebemerkmale oder auch Transplantationsantigene der weißen Blutkörperchen (Leukozyten) erfolgt ähnlich wie die Blutgruppenbestimmung der roten Blutkörperchen mit Hilfe von antikörperhaltigen Seren. Solche Seren gewann man bevorzugt von Frauen, die durch mehrere Schwangerschaften immunisiert waren. Zur Bestimmung oder auch Typisierung von Gewebemerkmalen, den humanen Leukozyten-Antigenen (HLA), gibt man in die Vertiefungen einer Testplatte Antiserum mit einem bekannten Antikörper, z. B. Schwangeren-serum, und dazu eine Zellsuspension besonders auf-bereiteter weißer Blutkörperchen, z. B. eines Blut- oder Organspenders mit unbekannten humanen Leukozyten-Antigenen. Kommt es zu einer Antigen-Antikörper-Bindung, wird in Gegenwart von Kom-plement die Zellwand der weißen Blutkörperchen zerstört. Durch Zusatz eines sog. Vitalfarbstoffes kann die Antigen-Antikörper-Reaktion unter dem Mikroskop sichtbar gemacht werden, denn nur Zellen, deren Membranen zerstört wurden, nehmen den Farbstoff auf, intakte dagegen nicht. Heute wird die HLA-Typisierung weitgehend durch die DNS-Bestimmung mit molekularbiologischen Methoden ersetzt.

Die immunologisch bedingten Nebenwirkungen einer Transfusion, die durch Antigene auf den wei-ßen Blutkörperchen hervorgerufen werden können, werden nur in besonderen Fällen durch Austestung und Auswahl des geeigneten Blutderivates bekämpft. In der Regel genügt die Entfernung der Leukozyten durch Filtration. Unter bestimmten Voraussetzungen kann es erforderlich sein, ein zellhaltiges Blutprodukt zu bestrahlen (im Allgemeinen mit Röntgenstrah-len), um die immunogene Wirkung der Lymphozyten auszuschalten.

Übertragung von Krankheitserregern

Krankheitserreger können durch Bluttransfusionen übertragen werden, wenn das Blut bei der Entnahme oder Aufbereitung kontaminiert wurde oder der Spender infiziert war. Eine Kontamination kann und muss durch eine gute Herstellungspraxis vermieden werden. Aber der Nachweis, dass ein Spender frei ist von übertragbaren Krankheitserregern, ist pro-blematisch. Das gilt insbesondere für Erreger, die langfristig im Blut vorliegen, ohne dass Krankheits-zeichen bei dem Träger erkennbar sind, die bei einer Blutübertragung aber zu einer Infektion des Emp-fängers führen können. Diese Erreger müssen durch genaue Befragung des Spenders nach einem mögli-chen Infektionsrisiko und mittels geeigneter Labor-tests aufgefunden werden.

Die Übertragung der infektiösen Gelbsucht ist jetzt, nachdem die Syphilis dank Penicillin einen großen Teil ihres Schreckens verloren hat, das am meisten gefürchtete Infektionsrisiko bei der Blut-transfusion. Es ist bekannt, dass sich das Hepatitis-A-Virus nur kurzfristig im Blut aufhält und die Übertragung vornehmlich durch Schmierinfektion erfolgt. Eine Übertragung durch Blutkonserven ist nur während der kurzen virämischen Phase möglich. In dieser Phase fühlt sich der potenzielle Blutspen-

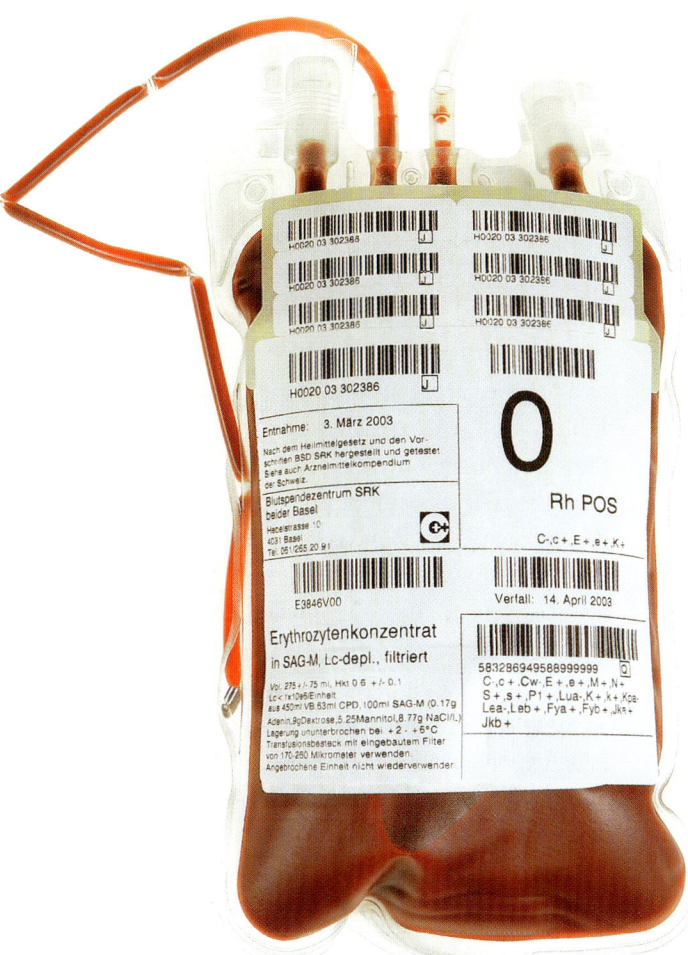

Erythrozytenpräparate müssen Angaben über die Landsteiner'sche Blutgruppe und über die Rh- und die Kell-Merkmale enthalten.

der aber so krank, dass er nicht spenden kann. Die Hepatitis A spielt daher im Hinblick auf eine Post-transfusionshepatitis keine wesentliche Rolle. Da-gegen hat das **H**epatitis-**B**-Virus (HBV) eine lange Inkubationszeit von bis zu maximal 240 Tagen. Daher suchte man verzweifelt nach einer Nachweis-methode für HBV.

Hepatitis B

1963 entdeckte Baruch Samuel Blumberg (geb. 1925) im Blut australischer Ureinwohner ein Eiweiß, das eine spezifische Antikörperbildung hervorruft, wenn es einem anderen Menschen injiziert wird.[13] Das gleiche Antigen wurde 1970 von Dane und Mit-arbeitern als eine aus Proteinen bestehende Virus-hülle beschrieben und als Hüllsubstanz des HBV erkannt.[14] Das Dane-Partikel wurde nun HBsAg (engl.: **h**epatitis **B s**urface **a**ntigen) genannt. Inner-halb der Virushülle befindet sich das Core-Partikel HBcAg (engl.: **h**epatitis **B c**ore **a**ntigen). Diese Anti-gene sind ebenso wie ihre entsprechenden Antikörper Anti-HBs und Anti-HBc mit einem schon von Blumberg entwickelten ELISA-Test (engl.: **e**nzyme-**l**inked **i**mmuno**s**orbent **a**ssay) nachweisbar. Der Pfiff dieses Tests liegt darin, dass man an einen Träger, z. B. den Boden eines Reagenzglases, unspezifische Antikörper fixiert, die aus einer hinzugefügten Lösung Antigene (z. B. HBsAg) binden. Gibt man nun das zu untersuchende Patienten- oder Spenderserum hinzu, so greifen sich daraus die nunmehr fixierten Antigene mit ihrer freien Bindungsstelle die entsprechenden Antikörper, in diesem Fall Anti-HBs. Zur Sichtbarmachung dieser Reaktion gibt man nun einen Anti-Antikörper, z. B. Anti-Humanglobulin, der mit einem Enzym gekoppelt wurde, in das Reagenzglas. Das Enzym, z. B. Peroxydase, verändert sein ebenfalls hinzu gegebenes Substrat, was zu einem messbaren Farbumschlag führt.

Der ELISA-Test ist mit entsprechend verändert eingesetzten Reagenzien auch geeignet, andere Antigene, wie z. B. HBsAg, oder andere Antikörper, wie z. B. Anti-Hepatitis-C-Virus, nachzuweisen.

Obwohl der ELISA ein empfindlicher und recht spezifischer Test ist, konnte durch seine Einführung die Zahl der durch Transfusionen übertragenen Hepatitiserkrankungen nicht deutlich gesenkt werden. Deshalb wurde auch nach der 1970 für alle Blutspender verpflichtend eingeführten HBsAg-Testung die Messung des Leberenzyms SGPT (**S**erum-**G**lutamat-**P**yruvat-**T**ransaminase, heute als ALAT bezeichnet) beibehalten. Seit Mitte der 1960er Jahre ist bekannt, dass eine Erhöhung dieses Enzyms im Spenderserum (freigesetzt aus zerstörten Leberzellen) mit einer transfusionsassoziierten Hepatitis beim Empfänger korreliert.

Hepatitis C

Trotz Ausschluss aller Blutspender, die einmal an einer infektiösen Gelbsucht erkrankt waren, einen erhöhten SGPT-Wert aufwiesen oder HBsAg-positiv waren, konnte die Rate an Hepatitisübertragungen nur um etwa 5 % gesenkt werden. Daher vermutete man ein oder mehrere weitere Hepatitisviren und führte 1975 den Begriff der Non-A-non-B-Hepatitis ein. Es dauerte noch 15 Jahre, bis der Haupterreger der Non-A-non-B-Hepatitis, das **H**epatitis-**C**-**V**irus (HCV) erkannt war und ein ELISA-Test zum Nachweis des entsprechenden Antikörpers Anti-HCV zur Verfügung stand. Obwohl sich das Hepatitis-C-Virus nicht in der Zellkultur vermehren ließ, konnten 1988 mit gentechnologischen Methoden Bereiche des Virus identifiziert werden, aus denen virale Eiweiße hergestellt wurden, die als Antigen im ELISA-Test dienten. Dieses neuartige Viruskonstrukt

ermöglichte Anfang 1990 die Einführung des Anti-HCV-Tests. Der dadurch ermöglichte Erfolg in der Bekämpfung der Hepatitis C findet aber in der Öffentlichkeit nur geringe Beachtung, denn seit nunmehr zehn Jahren beherrscht ein neues Krankheitsbild, das auch durch Blut übertragen werden kann, die öffentliche Aufmerksamkeit: das **a**cquired **i**mmuno**d**eficiency **s**yndrome (Aids).

Aids

1981 wurden in den USA fünf Fälle einer ungewöhnlichen Lungenentzündung und eine Reihe seltener Hautkrebserkrankungen (Kaposi-Sarkom) beschrieben, die alle bei jungen homosexuellen Männern ausbrachen. Als Ursache vermutete man einen durch Sexualkontakt übertragbaren Erreger, der die Immunabwehr schwächt. Daneben fiel eine Gruppe erkrankter Drogenabhängiger auf, die vermutlich durch gemeinsame Benutzung von Spritzen den Erreger verbreiteten. Der Verdacht, dass der Erreger auch durch Blut übertragbar sei, lag nahe. Im November 1982 wurden in Deutschland die ersten beiden Fälle veröffentlicht, die dem neuen Begriff Aids entsprachen. Im Dezember 1982 wurde über ein eineinhalbjähriges Kind berichtet, das nach mehreren Transfusionen an einer Reihe schwerer und z. T. seltener Infektionen litt. Ein Zusammenhang zwischen der Blutübertragung und der Abwehrschwäche des Kindes wurde aber erst gesehen, als man im Januar 1984 in den USA von 18 Aids-Patienten erfuhr, die zuvor Bluttransfusionen erhalten hatten.

1983 wurde im Institut Pasteur in Paris von Luc Montagnier (geb. 1932) und kurz darauf im US National Cancer Institute von Robert Gallo (geb. 1937) ein neues Virus entdeckt, das ab 1986 humanes Immunschwächevirus (HIV, engl.: **h**uman **i**mmunodeficiency **v**irus) genannt wurde. Es entbrannte ein beinahe 10-jähriger Streit um die Erstentdeckung des Virus, was der weiteren Erforschung nicht dienlich war, und schließlich mit dem Eingeständnis Gallos endete, er habe das von Montagnier isolierte Virus für seine Forschung eingesetzt.

1984 gelang erstmals die Isolierung und Identifizierung des Aids-Erregers bei einem Blutempfänger und seinem -spender. Damit war bewiesen, dass Aids durch Blut übertragbar ist. Diese Erkenntnis wurde allerdings zunächst überlagert durch eine mittelalterlich anmutende Diskussion über die Randgruppen der Gesellschaft, Homosexuelle, Drogenabhängige, die mit Aids für ihren unmoralischen Lebenswandel „bestraft gehörten". Gegen Aids-Patienten wurde in der Boulevardpresse geradezu gehetzt, Betroffene wagten nicht, ihre Erkrankung einzugestehen. Dadurch wurden Patienten, die über Blutprodukte infiziert wurden, zusätzlich belastet. Die zahlenmäßig größte Gruppe der so Infizierten waren Bluterkranke, vornehmlich Hämophilie-A- oder -B-Kranke, denen genetisch bedingt der Gerinnungsfaktor VIII bzw. IX fehlt. Diese Faktoren, die aus Plasma von Blutspendern gewonnen werden, müssen den Patienten regelmäßig zugeführt werden. Das Plasma wird entweder in Plasmapheresestationen oder auch in Blutspendediensten gewonnen und aufbereitet. Zur Gewinnung der Gerinnungsfaktoren werden viele Liter Plasma von vielen Spendern vereint, „gepoolt", in die einzelnen Fraktionen aufgetrennt und als Chargen abgefüllt. Das Plasma eines einzigen infizierten Spenders kann so eine Reihe von Chargen verunreinigen. Zwar gab es 1983 bereits Verfahren, Viren im Plasma durch Hitzebehandlung abzutöten – sie wurden im Hinblick auf Hepatitis-Viren entwickelt –, aber diese Verfahren waren teuer und mitunter nicht ausreichend effizient. Aus Kostengründen wurden aber nicht nur virusinaktivierte „Pool-Plasmen" therapeutisch eingesetzt, sondern auch unbehandelte Präparate. Nachdem ab 1984 die katastrophale Lage der Bluterkranken und die Möglichkeit einer Aids-Infektion durch Bluttransfusion in das öffentliche Bewusstsein gedrungen war, begann in den Blutspendediensten eine fieberhafte Suche nach Methoden, die neue Gefahr zu minimieren. Es wurde auch klar, dass der weltweite, schwer zu kontrollierende Handel mit Plasmapräparaten die Verbreitung von neuen oder bisher nur in einzelnen Regionen auftretenden Infektionskrankheiten fördert. Die Selbstversorgung der Länder mit Blutprodukten wurde zum vorrangigen Ziel in der Europäischen Union (EU) erklärt.

Die nicht unberechtigte Angst der Blutempfänger vor einer übertragbaren Infektion führte nicht selten dazu, dass dringend erforderliche Transfusionen abgelehnt wurden. Erst nachdem im Sommer 1986 endlich ein ELISA-Test zum Nachweis von Antikörpern gegen HIV zur Verfügung stand, wuchs langsam wieder das Vertrauen der Patienten in eine Therapie mit Blutderivaten.

Die Anti-HIV-ELISA-Tests der ersten Generation erfassten Antikörper erst ca. 45 Tage nach der Infektion. Diese bereits infektiöse Phase konnte in nachfolgenden Testgenerationen verkürzt werden, dennoch bleibt ein gewisses Restrisiko der Nichterkennung, das auch durch den direkten Nachweis des HI-Virus im Blut nicht völlig ausgeschlossen werden kann.

Im Falle eines positiven HIV-Antikörpernachweises im ELISA-Test muss dieser Befund in einem

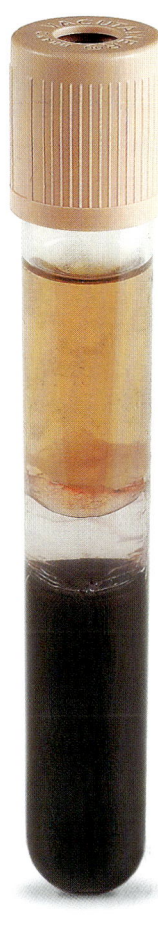

Durch Zentrifugation kann man die Blutzellen – die roten Blutkörperchen, die Erythrozyten (42,8%), die weißen Blutkörperchen, die Leukozyten (0,07%) und die Blutplättchen, die Thrombozyten (2,14%) – vom Plasma trennen, welches Eiweiße (4,4%), Zucker, Fette und Kochsalz (1,09%) und zu 49,5% Wasser enthält. Die Abbildung zeigt Blut, welches zentrifugiert wurde. Blut und Plasma sind durch ein beigegebenes durchsichtiges Trenngel zusätzlich voneinander separiert.

anderen Testverfahren bestätigt werden. Wie schon bei der Syphilis-Diagnostik beschrieben, benutzt man zunächst einen höchst empfindlichen Suchtest, hier den Anti-HIV-ELISA, der bewusst so konzipiert ist, dass er eher falsch positiv reagiert, als dass Antikörper nicht erfasst werden. Zur Bestätigung eines positiven Antikörpertests benutzt man ein als Westernblot bekanntes Verfahren. Hierbei werden konzentrierte, gereinigte HI-Viruskomponenten als Antigen in einem Gel entsprechend ihrem Molekulargewicht elektrophoretisch aufgetrennt und auf eine Zellulosematrix übertragen. Eventuell in der Serumprobe eines Patienten oder Spenders vorhandene HIV-Antikörper werden spezifisch von typischen HI-Virusteilen gebunden. Diese Reaktion stellt man mit einem enzymmarkierten Anti-Antikörper als Banden auf dem Zellulosestreifen dar. Sind keine Banden nachweisbar, ist die Probe HIV-negativ. Ein Streifen wird als positiv bezeichnet, wenn mindestens zwei Banden eindeutig einer HI-Viruskomponente zuzuordnen sind. Als fraglich positiv werden Streifen angesehen, die nur eine virustypische Bande aufweisen. Im Dezember 2002 genehmigte die Food and Drug Administration (FDA) Hepatitis-C- und HIV-Tests auf PCR-Basis, die einfach und schnell mit den Cobas-AmpliScreen-Systemen durchgeführt werden können.

Verunsicherung durch BSE

Die Creutzfeldt-Jakob-Erkrankung, die zu zentralnervösen Ausfallserscheinungen und schließlich zu Bewusstlosigkeit und Tod führt, wurde bisher als Folge einer genetischen Veranlagung angesehen. Bei den Untersuchungen zur Aufklärung der neuen Seuche BSE, **b**ovine (=vom Rind stammende) **s**pongiforme (=schwammartige) **E**nzephalopathie (=hirnorganische Schädigung) wurde ein infektiöses Eiweiß gefunden, das sog. Prion, das anderen Proteinmolekülen seine veränderte Faltungsstruktur aufzwingen und die normale Gehirnstruktur zerstören kann. Das Gehirn gleicht im Schnittpräparat einem Schwamm. Die durch Prionproteine übertragbare Enzephalopathie wurde als **n**eue **V**ariante der **C**reutzfeldt-Jakob-**K**rankheit (nvCJD) bezeichnet. Sowohl die Beobachtung, dass die Patienten schon in sehr jungem Alter erkranken, als auch das bevorzugte Auftreten des Erregers in den weißen Blutkörperchen unterscheidet die neue Variante von der klassischen Form der Erkrankung. Die theoretische, bis heute nicht bewiesene Übertragung der Prionen durch Bluttransfusionen wurde während der BSE-Krise in der Öffentlichkeit viel diskutiert. Es wurde ein weit gehender Spenderausschluß, z. B. für Englandbesucher, gefordert. Die Entfernung der weißen Blutzellen aus dem Transfusionsblut durch Filtration wurde im September 2001 verpflichtend in der EU vorgeschrieben.

Blutkomponentenherstellung

Das Entfernen der weißen Blutzellen erfolgte seit Mitte der 1960er Jahre, um bei Patienten, die mehrfach Bluttransfusionen erhalten hatten, immuno-logisch bedingte Nebenwirkungen zu reduzieren. Zunächst wurde nach Zentrifugation des Vollblutes in der Konservenflasche das überstehende Plasma vom Erythrozytenkonzentrat getrennt. Dann wurden die auf der Erythrozytenschicht liegenden Leukozyten mit einer langen Hohlnadel abgesaugt. Dabei bestand die Gefahr der bakteriellen Kontamination, die nur durch Separation im geschlossenen System vermieden werden konnte. Ein solches System wurde als Kunststoffmehrfachbeutel entwickelt. In dem mit Stabilisator versehenen Primärbeutel wird das Spenderblut gesammelt, anschließend zentrifugiert und dann das Plasma, das Erythrozytenkonzentrat und ggf. die Thrombozyten in die Satellitenbeutel gepresst. Die Leukozyten werden in einem integrierten Filter gesammelt. Man erhält so lagerungsfähige Blutkomponenten, die seit 1978 als „Fertigarzneimittel" nach den Vorgaben des Arzneimittelgesetzes hergestellt werden müssen.[15] Neben dem Arzneimittelgesetz und der Pharmabetriebsverordnung regeln beispielsweise in Deutschland die Richt- und Leitlinien der Bundesärztekammer sowie die Empfehlungen des Europarates und die Anforderungen des Technical Reports der WHO die Herstellung von Blutkomponenten. Die Betreuung und Auswahl der Blutspender und die Qualitätssicherung der Anwendung von Blutprodukten beim Empfänger werden in Deutschland seit 1998 im Transfusionsgesetz geregelt.

Labordiagnostische Verfahren, eine gesetzlich geregelte gute Herstellungspraxis und die qualitätsgesicherte Anwendung verfolgen ein Ziel: wirksame und sichere Blutbestandteile für die Patienten bereitzustellen, die die jeweilige Komponente benötigen.

Sabine Päuser

Krebszeichen

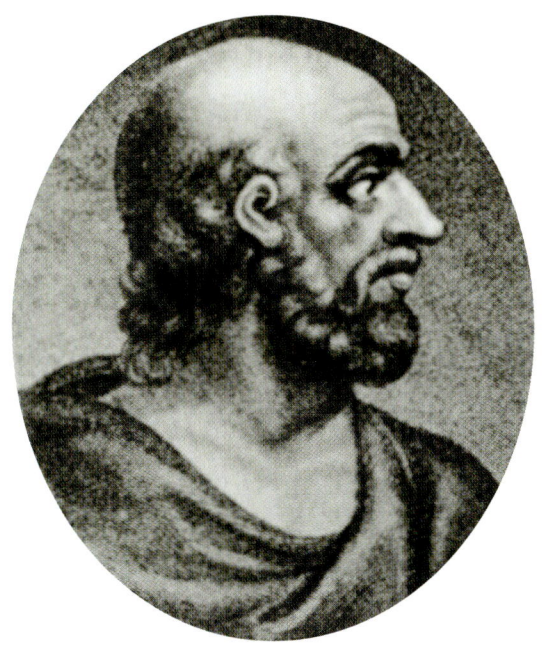

Hippokrates *(um 460 – um 375 v. Chr.) war der sechste Hippo-krates von etwa sieben aus der Familie der Asclepiden und wurde auf der Insel Kos geboren. In Athen wurde er medizinisch ausge-bildet und erwarb sich weiteres Wissen als Arzt auf seinen Wande-rungen durch Thessalien, Kleinasien und Ägypten. Schon zu Leb-zeiten galt er als bedeutender Arzt, dessen medizinischer Rat von vielen Herrschenden gesucht wurde. Von den 58 Schriften, die im Corpus Hippocraticum das Wissen verschiedener medizinischer Schulen zusammenfassten, kann nicht eine zweifelsfrei ihm zuge-ordnet werden; auch der wohl berühmteste Bestandteil dieser Schriften, der sog. Eid des Hippokrates nicht. Dies schmälert je-doch die Bedeutung von Hippokrates keineswegs. Er war der „Ers-te, der die Medizin aus den Banden der Mystik und Spekulation befreite und sie auf Naturbeobachtung und Erfahrung aufbaute".[71] Hippokrates war Anhänger der Vier-Säfte-Lehre. Krankheiten ent-standen aus einem Mangel oder einem Überfluss der vier Säfte: Blut, Schleim, schwarze und gelbe Galle. Ihm war auch schon der Krebs innerer Organe bekannt, ein Wissen, das wieder verloren ging, denn dem berühmten Galen war dies nicht bekannt. Nach Galen beruhte die Entstehung eines Krebses auf eingedickter schwarzer Galle. Dies leitete er aus seiner Beobachtung ab, dass melancholische Frauen besonders häufig an Krebs erkrankten. Hippokrates und Galen wiesen zwar daraufhin, dass man Krebs schon bei Beginn der Erkrankung diagnostizieren müsse, konnten ihn aber, wenn überhaupt, nur aus dem Verlauf diagnostizieren.[72]*

Es sind mehrere Papyri erhalten, die darüber Aus-kunft geben, dass in der ägyptischen Heilkunde Krebsleiden bereits bekannt waren. So werden im Smith-Papyrus, datiert auf ca. 1600 v. Chr., Tumoren der Brust beschrieben.[1] Im Papyrus Ebers, etwa aus der Zeit um 1550 v. Chr., gibt es ausführliche Lehr-texte über Geschwulsterkrankungen, in denen sogar eine Anzahl von Mitteln dagegen empfohlen wird. Auch in den Hippokratischen Schriften ist von Krebs häufig die Rede, wobei die alten Griechen wahr-scheinlich alle möglichen Arten von gut- und bös-artigen Geschwulstbildungen einschließlich Hämor-rhoiden so bezeichneten. Hippokrates von Kos (um 460 – um 375 v. Chr.) war der Erste, der neben der Be-zeichnung *karkinos* (Krebs) für alle denkbaren, nicht heilenden Geschwüre auch den Begriff *karkinoma* (Karzinom) für den bösartigen, nicht heilenden Krebs verwendete.[2] Die Bezeichnungen sollen sich von *karkinousthe* herleiten, was soviel wie „vom Krebs befallen" bedeutet. Dabei wird auf das durch die Haut schimmernde Blutgefäßnetz einiger ober-flächlich gelegener, äußerlich sichtbarer Tumoren Bezug genommen, welches die Form von Krebs-füßen haben soll. Bei den alten Römern waren eben-falls schon die Bezeichnungen „Cancer" und „Carci-noma" für Krebs üblich. Allerdings war für den römischen Arzt Aulus Cornelius Celsus (30 v. Chr. – 38 n. Chr.) der Begriff Carcinoma ein Sammelname für alle Geschwülste. Diagnostizierbar war Krebs indirekt aus der Wirkungslosigkeit aller Therapien. Der berühmte Claudios Galenos (129 – um 216), ge-nannt Galen, machte darauf aufmerksam, dass man den Krebs schon beim Beginn diagnostizieren müsse. Allerdings konnte auch er nur Wahrscheinlichkeits-diagnosen stellen und Krebs lediglich aus dem Verlauf der Erkrankung diagnostizieren. Leonides

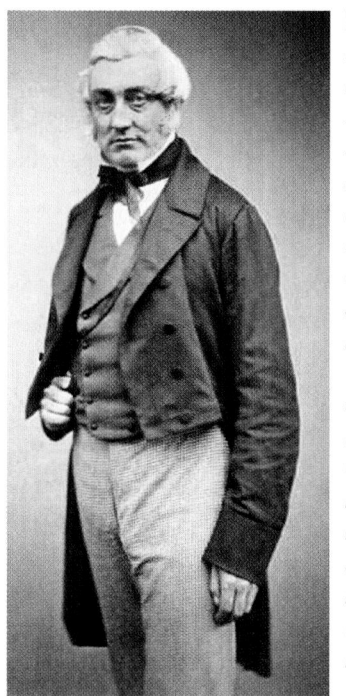

Henry Bence Jones *(1813–1873), geboren in Yoxford in der Grafschaft Suffolk in England, wollte zunächst eigentlich Priester werden. Er begann ein Theologiestudium am Trinity College in Cambridge. Doch bevor er die heiligen Priesterweihen erhielt, besuchte er einen Verwandten in Liverpool. Dies sollte sein Leben in eine andere Richtung lenken. Nach einer sechsmonatigen Tätigkeit in einer Krankenhausapotheke war in ihm nicht nur der Wunsch geweckt, Arzt zu werden, sondern auch sein Interesse für die Chemie in der Medizin. Nach seinem Medizinstudium in Cambridge und am St. George's Hospital in London ging er daher in das Laboratorium von Thomas Graham (1805–1869) am University College in London und 1841 nach Deutschland in Justus [v]. Liebigs (1803–1873) weltberühmtes Laboratorium, um sich mit Chemie zu befassen. 1842 ließ er sich in London als Arzt nieder und richtete sich ein kleines Laboratorium ein, in dem er die Harnsteine aus dem Museum des St. George's Hospital analysierte.[73] Im gleichen Jahr veröffentlichte er ein erstes Buch über Harnsteine und Gicht, welches er Liebig als „Freund und Schüler" widmete. Während es zu seiner Zeit eher üblich war, Krankheiten durch einen ganzen Katalog von Symptomen zu beschreiben, bemühte er sich, die pathologische und physiologische Chemie bei Diagnose und Therapie anzuwenden und durch Vorlesungen und Veröffentlichungen in England bekannt zu machen. Er entwickelte ein Konzept eines „chemischen Kreislaufs im Körper, der vor allem auf Diffusionsvorgängen zwischen Blut, Geweben und Ausscheidungsorganen beruhe". Er veröffentlichte zahlreiche chemisch-experimentelle Untersuchungen des Urins, so auch 1847 die Untersuchungen des Harns eines Patienten mit Mollitis Ossium.[74] Es wird berichtet, dass er jeden Tag im Morgengrauen mit der Laborarbeit begann und am Nachmittag und Abend nach seinen Patienten im Hospital schaute. Ernste Herzbeschwerden, Folgen eines rheumatischen Fiebers in der Jugend, bereiteten diesem Doppelleben als praktizierender Klinikarzt und Grundlagenforscher 1862 ein Ende. Fortan widmete er sich nur noch der wissenschaftlichen Forschung. Er war Zeitgenosse und Freund von Charles Darwin (1809–1882) und Michael Faraday (1791–1867). Über Faraday veröffentlichte er als letzte, literarische Arbeit 1870 eine zweibändige Biographie. Seinen Patienten Darwin behandelte er mit einer so strengen Diät, dass jener (trotz des „Therapie"-erfolges) schrieb, Jones hätte ihn „halb zu Tode gehungert".*

von Alexandrien (um 180 n. Chr.) berichtete dann über ein erstes Krebszeichen, welches auch heute noch ein besonderes Alarmzeichen darstellt: eine eingezogene Brustwarze als Hinweis auf eine Mammatumorerkrankung.[3]

Haardiagnostik, Harnschau und Kochproben

Wenn Tumorerkrankungen sich nicht durch äußerlich sichtbare Geschwulstbildungen oder Blutungen anzeigten, war es bis in das 20. Jahrhundert hinein sehr schwierig, eine (richtige) Diagnose zu stellen. Oft blieb nur das traurige und sehr vage Kriterium

jeglichen Therapieversagens. Mit zunehmendem Wissen über die verschiedenen Erscheinungsformen von Krebserkrankungen, mit den Erkenntnissen von Rudolf Virchow (1821–1902) zur Zellularpathologie[4], und mit der Erweiterung der therapeutischen, überwiegend chirurgischen Möglichkeiten,[5] nahmen dann die Anstrengungen zu, sichere diagnostische Krebszeichen zu finden. Viele dieser Diagnosekriterien muten uns heute von verzweifelt bis kurios an: So sollten gemäß der Schridde'schen Haaranomalie tiefschwarze, auffallend dicke Haare an „besonders dem Lichte ausgesetzten Stellen des Kopfes, an der vorderen Haargrenze, in der Schläfen- und Nackengegend" auf ein erhöhtes Krebsrisiko hindeuten. Lassen wir den deutschen Pathologen Hermann Schridde (1875–n. e.) selbst zu Wort kommen. 1922 schrieb er in der Münchener Medizinischen Wochenschrift:

> „Während ich nun die Schwarzpigmentierung der Haare und die Pigmentierung der Haut, wie gesagt, bei den Krebsen aller Organe feststellen konnte – nur die rothaarigen Menschen scheinen eine Ausnahme zu machen –, habe ich bei Sarkomen diese Veränderung nicht gesehen … Es unterliegt daher nach allen meinen hier mitgeteilten Erfahrungen keinem Zweifel, dass man aus der beschriebenen Veränderung der Kopfhaare den Schluss ziehen kann, ob ein Krebs innerer Organe vorliegt. Ich habe in zahlreichen Fällen nur auf Grund der Untersuchung der Haare ohne Kenntnis der klinischen Diagnose und vor Beginn der Obduktion die Diagnose gestellt und habe mich niemals geirrt."[6]

Noch 1936 wurden die „Schridde'schen Krebshaare" in einer größeren Studie an 300 Patienten untersucht und man befand:

> „Das von uns nachgewiesene gehäufte Auftreten der Haaranomalie in bestimmten Familien spricht zugunsten der Auffassung, daß die Schridde'schen Krebshaare lediglich der Ausdruck einer Konstitutionsanomalie sind, mit der vereint sich unter anderem auch die Disposition für das Auftreten maligner Tumoren befindet. Ob dieser sicher schon in der Erbanlage gegebene Zusammenhang der beiden Konstitutionsanomalien besondere humorale oder nervöse Wege zur Voraussetzung hat, lässt sich derzeit nicht entscheiden. Die Zusammenfassung unserer Befunde ergibt, daß das Fehlen der Schridde'schen Haaranomalie ein sicheres Zeichen für das Nichtvorhandensein eines Karzinoms oder einer karzinomatösen Disposition zu sein scheint. Dagegen ist der Nachweis von Krebshaaren kein Beweis für das Bestehen eines Tumors; wohl aber lässt sich sagen, daß bei Personen mit Krebshaaren die Wahrscheinlichkeit des Auftretens einer Krebserkrankung größer ist als bei negativem Befunde."[7]

Man scheute sich auch nicht davor, bei der Kaminer'schen Impfreaktion Blutserum von wahrscheinlich an Krebs Erkrankten, Gesunden unter die Haut zu injizieren und die auftretenden Quaddeln für diagnostische Aussagen heranzuziehen.[8]

Natürlich richtete man den Blick auch auf die Untersuchung der relativ einfach zu erhaltenen Körperflüssigkeiten wie Blut und Urin. Dazu schrieb 1853 der praktische Arzt Reinhold Köhler in seinem Buch „Die Krebs- und Scheinkrebs-Krankheiten des Menschen" in einem Abschnitt „Einfluß des Krebses auf die Beschaffenheit des Blutes und der Sekrete":

> „Der Krebs entwickelt sich bei allen möglichen Konstitutionen und Temperamenten. Wenn es bei den Krebsen eine primitive Veränderung in den Blutbestandtheilen gebe, so betreffe dieselbe wahrscheinlich weder den Faserstoff, noch die Blutkörperchen, noch das Eiweiß, sondern die wenig bekannten Extraktivstoffe."[9]

Er sollte sich gewaltig täuschen.

Eine Harnschau in vielfach modifizierter Form durfte bei diesen Bemühungen natürlich nicht fehlen. Bei der sog. Davis-Reaktion wurde Urin beispielsweise mit Salzsäure erhitzt, mit Ether ausgeschüttelt und der Rückstand beurteilt, der nach Abdampfen des organischen Lösungsmittels verblieb. Hatte er eine rosa-violette Farbe, sollte es sich um den Urin eines Karzinom-Patienten handeln. Eine gelbbraune Färbung sollte dagegen ein negatives Ergebnis anzeigen.[10]

Bis in das 20. Jahrhundert bearbeitete und kochte man Blutserum und Urin auf verschiedenste Art und Weise und hoffte, dadurch irgendwie Rückschlüsse auf bösartige Tumorerkrankungen ziehen zu können – mit fragwürdigem Erfolg.

Erster Tumormarker im Urin

Allerdings, so ganz von der Hand zu weisen waren diese Bemühungen wiederum nicht. War doch der erste Tumormarker wirklich durch „Urinkochen" entdeckt worden – auch wenn den Ärzten 1845 noch nicht bewusst war, was sie da gefunden hatten. „Was ist das?" Mit diesen Worten endete ein Schreiben, welches der Londoner Arzt Thomas Watson (1792–1882) samt einer Urinprobe, die einen ungewöhnlichen Niederschlag enthielt, am 1. November 1845 an den „chemischen Pathologen" Henry Bence Jones (1813–1873) am St. Georges Hospital sandte. Tags zuvor hatte er bereits seinen Kollegen William MacIntyre (1792–1857) zur Untersuchung seines 45-jährigen Patienten Thomas Alexander McBean hinzugezogen. MacIntyre hatte dabei nicht nur den Patienten selbst, sondern auch dessen Urin mit großer Sorgfalt untersucht und eine erstaunliche Entdeckung nach dem Erhitzen des Harns gemacht.

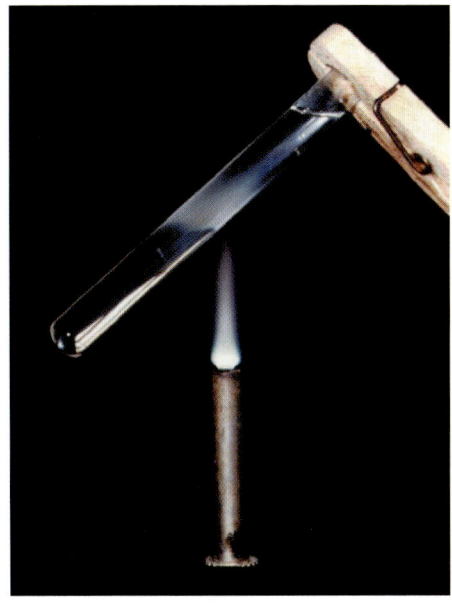

Das Vorliegen einer leicht weißlichen Trübung an der Stelle einer mäßigen Erwärmung in der Mitte eines mit angesäuertem Patientenurin gefüllten Reagenzglases bei ca. 50–60°C, die bei weiterem Erwärmen wieder verschwindet, diente bis in die Mitte des 20. Jahrhunderts als Nachweis für Bence-Jones-Proteine im Urin.

Das Erhitzen von Patientenharn war nicht ungewöhnlich: Eine Kochprobe des Harnes zum Eiweißnachweis nach Zugabe von Essigsäure war immerhin schon 1694 von Fredericus Dekkers (1648–1720) angegeben worden.[11] Aber das Resultat, das MacIntyre erzielte, war doch sehr ungewöhnlich, denn beim Erwärmen des Harns bildete sich erst eine milchige Trübung und dann ein gallertartiger Niederschlag, der bei weiterem Erhitzen bei 160–170°F (71–77°C) wieder verschwand.[12] Bence Jones wiederholte die Experimente mit Harnproben eigener Patienten und beobachtete, dass der Niederschlag im Urin nach Ansäuerung mit Salpetersäure ausfiel, sich beim Kochen des Urins auflöste, um beim Abkühlen wieder auszufallen.[13] Er veröffentlichte seine Beobachtungen über die später nach ihm – ein wenig ungerecht – Bence-Jones-Proteine genannten Niederschläge 1847.[14, 15]

Patient McBean verstarb am 1. Januar 1846. Als Todesursache wurde „Atrophie durch Albuminuria" angegeben.[16] Die Diagnose war eigentlich nicht falsch, denn der Begriff Albuminuria (Albuminausscheidung im Urin) wurde damals unspezifisch für vermehrte Proteinausscheidung im Urin verwendet. Watson, MacIntyre und Bence Jones ahnten jedoch, dass ihr Patient eigentlich an etwas anderem, vielleicht sogar an einem Tumorleiden verstorben war. Die Leichenöffnung zeigte dann: Mit den Knochen stimmte etwas nicht. Rippen, Brustbein sowie Brust- und Lendenwirbel waren weich und leicht zerbrechlich. Das Innere dieser Knochen war rot, durchgeweicht und „gelatineartig".[17] Daher änderten sie ihre Diagnose nach der Autopsie in *mollities et fragilitas ossium*.[18] MacIntyre beschrieb den Fall des „Mr. M." 1850 als „Case of mollities and fragilitas ossium, accompanied with urine strongly charged with animal matter".[19, 20] Erst als Ossip J. von Rustizky (1839–n. e.), ein Professor aus Kiew, 1873 in der deutschen Zeitschrift für Chirurgie den Fall eines Patienten publizierte, der an der Schläfe eine faustgroße pulsierende Geschwulst aufwies, und bei dem er nach der Leichenöffnung neben einigen weichen Knochen acht Tumoren fand, war eindeutig klar, dass es sich bei den „weichen Knochen" um eine Tumorerkrankung des Knochenmarks handelte. Von Rustizky untersuchte die Tumoren und schrieb:

> „Ganz allgemein waren die Zellen der Tumoren den Zellen, welche aus dem Knochenmarke in der Nachbarschaft der Tumoren entnommen wurden, gleichgebaut, so dass man sie miteinander verwechseln musste, wenn nicht grössere Fetttropfen vorhanden waren und dem Beobachter als Merkmal dafür dienten, dass wirkliche Knochenmarkzellen vorlagen."[21]

Er gab der Erkrankung einen Namen, der noch heute Verwendung findet: Ausgehend vom lateinischen Präfix *multi* für viel- oder mehrfach und vom griechischen Adjektiv *myelogen* (das Knochenmark betreffend) nannte er sie multiples Myelom.

In der Prager Medicinischen Wochenschrift erschien 1889 die Arbeit „Zur Symptomatologie des multiplen Myeloms. Beobachtung von Albumosurie" des in Prag tätigen Medizinprofessors Otto Kahler (1849–1893). In dieser Arbeit wurde das Krankheitsbild des multiplen Myeloms erstmals vollständig klinisch beschrieben, was der Krankheit auch den Namen Morbus Kahler[22] eintrug. In der gleichen Ausgabe der Zeitschrift erschien auch ein ausführlicher Bericht über die Eigenschaften des Harns des Kahler'schen Patienten: Der Urin enthielt die von Bence Jones beschriebenen eigentümlichen Niederschläge nach dem Erhitzen. Ein Jahr später lieferte Santiago Ramón y Cajal (1852–1934) die erste genaue mikroskopische Beschreibung von Plasmazellen, die 1905/1906 von dem schon erwähnten Pathologen Schridde erstmals bei dieser Erkrankung im Blut gefunden wurden. 1909 wurde erstmalig zur Diskussion gestellt, dass entartete Plasmazellen im Knochenmark die myelombedingte Knochenerkrankung hervorrufen.[23]

Obwohl man nicht genau wusste, um was es sich bei den Bence-Jones'schen Eiweißkörpern handelte, fand dieser Test gegen Ende des 19. Jahrhunderts Eingang in das Repertoire der Laboruntersuchungen. Seit Kahler war man sich der diagnostischen Bedeutung der Bence-Jones'schen Eiweißkörper als Zeichen für eine tumoröse Knochenmarkserkrankung bewusst, auch wenn man damals wohl noch nicht von einem Tumormarker sprach. Der Begriff

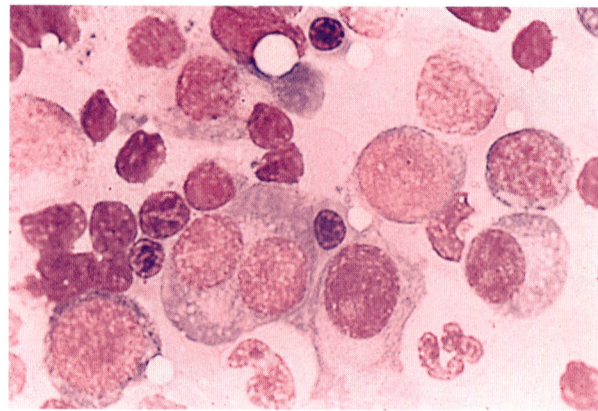

Ein- und zweikernige Zellen, wie sie im Knochenmark beim multiplen Myelom anzutreffen sind, unter dem Mikroskop.

des Tumormarkers sollte sich erst in den 70er Jahren des 20. Jahrhunderts herausbilden. Aber immerhin waren 1898 sieben Fälle des Auftretens dieser Eiweißkörper im Urin bei der Kahler'schen Erkrankung beschrieben. Knapp 10 Jahre später waren schon über 100 Fälle in der medizinisch-wissenschaftlichen Literatur dokumentiert.[24]

Die Meinungen der Experten über die Ursachen der Bildung dieser Einweißkörper klafften allerdings weit auseinander. Wie man in der 11. Auflage des Lehrbuchs „Analyse des Harns. Zum Gebrauch für Mediziner, Chemiker und Pharmazeuten" von 1913 nachlesen kann, neigte man Anfang des 20. Jahrhunderts jedoch schon zu der Auffassung,

> „dass der Bence-Jonessche Eiweisskörper nicht als etwas für den Menschenkörper Fremdes angesehen werden darf. Es handelt sich also keinesfalls um direkt wieder ausgeschiedenes Nahrungseiweiss, sondern um Eiweiss, das zu Körpereiweiss geworden ist."[25]

Weiter lesen wir in diesem Lehrbuch, dass der Test nicht einfach durchführbar war, sondern seine Tücken hatte. Vor allem konnte er auch falsch-positive und falsch-negative Ergebnisse liefern. Viele verschiedene Faktoren, wie z. B. der Salz- und der Säuregehalt des Harns, konnten Einfluss auf diese „eigentümliche Gerinnungserscheinung" haben.

> „Je nach der Acidität und dem Salzgehalt des Harnes wechseln daher die Temperaturgrenzen, bei welchen Fällung eintritt. Auch andere Bestandteile des Harnes, wie z. B. der Harnstoffgehalt, sind von Einfluss auf das Verhalten dieses Eiweisskörpers."[26]

1934 wurde von dem berühmten Hämatologen Edwin Eugene Osgood (1899–1969) und einem Mitarbeiter über Infiltrationen (Eindringen) entarteter Plasmazellen in Leber, Milz, Knochenmark und Lymphknoten beim multiplen Myelom berichtet.[27] Um was es sich bei den Bence-Jones-Proteinen denn nun eigentlich handelt, war aber in den 1930er

Jahren noch immer ungeklärt und so blieb die Routinediagnostik des multiplen Myeloms schwierig, obwohl man schon 1903 bemerkt hatte, dass die Veränderungen der Knochen bei dieser Erkrankung in Röntgenaufnahmen sichtbar sind. Die Diagnose blieb so lange unsicher, bis in den 1930er Jahren in größerem Ausmaß Knochenmarkspunktionen durchgeführt werden konnten und sich die Urinelektrophorese entwickelte.[28]

Watsons Frage beschäftigte die Forscher also weiterhin und konnte erst beantwortet werden, als man begann, den Aufbau von Antikörpern aufzuklären. Und so wurde dann die Natur der Bence-Jones-Proteine von dem amerikanischen Biochemiker Gerald Maurice Edelmann (geb. 1929) erkannt – dem Mann, der 1972 zusammen mit dem britischen Biochemiker und Immunologen Rodney Porter (1917–1985) für die Entdeckung der chemischen Struktur der Antikörper den Nobelpreis für Medizin und Physiologie erhielt. Wie es dazu kam? Eher zufällig: Edelman wollte die Struktur von Antikörpern aufklären, ein Unterfangen, das angesichts der immensen Vielfalt der Antikörper ungeheuer schwierig war. Er machte sich auf die Suche nach „einfacheren Molekülen". Bence-Jones-Proteine waren relativ leicht zu isolieren. Sie waren relativ homogen, hatten ein relativ niedriges Molekulargewicht und es war bekannt, dass sie den Immunglobulinen ähnliche antigenische Eigenschaften aufwiesen.[29]

Edelman hatte bezüglich dieser Proteine die Hypothese aufgestellt, dass

> „Bence-Jones-Proteine Polypeptidketten seien, die aufgrund eines Fehlers im Verbindungsprozess nicht in Myelomglobuline eingebaut würden."[30, 31]

Eines Nachmittags machte er am Rockefeller Institute in New York zusammen mit einem Mitarbeiter ein einfaches, aber aufregendes Experiment. Sie „erhitzten Lösungen von leichten Ketten [von Antikörpern], isoliert von Immunglobulinen aus ihrem eigenen Blutserum gemäß der klassischen Kochprobe zum Nachweis von Bence-Jones-Proteinen"[32] und konnten an ihren Proben das Gleiche

Auszug aus dem Lehrbuch „Analyse des Harns. Zum Gebrauch für Mediziner, Chemiker und Pharmazeuten" von 1913.

beobachten wie Watson, McIntyre und Bence Jones nahezu 120 Jahre zuvor. Was mag in einem solchen Augenblick in den Herzen und Köpfen von Forschern vorgehen? Die beiden publizierten 1962 eine Arbeit, in der der Anteil einzelner Aminosäuren in Bence-Jones-Proteinen aufgelistet war. Durch mehrere Methoden bestätigt, konnten sie auch zeigen, dass die leichten Ketten von IgG-Immunglobulinen aus dem Blut eines Patienten mit den Bence-Jones-Proteinen in dessen Harn identisch waren.[33] Stolz schrieben sie am Ende der Diskussion ihrer Ergebnisse:

> „Eine Urinprobe, ein reversibel koagulierbares Protein enthaltend, wurde mit einem Begleitschreiben, in welchem das ungewöhnliche Verhalten der Probe beschrieben wurde, 1845 vom praktischen Arzt Dr. Watson an einen Dr. Jones geschickt. Die Beschreibung endete mit den Worten: „Was ist das?" Dr. Jones schlussfolgerte, dass es „hydriertes Deutoxid von Albumin" sei. Die oben erwähnten Studien liefern für die Frage eine andere qualifizierte Antwort: Bence-Jones-Proteine scheinen Polypeptidketten des L-Typs zu sein, die nicht in Myelomproteine eingebaut wurden."[34]

Nun sollte es nicht mehr lange dauern, bis die letzten großen Fragezeichen bezüglich der Bence-Jones-Proteine verschwanden. Im August 1967 wurde die Reihenfolge der Aminosäuren in diesen Proteinen[35] und 1974 von der Arbeitsgruppe um Robert Huber (geb. 1937) die mittels Röntgenstruktur-

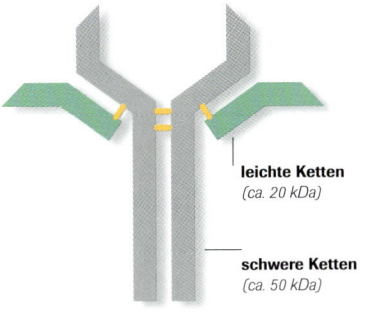

leichte Ketten *(ca. 20 kDa)*

schwere Ketten *(ca. 50 kDa)*

Schematischer Aufbau von IgG-Immunglobulinen, bestehend aus zwei leichten und zwei schweren Ketten, die jeweils einen konstanten und variablen Teil aufweisen.

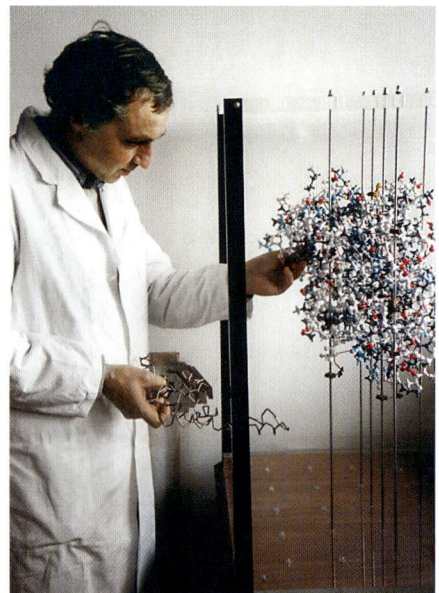

Robert Huber *(geb. 1937) klärte zusammen mit seinen Mitarbeitern vom Max-Planck-Institut für Biochemie in Martinsried, dem Physikalisch-Chemischen Institut der Technischen Universität München und dem Institut für Medizinische Biochemie der Universität Graz Anfang der 1970er Jahre die dreidimensionale Struktur von Bence-Jones-Proteinen auf. Huber wurde in München geboren. Dort studierte er auch Chemie, promovierte und habilitierte an der Technischen Universität. Seit 1972 ist er wissenschaftliches Mitglied der Max-Planck-*
Gesellschaft und Direktor des Max-Planck-Instituts für Biochemie in Martinsried. 1976 wurde er außerplanmäßiger Professor an der Technischen Universität München. Er ist Herausgeber des Journal of Molecular Biology und Mitglied zahlreicher internationaler wissenschaftlicher Gesellschaften. Er erhielt zahlreiche Ehrungen, die bedeutendste war 1988 der Nobelpreis für Chemie, den er zusammen mit seinen deutschen Kollegen Johann Deisenhofer (geb. 1943) und Hartmut Michel (geb. 1948) für die Kristallisation und Röntgenstrukturanalyse des fotosynthetischen Reaktionszentrums aus dem Bakterium Rhodopseudomonas viridis erhielt. Sein Interesse gilt vor allem der Aufklärung von Struktur und Funktion biologischer Makromoleküle, insbesondere von großen, komplexen Aggregaten, sowie der Weiterentwicklung und Verbesserung verschiedener physikalisch-chemischer Methoden. Auf dem Bild steht er vor einem Modell des eiweißspaltenden Enzyms Trypsin.

HYDRAGEL 2 BENCE JONES

Heute werden Bence-Jones-Proteine mittels Immunfixationselektrophorese auf Agarosegelen nachgewiesen. Dabei werden die Proteine einer Probe zunächst durch Elektrophorese auf dem Agarosegel aufgetrennt und dann mit Antiseren unterschiedlicher Spezifität inkubiert. Die Antiseren diffundieren in das Gel, die entsprechenden Antigene werden ausgefällt und mit einer Fixierlösung fixiert. Ungebundene Proteine werden in einem Waschschritt entfernt. Die ausgefällten Antigen-Antikörper-Komplexe werden gefärbt und visuell beurteilt.[75]

analyse ermittelte dreidimensionale Struktur[36] veröffentlicht.

Heute wissen wir, dass beim multiplen Myelom eine unkontrollierte Vermehrung entarteter, undifferenzierter, antikörperproduzierender Plasmazellen (B-Zellen) eines einzigen Zelltyps vorliegt. Sie setzen sich im Knochenmark fest und unterdrücken dort das Wachstum normaler Blutzellen.

Vorhandensein oder Fehlen der Bence-Jones-Proteine im Harn ist allerdings weder alleiniges Diagnose- noch geeignetes Ausschlusskriterium für das multiple Myelom: Einerseits scheidet nur etwa die Hälfte aller Patienten mit multiplem Myelom das Protein aus, andererseits kann man Bence-Jones-Proteine auch im Urin von Patienten mit anderen sog. proliferativen B-Zellerkrankungen finden, wie z. B. bestimmten Leukämien[37] und Lymphomen[38] sowie beim Morbus Waldenström[39]. Daher wird der Nachweis von Bence-Jones-Proteinen heute noch für die Diagnose solcher Erkrankungen genutzt. Allerdings weist man die monoklonalen, freien leichten Immunglobulinketten schon lange nicht mehr mit der umständlichen „Kochprobe" nach, sondern mit der Immunfixation.[40, 41]

Bei diesem ersten beschriebenen Tumormarker handelt es sich also um von entarteten Plasmazellen produzierte, unfertige, zur erfolgreichen Immunabwehr unfähige, gleichartige (monoklonale) niedermolekulare Antikörperketten.[42] Diese leichten Ketten der Immunglobuline besitzen ein geringeres Molekulargewicht als vollständig aufgebaute Antikörpermoleküle. Daher können sie durch die Nieren ausgeschieden werden und sind im Harn nachweisbar.

Es brauchte Jahrzehnte, bis dieser erste Tumormarker im Harn als solcher erkannt, und über ein Jahrhundert, bis seine Natur aufgeklärt werden konnte. Erst kürzlich wurde über den Nutzen des Nachweises von Bence-Jones-Proteinen im Serum zur Überwachung einer Chemotherapie beim multiplen Myelom berichtet. Verwendet wurde dafür ein für leichte Immunglobulinketten spezifischer Immunoassay.[43]

Im Laufe des 20. Jahrhunderts lernte man, von Tumorzellen gebildete Stoffwechselprodukte, Enzyme, Hormone[44] oder bestimmte Antigenstrukturen auf der Oberfläche von entarteten Zellen (Tumorantigene) als Tumormarker zu nutzen. Da es sich jedoch oft um Verbindungen handelt, die auch bei gesunden Menschen in geringen Konzentrationen in Körperflüssigkeiten nachzuweisen sind, eignen sich die meisten Tumormarker allein nicht zur Erstdiagnose, sondern eher zur Therapiekontrolle.

Vaginalabstrich zur Krebsvorsorge

Eher eine Ausnahme davon bildet die zytologische Diagnostik des Vaginalabstriches zum Nachweis eines Gebärmutterhalskrebses. Haben wir es hier mit einem sehr sicheren diagnostischen Krebszeichen zu tun? Ja und nein. Werden Krebszellen im Vaginalabstrich mit der von George Nicolaus Papanicolaou (1883–1962) in der ersten Hälfte des 20. Jahrhunderts entwickelten Färbetechnik nachgewiesen, ist dies eindeutig und es besteht Handlungsbedarf.

Papanicolaou war jedoch keineswegs der Erste, der durch das Mikroskop einen Blick auf Tumorzellen warf. Bereits 1838 war die Monographie „Ueber den feinen Bau und die Formen der Geschwülste" des Anatomen, Pathologen und Physiologen Johannes Müller (1801–1858) von der Berliner Universität erschienen, in dem das mikroskopische Erscheinungsbild von Tumoren beschrieben wurde. In Müllers Labor arbeitete auch der junge Virchow, der dort mit der Zellenlehre vertraut wurde. Später gab Virchow mit seinen Studien über Tumoren und seiner Reiz- oder Irritationstheorie der Krebsentstehung der onkologischen Forschung und Diagnostik neue Impulse.[45]

Obwohl schon im Jahre 1847 Émile Küss die Gewebsentnahme zur histologischen Krebsdiagnose empfohlen hatte,[46] war es wohl der Gynäkologe Carl A. Ruge (1846–1926), der 1878 erstmals Untersuchungen an Gewebsproben, die von Lebenden stammten, zur Tumordiagnostik durchführte.[47] Carl Friedländer (1847–1887) erwähnte in seinem Werk „Mikroskopische Technik" 1883:

> „Beim Uterus Carcinom findet man in der Absonderung celluläre Elemente und selbst Gewebspartikel, welche von der carcinomatösen Ulceration stammen und aufgrund ihrer morphologischen Struktur helfen, die Diagnose zu erstellen."[48]

Und trotzdem sollte es noch einmal 60 Jahre dauern, bis die zytologische Diagnostik zur Krebsfrüherkennung praktikabel war und sich durchsetzen konnte – ein Verdienst von Papanicolaou. Dabei interessierte sich der 1913 mit seiner Frau in die Vereinigten Staaten ausgewanderte Grieche eigentlich zunächst nur für den Sexualzyklus von Mensch

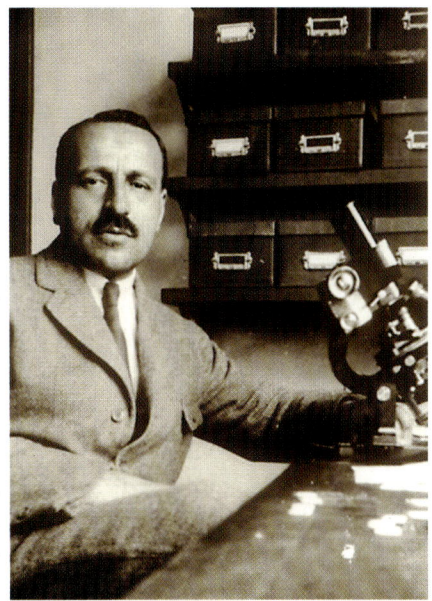

Der Grieche **George Nicolaus Papanicolaou** (1883–1962) war Sohn eines erfolgreichen praktischen Arztes. Nachdem er sein Medizinstudium in Athen 1904 mit dem Doktortitel abgeschlossen hatte, verspürte er jedoch keine Lust, in die Fußstapfen seines Vaters zu treten. So begann er zunächst ein Philosophiestudium in Wien. Doch bald ging er an das Zoologische Institut nach München, damals das größte zoologische Forschungszentrum der Welt.[76] Dort promovierte er 1910 mit einer Arbeit „Über die Geschlechtsbestimmung und Unterscheidung der Geschlechter bei Daphniden"[77] auf dem Gebiet der Zoologie. Im gleichen Jahr heiratete er und bevorzugte es auch da, nicht auf seinen Vater zu hören. Statt nach dessen Wünschen die Tochter eines reichen Großhändlers zu heiraten, entschied er sich für eine Freundin seiner Schwester, Andromaque (später Mary genannt) Mavreoyeni, die als Tochter eines Armeeangehörigen nur eine kleine Mitgift von der Regierung erhielt. Er sollte es nicht bereuen. Gemäß seinen eigenen Worten wurde sie seine treue und unermüdliche Gefährtin und freiwillige Assistentin.[78] In einem Brief an seine Eltern schrieb er am 4.10.1910:

> „Es ist nicht mein Ideal, reich zu sein oder glücklich zu leben, sondern kreativ zu arbeiten – etwas zu tun, was eines starken sittlichen Mannes würdig ist."[79]

Auf ihrer Hochzeitsreise besuchten die beiden auch das Ozeanographische Museum in Monaco, zu jener Zeit eine der besten Meeresforschungsstationen der Welt. Auf einem der Flure des Museums traf Papanicolaou einen Freund aus Deutschland, der gerade dabei war, seine Koffer zu packen und vorschlug, Papanicolaou könne sich doch um seine Nachfolge für die Stelle des Physiologen bewerben. Papanicolaou erhielt den Posten und begleitete in dieser Position 1911 Albert I., Prinz von Monaco, Großvater des heutigen Fürsten Rainier von Monaco, auf dessen Yacht L'Hirondelle II auf einer ökologischen Expedition. Nach dem Ausbruch des Balkankrieges kämpfte er in der griechischen Armee 1912/1913 gegen die Türken und lernte dabei griechisch-amerikanische Soldaten kennen, die ihm von den Möglichkeiten in den Vereinigten Staaten vorschwärmten. Diese Berichte weckten in ihm den Wunsch, in der biologisch-medizinischen Forschung in den USA zu arbeiten. Sobald der Krieg vorüber war, setzte er diesen Wunsch in die Tat um. Am 19.10.1913 erreichten er und seine Frau New York. Zunächst bekam er eine mit 60 Dollar monatlich dotierte Position als Teilzeit-Assistent in der Abteilung für Pathologie und Bakteriologie am New Yorker Krankenhaus und seine Frau arbeitete als Verkäuferin. Nur wenige Monate später erhielt Papanicolaou eine neue Aufgabe als forschender Biologe in der Abteilung für Anatomie des Universitätsklinikums der Cornell University in New York. Diese Aufgabe war nicht nur interessanter, sondern auch besser bezahlt. Zwei Monate später erhielt auch Mrs. Papanicolaou dort eine Stelle als seine Assistentin. Ein Forschungsteam war gebildet, welches während des nächsten halben Jahrhunderts viele wegweisende Ergebnisse hervorbringen sollte.[80] Papanicolaou blieb 48 Jahre, bis wenige Monate vor seinem Tod, in dieser Abteilung. Er wurde Assistent, Dozent, Assistenzprofessor, außerordentlicher Professor und schließlich Professor für Anatomie. Im Alter von 78 Jahren verließ er Ende 1961 sein etabliertes Laboratorium und sein gemütliches Heim in New York, um in Miami eine Position als Direktor eines Instituts für Forschung und Ausbildung in exfoliativer Zytologie anzunehmen. Ihm war nur noch wenig Lebenszeit dort vergönnt.

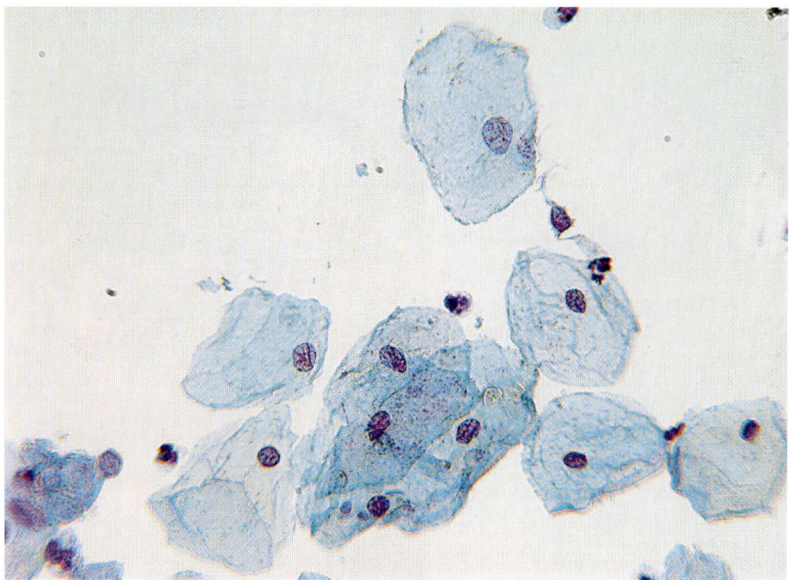

Mikroskopische Aufnahme eines Vaginalabstriches, gefärbt nach Papanicolaou, die ein normales Zellbild in 400-facher Vergrößerung zeigt. Zu sehen sind normale Platten-epithelzellen des Gebärmutterhalses. Die Zellkerne sind relativ klein im Vergleich zum umgebenden Zytoplasma und zeigen eine feine Kerngerüststruktur.[81]

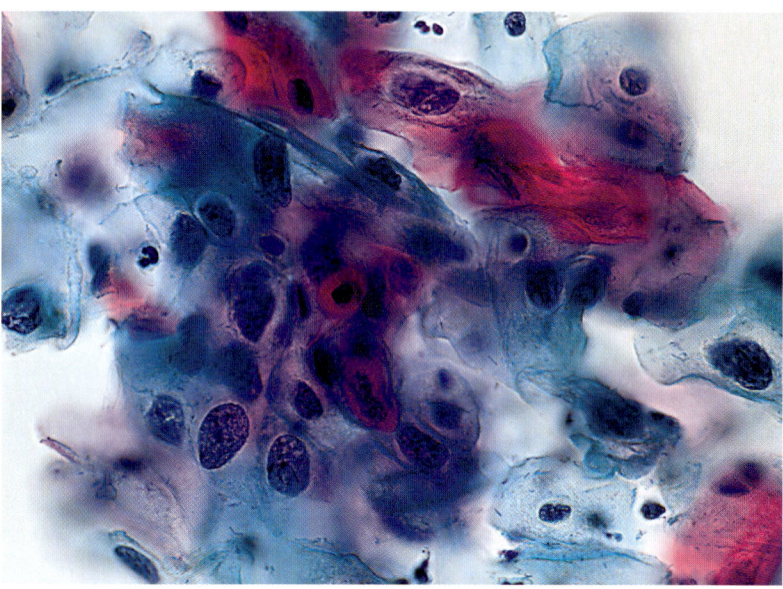

Mikroskopische Aufnahme eines Vaginalabstriches, gefärbt nach Papanicolaou in 400-facher Vergrößerung, die den Beginn von krebsartigen Veränderungen der Zellen (eine leichte Dysplasie), verursacht durch humane Papillomaviren, zeigt. Die Zellkerne sind größer und dunkler. Der Zellleib ist aber noch erhalten. Um den Zellkern sieht man einen hellen Hof. Solche mit einem humanen Papillomavirus infizierten Plattenepithelzellen werden auch als Koilozyten bezeichnet.[82]

und Tier (Meerschweinchen). Um den Vaginalzyklus zu studieren, untersuchte er ab 1920 erstmals systematisch Abstriche der Vagina. Die 1925 veröffentlichte erste Mitteilung darüber fand wenig Beachtung. Dies änderte sich, als Papanicolaou 1933 eine 118 Seiten lange Arbeit publizierte, die zur Basis für eine vaginale Zytodiagnostik des weiblichen Zyklus und seiner Störungen wurde. Sie beruhte auf mehr als 1000 untersuchten Abstrichen von 13 gesunden Frauen, inklusive seiner eigenen. Papanicolaou hatte zwei sehr wichtige Modifizierungen der damaligen Methodik vorgenommen: Er fixierte die Abstriche, ehe sie trockneten mit Isopropylalkohol, denn er hatte herausgefunden, dass das Trocknen menschlicher Vaginalabstriche das Erscheinungsbild der Zellen so sehr veränderte, dass charakteristische Zellveränderungen nicht mehr erkennbar waren.[49] Des Weiteren fügte er der Zellkernfärbung mit Hämatoxylin nach Harris eine zweite Färbung mit Orange G oder einem Farbstoffgemisch (Orange G, Lichtgrün, Bismarckbraun und Eosin) hinzu. Dadurch ließen sich die verschiedenen Stadien des Zytoplasma besser differenzieren.[50] Die Zellkerne sind dann blauviolett und die Kernkörperchen rot gefärbt. Das Zytoplasma kann je nach Hormonlage blau, blaugrün oder rot gefärbt sein. Wann Papanicolaou bei seinen ausgedehnten Untersuchungen erstmalig Karzinomzellen erblickte, ist nicht mehr mit Sicherheit nachvollziehbar. Im Jahre 1928 berichtete er auf einer Konferenz darüber,[51] konnte aber seine Kollegen zunächst wieder nicht so recht überzeugen. Wie Papanicolaou später selber bemerkte, war dies wohl auf seinen Kurzbericht im Tagungsband zurückzuführen. Dieser, erschienen unter dem verheißungsvollen Titel „New Cancer Diagnosis" in den Proceedings of the Third Conference for Race Betterment, war nicht genügend dokumentiert und „enthielt viele stenographische Fehler, die die Bedeutung des Textes veränderten". Diese Mängel, wie auch die Art der Veröffentlichung, mögen viel zu der Nichtbeachtung der Arbeit durch Pathologen und Mediziner beigetragen haben.[52] Von 1939 an beschäftigte sich Papanicolaou intensiv mit der Karzinomzytologie[53] und veröffentlichte 1943 zusammen mit dem Gynäkologen Herbert Frederick Traut (1894–n. e.) die berühmte Monographie „Diagnosis of Uterine Cancer by the Vaginal Smear".[54] Jetzt horchte die Fachwelt auf. In dieser Arbeit wurde über Zellabstrichuntersuchungen an 3014 Frauen und über eine diagnostische Treffsicherheit beim Zervixkarzinom von 98,4 % und von 90,7 % beim Korpuskarzinom berichtet. Viele von Papanicolaous' Kollegen beschäftigten sich fortan mit der zytologischen Diagnostik von Tumorerkrankungen und damit, wie man sie verbessern könnte. Er selbst war bei der Ausarbeitung der Methode für den Nachweis von Krebs in den Atemwegen sowie im Harn- und im Magen-Darm-Trakt führend und veröffentlichte von 1943–1961 über 50 wissenschaftliche Arbeiten, die sich mit der zytologischen Methode zum Krebsnachweis beschäftigten. Bereits 1948 empfahl die American Cancer Society die Einrichtung weiterer zytologischer Untersuchungsstellen zur Früherkennung von Genitalkarzinomen. Zu Beginn der 1960er Jahre hatte sich die zytologische Untersuchung zur sensitiven Früherkennung von Krebserkrankungen vieler Organe nicht nur in den Vereinigten Staaten von Amerika, sondern auch in vielen anderen Ländern durchgesetzt.[55] Doch auch diese Krebszeichen sind nicht 100%ig sicher. Beim Gebärmutterhalskrebs können je nach untersuchter Patientin oder in Abhängigkeit von der Qualität des zytologischen Präparates bis zu 30–50% der schwergradigen Krebsvorstufen nicht erkannt werden.[56] Wir wissen heute, dass Gebärmutterhalskarzinome durch bestimmte Hochrisiko-Typen **h**umaner **P**apilloma**v**iren (HPV) verursacht werden. Daher fehlte es auch nicht an Anstrengungen, geeignete Testverfahren zum Nachweis dieser HPV-Typen zu entwickeln. So gelang es Ende des 20. Jahrhunderts mit Hilfe gentechnischer Methoden, monoklonale Antikörper gegen die Hüllproteine der besonders agressiven, für Zervixkarzinome verantwortlichen Viren zu gewinnen. Mit Hilfe dieser Antikörper kann der Nachweis von HPV und eine Differenzierung der HPV-Typen an histologischem und zytologischem Material erfolgen. Auch bereits nach Papanicolaou gefärbte zytologische Präparate lassen sich so untersuchen. Forscher von Roche entwickeln derzeit einen auf der Polymerase-Kettenreaktion (PCR, engl.: **p**olymerase **c**hain **r**eaction) basierenden Test zum Screening von Gebärmutterhalszellen auf das Vorhandensein von Erbmaterial der Hochrisiko-HP-Viren.[57]

Erster Tumormarker im Serum

1938 veröffentlichten Alexander B. Gutman und Ethel Benedict Gutman von der Columbia Universität und dem Presbyterian Hospital in New York ihre Entdeckung des vermehrten Auftretens des Enzyms Saure Phosphatase (SP) im Blutserum von Patienten mit metastasierendem Prostatakarzinom.[58] Dass das Gewebe der männlichen Vorsteherdrüse (Prostata) besonders hohe Gehalte dieses Enzyms aufwies, war bereits bekannt. Wenn beim metastasierenden Prostatakarzinom Krebszellen in die Lypmph- und Blutbahnen gelangen – so die

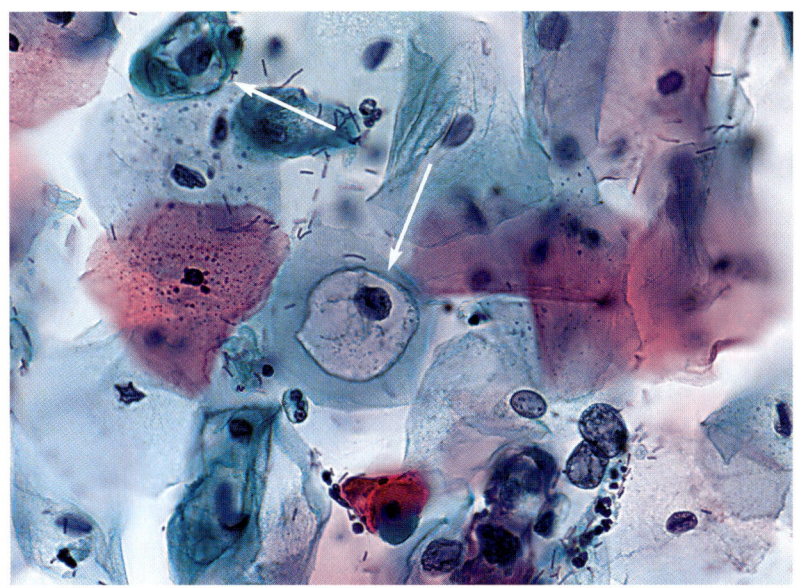

Die mit Pfeilen gekennzeichneten Zellen sind Koilozyten, die eine Infektion mit humanen Papillomaviren anzeigen. Besonders bei der Zelle in der Mitte des Bildes ist die Ausprägung eines hellen Hofes um den Zellkern gut zu sehen. Bei den blauen Stäbchen handelt es sich um Milchsäurebakterien, Döderlein-Stäbchen, die normalerweise in der Vagina vorkommen.[83]

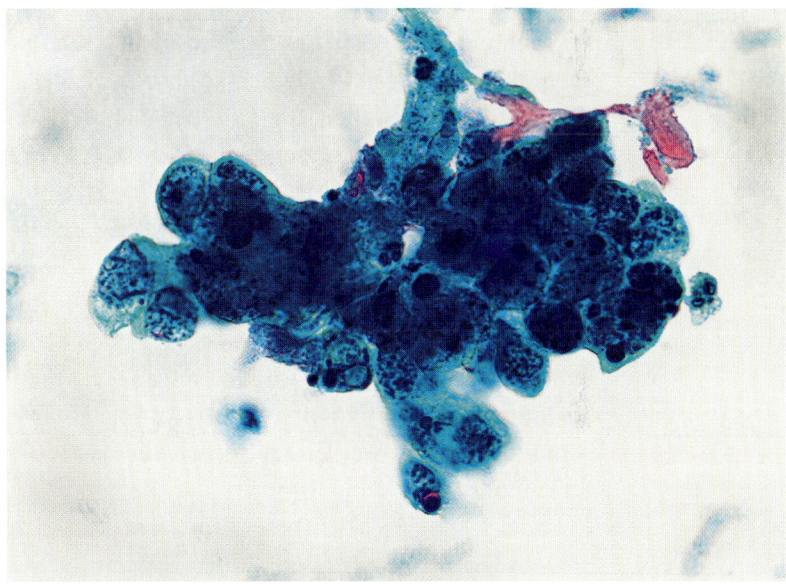

Typische Beispiele für krebsartig entartete Plattenepithelzellen des Gebärmutterhalses. Die Zellen sind so nahe aneinander haftend, dass sie eine mehrkernige Zytoplasmamasse bilden, die aus der Fusion einkerniger Zellen hervorgegangen ist. Dies ist ein Charakteristikum von Plattenepithelkarzinomen. Die entarteten Zellen weisen sehr viel größere Zellkerne als normale Plattenepithelzellen auf. Die Gerüststruktur der Zellkerne ist verklumpt. Die Kernkörperchen treten besonders hervor.[84]

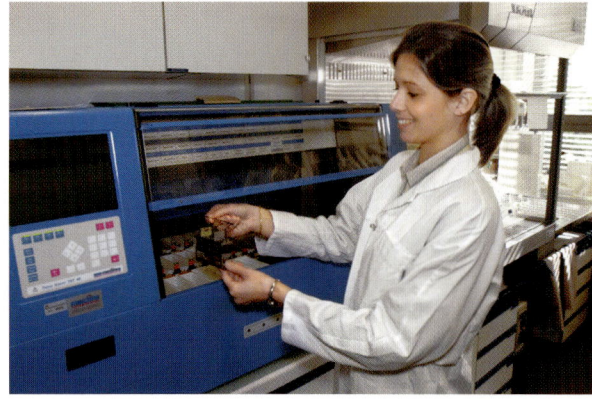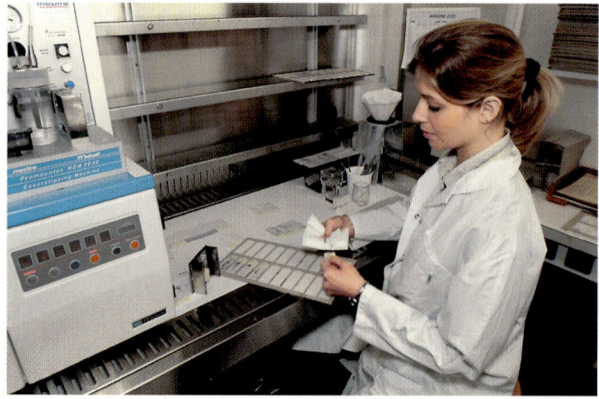

Heute werden zytologische Präparate überwiegend maschinell gefärbt und mit schützenden Deckgläschen versehen (eingedeckt). Links: Eine medizinische Laborantin stellt die fixierten Präparate in einen Färbeautomaten. Die Abbildung rechts zeigt die Abstriche, nachdem sie in einem Eindeckautomaten mit Deckgläschen geschützt wurden.

Überlegung der Gutmans –, dann sollten sich auch erhöhte Werte des Enzyms Saure Phosphatase im Blut finden lassen. Diese Überlegungen erwiesen sich in Experimenten als richtig. Der erste Tumormarker im Serum war gefunden. Dieses Enzym wurde und wird zur Verlaufskontrolle von Prostataerkrankungen eingesetzt. Saure Phosphatasen kommen jedoch in sekretorischen Zellen von vielen Organen und Geweben vor. Wie der Name schon sagt, katalysieren diese Enzyme in einem Milieu mit saurem pH-Wert die Spaltung von Phosphomonoesterverbindungen. Daher wurde dieses Enzym dann auch lange bei allen Testvarianten durch den Farbumschlag nachgewiesen, den es durch Abspaltung eines Phosphatrests von organischen Farbstoffen verursacht. Diese Farbänderungen der Untersuchungslösungen konnten mit fotometrischen Methoden erfasst werden. Spezifisch für das Prostatakarzinom ist eine Isoform des Enzyms, das Prostata-Isoenzym SP_2. Dieses Isoenzym lässt sich von anderen Phosphatasen durch Hemmung der Aktivität bei Zugabe der Substanz Tartrat abgrenzen. Zurzeit weist man das Isoenzym mittels Immunoassays nach. Allerdings spielt dieser Nachweis nur noch eine untergeordnete Rolle, denn heutzutage erfolgen Screeninguntersuchungen und Verlaufskontrolluntersuchungen beim Prostatakarzinom durch den Nachweis von **p**rostata**s**pezifischem **A**ntigen (PSA).

Tumorantigene als Tumormarker

Das Zeitalter der Tumorantigen-Tumormarker begann 1964 mit dem Nachweis des karzinoembryonalen Antigens (CEA, engl.: **c**arcino**e**mbryonic **a**ntigen) bei kolorektalen Karzinomen durch Phil Gold (geb. 1936) und Samuel Orkin Freedman (geb. 1928).[59] Ihre Entdeckung war das Ergebnis einer Suche nach tumorspezifischen Antigenen. Mittlerweile fahndete man nach tumorspezifischen Substanzen, indem man u. a. Tiere mit Extrakten humaner Tumoren behandelte und anschließend in deren Blut nach Antikörpern suchte. Gold und Freedmann immunisierten Kaninchen mit Gewebeextrakten aus humanen Kolonkarzinomen, normalem Darmgewebe oder menschlichem Blutplasma, indem sie diese Gewebsextrakte den Tieren in das Muskelgewebe injizierten. Im Blut der Kaninchen, die mit den Tumorgewebsextrakten behandelt worden waren, ließen sich Antikörper nachweisen. Sie waren gegen ein Glykoprotein mit einem Kohlenhydratanteil von 50 % und einem Molekulargewicht von rund 180 kDa gerichtet, welches sich in primären kolorektalen Karzinomen und deren Lebermetastasen in bis zu 500-fach höherer Konzentration findet als in der normalen Darmschleimhaut oder anderen Epithelgeweben des Körpers. Auch bei anderen Karzinomen lässt es sich in erhöhten Konzentrationen nachweisen, allerdings nie in so hohen Konzentrationen wie beim Dickdarmkrebs. CEA wird heute mit Immunoassays detektiert. Roche brachte als erstes Unternehmen weltweit schon 1973 einen immundiagnostischen CEA-ELISA-Test auf den Markt.[60] ELISA-Techniken (ELISA, engl.: **e**nzyme-**l**inked **i**mmuno**s**orbent **a**ssay) nutzen das Schlüssel-Schloss-Prinzip von Antigen-Antikörper-Reaktionen. Da ihnen ein eigener Beitrag gewidmet ist, soll an dieser Stelle nicht näher darauf eingegangen werden.

Von der Therapiekontrolle zur Therapieentscheidung

Seit Mitte des 20. Jahrhunderts werden immunhistochemische Verfahren zur Tumordiagnostik genutzt. Es sind qualitative oder semiquantitative Verfahren, die helfen, operativ entnommenes Tumorgewebe oder Biopsiematerial zu charakterisieren. Während die Frage „bösartiger Tumor oder nicht?" durch die Herstellung eines histologischen Schnittpräparates, einer entsprechenden Färbung und anschließende Begutachtung durch einen erfahrenen Pathologen beantwortet werden kann, liefern immunhistochemische Techniken Informationen zum Vorhandensein bestimmter Substanzen, d. h. von Wachstumsfaktoren, Hormonrezeptoren oder beispielsweise von Enzymen in Tumoren. Dabei kann der Nachweis bestimmter Oberflächenstrukturen z. B. bei Metastasen darüber Auskunft geben, wo der Primärtumor zu suchen ist, da Metastasen an ihren Zellmembranen die gleichen Strukturen tragen wie die Primärtumoren. Er kann aber auch Aussagen über den Erfolg einer Therapie ermöglichen. So wird eine Therapie mit dem gentechnisch hergestellten humanisierten monoklonalen Antikörper Trastuzumab (Herceptin), welcher die sog. **h**umanen **e**pidermalen Wachstumsfaktor-**R**ezeptoren (HER) auf der Oberfläche von Brustkrebszellen blockiert, nur dann erfolgreich sein, wenn sich diese Rezeptoren auch wirklich in vermehrtem Ausmaß auf der Oberfläche der Tumorzellen befinden. Daher ist vor Beginn der Therapie ein entsprechender Test vorgeschrieben. Ein positives Ergebnis des immunhistochemischen Nachweises ist bisher Voraussetzung für die Therapie. Dabei wird der Nachweis der HER2-Rezeptorproteindichte in den Gewebeproben mittels farbmarkierter Antikörper geführt. Die mikroskopische Begutachtung ergibt eine Einteilung in vier Färbestufen. Nur wenn die Biopsieproben das Ergebnis Stadium 3+ liefern, ist eine Therapie sinnvoll. Darüber hinaus stehen weitere HER2-Nachweise zur Verfügung. Bei etwa 25–30 % der Patientinnen ist die HER2-Dichte auf Brustkrebszellen erhöht. Bei diesen Patientinnen wird die Lebenserwartung durch eine Therapie mit Herceptin bis zu 50 % verbessert.

Der Blick auf die Gene

Ist das Ergebnis der immunhistochemischen Analyse zu unsicher, kommt die teurere **F**luoreszenz-**i**n-**s**itu-**H**ybridisierung (FISH) zum Einsatz. Werden vermehrt bestimmte Wachstumsrezeptoren auf Zelloberflächen gefunden, so kann dies darauf zurückzuführen sein, dass das Gen, welches den Bauplan für diesen Rezeptor trägt, in vermehrter Anzahl vorliegt. Genau hier setzt das molekularzytogenetische FISH-Verfahren an. In Tumorgewebeproben werden mittels fluoreszierender Sonden vermehrt auftretende Abschnitte der **D**esoxyribo**n**uklein**s**äure (DNS), die den Bauplan für HER2 tragen, aufgespürt. Man weist

das Gen, das sich auf Chromosom 17 befindet, mit Hilfe von Gensonden nach, die mit einem Fluoreszenzfarbstoff markiert sind. So lässt sich aufklären, ob im Zellkern die üblichen zwei Kopien des HER2-Gens oder aber eine Vielzahl davon vorkommen. Unter dem Fluoreszenzmikroskop sind die HER2-Gene als leuchtende Signale zu erkennen. Darüber hinaus wurden Tests entwickelt, die mittels einer quantitativen Polymerase-Kettenreaktion das vermehrte Auftreten von HER2-DNS oder HER2-Boten-**R**ibo**n**ukleinsäure (Boten-RNS) in Tumorgewebe ermitteln. Wenn man durch Mikrodissektion[62] Tumorzellen aus Gewebeproben isoliert und diese in PCR-basierte Verfahren einsetzt, liefert die PCR Ergebnisse, die 100 %ig mit denen der FISH-Technologie übereinstimmen.[63] Mit dem Light Cycler Instrument, einem PCR-Gerät mit Echtzeit-Fluoreszenz-Detektionssystem, können bis zu zehn Kopien eines für das HER2-Onkogen spezifischen DNS-Fragments von 112 Nukleotid-Basenpaaren innerhalb von 70 Minuten nachgewiesen werden. Dieser HER2-DNS-Test wird derzeit jedoch nur für

---

Was versteht man unter Tumorantigenität?

Tumorantigene sind Moleküle auf der Zelloberfläche von Tumoren, die immunologische Reaktionen in Organismen auslösen können. Sie sind daher „Angriffsorte" für Diagnostik und Therapie von Tumoren. Dabei kann es sich um Moleküle handeln, die nur auf der Oberfläche von Tumorzellen vorkommen oder um solche, die in Tumorgeweben in erhöhten Konzentrationen auftreten. Man unterteilt sie je nach Funktion, Entstehung oder Vorkommen in

- Cancer-Testis-Antigene, welche in verschiedenen Tumoren und im Hoden (Testis) gebildet werden, nicht jedoch in anderen Geweben, und deren Funktion unbekannt ist,
- Melanozyten-Differenzierungsantigene, die nur in normalen Melanozyten und Melanomzellen gebildet werden,
- spezifische Tumorantigene aufgrund von Punktmutationen normaler Gene,
- virale Antigene, die sich auf der Oberfläche von Tumoren befinden, bei denen auch ein Zusammenhang zwischen Virusinfektion und Tumorentstehung nachgewiesen wurde, z. B. bei Gebärmutterhalstumoren, hervorgerufen durch humane Papillomaviren sowie
- Antigene, die in normalen Geweben vorkommen, in malignen Geweben aber vermehrt gebildet und auf der Zelloberfläche in einer höheren Dichte präsentiert werden, sog. überexprimierte Selbst-Antigene. Dazu zählen z. B. HER2-Proteine auf der Oberfläche von Mammakarzinomzellen.[61]

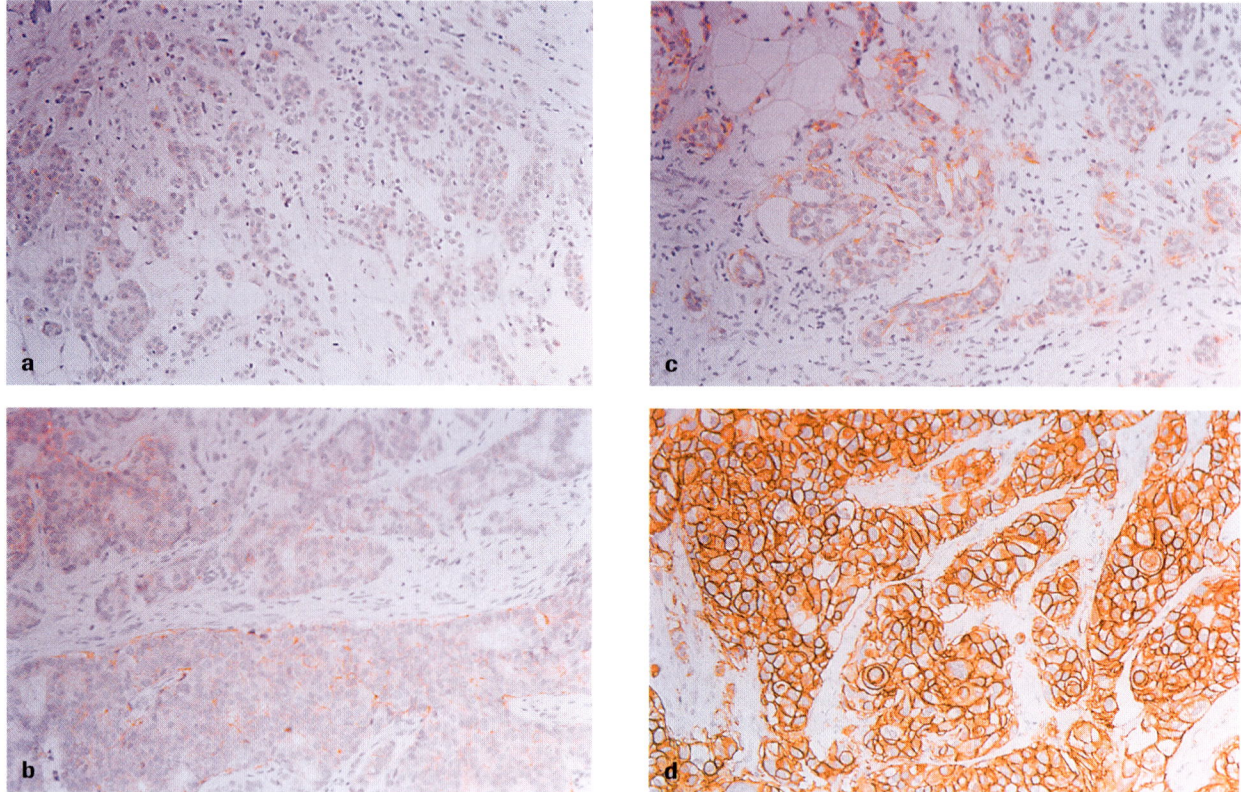

Der immunhistochemische Nachweis der vermehrten Bildung eines bestimmten Oberflächenmoleküls, des Rezeptors HER2 auf der Oberfläche von Brustkrebszellen, hilft jene Patientinnen herauszufinden, denen mit einer Therapie mit Herceptin wirksam geholfen werden kann. Je nach Intensität der Färbung werden die Präparate in vier Stufen eingeteilt, die halbquantitativ das Ausmaß der HER2-Protein-Überexpression wiedergeben. Die mittels Biopsie entnommenen Gewebeproben aus Brusttumoren werden nach immunhistochemischer Färbung mit dem HercepTest (von DAKO) unter dem Mikroskop in vier verschiedene Abstufungen unterteilt: **a**) *Stadium 0: keine Anfärbung der Membranen kann beobachtet werden, das Tumorprotein befindet sich nicht in nachweisbarem Ausmaß auf den Oberflächen der Tumorzellen* **b**) *Stadium 1+: schwache, kaum wahrnehmbare Färbung der Zellmembranen bei über 10 % der Tumorzellen.* **c**) *Stadium 2+: schwache bis moderate Färbung der Membranen bei über 10 % der Tumorzellen und* **d**) *Stadium 3+: starke komplette Färbung der Membranen bei über 10 % der Tumorzellen. Nur im Stadium 3+ ist eine Therapie mit Herceptin sinnvoll.*

den Gebrauch in Forschungslaboratorien und nicht für die medizinische Routinediagnostik angeboten.

Tumormarkeruntersuchungen: Wann?

Tumormarker sind Substanzen, die bei Vorhandensein von malignen Tumoren in erhöhten Konzentrationen in Tumorgeweben und/oder Körperflüssigkeiten vorliegen. Sie werden von Tumorzellen gebildet, befinden sich auf ihrer Oberfläche oder werden vom Körper als Reaktion auf das Tumorgeschehen gebildet. Diese herkömmlichen Tumormarker dienten bisher vorwiegend zur Verlaufskontrolle nach Tumortherapien, zur Beurteilung der Therapieeffizienz, der Prognosestellung sowie der Rezidiverkennung. Ausgehend von einem Basiswert eines Tumormarkers vor der Therapie sollte nach erfolgreicher Therapie seine Konzentration sinken. Ein Wiederansteigen der Konzentrationen nach einer Therapie zeigt ein erneutes Auftreten von Krebsherden an. Ohne begründeten Verdacht sollten Tumormarkeruntersuchungen aufgrund ihrer mangelnden

Spezifität und Sensitivität im Sinne von Screeninguntersuchungen nicht eingesetzt werden; schon deshalb nicht, weil erhöhte Tumormarker-Serumwerte auch bei gutartigen Erkrankungen vorkommen können. Auch lässt sich die Prognose einer Tumorerkrankung nicht durch einmalige Bestimmung eines Tumormarkers ableiten, sondern nur durch die mehrmalige, in bestimmten Abständen wiederholte Messung eines Indikator-Markers.[64] Die Suche nach neuen Tumormarkern mit hoher Spezifität geht weiter. Darüber hinaus soll die Analyse neuer onkologischer Biomarker in Zukunft gezielte Therapieentscheidungen ermöglichen.

Onkologische Biomarker

Biomarker werden als charakteristische, objektiv messbare Parameter definiert, die als kennzeichnendes Merkmal für einen normalen biologischen Prozess, einen Krankheitsprozess oder die pharmakologische Antwort auf eine therapeutische Intervention dienen können.[65] Onkologische Biomarker sollen helfen, bestimmte Reaktionen des Körpers auf Antikrebsmittel vorherzusagen. Ein Versuch-und-Irrtum-Einsatz verschiedener Therapeutika an einem Patienten sollte sich so vermeiden lassen. So kann man versuchen, bestimmte Stoffwechselenzyme im Tumorgewebe nachzuweisen, die anzeigen, ob eine Therapie bei dem entsprechenden Patienten sinnvoll ist oder nicht. Sind beispielsweise jene Enzyme, die das verabreichte Medikament im Organismus erst in den zelltötenden Wirkstoff umwandeln, nicht in ausreichendem Maß im Tumor vorhanden, kann man dem Patienten diese Therapie ersparen. So wird z. B. Xeloda, ein oral zu verabreichendes sog. Fluoropyrimidin, zunächst über den Verdauungstrakt aufgenommen und in der Leber enzymatisch umgebaut. Die Umwandlung zum eigentlich zellschädigenden Agens, zum 5-Fluorouracil (5-FU) erfolgt durch das Enzym Thymidin-Phosphorylase (TP), welches in bestimmten Tumoren häufiger vorkommt als in gesundem Gewebe. Allerdings gibt es auch ein Enzym, welches das 5-FU wieder abbaut, die Dihydropyrimidin-Dehydrogenase (DPD).

Seine zellschädigende Wirkung entfaltet das 5-FU über die Hemmung des Enzyms Thymidylat-Synthase (TS), was zur Verringerung der Zellteilung der Tumorzellen führt. Für die Wirksamkeit des Wirkstoffs 5-FU ist natürlich das Verhältnis der auf- und abbauenden Enzyme, das TP/DPD-Verhältnis, entscheidend. Es variiert jedoch von Patient zu Patient und von Tumortyp zu Tumortyp. Deshalb richten

die Forscher ihr Augenmerk auf die Entwicklung von Testsystemen, die anzeigen, in welchem Ausmaß all die genannten Enzyme gebildet werden. Damit nicht genug: Es werden weitere Moleküle ins Visier genommen, die die Wirksamkeit von 5-FU im Tumor mit bestimmen. So gibt es beispielsweise ein Transportprotein, den Membrantransporter hCNT-1, der ein Stoffwechselzwischenprodukt von 5-FU in die Tumorzellen, aber nicht in das umgebende Stromagewebe des Tumors schleust. Auch dieses Molekül ist ein potenzieller Marker, um das Ansprechverhalten eines Tumors auf eine Therapie mit 5-FU vorherzusagen und therapieresistente Patienten mit einer hohen Treffsicherheit zu identifizieren. Forscher der Roche haben bereits verschiedene Testplattformen zum Nachweis dieser Biomarker für die klinische Forschung entwickelt. Es handelt sich um ELISA, Antikörper für immunhistochemische Techniken und PCR-basierte Verfahren zur Quantifizierung von Boten-RNS aus Tumorgewebe. Dabei kann es sich um frisches Tumorgewebe handeln, oder um solches, das mittels Formalin fixiert und in Paraffin für eine histologische Diagnostik eingebettet wurde. Diese Tests werden derzeit in klinischen Studien auf ihren Wert zur Vorhersage eines Therapieansprechens auf Xeloda überprüft. Ziel dieser Studien ist die Festlegung von Grenzwerten dieser Marker, die es erlauben, jene Patienten herauszufinden, die mit hoher Sicherheit von einer Behandlung mit Xeloda profitieren.[66]

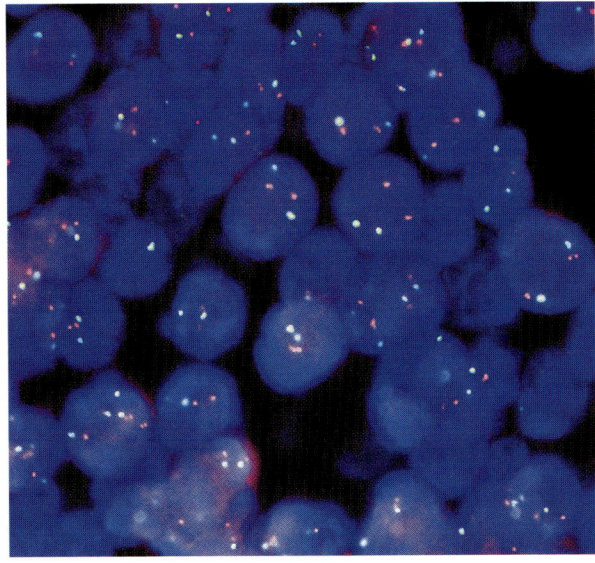 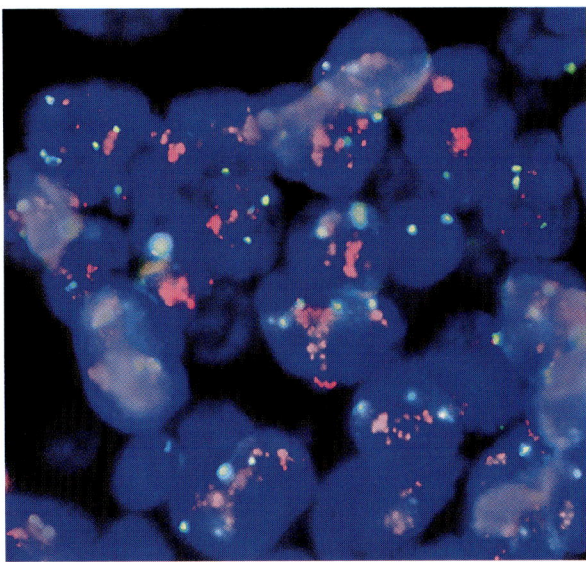

Ergebnis eines Fluoreszenz-in-situ-Hybridisierungs-Tests zum Nachweis einer erhöhten HER2-Genkopiezahl im Zellkern von Mammatumorzellen. Das Gen, welches sich auf Chromosom 17 befindet, wird mit Hilfe von Gensonden nachgewiesen, die mit einem Fluoreszenzfarbstoff markiert sind. So lässt sich aufklären, ob im Zellkern die üblichen zwei Kopien des HER2-Gens (linke Abbildung) oder aber eine Vielzahl von HER2-Genkopien (rechte Abbildung) vorkommen. Jede Kopie des HER2-Gens ist nach der Hybridisierung unter dem Fluoreszenzmikroskop als fluoreszierendes Signal zu erkennen. Die roten Signale markieren die HER2-Genabschnitte. Die grünen Signale zeigen als Referenzprobe das Zentromer des Chromosom 17.[85, 86]

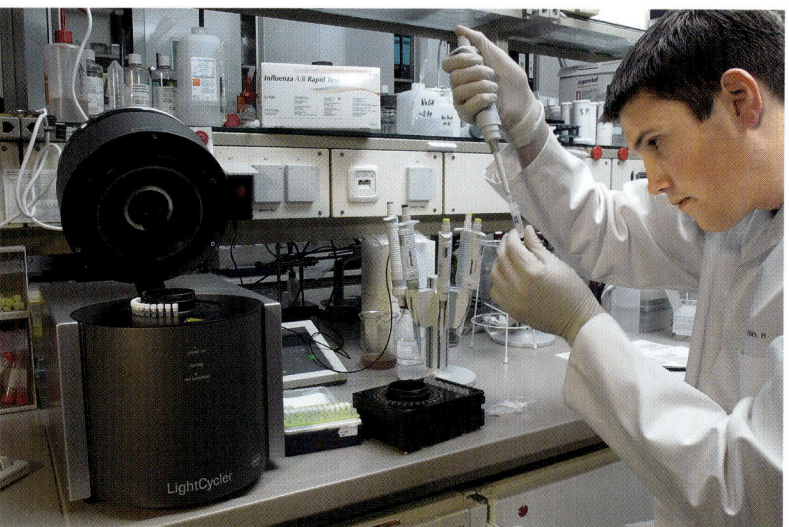

Mit dem LightCycler-Instrument kann die Boten-RNS z. B. der Xeloda-Biomarker TP, DPD, TS aus Patienten-Tumorgewebe mittels PCR quantitativ bestimmt werden. (Erläuterung der Abkürzungen im Text auf Seite 183)

Die Suche geht weiter

Wir wissen heute, dass Krebsleiden Generkrankungen sind: Tumoren entwickeln sich dann, wenn sich im Genom von Körperzellen Mutationen solcher Gene anhäufen, die Zellteilungs- und Zellwachstumsprozesse steuern und regulieren.[67] Die jeweils vorliegenden Genveränderungen bestimmen die Agressivität von Wachstums- und Metastasierungsverhalten der Tumoren mit. Charakterisiert man also die Tumoren hinsichtlich ihrer „genetischen Eigenschaften", sind genauere Prognosen und an den jeweiligen Tumor angepasste Therapien möglich.

Hoffnungen werden in die sog. Mikroarraytechnik gesetzt. Damit kann man die Expressionsstärke, d. h. den Grad der Aktivierung, vieler tausender Gene messen. Die zu untersuchende Probe ist in diesem Fall aus Tumorzellgewebe gewonnene Boten-RNS. Der Nachweis ihres Vorhandenseins erfolgt durch Bindung an einsträngige komplementäre, auf einem Biochip verankerte spezifische DNS. Auf diese Weise bringt man in Erfahrung, welche für den jeweiligen Tumor charakteristischen Genveränderungen vorliegen und via Boten-RNS auch zum Tragen kommen.

Auch aus der Analyse der DNS-Methylierungsmuster von Gewebeproben erhofft man sich Aussagen über die Art und Agressivität von Tumoren.

Die Methylierung ist ein natürlich auftretendes Phänomen, bei dem eine Methylgruppe, $-CH_3$, an eine der vier DNS-Basen, nämlich das Cytosin, angelagert wird. Die DNS-Methylierung ist einer der wichtigsten biologischen Mechanismen, der die Expression beziehungsweise die Aktivität von Genen steuert. So sind in der DNS vieler Tumorzellen regulatorische Regionen methyliert. Erst kürzlich durchgeführte Studien haben beispielsweise gezeigt, dass bei Prostatakarzinomen über 90 % Prozent der Promoterregion des *GSTP1*-Gens methyliert sind.[68] Die Promoterregion ist die DNS-Sequenz, an der die Synthese der RNS-Kopie eines Gens beginnt. Ist die Promoterregion eines Gens stark methyliert, so führt dies dazu, dass das Gen nicht abgelesen wird. Dies wiederum kann zu Krebs führen, wenn das Genprodukt hilft, ein Tumorwachstum zu unterdrücken. So enthält das *GSTP1*-Gen den Bauplan für ein Enzym, welches bei der Unschädlichmachung (Detoxifizierung) von krebserzeugenden Stoffen eine Rolle spielt: die **G**lutathion-**S**-**T**ransferase **pi** (GSTpi).[69]

Warum aber sucht man beispielsweise nach einem neuen Marker für das Prostatakarzinom? Tumoren der Prostata kann man mit dem PSA doch schon in einem sehr frühen Stadium erkennen? Das PSA ist ein organspezifischer, kein tumorspezifischer Tumormarker. Man kann damit kein Prostatakarzinom diagnostizieren, sondern lediglich entscheiden, ob eine Prostatabiopsie zur Beurteilung, ob ein gut- oder bösartiger Tumor vorliegt, angezeigt ist. Da in etwa vier von fünf Biopsien kein bösartiger Tumor nachgewiesen wird, erhofft man sich, mittels eines neuen Tests, der die Methylierung der *GSTP1*-Promotorsequenz anzeigt, weniger dieser Biopsien mit höheren Trefferraten für bösartige Veränderungen durchführen zu können.[70] Da eine Methylgruppe entweder vorhanden ist oder nicht, können DNS-Methylierungsmuster digitalisiert und einfach interpretiert werden.

Bei der Suche nach neuen, sicheren Krebszeichen richtet man den Blick jedoch nicht nur auf die Analyse des genetischen Materials von Tumorzellen. Mit den Werkzeugen der Proteomik, denen ein eigener Beitrag in diesem Buch gewidmet ist, sucht man auch nach Proteinen, die ein Tumorwachstum in einem sehr frühen Stadium anzeigen können.

Rolf Steinmüller

Auf das richtige Medium kommt es an

Physiologische, biochemische oder genetische Untersuchungen von Mikroben lassen sich in der Regel nicht an Einzelzellen durchführen, sondern nur an Populationen, die aus vielen Millionen von Individuen bestehen. Derartige Populationen werden durch die Vermehrung des Mikroorganismus auf geeigneten Nährböden bzw. Nähr- oder Kulturmedien und die Kultivierung der Organismen unter geeigneten Wachstumsbedingungen gewonnen. Die zu ihrer Anzucht unter Laboratoriumsbedingungen notwendigen Nährstoffe müssen in ausreichenden Konzentrationen in den geeigneten Medien enthalten sein. Mikroorganismen sind ausgesprochen vielseitig und ernähren sich sehr unterschiedlich. Manche Mikroben sind eher anspruchslos und benötigen lediglich einige anorganische Substanzen für ihre Entwicklung. Andere brauchen komplexe organische Verbindungen. Nährstoffe in Kulturmedien werden aus diesem Grunde abhängig von dem jeweiligen Organismus und seinen Fähigkeiten in unterschiedlichen Mengen und Zusammensetzungen benötigt. Daher gibt es eine große Zahl von Rezepten für Nährmedien, die das Wachstum von Mikroorganismen fördern sollen.

Die meisten Techniken und Verfahren zur Kultivierung von Mikroben auf Nährböden wurden in der zweiten Hälfte des 19. Jahrhunderts entwickelt. Sie finden zum Teil bis in unsere Zeit Verwendung.

Problem: Reinkulturen

In der Natur treten Mikroben so gut wie niemals als Reinkultur auf. Daher ist es auch nicht verwunderlich, dass die ersten mikrobiellen Untersuchungen anhand von Mischkulturen erfolgten. Der Franzose Louis Pasteur (1822–1895) hatte bereits für die Isolierung von Reinkulturen ein Verfahren entwickelt.

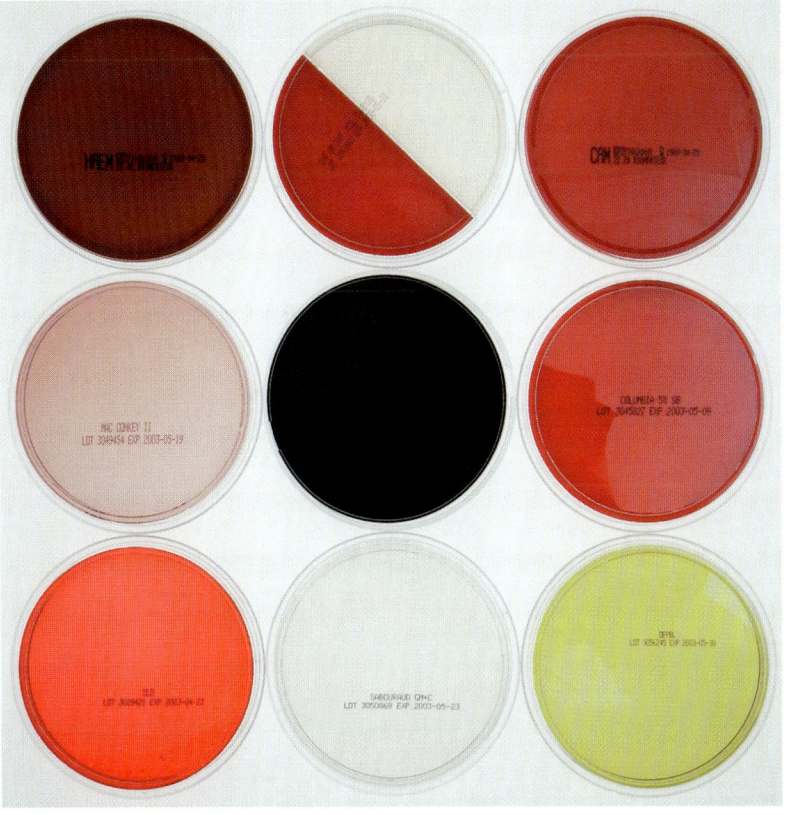

Petrischalen mit verschiedenen Nährböden.[39]

Doch es erwies sich in der Praxis als langwierig, schwierig und unzuverlässig für den Routineeinsatz: Er ließ Mikroben in einer klaren Nährflüssigkeit heranwachsen und wiederholte diese Prozedur durch Überimpfen mehrfach. Auf diese Weise erfährt die Mixtur von verschiedenen Bakterien eine stufenweise Verdünnung (Verdünnungsverfahren), bis schließlich vom Ausgangsmaterial nur Bakterien einer Art übrig bleiben. In Fortführung der Versuche zur Widerlegung der Urzeugung, zu denen er und andere die berühmten „Schwanenhalskolben" be-

Serratia marcescens – Vollbringer des Blutwunders

Verfärbungen von Lebensmitteln können durch das Wachstum von Bakterien auftreten. Wenn es sich um Keime handelt, die einen roten Farbstoff bilden, dann liegt es nahe, die Kolonien für Blutstropfen zu halten. Unter den Mikroorganismen mit roter Pigmentbildung nimmt *Serratia marcescens* eine Sonderstellung ein. Die frühere Bezeichnung *Bacterium prodigiosum*, das Wunderbakterium, nimmt Bezug auf diese historischen Zusammenhänge. Nicht jede „blutige" Verfärbung wird durch *S. marcescens* verursacht, aber dieses Bakterium war wohl die häufigste Ursache der sog. Blutwunder und zog eine blutige Spur durch die Geschichte von der ersten Erwähnung bei Pythagoras von Samos[9] (6. Jahrhundert v.Chr.) über die Eroberungszüge Alexanders des Großen bis ins 19. Jahrhundert. Im Jahre 322 v. Chr. bemerkten die Soldaten der mazedonischen Armee Alexanders des Großen während der Belagerung der Stadt Tyrus in Phönizien (dem heutigen Libanon) blutartige Flecken auf ihrem Brot. Der mazedonische Seher Aristander wertete das Wunder als Zeichen dafür, dass in Tyrus Blut fließen und Alexander den Sieg davontragen werde. Letzteres ergab sich nach der Deutung des Sehers aus der Beobachtung, dass das „Blut" aus dem Inneren des Brotes geflossen sei und somit das Schicksal der eingeschlossenen Stadt anzeige. Diese Vorkommnisse wurden von Diodorus Siculus, einem griechischen Historienschreiber[10], und von Quintus Curtius Rufus[11], einem römischen Historiker (beide 1. Jahrhundert v. Chr.), berichtet.

Erst im Jahre 1819 begann die wissenschaftliche Aufklärung des Phänomens. Wieder war es ein Blutigwerden von Speisen, welches Unruhe und Aufregung hervorrief. Anfang Juli 1819 erkrankte im Hause eines italienischen Kleinbauern ein Kind und zeitgleich wies die Polenta, der typische italienische Maismehlbrei, täglich blutige Flecken auf. Die Familie brachte die Erkrankung mit der Verfärbung der Speise in Zusammenhang und hielt dies für Hexerei. Es kam die Beschuldi-

Kultur des „Wunderbakteriums" Serratia marcescens.

gung auf, die Polenta sei aus Mehl bereitet, das man während der Hungersnot von 1817 verborgen und den Hungernden vorenthalten habe und dies nun sei die Strafe des Himmels. Die Behörde beauftragte den Distriktarzt von Piove di Sacco, Dr. Vincento Sette, mit der Untersuchung des Phänomens. Unabhängig davon begann der junge Apotheker Bartolomeo Bizio ebenfalls mit der Untersuchung. Bizio – wie auch Sette[12] – wiesen nach, dass die rote Färbung ein von einer Mikrobe erzeugtes Pigment war. Allerdings hielten sie den verursachenden Organismus fälschlicherweise für einen Pilz. Bizio publizierte seine Ergebnisse früher, so dass ihm die Priorität der Entdeckung zukam.[13] Er wählte den Gattungsnamen *Serratia* zu Ehren des italienischen Physikers Serafino Serrati. Denn er nahm irrtümlicherweise an, Serrati hätte das Dampfschiff erfunden. Wenn dieser auch das Dampfschiff nicht erfunden hatte, so war er jedoch der Erste, der den italienischen Fluß Arno mit einem derartigen Gefährt befuhr. Schließlich fügte Bizio dem Artnamen noch das lateinische Wort *marcesco* für verderben, schlecht werden hinzu, da das Pigment wegen seiner Lichtempfindlichkeit schnell zerfällt.

1872 konnte Ferdinand Cohn (1828–1898), der berühmte Breslauer Botaniker und Förderer des jungen, noch unbekannten Robert Koch (1843–1910), feststellen:

> „Seit uralter Zeit geht die Sage, dass sich von Zeit zu Zeit auf Speisen, besonders auf Brot, plötzlich ein Bluttropfen bilden könne. Ist er erst erschienen, so vermehrt sich das Blut, es tropft und überzieht weite Flächen; wurde dies in alter Zeit beobachtet, so galt es als ein unheildrohendes Zeichen, das den Zorn der Gottheit anzeigt, verborgene Verbrechen offenbart und blutige Sühne erheischt. Die Geschichte berichtet bis in die neue Zeit von zahllosen Opfern, welche einem finsteren Aberglauben fielen, so oft das Wunder des Bluts auf Speisen, besonders aber, wenn es auf der geheiligten Oblate einer Hostie sichtbar ward. Mit dem Jahrhundert der Aufklärung hörte allmählich das

nutzten, war Pasteur der Erste, der ein halbsynthetisches, durchsichtiges, flüssiges Medium einführte. Diese „Pasteur'sche Flüssigkeit" bestand aus Wasser, Rohrzucker, Ammoniumtartart und Hefeasche[1]. Pasteur erkannte, dass Gärungsprozesse (Fermentationen) ihre Verschiedenheit unterschiedlichen Keimarten verdanken. Dennoch gelang es ihm nicht, diese Organismen zu trennen. Der Grund für dieses Unvermögen war die Tatsache, dass er ausschließlich mit flüssigen Nährböden arbeitete. Während diese einfachen transparenten Flüssigmedien mit bekann-

ter chemischer Zusammensetzung zur selektiven Kultivierung der fermentativen Mikroorganismen ausreichten, wurden zur Isolierung, insbesondere von krankheitsauslösenden Mikroorganismen, andere Typen von Medien benötigt. Es gab unzählige Versuche, durch die Modifikation der Pasteur'schen Flüssigkeit Reinkulturen zu erhalten,[2–4] jedoch mit sehr unterschiedlichem Erfolg. So setzte beispielsweise Edwin Theodor Klebs (1843–1913) zur Kultivierung pathogener Bakterien 1873 die sog. „fraktionierte Kultur" an. Durch häufiges Überimpfen klei-

Blutwunder auf; aber erst seit den letzten Jahrzehnten erkannte man, dass den Wunderberichten eine naturwissenschaftliche Thatsache zu Grunde liege."[14]

Nach der Enttarnung seines Zaubers wurde das als harmlos geltende Bakterium als Indikatororganismus für den Nachweis von Verbreitungswegen von Mikroben, beispielsweise durch das Schütteln von Händen, eingesetzt. Im Jahre 1906 demonstrierte Mervyn Henry Gordon (1872–1539) im britischen Unterhaus, dass Mikroben durch Sprechen, Niesen und Husten über die Luft weit verstreut werden, indem er mit einer *S. marcescens*-Kultur gurgelte und Passagen aus Shakespeares Werken rezitierte. Bei diesem Versuch zeigte die leuchtende Farbe auf den offenen Schalen mit Nähragar, die über den gesamten Raum verteilt waren, dass die Bakterien bis in die letzten Winkel des Raumes verfrachtet worden waren. Gegen Ende der 1970er Jahre gelangte *S. marcescens* abermals in die Schlagzeilen, als die US-Armee zugeben musste, dass das Bakterium zur Simulation bakterieller Kriegsführung als Indikator eingesetzt worden war.[15]

S. marcescens verursacht eine Reihe von Symptomen beim Menschen, und zwar vor allem bei Drogensüchtigen und bei stationären Patienten: Atemwegsinfektionen bei beatmeten Patienten, Harnwegsinfektionen bei hospitalisierten Patienten, Wundinfektionen, Herzinnenhautentzündungen und Osteomyelitis (entzündliche Knochenerkrankung) vor allem bei Heroinabhängigen, Bauchfellentzündungen sowie Katheterinfektionen. Neben diesen lokalisierten Symptomen können durch Übertritt des Bakteriums in die Blutbahn auch generalisierte Prozesse, wie Sepsis und septische Arthritis, ausgelöst werden.

Somit ist das Bakterium des „blutigen Brotes" also keinesfalls harmlos und ganz sicher auch nicht „wunderbar". In den Kreis historischer Betrachtungen über *Serratia marcescens* gehört auch Christian Gottfried Ehrenberg (1795–1876), einer der bedeutendsten Naturforscher seiner Zeit. Ihm wurde im September 1848 ein Stück gekochter Kartoffel gebracht, das blutartige Flecken aufwies. Die Überimpfung auf weitere gekochte Kartoffeln, später auch auf Weißbrot und Schweizer Käse, ergab das Wachstum roter Kolonien. Auch wenn Ehrenbergs Beschreibung weniger eingehend ist als die von Bizio oder Sette, fanden seine Ergebnisse doch eine weitere Verbreitung als die der italienischen Autoren.[16, 17]

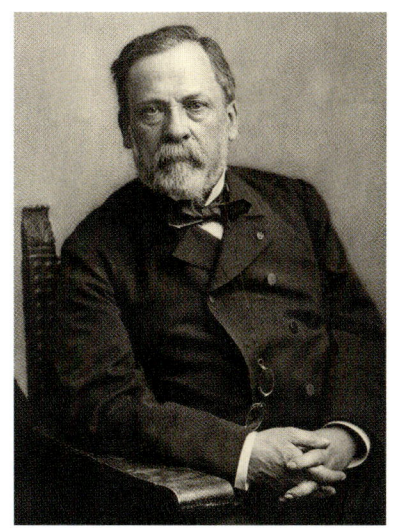

Der Franzose **Louis Pasteur** (1822–1895), Sohn eines Gerbers, war neben Robert Koch (1843–1910) der erste bedeutende Erforscher der Infektionskrankheiten und ihrer Bekämpfungsmethoden. Aber er war nicht nur ein begnadeter Mikrobiologe, er war auch ein begabter Chemiker. 1848 entdeckte er an den Salzen der Weinsäure die optische Isomerie. 1865 erkannte er, dass lebende Hefezellen und andere Mikroorganismen die Ursache der Gärung und Fäulnis sind und widerlegte die angebliche Urzeugung in faulenden Substanzen. Er fand heraus, dass sich die alkoholische Gärung durch molekularen Sauerstoff unterdrücken lässt (Pasteur-Effekt) und unerwünschte Gärung und Zersetzung von Lebensmitteln durch mäßiges Erhitzen (Pasteurisierung) vermieden werden können. Pasteur begründete auf der von ihm festgestellten immunisierenden Wirkung abgeschwächter Krankheitserreger die Schutzimpfung gegen Milzbrand, Geflügelcholera, Schweinerotlauf sowie gegen Tollwut. Ab 1867 weilte er in Paris. Dort gründete er 1887 das nach ihm benannte Institut für Mikrobiologie und Hygiene, eine gemeinnützige Einrichtung mit dem Ziel, zur Prävention und Behandlung von Krankheiten beizutragen. Heute ist das Institut Pasteur ein Zentrum biologischer Grundlagenforschung von Weltruf.

ner Mengen der zu prüfenden Flüssigkeit – so seine Überzeugung – würden sich die Keime durchsetzen, die in der Orginalkultur in größter Menge vorhanden waren. Dazu setzte Klebs feine Glaskapillaren ein, die er in die pilzhaltige Originalkultur einführte. Die Kapillare mit der Flüssigkeit wurde anschließend zugeschmolzen, mit Alkohol desinfiziert und

„in einer pilzfreien Vegetationsflüssigkeit, die sich unter einer Oelschicht in einer Stöpselflasche befand, wiederum zerbrochen. Nachdem hier die Vegetation … vollendet war, wurde dieselbe Procedur nochmals

wiederholt. In dieser Weise ist es möglich, etwaige Verunreinigungen, die in der Ursprungsflüssigkeit enthalten sein mögen, zu entfernen, und denjenigen Körper rein zu erhalten, welcher in der ersteren in überwiegender Menge vorhanden war. Man kann diese Methode als fractionierte Cultur bezeichnen."[5]

Er hat jedoch vermutlich niemals eine Reinkultur auf diese Weise erhalten.[6]

Joseph Lister (1827–1912) entwickelte ebenfalls eine Methode zur Gewinnung von Reinkulturen in flüssigen Medien.[7] Er verwendete eine Spritze mit

Graduierung, deren Stempel mittels eines Gewindes vorgetrieben wird; auf diese Weise konnte er mit kleinsten Flüssigkeitsmengen hantieren. Mit Hilfe eines Mikroskops bestimmte er die Form der Bakterien und deren Anzahl. In seinem entscheidenden Versuch zur Bedeutung der Asepsis (Keimfreiheit) identifizierte Lister zwei Keimformen und berechnete deren Konzentration. Auf diese Weise ermittelte er die notwendige Verdünnung, um statistisch einen einzigen Keim mittels seiner Spritze auf Kulturgefäße zu verteilen. Das größte Problem dieser Forscher war, dass sie alle mit flüssigen Medien (Nährbouillon) arbeiteten.[8]

„Blutige" Flecken führen zu festen Medien

Joseph Schroeter (1837–1894) publizierte im Jahre 1872 eine Arbeit über sog. chromogene Bakterien,[18] d. h. solche, die Farbstoffe produzieren. Er hatte beobachtet, dass auf festen Substraten wie Kartoffeln, Stärkepaste, Brot und Eialbumin ein isoliertes Bakterienwachstum in Form farbiger Flecken, sog. Kolonien, auftrat. Diese Kolonien unterschieden sich untereinander, aber innerhalb einer Kolonie waren die Bakterien alle von einem einheitlichen Typus. Herrmann Hoffmann (1819–1891) experimentierte ebenfalls mit geschnittenen Kartoffeloberflächen. Kartoffeln besitzen jedoch einige Nachteile. So ist die geschnittene Kartoffel feucht, was mobilen Bakterien eine Ausbreitung über die gesamte Schnittfläche ermöglicht. Die Oberfläche ist undurchsichtig. Aus diesem Grund sind die Kolonien nur schwer sichtbar. Vor allem aber sind Kartoffeln kein gutes Nährmedium für viele Bakterien.

Weitere wichtige Arbeiten in Sachen Nährböden leistete der Mykologie-Pionier Oscar Brefeld (1839–1925) am Botanischen Institut der Universität Münster in Deutschland. Schon 1875 hatte er Prinzipien für die Reinkultur von Schimmelpilzen veröffentlicht. Demnach sollte erstens das Medium lediglich mit einer einzigen Spore beimpft werden, zweitens das Medium klar und durchsichtig sein sowie den Mikroorganismen optimales Wachstum ermöglichen und drittens die Kultur vor Verunreinigungen sorgsam geschützt sein. Des Weiteren führte er die Kultivierung von Pilzen auf festen Medien ein. Zu diesem Zweck setzte er seinen Kulturflüssigkeiten Gelatine zu. Seine Methoden zur Erhaltung von Reinkulturen funktionierten gut mit Pilzen, waren jedoch ungeeignet für die deutlich kleineren Bakterien.[19]

Auch Klebs entwickelte im Jahre 1883 einen festen Nährboden, der erst bei 50 °C flüssig wird, eine Hausenblasengallerte.[20] Dabei handelt es sich um die aufbereitete Innenhaut der Schwimmblase von Hausen und anderen Stören. Diese besteht aus hochmolekularen, stark quellenden Eiweißstoffen, die nach Erwärmen und anschließendem Abkühlen zu einem klaren Gallert erstarren, das wegen seines hohen Adsorptionsvermögens als Klärmittel, insbesondere zum Schönen von Wein, auch als Appreturhilfsmittel (Bezeichnung für Füllstoffe und Stärke, die hauptsächlich in Baumwollgewebe eingebracht werden, um deren Aussehen, Griff und Gewicht zu verbessern) und Klebstoff verwendet wurde.

Feste Kulturmedien setzen sich durch

Robert Koch (1843–1910) hatte also Vorgänger bei der Kultivierung von Keimen auf festen Nährmedien: Klebs mit Hausenblasengallerte, Hoffmann und Schroeter mit Kartoffeln, Stärkepaste, erstarrtem Eiereiweiß und anderem.[21] Auf diesen Tatbestand weist Koch selbst hin, dennoch gebürt ihm nach Ansicht der Medizinhistoriker das Verdienst, den durchsichtigen festen Nährboden in die Bakteriologie eingeführt zu haben.[22]

Bereits zu Lebzeiten galt Koch als Institution. Zusammen mit seinem französischen Konkurrenten Pasteur, der einige Jahre älter war, gehören die beiden zu den bedeutendsten Pionieren der Mikrobiologie und Medizin. Der begnadete Forscher entwickelte wichtige bakteriologische Verfahren, um Erreger in Reinkultur zu züchten und im Mikroskop sichtbar zu machen. Indem Koch mit reinen Kulturen arbeitete, konnte er Regeln für die Entdeckung von Mikroorganismen aufstellen, die eine bestimmte Krankheit verursachen. Er war 32 Jahre alt, als er 1876 das Manuskript seiner ersten bakteriologischen Studie, über den Milzbrand, veröffentlichte. Die experimentellen Untersuchungen dazu hatte er im Sprechzimmer seiner Arztpraxis durchgeführt, in dem er ein Laboratorium eingerichtet hatte. Die Kultivierung des Milzbranderregers gelang ihm nach mehreren missglückten Versuchen schließlich, indem er als Nährsubstrat eine komplexe Nährflüssigkeit verwendete: *Humor aqueus,* das Augenkammerwasser eines Kalbes. Es „wurde frisches Milzbrandblut vom Meerschweinchen mit Kammerwasser vom Kalb verdünnt und in mehreren Präparaten mit oder ohne hohlgeschliffenes Objektglas 10–12 Stunden im Brutkasten bei Temperaturen von ca. 35 °C gelassen."[23] Koch erkannte jedoch bald, dass die Voraussetzung für weitere bahnbrechende Entdeckungen die Entwicklung von einfacheren Verfahren zur Gewinnung von Reinkulturen war. Beim Ausstreichen einer Bakterienkultur auf ein festes Medium würde sich ein isolierter Keim fortlaufend teilen und auf diese Weise viele neue Zellen bilden, die sich nicht von der Stelle bewegen könnten. Obgleich die ursprüngliche Kultur aus vielen verschiedenen Arten von Bakterien zusammengesetzt sein kann, besteht die sich an einer bestimmten Stelle bildende Kolonie aus einer einzigen Art. Er kam bald zu der Erkenntnis, dass ein universell zu verwendendes festes Kulturmedium nicht existieren konnte. Alle Nährmedien hatten gewisse Nachteile. Daher widmete er seine ganze Aufmerksamkeit der Suche nach einem transparenten Geliermittel, mit dessen Hilfe es gelänge, ein besser bekanntes und bewertetes flüssiges Nährmedium zu verfestigen. Viele Arten pathogener Keime, mit denen er Versuche anstellen wollte, gediehen prächtig in Rinderbouillon.

Anleihe aus der Küche: Geliermittel

Zur Verfestigung seiner Nährmedien machte Koch zunächst eine Anleihe bei Küchenrezepten. Er nutzte das Wissen über das Wachstum von einigen Pilzen auf einem gelatinebasierenden Medium und nahm zunächst Gelatine. Der italienische Mykologe Carlo Vittadini (1800–1865) verwendete diesen Stoff bereits seit 30 Jahren.[24] Auf einem derartigen transparenten, festen Nährboden sind die sich entwickelnden Kolonien viel besser sichtbar. Gleichzeitig ließen sich die unterschiedlichen Nährstoffanforderungen der verschiedenen Bakterien durch Modifikation des noch flüssigen Nährmediums besser berücksichtigen.

Auf Veranlassung von Lister demonstrierte Koch Anfang August 1881 anläßlich des 7. Internationalen Medizinischen Kongresses im Physiologischen Institut des King's College in London den durchsichtigen, festen Nährboden. Seine innovativen Kulturverfahren wurden von den anwesenden europäischen Kollegen als eines der bedeutenden Ereignisse der Tagung bewertet. Auch der ebenfalls anwesende Pasteur, der sich gerade auf dem Gipfel seines Ruhms befand, war sehr angetan von den neuen Methoden. Obwohl Pasteur als französischer Patriot den deutsch-französischen Krieg 1870/71 nicht vergessen hatte, ging er spontan auf Koch zu. Die folgenden Worte sind dabei von dem anwesenden Lister überliefert: „C'est un grand progrès, Monsieur" („ein großer Fortschritt").[25] Im gleichen Jahr publizierte er im ersten Band der „Mitteilungen aus dem Kaiserlichen Gesundheitsamt" einen spektakulären Beitrag „Zur Untersuchung von pathogenen Organismen", in dem er u. a. die Verwendung transparenter und gleichzeitig fester Nährböden beschrieb.[26] Gelatine hat jedoch einige Nachteile. Es handelt sich um eine leimähnliche Eiweißsubstanz, welche gegenüber mikrobieller Verdauung und Verflüssigung

sehr anfällig ist. Des Weiteren geht sie bereits bei Temperaturen über 28 °C vom festen in den flüssigen Aggregatzustand über. Somit schmilzt Gelatine bei Körpertemperatur, der bevorzugten Inkubationstemperatur von pathogenen Keimen. Insbesondere im Hochsommer war sie wenig geeignet, schließlich gab es noch keine elektrischen Kühlschränke. Ein neues Verfestigungsmittel, Agar-Agar, ein komplexes Polysaccharid, wurde 1882 auf Grund eines „Hausfrauentipps" eingeführt.

Agar-Agar

Die Entdeckung des Geliermittels Agar-Agar wird in der Regel Koch zugeschrieben. Er erwähnte die Verwendung von Agar-Agar als Geliermittel von Nährmedien zum ersten Mal anläßlich seines Vortrages zur Ätiologie der Tuberkulose am 24. März 1881 vor der Physiologischen Gesellschaft zu Berlin.[27, 28] Ein Jahr später, in seiner berühmten Arbeit von 1882 zur Isolierung von *Mycobacterium tuberculosis*,

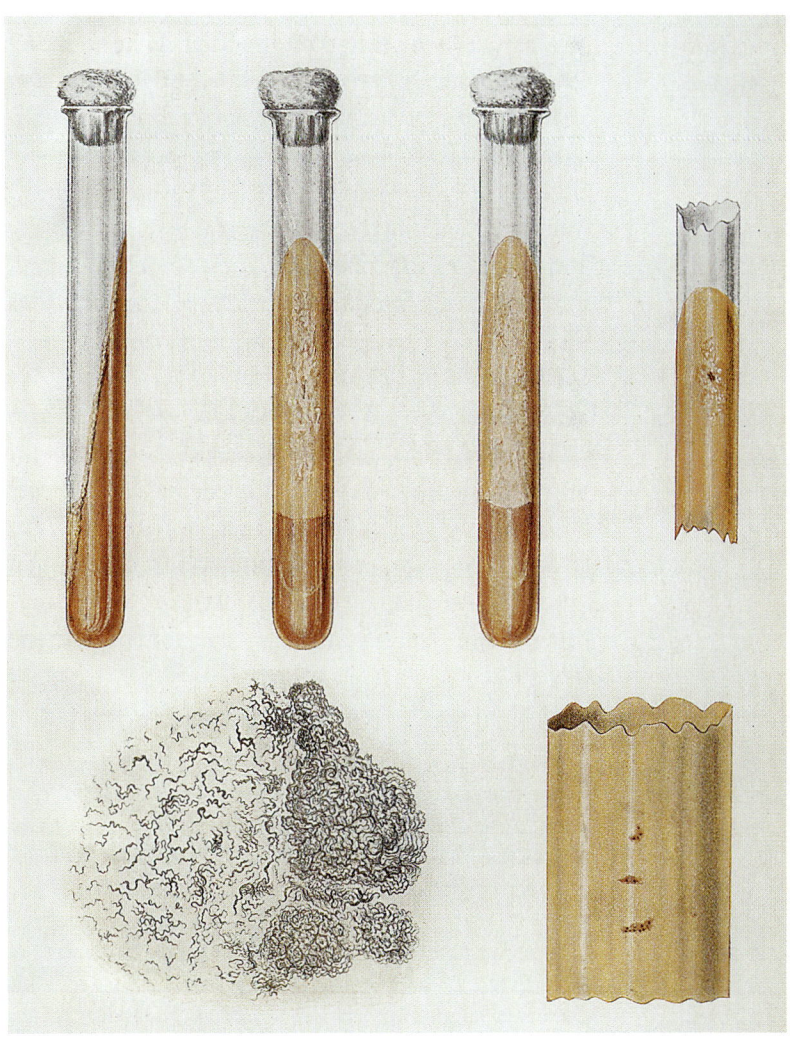

Die wohl berühmteste Leistung Robert Kochs ist die Entdeckung des Tuberkuloseerregers. Die Kultivierung der Mykobakterien erfolgt dabei auf erstarrtem Blutserum in Reagenzgläsern. Auf einem derartigen Nährmedium bilden die Bakterien eigentümliche Kolonien mit einer wolkigen Struktur.

wurde die Anwendung von Agar-Agar erstmalig publiziert, wenn auch lediglich in einem Nebensatz:

> „Die Tuberkelbacillen lassen sich auch noch auf anderen Nährsubstraten kultivieren, wenn letztere ähnliche Eigenschaften wie das erstarrte Blutserum besitzen."[29]

Sein für die Züchtung der Tuberkelbakterien verwendeter Spezialnährboden war zunächst steriles, koaguliertes Rinder- oder Schafserum. Es folgen weitere Details über das Anlegen von Kulturen, u. a. auch die Erwähnung der Verwendung von Agar-Agar:

> „So wachsen sie beispielsweise auf einer mit Agar-Agar bereiteten, bei Brutwärme hart bleibenden Gallerte, welche einen Zusatz von Fleischinfus und Pepton erhalten hat."[30]

Jedoch sind diese Leistungen nicht ohne die Hilfe seiner Mitarbeiter zustande gekommen – auch wenn deren Beitrag an dieser Erfindung in der genannten Publikation nicht erwähnt wird.

Agar-Agar wurde durch den Vorschlag von Fanny Angelina Hesse (1850–1934), geb. Eilshemius, der amerikanischen Frau von Walther Hesse (1846–1911), einem Mitarbeiter Kochs, eingeführt. Der 1846 in Bischofswerda (Sachsen) geborene Mediziner wurde 1877 Bezirksarzt von Schwarzenberg (Erzgebirge), wo er zehn Jahre lang die in den Uranminen arbeitenden Bergarbeiter behandelte, die häufig an der sog. „Bergkrankheit" („Schneeberger Lungenkrebs") litten. Zur Vertiefung seines Wissens im Bereich der Umwelthygiene studierte Hesse von 1878 bis 1879 an der Münchener Universität bei Max von Pettenkofer (1818–1901). Sein Interesse galt in erster Linie der Untersuchung der Belastung der Luft durch Kohlendioxid und Staub. Die Resultate dieser Studien veranlaßten ihn, ein paar Monate (1881/82) an Kochs Kaiserlichem Gesundheitsamt in Berlin zu arbeiten, um zusätzlich die bakterielle Kontamination der Luft zu untersuchen.[31] Die dort begonnene Arbeit „Ueber quantitative Bestimmung der in der Luft enthaltenen Mikroorganismen" hatte er in seiner Wohnung unter primitiven Verhältnissen mit der Küche als Laboratorium fortgeführt und 1884 im II. Band der „Mitteilungen aus dem Kaiserlichen Gesundheitsamt" veröffentlicht. In seiner Küche in Schwarzenberg setzte er Agar-Agar erstmals im Dienste der Wissenschaft ein.[32] Hesse verwendete für seine Untersuchungen eine Apparatur, die zunächst aus mit Gelatine ausgekleideten Röhren bestand, durch die Luft geleitet wurde.[33] Auf diese Weise ließ sich die Anzahl und Art der Erreger in der Luft bestimmen. Da er seine Arbeit im Sommer durchführte, hatte er erhebliche Schwierigkeiten mit der Verfestigung seiner Nährmedien. Die Verflüssigung seiner Medien ruinierte ihm viele seiner Experimente. Bei der Suche nach einem Ersatz-Geliermittel half ihm eine glückliche Fügung. Seine Frau, die einer in New York lebenden holländischen Kaufmannsfamilie entstammte, half ihm als Laborassistentin bei seinen bakteriologischen Untersuchungen. Ein Tatbestand, der damals durchaus üblich war. Sie kochte für ihren Mann die Nährbouillon und kannte die Schwierigkeiten die mit dem Gebrauch von Gelatine als Geliermittel verbunden waren. Sie schlug ihm kurzerhand Agar-Agar als Gelatineersatz vor. Sie selbst hatte die Substanz von einer holländischen Nachbarin, die zuvor in Java gelebt hatte, in New Jersey kennen gelernt. Fanny verwendete Agar-Agar schon seit Jahren in der Küche, um Gelees und Pudding herzustellen.[34] Agar-Agar wurde in asiatischen Haushalten seit Jahrhunderten als Geliermittel für Suppen verwendet,[35] Hesse informierte Koch ohne große Verzögerung, vermutlich Ende 1881, per Brief von der neuen Entdeckung.

Koch gebührt daher zusammen mit Fanny Hesse der Verdienst der Entdeckung dieser einfachen Methode. Jedoch dauerte es noch relativ lange, bevor

Agar-Agar – der Siegeszug eines Pflanzenschleimes

Ursprünglich wurden mit dem malayischen Wort „Agar" oder „Agar Agar" verschiedene essbare ostasiatische Meeresalgen (*Euchema, Gelidium, Gracilaria* u. a.) bezeichnet. Agar-Agar ist ein gelbildendes, komplex zusammengesetztes Naturprodukt (Pflanzenschleim), das aus den marinen Rotalgen durch Extraktion mit heißem Wasser gewonnen wird. Chemisch handelt es sich bei Agar um ein Gemisch aus wenigstens zwei Polysacchariden, der gelierenden Agarose (ca. 70%) und dem nichtgelierenden Agropektin (ca. 30%). Es besitzt einige hervorragende Eigenschaften, die es zum idealen Verfestigungsmittel für die Mikrobiologie machen. Im Gegensatz zur Gelatine wird Agar von auf dem Festland vorkommenden Mikroorganismen nicht rasch abgebaut (verflüssigt). Besonders hervorzuheben ist sein Schmelz- und Erstarrungsverhalten in wässrigem Milieu. Eine 1,5%ige wässrige Agarsuspension schmilzt bei 80–90 °C und erstarrt beim Abkühlen bei 38–32 °C zu einem klaren, stabilen Gel. Agar-Agar wird in verschiedenen Formen und Qualitäten kommerziell angeboten.

Agar-Agar breite Anwendung fand. Der Grund dafür war der damalige Mangel an dieser Substanz. Dies änderte sich jedoch drastisch, nachdem Agar-Agar allgemein verfügbar war. In dem „Handbuch der pathogenen Mikroorganismen" schrieb Gildmeister 1929:

> „Die Einführung der Agarnährböden hat die Gelatine-nährböden fast völlig verdrängt, so daß diese fast nur noch für Spezialzwecke Verwendung finden."[36]

Jedem Topf sein Deckelchen – Petrischalen

Ursprünglich benutzte Koch Objektträger, später flache Glasscheiben, um seine Nährmedien aufzubringen. Zur Anfertigung dieser Gelatine- oder Agar-Agarplatten wurde ein Gießapparat benötigt. Die fertigen Platten wurden anschließend auf Glasbänkchen in großen Glasglocken übereinander geschichtet – ein sehr mühsames und langwieriges Unterfangen, das neben einigen Fingerfertigkeiten noch diverse Hilfsmittel erforderte. Einer seiner Assistenten, der Berliner Arzt Julius Richard Petri (1852–1921), nahm statt dessen 1886 erstmals flache Schalen, die durch einen Deckel abgedeckt wurden.

> „Seit über Jahresfrist bediene ich mich zu diesem Behufe flacher Doppelschalen von 10–11 cm Durchmesser und 1–1,5 cm Höhe. Die obere Schale dient als Deckel und hat einen etwas grösseren Durchmesser" [...] „Besonders zu empfehlen sind solche flachen Schalen für Agar-Agarplatten, welche bekanntlich auf einfachen Glasplatten ohne besondere Befestigung schwer haften."[37]

Bei den später nach ihm benannten Petrischalen handelt es sich um runde, flache Glasschalen mit hochgezogenem Rand, deren Inhalt ein übergreifender Deckel sicher vor einer Kontamination aus der Luft schützte. Ein weiterer Vorteil der Schalen ist, dass die Nährböden nicht so schnell austrocknen wie auf einer Glasplatte und daher länger lagerfähig sind bzw. länger bebrütet werden können.

Solche Petrischalen werden seither fast unverändert zur Kultivierung von Mikroorganismen auf und in festen Nährböden benutzt. Am gebräuchlichsten sind dabei Schalen mit etwa 90 mm Bodendurchmesser und einer Höhe von ca. 16 mm (Standardpetrischalen). Ursprünglich bestanden Petrischalen aus Glas. Sie wurden jedoch weitgehend durch Einwegpetrischalen aus Polystyrol verdrängt. Sie sind glasklar, leicht und gut stapelbar, lassen sich jedoch nicht mit Hitze sterilisieren. Da sie unter keimarmen Bedingungen hergestellt und vorhandene Mikroorganismen durch die hohen Temperaturen bei der Produktion normalerweise abgetötet werden, sind die Schalen auch ohne zusätzliche Sterilisation für

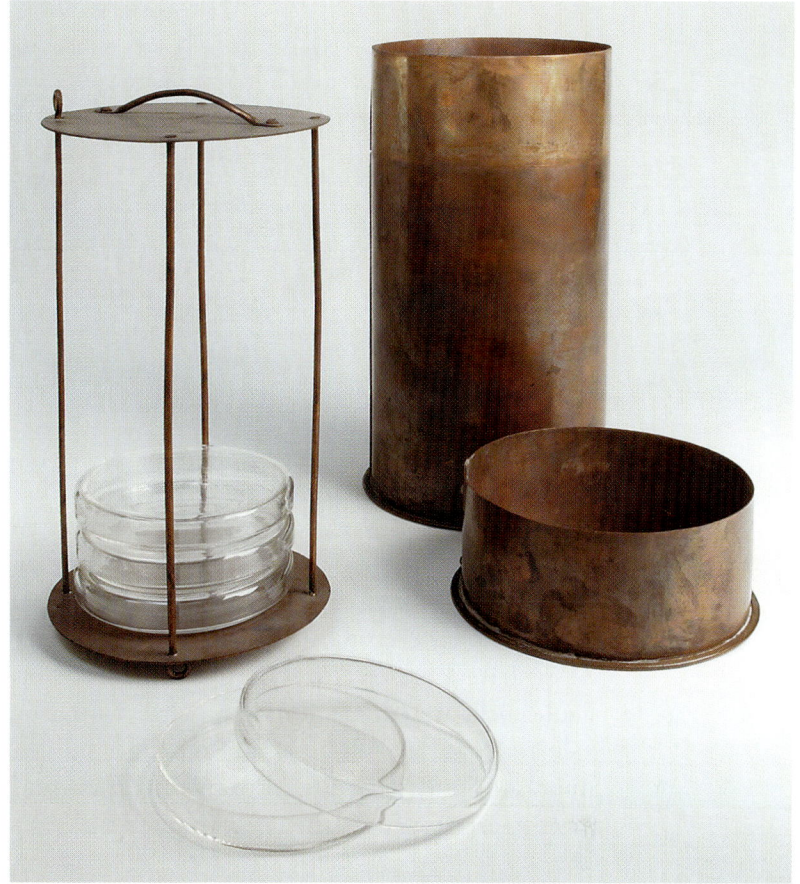

Die hier gezeigten Petrischalen stammen vom Anfang des 20. Jahrhunderts und sind aus dem Medizinhistorischen Museum der Universität Zürich.

viele mikrobiologische Zwecke geeignet. Für besonders kritische Nährböden oder Untersuchungen und für längere Bebrütungszeiten sollten die teureren, strahlensterilisierten Petrischalen verwendet werden.

Zunächst benutzte Koch den Agar in flüssiger Form, um in ihm Bakterien zu resuspendieren. Dieses sog. Koch'sche Plattengussverfahren wird zum Teil heute noch als zuverlässige Keimzählmethode eingesetzt. Beim klassischen Verfahren werden 0,1–1 Milliliter Probensuspension mit 10–20 Milliliter eines bei 45 °C flüssig gehaltenen Agarnährbodens gemischt und erstarren auf einer Petrischale. Der Vorteil des Verfahrens besteht darin, dass mögliche Störungen durch bewegliche, den Nährboden überwachsende Keime, wenn auch nicht völlig ausgeschlossen, so jedoch unterdrückt werden, da die Mikroorganismen im Nährboden suspendiert sind. Der Arbeitsaufwand und eine große Anzahl zu füllender Petrischalen sind jedoch als Nachteile anzusehen. Auch die genaue Temperatureinhaltung des noch flüssigen Nährbodens muss beachtet werden. Falls die Temperatur zu niedrig ist, besteht die Gefahr eines Erstarrens schon während des Gießens, wogegen bei zu hoher Gießtemperatur die Keime geschädigt werden können.

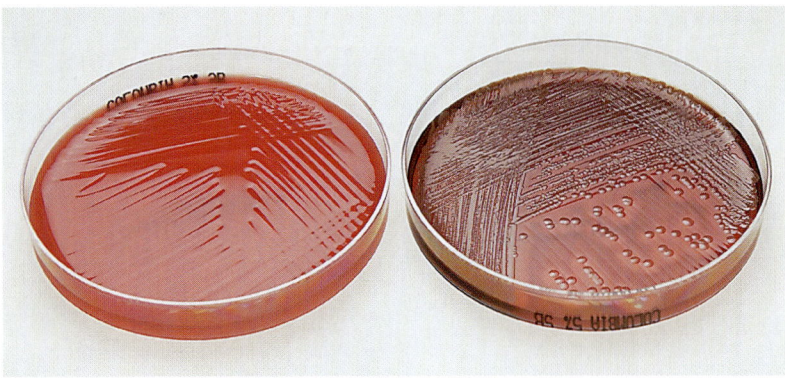

Ausstrichmuster einer beimpften Kultur vor (links) und nach (rechts) Inkubation bei 37 °C.

Schließlich wurde entdeckt, dass es sehr viel bequemer war, Bakterien nicht im Medium, sondern auf der Oberfläche von Agar-Agar-Nährböden zu kultivieren – insbesondere, wenn das Medium in flache Schalen (Petrischalen) gefüllt wurde. Dieses Ausstrichverfahren wurde seit seiner Einführung bis heute nicht wesentlich geändert. Dabei wird eine kleine Menge der Zellsuspension mit einer sterilen Impföse in mehreren Serien paralleler Striche auf einer Agarplatte ausgestrichen. Die aufeinanderfol-

genden Ausstriche führen zu einer zunehmenden Verdünnung des nachzuweisenden Erregers (Inokulums) auf der Agarplatte. Spätestens bei den letzten Strichen gelangen im Idealfall nur noch einzelne Zellen in weiten Abständen auf die Agaroberfläche und wachsen bei Bebrütung zu isoliert liegenden Kolonien heran.

Kommerzielle Nährböden

Die Ära der industriellen Nährböden wurde schon bald nach der Entdeckung des Agar-Agars im ausgehenden 19. Jahrhundert eingeläutet. Viele der großen Unternehmen, die heutzutage Nährböden als Trocken-, einen Teil davon auch als Fertignährböden anbieten, können auf eine lange Firmentradition zurückblicken. Sie sind häufig bereits um die Jahrhundertwende gegründet worden.

Hesse entwickelte schon kurz nach der erstmaligen Verwendung von Agar-Agar, zusammen mit der Firma Heyden in Radebeul, ein Tuberkulosenähragar. Dieser feste Agarnährboden ermöglichte die Auswertung der angelegten Kulturen nach nur zwei bis drei Tagen nach Beimpfung der Platte.[38]

Die Firma Merck als einer der führenden und ältesten Hersteller von Nährböden begann mit der Produktion von Peptonen für wissenschaftliche Zwecke im Jahre 1892. Bei Peptonen handelt es sich um ein Gemisch von löslichen Peptiden mit unterschiedlichen Kettenlängen, welche durch unvollständige Säurehydrolyse oder enzymatische Hydrolyse aus Proteinen entstehen. Sie stellen ein Zwischenprodukt der Proteinverdauung dar (Einwirkung der Endopeptidasen). In der Mikrobiologie werden aus Casein und Muskelprotein gewonnene Peptone zur Herstellung von Nährböden verwendet. Die bahnbrechende Entdeckung der Peptone geht auf den aus Güstrow stammenden Chemiker Carl Grosschopf zurück. Er entwickelte Herstellungsverfahren für diese und eine Reihe weiterer Präparate, u. a. Pepsin im Jahre 1873 oder Labpulver im Jahre 1877, die schließlich in der Rostocker Fabrik von Friedrich Witte (1829–1893) eine fabrikmäßige Produktion ermöglichten. Wittes Pepton erlangte durch Kochs bakteriologische Forschungen sogar Weltruf.

Trockennährböden sind industriell vorgefertigte, trockene Mischungen der Bestandteile eines Nährbodens, die erst kurz vor der Verwendung mit einer entsprechenden Menge Wasser versetzt und sterilisiert werden. Derartige Trockennährböden zeichnen sich durch ihre schnelle und bequeme Handhabung, die sehr viel geringeren Fehlermöglichkeiten bei der Zubereitung und ihre weitgehend konstante, standardisierte Zusammensetzung aus.

Vom Fleischextrakt zum Nährboden

Die Wurzeln der Firma Oxoid reichen bis in das 19. Jahrhundert zurück. Am Beginn der Firmengeschichte stand der deutsche Chemiker Justus [v.] Liebig (1803–1873). Dieser schlug ein Verfahren zur Extraktion und Konzentration von Fleisch vor. Eine englische Firma, die große Rinderfarmen in Uruguay (Frey Bentos) besaß, nahm diese Vorschläge auf und setzte sie für die Herstellung von Fleischextrakt um. Die „Liebig Extract of Meat Company" (Lemco) begann unter George Giebert 1865 mit der Produktion. Das Fleisch wurde von Fett, Sehnen und Knochen befreit, auf ca. 70 °C erhitzt und der aroma- und mineralstoffreiche Extrakt abgeführt. Übrig blieb ausgelaugtes Fleisch mit einem hohen Eiweißgehalt, das gedörrt und gemahlen und dann als „Liebig's Extract" weltweit vertrieben wurde. Auf diese Weise war ein einfacher und billiger Weg gefunden, Fleisch von Amerika nach Europa zu transportieren. Der Produktname des Fleischextraktes wurde 1899 in Oxo umgeändert. Ab 1910 wurde Oxo erstmalig in der bis heute berühmten Würfelform verkauft. Dieser Würfel ist immer noch ein solcher Erfolg, dass über die Hälfte der Haushalte in Großbritannien ihn benutzen. Das sind täglich mehr als zwei Millionen Würfel. Jede sechste warme Mahlzeit der Briten enthält einen Oxowürfel. Der Name Oxoid wurde erstmals 1924 für granulierte Extrakte und andere Produkte für den Krankenhaus- und Laborbedarf eingeführt. 1965 gliederte sich die medizinische Abteilung von Oxo als Oxoid Limited als eigenständiges Unternehmen aus.

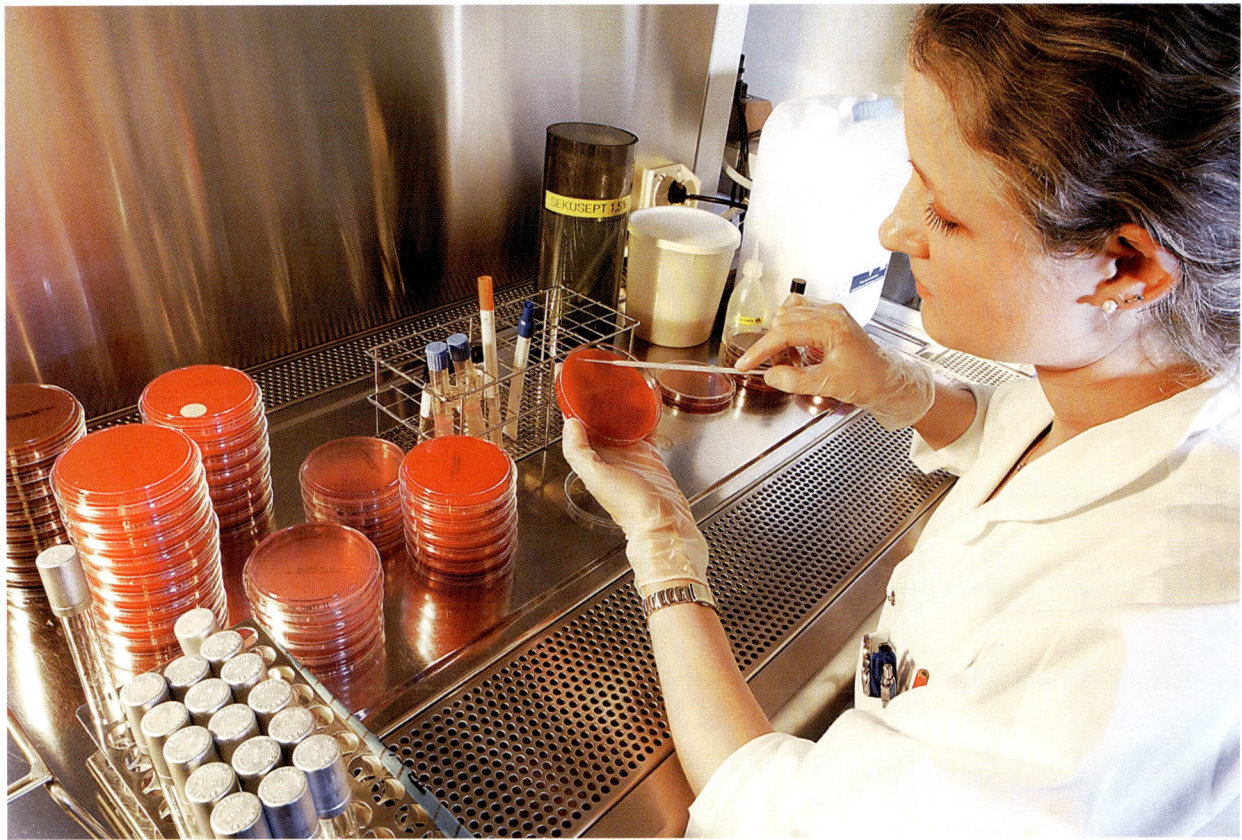

Eine medizinische Laborantin im Bakteriologischen Labor am Kantonsspital Basel beimpft einen Nährboden auf einer Petrischale.

Eine Reihe häufig verwendeter Routinemedien, besonders für den medizinischen Bereich, wird auch in Form von Fertignährböden angeboten. Hierbei handelt es sich um sterile, sofort gebrauchsfertige Nährmedien, meist Agarplatten in Einwegpetrischalen in Packungen zu 20 oder 100 Stück, oder Röhrchen mit Nährlösung. Die Verwendung von Fertignährböden ist dann sinnvoll, wenn keine Einrichtungen zur Bereitung und Sterilisation von Nährmedien vorhanden sind oder wenn von einem Nährboden nur wenige Platten oder Röhrchen benötigt werden.

Neue Nährbodengenerationen

Von den Fertignährböden existieren Modifikationen, die sich beispielsweise zur Durchführung von mikrobiologischen Hygienekontrollen eignen. Beim sog. Abklatschverfahren handelt es sich um Fertignährböden, die z. B. als Contact Slides (Agarstreifen in verschlossenen Transportbehältnissen) oder als RODAC-Platten (engl.: **r**eplicate **o**rganism **d**etection **a**nd **c**ounting) gebrauchsfertig zu beziehen sind. Die Nährbodenträger oder Platten sind so mit Nähragar beschichtet bzw. gefüllt, dass sich die Agarschicht über den Rand vorwölbt (konvexe Oberfläche). Die Präparate werden auf die zu untersuchende Entnah-

mestelle so aufgelegt und angedrückt, dass die gesamte Nährbodenfläche mit ihr in Kontakt kommt.

Der Nachweis charakteristischer bakterieller Enzyme mittels chromogener Substrate bietet die Möglichkeit einer schnellen Identifizierung von Bakterien. Direkt auf dem Nährboden ist ohne weitere Hilfsmittel die Identifizierung anhand der charakteristischen Koloniefärbung möglich. Der Basisnährboden weist eine Zusammensetzung auf, die einerseits das Wachstum der Zielorganismen spezifisch fördert und andererseits gleichzeitig eine optimale Aktivität der charakteristischen Enzyme bewirkt.

Bis heute ist die Kultur weltweit die wichtigste und aussagekräftigste Methode zum Nachweis, zur Charakterisierung und zur Identifizierung von Mikroorganismen. Selbstverständlich ermöglichen die modernen Verfahren der Molekularbiologie, wie beispielsweise die Polymerase-Kettenreaktion (PCR, engl.: **p**olymerase **c**hain **r**eaction), ebenfalls die Identifizierung von Mikroben. Dennoch ist es auch bei vielen molekularbiologischen Untersuchungen erforderlich, ausreichend Zellen (Biomasse) einer Spezies aufzuziehen, um genügend Untersuchungsmaterial zu erhalten. Daher ist auch in diesen Fällen die Kultur unumgänglich.

Christoph Gradmann

Gegen den Weißen Tod

Robert Koch, die Tuberkulose und das Tuberkulin

Die medizinische Bakteriologie galt am Ende des 19. Jahrhunderts als Inbegriff moderner, auf naturwissenschaftlichen Grundlagen aufbauender Medizin. Auch wenn sie nicht die erste Disziplin der Medizin war, die – wie es der Zeitgeist verlangte – ihr Wissen alleine auf Beobachtung, Messung und Experiment stützte, so unterschied sie sich doch in einem wichtigen Punkt von anderen naturwissenschaftlichen Disziplinen der Medizin: Mit dem Versprechen, ihre im Labor ermittelten Kenntnisse im Alltag ganz praktisch zur Wirkung zu bringen, weckte sie euphorische Hoffnungen, wie es andere Disziplinen kaum vermochten. Die Bakteriologie gab ansteckenden Krankheiten ein neues Gesicht in der Gestalt kleiner, unsichtbarer Erreger und versprach zugleich, die Welt von diesen Krankheiten befreien zu können. Infektionskrankheiten erkannte man als von Bakterien verursacht. Die Bakteriologen waren jene Männer, die dieser Gefahr zu begegnen wussten. Ihr Prestige war an ihr Forschungsobjekt gebunden: Erst der Nachweis gefährlicher Krankheitserreger und das Versprechen, sie kontrollieren zu können, machte aus Forschern Kämpfer gegen Seuchen.

Für keine Krankheit gilt das Gesagte mehr als für die Tuberkulose und auf keinen Forscher trifft es mehr zu als auf den deutschen Bakteriologen Robert Koch (1843–1910). Die Karrieren des „Bazillenvaters" und des Weißen Todes waren eng miteinander verknüpft. Die zumeist als Schwindsucht bekannte Krankheit war wahrscheinlich die wichtigste Todesursache im Europa des 19. Jahrhunderts und für annähernd 15 % aller Todesfälle verantwortlich. Gleichzeitig veränderte sich in dieser Zeit ihr Begriff dramatisch: Zu Beginn des 19. Jahrhunderts gab es eine nach ihrem typischen Verlauf als

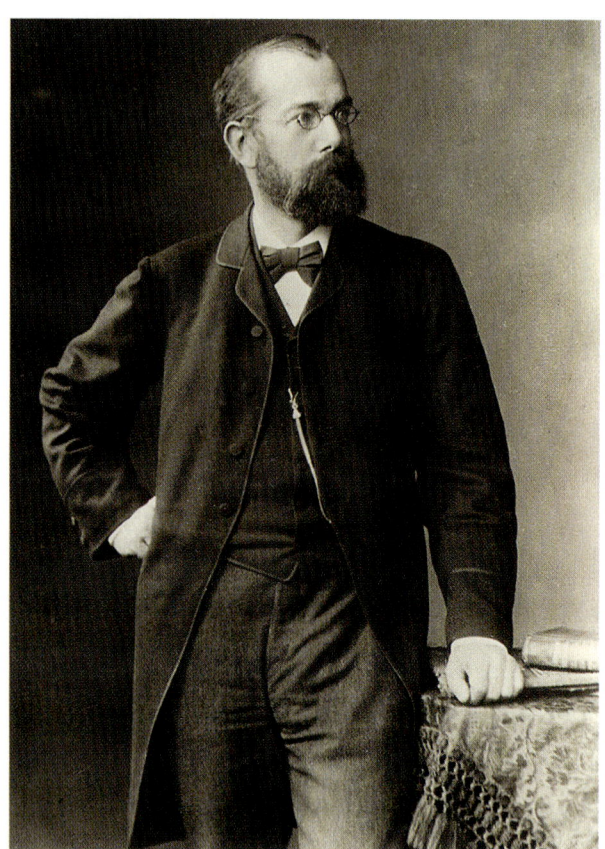

Robert Koch *(1843–1910) am Kaiserlichen Gesundheitsamt im Jahr 1884.*

Schwindsucht bekannte Lungenerkrankung mit dem wissenschaftlichen Namen Phthisis, deren Verwandtschaft mit einer Reihe von anderen Krankheiten vermutet wurde. Am Ende des Jahrhunderts waren alle diese Krankheiten, deren Namen wie Lupus, Skrofeln etc. heute nur noch dem Fachmann bekannt sind, zu klinischen Erscheinungsbildern ein und derselben Infektionskrankheit geworden, eben der Tuberkulose.

Dies ist ganz entscheidend der Arbeit Kochs zu verdanken. Die Identifizierung des heute als *Mycobacterium tuberculosis* bekannten Erregers der Krankheit war der bis dahin größte Erfolg der noch jungen medizinischen Bakteriologie und gilt als seine größte wissenschaftliche Leistung. Für seinen Freund und Kollegen Friedrich Loeffler (1852–1915) machte sie „ihn mit einem Schlage zum größten, erfolgreichsten und verdienstvollsten Forscher für alle Zeiten."[1] Paul Ehrlich (1854–1915), der bei dem denkwürdigen Vortrag in Berlin am 24. März 1882 anwesend war, bei dem Koch erstmals über den Erreger berichtete, schrieb in einem Nachruf auf Koch, dass ihm „jener Abend stets als mein größtes wissenschaftliches Erlebnis in Erinnerung geblieben" sei.[2] Bereits damals wurde die Arbeit als Durchbruch angesehen. Albert Johne (1839–1910) formulierte in seiner 1883 veröffentlichten Geschichte der Tuberkulose, dass „durch die neuesten Koch'schen Arbeiten die pathogenetische Seite der Tuberkelfrage in ihren Hauptzügen als erledigt zu betrachten ist […]."[3] Koch selbst brachte das überwältigende Echo im Juni 1882 die Ernennung zum geheimen Regierungsrat ein. Zusammen mit der Cholera-Expedition von 1883/84, die Kochs Ansehen in der Allgemeinheit begründete, markiert die Identifizierung des Tuberkuloseerregers als wissenschaftliche Sensation seinen Aufstieg zum Ruhm in den frühen 1880er Jahren.

> „In Zukunft wird man es im Kampf gegen diese schreckliche Plage des Menschengeschlechts nicht mehr mit einem unbestimmten etwas, sondern mit einem fassbaren Parasiten zu tun haben",[4]

so Koch bei der Präsentation seiner Ergebnisse. Und in der Tat: Der Tag, an dem er seine Arbeit in Berlin vorstellte, steht wie kein anderer für den Aufstieg eines bis dahin von Wenigen wahrgenommenen Spezialgebietes zur Erfolgsdisziplin ihrer Zeit. Und noch in einer weiteren Hinsicht lassen sich seine Arbeiten zur Tuberkulose als epochal begreifen: Sie vereinigten in sich die wichtigsten bis dahin von der medizinischen Bakteriologie entwickelten Methoden und Technologien des Labors. Anfang der 1880er Jahre war ein Entwicklungsstadium erreicht, das nun auch Zugang zur Erforschung anderer Infektionskrankheiten zu bieten schien. Kochs Mitarbeiter Loeffler prägte für die aus diesen Methoden entwickelten Kriterien des Erregernachweises kurz darauf den Begriff der Koch'schen Postulate.

Wie aber kam dieser Erfolg zustande? Auf welcher methodischen und technologischen Basis beruhte er? Auf welche Vorarbeiten anderer griff Koch zurück? Welche Konsequenzen hatte die Arbeit für

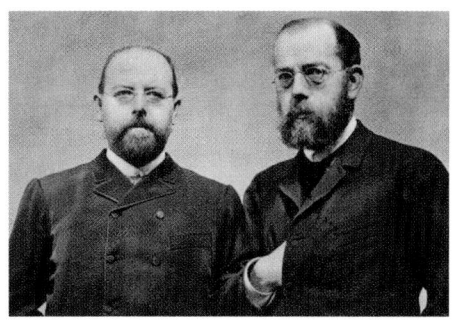

Friedrich Loeffler *(1852–1915) und Robert Koch. Loeffler studierte Medizin in Würzburg und Berlin, wo er nach Promotion (1874) und einigen Jahren Dienst als Militärarzt schließlich 1879 an das Kaiserliche Gesundheitsamt kommandiert wurde. Dort wurde er zusammen mit Georg Gaffky (1850–1918) zum wichtigsten Mitarbeiter Kochs und leistete einen bedeutenden Anteil an der Erforschung der Tuberkulose. 1888 wurde Loeffler Professor für Hygiene an der Universität Greifswald. Er führte zahlreiche technische Neuerungen in der Bakteriologie ein. Der Nachwelt ist er vor allem als Entdecker des ersten submikroskopischen Krankheitserregers, des Virus, welches Maul- und Klauenseuche hervorruft, bekannt. Neben Hygiene unterrichtete er auch Geschichte der Medizin und wurde der erste Historiker der Bakteriologie.*

das zeitgenössische Verständnis der Tuberkulose, und schließlich: In welchem Verhältnis steht die Arbeit zu den sog. Koch'schen Postulaten?

Tuberkulose im 19. Jahrhundert

Seine Entdeckung des Tuberkulosebakteriums präsentierte Koch 1882–1884 in zwei Schritten: Am Anfang stand der denkwürdige Vortrag vor der Physiologischen Gesellschaft zu Berlin 1882. Diesem folgte nach einigen kleineren Schriften schließlich 1884 der monumentale Aufsatz „Die Ätiologie der Tuberkulose", in dem er sein Vorgehen sehr ausführlich schilderte und reflektierte.[5]

Koch hatte seine Karriere als Bakteriologe begonnen, indem er über Milzbrand – eine Viehseuche, die nur selten Menschen befiel – arbeitete. Später

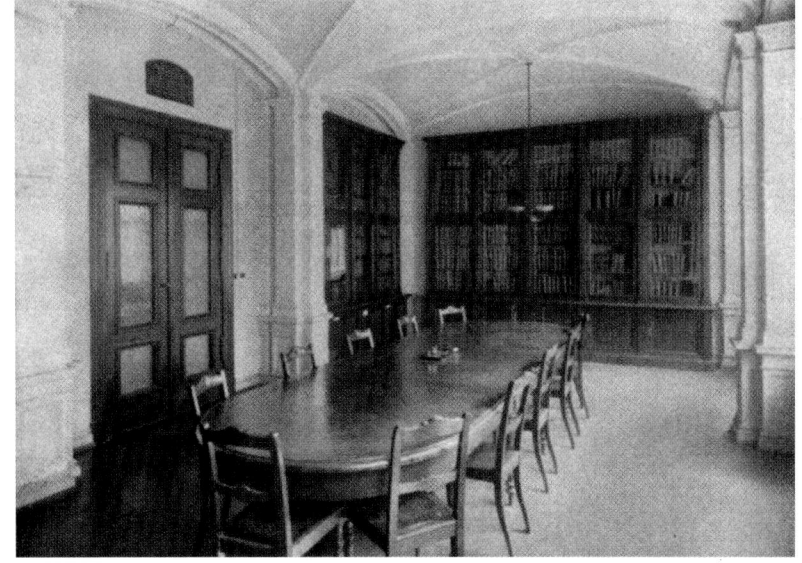

In diesem Raum hielt Robert Koch am 24. 3. 1882 seinen Vortrag „Über Tuberkulose". Der damals im Physiologischen Institut gelegene Raum gehört heute zum Institut für Mikrobiologie und Hygiene der Humboldt Universität zu Berlin.

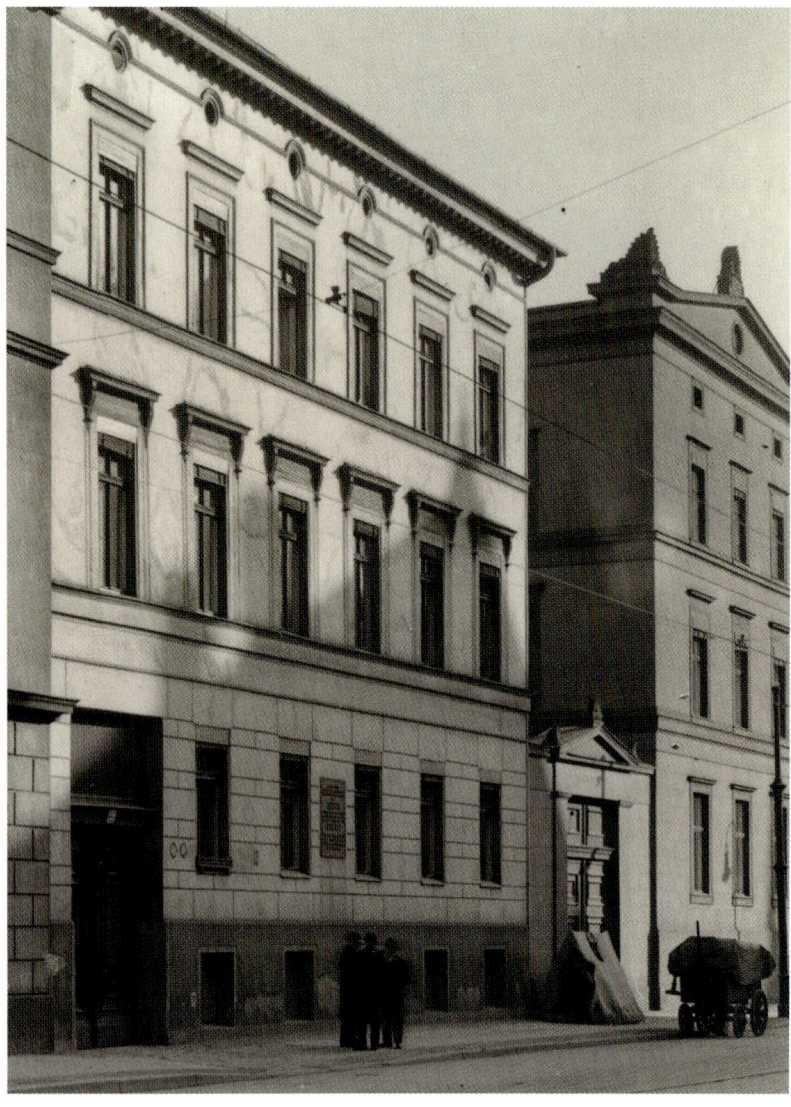

Das Kaiserliche Gesundheitsamt im Jahr 1880.

befasste er sich mit Wundinfektionen, Krankheitsprozessen also, deren Infektiosität offenkundig erschien. Im Falle der Tuberkulose bekam er es nun mit einem Untersuchungsgegenstand zu tun, der ebenso bedeutend wie in seiner Natur umstritten war. Charakteristisch für den Weißen Tod waren ein regelmäßiges Auftreten in der Bevölkerung und ein zumeist chronischer Verlauf beim einzelnen Kranken. Dabei gab es Anfang des 19. Jahrhunderts an Stelle einer Krankheit dieses Namens eine Reihe verschiedener tuberkulöser Krankheiten, die sich in klinischem Verlauf und pathologischer Anatomie unterschieden. Zwar hatte 1819 der französische Kliniker Théophile Laënnec (1781–1826) die Zusammengehörigkeit so unterschiedlicher Krankheiten wie Lupus, Phthisis, Skrofeln etc. postuliert und zur Begründung auf das allen gemeinsame Merkmal charakteristischer Knötchen im erkrankten Gewebe, der Tuberkeln, verwiesen. Doch diese Ansicht konnte sich nicht durchsetzen. Nach der Jahrhundertmitte betrachtete man eher die unterschiedlichen Krank-

heitsprozesse, als nach einheitlichen Ursachen für sie zu suchen. Entsprechend erschienen tuberkulöse Prozesse eher als Metamorphosen anderer Krankheiten, wie z. B. der Lungenentzündung.

Man spekulierte auch über die Ursachen der Krankheit. Neben der Ansteckung durch – seinerzeit noch hypothetische – Keime spielten Faktoren wie Disposition, Alter, Umwelteinflüsse, Fragen der Erblichkeit und eine vermutete Verwandtschaft mit Krebserkrankungen eine erhebliche Rolle. Natürlich konnte keiner dieser Faktoren einen Status als notwendige Krankheitsursache beanspruchen, wie wir ihn für die Verursachung von Infektionskrankheiten durch Bakterien annehmen würden. Das mag überraschend klingen, aber für die Zeitgenossen war eben Transformation und weniger Verursachung das Interessante an der Sache. Entsprechend ließ sich die Kritik formulieren, es

> „sei ein verwirrender Sprachgebrauch, mit dem Ausdruck Tuberculose sowohl eine eigenthümliche Form von Neubildung als eine eigenthümliche Form von Umwandlung zu bezeichnen."[6]

Für den hier zitierten Mediziner Felix Niemeyer (1820–1871) war natürlich das Letztere interessant, etwa wenn Krankheiten wie Krebs tuberkulös wurden. Dennoch gab es Forscher, die versuchten, die Infektiosität der Krankheit nachzuweisen: Jean Antoine Villemin (1827–1892) hatte 1865 gezeigt, dass Tuberkulose mit Hilfe von erkranktem Gewebe tierexperimentell erzeugt werden konnte und somit als ansteckend anzusehen war. 1877 hatte Edwin Klebs (1834–1913) vorgeschlagen, den Ansteckungsstoff als ein Bakterium aufzufassen. An der Breslauer Universität befasste sich gleich eine ganze Gruppe von Forschern mit dem Thema. Carl Weigert (1845–1904) hatte 1879 die Idee ins Spiel gebracht, die Einheit der verschiedenen Formen der Tuberkulose nicht auf die pathologische Anatomie des erkrankten Gewebes, sondern auf ihre Ätiologie (Verursachung) zu gründen. Julius Cohnheim (1839–1884) und Carl Salomonsen (1847–1924) hatten Villemins Experimente bestätigt und vorgeschlagen, den ätiologischen Nachweis auf Basis tierexperimenteller Forschung zu führen. An der Breslauer Universität erhielt Koch im Austausch mit den Genannten in den 1870er Jahren entscheidende Anregungen für seine Arbeit. Die Tuberkulose als Forschungsobjekt war also eine kühne, aber auch kluge Wahl: Koch konnte an vorliegende Arbeiten anknüpfen und gleichzeitig damit rechnen, dass der Nachweis einer bakteriellen Ätiologie dramatische Auswirkungen auf das komplizierte Gebäude der diversen tuberkulösen Prozesse haben würde – selbst wenn die Idee der Tuberkulose als Infektionskrankheit als solche nicht neu war. Ein solcher Nachweis wäre immerhin die erste nachgewiesene bakterielle Ätiologie einer menschlichen Infektionskrankheit überhaupt und würde darüber hinaus beanspruchen können, als Vorbild eines neuen Verständnisses von Infektionskrankheiten zu dienen, das die im Labor rekonstruierten bakteriellen Ätiologien gegenüber klinischen Beobachtungen privilegierte.

Identifizieren

Sicher war die medizinische Bakteriologie damals noch eine recht junge Wissenschaft. Dennoch lag die Bedeutung der Entdeckung – folgt man Koch – nicht darin, dass er des Tuberkelbazillus mit völlig neuen Methoden habhaft geworden wäre. Vielmehr sah er die Identifizierung des Erregers insgesamt als eine Variation und Erweiterung entwickelter Methoden auf ein neues Thema. Beeindruckend ist in der Tat die Geschwindigkeit, mit der die Arbeit durchgeführt wurde. Gerade acht Monate vergingen zwischen dem Beginn der Untersuchungen im August 1881 und dem berühmten Vortrag im März des folgenden Jahres. Allerdings war Koch nicht mehr wie bei seinen frühen Arbeiten auf sich selbst gestellt, sondern seit 1880 am Kaiserlichen Gesundheitsamt und dort Leiter einer schnell wachsenden Arbeitsgruppe. In den zwei Jahren vor dem März 1882 wurden hier so grundlegende Dinge wie Reinkulturen und die dafür unverzichtbaren festen Nährböden entwickelt.

Der erste Schritt bestand im Auffinden des Erregers, was keineswegs einfach war: Die vermuteten Bakterien erwiesen sich als wesentlich kleiner als die bereits bekannten Krankheitserreger und waren selbst mit dem Mikroskop nicht ohne weiteres sichtbar: Koch hatte ursprünglich, d. h. in seinen Studien über Milzbrand, ohne Färbung gearbeitet; später übernahm er besonders von Weigert Färbetechniken zur Unterscheidung von Bakterien und körpereigenem Gewebe bzw. zur Aufbereitung von Präparaten zur Mikrofotografie. Während bei der mikroskopischen Beobachtung von tuberkulösem Gewebe zunächst nichts zu sehen war, was man hätte als Bakterium ansehen und färben können, förderte die Färbung mit alkalischem Methylenblau etwas zu Tage:

> „Als mit dieser Farblösung Deckglaspräparate 24 Stunden hindurch behandelt wurden, zeigten sich in der Tuberkelmasse zum ersten Male sehr feine stäbchenartige Gebilde…"[7]

Diese galt es nun besser sichtbar zu machen, um sie vom umgebenden Gewebe abzuheben. Es gelang

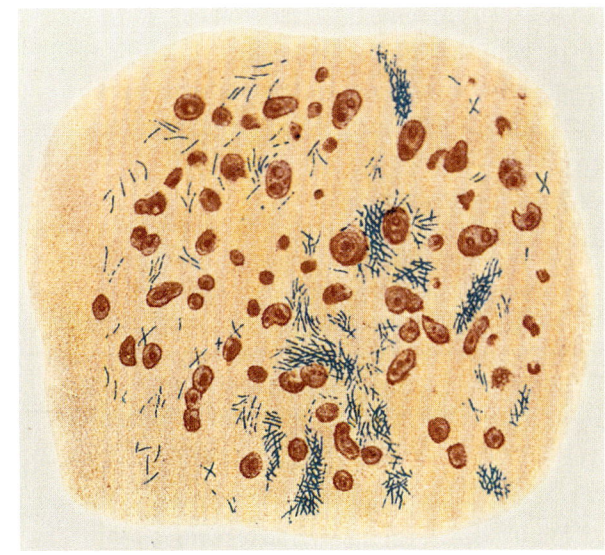

Tuberkulosebakterien im Gewebe. Zeichnung eines pathologischen Präparates Robert Kochs von 1884. Nach der Färbung erscheinen Zellkerne braun, Bakterien blau.

mittels einer Weiterentwicklung der Färbetechnik: Entfärbte man das bläuliche Präparat mittels eines zweiten, braunen Farbstoffes, des Vesuvins, betraf die Entfärbung nur das Gewebe. Im Resultat erschienen die Stäbchen nun blau, alles übrige Gewebe braun. Gleichzeitig ließen sich so die Stäbchen von fast allen anderen Bakterien unterscheiden:

> „Unter dem Mikroskop zeigen sich nun alle Bestandteile tierischer Gewebe, namentlich die Zellkerne und deren Zerfallsprodukte braun-, die Tuberkelbakterien schön blaugefärbt. Auch alle anderen bis jetzt von mir [Koch; C.G.] daraufhin untersuchten Bakterien, mit Ausnahme der Leprabazillen, nehmen bei diesem Färbungsverfahren eine braune Farbe an."[8]

Kochs Färbeverfahren konnte mit Ehrlichs Hilfe sehr bald durch ein weitaus leistungsfähigeres ersetzt werden. Nun war es möglich, die Stäbchen in tuberkulösem Gewebe durchgängig aufzufinden und die für sie typische Anordnung zu beschreiben. Die Bakterien waren charakteristisch gelagert, bildeten „gewöhnlich dicht zusammengedrängte und oft bündelartig angeordnete kleine Gruppen". Ihr Auftreten spiegelte zudem den Krankheitsverlauf wider. Wo der

> „tuberkulöse Prozeß in frischem Entstehen und in schnellem Fortschreiten begriffen ist, sind die Bazillen in großer Menge vorhanden". Ist „der Höhepunkt der Tuberkeleruption überschritten, werden die Bazillen seltener […]."[9]

Dass Koch die Tuberkelbazillen durch Färbung überhaupt erst sichtbar machen konnte, belegt nicht nur seinen „festen Glauben"[10] an die parasitische Natur der Tuberkulose. Es enthob ihn überdies der

Notwendigkeit, seine Bakterien mit den von anderen zuvor gefundenen zu vergleichen. Da bislang niemand ein ähnliches Färbeverfahren angewandt hatte und die Bakterien ohne Färbung, wie erwähnt, unsichtbar blieben, mussten diese Forscher etwas anderes gesehen haben:

> „Bei der Regelmäßigkeit des Vorkommens der Tuberkelbazillen muß es auffallend erscheinen, daß sie bisher von niemand gesehen sind. Doch erklärt sich dies daraus, daß die Bazillen außerordentlich kleine Gebilde und meistens so spärlich an Zahl sind, [...] daß sie schon aus diesem Grunde ohne ganz besondere Farbenreaktion dem aufmerksamsten Beobachter entgehen müssen."[11]

Die Doppelfärbung war also mehr als eine einfache technische Innovation. Noch weit mehr als andere, früher untersuchte Mikroorganismen waren die Tuberkelbazillen Artefakte des Untersuchungsprozesses. Eine fehlerhafte Anwendung des Färbeverfahrens konnte etwa dazu führen, dass anstatt der Bakterien andere Bestandteile der Untersuchungsobjekte blau erschienen.

Trotz der Intensität, mit der das Färbeverfahren diskutiert wurde, ist es überraschend, dass Koch kommentarlos zwei ernsthafte Probleme seiner Arbeit verschwieg. Der Königsberger Mediziner Paul Baumgarten (1848–1928) hatte nicht nur fast zeitgleich mit Koch ebenfalls Tuberkelbazillen gesehen, er hatte auch auf ein Färbeverfahren verzichtet, d. h. identische Formen unter dem Mikroskop beobachtet und deren Zusammenhang mit den pathologisch-anatomischen Veränderungen beschrieben.

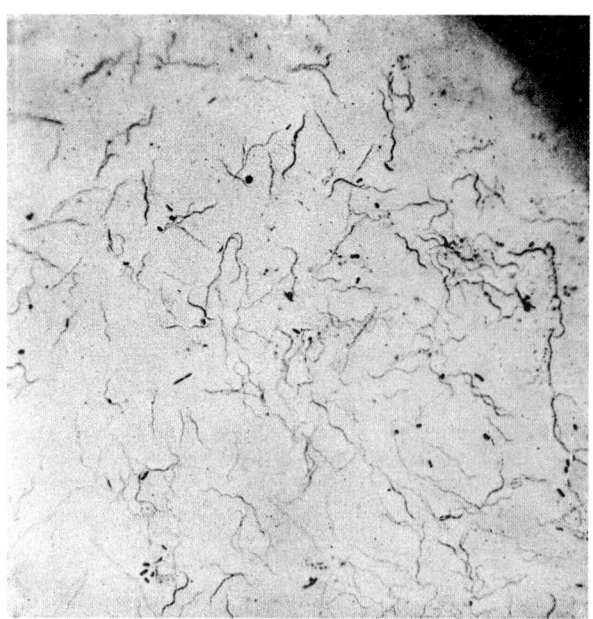

Von Koch angefertigte Mikrofotografie von 1877. Sie zeigt Milzbrandbakterien, die, in Flüssigkeit wachsend, Sporenfäden ausgebildet haben.

Wie aus den wenigen Notizen hervorgeht, die von Kochs Arbeiten überliefert sind, waren seine Arbeiten im März 1882 noch in vollem Gange und eine ganze Reihe der Experimente, die in der ausführlichen Darstellung des Jahres 1884 beschrieben sind, wurden erst nach dem März 1882 durchgeführt. Koch war also in Eile und hatte allen Grund dazu. Zum Zweiten überging er den Umstand, dass es ihm – dem Erfinder der Mikrofotografie der Bakterien – trotz entsprechender Bemühungen nicht gelungen war, seine Präparate zu fotografieren. Er hatte der fotografischen Abbildung enorme Bedeutung beigemessen und sie noch kurz zuvor als einzige „rein objektive, von jedem Voreingenommensein freie Auffassung"[12] von einer bloß subjektiven, wie sie sich in Zeichnungen niederschlug, abgehoben. Dass seine Präparate nur als Zeichnungen veröffentlicht werden konnten, bemerkte Koch jedoch nur am Rande. Von Kochs Mitarbeiter Loeffler, der später der erste Historiker der medizinischen Bakteriologie wurde, wissen wir schließlich, dass die Doppelfärbung tatsächlich bei dem Versuch entwickelt wurde, die durch Methylenblau kenntlich gemachten Mikroorganismen zu fotografieren. Kochs Färbetechnik zu analysieren ist deswegen so interessant, weil er in seinem Aufsatz von 1884 Sporen, also resistente Dauerformen, der Tuberkulosebakterien beschrieb – also etwas, was es nach heutigem Kenntnisstand nicht gibt! Dabei ist zu bedenken, dass die Demonstration eines solchen Sporenstadiums in den 1870er Jahren ein entscheidender Schritt auf dem Wege zum Nachweis der Stabilität bakterieller Spezies war. Sein Lehrer Ferdinand Julius Cohn (1828–1898) hatte das Konzept in die Bakteriologie eingeführt. In Kochs eigener Arbeit über die Milzbrandätiologie war der Nachweis von Dauersporen des *Bacillus anthracis* ein entscheidender Schritt gewesen, da so eine Erklärung des (scheinbaren) zeitweiligen Verschwindens der Bakterien möglich wurde. Auch die Sporen des Tuberkelbakteriums hatten ähnliche Eigenschaften: Er beschrieb sie als „zur Erhaltung der Art notwendige Dauerform"[13] und erklärte etwa die lang anhaltenden infektiösen Qualitäten getrockneten Sputums auf diese Weise. Auch ließ sich so die Infektiosität der käsigen Masse im Inneren der Tuberkeln, in der sich oftmals keine Bakterien nachweisen ließen, begründen. Sporen waren nämlich, so Koch, nicht färbbar und damit eigentlich unsichtbar:

> „[...] da es bis jetzt keine Mittel gibt, die Sporen der Tuberkelbazillen in irgendeiner Weise zu färben, so verrät sich ihre Anwesenheit nach dem Verschwinden der Bazillen, nur durch die infektiösen Eigenschaften der käsigen Substanz, in welche sie eingebettet sind."[14]

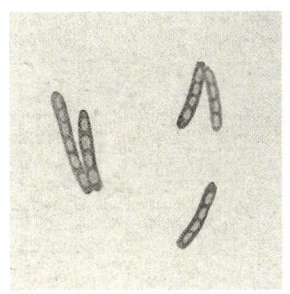

Koch lieferte eine Zeichnung dieser Sporen, beschrieb sie als „von ovaler Gestalt" und in der Zahl von zumeist zwei bis vier über die Länge eines Bakterium verteilt.[15] Angesichts der widersprüchlichen Aussagen in diesem Punkt muss man sich damit begnügen, die Bedeutung der Sporen für seine Argumentation festzuhalten: Sie ermöglichten es, die Anwesenheit von Bakterien dort zu postulieren, wo keine nachweisbar waren. Kochs ostentative Verweise auf seine bewährten Methoden dienten also auch dazu, Probleme zu kaschieren. Potenziell konnten ihn seine Sporen in erhebliche Schwierigkeiten bringen. Beispielsweise ließ sich nur unter Voraussetzung ihrer Existenz der Lebenszyklus seines Bazillus lückenlos belegen.

Kultivieren

Dagegen waren die Schwierigkeiten bei der Kultivierung und Verimpfung im Prinzip durch Modifikationen bereits entwickelter Methoden zu lösen. Es konnte nachgewiesen werden, dass nur die Übertragung von bakterienhaltigem Gewebe bei Versuchstieren Tuberkulose erzeugte. Tierversuche zeigten gleichzeitig die Identität verschiedener Formen der Tuberkulose untereinander und mit der experimentellen Impftuberkulose an und konnten schließlich die Identität der Tuberkulose des Menschen mit der empfänglicher Tiere beweisen. In der Sache reproduzierte Koch die Experimente Villemins und seiner Breslauer Kollegen Cohnheim und Weigert. Im Verlauf der Arbeit erwiesen sich Meerschweinchen als ideale Versuchstiere: Sie erkrankten außerhalb des Labors nicht an spontaner Tuberkulose und waren für Impftuberkulose höchst empfänglich. Zudem verlief die Krankheit bei ihnen rasch und typisch. In den Unterlagen Kochs findet sich eine eigens zusammengestellte Liste, die die entsprechenden Experimente aufführt und zugleich den Übergang von der Verwendung erkrankten Gewebes zu den Experimenten mit Kulturen im Frühjahr 1882 zeigt. Um nachzuweisen, dass die Bakterien und nicht etwa andere, noch unbekannte Bestandteile des tuberkulösen Materials die Krankheit verursachten, war es

Handschriftliche Aufzeichnungen Robert Kochs über seine Experimente zur Tuberkulose zwischen dem 1. November 1881 und dem 30. Januar 1882. Verwendet wurde jeweils tuberkulöses Gewebe unterschiedlicher Formen der Krankheit, die in der zweiten Spalte vermerkt sind. Rechts sind die Tage bis zum Tod der Versuchstiere notiert, wobei Unterstreichungen für getötete Tiere stehen.

entscheidend, die Bakterien von allen anderen Bestandteilen des infizierten Gewebes zu trennen und in sog. Reinkulturen außerhalb des Körpers weiterzuzüchten. Ließ sich dann im Tierversuch mit diesen Bakterien wiederum Tuberkulose erzeugen, so war belegt, dass sie allein die Krankheit verursachten. Die Herstellung dieser Kulturen stand vor zwei Schwierigkeiten: den speziellen Wachstumsbedingungen der Bakterien[16] und dem extrem langsamen Wachstum der Bakterien, welches die Gefahr der Verunreinigung bzw. Überwucherung der Kulturen barg. Das erste Problem konnte mit Hilfe eines Nährbodens aus koaguliertem Blutserum gelöst werden, der auch bei 30 °C noch seine feste Konsistenz behielt. Bei der Überwindung der zweiten Schwierigkeit führten – neben peinlicher Hygiene beim Verfahren – wieder-

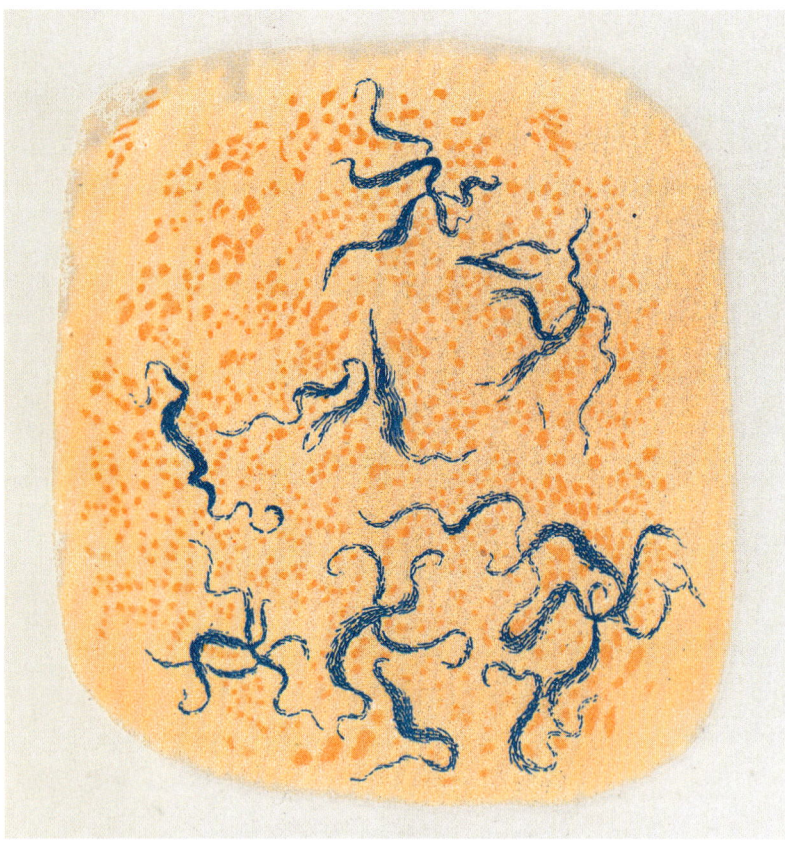

Kulturen des Tuberkuloseerregers, Zeichnung Kochs von 1884.

Infektionsversuche mit Reinkulturen

Den krönenden Abschluss von Kochs Untersuchung bildeten schließlich Infektionsversuche mit den Reinkulturen. Hierbei wurden eine große Zahl verschiedener Spezies auf unterschiedlichste Weise geimpft oder auf anderem Wege infiziert, um verschiedene Infektionswege experimentell darzustellen. Sofern die Tiere für Tuberkulose empfänglich waren, ließ sich mit Hilfe der Reinkulturen auch Tuberkulose erzeugen. Die dabei zum Einsatz kommenden Reinkulturen beschrieb Koch mit vernehmlichem Stolz:

> „Es ist deswegen nicht zuviel behauptet, daß in den meisten Experimenten absolut reine Bazillenmassen zur Verwendung kamen." [17]

Wichtig für Koch war bei diesen Versuchen nicht nur, dass überhaupt irgendwelche Symptome der Tuberkulose auftraten, also dass sich Bakterien und pathologische Gewebeveränderungen nachweisen ließen. Entscheidend war, dass die mit Hilfe von Reinkulturen erzeugte Tuberkulose mit der zuvor mit Hilfe von tuberkulösem Gewebe erzeugten identisch war. Dies war der Fall. In Kochs ersten vier Versuchsreihen hatte 1882

> „die Verimpfung von Bazillenkulturen am Bauch der Versuchstiere also eine ganz genau ebenso verlaufende Impftuberkulose hervorgebracht, wie wenn frische, tuberkulöse Substanzen verimpft gewesen wären." [18]

Koch hatte mit seinen Reinkulturen die Impftuberkulose Villemins, Cohnheims u. a. reproduziert. Der Erreger, das fehlende Glied in deren Versuchen, war identifiziert. Koch fasste 1882 seine Arbeit in dem entscheidenden Satz zusammen:

> „Alle diese Tatsachen berechtigen zu dem Ausspruch, daß die in den tuberkulösen Substanzen vorkommenden Bazillen, nicht nur Begleiter des tuberkulösen Prozesses, sondern die Ursache desselben sind, und daß wir in den Bazillen das eigentliche Tuberkelvirus vor uns haben." [19]

Die bakterielle Verursachung der Tuberkulose

Was die Präsentation seiner Arbeit betraf, so betonte Koch 1882 besonders die Ebene der bakteriellen Ätiologie, die ziemlich widerspruchslos aufgenommen wurde. Kochs überaus gründliches Vorgehen schien Zweifel an seinen diesbezüglichen Ergebnissen auszuschließen, und selbst der Pathologe Rudolf Virchow (1821–1902), der der Bakteriologie ausgesprochen kritisch gegenüberstand, konnte nicht bestreiten, dass Tuberkelbakterien hinsichtlich der Krankheitsauslösung von Bedeutung waren. Dass Kochs Arbeit von 1882 ein unmittelbar positives Echo fand, lag nicht allein an seinem gründlichen

um die Meerschweinchen zum Erfolg: Da menschliches Gewebe sich in der Regel als verunreinigt erwies, wurde zwischen dessen Entnahme und die Kultivierung eine Meerschweinchenpassage geschaltet. Diese lieferte infolge des rapiden Verlaufs der Krankheit bei diesen Tieren weit besseres Ausgangsmaterial, das bei Aussaat einigermaßen sicher Reinkulturen erwarten ließ. Das auf die Nährsubstanz aufgetragene Material durfte nicht früher als 10–15 Tage nach dem Anlegen der Kultur Zeichen von Wachstum zeigen. Früheres Wachstum war ein Zeichen von Verunreinigung, denn die Tuberkulosebakterienkulturen wuchsen sehr langsam. Die Identität der Kulturen ließ sich noch auf eine Reihe anderer Arten überprüfen, so z. B. durch ihr typisches Erscheinungsbild auf der Kulturmasse als „sehr kleine Pünktchen und trocken aussehende Schüppchen". Auch blieben die Kulturen grundsätzlich auf der Oberfläche der transparenten Nährsubstanz liegen. Ein Eindringen in diese oder das Verflüssigen derselben, was bei anderen Bakterien durchaus vorkam, war als Zeichen von Verunreinigung zu werten. Eine zusätzliche, vom Kulturverfahren unabhängige Möglichkeit der Kontrolle bot schließlich das bei der Identifizierung der Bakterien entwickelte Färbeverfahren.

Vorgehen. Wichtig war auch, dass Koch es zunächst durchaus vermied, sich in allzu scharfen Widerspruch zu anderen, nichtbakteriellen Faktoren der Ätiologie der Tuberkulose zu setzen. Der Bedeutung von Disposition, Vererbung und sozialen Bedingungen zollte er ausdrücklich Tribut. Insofern hatte Koch eben doch nur den Erreger der Tuberkulose gefunden und nicht die Krankheit selbst neu definiert. Seine Formulierung, „die Phthisis [gelte] bei den Ärzten als eine von konstitutionellen Anomalien ausgehende, nicht infektiöse Krankheit"[20], nun aber sei „die Möglichkeit gegeben, die Grenzen der unter Tuberkulose zu verstehenden Krankheiten zu ziehen, was bisher nicht mit Sicherheit geschehen konnte"[21], ist ein wenig übertrieben. Tatsächlich hatte er einem bestimmten Krankheitsbegriff den Erreger hinzugefügt. Kochs Arbeit verhalf einem bereits ausgebildeten Begriff der Tuberkulose als Infektionskrankheit zum Durchbruch. Im Kern dieser Konzeption findet sich eine entschiedene Ablehnung klinischer Erscheinungsbilder und eine Aufwertung des bakteriologischen Befundes. Letzterer, nicht die pathologische Anatomie, war nun ausschlaggebend:

> „Was nun […] die Verwechslung von nicht tuberkulösen Knötchen mit echten Tuberkeln betrifft, so ist nichts einfacher, als dieselbe auszuschließen: Die echten Tuberkel sind infektiöse und enthalten Tuberkelbazillen, die unechten nicht."[22]

Koch präsentierte seine Entdeckung auch nicht als Resultat der achtmonatigen Arbeit am Gegenstand – über die er selber nichts verlauten ließ –, sondern spannte bei Zusammenfassung seiner Ergebnisse den Bogen zurück zu den Milzbrandstudien, also zum Ausgangspunkt seiner Karriere als Bakteriologe:

> „Die Tuberkulose schließt sich damit in Bezug auf Erkenntnis ihrer Ätiologie dem Milzbrand an. Es stehen die Tuberkelbazillen genau in demselben Verhältnis zur Tuberkulose, wie die Milzbrandbazillen zum Milzbrand."[23]

Von der Klinik zum Erreger

Die Arbeiten zur Tuberkulose waren ein entscheidender Schritt auf dem Wege der Veränderungen, die die Bakteriologie für die Medizin brachte. So führte die Identifizierung bakterieller Erreger von Infektionskrankheiten dazu, dass sich ein auf notwendige Krankheitsursachen orientierter Begriff der Infektionskrankheiten gegen eine ältere, pathologisch-anatomisch orientierte Definition der Krankheit durchsetzte. Für die Abgrenzung der Krankheiten voneinander wurde die biologische Einteilung ihrer Erreger wichtiger als ihre klinische Symptomatik. Die Diagnostik konnte sich in Zukunft statt auf die klinische Symptomatik auf die Bestimmung von Krankheitserregern stützen.

Innerer Prozess oder äußerlich verursachtes Phänomen?

Mit einem bakteriologischen Begriff von Infektionskrankheiten war auch eine Akzentverschiebung von Krankheit als innerem organischen Prozess zu Krankheit als äußerlich verursachtem Phänomen verbunden. Ätiologie, ein Begriff, der sich zunächst auf zahllose Faktoren der Krankheitsverursachung – von Klima über Vererbung bis zu pathogenen Keimen – beziehen ließ, wurde in der bakteriellen Variante zu einem Zentralbegriff der Medizin im ausgehenden 19. Jahrhundert. Kochs Arbeiten zur Tuberkulose markieren hier den Durchbruch zu einem auf bakterielle Ätiologie hin orientierten Verständnis menschlicher Infektionskrankheiten. Die Summe seiner Arbeiten bis 1884 ergibt so ein erstes abgeschlossenes bakteriologisches Modell von Infektionskrankheiten. In seiner Beschreibung des Erregers ist es insofern modern, weil es diesen als notwendige Krankheitsursache auffaßt. Koch wies den Krankheitserregern ja nicht irgendeine Rolle bei der Krankheitsverursachung zu, sondern bestimmte diese präzise logisch als notwendige Verursachung: Ohne Tuberkelbazillus keine Tuberkulose, ohne *Vibrio cholerae* keine Cholera. Dies ermöglichte nicht nur, Krankheiten nach den sie verursachenden Erregern einzuteilen, wie wir es heute selbstverständlich tun, sondern bot auch – von der Desinfektion bis zu den Antibiotika – einen logischen Angriffspunkt in der Bekämpfung solcher Krankheiten bzw. ihrer Erreger.

Die sog. Koch'schen Postulate

Angesichts der weit reichenden Ansprüche, die Koch mit seiner Arbeit zur Tuberkulose verband, ist es nicht überraschend, dass er neben den Argumenten zur Sache auch das Nachweisproblem selbst in systematischer Form erörterte. Besonders in seinem Aufsatz von 1884 tat er dies in einiger Ausführlichkeit und formulierte dabei abstrakt Kriterien für Erregernachweise, die es ermöglichten, den methodischen Ertrag seiner bisherigen Arbeiten bei der Erforschung weiterer Krankheiten anzuwenden. In ihrer grundlegenden Form bestanden sie in dem Dreischritt von Identifizieren eines vermuteten Erregers im infizierten Gewebe, dem Kultivieren desselben außerhalb des erkrankten Organismus und schließlich dem erfolgreichen Inokulieren, also dem

Verimpfen von Reinkulturen des Erregers im Tierversuch. Ein Nachweis konnte, so der Kern von Kochs Argument, nur

> „in der Weise geschehen, dass die Parasiten von dem erkrankten Organismus vollständig abgetrennt und von allen Produkten der Krankheit, welchen etwa ein krankmachender Einfluß zugeschrieben werden könnte, befreit werden, und dass durch die Einführung der isolierten Parasiten in den gesunden Organismus die Krankheit mit allen ihr eigentümlichen Eigenschaften von neuem hervorgerufen wird."[24]

Kochs Mitarbeiter Loeffler hat die besagten Kriterien wenige Jahre später mit dem Titel Koch'sche Postulate belegt. Diese Bezeichnung ist treffend und irreführend zugleich. Irreführend, weil sich zeigen lässt, dass Koch gar keine derartige Blaupause besaß, sondern seine Nachweisverfahren von Fall zu Fall erheblich variieren konnte. So verfügte er 1878, als er über Wundinfektionen arbeitete, noch gar nicht über sein Verfahren der Reinkultur und lehnte den Einsatz anderer bereits entwickelter Kulturverfahren als aufwändigen Luxus ab. Im Falle der Cholera meinte er auf eine tierexperimentelle Darstellung der Krankheit verzichten zu können, und was die Tuberkulose betrifft, so kam den Tierversuchen mit infektiösem Material eine Bedeutung zu, die in den Postulaten keinen Niederschlag gefunden hat. Anderseits ist die Bezeichnung durchaus treffend. Sie lenkt unseren Blick darauf, dass neben Bakterien und Mikroskopen die medizinische Bakteriologie auch in einem spezifischen Begriff von Infektionskrankheiten gründete, der sich in den Koch'schen Postulaten zusammenfassen lässt. Das gilt auch, wenn man einschränkend hinzufügt, dass die Postulate eher eine regulative Idee beschreiben als die Praxis der Forschung abbilden, und Koch selbst seine Postulate als solche gar nicht formuliert hat.

Tuberkulin: Die Geschichte eines Irrtums

Auch wenn sich mit dem Begriff der Koch'schen Postulate die theoretischen Konsequenzen der Arbeiten Kochs zur Tuberkulose erfassen lassen, so sollte nicht übersehen werden, dass diese Arbeit auch noch andere, ungleich konkretere Folgen hatte: Kochs Ergebnisse gaben nicht nur den Infektionskrankheiten ein neues und sehr gegenständliches Gesicht in Form kleiner Bakterien. Mit dieser Vergegenständlichung verband sich auch die Hoffnung, mit der Kenntnis des Erregers schon den halben Weg zur Therapie zurückgelegt zu haben.

> „Aber in Zukunft wird man es [...] nicht mehr mit einem unbestimmten Etwas, sondern mit einem faßbaren Parasiten zu tun haben",[25]

formulierte Koch 1882 und verlieh damit der seinerzeit verbreiteten Erwartung Ausdruck, dass die Identifizierung spezifischer Krankheitserreger binnen kurzem zu ebenso spezifischen Heilmitteln führen würde. Diese Hoffnungen erfüllten sich allerdings nicht, vielmehr blieben die Anwendungen, die aus dem Wissen Kochs und anderer Bakteriologen resultierten, noch auf Jahrzehnte hinaus im Wesentlichen auf Techniken der präventiven Hygiene, wie etwa Desinfektion, beschränkt. Koch selbst suchte allerdings ab etwa 1883 gezielt nach einem Heilmittel gegen die Tuberkulose und sollte auf diesem Wege von seinem größten beruflichen Erfolg geradewegs in ein Fiasko geraten. Der Druck, unter dem er bei seiner Suche stand, wurde dadurch nicht geringer, dass sein französischer Konkurrent Louis Pasteur (1822–1895) in den 1880er Jahren erfolgreich Impfstoffe gegen Krankheiten wie die Tollwut entwickelte und damit wirksame spezifische Mittel gegen Infektionskrankheiten vorweisen konnte. Kochs Arbeiten an seinem Heilmittel zogen sich also mit wechselnder Intensität über Jahre hin. Dabei steht fest, dass er im Laufe der Arbeit seine Forschungsstrategie änderte. Nachdem er zunächst versucht hatte, in Anlehnung an Methoden der Desinfektion ein Therapeutikum zu entwickeln, das die Bakterien im Körper zerstören sollte, beschritt er mit dem Tuberkulin einen anderen Weg, der an seine Vorstellungen

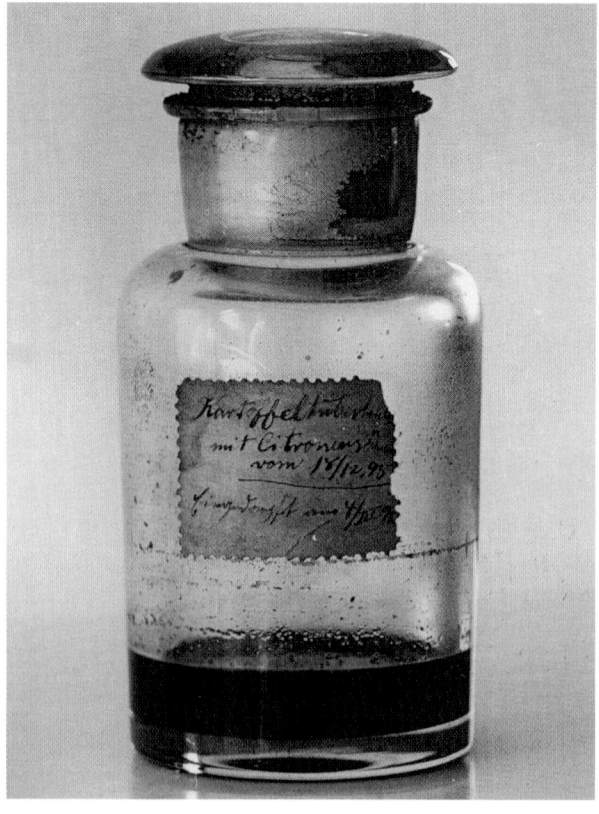

Tuberkulinfläschchen. Aufschrift: „Kartoffeltuberkulin mit Citronensäure vom 18.12.93."

über den Krankheitsprozess der Tuberkulose anknüpfte. Koch verstand Infektionskrankheiten zu jener Zeit als eine Art Bakterieninvasion, bei der Eindringen, Ansteckung und Krankheit im Wesentlichen zusammenfallen. Nach dieser Vorstellung ist der gesunde Organismus im Prinzip frei von pathogenen Keimen. Sind diese einmal in ihn eingedrungen, ist er der Invasion passiv ausgeliefert. Der Organismus wird wie ein Kulturmedium ganz verzehrt, und die Krankheit kommt mit der Erschöpfung des „Kulturmediums" Körper zum Stillstand. Koch nahm an, dass das Resultat dieser Verzehrung im Falle der Tuberkulose das Absterben, die Nekrose, des tuberkulösen Gewebes sei und dass dieses durch ein (hypothetisches) Exkret der Bakterien herbeigeführt werde. Gelang es nun, dieses Exkret zu isolieren, so konnte damit im Gewebe Nekrose ohne Ausbreitung von Bakterien erzeugt werden. Tuberkulin sollte also nach dem Willen seines Erfinders die Bakterien nicht direkt angreifen, sondern, indem es das tuberkulöse Gewebe verödete und seines Nährwertes beraubte, in einer Art bakteriologischen Variante der Taktik der verbrannten Erde die weitere Ausbreitung der Krankheit im Körper verhindern.

Der Tuberkulinrausch von 1890

Von alledem wusste allerdings außer den engsten Mitarbeitern niemand etwas, als Koch im August 1890 auf einem großen Kongress in Berlin seine sensationelle Ankündigung machte, ein Heilmittel gegen Tuberkulose gefunden zu haben. Der Forscher teilte lapidar mit, er habe

> „Substanzen getroffen, welche nicht allein im Reagenzglase, sondern auch im Tierkörper das Wachstum der Tuberkelbazillen aufzuhalten imstande sind."[26]

Seine Versuche seien noch nicht abgeschlossen, aber es sei klar, dass im Falle von Meerschweinchen,

> „welche schon in hohem Grade an allgemeiner Tuberkulose erkrankt sind, der Krankheitsprozeß vollkommen zum Stillstand gebracht werden kann."[27]

Angaben über Zusammensetzung, Herstellung und Wirkweise des Mittels wurden keine gegeben. Im Oktober des Jahres eröffnete Koch dann eine Serie von Artikeln, in der er über einen Zeitraum von nahezu einem Jahr verteilt stückweise Informationen über das Tuberkulin gab.[28–30] Dabei sagte er zunächst nichts über die Zusammensetzung des Mittels aus, machte aber Angaben zu Dosierung und Wirkung und berichtete über erfolgreiche Versuche am Menschen. Ab dem 13. November 1890, als das Mittel, das nur über einen Mitarbeiter Kochs zu beziehen war, verfügbar wurde, brach schließlich ein

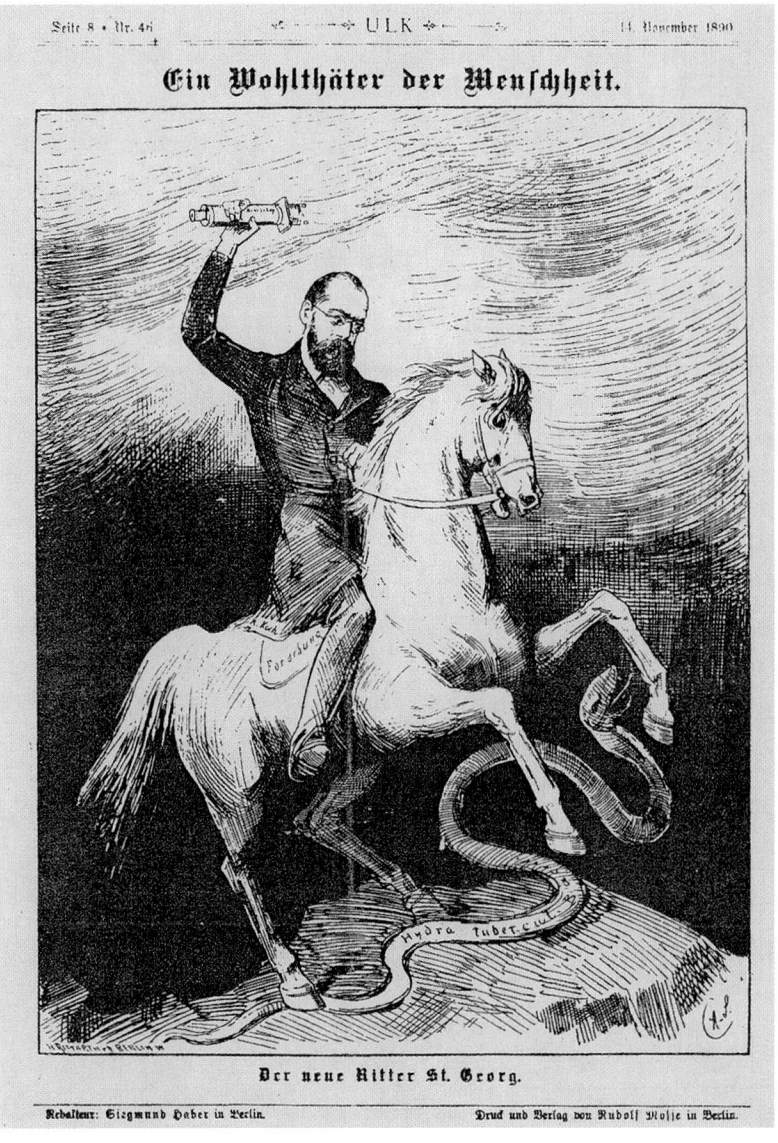

Zwei Karikaturen zu Robert Koch: Ein Wohlthäter der Menschheit, Ulk, Beilage der Vossischen Zeitung vom 14.11.1890, und Aus der Welt der unendlich Kleinen, Kladderadatsch 23.11.1890.

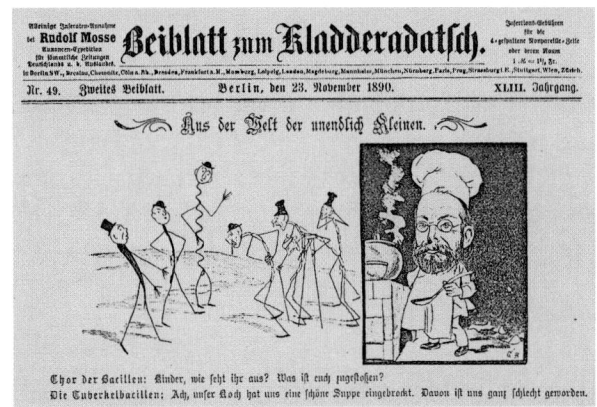

regelrechter Tuberkulinrausch aus. Der überstürzten Anwendung des Mittels folgten nicht minder übereilte Publikationen über Heilerfolge, die die Euphorie noch weiter anheizten. Bei alledem „experimentierte die Ärzteschaft der Welt also mit einer völlig unbekannten Substanz, einem ‹Geheimmittel›, dem sie nur auf den wissenschaftlichen Namen eines

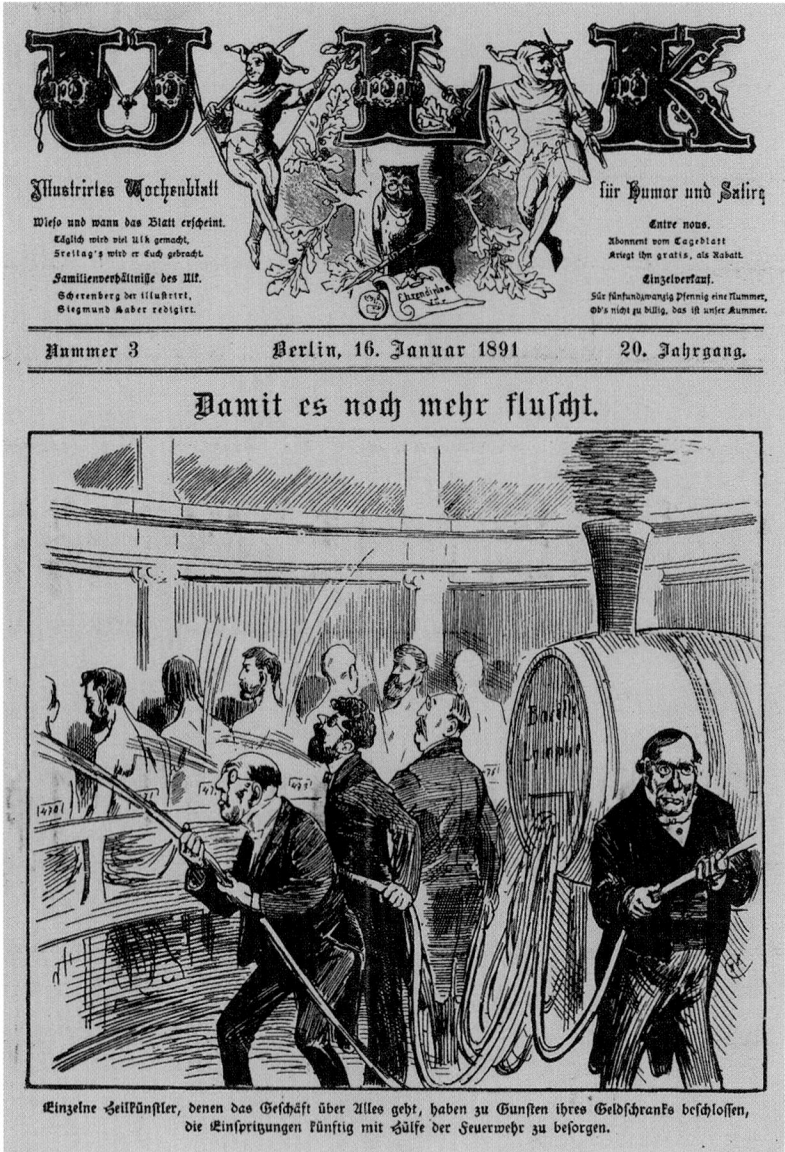

ULK

Illustrirtes Wochenblatt · für Humor und Satire

Wiefo und wann das Blatt erfcheint.
Täglich wird viel Ulk gemacht,
Freitag's wird er Euch gebracht.

Familienverhältniße des Ulf.
Schrenberg der illuftrirt,
Siegmund Haber redigirt.

Entre nous.
Abonnent vom Tageblatt
Kriegt ihn gratis, als Rabatt.

Einzelverkauf.
Für fünfundzwanzig Pfennig eine Nummer,
Ob's nicht zu billig, das ift unfer Kummer.

Nummer 3   Berlin, 16. Januar 1891   20. Jahrgang.

Damit es noch mehr flufcht.

Einzelne Heilfünftler, denen das Gefchäft über Alles geht, haben zu Gunften ihres Geldfchranks befchloffen,
die Einfpritzungen fünftig mit Hülfe der Feuerwehr zu beforgen.

Tuberkulin vom Fass. Quelle: Damit es noch mehr fluscht, Ulk, Beilage der Vossischen Zeitung 16.1.1891.

Januar 1891 gab er eine allgemein gehaltene Beschreibung des Tuberkulins bekannt, das sich nun als Glyzerinextrakt aus Tuberkulosekulturen entpuppte. Welche Gründe hatte Koch für seine Geheimniskrämerei? Sieht man einmal von der vermutlich vorgeschobenen Begründung über Schwierigkeiten bei der Herstellung ab, so lassen sich gleich mehrere gute Gründe anführen. Zunächst war ein solches Vorgehen durchaus üblich. Koch wollte mit dem Tuberkulin ein Vermögen verdienen und sich aus der wenig geliebten Universitätslaufbahn in Richtung eines eigenen Institutes verabschieden. Noch im Herbst 1890 plante Koch die Gründung eines Institutes zur Herstellung und Erforschung von Tuberkulin. Die jährlichen Profite aus dem Mittel schätzte Koch auf die gewaltige Summe von 4,5 Millionen Mark (heute ca. 50 Millionen €) und lieferte in einem Schreiben an das Preußische Kultusministerium hierzu ein trockenes Rechenexempel auf der Basis der Gesundheitsstatistik:

> „Was die Aussichten auf einen hinreichenden Absatz der produzierten Mengen betrifft, so erlaube ich mir ganz gehorsamst Folgendes zu bemerken. Auf eine Million Menschen kann man durchschnittlich 6–8000 rechnen, welche an Lungentuberkulose leiden. Auf ein Land mit 30 Millionen Einwohnern kommen also mindestens 180 000 Phthisiker."[32]

Die Geheimhaltung deckte aber nicht allein Kochs finanzielle Abenteuer, sondern auch wissenschaftliche Probleme des Tuberkulins auf: Es gab weitaus weniger geheim zu halten als es den Anschein hatte. Koch hatte wenig mehr in der Hand als die Methode der Herstellung, ein paar Tierversuche und eine spekulative Theorie der Wirkung des Mittels. Wirkstoffe, die für die von ihm behauptete Wirkung verantwortlich zu machen waren, hatte er nicht isolieren können. Im Frühjahr 1891 wurde offenbar, dass Koch mit dem Tuberkulin gehörig im Trüben gefischt und die Geheimhaltung auch dem Zweck gedient hatte, genau dieses nicht zu offenbaren. Als seinen Kritikern um den Jahreswechsel 1890/1891 herum schließlich der Nachweis gelang, dass Tuberkulininjektionen die Ausbreitung der Krankheit im Körper sogar fördern konnten und Koch daraufhin nicht in der Lage war, die von ihm geheilten Meerschweinchen vorzuweisen, war Tuberkulin als Heilmittel wissenschaftlich erledigt. Einer der Kritiker fasste bereits im Sommer 1891 die mittlerweile zahlreichen tierexperimentellen Arbeiten mit dem Tuberkulin dahingehend zusammen,

> „dass große Dosen gegen die ausgebildete Impftuberkulose schaden, während kleine und mittlere Dosen nichts helfen."[33]

Robert Koch hin Glauben schenkte."[31] Der Grad an Unkenntnis, der über die Zusammensetzung des Mittels herrschte, lässt sich an sachlich falschen, aber gebräuchlichen Bezeichnungen wie „Koch'sche Lymphe" oder „Koch'sches Heilserum" ersehen, die erst im Laufe des Winters durch den Namen Tuberkulin ersetzt wurden.

Das Tuberkulin scheitert

Die Euphorie war nur kurz: Schon nach wenigen Wochen wurde von Verschlechterungen von Zuständen nach Anwendung und sogar von tödlichen Folgen berichtet. Die Geheimhaltung, die zunächst so gut zum sensationellen Charakter des Wundermittels gepasst hatte, fiel nun auf ihren Urheber zurück. Der Druck auf Koch, Angaben zu Herstellung und Bestandteilen zu machen, stieg und im

Vom Heil- zum Diagnosewerkzeug

Der diagnostische Einsatz des Tuberkulins wurde schon damals weitaus positiver diskutiert als seine therapeutische Wirkung. Allerdings war auch dessen Konzeption höchst eigentümlich: Koch maß der Allgemeinreaktion auf das Tuberkulin, die sich bei nahezu allen erwachsenen Menschen beobachten ließ, keinen besonderen diagnostischen Wert bei. Er verwendete stattdessen eine lokalisierte oder besonders starke Reaktion zur Diagnose akuter Erkrankungen. Das Ausbleiben der Allgemeinreaktion bei Meerschweinchen erklärte er über die Hypothese einer weitaus geringeren Empfindlichkeit der Tiere, die er gegenüber dem Menschen auf das erstaunliche Verhältnis von 1 : 1500 schätzte! Uns mag diese Interpretation abenteuerlich erscheinen. Die Allgemeinreaktion, die er ja auch an sich selbst beobachtet hatte und die die Basis der heutigen Tuberkulinprobe ist, als Indiz für eine lange zurückliegende Primärinfektion zu verstehen, war für Koch aber kaum möglich. Gerade bei dieser Reaktion, die Koch kaum beachtete, setzt aber der moderne Tuberkulintest an. Im Unterschied zu Koch, der mit seinem Verfahren eine akut gegebene Erkrankung bestimmen wollte, wird mit diesem Verfahren getestet, ob eine Person in der Vergangenheit mit dem BCG-Impfstoff[34] geimpft wurde oder eine Ansteckung mit Tuberkulose erlebt hat. Die moderne Interpretation der Tuberkulinreaktion setzt also vor allem eine klare konzeptionelle Trennung von Infektion und Erkrankung voraus, die in Kochs Invasionsmodell der Infektionskrankheiten zu dieser Zeit nicht existierte.

Auch was seine Karrierepläne anging, saß Koch Anfang 1891 in der Klemme: Von seiner Professur für Hygiene an der Berliner Universität hatte er sich im Oktober 1890 beurlauben lassen. Sein neues Institut war noch nicht fertig gestellt und in Verhandlung mit Koch über einen möglichen Kauf des Tuberkulins durch den Preußischen Staat hatte die Kultusbürokratie auf Zeit gespielt. Das war ein kluger Schachzug: Als das Tuberkulin „floppte", hatte man den Forscher in der Hand und konnte das neue Institut nach den eigenen Vorstellungen ausgestalten. Anstelle eines Tuberkulin-Institutes entstand nun das in seinen Aufgaben breit definierte Institut für Infektionskrankheiten, Vorläufer des heutigen Robert Koch-Institutes. Koch wurde zwar im Sommer 1891 dessen erster Direktor, musste aber eine Reihe harter Auflagen akzeptieren, mit denen der Preußische Staat sich für die Zukunft gegen weitere finanzielle Abenteuer des Bakteriologen absicherte. Koch musste seinen Verzicht auf eine Privatpraxis erklären und

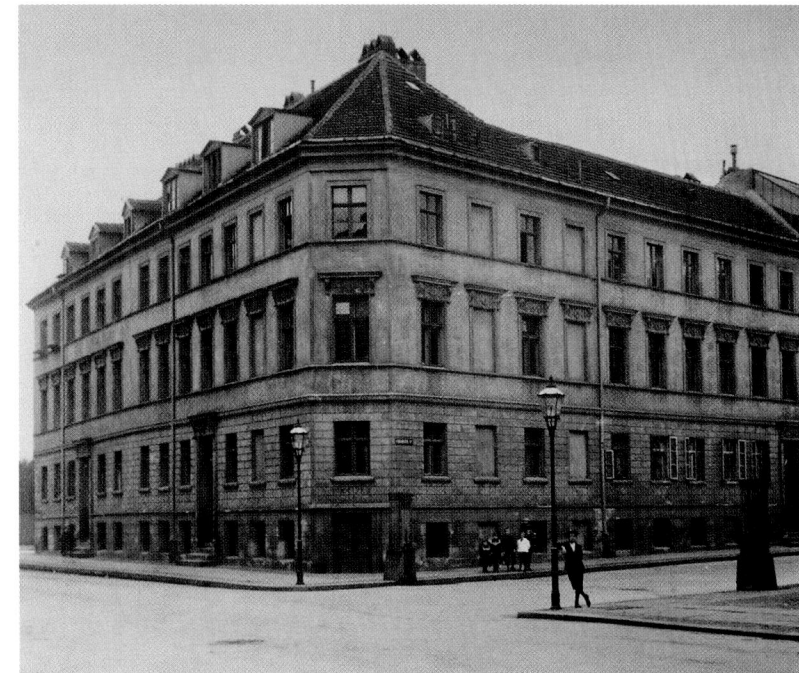

Das im Sommer 1891 eröffnete Institut für Infektionskrankheiten in Berlin, Vorläufer des heutigen Robert Koch-Institutes.

alle zukünftigen Erfindungen dem Staat von vornherein und entschädigungslos übertragen.

Die Folgen des Tuberkulinskandals waren vielschichtig. Im Falle Robert Kochs war es nicht allein die Schädigung seines persönlichen Ansehens, die durch die fast zeitgleiche Trennung von seiner ersten Frau und die Affäre mit der 17-jährigen Kunstschülerin Hedwig Freiberg, seiner späteren zweiten Frau, noch vertieft wurde. Auch seine Abhängigkeit von der Preußischen Kultusbürokratie, aus der er sich mit Hilfe der Tuberkulinprofite hatte befreien wollen, war in Folge des Fehlschlags eher noch gestiegen. Daneben schadete der Fehlschlag dem Ansehen der bakteriologischen Hygiene als Disziplin und sollte sich beispielsweise als Hypothek der seinerzeit in den Kinderschuhen steckenden Serumtherapie erweisen. Die weitere Erforschung des Tuberkulineffektes führte dann allmählich in Richtung der allergologischen und immunologischen Fragen, in die man das Phänomen heutzutage einordnet. Sie ermöglichte 1907 Klemens von Pirquet (1874–1929) die Entwicklung eines Testverfahrens, das zur Diagnose einer lange zurückliegenden Primärinfektion diente. Koch allerdings – und mit ihm nicht wenige seiner Zeitgenossen – hielt an seiner Konzeption des Tuberkulins fest, legte 1897 gar ein verbessertes Tuberkulin vor und war vermutlich bis an sein Lebensende überzeugt, ein Heilmittel gegen die Tuberkulose gefunden zu haben!

..

Naotaka Hamasaki

Die Analyse biologischer Katalysatoren

Zur Entwicklung der klinischen Enzymologie

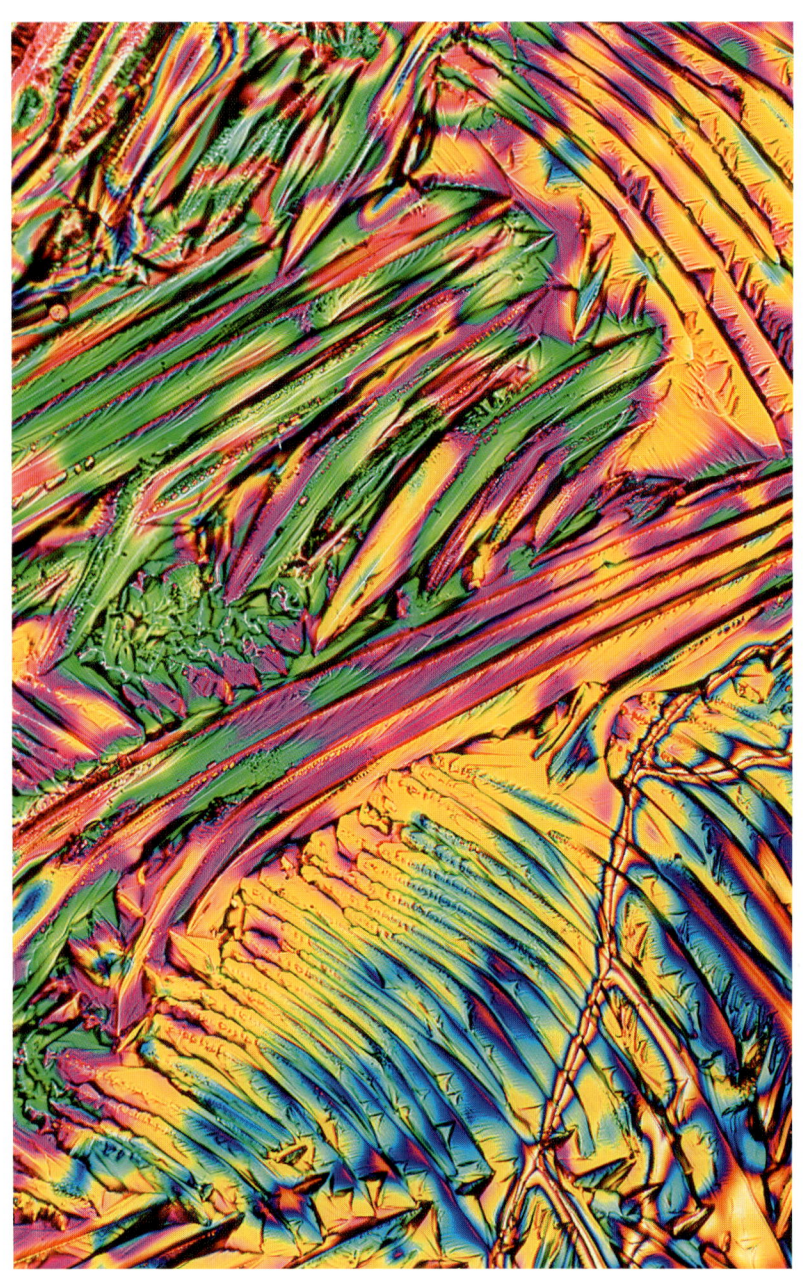

Mikrofotografie von Kristallen des Verdauungsenzyms Trypsin, aufgenommen in polarisiertem Licht.

Dass eine besondere Lebenskraft, eine Vitalkraft, die nur in höher organisierten Lebewesen wirke, erforderlich sei, um anorganisches Material in organische Verbindungen umzuwandeln, war eine bis ins 19. Jahrhundert hinein weit verbreitete Vorstellung. Für die Vitalisten waren chemische Prozesse als Erklärung für Körperfunktionen unvorstellbar. Am Ende des 19. Jahrhunderts wurden jedoch immer mehr Stimmen laut, die sich gegen den Vitalismus aussprachen. Lebensphänomene wurden zunehmend als physikalisch-chemische Prozesse erklärt[1] und auch die erste Entdeckung eines Enzyms fällt in diesen Zeitraum. Enzymatische Phänomene waren allerdings schon viel früher beobachtet worden. Erwähnt sei z. B. die Entdeckung etwa 200 Jahre zuvor, dass „Fleisch vom Magensaft von Falken verflüssigt" wird und daher eine eiweißauflösende Substanz enthalten musste. Anselme Payen (1795–1871) und Jean-François Persoz (1805–1868) waren vermutlich die Ersten, die ein Enzym pflanzlichen Ursprungs isolierten. Sie behandelten einen wässrigen Malzextrakt mit Alkohol und fällten eine hitzeempfindliche Substanz aus, die den hydrolytischen Abbau von Stärke förderte. Sie nannten ihre so gewonnene Fraktion, d. h. diesen Anteil des Malzextraktes, Diastase. Das Wort Diastase leitet sich vom griechischen Wort für Abtrennung her, denn dieses Enzym trennt Zuckeranteile von der Stärke ab. Heute wissen wir, dass die Diastase von Payen und Persoz eigentlich ein verunreinigtes Amylasepräparat war.[2] Das nächste Enzym, das teilweise aufgereinigt werden konnte, war tierischen Ursprungs. Theodor Schwann (1810–1882), Arzt und Biochemiker, dem wir auch grundlegende Erkenntnisse über die Zellstruktur und den zellulären Stoffwechsel verdanken, isolierte einen Stoff aus Magensaft, der in der Lage war,

Eiweiß zu spalten und aufzulösen. Er nannte ihn Pepsin.

Pepsin gehörte damit zu diesen seit langem gesuchten Stoffen, die Veränderungen von organischen Substanzen bewirken und beschleunigen konnten. Für diese Art von Stoffen gab es damals noch keinen Namen und man konnte nur über ihre Wirkung spekulieren. Es war der schwedische Naturwissenschaftler Jöns Jacob Freiherr von Berzelius (1779–1848), der im Jahr 1836, als Schwann das Pepsin beschrieb, eine Arbeit veröffentlichte, in der es heisst:

> „Wir bekommen begründeten Anlass zu vermuten, dass in den lebenden Pflanzen und Tieren Tausende von katalytischen Prozessen zwischen Geweben und Flüssigkeiten vor sich gehen und die Menge ungleichartiger Zersetzungen hervorbringen, die wir künftig vielleicht in der katalytischen Kraft des organischen Gewebes, woraus die Organe des lebenden Körpers bestehen, entdecken werden."[38]

Es waren also schon diese ersten Beobachtungen enzymatischer Aktivität, die dem Begriff der Katalyse[3] den Weg bereiteten. Zwischen 1849 und 1877 wurden weitere Enzyme identifiziert, zum Beispiel die Lipase aus dem Pankreas[4] durch Claude Bernard (1813–1878) und die Invertase aus Hefen[5] durch Marcelin Berthelot (1827–1907).

Damals war noch nicht klar, dass es sich bei Hefe um Einzeller handelt. Der Beweis, dass die Hefe ein lebender Organismus und die Ursache der Gärung ist, wurde im Jahre 1837 unabhängig voneinander und fast zeitgleich durch Charles Cagniard de Latour (1777–1859), Schwann und Friedrich Traugott Kutzing (1807–1893) erbracht. Wie so oft in der Geschichte wissenschaftlicher Fragestellungen war auch diese Mehrfachentdeckung die Folge verbesserter Instrumente: im genannten Fall der Konstruktion von Mikroskopen mit achromatischen Linsensystemen.[6] Cagniard de Latour beschrieb, dass es sich bei den Zellen der Brauereihefe um eine Masse kleiner runder Körper handelte, die sich selbst vermehren können und nicht einfach eine organische oder chemische Substanz sind. Die Vorstellung, dass die Gärung durch lebende Organismen hervorgerufen wird, wurde von Louis Pasteur (1822–1895) bestätigt und weiter verfolgt.[7] Er war es auch, der für die an der Gärung beteiligten Katalysatoren den Begriff „Fermente" benutzte, da die Gärung im Fachterminus als *fermentum* bezeichnet wurde. Pasteur betrachtete die chemischen Vorgänge während der Gärung als einen unentbehrlichen Teil der Lebensvorgänge der daran beteiligten Mikroorganismen. Die Chemiker der damaligen Zeit, allen voran Justus [von] Liebig (1803–1873), gaben aber einer rein

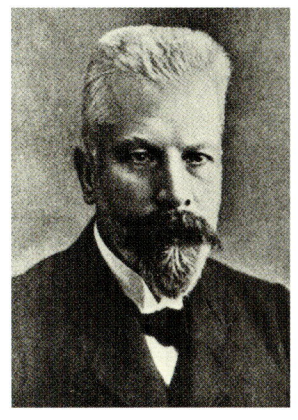

Dem deutschen Biochemiker **Eduard Buchner** *(1860–1917) gelang es gemeinsam mit seinem Bruder Hans Ernst August Buchner (1850–1902), aus Hefe einen zellfreien Extrakt zu gewinnen, der Zucker vollständig vergären konnte. Er hatte beobachtet, dass Hefepresssaft bei Zugabe von konzentrierter Rohrzuckerlösung, die zur Konservierung dienen sollte, eine Gasentwicklung zeigte. Ihm war klar, dass hier eine alkoholische Gärung in Gang gekommen war, die helfen konnte, den Streit zwischen Pasteur und Liebig zu klären. Am 11. Januar 1897 wurde auf einer Sitzung der Deutschen Chemischen Gesellschaft seine sechsseitige Mitteilung über die „Alkoholische Gärung ohne Hefezellen" verlesen – eine Entdeckung, die eine ähnliche Wirkung hatte wie die Entdeckung der X-Strahlen durch Wilhelm Konrad Röntgen (1845–1923) zwei Jahre zuvor. Buchners Arbeiten zeigten, dass Moleküle katalytische Eigenschaften besitzen können und dass diese Wirkungen nicht an Zellstrukturen gebunden sein müssen. Nur zehn Jahre später, 1907 erhielt er für die Etablierung und Generalisierung des Enzymbegriffs auf alle biochemischen Reaktionsvermittler (Katalysatoren) innerhalb und außerhalb der Zellen den Nobelpreis für Chemie.[35] Bereits 54-jährig meldete er sich bei Ausbruch des Ersten Weltkrieges noch zum aktiven Militärdienst und starb 1917 an einer Granatsplitterverletzung bei einem Balkaneinsatz in Rumänien.*

chemischen Theorie der Gärung den Vorzug. Es wurde unterschieden zwischen den „organisierten Fermenten", hauptsächlich verfochten von Pasteur, die in oder auf der Oberfläche lebender Zellen vorkommen, und den vornehmlich von Liebig vertretenen „unorganisierten Fermenten" wie Diastase und Pepsin, deren Aktivität eindeutig nichts mit Mikroorganismen zu tun hatte.[8] Erst als 1897 Hans Ernst August Buchner (1850–1902) und Eduard Buchner (1860–1917) aus Hefe einen zellfreien Extrakt gewannen, mit dem Zucker vollständig vergärt wurde, war die Kontroverse zwischen Pasteur und Liebig beendet.[9, 10] Friedrich Wilhelm Kühne (1837–1900) führte für die Biokatalysatoren bzw. Fermente die Bezeichnung Enzym ein, die aus dem Griechischen stammt und „in Hefe" bedeutet. Das Konzept der Enzymologie war geboren. Jedoch wurde erst in den späten 1920er Jahren anerkannt, dass Enzyme Proteine sind. 1926 kristallisierte James Batcheller Sumner (1887–1955) das Enzym Urease.[11] Von vielen Seiten wurde damals vorgebracht, dass das Enzym einfach eine Verunreinigung sei, die an die Proteinkristalle adsorbiert oder darin eingeschlossen sei. Anfang der 1930er Jahre konnten John H. Northrop (1891–1987) und seine Mitarbeiter jedoch Pepsin, Trypsin und Chymotrypsin kristallin erhalten und schlüssig nachweisen, dass es sich bei den Proteinkristallen um reine Enzyme handelte. Bis 1943 hatte man etwa 25 Enzyme in kristallförmigem Zustand

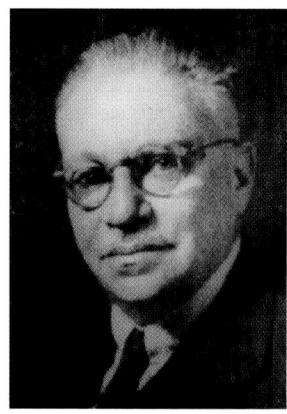

Leonor Michaelis *(1875–1949) war Biochemiker und leitete das bakteriologische Labor am Städtischen Krankenhaus am Urban in Berlin. Zusammen mit Maude Menten (1879–1960), einer kanadischen Ärztin und Biochemikerin, die 1912 eine Forschungsreise an die Universität von Berlin machte, entwickelte er die berühmte Michaelis-Menten-Gleichung. Damit hatten Wissenschaftler erstmalig die Möglichkeit, den Ablauf biochemischer Reaktionen mathematisch zu beschreiben. Noch heute gehören die Ergebnisse von Michaelis und Menten zum Standard bei der Beschreibung des katalytischen Verhaltens von Proteinen. Mit ihrer Arbeit legten die beiden Forscher auch einen Grundstein für die industrielle Biotechnologie.[36]*

Enzym und Substrat

Die hoch molekularen Eiweißkörper, die als Biokatalysatoren (Enzyme) im lebenden Organismus für eine Vielzahl von Reaktionen im Stoffwechsel unerlässlich sind, wurden Anfang des 20. Jahrhunderts eingehend untersucht. Es stellte sich heraus, dass Enzyme kompliziert zusammengesetzte Eiweißkörper mit unterschiedlichem Molekulargewicht sind. Ihre Bausteine sind 20 verschiedene Aminosäuren, die je nach Enzym in unterschiedlicher Reihenfolge (Sequenz) zu langen Ketten verknüpft werden. Diese müssen zu einer ganz bestimmten räumlichen Struktur gefaltet sein, damit das Enzym seine Katalysatorfunktion ausüben kann.

Der Stoff, auch Substrat genannt, den ein Enzym in eine andere Verbindung umwandelt, lagert sich an eine spezifische Region, das sog. aktive Zentrum, an. Das Enzym selbst bleibt bei dieser Reaktion unverändert. Ein Substrat passt wie ein Schlüssel in ein Schloss zu einem spezifischen Enzym, was man als Substratspezifität bezeichnet. Enzyme werden nach dem Substrat benannt, zu dem sie Affinität besitzen, und der Wortstamm mit der Endung „-ase" versehen. So heißt das den Malzzucker (Maltose) spaltende Enzym Maltase. Mittlerweile wurden zahlreiche Enzyme entdeckt, und man teilt sie in sechs Gruppen ein, je nach der Reaktion, die von ihnen katalysiert wird. So spalten z. B. die Hydrolasen chemische Bindungen im Substrat, während die Ligasen neue Bindungen aufbauen.

gewinnen können. Die Fachdisziplin Enzymologie war nun fest etabliert.

Enzymatische Analyse und klinische Enzymologie

Der Ablauf enzymatischer Reaktionen wurde Anfang des 20. Jahrhunderts näher untersucht und das Konzept der kinetischen Analyse von Leonor Michaelis (1875–1949) und Maude Leonora Menten (1879–1960) sowie George Edward Briggs (1893–1985) und John Burdon Sanderson Haldane (1892–1964) eingeführt. 1913 griffen Michaelis und Menten auf die von Victor Henri (1872–1940) abgeleitete Gleichung zurück.[12] Diese Henri-Michaelis-Menten-Gleichung basierte auf einfachen chemischen Gleichgewichtsprinzipien[13] und ist ein Maß für die Affinität, die zwischen Enzym und Substrat besteht. 1925 führten Briggs und Haldane das Konzept des „steady state" – des Fließgleichgewichts – in die Enzymkinetik ein.[14] In den 1940er und 1950er Jahren wurden Hunderte neuer Enzyme entdeckt. Viele von ihnen wurden bis zur Homogenität gereinigt und kristallisiert. Wichtige Stoffwechselwege wurden aufgeklärt und Biochemiker begannen, sich mit den Mechanismen der Enzymaktivität und -regulierung zu befassen. Durch Enzyme katalysierte Reaktionen wurden in präzisen mathematischen Begriffen, der Enzymkinetik, beschrieben. Im gleichen Zeitraum entwickelte Otto Heinrich Warburg (1883–1970) auf der Basis der Lichtabsorption der Pyridin-Coenzyme NADH und NADPH bei 340 Nanometern die „enzymatische Analyse".[15] Die Markteinführung des Spektrofotometers von Arnold Orville Beckman (geb. 1900) und Carl Zeiss (1816–1888) sowie der Verkauf gereinigter Stoffwechselenzyme durch das Unternehmen Boehringer Mannheim etablierten die enzymatische Analyse in den Labors.

Zur gleichen Zeit gab es in der Biochemie Bestrebungen, verschiedene Messsysteme, Nomenklaturen, Molekulargewichte und diverse andere Einheiten zu standardisieren und zu vereinheitlichen. In dieser Flut miteinander zusammenhängender Informationen fasste Hans Ulrich Bergmeyer (1920–1999) den Entschluss, ein Handbuch zu veröffentlichen, mit dem sogar Menschen, die auf dem Gebiet der Enzymatik keine Fachleute waren, enzymatische Analysen durchführen konnten. Bergmeyer war sich der Bedeutung enzymatischer Reaktionen für biologische Phänomene bewusst und glaubte, dass die Förderung verlässlicher enzymatischer Messmethoden für einen Fortschritt der biologischen Forschung unerlässlich sei. Sein 1963 erschienenes Buch „Methods of Enzymatic Analysis" war nicht zur Vermittlung theoretischer Kenntnisse gedacht, sondern sollte in die notwendigen Grundlagen der Messung einführen. Dieses Buch war für die klinischen Chemiker äußerst wertvoll, um sich mit den Prinzipien und Methoden der enzymatischen Analyse vertraut zu machen.[16]

Klinische Enzymologie und Labormedizin

Die Grundlage für die klinische Enzymologie wurde gelegt, als Anfang des 20. Jahrhunderts bei Patienten mit Pankreaserkrankungen die Serumamylase gemessen wurde.[17] Auf die **Amy**lase (AMY) folgten die Phosphatasen (saure und alkalische) und die Cholinesterase, über deren klinische Bedeutung bei Prostatakrebs beziehungsweise Lebererkrankungen berichtet wurde.[18–20] Etwa 20 Jahre später, in den Jahren 1954 bis 1956, wurde über die klinische Signifikanz der Transaminasen, **Al**anin-Amino**t**ransferase (ALT) und **As**partat-Amino**t**ransferase (AST) sowie der **L**aktat**deh**ydrogenase (LDH) – zwei Pfeilern der gegenwärtigen klinischen Enzymologie – bei Lebererkrankungen und bei Herzinfarkt berichtet.[21, 22] Einige Jahre später wurde über die klinische Signifikanz der **C**reatin**k**inase (CK) und der γ-**G**lutamyl**t**ransferase (γ-GT) bei Skelettmuskelerkrankungen, Herzinfarkt und Lebererkrankungen informiert. Die Messung der Enzymaktivitäten in Körperflüssigkeiten bekam neben der klinischen Routineuntersuchung einen immer höheren Stellenwert, da diese Analysen nützliche Informationen für die klinische Diagnose lieferten.[23, 24]

Auch die Entwicklung exzellenter Methoden für Enzymtests, gefördert durch die bemerkenswerte Entwicklung und Verbesserung der Testgeräte, half der klinischen Enzymologie, sich ihren Weg in die Routinelabors zu bahnen. Die Fortschritte und die Entwicklung der klinischen Enzymologie können als Früchte der Zusammenarbeit von Industrie und Universität angesehen werden.

Die klinische Enzymologie fand nicht nur Eingang in medizinische Routinelaboratorien, sie war darüber hinaus auch bis etwa 1970 das Herzstück der Biochemie und Biowissenschaften. Die meisten Stoffwechselwege im Körper sowie die daran beteiligten wichtigen Enzyme wurden in dieser Zeit detailliert untersucht. Heutzutage lassen sich die in der Zelle ablaufenden Stoffwechselreaktionen, die „Vitalphänomene", im Reagenzglas in vitro nachvollziehen, ohne dass dazu eine besondere Vitalkraft notwendig wäre. Außerdem kann das kinetische Konzept der Enzymologie die „Vitalphänomene" mehr unter quantitativen mathematischen Gesichtspunkten als unter dem Aspekt eines qualitativen

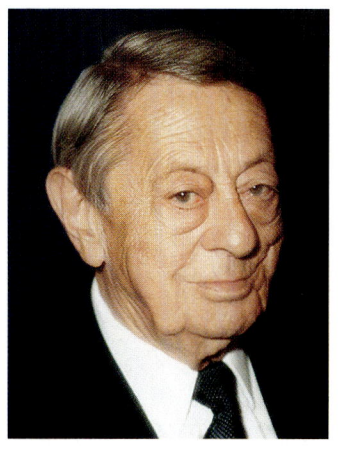

Hans Ulrich Bergmeyer *(1920–1999) arbeitete von 1954 bis zu seinem Ruhestand im Jahr 1985 bei Boehringer Mannheim als Chemiker und Manager des oberbayerischen Werkes in Tutzing am Starnberger See. Er hatte zu Beginn die Aufgabe, die Enzymaktivitäten der zu therapeutischen Zwecken dort gewonnenen Enzymextrakte zu bestimmen und entwickelte dafür neue Methoden, die er später in seinem Standardwerk „Methods of Enzymatic Analysis" zusammenfasste. Das Laborhandbuch ist seit 1963 in über zehn Auflagen erschienen und enthält Hunderte von detaillierten Arbeitsvorschriften. Mit der Umsetzung seiner Erkenntnisse in industrielle Produkte, wie z. B. Enzyme und Substrate für die Forschung und enzymatische Diagnostik, wurde er zu einem Pionier der modernen Diagnostik.*

„Alles-oder-Nichts"-Phänomens erklären. Heute können wir einige Stoffwechselphänomene nachahmen, indem wir mathematische Gleichungen verwenden und die Stoffwechselveränderungen mit dem Gleichgewicht der Enzymaktivitäten erklären.[25, 26] Die quantitative Analyse hat einen hohen Stellenwert bei der Interpretation von Stoffwechselphänomenen, nicht nur in Bezug auf Enzyme. Ersetzt man den Begriff Enzym in der Enzymkinetik durch Protein, hat man mit diesem quantitativ-kinetischen Ansatz ein wirksames Instrument für die Analyse von „Vitalphänomenen" in der Hand, die auf Protein-Protein-Wechselwirkungen beruhen. So lassen sich z. B. Signalübertragungsphänomene in Zellen ohne eine Analyse unter quantitativ-kinetischen Gesichtspunkten nicht präzise erkennen.[27] „Vitalphänomene" können heute auch infolge der Erforschung und quantitativen Analyse von Enzymreaktionen auf der Ebene von Strukturen der Aminosäureseitenketten erklärt werden (strukturelle Biologie). Aus dieser Perspektive gesehen hat die heutige Disziplin der Biowissenschaften ihren Ursprung in der Enzymologie.

Von der klinischen Enzymologie wurde und wird erwartet, dass sie Forschungsergebnisse aus der Enzymologie zur Diagnose von krankhaften Veränderungen im Körper anwendet. Die dazu eingesetzten

Methoden ziel(t)en darauf ab, Enzymaktivitäten im Serum oder Plasma zu messen und auf diese Weise pathologische Phänomene zu erkennen. Diese Grundeinstellung hat sich seit der Etablierung der klinischen Enzymologie Anfang des 20. Jahrhunderts nicht geändert. Die im Blut gemessenen Enzyme sind fast immer solche, die von geschädigten Zellen oder Geweben in den Blutkreislauf freigesetzt werden, mit Ausnahme der Blutgerinnungsfaktoren und der am Lipidstoffwechsel beteiligten Enzyme. Daher hat die Identifizierung der Zellen oder Gewebe, aus denen ein Enzym in den Blutkreislauf freigesetzt wird, eine große Bedeutung. Man zog dazu die Ergebnisse von Forschungen über Isoenzyme und Untersuchungen zur Enzymverteilung in Zellen und Geweben heran. Das Konzept der Isoenzyme wurde 1959 entwickelt.[28] Isoenzyme sind Enzyme, die im selben Organismus vorkommen und dieselbe Reaktion katalysieren, aber unterschiedliche Proteinmolekülstrukturen haben. Auch die Untersuchung der Primärstruktur[29] der freigesetzten Enzyme ermöglicht ätiologische und pathologische Analysen von Enzymanomalien. Solche Analysen, die zunächst nur in Speziallabors durchgeführt werden konnten, gehören heute dank der sprunghaften Entwicklung der Gentechnik zu den Routineverfahren im klinischen Labor. Die meisten Enzyme, die gegenwärtig untersucht werden, sind seit den Anfangstagen der klinischen Enzymologie bekannt. Es ist kaum vorstellbar, welches Vorwissen und welche Vorausschau die Pioniere auf diesem Gebiet damals schon bewiesen.

Obwohl die Richtung der klinischen Enzymologie bis heute die gleiche geblieben ist, haben sich die Techniken zur Messung der Enzyme im Blut in den letzten Jahrzehnten aufgrund der Einführung automatisierter Analysegeräte drastisch verändert. Die Entwicklung dieser Geräte hat die Genauigkeit von Messungen der Enzymaktivität erheblich verbessert und die für eine Messung notwendige Probenmenge sowie die dafür erforderliche Zeit reduziert. Hinzu kommt, dass heute gleichzeitig eine große Anzahl Proben analysiert werden kann, so dass die Ergebnisse schneller vorliegen. Die technischen Verbesserungen und die gewonnene Erfahrung haben zudem dazu beigetragen, dass die analytischen Instrumente kleiner und bedienungsfreundlicher wurden. Dies ermöglicht es, immer mehr präzise, genaue und schnelle Messungen der Enzymaktivität „am Krankenbett" vorzunehmen.

Messung freigesetzter Enzyme

Das Blut zirkuliert nicht nur durch den Körper und transportiert Sauerstoff zu Zellen und Geweben, sondern übernimmt auch den Abtransport der an verschiedenen Stellen im Körper gebildeten Abfallprodukte zu den Lungen und Nieren, damit diese ausgeschieden werden können. Werden Enzyme infolge einer Schädigung von Zellen oder Geweben freigesetzt, treten sie in das Blut über. Die Zunahme ihrer Aktivität im Blut kann daher – falls sie dort nicht inaktiviert werden – ein Hinweis auf die Schädigung bestimmter Organe sein. Solch freigesetzte Enzyme, deren klinische Bedeutung belegt ist und die im klinischen Labor häufig gemessen werden, sind die Transaminasen AST und ALT, die LDH, die γ-GT, die **al**kalische **P**hosphatase (ALP), die CK, die AMY, die **Ch**olin**e**sterase (ChE) und die Lipase. Da diese Enzyme wichtige Stoffwechselwege im Körper katalysieren, kommen viele von ihnen in Organen vor. Wenn jedoch ein Organ, in dem höhere Mengen eines bestimmten Enzyms auftreten, geschädigt wird, ist ein Anstieg des Blutspiegels des betreffenden Enzyms ein empfindlicher Indikator für eine Schädigung eben dieses Organs. Typische Beispiele dafür sind CK und ALT. Ein Anstieg des CK-Blutspiegels ist ein Hinweis auf eine Muskelschädigung und ein Anstieg des ALT-Blutspiegels ist fast sicher Ausdruck einer Leberschädigung. Dagegen ist die Verteilung der LDH nicht so organspezifisch, so dass es schwierig ist, aus einem Anstieg des LDH-Blutspiegels auf eine bestimmte Organschädigung zu schließen. Möglich wird dies jedoch durch eine Analyse der LDH-Isoenzyme. Isoenzyme sind Gruppen von Enzymen mit gleicher katalytischer Aktivität,

Enzymbestimmungen für die klinische Diagnose

Enzym	genutzt zur Diagnose von	Jahr der Erstpublikation
Amylase	akute Pankreatitis	1910
Saure Phosphatase	Prostatakrebs	1938
Cholinesterase	Lebererkrankungen	1938
Alkalische Phosphatase	Lebererkrankungen	1940
Aspartat-Aminotransferase	Herzinfarkt	1954
Aspartat-Aminotransferase	Hepatitis	1956
Alanin-Aminotransferase	Lebererkrankungen	1956
Laktatdehydrogenase	Herzinfarkt	1956
Glutamat-Dehydrogenase	Leukämie, Krebs	1956
Laktatdehydrogenase	Krebs	1957
Laktatdehydrogenase	Muskelleiden	1957
Creatinkinase	Muskelleiden	1959
Creatinkinase	Herzinfarkt	1960
γ-Glutamyltranspeptidase	Lebererkrankungen	1960

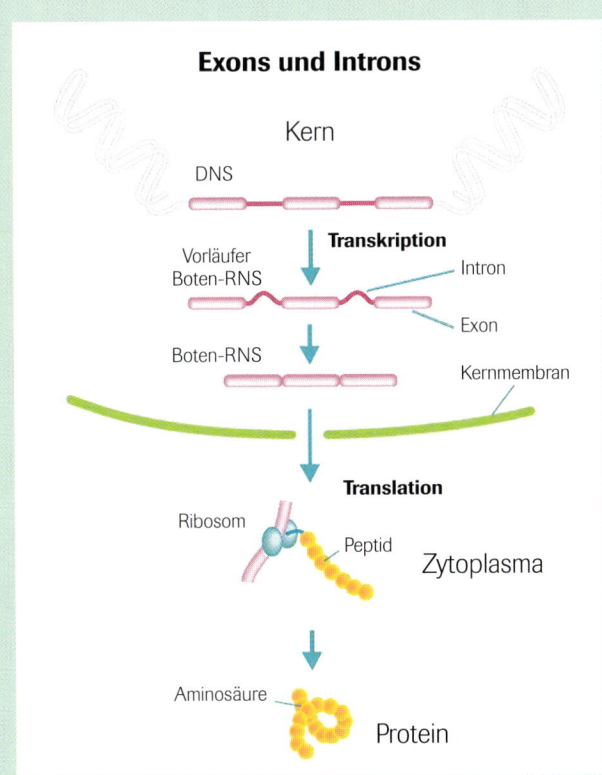

Exons und Introns

Kern

DNS

Transkription

Vorläufer
Boten-RNS

Intron

Exon

Boten-RNS

Kernmembran

Translation

Ribosom

Peptid

Zytoplasma

Aminosäure

Protein

„Genpolymorphismen und anomale Moleküle"

Die Region in einem Gen, die für ein Protein kodiert, wird als Exon bezeichnet. Neben dem Exon liegende Regionen, die nicht für ein Protein kodieren, nennt man Introns. Diese Zwischensequenzen oder Introns werden bei der Reifung der **R**ibo**n**uklein**s**äure (RNS) entfernt, so dass die den Bauplan für ein Protein enthaltenden Exonregionen in der Boten-RNS (mRNS), übrig bleiben. Wenn in einer Exonregion eine Variation gefunden wird, die mit einer Aminosäuresubstitution im Protein einhergeht, bedeutet dies, dass ein Genpolymorphismus bzw. daraus folgend eventuell ein anomales Molekül vorliegt. Ob es sich um einen Genpolymorphismus oder ein anomales Molekül handelt, kann beurteilt werden, indem das betreffende Gen bei 50 bis 100 Menschen analysiert und die Häufigkeit dieser Variation untersucht werden. Wenn es wahrscheinlich ist, dass es sich um ein anomales Molekül handelt, lässt sich dies durch Transfektion (Einschleusen) des veränderten Gens in kultivierte Zellen und Untersuchung der spezifischen Aktivität des Enzymmoleküls klären.

Die Introns werden bei der Reifung der RNS entfernt. Die entstehende Boten-RNS bringt die Information für den Aufbau des Proteins aus dem Zellkern zu den Ribosomen im Zytoplasma, wo die Proteinbiosynthese stattfindet.

---

aber unterschiedlicher Molekülstruktur und anderen physikalisch-chemischen Eigenschaften. Auch Schädigungen der Herzmuskulatur lassen sich von denen der Skelettmuskulatur durch Analyse der CK-Isoenzyme unterscheiden. Kinetische Untersuchungen der Enzyme wie der prozentuale Anstieg oder die Zeit des Anstiegs eines Enzyms können darüber hinaus Aufschluss über Ort oder Schweregrad der Schädigung geben. Es wird allgemein davon ausgegangen, dass Enzyme aufgrund geschädigter Zellmembranen in den Blutkreislauf übertreten können, was jedoch experimentell nicht belegt ist. So erwies sich z. B. die spezifisch in Hepatozyten vorkommende Glukose-6-Phosphatase zur Diagnose einer Leberstörung nicht besser als die ALT. Als Erklärung wird angenommen, dass die Glukose-6-Phosphatase, die in der Membran des endoplasmatischen Retikulums im Zellinneren lokalisiert ist, von der Zelle nicht so leicht freigesetzt wird wie ALT oder LDH, die im Zytoplasma vorkommen. Doch auch diese Annahme ist noch nicht experimentell belegt.

Isoenzyme

Da Enzyme in verschiedenen Organen aktiv sind, ist ein Anstieg einer bestimmten Enzymaktivität in einer Körperflüssigkeit nicht immer ein Hinweis darauf, welches Organ geschädigt ist. In solchen

Fällen kann sich die Analyse von Isoenzymen als sinnvoll erweisen. Von den routinemässig bestimmten Enzymen sind LDH und CK typische Isoenzyme. Von LDH sind fünf Isoenzyme bekannt: H4, H3M1, H2M2, H1M3 und M4. Das H steht dabei für im **H**erz vorkommend und das M für im Skelett**m**uskel vorkommend. Das Gen der H-Untereinheit liegt auf Chromosom 12 (12p12.2-p12.1) und das der M-Untereinheit auf Chromosom 11 (11p15.1-p14).

Nach den Empfehlungen des Nomenklaturkomitees der IUPAC (International Union of Pure and Applied Chemistry) und der IUB (International Union of Biochemistry) sollen als Isoenzyme nur solche Moleküle bezeichnet werden, die genetisch bedingte Unterschiede in der Primärstruktur (Aminosäuresequenz) aufweisen, wie z. B. durch verschiedene Gene kodierte Proteine, oder aus solchen Proteinen zusammengesetzte Heteropolymere (Hybride) sowie eine Gruppe polymorpher Moleküle, die eindeutig durch Mutationen entstanden sind. In der klinischen Labormedizin werden jedoch auch Enzyme, die durch Modifikationen nach der Translation auf Proteinebene entstehen, als Isoformen angesehen. Für die Analyse von Isoenzymen werden die Elektrophorese, die Ionenaustauschsäulenchromatographie und immunologische Techniken verwendet. Die elektrophoretische Trennung basiert auf unterschiedlichen Ladungseigenschaften der Isoenzyme. Immunologische Techniken nutzen zur Trennung der Isoenzyme spezifische Antikörper.

Messung von Enzymaktivitäten

Heute werden zur Messung der Enzymaktivität fast überall automatisierte Analysegeräte eingesetzt. Dies hat zu einer bemerkenswerten Verbesserung der Präzision der Messwerte im klinischen Labor geführt. Auch die interne Qualitätskontrolle in den einzelnen Labors hat sehr zur Verbesserung der Exaktheit enzymatischer Bestimmungen im medizinischen Labor beigetragen. Die Standardisierung von Testergebnissen zwischen den einzelnen Labors hat sich dagegen als großes Problem erwiesen. Sie ist aber angesichts der in naher Zukunft absehbaren Einführung elektronischer Patientenakten und der damit verbundenen Standardisierung von Diagnose und Behandlung notwendig. Für Substanzen, deren Mengen wie bei Elektrolyten oder Glukose als Konzentrationen angegeben werden können, kann die Standardisierung von Messwerten mit Hilfe von Standardreferenzmaterialien relativ einfach sein. Diese Methode lässt sich jedoch nicht so leicht auf Enzymmessungen übertragen. Die gemessenen Aktivitäten derselben Enzympräparate können je nach den Messbedingungen voneinander abweichen. Außerdem sind die kommerziellen Reagenzien, die in Labors verwendet werden, für Messungen hergestellt, die auf verschiedenen Prinzipien basieren und unter unterschiedlichen Bedingungen angewendet werden, was unvermeidlich zu abweichenden Ergebnissen zwischen den einzelnen Labors führt. Wenn dies aber so ist, ist zu fragen, ob sich dann eine Variation der Ergebnisse von Enzymtests zwischen den Labors überhaupt verhindern beziehungsweise eine Standardisierung der Enzymdiagnostik überhaupt erreichen lässt. Es ist denkbar, wie im Folgenden gezeigt werden soll.

In Diskussionen über Messungen von Enzymaktivitäten stößt man gelegentlich auf den Begriff „tatsächlicher Wert". Es gibt aber keinen „tatsächlichen Wert" für Enzymaktivitäten, sondern alle Werte sind „apparente" – scheinbare – Werte. Wenn dieses Grundkonzept klar verstanden wird, ist die Standardisierung der Messung von Enzymaktivitäten kein solch schwieriges Problem. In letzter Konsequenz bedeutet dies, dass es unmöglich ist, die Genauigkeit der Messungen von Enzymaktivitäten zu beurteilen. Die mit einer beliebigen Testmethode erhaltenen Ergebnisse können mit denen korreliert werden, die mit einer anderen Methode gemessen wurden. Eine Methode, die die spezifische Aktivität

des Enzyms eindeutig bestätigt und eine hohe Präzision hat, muss als Referenzmethode gewählt werden. Die praktische Standardisierung der Messwerte von Enzymaktivitäten ist dann nicht schwierig, wenn eine Methode mit hoher spezifischer Aktivität und Präzision gewählt wird und wenn es ein Enzympräparat gibt, das als Referenz dient. Diese Enzymreferenzmaterialien, die eine Standardisierung weiter vereinfachen, sind seit einiger Zeit im Handel erhältlich.

Fettstoffwechsel und Blutgerinnung

In jüngster Zeit hat die Erforschung des Lipidstoffwechsels bemerkenswerte Fortschritte gemacht – Fortschritte, die auch zur vermehrten Untersuchung der Bestandteile des Lipidstoffwechsels beigetragen haben. So gehören heute die Bestimmungen der Anteile der verschiedenen Lipoproteine zu den Messungen im klinischen Labor. Auch wird zunehmend auf die Messung von Enzymaktivitäten, die mit dem Lipidstoffwechsel in Verbindung stehen, zurückgegriffen. Eines dieser Enzyme ist die **Lipoproteinlipase** (LPL). Auch das **Cholesterinester-Transferprotein** (CETP) wird gemessen, obwohl es sich dabei nicht um ein Enzym handelt. Vor kurzem noch wurden die Cholesterinspiegel in den Lipoproteinen und nicht der Gesamtcholesterinspiegel im Serum als wichtige Faktoren für die Entwicklung einer Arteriosklerose angesehen. Ein niedriger LDL-Cholesterinspiegel[30] und ein höherer HDL-Cholesterinspiegel[31] galten als Hinweis auf ein geringeres Atheroskleroserisiko.[32] Jedoch wird aufgrund der Fortschritte bei der Untersuchung von Parametern wie der **hepatischen Triglyzeridlipase** (HTGL) die Frage, ob ein hoher HDL-Cholesterinspiegel ein Schutzfaktor gegen eine Atherosklerose ist, zunehmend kontrovers diskutiert. Jede Argumentation, ob eine Atherosklerose gefördert oder verhütet wird, ist daher auf der Grundlage einer simplen Messung des HDL-Cholesterins voreilig.

Es wurde festgestellt, dass Thrombosen, von denen man annahm, dass sie bei Europäern oder Amerikanern häufiger sind als bei Japanern, auch bei Japanern relativ oft vorkommen. Eine Thrombose ist eine multifaktoriell bedingte Erkrankung, die durch die gleichzeitige Wirkung vielfältiger Faktoren wie Lebensstil und Umwelt verursacht wird. Aber auch die Aktivitäten der Gerinnungsfaktoren sind bei vielen Menschen mit erhöhter Anfälligkeit für die Entwicklung einer Thrombose reduziert.[33] Aus diesem Grund wird die Bestimmung der Aktivitäten von Gerinnungsfaktoren wie Protein C, Protein S und Antitrypsin und von fibrinolytischen Faktoren wie Plasminogen und Plasmininhibitor als immer wichtiger angesehen. Nicht alle diese Faktoren sind enzymatisch aktiv, aber einige sind Proteinasen oder Aktivatoren beziehungsweise Inhibitoren von Enzymen.

Diese am Lipidstoffwechsel und an der Blutgerinnung beteiligten Enzyme und Faktoren sind im Gegensatz zu den im klinischen Labor untersuchten freigesetzten Enzymen im Blutkreislauf physiologisch aktiv. Daher haben Veränderungen dieser Enzymaktivitäten und Faktoren, die Ausdruck ihrer direkten physiologischen Wirkungen auf die Stoffwechselsysteme des Körpers sind, eine grössere klinische Bedeutung. Es gibt jedoch noch keine etablierte Basis für ihre Untersuchung im klinischen Labor. Ob sie Bestandteil von Routinelabortests werden, hängt davon ab, ob Bestimmungsmethoden dafür entwickelt werden.

Anomalien von Enzymmolekülen

Wenn eine Probe im klinischen Labor einen anomal niedrigen oder hohen Wert zeigt, der sich nicht durch die Krankheitsmerkmale des Patienten erklären lässt, muss daran gedacht werden, dass an Immunglobuline[34] gebundene Enzyme und anomale Enzymmoleküle vorliegen könnten. An Immunglobuline gebundene Enzyme können mit einer Kombination aus Isoenzym-Analyse und Immunfärbung nachgewiesen werden. Eine Diskrepanz zwischen der Enzymaktivität und der Enzymmenge weist darauf hin, dass anomale Enzymmoleküle vorhanden sind. Bis vor einigen Jahrzehnten, als die Gentechnik noch in den Kinderschuhen steckte, mussten zur Identifizierung anomaler Moleküle recht mühsame Methoden der Proteinchemie eingesetzt werden. Heute ist eine solche Identifizierung jedoch relativ einfach durchzuführen. Von den Patienten wird mit deren Einwilligung Blut abgenommen. Aus den weißen Blutzellen, den Leukozyten, wird dann die Erbsubstanz **D**esoxyribo**n**uklein**s**äure (DNS) extrahiert. Die DNS wird mit Hilfe der Polymerase-Kettenreaktion (PCR, engl.: **p**olymerase **c**hain **r**eaction) vervielfältigt. Anschließend wird die DNS-Sequenz auf Abweichungen (anomale Stellen) hin untersucht.

Ausblick

Dank der enormen Fortschritte seit 1950 ist die klinische Enzymologie zu dem geworden, was sie heute ist. Ihr klinischer Nutzen ist bewiesen, und ihre Techniken werden als unverzichtbare Hilfsmittel in der modernen Labordiagnostik eingesetzt. Dagegen könnte aus einem anderen Blickwinkel vorgebracht werden, dass es seit den 1980er Jahren nur wenige

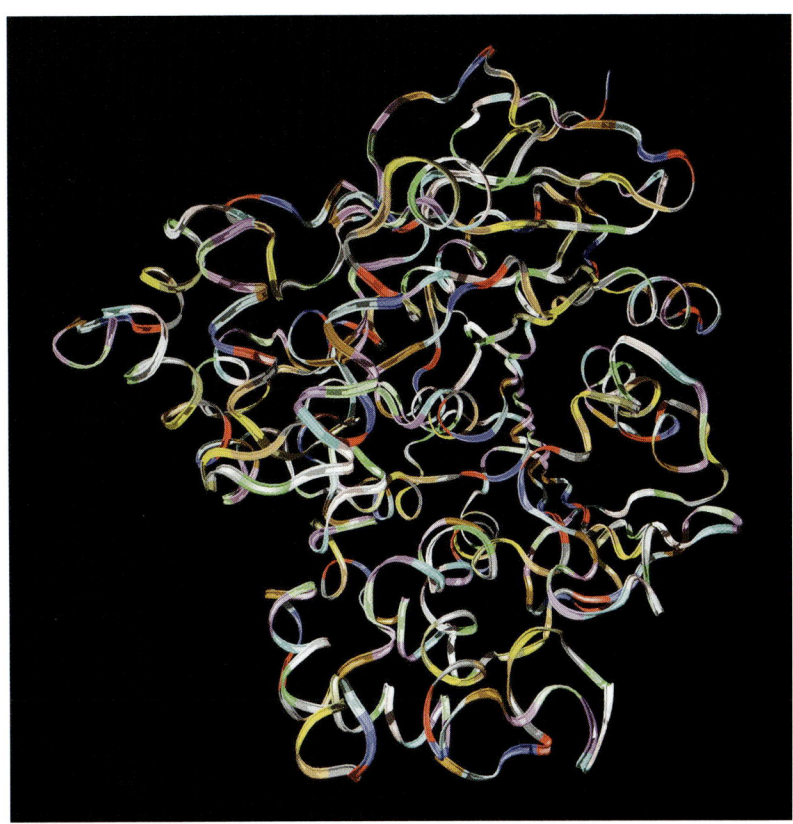

Computerdarstellung des Enzyms Lipase, welches eine wichtige Rolle im Fettstoffwechsel spielt.

Entwicklungen gegeben hat, die erwähnenswert sind. Doch werden Methoden der klinischen Enzymologie, mit denen krankhafte Veränderungen im Körper durch Untersuchung kleiner Mengen Blut erkannt werden, auch in Zukunft wichtige Labortechniken bleiben. Künftig werden Enzyme, die physiologische Funktionen im Blut haben, und freigesetzte Enzyme als wichtige Parameter der Labordiagnostik anerkannt bleiben. Weitere Fortschritte sind zu erwarten, wenn krankhafte Veränderungen im Körper nicht nur anhand der Untersuchung von Enzymen, Tumormarkern und Zytokinen, sondern auch anhand von Proteinen, die an der intrazellulären Signalübertragung beteiligt sind und ins Blut freigesetzt wurden, beurteilt werden können.

Am Horizont zeichnet sich eine neue Ära ab. Im Hinblick auf die Methoden wäre es optimal, wenn klinisch-chemische Untersuchungen künftig nicht invasiv erfolgen könnten. Ich habe die Vision eines nicht invasiven Systems zur Diagnosestellung – ein System, bei dem jeder, der das Krankenhaus aufsucht, durch eine dem Metalldetektor am Flughafen ähnliche Schranke tritt und die klinisch-chemische Untersuchung an dieser Schranke erfolgt, die als veritabler „Untersuchungsraum" dient![37]

Monika Barthels

Etwas für Detektive:
Wie sich die Gerinnungsdiagnostik entwickelte

Ein Tropfen Blut tritt aus einer Wunde aus und wird in weniger als fünf Minuten zu einem gelartigen Klumpen, dem Blutgerinnsel. Ein Tropfen Blut fällt auf ein Rosenblatt und gerinnt kaum. Warum nicht?[1] Ein Junge mit einer Hämophilie (Bluterkrankheit) hat sich verletzt und blutet, stundenlang, tagelang, immer wieder von Neuem aus der Wunde. Demselben Jungen wird mit einer Kanüle Blut aus einer Vene entnommen und die Nachblutung ist fast immer, wie üblich, minimal, wenn überhaupt. Wieso, wenn er doch ein Bluter ist?[2] Normalerweise fließt unser Blut pausenlos während unseres ganzen Lebens im geschlossenen Kreislauf, ohne zu „stocken".[3] Aber bei einem von tausend Menschen kommt es plötzlich zu einer höchst unerwünschten Verstopfung eines Blutgefäßes durch ein Blutgerinnsel, zu einer sog. Thrombose, die die Durchblutung stört, gelegentlich sogar lebensgefährlich ist.[4]

Warum das so ist, ist jetzt zu Beginn des 21. Jahrhunderts weitestgehend beantwortet. Die wissenschaftlichen Leistungen, die dafür erbracht wurden, erinnern manchmal an Detektivarbeit. Dank ihnen wissen wir heute, dass es eindeutig diagnostizierbare, angeborene oder erworbene Blutgerinnungsstörungen gibt. Sie gehen entweder mit abnormer Blutungsneigung oder mit erhöhter Gerinnbarkeit des Blutes einher, manchmal auch mit beidem gleichzeitig. Die endgültige Diagnose, z. B. einer Hämophilie, kann nur mittels Blutproben im Labor erfolgen.

Altertum bis 1836

Bis Mitte des 19. Jahrhunderts sind nur wenige Beobachtungen des Blutstillungsmechanismus überliefert. So wurde von berühmten Ärzten in der Antike festgestellt, dass Blut bei Abkühlung geliert. Der große, griechische Arzt Hippokrates von Kos (um 460 – um 375 v. Chr.) beschrieb darüber hinaus, dass sich dabei ein „Faserstoff" (Fibrin) bildet. Er beobachtete auch bereits, dass Kälteapplikation um die Wunde herum die Blutstillung begünstigt. Dies stellte wohl den ersten Hinweis auf enzymatische Prozesse der Blutgerinnung dar.[5] Die erste Beschreibung einer abnormen Blutungsneigung und ihrer Vererbung durch Frauen findet sich im sog. babylonischen Talmud des 3. Jahrhunderts n. Chr. Erste Mitteilungen über unnormale Gerinnselbildungen in Venen gab es erst im 17. Jahrhundert. In dieser Zeit wurden auch erste Versuchsanordnungen zum Verhalten des Blutes bei Abkühlung (Förderung der Gerinnung) und bei Bewegung (Verzögerung der Gerinnung)[6] beschrieben. Erfolgreiche Blutstillungen mittels Hypnose dürfte es vermutlich schon vor der Behandlung des letzten Zarewitsch, der Bluter war, gegeben haben.

Was durch Mischen von Körperflüssigkeiten entdeckt wurde

In der zweiten Hälfte des 19. Jahrhunderts wurden die Grundkenntnisse der Blutgerinnung und damit der Gerinnungsdiagnostik mühsam mit einfachen Experimenten erarbeitet. Vorwiegend wurde Blut oder Plasma mit Serum oder Körperzellextrakten unter Zusatz von wenigen Hilfsmitteln der Chemie gemischt und anschließend die Gerinnungszeit gemessen. Verständlicherweise ließen die Ergebnisse viele Fragen zur Charakterisierung der oft nur vermuteten Substanzen offen, die dann zu heißen Diskussionen führten. Das zentrale Enzym der Gerinnung, Thrombin, wurde 1836 durch den schottischen Arzt Andrew Buchanan (1798–1882) entdeckt, der beobachtet hatte, dass bestimmte Körperflüssigkeiten rasch gerinnen, wenn man ihnen frisch ge-

Was wir heute wissen

Vorweg: Die Blutgerinnung ist nicht identisch mit der Blutstillung, auch Hämostase genannt. Letztere findet nur im Organismus, also in vivo, statt, und zwar in leichter Abwandlung der Regel des großen Berliner Pathologen Rudolf Virchow (1821–1902), durch das Zusammenspiel dreier „Partner", der Gefäßwand, der Blutplättchen (Thrombozyten) und der Gerinnung der Blutflüssigkeit. Die Gerinnung kann auch im Reagenzglas in vitro erfolgen. Allerdings sind die Spielregeln in vitro zum Teil anders als in vivo.

Eine Kaskade wird in Gang gesetzt...

Die Blutgerinnung benötigt drei grundverschiedene Komponenten, nämlich mehrere Eiweiße, ionisiertes Kalzium und gerinnungsaktive Lipide. Ein bestimmtes Eiweiß, das Fibrinogen (Faktor I), ist ständig im Blut in flüssiger Form vorhanden. Während des Gerinnungsprozesses wird Fibrinogen geringfügig, aber derart wirksam verändert, dass es als feste, netzförmige Substanz Fibrin ausfällt und in vivo die Wunde abdichtend verklebt. Auslöser dieser Veränderung ist ein eiweißspaltendes (proteolytisches) Enzym, das Thrombin (Faktor IIa). Verständlicherweise kommt Thrombin in seiner aktiven Form nicht frei im Blut vor, sondern in einer inaktiven Form, dem Prothrombin (Faktor II). Dieses wird durch eine Kettenreaktion von anderen proteolytischen Gerinnungsenzymen (z. B. Faktor IXa, Faktor VIIa, Faktor Xa) zu Thrombin aktiviert – und zwar im Bedarfsfall am Bedarfsort, d. h. an der Verletzungsstelle. Ausgelöst wird dies durch die Freisetzung von Gewebefaktor (Faktor III, Thrombokinase, Gewebethromboplastin) aus den verletzten Zellen. Durch die Verbindung des Gewebefaktors mit dem Faktor VII des Blutes wird der Gerinnungsprozess gestartet. Beschleunigt werden die enzymatischen Reaktionen durch die Anwesenheit hochmolekularer Eiweiße, der Gerinnungsfaktoren V und VIII und von gerinnungsaktiven Phospholipiden, die nicht im Blut vorkommen, sondern einen Bestandteil des Gewebefaktors ausmachen und in den Plättchen sowie in vielen Gewebszellen enthalten sind. Unerlässlich ist die Anwesenheit von ionisier-

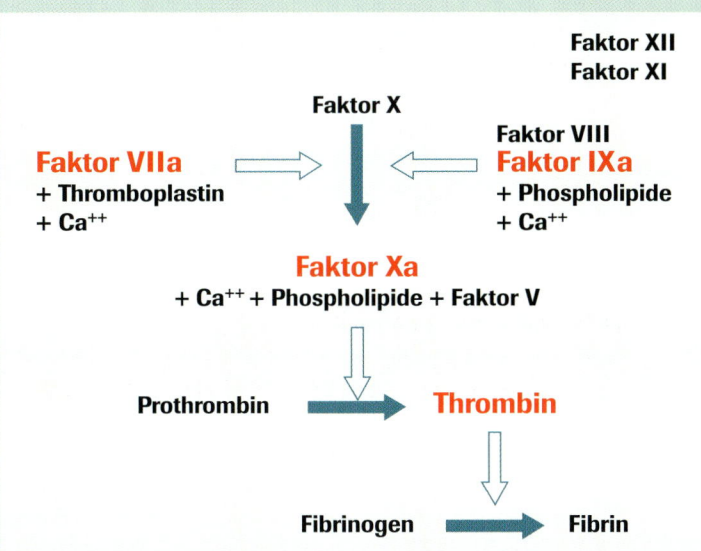

Schema der Blutgerinnung.

tem Kalzium (Faktor IV). Abgeschlossen wird die Gerinnung durch die sog. Stabilisierung des Fibrins, u. a. mittels des zuletzt bekannt gewordenen Gerinnungsfaktors XIII.

... und gestoppt

Gedrosselt und auf Ort und Zeit des Bedarfes beschränkt wird die Gerinnung durch zahlreiche Inhibitoren, d. h. Gegenspieler der Gerinnung. Die bekanntesten Inhibitoren im Blut, ihrerseits auch Eiweiße, sind das Antithrombin sowie das Protein C und sein Cofaktor Protein S. Schließlich wird das Gerinnsel im Prozess der Fibrinolyse abgebaut, besser aufgelöst, was wiederum durch proteolytische Enzyme erfolgt (in vivo: Thrombolyse).

Bei all diesen Prozessen fallen Reaktionsprodukte an, z. B. Abbauprodukte des Fibrins, die D-Dimere. Diese können quantitativ gemessen werden. Ihre Konzentrationsschwankungen geben oft aufschlussreiche Hinweise auf die Fibrinolyse bzw. auf ein Krankheitsgeschehen.

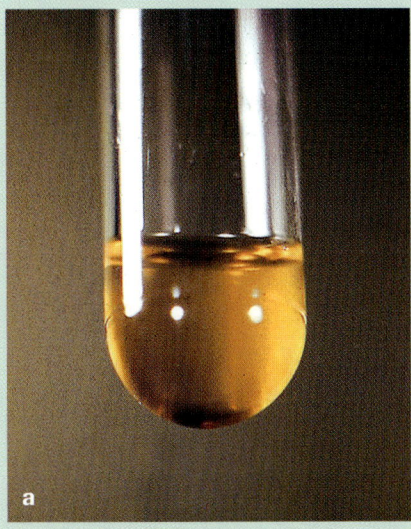
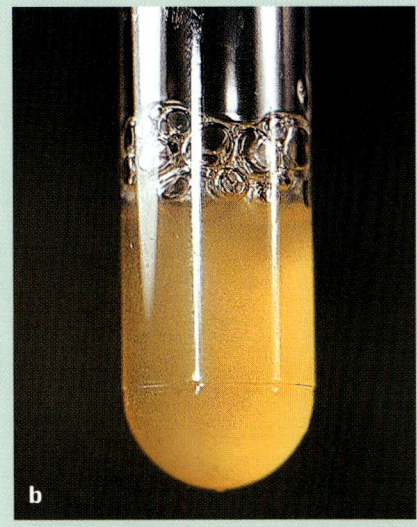
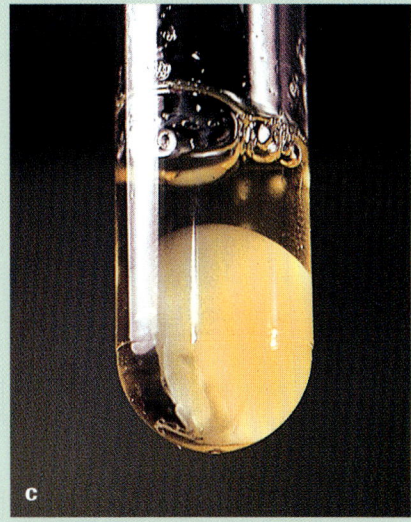

*Fibrinbildung im Reagenzglas: **a**) flüssiges, gelbes Plasma, d. h. Blutflüssigkeit ohne zelluläre Bestandteile, in der noch keine Gerinnung stattgefunden hat; **b**) Bildung eines dichten Fibringels nach Start der Gerinnung **c**) dicker Fibrinklumpen mit überstehendem Serum, d. h. Blutflüssigkeit nach abgelaufener Gerinnung.*

ronnenes Blut bzw. Serum hinzufügt.[7] Der aus Dorpat im Baltikum stammende Physiologe Alexander Schmidt (1831–1894), ein Schüler Rudolf Virchows (1821–1902), schuf zwischen 1860 und 1890 das Grundgerüst für die klassische Gerinnungslehre. Für seine Untersuchungen benötigte er literweise Pferdeblut. Von seinen Kollegen wurde er daher der „Blutschmidt" genannt. A. H. Sutor schrieb in seinem Überblick über Leben und Werk von Schmidt:

„Wenn man das klassische Gerinnungsschema, wie es Morawitz 11 Jahre nach Alexander Schmidts Tod aufgezeichnet hat, betrachtet, kann man eine gewisse Ähnlichkeit mit der Endstellung einer Meisterpartie in Schach feststellen. Auch hier lässt die Einfachheit einer vollkommenen, nicht zu verbessernden Konstellation nur wenig davon ahnen, dass sie nicht das Ergebnis einer konsequenten Logik ist, sondern sich aus genialen Geistesblitzen und mühsamem Stellungsspiel entwickelt hat, aus eigenen Spielzügen und aus Zügen, die vom Gegner aufgezwungen werden, der ein anderes Konzept hat und dadurch für eine dauernde Änderung der Situation sorgt... Schmidt war an diesem Vorgang maßgeblich beteiligt, er spielte die entscheidende Rolle bei der Entdeckung bzw. Einordnung von Fibrinogen, Prothrombin, Thrombin und Thrombokinase."[8]

Das 1905 von dem Leipziger Kliniker Paul Morawitz (1879–1936) veröffentlichte Gerinnungsschema sollte dann über 50 Jahre die Grundlage für die weitere Erforschung und Diagnostik der Blutgerinnung bilden.[9] Morawitz kam bereits zu den grundlegenden Schlussfolgerungen, dass das Blutplasma Kalzium, Prothrombin und Fibrinogen enthalten müsse und die Gewebsthrombokinase plus Kalzium plus Prothrombin zur Thrombinbildung führe. Er stellte zudem fest, dass das Blut oder Plasma eine benetzbare Oberfläche für die Gerinnung erfordere, Thrombin das Fibrinogen zu Fibrin umwandle und Thrombin im Serum durch eine Substanz inaktiviert würde.[10] Auf Morawitz geht auch die Bezeichnung Thrombokinase für den Gewebefaktor zurück.

In die Jahre 1910–1920 fiel die wesentliche Entdeckung, dass aus der Leber eine Substanz gewonnen werden konnte, die die Gerinnungszeit des Blutes verlängerte, und die deshalb von Howell als Heparin bezeichnet wurde.[11] Die Heparine als direkt wirkende Gerinnungshemmer, sog. Antikoagulantien, erwiesen sich Jahre später als ausgezeichnete Medikamente, um Thromboembolien zu verhüten. Heutzutage werden sie breit eingesetzt.

Erste Gerinnungstests

Die Gerinnungstests in diesem Zeitraum waren sog. Globaltests, d. h. sie erfassten alle Phasen der Fibrinbildung. Eine Verlängerung der Gerinnungszeit zeigte daher – und zudem ziemlich unempfindlich – lediglich eine Gerinnungsstörung an. Einige dieser Tests wurden noch über Jahrzehnte verwendet. Es handelte sich dabei um die Messung der Vollblutgerinnungszeit, praktisch ein patientennaher **Point-of-Care-Test** (POCT), von Lee-White 1913 publiziert[12] sowie die Rekalzifizierungszeit nach Howell.[13] Zur Bestimmung der Rekalzifizierungszeit wurde mittels Oxalat- oder Zitrat-Salz ungerinnbar gemachtes, plättchenreiches Plasma verwendet, dem zu einem bestimmten Zeitpunkt ionisiertes Kalzium zugesetzt wurde und dann die Zeit bis zur sichtbaren Fibrinbildung gemessen. Vorteil all dieser Tests war und ist, dass die Fibrinbildung mit bloßem Auge vom Untersucher beobachtet wird. Ältere Ärzte, die noch selber diese Tests durchgeführt haben, berichten immer wieder, wie dieses auch ihre Beurteilung der Blutstillung beim Patienten bereichert habe.

Die Entdeckung der Faktoren

Im Zeitraum 1935–1959 wurden alle Gerinnungsfaktoren mit Ausnahme des bereits bekannten Fibrinogens und des Prothrombins entdeckt. Die Nummerierung der Gerinnungsfaktoren mit römischen Zahlen in der Reihenfolge ihrer Entdeckung wurde bereits 1956 vorgeschlagen, um „die oft noch durchaus nicht genau bekannte Funktion des betreffenden Faktors nicht zu präjudizieren."[14] Damals waren die „Faktoren" weniger durch ihre biochemischen Eigenschaften als vor allem durch das Verhalten ihrer Gerinnungszeiten unter bestimmten Versuchsbedingungen definiert. Sie blieben daher, insbesondere für nicht experimentell arbeitende Kliniker, farblos, was vermutlich zu der bekannten allgemeinen Scheu vor der Gerinnungsdiagnostik beigetragen hat.

Der Quick-Test

Der erste eigentliche, später standardisierbare Gerinnungstest wurde von dem Amerikaner Armand James Quick (1894–1978) entwickelt und 1935 publiziert.[15] Mit dem Quick-Test wird die sog. Prothrombinzeit bestimmt, heute als Thromboplastinzeit bezeichnet. Dieser viel verwendete Test wird, leicht modifiziert, bis auf den heutigen Tag zur Kontrolle der Therapie mit oral verabreichten Gerinnungshemmern benutzt. Grundlage für Quicks Konzept war das Gerinnungsschema von Morawitz. Quick ging davon aus, dass die Gerinnungsrate, d. h. die Gerinnungszeit, der Thrombinkonzentration proportional ist. Er verwendete für die quantitative Messung hier erstmals das Prinzip des Zusat-

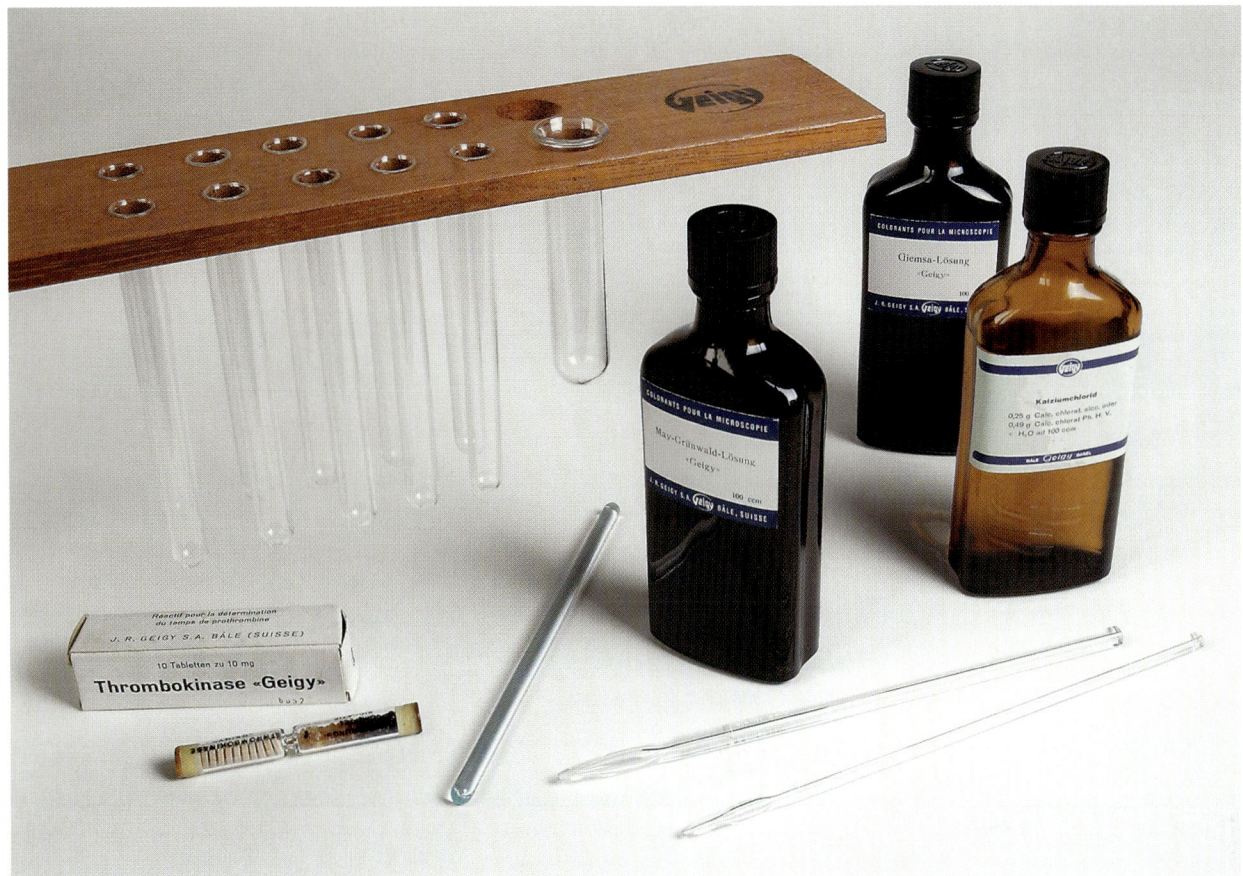

Reagenzien eines frühen Tests der Firma Geigy zur Thrombokinase-Bestimmung.

zes sämtlicher bekannter Faktoren im Überschuss, außer dem zu untersuchenden Faktor, so dass nur ein variabler Faktor übrig blieb, das Prothrombin. Unter diesen Bedingungen sollte, so argumentierte Quick, die Konzentration des Prothrombins die Gerinnungszeit bestimmen. Quick nannte diesen Test daher „prothrombin time". Diese Bezeichnung sollte sich bald als falsch herausstellen. Dennoch bilden die Überlegungen von Quick unverändert die Grundlage aller Gerinnungstests zur Bestimmung der einzelnen Gerinnungsfaktoren, bei denen die Gerinnungszeiten der Faktorenkonzentration proportional sein müssen.

Die Entdeckung von Gerinnungsfaktor V

Im Jahre 1947 publizierte der norwegische Mediziner Paul. A. Owren (1905–1990) im Lancet den Fall einer Patientin mit einem schweren, angeborenen Blutungsleiden.[16] Er konnte nachweisen, dass zwar die Gerinnungszeit des Quick-Tests im Plasma der Patientin stark verlängert war, dass aber die Ursache trotzdem kein Prothrombin-Mangel sein konnte, sondern auf dem Fehlen eines bislang unbekannten Gerinnungsfaktors beruhen musste. Seine Versuche, im Alleingang und ohne spezielle Vorbildung erarbeitet, sind genial einfach, würdig eines Sherlock

Holmes und charakteristisch für das deduktive Denken bei Gerinnungsanalysen. Hinzu kam eine gute Portion Glück, da nach heutigem Wissensstand trotz zum Teil fehlerhafter Argumentation richtige, weiterführende Ergebnisse erzielt wurden. Owren stellte zunächst fest, dass die Rekalzifierungszeit und die Prothrombinzeit (Quick-Test) im Plasma der Patientin so stark verlängert waren, dass sie einer Prothrombinkonzentration von ca. 10 % hätten entsprechen müssen. Jedoch lagen bei der Patientin weder eine „Hypovitaminosis K" noch eine schwere Lebererkrankung vor. Von daher war es natürlich, wie er schrieb „die Korrektheit von Quicks Methode zur Prothrombinbestimmung anzuzweifeln". Owren untersuchte weiter, indem er davon ausging, dass nach dem Quick'schen Konzept die Gerinnungszeit von einem weiteren Faktor hätte beeinflusst werden müssen. Er schloss zunächst einen Mangel der Gerinnungbasis, des Fibrinogens, aus und auch eine verminderte Ansprechbarkeit des Fibrinogens auf Thrombin (wie z. B. bei Dysfibrinogenämien). Damit war er seiner Zeit weit voraus. Dann entfernte er das Prothrombin aus dem Plasma von blutungsnormalen Probanden (sog. Normalplasma) durch Adsorptionen an Aluminiumhydroxid und gab dann unterschiedliche Mengen dieses prothrombinfreien

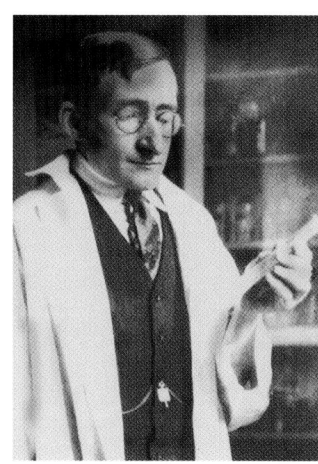

Der Amerikaner **Armand James Quick** *(1894–1978), geboren im Staate Wisconsin, USA, promovierte 1922 in Chemie und 1928 in Medizin. Er war von 1944 bis zu seiner Emeritierung im Jahre 1964 Professor und Direktor des Department of Biochemistry an der Marquette Universität in Milwaukee, Wisconsin. Bekannt wurde er vor allem durch seinen in den 1930er Jahren entwickelten bahnbrechenden Gerinnungstest. Mit dem Quick-Test wird auch heute noch die Thromboplastinzeit zur Kontrolle der Therapie mit oral verabreichten Gerinnungshemmern bestimmt. Der von Quick 1949 beschriebene Prothrombin-Verbrauchstest erwies sich als wichtig für das Verständnis des Gerinnungsprozesses. 1966 publizierte Quick den Aspirin-Toleranz-Test zur Erkennung latenter Blutungsleiden.[63]*

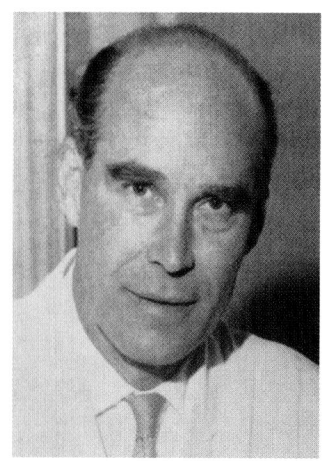

Der Norweger **Paul A. Owren** *(1905–1990) studierte an der Universität von Oslo Medizin. Dort wurde er später auch Professor für Innere Medizin, nachdem er zuvor als praktischer Arzt gearbeitet hatte. 1943 gelang ihm der bahnbrechende Nachweis, dass die pathologische, damals sog. Prothrombinzeit einer Patientin mit einem schweren Blutungsleiden nicht auf einem Prothrombinmangel, sondern auf dem Mangel eines bis dahin unbekannten Gerinnungsfaktors beruhte, den er isolierte und Faktor V nannte. Später beschäftigte sich Owren noch mit zahlreichen anderen Aspekten der Hämostase, wie z. B. der Plättchenaggregation.[65]*

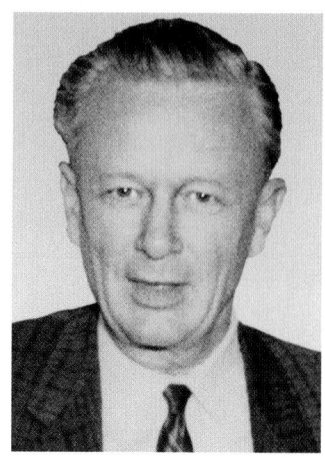

Der Biochemiker **Walter H. Seegers** *(1910–1996) war einer der Pioniere der Blutgerinnungsforschung, nicht zuletzt, weil er biochemische Forschungsansätze einführte. So erschienen bereits 1937 und 1938 seine ersten Publikationen zur Isolierung von Prothrombin und Thrombin. Von 1946 bis 1980 war Seegers Leiter der Abteilung für Physiologie und Pharmakologie an der Wayne State University School of Medicine in Detroit. Während dieser Zeit versammelte er zahlreiche Forscher aus dem In- und Ausland in seinem Institut. Viele Komponenten der Blutgerinnung wurden von ihm und seinen Mitarbeitern erstmals isoliert und charakterisiert, wie Faktor V, Faktor X, Antithrombin, Protein C und andere.[66]*

Plasmas zum Plasma der Patientin. Es stellte sich heraus, dass steigende Volumina dieses Plasmas die Prothrombinzeit des Patientenplasmas verkürzten und schließlich normalisieren konnten. Dieses und weitere Experimente ließen ihn zu der Schlussfolgerung kommen, dass dem Blut der Patientin eine in den bisherigen Gerinnungsschemata nicht vermerkte Substanz fehlte, die in normalem Blut vorhanden und für eine normale Blutgerinnung erforderlich ist. Er nannte daher diese Substanz Faktor V. Darüber hinaus gelang es Owren, den Faktor V zu isolieren und durch eine i. v. Injektion bei der Patientin eine Verkürzung ihrer Prothrombinzeit nachzuweisen. Unabhängig von Owren hatte die Arbeitsgruppe um den großen Biochemiker Walter Henry Seegers (1910–1996) ebenfalls 1947 die Isolierung eines Proteins mit beschleunigender Wirkung auf den Gerinnungsprozess beschrieben, das sich später als identisch mit Owrens Faktor V erwies.[17] Den Gerinnungsdefekt bei seiner Patientin nannte Owren „Parahämophilie",

„da der Zusatz von Thrombokinase die Gerinnungszeit der Parahämophilie nicht normalisiert, wie das der Fall bei der Hämophilie ist."

Diese Geschichte der Faktor-V-Entdeckung ist typisch für die Entdeckung der meisten Gerinnungsfaktoren: Am Anfang steht die auffällige, schwere Blutungsneigung eines Patienten oder einer Patientin. Mischtests mit ihrem Plasma und dem Plasma von Patienten mit bereits definierten Gerinnungsstörungen zeigen dann, ob es sich um einen weiteren bekannten Defekt oder um eine neuartige Gerinnungsstörung handelt. Im zweiten Schritt werden dann differenziertere Methoden eingesetzt, um den Defekt zu identifizieren.

Hämophilie A oder B?

Auch die Entdeckung der Gerinnungsfaktoren VIII und IX und das Verständnis von deren Fehlen als Ursache der Hämophilie A bzw. B ist eine Geschichte logischer Schlussfolgerungen. Bereits 1937 hatte man ein Protein mit beschleunigender Wirkung isoliert, das später als Faktor VIII bezeichnet wurde.[18] Dieser Faktor konnte die verlängerte Gerinnungszeit des hämophilen Blutes verkürzen. Erst 15 Jahre später stellten Rosemary Biggs (1912–2001) und ihre Arbeitsgruppe fest, dass es zwei Hämophilieformen statt der einen, bisher bekannten gab, obwohl beide sich sowohl hinsichtlich ihrer Blutungsneigung als auch hinsichtlich der geschlechtsgebundenen Vererbung identisch verhielten.[19] Sie hatten, wie auch schon andere Wissenschaftler vor ihnen, beobachtet, dass Blut von einigen Patienten mit einer Hämophilie die Gerinnungszeit des Blutes anderer hämophiler Patienten verkürzte, was eigentlich nicht hätte sein dürfen, wenn Hämophilie gleich Hämophilie war. Mit den damals verfügbaren Methoden konnten sie zunächst nachweisen, dass der vermutete andere Faktor sich vom „antihämophilen Globulin", d. h. dem Faktor VIII, eindeutig dadurch unterschied, dass er ähnlich wie der zwischenzeitlich entdeckte Faktor VII im Serum nachweisbar war und auch mittels Aluminiumhydroxid ausgefällt werden konnte. Auch mit dem von Biggs und Stuart Douglas entwickelten Zweiphasen-Test, dem Thromboplastinbildungstest, konnte zwischen beiden Faktoren unterschieden werden.[20] Sie nannten diesen neuen Faktor, den späteren Faktor IX, „Christmas Faktor" und diese neue Form der Hämophilie „Christmas disease", weil ihr erster Patient mit Vornamen „Christmas" hieß. Die klassische Bluterkrankheit, bei der der Faktor VIII vermindert ist, wurde später Hämophilie A genannt, diejenige mit Verminderung des Faktors IX Hämophilie B.

Der Thromboplastin-Bildungstest hat sich trotz nicht möglicher Standardisierbarkeit als nützlich erwiesen. Er war zunächst in den 1950er und 1960er Jahren zusammen mit dem Quick-Test die einzige Möglichkeit, zwischen den Hämophilien A und B sowie anderen Gerinnungsstörungen zu unterscheiden. Das Konzept dieses Tests beeinflusste wesentlich insbesondere Überlegungen zum Ablauf der Gerinnung und die Entwicklung weiterer Tests. Auf ihm basiert z. B. die in den 1980er Jahren kommerziell hergestellte Zweiphasen-Faktor-VIII-Bestimmung, die zur Standardisierung des Faktors VIII in Gerinnungsfaktorenkonzentraten benutzt wird.

Ein anderer Zwei-Phasentest war der Test zur Bestimmung des Prothrombins.[21] Gemeinsam ist all diesen Zwei-Phasentests, dass in ihnen die Entwicklung der vollen enzymatischen Aktivität über einen Zeitraum beobachtet werden kann, so dass ein Teil der unerwünschten Einflussgrößen entfällt. Dieses Prinzip der kinetischen Messung wurde später bei den chromogenen Substrattests wieder aufgegriffen.

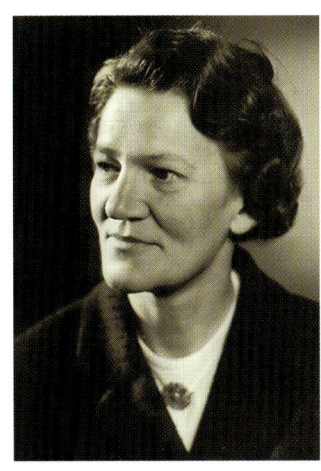

Rosemary Biggs (1912–2001) studierte Medizin und arbeitete ab 1944 im Department of Pathology in Oxford unter R. G. Macfarlane. Von ihm ermutigt, führte sie zahlreiche bedeutende Untersuchungen durch. So stammt von ihr die Erstbeschreibung der Hämophilie B. Ferner entwickelte sie den Thromboplastinbildungstest. 1967 wurde sie Direktor des neu gegründeten Oxford Haemophilia Centre, wo sie schon bald eine zentrale Datenbank für hämophile Patienten einrichtete. Biggs war zeitweilig Herausgeberin von „Thrombosis and Haemostasis" und erhielt zahlreiche wissenschaftliche Auszeichnungen.[64]

Die Entdeckung der Faktoren „VI", VII und X

Als Faktor VI wurde zunächst ein Serumfaktor bezeichnet, der sich später als aktivierter Faktor V (Faktor Va) herausstellte. Daher ist die Nomenklatur „VI" bis heute nicht besetzt. Bereits seit 1947 hatte man Hinweise erhalten, dass es einen weiteren Faktor geben müsse, dessen Konzentration wie die des Prothrombins durch eine Therapie mit den gerinnungshemmenden Cumarinen im Blut reduziert werden konnte.[22] Um 1950 wurde der Faktor VII von einer Forschergruppe in Boston[23] und von Fritz Koller (1906–1999) und seinen Mitarbeitern in der Schweiz[24] als ein im Serum nachweisbares, hitzestabiles Eiweiß näher charakterisiert. Die Bostoner beschrieben auch als Erste einen Faktor-VII-Mangel, erkennbar an der verlängerten Prothrombinzeit trotz normalem Gehalt an Faktor V und Prothrombin. 1955 beschrieb François-Henri Duckert (1922–1998) aus der Arbeitsgruppe von Koller einen weiteren Faktor, den er aus Plasma isolieren konnte und den diese Arbeitsgruppe bereits 1954 in mehreren Publikationen als Faktor X bezeichnet hatte.[25] Das Fehlen dieses Faktors X wurde dann 1956 bei einer Patientin namens Audrey Prower und 1957 bei einem Patienten namens Rufus Stuart nachgewiesen. Daher wird der Faktor X auch Stuart-Prower-Faktor genannt.[26–28]

Der Thromboplastinbildungstest: ein Zweiphasen-Test

Bei diesem Test werden vom Blut des jeweiligen Patienten und einer Normalperson zunächst drei Komponenten gewonnen. Dann werden zwei normale und die jeweils zu prüfende Blutkomponente zusammengegeben. Bei diesen Komponenten handelt es sich um an Aluminiumhydroxid adsorbiertes Plasma, das keinen Faktor des Prothrombinkomplexes mehr enthält, sondern nur noch die Faktoren V, VIII und Fibrinogen, um Serum, das gleichfalls kein Prothrombin mehr enthält, sondern nur noch die Faktoren VII, IX und X, und um Plättchen als Phospholipidquelle. Diese drei Komponenten zusammen mit Kalziumionen können zwar kein Thrombin bilden, da Prothrombin in diesem Testansatz fehlt, wohl aber Faktor X aktivieren. Was Biggs „Thromboplastin" nannte, ist der in der Phase 1 sich bildende Prothrombinasekomplex. In Phase 2 wird dann der gebildete Prothrombinasekomplex zum Plasma des Patienten, dem sog. „Substratplasma", gegeben und das Ausmaß der Faktor-X-Aktivierung an der Thrombinbildungsgeschwindigkeit, und letztlich an der Fibrinbildungsgeschwindigkeit, gemessen. Im Fall einer Hämophilie A ist der Defekt nachweisbar, d. h. die Gerinnungszeit ist verlängert, wenn das adsorbierte Patientenplasma verwendet wird. Bei der Hämophilie B ist der Defekt bei Verwendung des Patientenserums nachweisbar.

Ein Schlangengift führt zu Faktor X

Zunächst war dieser neue Faktor X biochemisch und labortechnisch kaum vom Faktor VII zu unterscheiden. Mit einer Ausnahme: ein Faktor-VII-Mangelplasma konnte diesen neuen Defekt im Faktor-X-Mangelplasma korrigieren. Bachmann aus der Arbeitsgruppe um Koller[29] entwickelte einen spezifischen Faktor-X-Test mittels des Giftes (engl.: venom) der Russell-Viper, wobei er sich auf die Untersuchungen von Cecil Bowie bzw. der Arbeitsgruppe um Macfarlane und Biggs in Oxford stützte, die bereits früher festgestellt hatten, dass in Gegenwart von **R**ussell **v**iper **v**enom (RVV) wohl der Faktor X, nicht aber der Faktor VII erforderlich ist, um Prothrombin in Thrombin umzuwandeln. Heute weiß man, dass RVV ein Enzym enthält, das den Faktor X direkt aktiviert, so dass Faktor VII nicht benötigt wird. Dieses ungewöhnliche RVV-Reagens war in den 1950er Jahren kein freundliches Geschenk des Zufalls zur rechten Zeit, sondern wurde bereits seit 20 Jahren vereinzelt zur Gerinnungsdiagnostik eingesetzt. Generell war die gerinnungshemmende Aktivität von Schlangengiften schon seit Ende des 19. Jahrhunderts bekannt und wurde bereits unter verschiedenen Aspekten untersucht. Seit den 1980er Jahren wird das Russell Viper Venom als wichtiges Reagens vor allem im sog. verdünnten RVV-Test, dRVVT (engl.: **d**iluted **R**ussell **v**iper **v**enom **t**est) zum Nachweis bestimmter Antikörper im Blut verwendet. Diese Antikörper werden Lupusantikoagulantien genannt. Sie verlängern die Gerinnungszeiten in bestimmten Tests, verursachen aber keine abnormen Blutungen bei den Patienten, sondern paradoxerweise zum Teil bedrohliche Blutgefäßverschlüsse (Thromboembolien).

Die Faktoren XI und XII

Ein weiteres Blutungsleiden wurde 1953 entdeckt. Zunächst wurde es den Hämophilien zugeordnet.[32] Dann stellte man jedoch bald fest, dass die Blutungsneigung bei gleichem Ausmaß des Faktorenmangels ungleich geringer war als bei den klassischen Hämophilien. Als Ursache wurde das Fehlen eines Faktors festgestellt, den man zunächst PTA (engl.: **p**lasma **t**hromboplastin **a**ntecedent) nannte, später dann Faktor XI.

Im Jahre 1955 entdeckte man dann einen bislang unbekannten Gerinnungsdefekt bei einem Herrn John Hageman, der auf einem Mangel des Faktors XII[33] basiert. Dieser Faktor XII provoziert seit vielen Jahren die wissenschaftliche Welt, da sein Mangel nicht mit einer Blutungsneigung einhergeht, trotz einer ungewöhnlich ausgeprägten Verlängerung der partiellen Thromboplastinzeit und zwar mehr als bei der schwersten Hämophilie. Herr Hageman selber verstarb an einer Thromboembolie, und es ist bis heute nicht eindeutig geklärt, ob der Faktor-XII-Mangel sogar das Auftreten von venösen Thromboembolien begünstigt. Faktor XII gehört zu den sog. Kontaktfaktoren, d. h. die Aktivierung des Faktors XII kann allein durch die Bindung an negativ geladene Oberflächen, in vivo vermutlich an Zellmembranen, erfolgen. Interessant wurde der Faktor XII auch, weil er in weiteren biologischen Systemen eine Rolle spielt, insbesondere dem Komplementsystem, das an Entzündungsprozessen beteiligt ist.

Die starke Verlängerung der **a**ktivierten **p**artiellen **T**hromboplastinzeit (aPTT) beim Faktor-XII-Mangel wurde noch bei zwei weiteren, extrem seltenen Faktorendefiziten festgestellt, die gleichfalls nicht mit einer Blutungsneigung einhergehen, beim Kallikrein-Mangel und beim Mangel an hochmolekularem Kininogen. Diese Faktoren sind gleichfalls Kontaktfaktoren und mit dem Faktor XII eng verbunden.[34]

Der letzte Faktor: Faktor XIII

Duckert aus der Arbeitsgruppe von Koller stellte 1960 fest, dass dem Blutungsleiden einer Familie eine bislang nicht bekannte Ursache zugrunde liegen müsse, da sämtliche bisher bekannten Gerinnungstests normal ausfielen.[36] Da die Betroffenen zusätzlich eine Wundheilungsstörung mit abnormen Narbenbildungen hatten, vermutete er einen Zusammenhang mit der Fibrinbildung. Schon lange war bekannt, dass es Fibrin in unterschiedlicher Qualität gab. Nicht nur, dass das Fibringerinnsel infolge der verzögerten Fibrinbildung, z. B. bei den Hämophilien, bereits makroskopisch sichtbar minderwertig war – geringe Ausbeute, krümelige, nicht zusammenhängende Bruchstücke –, sondern man konnte auch zwischen vorzeitig sich auflösendem Fibrin und einem, insbesondere gegenüber der physiologischen Fibrinolyse, sog. stabilen Fibrin unterscheiden. Der Nachweis war relativ schnell zu führen, da das instabile Fibrin sich rasch in einer fünf-molaren Harnstofflösung auflöste, nicht aber das stabile Fibrin. Es stellte sich heraus, dass für ein optimales Fibringerinnsel ein fibrinstabilisierender Faktor, eben der Faktor XIII, und Kalziumionen erforderlich waren. Auch Faktor XIII muss zunächst zum Enzym aktiviert werden. Dies geschieht durch Thrombin und Kalziumionen. Er ist das einzige Gerinnungsenzym, das keine Eiweißspaltung vornimmt, sondern langfaserige Eiweißketten miteinander verknüpft, eine sog. Transglutaminase. Diese Besonderheit erschwert die Diagnostik erheblich, da die üblichen Gerinnungstests wie Quick-Test und aPTT einen Faktor-XIII-Mangel nicht erfassen. Noch bis in die 1980er Jahre standen zur Messung der Faktor-XIII-Aktivität lediglich umständliche, grob informative „Löslichkeitstests" oder aufwändige biochemische Methoden zur Verfügung. Erst 1991 wurde eine elegante fotometrische Methode für die Routinediagnostik publiziert.[37]

Messungen im Zeitlupentempo

Es zeigte sich bald, dass die ersten Gerinnungstests recht unempfindlich waren, insbesondere bei der wichtigen Diagnostik von Hämophilien. Als einfache Lösung bot sich bereits in den 1940er Jahren die künstliche Verlängerung der Test-Gerinnungszeiten an, um geringe Veränderungen besser zu erfassen. Dieses geschah z. B. im sog. Kochsalztoleranztest oder im Heparintoleranztest, in denen dem Plasma in mehreren Teströhrchen zunehmend steigende Konzentrationen von Kochsalz oder Heparin zugesetzt und damit die Gerinnungszeiten zunehmend verlängert wurden.[38] Jedoch erwiesen sich

PTT und aPTT

1953 wurde über einen Test berichtet, der die Bezeichnung partielle Thromboplastinzeit (PTT, engl.: **p**artial **t**hromboplastin **t**ime) erhielt, da seine Gerinnungszeit im Gegensatz zur Thromboplastinzeit des Quick-Tests im Plasma von hämophilen Patienten nicht normal ausfiel, sondern, wie z. B. die Rekalzifizierungszeit, verlängert war.[30] Als partielles Thromboplastin wurde sog. „Cephalin" benutzt, das aus Hirngewebe extrahiert wurde. Die entscheidenden Komponenten waren gerinnungsaktive Phospholipide, wie sie auch in Blutplättchen vorkommen und sich bereits im Thromboplastinbildungstest als dritte Komponente bewährt hatten. Die Kombination von Quick-Test und PTT erlaubte jetzt, fast alle Defekte der Fibrinbildung aufzudecken. Im Gegensatz zum Thromboplastinbildungstest war sie jedoch ungleich einfacher und schneller durchzuführen. Die Sache hatte nur einen Haken: Die PTT wies erhebliche inter- und intraindividuelle Schwankungen auf. Zudem wiesen die verlängerten Gerinnungszeiten nicht immer auf ein Blutungsleiden hin. Da eine falsche Diagnose bei Blutungsleiden verheerende Konsequenzen haben kann, konnte der Test in dieser Form nicht beibehalten werden. Eine Verbesserung gelang 1961 durch eine Optimierung der Gerinnungsaktivierung.[31] Seit langem war bekannt, dass zur optimalen Aktivierung der Gerinnung zumindest in vitro eine benetzbare Oberfläche, z. B. Glas, erforderlich ist. Im Testansatz des nun als **a**ktivierte **p**artielle **T**hromboplastinzeit (aPTT) bezeichneten Tests wird das Plasma zunächst mit einem geeigneten Phospholipid und einer aktiven Oberfläche zusammengebracht. Dann erst wird die Gerinnung durch Zusatz von ionisiertem Kalzium gestartet. Die aPTT sollte sich in den darauf folgenden Jahren bis heute als der meistverwendete Gerinnungstest nach dem Quick-Test erweisen, nicht zuletzt wegen zunächst nicht vorgesehener Verwendungsmöglichkeiten, nämlich der Therapiekontrolle mit dem direkten Gerinnungshemmer Heparin und dem Nachweis von Lupusantikoagulantien. Auf dem Prinzip der aPTT basieren die klassischen Einphasen-Tests zur Bestimmung der Faktoren VIII, IX, XI und XII sowie weiterer Faktoren.

diese Tests als zu aufwändig und mit zunehmend verlängerten Gerinnungszeiten als zu ungenau. Erwähnenswert sind sie, weil man auch heute noch gelegentlich bei Verdacht auf eine sonst nicht fassbare Gerinnungsstörung die standardisierte Methode entsprechend variieren kann, in vollem Bewusstsein dessen, was man tut.

Erfassung der beschleunigten Gerinnung

Aufgrund der gerinnungsfördernden Eigenschaft von Serum und wegen der gelegentlich kürzeren Gerinnungszeiten einzelner Plasmen wurde vermutet,

Die Thrombinzeit

Es war nahe liegend, auch noch einen dritten Globaltest der Fibrinbildung in die Diagnostik einzuführen, in dem das Enzym Thrombin in einer definierten, standardisierten Konzentration zum untersuchenden Plasma gegeben wird. Die gemessene Gerinnungszeit hängt dann nur noch von der Interaktion zwischen Thrombin (standardisiert) und seinem Substrat Fibrinogen ab und verlängerte Gerinnungszeiten können nur noch auf Störungen in diesem engen Bereich beruhen. Beeinflusst werden kann die Reaktion theoretisch durch Konzentration und Qualität des Fibrins sowie mögliche Hemmstoffe. Diese erwiesen sich als die hauptsächlichen Einflussgrößen. Damit entwickelte sich die Thrombinzeit als klinischer Test zur Verlaufskontrolle der Therapie mit Gerinnungshemmern, zur Beurteilung der Hemmwirkung der Fibrinogenspaltprodukte bei den systemischen fibrinolytischen Therapien und in Kombination mit dem Quick-Test und der aPTT zur Abrundung der Diagnostik der Fibrinbildung. Da jedoch die Beurteilung der Gerinnungshemmung mit Heparin in der Thrombinzeit erhebliche Streubreiten aufweist, wurde die Heparinkontrolle später auf die aPTT übertragen. Die erste Thrombinzeitbestimmung wurde bereits 1952 vorgestellt,[35] nicht zuletzt, weil damals schon ein relativ reines Thrombinpräparat, das Topostasin von Roche, therapeutisch zur lokalen Applikation und im Labor zur Diagnostik kommerziell verfügbar war.

dass es unter bestimmten Umständen eine erhöhte Gerinnbarkeit, eine Hyperkoagulabilität des Blutes geben könnte. Ärzte erhofften sich, durch die Diagnose einer In-vitro-Hyperkoagulabilität einen unmittelbar drohenden Gefäßverschluss rechtzeitig erkennen und behandeln zu können. Einer der ersten Tests zur Untersuchung der Hyperkoagulabilität war der „thrombin generation test" von 1964.[39] Bei diesem wurde anhand einer Serie von Teströhrchen die Thrombinbildung und -inaktivierung verfolgt und bei bestimmten Patientengruppen eine beschleunigte Thrombinbildung nachgewiesen. Der Test setzte sich aus methodischen Gründen nicht durch. Die Suche nach einem Hyperkoagulabilitätstest wurde jedoch intensiv weiter betrieben. Sie nahm zeitweise den hektischen Charakter einer Goldgräbersuche an. Heute scheint mit der Bestimmung des endogenen Thrombinpotenzials nach Hemker[40] eine Messmöglichkeit des individuellen Thrombinpotenzials gegeben zu sein. Die Hoffnung, eine unmittelbar bevorstehende Thrombose damit zu erkennen, dürfte sich jedoch vermutlich nicht erfüllen.

Das Thrombelastogramm

Ein von der damaligen Gerinnungsdiagnostik gänzlich abweichender umfassender Globaltest, das Thrombelastogramm, wurde erstmals 1948 beschrieben und beruhte auf einem neuartigen Messprinzip.[41] Die Blutgerinnung, so der Entwickler Hellmut Hartert (1918–1993), könne am besten beurteilt werden, wenn der Eingriff in den natürlichen Ablauf des Geschehens so klein wie möglich sei. Hartert entwickelte dazu ein Gerät, den Thrombelastographen, in dem die Viskoelastizität und Festigkeit des sich bildenden Blutgerinnsels gemessen und die Gerinnselbildung, ihre Dauer in verschiedenen Phasen und gegebenenfalls auch eine Wiederauflösung registriert werden. Dabei wird die Gerinnselfestigkeit über die Scherkräfte gemessen, die bei der Drehbewegung einer mit Blut gefüllten Küvette entstehen. Diese Methode gibt einen raschen Überblick über den Blutgerinnungsverlauf inklusive der Fähigkeit der Blutplättchen, Fibrinogen an ihre Oberfläche zu binden. Ferner kann man im Thrombelastogramm die vorzeitige Auflösung (Lyse) eines Gerinnsels erkennen, sei es infolge einer stark erhöhten fibrinolytischen Aktivität des Blutes oder infolge eines ausgeprägten Faktor-XIII-Mangels.

Überwachung der Cumarin-Therapie

Zu Beginn der 1960er Jahre war die sog. orale Antikoagulantientherapie mit Cumarinen bereits etabliert. Überwacht wurde sie ärztlicherseits häufig in sog. Antikoagulanzien-Sprechstunden, die zunächst in Universitätspolikliniken mit meist eigenen Gerinnungslabors etabliert waren. Seit Anfang der 1970er Jahre erfolgte die Kontrolle zunehmend in Arztpraxen und externen Laboratorien. Schließlich erlernten die Patienten die Selbstkontrolle, die sich dann Anfang der 1990er Jahre zur am besten standardisierten Point-of-Care-Methode entwickelte. Das Reagenz für den Quick-Test, das Thromboplastin, wurde bereits Ende der 1950er Jahre kommerziell von zahlreichen Herstellern angeboten. Es wurden Thromboplastine unterschiedlicher Herkunft verwendet.

Meist wurden die Thromboplastin-Reagenzien aus tierischem Gewebe gewonnen, z. B. aus Kaninchenhirn oder Rinderhirn, aber auch aus menschlicher Plazenta. Schon bald wurde bekannt, dass Thromboplastine unterschiedlicher Herkunft unterschiedlich empfindlich auf die einzelnen Faktoren des Prothrombinkomplexes, insbesondere den Faktor VII, reagieren, und dass zudem ihre Wirkung artspezifisch ist, d. h., dass mit dem jeweils arteigenen Thromboplastin die kürzeste Gerinnungszeit gemessen wird. Infolge dieser unterschiedlichen Spezifität werden bei Verwendung zweier verschiedener Reagenzien in ein und demselben Plasma eines Patienten unterschiedliche Quickwerte gemessen. Anders ausgedrückt: Derselbe Quickwert konnte durchaus sowohl eine Über- als auch eine Unterdosierung bei Patienten anzeigen. Studienergebnisse waren nicht vergleichbar. Daher wurden von Anfang an heftige Debatten geführt, die manchmal den Charakter von Glaubenskriegen annahmen. Eine Lösung des Problems fand sich erst Anfang der 1980er Jahre durch die Einführung der INR (engl.: **i**nternational **n**ormalized **r**atio).

Eine andere Ursache unterschiedlicher Messergebnisse waren methodische Varianten. Eine der ersten war der von Owren 1959 vorgestellte und heute noch verwendete Thrombotest.[44] Sein Reagens besteht aus Rinderhirnthromboplastin, adsorbiertem Rinderplasma als Faktor-V- und Fibrinogen-Quelle zur Erhöhung der Spezifität sowie Kalziumionen. Der Test kann in Plasma, Vollblut und Kapillarblut durchgeführt werden. Eine weitere Variante ist der sog. Hepatoquick, ein Test, der unerwünschte Einflussgrößen wie Heparin oder einen Faktor-V-Mangel praktisch ausschaltet.

Nachdem bekannt war, dass Quickwerte um mehr als 100 % differieren konnten, versuchten Biggs und Denson ab 1966 zunächst den Einfluss der Thromboplastine auszuschalten, indem sie eine sog. Prothrombinzeit-Ratio einführten, d. h. einen Quotienten aus der Gerinnungszeit des Patientenplasmas und der Gerinnung eines Normalplasmas.[45] Beide Zeiten mussten mit demselben hauseigenen Reagens ermittelt werden. Die Vergleichbarkeit verbesserte sich dadurch, war jedoch noch nicht befriedigend. Es dauerte fast 20 Jahre, bis von der WHO 1983 die INR eingeführt und das Problem gelöst wurde.[46]

Patienten kontrollieren sich selbst

Die Standardisierung des Quick-Tests war die Voraussetzung für die Patientenselbstkontrolle bei der Therapie mit Cumarinen, die durch eine Patientin selbst ins Rollen gebracht wurde. Im Jahr 1985 musste sich die Studentin Heike Möller-Jung einer Herzklappenoperation unterziehen. Nach der Operation fiel die junge Frau in ein Stimmungstief: Vor sich sah sie eine lebenslange Therapie mit Gerinnungshemmern, begleitet von lebenslangen Kontrollen durch die Ärzte. Sie beschloss ihr Schicksal selbst in die Hand zu nehmen und nahm Kontakt zu einem Labor auf, das Quickwerte bestimmte. Plötzlich kam ihr die Idee: „Was die im Labor machen, kann ich auch. Ich werde mich selbst kontrollieren." Bereits

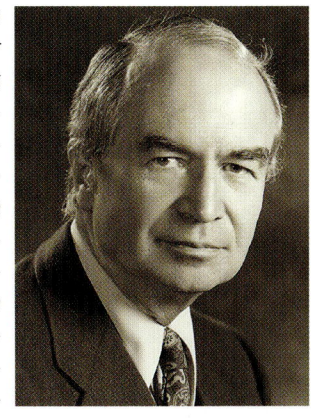

Hellmut Hartert *(1918–1993) beschrieb 1948 erstmals den von ihm während seiner Zeit an der Medizinischen Universitätsklinik in Heidelberg entwickelten Thrombelastographen, in dem die Viskoelastizität und Festigkeit von sich bildenden Blutgerinnseln gemessen sowie die Gerinnselbildung und ihre Dauer in verschiedenen Phasen der Gerinnung und auch eine Wiederauflösung registriert werden können. Entsprechend seinen Interessen für Physik und Elektroingenieurwesen beschäftigte er sich mit der Hämorheologie und entwickelte 1972 den Rheosimulator und 1981 das Konzept der Resonanzthrombelastographie. Von 1962 bis zu seiner Pensionierung im Jahre 1983 war Hartert Chefarzt der Medizinischen Klinik in Kaiserslautern. In Anerkennung seiner wissenschaftlichen Leistung erhielt er 1983 auf dem 5. Internationalen Kongress für Biorheologie die Poisseuille-Goldmedaille.[67]*

im Februar 1986 erhielt die Patientin ihr eigenes Koagulometer, das Gerät KC 1A der Firma Amelung, und den passenden Test Hepato Quick der Firma Boehringer Mannheim. Für diesen Test benötigte man kein Venen-, sondern Kapillarblut. Ein einfacher Stich in die Fingerbeere reichte nun aus. Man brauchte nicht mehr zum Arzt oder in ein Labor zu gehen, hatte das Messergebnis sofort und war mobil, ein wesentlicher Beitrag zur Lebensqualität. Für die Studentin wurde ein Köfferchen mit relativ kleinem Messgerät zum ständigen Begleiter, der sie unabhängig machte. Im Mai 1986 fand in Bad Berleburg in Deutschland ein Arzt-Patienten-Seminar für Herzklappenpatienten unter Leitung von Carola Hallhuber (geb. 1936) statt, auf dem die Patientin Möller-Jung anfangs mit großem Zittern ihre neue „verrückte" Idee vorstellte. Die behandelnden Ärztinnen Hallhuber und Angelika Bernardo waren von ihrem Bericht begeistert. Es begann eine Zusammenarbeit, bei der die Damen die Pionierleistung

Biochemische Methoden

Der Einsatz biochemischer Methoden in der Blutgerinnungsforschung reicht bis in die 1940er Jahre zurück, als Seegers Prothrombin und Thrombin isolierte.[42] In den folgenden Jahrzehnten wurden dann die Gerinnungsfaktoren zunehmend gereinigt und hinsichtlich ihrer biochemischen und physiologischen Eigenschaften wie Molekulargewichte, Halbwertzeiten im Blut u. a. charakterisiert. In Folge wurden die ersten Faktorenkonzentrate, das Prothrombinkomplexkonzentrat PPSB[43] und zunehmend reinere Faktor-VIII- und -IX-Konzentrate zur Therapie von Blutungsleiden entwickelt.

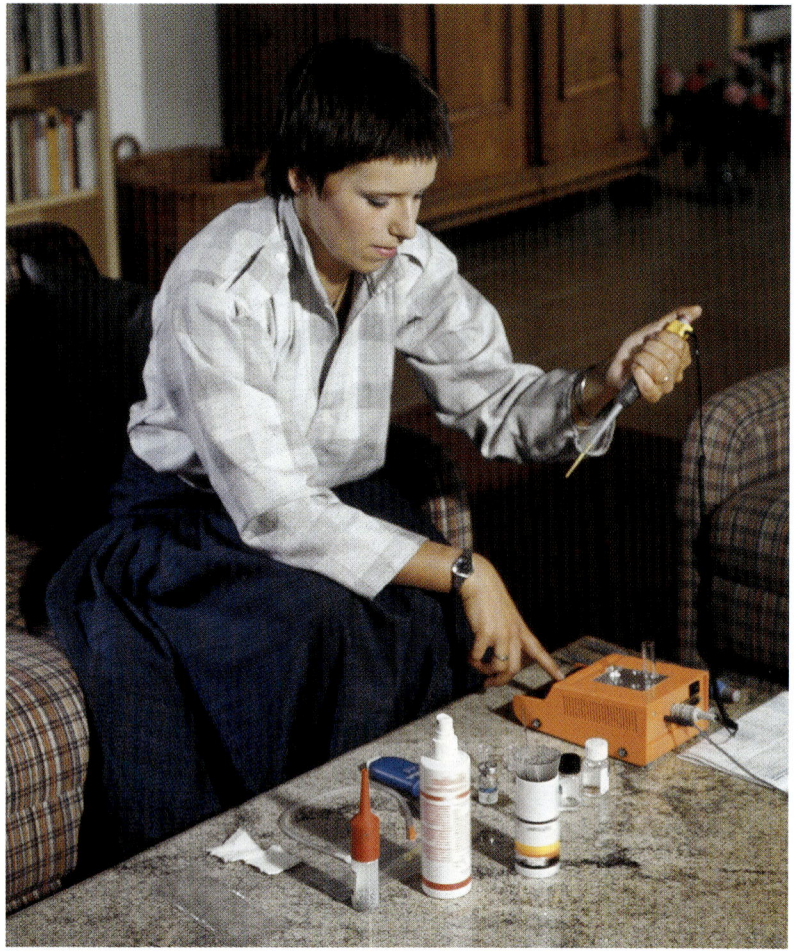

Heike Sichmann *(ehemals Heike Möller-Jung) bei der Gerinnungsbestimmung zu Hause, brachte die Patientenselbstkontrolle der Blutgerinnung ins Rollen. Nach einer Herzklappenoperation 1985 wurde für sie eine Therapie mit Gerinnungshemmern, begleitet von der kontinuierlichen Kontrolle der Blutgerinnungswerte, notwendig. Um ein unabhängigeres Leben führen zu können, begann sie im Februar 1986 mit der Selbstkontolle mit dem Gerät KC 1A.*

vollbrachten, die Entwicklung der Gerinnungsselbstkontrolle ins Rollen zu bringen. In Deutschland entstanden bald mehrere Zentren, an denen Patienten in der Selbstkontrolle und damit im Umgang mit dem Koagulometer KC 1A geschult wurden. Von Seiten der Ärzte und der Kassen gab es zunächst massive Widerstände gegen das Konzept. Im Jahr 1989 erwirkte dann ein Patient ein Urteil zu Gunsten der Kostenübernahme für die Selbstkontrolle – die Basis für die heutigen Vergütungsregelungen in Deutschland. 1992 schließlich formierte sich die Arbeitsgemeinschaft Selbstkontrolle der Antikoagulation (ASA) e. V.[47]

In der forschenden Industrie wurden in den späten 1980er Jahren die Chancen erkannt, die ein einfach zu handhabendes System zur Bestimmung der Prothrombinzeit haben könnte. Die bahnbrechenden Ideen für die Gestaltung solcher Systeme wur-

den in den USA entwickelt. Als Erste entwickelte die Firma Biotrack in Kalifornien ein einfaches System bis zur Marktreife. Boehringer Mannheim startete 1989 auf der Grundlage von Patenten der Cardiovascular Diagnostics Inc., North Carolina, die Entwicklung eines Systems, das hauptsächlich für die Gerinnungsselbstkontrolle und den Einsatz beim Arzt konzipiert wurde. Ergebnis war das CoaguChek-System, welches 1993 auf den Markt kam. 1994 übernahm Boehringer Mannheim dann das Biotrack-System und entwickelte es so weiter, dass damit fortan die Gerinnungsparameter gleichzeitig bestimmt werden konnten. Es trägt heute den Namen CoaguChek Pro.[48] Mit dem Gerät können aus einem Tropfen frisch abgenommenem Vollblut die Parameter aPTT, die Thromboplastinzeit nach Quick und die aktivierte Gerinnungszeit bestimmt werden.

Tests zur Bestimmung der einzelnen Faktoren

Von den Gerinnungstests der 1950er Jahre konnte nur ein einziger und zudem einfacher Test eine so hohe Spezifität sowie Standardisierungsmöglichkeiten aufweisen, dass er bis heute in praktisch unveränderter Form durchgeführt wird. Es handelt sich dabei um die Bestimmung des gerinnbaren Fibrinogens nach Clauss.[49] Bekannt war bereits damals, dass die Gerinnungszeiten von minimalen Veränderungen der Thrombinkonzentration bestimmt werden, kaum jedoch von Schwankungen der Substrat-, d. h. Fibrinogenkonzentration. Clauss variierte lediglich die Thrombinzeit, indem er das Fibrinogen des Plasmas auf Konzentrationen verdünnte, die mit den jeweiligen Gerinnungszeiten linear korrelierten. Zunächst wurden damals auch andere, gröbere Methoden zur Fibrinogenbestimmung, z. B. Fällungsmethoden mittels Erhitzung oder Aussalzung, in den Kliniken zur Diagnostik eingesetzt.

Bereits Ende der 1950er Jahre gab es einzelne Firmen, insbesondere die damaligen Behringwerke in Marburg, die Testkits mit Reagenzien zur Bestimmung einzelner Gerinnungsfaktoren, z. B. für die Faktoren V oder VII, herstellten. Aber erst ab Ende der 1960er Jahre wurden diese in größerem Umfang kommerziell hergestellt. Möglich wurde dies dank der verbesserten biochemischen Grundlagenkenntnisse und infolge der zunehmenden Gerinnungsdiagnostik für die Klinik. In diesen Jahren wurden weitere erworbene Gerinnungsstörungen identifiziert und definiert, wie z. B. die komplexen Gerinnungsstörungen bei Lebererkrankungen später bei den Lebertransplantationen. In den 1960er Jahren wurden[50] die Grundlagen der Verbrauchskoagulopathie[51] und ihre Bedeutung für die Klinik erarbeitet. Die Entwicklung der Intensivmedizin, z. B. der Herzchirurgie mit dem extrakorporalen Kreislauf während der Operation, verstärkte den Bedarf an diagnostischen Möglichkeiten für erworbene Gerinnungsstörungen. Blutstillende und thromboseverhütende Maßnahmen, wie beispielsweise die Substitutionstherapie mit Gerinnungsfaktorenkonzentraten oder die fibrinolytischen Therapien zur Wiederauflösung von Gefäßthrombosen, erforderten dann ihrerseits spezielle Überwachungen des Gerinnungspotenzials. Anfang der 1970er Jahre bildeten sich zudem sog. Hämophiliezentren, in denen Patienten mit den sehr seltenen, aber lebensbedrohlichen angeborenen Blutungsleiden von erfahrenen Ärzten versorgt werden konnten.

Präzipitations- und Agglutinationstests

Die Gerinnungsdiagnostik der Intensivmedizin wurde zunehmend zur Notfalldiagnostik. Die Grundlagenforschung hatte Mitte der 1960er Jahre Zwischen- und Abbauprodukte von Fibrinogen und Fibrin intensiv untersucht. Jetzt zeigte sich, dass einige Abbauprodukte wie ihr Muttermolekül Fibrinogen Niederschläge bilden konnten (präzipitierbar waren) und mit verschiedenen Fällungsmitteln, wie z. B. Alkohol, grob informativ, für das bloße Auge sichtbar, nachgewiesen werden konnten. Andere Methoden benutzten die sichtbare Agglutination (Verklumpung) an biologischem Material. Zwar wurden diese Methoden heftig angefochten, jedoch führten sie in vielen Fällen zu richtungsweisenden Diagnosen. Gleichzeitig machten ihre ersten Ergebnisse die Mediziner darauf aufmerksam, dass nicht nur Konzentrationsschwankungen von Faktoren, sondern auch der Nachweis, besser die genaue quantitative Bestimmung, von Reaktionsprodukten der Gerinnung und Fibrinolyse, diagnostisch wichtig sind. Unter Umständen sogar wichtiger als die Bestimmung einzelner Faktoren.

Immunologische Tests

Immunologische Methoden sind in der Gerinnungsdiagnostik inzwischen unerlässlich geworden. Sie erlauben die präzise Identifizierung von Proteinen, so dass man nicht mehr wie in früheren Jahren ausschließlich auf Spekulationen anhand unspezifischer Gerinnungsaktivitäten angewiesen ist. Ihr Nachteil, dass sie keine Aussagen über die Aktivität bzw. Funktionsfähigkeit des jeweiligen Moleküls machen können, wird dadurch z. T. aufgewogen. Die Kombination von Messung der Gerinnungsaktivität und immunologischer Konzentration bedeutet zudem eine weitere Verbesserung der Diagnostik, da hierdurch vererbte funktionsbeeinträchtigende Änderungen von Molekülen oder inaktive Protein-Inhibitorkomplexe, die sich während der Gerinnung bilden, erfasst werden.

Immunologische Methoden hielten seit den 1960er Jahren unter Verwendung von polyklonalen Antikörpern vor allem zur Bestimmung der Abbauprodukte von Fibrinogen und Fibrin Einzug. Zunächst standen lediglich die relativ unempfindlichen radialen Immundiffusionstests zur Verfügung. Mit der 1966 entwickelten Immunelektrophorese, auch Raketen-Technik genannt, begann dann die moderne immunologische Diagnostik in der Blutgerinnung.[52] Diese Elektrophorese-Art galt damals als bestechend elegant, da sie auf Gelplatten raketenförmige Präzipitate sichtbar machte, deren Länge der Proteinkonzentration entsprach. Auch der Faktor XIII und das Antithrombin konnten nun quantitativ bestimmt werden. Eine weitere, wichtige Entwicklung in diesem Zeitraum war die immunologische Bestimmung des damals sog. „Faktor VIII-assoziierten Antigens", das sich später als der eigenständige von Willebrand-Faktor erwies. Allein diese Kombination von Faktor-VIII-Bestimmung und diesem Antigen erlaubte Speziallaboratorien bis weit in die 1980er Jahre in einzelnen Fällen die Differenzialdiagnose zwischen Hämophilie A und von Willebrand-Syndrom.

Ein weiterer immunologischer Test mit einem gänzlich anderen Prinzip, nämlich einer Trübungsmessung, ist die Laser-Nephelometrie, die Mitte der 1970er Jahre für immunologische Bestimmungen einzelner Gerinnungsfaktoren, u. a. des Antithrombins, eingeführt wurde.[55] Der Vorteil dieser Methode gegenüber der mehrstündigen Immunelektrophorese besteht in der sofortigen Messbarkeit, die z. B. für die Antithrombinbestimmung bei der Diagnose der lebensbedrohlichen Verbrauchskoagulopathie zunehmend wichtiger wurde. Antithrombin ist ein physiologisch im Blut vorkommender Gegenspieler (Inhibitor) der meisten Gerinnungsenzyme. Es inaktiviert sie auf langsame Weise und trägt daher dazu bei, die normale Blutstillung auf Ort und Zeit des Bedarfes, des Wundverschlusses, zu begrenzen. Der Nachweis eines Abfalls (Verbrauchs) des Antithrombins galt damals als wesentliche Verbesserung der Diagnostik der lebensbedrohlichen Verbrauchskoagulopathie. Die überaus wichtige, zentrale Rolle des Antithrombins bei der normalen Blutstillung wurde jedoch erst durch den angeborenen Antithrombin-Mangel als Ursache von familiären Thromboseneigungen erkannt.[56]

Der von Willebrand-Faktor

Das angeborene Blutungsleiden, das von Willebrand-Syndrom, wurde 1926 erstmals vom finnischen Arzt Eric von Willebrand auf den Ålandinseln in Finnland beobachtet. Über viele Jahre wurde es zunächst den Plättchenfunktionsstörungen zugeordnet, da bei diesen Patienten die Blutungszeit verlängert war. Aber von Willebrand hatte es bereits als „Pseudohämophilie" bezeichnet. In den 1950er Jahren stellte man dann fest, dass bei diesen Patienten auch der Faktor VIII vermindert war. Die schwedische Arbeitsgruppe um Inga Marie Nilsson (1923–1999) beschrieb 1957, dass die Infusion eines Faktor-VIII / von Willebrand-Faktor-haltigen Konzentrates bei Patienten mit einem von Willebrand-Syndrom zu einem Anstieg der Faktor-VIII-Aktivität führte und völlig überraschend auch zu einer Verbesserung der Blutungszeit, von der bekannt war, dass sie die Funktionsfähigkeit der Plättchen repräsentiert. Mit dieser Beobachtung war eindeutig geklärt, dass es sich bei dem von Willebrand-Syndrom nicht um eine Plättchenfunktionsstörung, sondern um eine plasmatische Gerinnungsstörung handelt.[53] Die weitere von Willebrand-Diagnostik sollte sich dann ab den 1980er Jahren zur interessantesten Diagnostik auf dem Gerinnungssektor entwickeln.[54] Der von Willebrand-Faktor ist ein eigenständiger Faktor, der den Faktor VIII bindet. Fehlt der von Willebrand-Faktor oder ist er stark vermindert, so wird Faktor VIII vorzeitig abgebaut, so dass bei Patienten mit einem ausgeprägten von Willebrand-Syndrom entsprechend niedrige Faktor-VIII-Konzentrationen im Blut gemessen werden. Dann stellte man fest, dass der von Willebrand-Faktor Plättchen agglutinieren kann, d. h. auch fixierte, normale Plättchen, was sich für die Diagnostik als günstig erwies. Eine Beobachtung Anfang der 1970er Jahre, dass sich der von Willebrand-Faktor in vitro in Gegenwart eines „ausrangierten" Antibiotikums, Ristocetin, an Normalplättchen bindet und diese agglutiniert, führte zu dem derzeit einzigen Test, mit dem eine Funktion des von Willebrand-Faktors sofort und weitestgehend spezifisch gemessen werden kann. Diese Aktivität des von Willebrand-Faktors wird als Ristocetin-Kofaktor bezeichnet und der entsprechende Test als Ristocetin-Kofaktor-Test.

Die endgültige Beurteilung des Makromoleküls von Willebrand-Faktor, das aus zahlreichen Polymeren (Multimeren) besteht, erfolgt jedoch immer noch in Speziallabors. Diese untersuchen mit einem aufwändigen Geltrennverfahren, ob alle, insbesondere die großen Multimere vorhanden sind, und wenn nicht, um welchen Defekt es sich handelt, der dann entsprechend klassifiziert wird.

Die Forschungsarbeiten der letzten Jahre haben gezeigt, dass im Blut einiger weniger Patienten sog. supranormale von Willebrand-Faktor-Moleküle auftreten können, die Mikroverschlüsse kleiner Blutgefäße verursachen und damit das seltene, lebensbedrohliche und bislang schwer therapierbare Krankheitsbild der thrombotisch-thrombozytopenischen Purpura.

In den 1980er Jahren erfolgten entscheidende Verbesserungen in der immunologischen Diagnostik: erstens durch die Entwicklung von hoch spezifischen monoklonalen Antikörpern, die die Treffsicherheit bei der Identifizierung der Proteine erhöhten, und zweitens durch die sog. ELISA-Tests (engl.: **e**nzyme-**l**inked **i**mmuno**s**orbent **a**ssay). Die ELISAs sind die heute wohl meistgebräuchlichen immunologischen Tests. Ihnen ist in diesem Buch ein eigener Beitrag gewidmet. Mit den ELISA-Tests wurde eine Fülle von Bestimmungen möglich, angefangen von Einzelkomponenten der Gerinnung und Fibrinolyse, z. B. Faktor II, Protein C und S oder der Fibrinolyseinhibitor PAI-1, bis zu den vielfältigsten Reaktionsprodukten von Gerinnung und Fibrinolyse, wie z. B. Prothrombinfragment 1+2, Thrombin-Antithrombin-Komplex, Fibrinmonomere, Fibrinopeptid A, Plättchenfaktor 4, Fibrin(ogen)-Degradationsprodukte und D-Dimer.[57]

Chromogene Substrattests

Durch biochemische Forschungen war seit Mitte der 1950er Jahre bekannt, dass die eiweißspaltenden Enzyme (Proteasen) der Blutgerinnung auch sog. Aminosäureester spalten können. Man entwickelte synthetische Peptide, bestehend aus drei bis vier Aminosäuren, die an einen sog. p-Nitroanilin-Ring gebunden werden und eine hohe Substratspezifität für die Proteasen haben. Die Abspaltung des p-Nitroanilins von den Aminosäuren führt zu einer Gelbfärbung der Testflüssigkeit und ist damit optisch messbar. Heute können Parameter des Gerinnungs- und Fibrinolysesystems (z. B. Plasminogen) und ihre Hemmer (Inhibitoren), wie Antithrombin, gemessen werden. Prinzipiell sind auch globale Gerinnungstests für chromogene Substrate geeignet. Diese chromogenen und auch die fluorogenen Substrattests veränderten die Gerinnungsdiagnostik radikal. Die Messungen konnten an Fotometern erfolgen und damit bald schon weitestgehend automatisiert werden, z. B. am Cobas Fara. Sie erlaubten Aktivitätsmessungen von Gerinnungsenzymen und ihren Inhibitoren nach standardisierten Kriterien der klinischen Chemie. Von diesen synthetischen Peptidsubstraten erhoffte man sich nicht zuletzt eine Ablösung des natürlichen, aber nie eindeutig festlegbaren Substrates Fibrinogen. Ganz ging diese Rechnung nicht auf, da die kleinkettigen Peptidsubstrate auch noch von anderen biologischen Molekülen gespalten werden. Insgesamt jedoch wurde mit diesen Methoden die Gerinnungsdiagnostik bereichert und ihre Qualität und Standardisierbarkeit wesentlich verbessert.[58]

Wenn die Neigung zu Gefäßverschlüssen erhöht ist

Der 1965 beschriebene familiäre Antithrombin-Mangel[59], der mit dem erhöhten Risiko einer venösen Thromboembolie einhergeht, bildete den Beginn einer neuen Epoche der Blutgerinnungsdiagnostik. In den 1980er Jahren setzte eine intensive Suche nach angeborenen und erworbenen Ursachen einer Thrombophilie (Tendenz zu einer erhöhten Gerinnungsneigung) ein. Seither wurden mehrere neue Risikofaktoren für eine erhöhte Thrombosebereitschaft entdeckt, in erster Linie erblich bedingte. Diese genetisch bedingten Thrombophilien beruhen meist auf Mangelzuständen oder Defekten von natürlicherweise im Blut vorkommenden Inhibitoren der Blutgerinnung, vor allem Antithrombin, Protein C und seinem Kofaktor, Protein S. Mittlerweile überwiegt die Diagnostik von Thrombophilien bei weitem die Diagnostik angeborener Blutungsleiden. Zufällig wurde dann in den 1990er Jahren eine weitere, vom Mechanismus her bislang unbekannte Ursache der Thrombophilie entdeckt, die von Björn Dahlbäck 1993 erstmals beschriebene sog. Resistenz gegen aktiviertes Protein C.[60] Worum handelt es sich bei diesem Phänomen? Gibt man das **a**ktivierte **P**rotein **C** (APC) zu einem normalen Plasma, so hat sich die aPTT zu verlängern, da APC die durch Thrombin aktivierten Gerinnungsfaktoren V und VIII inaktiviert. Damit stehen diese Faktoren zur Beschleunigung der Gerinnung nicht mehr zur Verfügung, was an der aPTT-Verlängerung erkennbar ist. Im Labor von Dahlbäck stellte man nun fest, dass bestimmte Patienten mit einer Thrombophilie, bei denen alle bis dahin bekannten Thrombophiliemessgrößen normal waren, auf die Zugabe von APC nicht mit einer aPTT-Verlängerung reagierten. Die aPTT blieb normal, sie war gegenüber aktiviertem Protein C resistent.

Ein Jahr später wurde mittels moderner Gentypisierungsmöglichkeiten herausgefunden, dass diese Resistenz gegen aktiviertes Protein C in 95 % aller Fälle durch eine Punktmutation des Gerinnungsfaktor-V-Gens bedingt ist.[61] Dadurch erkennt APC die Spaltungsstelle im aktivierten Faktor Va nicht mehr, so dass Va und VIIIa ihre Aktivität behalten

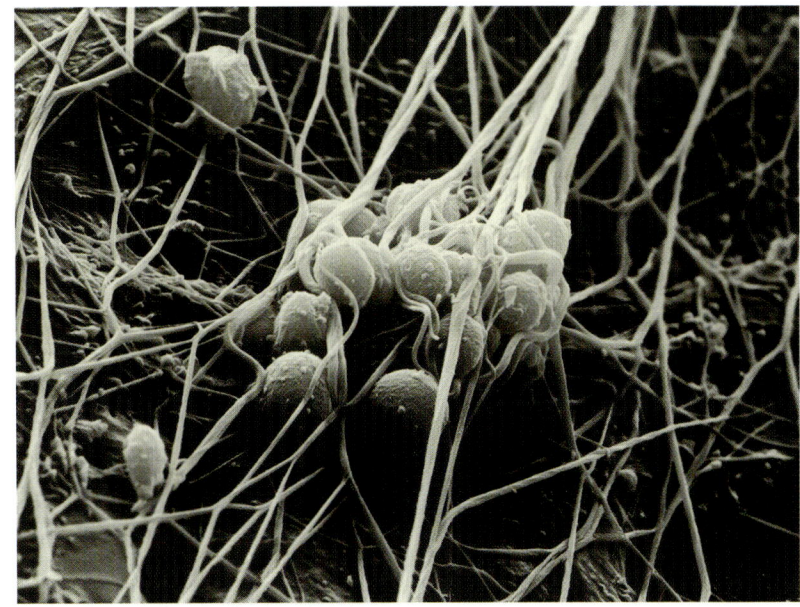

Beginn der Thrombusbildung in einer elektronenmikroskopischen Aufnahme, die zeigt, wie sich Blutplättchen als kugelige Partikel in ein Fibringerüst einlagern.

und in einem Teufelskreis zur anhaltenden Thrombinbildung beitragen, wodurch wiederum die Gerinnbarkeit des Blutes beschleunigt wird. Diese Faktor-V-Mutation wird auch als Faktor V_{Leiden} bezeichnet, benannt nach der holländischen Stadt Leiden. Sie kommt bei der Normalbevölkerung relativ häufig vor. So haben ca. 7 % eine teilweise Anlage dafür. Untersucht man jedoch Patienten, die eine Thrombose noch vor dem 40. Lebensjahr erlitten, so findet man diese Anlage in 20–30 % der Fälle. Große Studien ergaben, dass die APC-Resistenz zwar ein schwacher Risikofaktor ist, dass aber generell mit siebenfach höherem Thromboserisiko zu rechnen ist als bei Normalpersonen. Ein weiterer, eine Thrombophilie begünstigender Defekt ist die Prothrombin-Gen-Mutation, die auch relativ häufig ist, da sie in heterozygoter Form bei 1–2 % der Normalbevölkerung vorkommt.

Die Thrombophilie-Diagnostik befindet sich noch immer in der Entwicklung. Auch über die Konsequenzen dieser Diagnostik können noch keine endgültigen Aussagen gemacht werden, da erst große epidemiologische Studien die Bedeutung dieser Defekte ermitteln müssen, die teilweise auch als Doppeldefekte vorkommen. Zahlreiche weitere Risikofaktoren wurden zwischenzeitlich beschrieben, u. a. erhöhte Konzentrationen bestimmter Gerinnungsfaktoren, Mutationen von Gerinnungsfaktoren oder Stoffwechselstörungen.[62]

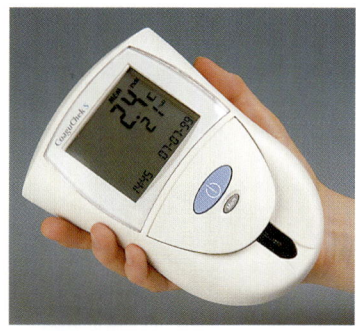

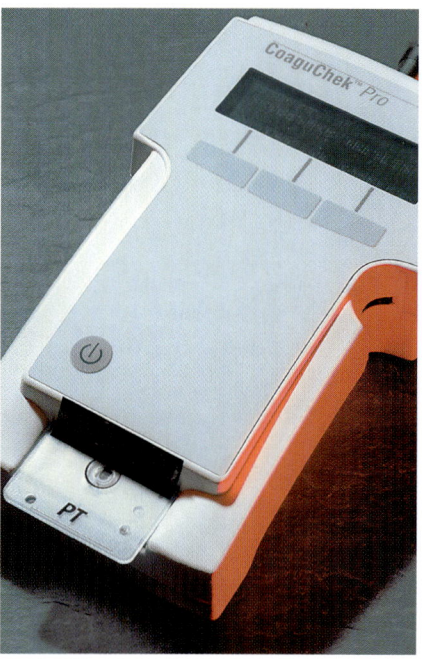

Heutige Geräte zur Blutgerinnungs-selbstkontolle: links ein CoaguChek S und rechts der CoaguChek Pro. Beide Systeme sind gleichwertig und funktionieren nach ähnlichen Prinzipien. Ein Tropfen Blut wird in eine Kapillare eingesaugt, dort mit dem Reagens zum Start der Gerinnungskaskade zusammengebracht und die Zeit bis zum Eintritt der Gerinnung gemessen.

Resümee

Blutstillung und Ursachen von Blutstillungsstörungen wurden erst in den letzten 150 Jahren erforscht. Jedoch war es weniger das Desinteresse am Thema, sondern das Fehlen der erforderlichen Technik. Hierbei handelte es sich vor allem um die Gewinnung der noch ungeronnenen Blutflüssigkeit, des Plasmas, das im Gegensatz zur Blutflüssigkeit Serum noch Gerinnungsfaktoren enthält, und um die Methoden zur Messung der Gerinnselbildungszeiten im Reagenzglas, die eigentlichen Gerinnungstests. In der zweiten Hälfte des 20. Jahrhunderts kamen dann die differenzierten Methoden der Biochemie wie enzymatische Methoden und Geltrennverfahren, die Methoden der Immunologie sowie die Molekularbiologie hinzu. Damit wurde vor allem das weite Feld der Thrombophilie-Diagnostik eröffnet, wobei wir mit unserem heutigen Wissen erst am Anfang stehen. Fest steht, dass die Gerinnungsdiagnostik und die sich daraus entwickelnden Therapiemöglichkeiten zwischenzeitlich vielen Menschen das Leben gerettet oder zumindest die Lebensqualität verbessert haben. Bluterkranke Patienten haben jetzt die Möglichkeit, ein normales, schmerzfreies Leben zu führen. Auch die Häufigkeit thromboembolischer Erkrankungen mit ihren invalidisierenden Spätfolgen konnte um ca. die Hälfte reduziert werden. Menschen, die sich einer Therapie zur Beeinflussung der Blutgerinnung mit Medikamenten unterziehen müssen, können ihre Blutgerinnungswerte nun mittels einfach zu bedienender Geräte selbst bestimmen. In zahlreichen Studien wird derzeit untersucht, wie diese Diagnosesysteme zur Selbstkontrolle weiter verbessert werden können.

Elmer W. Koneman

Wie klein die Welt doch ist

Einblicke in die virologische Diagnostik

Man stelle sich die Hochstimmung unter den Bakteriologen während des letzten Jahrzehnts des 19. Jahrhunderts vor. Louis Pasteur (1822–1895) und Robert Koch (1843–1910) hatten die Theorie der spontanen Entstehung von Mikroben in den Abfallkorb der Geschichte verbannt. Die Keimtheorie setzte sich durch, und eine Infektionskrankheit nach der anderen wurde mit einer neu entdeckten Bakterienart in Zusammenhang gebracht. Für kurze Zeit glaubte man, dass über kurz oder lang neue Bakterien als Ursache nahezu aller Infektionen bei Mensch und Tier entdeckt würden. Aber diese Begeisterung sollte schon bald nachlassen. Die Koch'schen Postulate[1] begannen zusammenzubrechen. Das dritte Postulat musste schon frühzeitig revidiert werden, u. a. deshalb, weil sich Krankheiten wie Cholera, Lepra und Typhus nicht auf Versuchstiere übertragen ließen. Damit war auch eine anschließende erneute Isolierung des Erregers nicht möglich. André Victor Cornil (1837–1908) und Victor Babés (1854–1926) wiesen in ihrem populären, 1885 erschienenen Lehrbuch „Les bactéries" darauf hin, dass die bakterielle Ursache von Infektionskrankheiten, die mit Fieber und Hautausschlag einhergehen, wie z. B. Pocken und Masern, experimentell nicht ausreichend bestätigt war. Die Methoden der Isolierung und Identifizierung von Bakterien waren damals hoch kompliziert und konnten nicht widerlegt werden. Doch schon bald wurde klar, dass die Bakteriologen die Ursache vieler wichtiger Infektionskrankheiten noch nicht aufgedeckt hatten und die Erreger rätselhaft blieben. Im Jahr 1894 stellte William Henry Welch (1850–1934) fest:

> „Wir haben eine große Zahl von Infektionskrankheiten, die bisher allen Bemühungen, ihren Krankheitserreger zu entdecken, getrotzt haben – Gelbfieber, Fleckfieber,

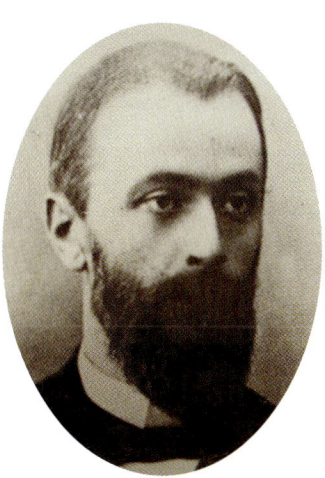

Dimitri Iosifovich Ivanovski *(1864–1920) studierte Botanik an der Universität von St. Petersburg in Russland. Bei seinen Untersuchungen über die Tabakmosaikkrankheit (eine Krankheit, die Tabakpflanzen befällt) entdeckte er, dass der Saft erkrankter Pflanzen auch dann noch infektiös war, wenn er Filter passierte, die Bakterien zurückhielten. Die Filtrierbarkeit von Viren war entdeckt.*

> Dengue-Fieber, Mumps, Tollwut, Orientbeule, Keuchhusten, Pocken und andere mit Exanthem einhergehende fieberhafte Erkrankungen… dies sind die typischsten ansteckenden Krankheiten, von denen man hätte annehmen können, dass sie als erste ihr Geheimnis offenbaren würden…"[2]

Bei den Mikrobenforschern kam der Gedanke auf, dass Erreger existieren könnten, die zu klein sind, als dass sie mit dem Mikroskop erkennbar wären. Die Möglichkeit der Existenz von submikroskopischen Keimen wurde von John Tyndall (1820–1893) untermauert, als er in seinen Lichtstrahlexperimenten winzige Partikel in der Luft nachweisen konnte, die „mit dem Mikroskop nicht erfassbar" waren. Er schrieb 1876:

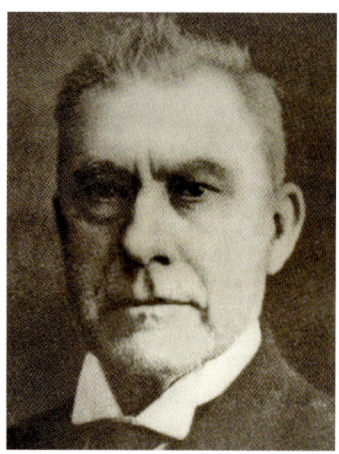

Der holländische Bakteriologe **Martinus Willem Beijerinck** *(1851–1931), Professor für allgemeine Bakteriologie an der Hochschule in Delft, versuchte zunächst erfolglos, den Erreger der Tabakmosaikkrankheit zu isolieren. Er folgerte jedoch, dass die Ursache ein lebendes, fluides infektiöses Agens war, für das er den Begriff* Contagium vivum fluidum *prägte und fand heraus, dass sich dieser Krankheitserreger nur in Zellen vermehrte, die eine Zellteilung durchmachten. Dies war der Beginn der Virologie.*

„Es wird verächtlich von ‹potenziellen Keimen› und ‹hypothetischen Keimen› gesprochen, weil ihre Existenz bisher nicht mikroskopisch belegt werden konnte. Kluge Autoren hatten aus ihren Versuchen die völlig legitime Schlussfolgerung gezogen, dass in vielen Fällen die Keime existieren, obwohl sie mit dem Mikroskop nicht erkennbar sind ... Indem man ihn [den konzentrierten Strahl] auf Medien richtet, die im groberen Gerät keinen Aufschluss darüber geben, was in ihnen suspendiert ist, lassen diese Medien erkennen, dass sie voller Partikel sind – nicht hypothetischer, nicht potenzieller, sondern tatsächlicher und unzähliger Partikel –, was dem Mikroskopiker zeigt, dass es noch eine Welt gibt, deren Erfassung selbst seine Möglichkeiten übersteigt."[3]

In seiner Publikation „Vaccinia and Variola" beschrieb der schottische Arzt John Brown Buist 1887 – auch anhand von Fotografien – winzige kugelförmige Partikel mit einem Durchmesser von etwa 0,15 Mikrometern, die in einer aus Pockenpusteln gewonnenen „reinen Lymphe" zu beobachten waren.[4] Er hielt sie für Sporen, die sich durch künstliche Kultivierung in festen Medien zu den größeren Bakterienformen entwickeln. Er kam zu der Schlussfolgerung, dass die Sporen ein unreifes Stadium im Lebenszyklus des Bakteriums darstellten, das vermutlich die Pocken und die Kuhpocken verursachte und offensichtlich auch das Wirkprinzip des von ihm hergestellten Impfstoffs darstellten. Rückblickend waren Buists Sporen wahrscheinlich die elementaren Viruspartikel der Pocken und Kuhpocken, die aufgrund ihrer Größe unter der verbesserten Optik des zur damaligen Zeit verwendeten Mikro-

kops kaum sichtbar waren. So war Buist im Jahr 1886 der Erste, der Viruspartikel sah und eine Färbung für sie entwickelte, deren wahre Identität er aber nicht erkannte.

Der Begriff Virus wurde wohl erstmals von Pasteur erwähnt. Er hatte auch ohne den Nachweis des Erregers der Tollwut, der mit den herkömmlichen bakteriologischen Methoden nicht kultiviert werden konnte, einen wirksamen Impfstoff gegen Tollwut entwickelt.

Die Entdeckung des filtrierbaren infektiösen Agens

Dann erschien der russische Botaniker Dimitri Iosifovich Ivanovski (1864–1920) auf der Bühne der Geschichte der virologischen Diagnostik. Bei seiner Untersuchung des Erregers der Blattfleckenkrankheit von Tabakpflanzen, des – wie wir heute wissen – Tabakmosaikvirus, stellte Ivanovski fest, dass der Erreger einen Bakterienfilter passierte.

Einige Jahre zuvor hatte Adolf Eduard Mayer,[5] ein deutscher Chemotechniker, ebenfalls das Tabakmosaikvirus untersucht. Mit Kochs Methoden der künstlichen Kultur gelang es Mayer nicht, den krankheitserregenden Mikroorganismus zu isolieren. Nachdem diese Bemühungen erfolglos blieben, filtrierte er den aus befallenen Pflanzen extrahierten Saft durch eine Einzelschicht Filterpapier und stellte fest, dass das Filtrat immer noch infektiös war. Nicht mehr infektiös war es, wenn es durch zwei Papierschichten filtriert wurde. Dadurch schloss er die Möglichkeit eines „enzymartigen Stoffes" aus. Er entdeckte außerdem, dass das Erhitzen des Saftes für einige Stunden auf 80 °C ebenfalls die Infektiosität beseitigte.

Ivanovski, der Mayers Arbeit kannte, wiederholte den Filtrationsversuch und fand jedoch, dass die Krankheit auch nach Filtration durch zwei Schichten Filterpapier noch übertragen werden konnte. Er entdeckte außerdem, dass die Infektiosität nach Passage von infiziertem Saft durch Chamberland-Filterkerzen erhalten blieb. Diese Art von Filterkerzen wurde damals sowohl in der Forschung als auch kommerziell zur Herstellung von bakterienfreiem Wasser eingesetzt. Ivanovski nahm zunächst an, dass die Krankheit durch ein „von Bakterien in der Tabakpflanze erzeugtes und im filtrierten Saft gelöstes Gift" verursacht wurde.

Unabhängig davon versuchte der Bakteriologe Martinus Willem Beijerinck (1851–1931), ebenfalls erfolglos, den Erreger der Tabakmosaikkrankheit zu isolieren. Er kam zu dem Ergebnis, dass die Krankheit „eine Infektionskrankheit ist, die jedoch nicht durch Mikroben verursacht wird". In einem inzwischen berühmten Nachfolgeversuch gab Beijerinck den Saft von infizierten Tabakblättern auf die Oberfläche eines verfestigten Agarmediums, das anschließend zehn Tage lang bebrütet wurde, damit eine Diffusion stattfinden konnte. Anschließend reinigte er die Oberfläche des Mediums und verwarf den obersten Millimeter des Agars. Der frisch freigelegte Agar wurde abgenommen und in Tabakpflanzen injiziert, was wiederum zu einer Erkrankung führte. Beijerinck folgerte:

> „Ein Virus (infektiöses Agens), das aus kleinen, einzelnen Partikeln besteht, bleibt auf der Oberfläche, weil es nicht in die molekularen Poren der Agarplatten diffundieren kann. Dabei werden die tieferen Agarschichten nicht virulent. Dagegen kann ein wasserlösliches Virus (infektiöses Agens) bis in eine gewisse Tiefe in die Agarplatten eindringen."[6]

Nach diesem Versuch kam Beijerinck zu dem Ergebnis, dass der Krankheitserreger, weil er diffundieren konnte, „flüssig" oder „gelöst" und deshalb nicht zellulär sein musste. Er folgerte weiter, dass die Ursache der Tabakmosaikkrankheit ein lebendes, fluides, infektiöses Agens war, für das er den Begriff *Contagium vivum fluidum* prägte. Dieses Konzept erntete öffentliche Kritik, da es in direktem Widerspruch zu Rudolf Virchows (1821–1902) Diktum *„Omnis cellula a cellula"*[7] stand, d. h. zur allgemein anerkannten Ansicht, dass alles, was sich vermehrte, lebend und zellulär sein musste. In weiteren Experimenten zeigte Beijerinck, dass es nur dann zu Infektionen kam, wenn die Pflanzen aktiv wuchsen, und er zog die richtige Schlussfolgerung, dass sich der Krankheitserreger nur in Zellen vermehrte, die eine Zellteilung durchmachten. Somit begann das 20. Jahrhundert mit der neuen Erkenntnis, dass Infektionskrankheiten durch submikroskopische Viren verursacht werden können.

Viren werden als Krankheitserreger erkannt

In rascher Folge wurde die virale Ursache einer Reihe von Infektionen bei Tieren ermittelt, wie der afrikanischen Pferdepest, der Geflügelpest, der Schafpocken, der Rinderpest und der Geflügelpocken. Am Ende des ersten Jahrzehnts des 20. Jahrhunderts waren auch die Viren vieler Infektionen des Menschen entdeckt: Gelbfieber, Tollwut, Dengue-Fieber, Kinderlähmung und Masern. Bereits Ende der 1920er Jahre war die Übertragung von Tumoren mit einem zellfreien Infiltrat nachgewiesen, Verfahren zur Vermehrung von Viren in Gewebekulturen waren etabliert und Frederick William Twort (1877–1950) hatte Viren entdeckt, die Bakterien infizieren

und auflösen (lysieren) können. Diese wurden später von Félix d'Hérelle (1873–1949) als Bakteriophagen, als „Bakterienfresser" bezeichnet.

Jules Bordet (1870–1961) beschrieb das Phänomen der Lysogenie. Darunter versteht man die Fähigkeit eines infizierten Bakteriums, virales Erbmaterial in sein Genom einzubauen, das auf andere Bakterien und von einer Bakteriengeneration auf die nächste übertragen werden kann. Das beste Beispiel für Lysogenie ist der Einbau eines lysogenen Phagen in virulente Stämme von *Corynebacterium diphtheriae,* der zur Toxinbildung führt.

Viren können Tumoren erzeugen

Im Jahr 1908 wurde erstmals gezeigt, dass zellfreie Filtrate bestimmte Tumoren übertragen konnten.[8] Zellfreie Emulsionen aus Leber, Milz und Knochenmark eines Huhnes mit Leukämie wurden nach Zentrifugation und Filtration durch drei Lagen Filterpapier gesunden Hühnern injiziert. Von den fünf so behandelten Tieren erkrankten zwei an Leukämie. Zellfreie Filtrate konnten also eine Leukämie auslösen. Da keine Zellen übertragen wurden, musste die Krankheit wahrscheinlich durch eine Mikrobe verursacht worden sein. Drei Jahre später zeigte Francis Peyton Rous (1879–1970), der in den Laboratorien des Rockefeller Institute for Medical Research in New York forschte, dass auf diese Weise nicht nur Leukämie übertragen werden konnte, sondern durch die Übertragung von sterilen, zellfreien Flüssigkeiten in Hühnern auch Sarkome ausgelöst werden konnten.[9]

Zur damaligen Zeit nahm man allerdings noch an, dass es sich bei den „ultravisiblen" (submikroskopischen) Mikroben um Bakterien handelte, doch war unklar, warum es so schwierig war, diese Bakterien mit den damaligen Kulturtechniken zu isolieren. Bereits 1909 wurde mit der Beobachtung von Zelleinschlüssen durch mehrere Forscher ein erster Fortschritt erzielt. Es gab Anzeichen dafür, dass diese Einschlüsse in irgendeiner Weise mit einem Virus in Zusammenhang standen. Aber waren diese die eigentlichen Krankheitserreger? Oder handelte es sich um intrazelluläre Stadien des Lebenszyklus eines Einzellers? Oder war es einfach Material, das von Zellen als Reaktion auf Erreger gebildet wurde? Im Jahr 1909 prägte Stanislaus Prowazek (1875–1915), ein böhmischer Mikroskopiker am Institut für Tropenhygiene in Hamburg, den Begriff Chlamydozoen (bemantelte Tiere) für diese Einschlüsse und vertrat die Theorie, dass es sich um filtrierbare Mikroorganismen handelte, die sich intrazellulär entwickelten.

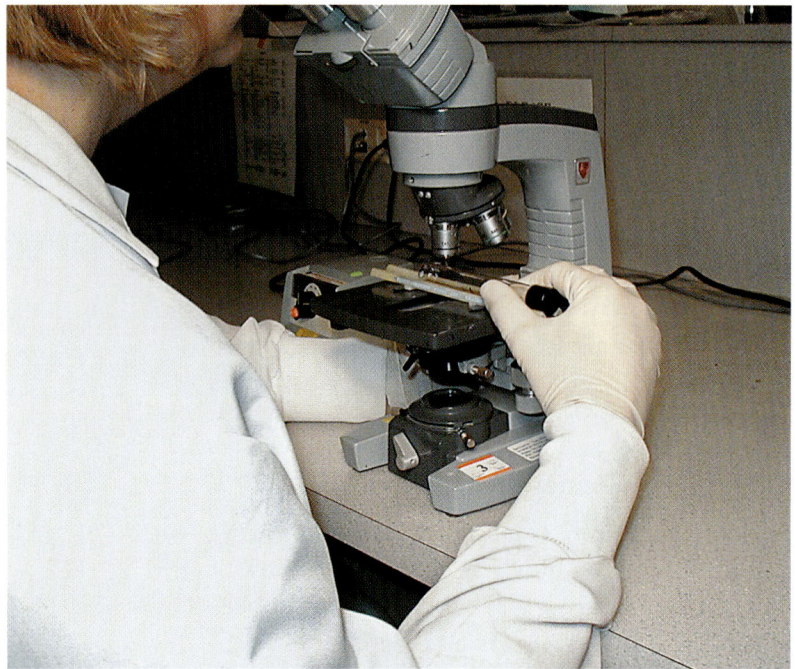

Untersuchung einer Gewebekultur auf den zytopathischen Effekt in einem Rollröhrchen mittels direkter Hellfeldmikroskopie. Das Gestell, das in den Probenhalter des Mikroskoptisches passt, verhindert, dass die Röhrchen herunterrollen.

Im Jahr 1913 beobachtete der österreichische Dermatologe Benjamin Lipschütz (1878–1931) ebenfalls diese intrazellulären runden, dunkel färbenden Körperchen, die er als „Strongyloplasma" (Rundkörperchen) bezeichnete. In einer Klassifikation der mit diesen filtrierbaren Agenzien verbundenen Krankheiten fand Lipschütz heraus, dass bei 16 von 41 dieser Krankheiten Einschlüsse bzw. Elementarkörperchen mikroskopisch sichtbar waren.[10] Im Jahre 1929 wurde die Frage der viralen Natur der Elementarkörperchen dann endgültig geklärt, als sich herausstellte, dass die Einschlusskörperchen der Geflügelpocken tatsächlich ein Virus enthielten.[11]

Kein Virustyp gleicht einem anderen

Als das Konzept des Virus allgemein anerkannt war, zeigten weitere Studien, dass es sich um eine heterogene Gruppe handelte, die sich in ihrer Größe und ihrer biochemischen Zusammensetzung unterschied.

Im Jahr 1935 berichtete Wendell Meredith Stanley (1904–1971) während seiner Tätigkeit als Biochemiker am Rockefeller Institute for Medical Research in Princeton, New Jersey, in einer richtungsweisenden Veröffentlichung darüber, dass er das Virus der Tabakmosaikkrankheit kristallisiert hatte.[12] Er stellte fest, dass das „kristalline Protein" hoch infektiös war und hielt das Tabakmosaikvirus für ein autokatalytisches Protein, das zu seiner Vervielfältigung das Vorhandensein von lebenden Zellen benötigte. Für seine Arbeit erhielt Stanley 1946 den Nobelpreis

für Chemie. Schon sehr bald wurden seine Beobachtungen erweitert und modifiziert, als man 1937 feststellte, dass Viren vor allem aus Nukleinsäure und Protein bestehen.[13]

Doch erst mit der Anwendung der Elektronenmikroskopie konnten die Struktur der Viren und ihre Unterschiede aufgeklärt werden. Die erste direkte Beobachtung eines Virus in elektronenmikroskopischen Aufnahmen, wiederum des Tabakmosaikvirus, wurde 1939 veröffentlicht.[14] Die Elektronenmikroskopie eröffnete neue Horizonte, da sie die Messung der Virusgröße ermöglichte, und schließlich detailliertere Erkenntnisse über den Bau und die Funktionsweise der Viren lieferte. So ließen z. B. die an Bakterienzellwände angehefteten leeren Proteinhüllen darauf schließen, dass sich nur die Nukleinsäurekomponente eines Virus in einer Zelle vermehrt. Bald erkannte man auch, dass Viruspartikel von den Zellen freigesetzt werden und gesunde Zellen infizierten.

Das klinisch–diagnostische Virologielabor

Um die Mitte des 20. Jahrhunderts waren die grundlegende Struktur und die Funktion der Viren allgemein bekannt. Begriffe wie Kapsid, Kapsomer, Virushülle, Matrixproteine, nacktes Virus, Nukleokapsid und Virion wurden in virologischen Laboratorien und den klinischen Einrichtungen, für die sie tätig waren, allgemein gebräuchlich. Verschiedene Laborverfahren zur Isolierung und/oder Beobachtung der Wirkungen auf Gewebe und Zellen sowie neuere Techniken zum direkten Nachweis von Virusantigenen waren entwickelt worden.

Erste Virenkulturen auf Hühnerembryonen

Dass Viren zu ihrer Vermehrung auf lebende Zellen angewiesen sind, ist bereits seit langem bekannt. So hatten 1931 Alice Miles Woodruff und Ernest William Goodpasture (1886–1960), Pathologen an der Vanderbilt University in Tennessee, gezeigt, dass Geflügelpockenviren auf der Chorioallantoismembran von sich entwickelnden Hühnerembryonen kultiviert werden können.[15] Virushaltige Läsionen waren nach Beimpfung auf der Membran zu beobachten. So entstand eine neue Technik, die im virologischen Labor leicht durchführbar und kostengünstig war und die Möglichkeit bot, unterschiedliche Viren zu isolieren. Dieses Verfahren war in den folgenden Jahrzehnten ausgesprochen nützlich. Als jedoch mit der Entwicklung von Zellkulturen und anderen neuen Verfahren zunehmend bessere und einfachere Methoden der Virusdiagnostik zur Verfügung standen, verlor die Anwendung von embryonierten Hühnereiern immer mehr an Bedeutung.

In-vitro-Kultivierung von Viren

Unter einer Zellkultur versteht man in der Virusdiagnostik die In-vitro-Kultivierung von Viren in getrennten Einzelzellen. Es gibt drei Arten von Primärzellkulturen: die primäre, die semikontinuierliche und die kontinuierliche. Primäre Zellkulturen werden direkt aus dem Gewebe, normalerweise aus einem Tier oder einem Embryo, hergestellt. Am häufigsten werden Affennieren-, humane Amnion- oder Hühnerembryozellen verwendet. Die Gewebepräparate werden zerkleinert, mit eiweißspaltenden Enzymen verdaut und auf geeignete Glas- oder Kunststoffgefäße, die antimikrobielle Substanzen enthalten, ausgesät.

Diploide bzw. semikontinuierliche Zellkulturen können über mehr Generationen passagiert werden als Primärkulturen. Am häufigsten werden humane Embryolungenfibroblasten verwendet. Kontinuierliche Zellkulturen sind transformierte Zelllinien, die immortalisiert, d. h. unsterblich gemacht worden sind und unbegrenzt passagiert werden können. Beispiele für die am häufigsten verwendeten Zelltypen sind Hep-2-, HeLa- und RK-13-Zellen.

Als Unterlage für Einzelzellschichten, sog. Zell-Monolayer, werden verschiedene Behältnisse verwendet. Häufig benutzt man Rollröhrchen, welche Kulturmedien mit den Nährstoffen, Salzen, Vitaminen und Pufferlösungen enthalten, die erforderlich sind, um die Zelllinien lebensfähig zu erhalten. Nach Beimpfung und unterschiedlichen Inkubationszeiten, die für jedes Virus charakteristisch sind, werden die Röhrchen unter dem Mikroskop auf zytopathische Wirkungen untersucht. Die Rollröhrchen werden in einem Probenhalter fixiert, der auf den Objekttisch des Mikroskops passt. Die Untersuchung auf zytopathische Wirkungen erfolgt unter schwacher Vergrößerung.

Die Shell-Vial-Technik ist eine alternative Methode zur schnellen Isolierung von ausgewählten Viren, vor allem des **C**yto**m**egalo**v**irus (CMV), dessen Nachweis mit Standardverfahren der Zellkultur bis zu 21 Tage dauern kann. Eine Zellkulturmonoschicht wird auf einem runden Deckglas hergestellt, das auf den Boden einer Flachbodenflasche gelegt wird. Bei dieser Technik wird das nachzuweisende Virus auf die Monoschicht zentrifugiert, was ein schnelleres und wirksameres Einbringen von Viruspartikeln in die Zellen ermöglicht. Der Virusnachweis kann entweder direkt durch ein Mikroskop erfolgen, oder die Monoschicht kann mit Fluorescein-konjugiertem

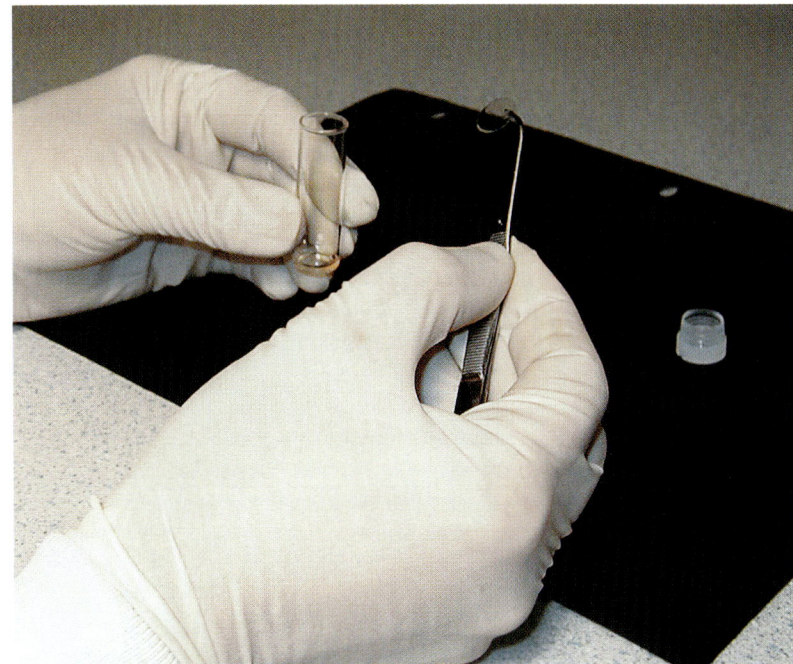

Ein rundes Deckgläschen, auf dem Zellen kultiviert werden, vor dem Einlegen auf den Boden des Shell-Vial-Röhrchens.

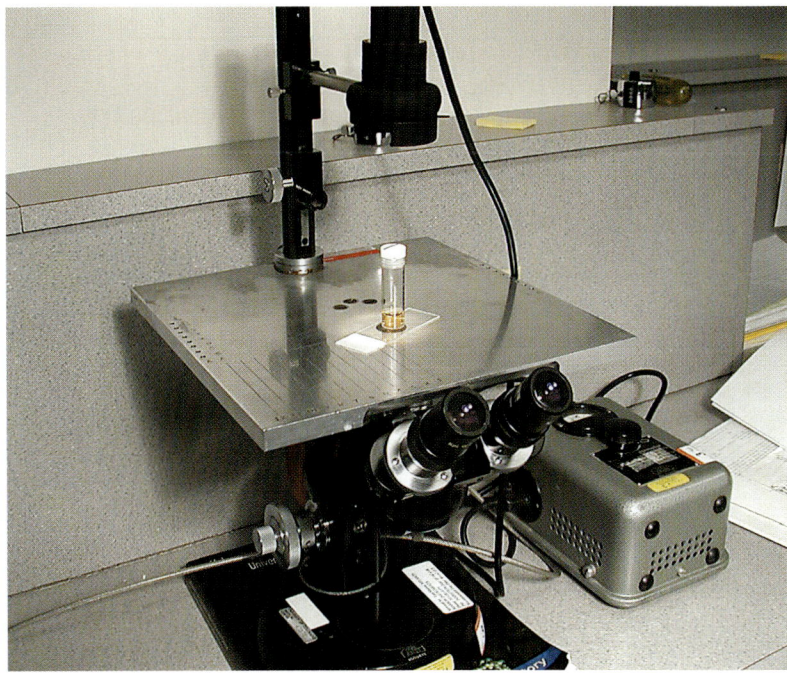

Untersuchung des Deckglases auf den zytopathischen Effekt durch den Boden des Shell-Vial-Röhrchens mittels Umkehrmikroskopie.

Antiserum gefärbt oder mit einer molekularen Sonde getestet werden. Mit der Shell-Vial-Technik lassen sich z. B. die meisten Isolate des Herpes-Simplex-Virus innerhalb von 24 Stunden und des CMV innerhalb von 48 Stunden nachweisen.

Viren können anhand der Beobachtung der spezifischen virusinduzierten Schädigungen auch indirekt nachgewiesen werden. Erfahrenen Mikroskopikern gelingt eine Virusdiagnostik durch Beurteilung der Form der befallenen Zellen, des Auftretens der

Grippeepidemien in der Vergangenheit

Wenn das plötzliche Auftreten einer Atemwegserkrankung, die einige Tage oder Wochen anhalten kann und dann genauso plötzlich wieder verschwindet, hinreichendes Kriterium zur Diagnose einer Influenza ist, lassen sich große Epidemien bis in Urzeiten zurückverfolgen. Eine solche Epidemie wurde z. B. von Hippokrates von Kos (um 460 – um 375 v. Chr.) im Jahr 412 v. Chr. beschrieben, und auch aus dem Mittelalter gibt es mehrere Berichte über derartige Ausbrüche. Aus jüngerer Zeit datiert eine große Epidemie im Jahr 1889, die durch ein Virus verursacht wurde, dessen antigene Merkmale mit denen der aus China stammenden „asiatischen" Virusstämme vergleichbar waren. Diese Epidemie war verheerend und markierte den Beginn einer Welle von neuen Epidemien in den folgenden Jahren. Influenza-Epidemien und Influenza-Pandemien, d. h. Epidemien, die sich über mehrere Kontinente ausbreiten, lassen sich auf Veränderungen der Influenzavirushüllproteine zurückführen. Bei geringfügigen Veränderungen der Oberflächenproteine, die ständig vorkommen, spricht man von Antigen-Drift. Sehr große Veränderungen bezeichnet man als Antigen-Shift. Sie sind für Pandemien verantwortlich. Eine Antigen-Shift des Virus verursachte z. B. im Jahr 1900 einen wiederholten Ausbruch durch ein „Hong-Kong"-ähnliches Virus.[17] Bei den Epidemien von 1889 und 1900 waren zudem mehr als je zuvor Menschen der Altersstufe 20–40 Jahre betroffen.[18]

Die verheerende, weltweite Epidemie der „Spanischen Grippe" von 1918 wurde durch ein Influenzavirus verursacht, das dem Schweineinfluenzavirus ähnelte. Dieser Infektion erlagen schätzungsweise 20–40 Millionen Menschen weltweit. Etwa 80 % der Kriegstoten in der US-Armee waren nicht auf feindlichen Beschuss zurückzuführen, sondern gingen auf das Konto der Influenza. Bedeutende Grippeepidemien traten auch in den Jahren 1957, 1968 und 1977 auf.

Schädigungen einer Zellkulturmonoschicht (örtlich begrenzt oder diffus, wie schnell fortschreitend) oder durch Beobachtung, welche Zellkulturtypen betroffen sind.

Nachweis von Virusantigenen

Mit immunologischen Verfahren unter Verwendung von Antikörpern, häufig typspezifischen monoklonalen Antikörpern, kann das Vorhandensein von komplementären Virusantigenen nachgewiesen werden. Die Bindung von Antikörpern und Antigen kann mit Techniken wie Agglutination, Hämagglutination oder Hämadsorption, direkter und indirekter Fluoreszenz, Nukleinsäuresonden und anderen neu entwickelten molekulardiagnostischen Verfahren

nachgewiesen werden. Die Verwendung von DNS-Sonden, gekoppelt mit der Vervielfältigung von virusspezifischen Erbgut-Abschnitten durch die Polymerase-Kettenreaktion (PCR, engl.: **p**olymerase **c**hain **r**eaction) im Reagenzglas ermöglicht den Nachweis von viralen Nukleinsäuren in Mengen, die so klein sind, dass sie mit herkömmlichen virusdiagnostischen Techniken nicht erfassbar sind.

Virusserologie

Die Diagnose von Viruskrankheiten kann auch mit serologischen Standardmethoden durchgeführt werden. Der Nachweis, dass das Serum oder Plasma zirkulierende Antikörper enthält oder dass sich Antikörperspiegel bzw. -titer verändert haben, kann wertvolle Hinweise zum Status einer bestimmten Viruskrankheit liefern.

Ein gutes Beispiel dafür sind die Zeitpunkte des Auftretens von Antigenen und Antikörpern nach einer von selbst abklingenden Infektion mit dem Hepatitis-B-Virus. Das **H**epatitis-**B**-**s**urface-**A**nti**g**en (HBsAg) erscheint zuerst im Blut des Erkrankten, wird aber innerhalb einiger Wochen eliminiert. Es werden Antikörper gegen HBsAg gebildet, die nach Elimination des Surface-Antigens (Oberflächenantigens) noch viele Wochen lang nachweisbar sind. Noch während des klinischen Verlaufs der Erkrankung gibt es ein kurzes Zeitfenster, in dem das Antigen offenbar eliminiert ist, aber noch keine Antikörper nachweisbar sind. In Fällen, in denen eine serologische Diagnose notwendig ist, liefert der Nachweis des Core-Antigens (Anti-HBc) diesen Anhaltspunkt. Sowohl die Antikörper gegen das Core-Antigen (Anti-HBcAg) als auch gegen das Surface-Antigen (Anti-HBsAg) kehren im Laufe von einigen Monaten bis Jahren wieder auf die Ausgangswerte zurück. Das Fehlen dieser Antikörper zeigt, dass die Hepatitis-B-Infektion abgeklungen ist und die Therapie erfolgreich war.

„Unveränderliche Krankheit, verursacht durch ein veränderliches Virus"[16]

Glücklicherweise haben Massenimpfprogramme einige Viruserkrankungen praktisch ausgerottet oder zumindest ihre Inzidenz stark verringert. So treten z. B. die Pocken nicht mehr auf; der letzte Krankheitsfall wurde im Jahr 1979 in Somalia verzeichnet. Die Kinderlähmung (Poliomyelitis) ist heutzutage eine seltene Krankheit, zumindest in der westlichen Welt.

Der Kampf gegen die Grippe (Influenza) war jedoch weniger erfolgreich. Influenza-Ausbrüche durch „neue" Influenzaviren, die dieselbe Krankheit auslösen, treten in regelmäßigen Abständen auf. Die Influenzaviren sind insofern einzigartig unter den Viren, welche die Atemwege befallen, als es bei diesen Viren zu einer erheblichen Antigenvariation kommen kann. Dies führt nicht nur dazu, dass in regelmäßigen Abständen neue Influenzaviren auftreten, sondern auch zur Notwendigkeit, jeweils neue Impfstoffe gegen diese neuen Antigenvarianten zu entwickeln. Diese Veränderung der Antigenität wird als Antigen-Shift bezeichnet und war verantwortlich für die großen Influenza-Ausbrüche in der Vergangenheit.

Influenza-A-Viren können Schweine, Pferde, Seehunde, viele verschiedene Geflügelarten und den Menschen infizieren. Die Übertragung der Influenza A zwischen verschiedenen Tierarten ist relativ komplex. Menschen können durch den Kontakt mit infizierten Tieren, vor allem Geflügel wie Truthähnen, Hühnern, Gänsen und Enten, infiziert werden. Eine Influenza-Epidemie, die auf Schweine übertragen wurde, war im Jahr 1979 wahrscheinlich die Ursache einer Zunahme der Infektionen beim Menschen, vorwiegend in Europa. Sobald ein oder mehrere Menschen infiziert sind, verbreitet sich die Erkrankung durch Inhalation von Atemlufttröpfchen, die beim Husten oder Niesen eines Infizierten verbreitet werden, durch Austausch von Mundsekreten wie z. B. beim Küssen, durch gemeinsame Benutzung kontaminierter Gegenstände, wie z. B. Essgeschirr, oder durch andere Überträger, wie kontaminierter Staub, rasch von Mensch zu Mensch.

Da weitere Influenza-Pandemien beim Menschen auch in der Zukunft unvermeidbar sind, werden koordinierte Anstrengungen von Wissenschaftlern in aller Welt erforderlich sein, um effektive Pläne zur Influenza-Überwachung, Impfstoffentwicklung und -produktion, Chemoprophylaxe und eine kontinuierliche Forschung zur genetischen Charakterisierung neu auftretender pathogener Virusstämme zu entwickeln.

Hepatitis-Viren

Unter einer Virushepatitis versteht man eine Infektion der Leber mit einem der fünf bekannten Hepatitisviren. Das klinische Kardinalzeichen der Virushepatitis ist die Gelbsucht, d. h. die orange-gelbe Verfärbung der Haut und der Sklera (Lederhaut) der Augen, einhergehend mit einem Anstieg des Plasmabilirubins. Aus der Vergangenheit liegen mehrere Berichte über Ausbrüche von Gelbsucht vor, die häufig bei Militärangehörigen auftraten. In diesem Fall spricht man von der „Feldzugsgelbsucht".[19] Die ursprüngliche Form der Hepatitis war eine selbst limi-

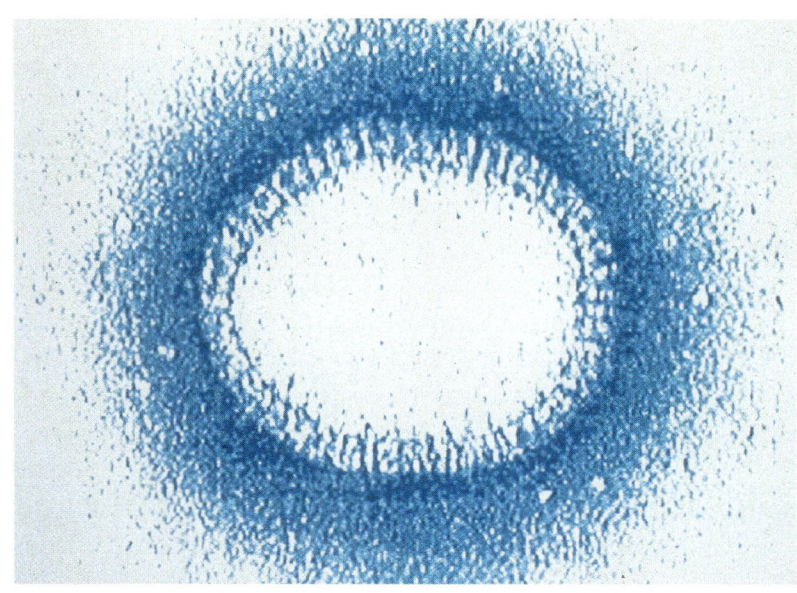
Elektronenmikroskopische Aufnahme eines Influenzavirus.

tierende Erkrankung, die durch Gelbsucht, Abgeschlagenheit und geringes Fieber gekennzeichnet war. Die Inkubationszeit nach Kontakt mit dem Erreger beträgt etwa zwei Wochen, und in dieser Zeit scheidet der Infizierte das Virus im Stuhl aus, so dass es leicht durch fäkal-orale Mechanismen auf andere Menschen übertragen werden kann. Die klassische Form der Infektion wird als Hepatitis A bezeichnet. Die Hepatitis A wird auch durch kontaminierte Nahrung und Wasser übertragen. Meeresfrüchte aus kontaminiertem Wasser haben bereits zu mehreren Hepatitis-A-Ausbrüchen geführt, da sie häufig roh verzehrt oder bei Temperaturen gegart werden, die zu niedrig sind, um das Virus abzutöten.[20] Da das Hepatitis-A-Virus (HAV) nur in sehr geringer Konzentration im Blut auftaucht, ist eine Übertragung durch Blut selten. Das HAV lässt sich zwar aus infiziertem Stuhl kultivieren, doch die Diagnose der Erkrankung erfolgt häufiger durch den Nachweis spezifischer Anti-HAV-IgM-Antikörper in Serumproben, deren Titer in den ersten drei bis sechs Monaten der Erkrankung rasch ansteigt.

Eine zweite Form der parenteral[21] übertragenen Hepatitis ist die Hepatitis B. Sie hat eine längere Inkubationszeit im Bereich von 45–120 Tagen, neigt dazu, langwierige, chronische Infektionen auszulösen und ist mit Leberkrebs in Zusammenhang gebracht worden. Diese Form der Virushepatitis wurde erstmals 1885 beschrieben.[22] Es wurde über einen Ausbruch von Gelbsucht berichtet, der 15 % der 1289 Werftarbeiter im deutschen Bremen erfasste, und zwar zwei bis neun Monate, nachdem sie mit Pockenimpfstoffen behandelt worden waren, die aus „menschlicher Lymphe" hergestellt worden waren.

Einige weitere Ausbrüche wurden im Zusammenhang mit Impfungen, bei denen Humanserum als Vehikel verwendet wurde, sowie nach Tätowierungen und Bluttransfusionen verzeichnet. Diese klinischen Krankheitsbilder fasste man unter der Bezeichnung „homologe Serumgelbsucht" zusammen.[23] Die Bezeichnungen Hepatitis A und Hepatitis B führte man 1947 ein, um die Infektionen und homologen Serumformen der Gelbsucht auseinander zu halten.[24] Die Diagnose der Hepatitis B beim einzelnen Patienten erfolgte zunächst vor allem durch klinische und epidemiologische Untersuchungen. Erst 1965 führte die Entdeckung des Australia-Antigens, das später als HBsAg bezeichnet wurde,[25] nicht nur zu einer einfachen Diagnosemethode, sondern auch zu einem klareren Bild der Virushepatitis allgemein.

Aber schon sehr bald wurde entdeckt, dass nicht alle Patienten mit transfusionsbedingter Gelbsucht an Hepatitis B litten. In einer Studie an 13 Patienten mit 30 mehrfachen Anfällen von ambulant erworbener Hepatitis wurden nur zwei Krankheitsfälle durch Hepatitis-A-Viren verursacht, 12 durch Hepatitis-B- und 16 durch andere Viren. Die Fälle wurden als **Non-A-n**on-**B-H**epatitiden (NANBH) bezeichnet.[26] Später stellte sich heraus, dass NANBH eine schwerwiegende Erkrankung sein und zur chronischen Lebererkrankung und Zirrhose führen konnte, während die akute Erkrankung häufig relativ mild verlief im Vergleich zur transfusionsbedingten Hepatitis B.

Weil die NANBH, die später die Bezeichnung Hepatitis C erhielt, vorwiegend durch Transfusionen und intravenösen Drogengebrauch übertragen wurde, wurden diagnostische Tests vor allem zum Screening von Blutspendern in Blutbanken entwickelt. Diese Tests basieren auf dem Nachweis von Serumantikörpern gegen verschiedene HCV-Antigene, die bei allen Patienten vorhanden sind, die chronisch mit dem **H**epatitis-**C**-**V**irus (HCV) infiziert sind. Leider können diese Tests bei akuten Infektionen, wenn noch keine Serumantikörper aufgetreten sind, negativ sein. Die derzeit eingesetzten Tests basieren auf fortgeschrittenen Technologien wie z. B. ELISA (engl.: **e**nzyme-**l**inked **i**mmuno**s**or**b**ent **a**ssay) und dessen Zusatztest RIBA (**r**ekombinanter **I**mmuno**b**lot-**A**ssay) oder dem Nachweis von spezifischen Nukleinsäuredeterminanten mit Techniken der Nukleinsäureamplifikation. Mit einem spezifischen PCR-Test kann die Viruslast bestimmt werden, die wichtig ist, um die Wirksamkeit einer Anti-HCV-Therapie festzustellen.

Es sind noch weitere Hepatitisviren identifiziert worden, auf die hier aber nicht näher eingegangen werden soll. Eine Hepatitis verursacht durch das Delta-Virus, ein defektes Virus, das nur zusammen mit dem HBV übertragen wird, da es dieses zur Vermehrung braucht, ist bei einigen Epidemien weltweit, vor allem aber in Italien entdeckt worden. Wenn das Delta-Virus vorhanden ist, sind die Symptome von HBV-Infektionen erheblich schwerwiegender. Die Diagnose erfolgt durch Nachweis von **I**mmuno**g**lobulin-**M**-Antikörpern gegen **H**epatitis-**D**-**V**iren (Anti-HDV IgM) im Serum, den Nachweis von **H**epatitis-**D**-**A**ntig**en (HDAg) oder durch den Nachweis der Nukleinsäure des Erregers, der **H**epatitis-**D**-**V**irus-**R**ibo**n**ukleins**ä**ure (HDV-RNS) mittels PCR. Die Hepatitis E ist durch einen weiteren Hepatitiserreger bedingt, der eine Hepatitis-A-ähnliche Infektion auslöst. Spezifische Tests zum Nachweis von **I**mmuno**g**lobulin-**M**-Antikörpern gegen **H**epatitis-**E**-**V**iren im Serum (Anti-HEV IgM) sind in Europa, Asien und Kanada im Handel erhältlich. Die Pathologie, klinischen Manifestationen, verfügbaren Diagnoseverfahren und die Molekularbiologie der Hepatitisviren wurden ausführlich beschrieben.[27]

Humanes Immunschwächevirus

Die Literatur, die sich in den letzten zwei Jahrzehnten seit der Entdeckung des humanen Immunschwächevirus (HIV, engl.: **h**uman **i**mmunodeficiency **v**irus) als Ursache des erworbenen Immunschwächesyndroms Aids (engl.: **a**cquired **i**mmuno**d**eficiency **s**yndrome) angesammelt hat, ist für den Einzelnen unübersehbar.[28] Eine kurze Zusammenfassung der Entdeckung von HIV findet sich im Beitrag „Blutspuren" in diesem Buch.

Was aber war der Ursprung des Aids-Virus? Obwohl die ersten Krankheitsfälle aus Kalifornien berichtet wurden, gibt es Anhaltspunkte dafür, dass Aids eine alte, endemische Krankheit in Afrika ist, die man früher nicht erkannte.[29] Der Mangel an geeigneten diagnostischen Einrichtungen in vielen Regionen Afrikas erklärt vielleicht, warum diese Krankheit jahrhundertelang verborgen bleiben konnte. Gegen diese Vorstellung spricht, dass das Aids-Virus in keiner der gelagerten Serumproben von Afrikanern aus der Zeit vor 1980 nachweisbar ist. Kurzum, die derzeit gültige Theorie der Entstehung der aktuellen Aids-Pandemie geht davon aus, dass das Virus durch Mutation des Affen-Immunschwächevirus entstand, welches die Artenschranke überwand und den Menschen infizierte. Das Virus gelangte dann in die westliche Welt, wo seine anfängliche Ausbreitung durch die Sexualpraktiken homosexueller Männer noch beschleunigt wurde. Bis 1996 betrug die Gesamtzahl aller HIV-Infizierten weltweit 29,4 Millionen, von denen etwa 60% Männer, 30% Frauen und 10% Kinder waren. Bis heute deutet nichts darauf hin, dass die Pandemie zurückgeht.

Der 1985 entwickelte Test der ersten Generation war der Viruslysat-ELISA, bei dem das Antigen aus einem Lysat von chemisch verdauten Viruspartikeln gewonnen wurde. Diese Antigenlysate wurden im ELISA-Test an eine Festphase gebunden, der die Probe zugegeben wurde, in der man HIV-Antikörper vermutete. In einer zweiten Phase des Tests wurden die Antigen-Antikörper-Komplexe nachgewiesen, indem ein enzym- oder fluoreszenzmarkiertes Antiglobulin zugesetzt wurde. Da das Grundprinzip des ELISA im Beitrag „Immunoassasys" ausführlich beschrieben wird, soll es hier nicht näher erläutert werden. Dieser Test der ersten Generation war zwar hilfreich als Screening-Test bei Patienten mit klinischem Verdacht auf Aids, doch seine Spezifität war gering, was zu vielen falsch-positiven Reaktionen führte.

Eine wesentliche Verbesserung brachten die ELISA-Tests der zweiten Generation, bei denen sowohl die Sensitivität als auch die Spezifität in einigen Studien Werte von 99% erreichten.[30] Mit den Tests konnten nun auch andere Körperflüssigkeiten als Blut, insbesondere Speichel, untersucht werden. Andere Technologien, vor allem die Latexagglutination, sind weniger komplex und finden in Entwicklungsländern als Screening-Test breite Anwendung. Die Trennung und der Nachweis verschiedener spezifischer Proteine, wie z. B. der durch die Gene *gag, env* und *pol* des HIV-Genoms kodierten Core-Proteine, Hüllproteine und Virusenzyme, erlauben ebenfalls Verdachtsdiagnosen. Vor allem der Nachweis des Core-Proteins p24 ist von besonderem Nutzen.

In den vergangenen Jahren sind Antigen-Nachweistests entwickelt worden, die besonders für das Screening von Proben von Blutspendern geeignet sind. Tests zum Nachweis von HIV-Nukleinsäure einschließlich der Vervielfältigung von DNS-Sequenzen mittels PCR haben nicht nur die Sensitivität des Nachweises verbessert, sondern ermöglichen auch die quantitative Bestimmung der Viruslast als hilfreichen Zusatztest, um die Wirksamkeit der Therapie festzustellen.

Neu auftauchende Viren

Im Jahr 1967 wurden afrikanische grüne Meerkatzen für Versuchszwecke von Afrika nach Europa importiert. Bei den Arbeitern, die mit diesen importierten Affen oder ihren Geweben in Kontakt kamen, traten

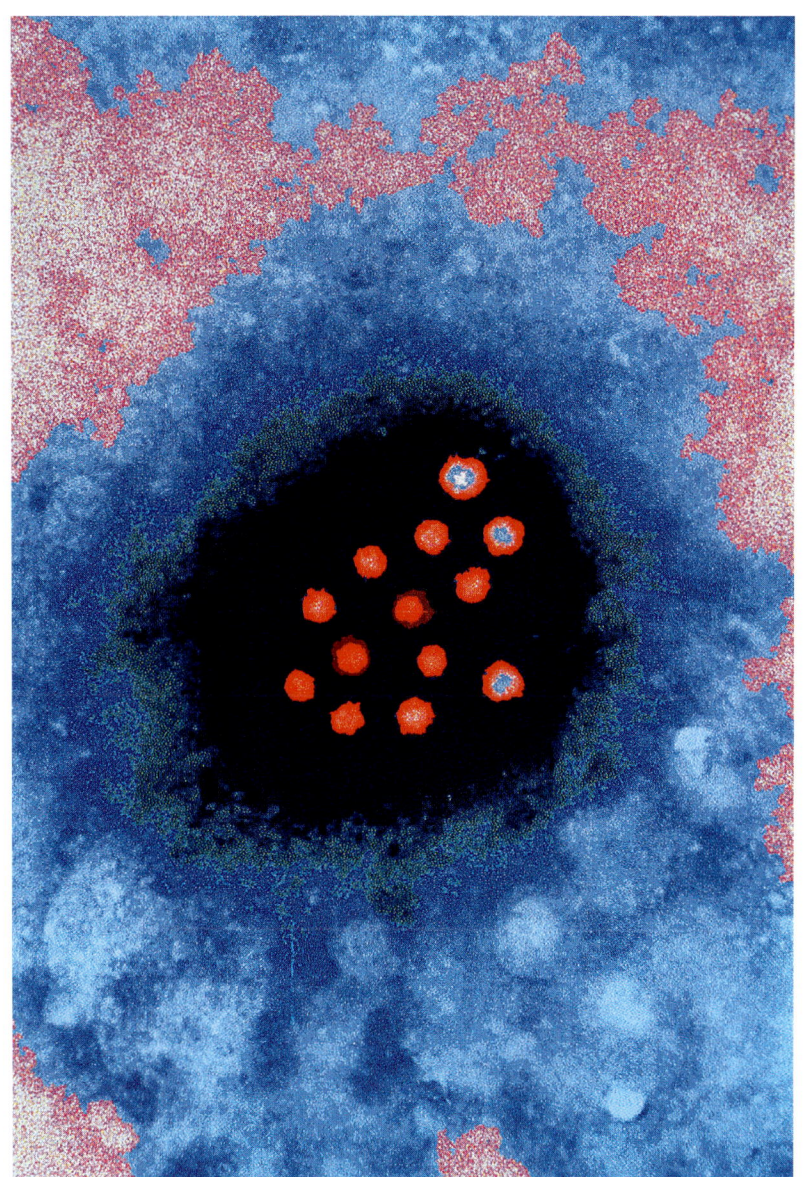

Kolorierte, transmissionselektronenmikroskopische Aufnahme von Hepatitis-A-Virus-Partikeln (rot).

31 Fälle von hämorrhagischem Fieber auf.[31] Einige der Affen waren mit einem Filovirus (Marburg-Virus) infiziert. Sieben der Arbeiter erlagen der Erkrankung. Diese Zoonose[32]-Übertragung resultierte aus der engen Verwandtschaft zwischen Menschen und Affen und den unzureichenden Vorsichtsmaßnahmen beim Umgang mit den Affen und/oder ihren Geweben. In Afrika ist über mehrere Filovirus-Infektionen mit hämorrhagischem Fieber und auf Krankenhäuser beschränkte Ausbrüche, verursacht durch die Zaire- und Sudan-Subtypen des Ebolavirus, berichtet worden. Die Krankheit breitete sich durch engen Kontakt mit Infizierten und durch den Gebrauch von kontaminierten Nadeln und Spritzen aus. Über einen Ebola-Ausbruch wurde 1989 auch bei Arbeitern der Primatenimport-Quarantänestation in Reston, Virginia, USA, berichtet. Die Diagnose erfolgte in diesen Fällen durch

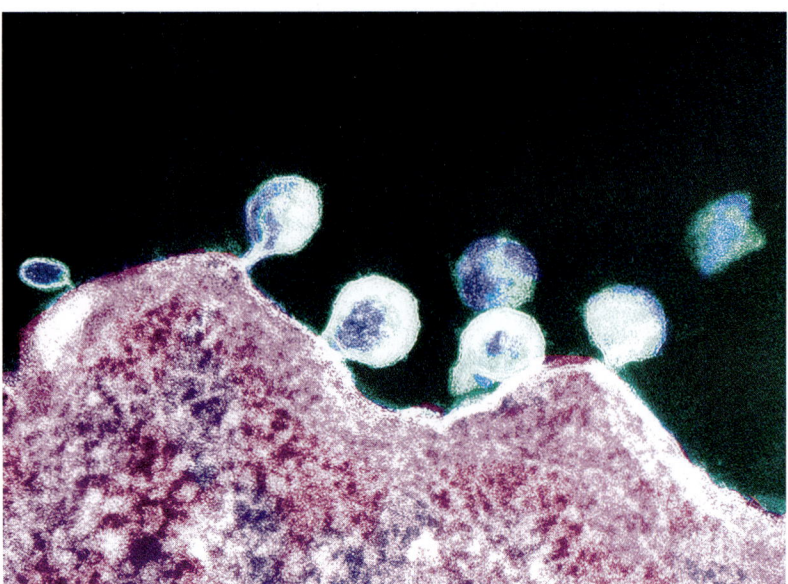
Aids-Viren beim Austritt aus einer T-Zelle.

ein. Die meisten Patienten waren gesunde junge Erwachsene, 35 % waren indianischer Abstammung, und es waren gleichermaßen Frauen wie Männer betroffen.

Mit Unterstützung der Centers for Disease Control (CDC) wurde ein neues Hantavirus identifiziert.[35] Als Erregerreservoir fand sich die amerikanische Weißfußmaus *Peromyscus maniculatus.* Epidemiologische Daten aus Zentralneumexiko ergaben, dass die Population der Weißfußmäuse von Mai 1992 bis Mai 1993 um das Zehnfache zugenommen hatte. Dieses Populationswachstum war darauf zurückzuführen, dass die Mäuse durch starke Schneefälle und viel Regen in besagtem Zeitraum ein erhöhtes Nahrungsangebot und bessere Unterschlupfmöglichkeiten als in anderen Jahren vorfanden. Es wurde festgestellt, dass etwa 80 % der infizierten Patienten zu Hause mit Nagern in Kontakt gekommen waren.

West-Nil-Virus

Im Sommer 1999 verendeten im Bronx Zoo in New York City plötzlich und unerklärlicherweise Flamingos und Fasane. Außerdem wurden im Umkreis der Stadt plötzlich vermehrt tote Krähen gefunden. Die Möglichkeit einer Vogelviruserkrankung wurde sofort untersucht. Genanalysen des vermuteten Erregers, der aus den toten Tieren isoliert wurde, ergaben ein Virus mit Nukleinsäuresequenzen, die denen des West-Nil-Virus ähnelten, eines Flavivirus, das erstmals 1937 in Afrika entdeckt worden war. Seither fand man das Virus auch in Westasien und im Nahen Osten, vorwiegend bei vielen Vogelarten, Pferden und anderen Tieren. Vor 1999 waren nur vereinzelte Fälle beim Menschen zu beobachten.

Als der Sommer 1999 in den Herbst überging, waren allein in New York City 83 Fälle von West-Nil-Fieber beim Menschen registriert worden. Einige der Infizierten hatten nur leichte Symptome, die einer Influenza ähnelten. Andere dagegen litten an unterschiedlich schwerer Meningitis und Meningoenzephalitis, die klinisch der westlichen Pferde- und der St.-Louis-Enzephalitis ähnelten. Neun Menschen erkrankten schwer und verstarben an der Infektion. So wie der Schatten einer Sonnenfinsternis über einen Kontinent wandert, breiteten sich West-Nil-Virus-Infektionen zunächst in New York und den umliegenden Staaten aus, dann im nächsten Jahr entlang der Ostküste in vielen der südöstlichen Bundesstaaten und erreichten 2002 schließlich den Mittleren Westen mit Nebraska und Colorado. Allein im Jahr 2002 meldeten die Gesundheitsbehörden der verschiedenen Bundesstaaten mehr

den Nachweis von typspezifischen Antikörpern im Serum der Infizierten. Ein umfassender Bericht über neue Filovirus-Infektionen ist unlängst von Murphy und Peters[33] publiziert worden.

Hantaviren

In den Jahren 1951 bis 1953, während der Militäroperation der Vereinten Nationen in Korea, trat bei den Truppen, die am Hantaan-Fluss entlang der umstrittenen Grenze zwischen Nord- und Südkorea eingesetzt wurden, eine fieberhafte Erkrankung mit hoher Letalität auf. Es zeigten sich etwa 3000 Fälle einer grippeartigen Erkrankung unterschiedlichen Schweregrades, einhergehend mit Blutungen und Nierenkomplikationen, die oft zum Tode führten. Der Erreger wurde nicht sofort isoliert. Spätere Untersuchungen führten jedoch mit Hilfe der Rekonvaleszentenseren von infizierten Patienten zu einer Identifizierung von Antigenen.[34] Das Virus wurde dann in den Lungen von Feldmäusen der Art *Apodemus agrarius* nachgewiesen, die als natürlicher Wirt identifiziert wurden.

Im Frühjahr 1993 meldete der Indian Health Service insgesamt zwölf Fälle einer akuten Lungenerkrankung, von denen neun einen tödlichen Ausgang nahmen, an das New Mexico Department of Health. Die Erkrankung war in typischer Weise gekennzeichnet durch plötzliches Einsetzen von Fieber, Muskelschmerzen, Kopfschmerzen und Husten mit anschließendem fortschreitendem Lungenödem, respiratorischer Insuffizienz und Blutdruckabfall. Bei den letalen Fällen trat der Tod innerhalb von zwei bis zehn Tagen nach Beginn der Symptome

als 3000 Erkrankungsfälle mit labordiagnostischem Nachweis des West-Nil-Virus an die Centers for Disease Control.

Wie aber gelangte das West-Nil-Virus in die Vereinigten Staaten? Eine Möglichkeit aus dem Reich der Phantasie, die jedoch nicht gänzlich ausgeschlossen werden kann, wäre, dass eine infizierte Stechmücke der Gattung *Culex pipiens* irgendwo in einem Endemiegebiet im Nahen Osten oder in Afrika in ein Flugzeug gelangte und nach einem Transatlantikflug in New York City landete. Der Moskito verließ dann mit den Passagieren das Flugzeug und befiel in seiner verzweifelten Suche nach Blut eine Krähe in der Nähe des Flughafens oder gelangte in den Zoo und infizierte die Tiere dort. Weitere Moskitos gesellten sich hinzu, und der Mensch wurde aufgeschreckt, als man nicht nur tote Krähen und Flamingos fand, sondern auch Menschen infiziert wurden. Das West-Nil-Virus verbreitet sich durch den Stich des Culex-Moskitos, der bevorzugt bei Vögeln und Pferden Blut saugt, aber auch gerne Menschen anzapft, wenn sich nichts anderes bietet.

Das jüngste Dilemma mit dem West-Nil-Virus ist seine Isolierung bei Patienten, die Organe oder Blutprodukte von infizierten Spendern erhalten haben. Zurzeit wird intensiv an der Entwicklung von Tests zum Screening potenziell infizierter Spender geforscht. Außerdem sollten die Menschen vorsichtig sein, wenn sie auf tote Vögel stoßen, deren Kadaver sorgfältig einsammeln und bei der nächstgelegenen Gesundheitsbehörde zur Durchführung von Tests auf das West-Nil-Virus abgeben. Tierpfleger und Rancher wurden aufgefordert, verräterische Anzeichen wie Stolpern und taumelnder Gang bei Pferden oder anderen Tieren den Gesundheitsbehörden zu melden. Das West-Nil-Virus scheint tatsächlich in der westlichen Welt Fuß gefasst zu haben und wird sich voraussichtlich in ganz Nord- sowie in Mittel- und Südamerika verbreiten.

Sars

Erst kürzlich sorgte ein neu entdecktes Virus für Schlagzeilen, welches eine äußerst ansteckende, akut einsetzende Atemwegserkrankung, Sars (engl.: **s**evere **a**cute **r**espiratory **s**yndrome), hervorruft. Die Sars-Epidemie ist ein aktuelles Beispiel für die regelmäßig wiederkehrende Konfrontation des Menschen mit der sich ständig verändernden Welt der Mikroorganismen. Lediglich ein geringer Prozentsatz der laufend entstehenden Mutationen von Mikroorganismen führt zu einem neuen Stamm, der für Mensch und Tier eine gesundheitliche Bedrohung darstellt.

Doch auch wenn die Wahrscheinlichkeit einer Mutation – wie vermutlich beim Sars-Virus – nur eins zu einer Million beträgt, kann es geschehen, dass ein hochansteckender Virenstamm weltweit für Aufruhr sorgt.

Die Sars-Infektionen wurden in den Endemiegebieten Chinas zu Beginn nicht als solche erkannt und gemeldet. Entsprechend konnten sich die neuen Mutanten des Coronavirus lokal ungehindert ausbreiten und erfassten bald auch die angrenzenden Regionen und Länder. Durch den interkontinentalen Flugverkehr verbreitet, griff der Erreger auf mehr als 30 Länder über.[36] Am 29. Mai 2003 zählte die WHO weltweit insgesamt 4994 diagnostizierte Sars-Erkrankungen mit 750 Todesfällen. Die Gesamtsterblichkeitsrate liegt bei 15 %.[37]

Die meisten Todesfälle waren bisher in China (327), Hongkong (273), Taiwan (81) und Singapur (31) zu verzeichnen. Das Auftreten von 141 Sars-Erkrankungen mit 22 Todesfällen in Kanada, vorwiegend in Toronto, zeigt, dass neue Krankheiten rasch auch auf weit entfernte Länder übergreifen können. Die drohende Gefahr einer weltweiten Ausbreitung führt zu schwerwiegenden medizinischen und wirtschaftlichen Krisen und überschattet nicht nur die betroffenen Städte und Regionen, sondern die ganze Weltwirtschaft. Die Hysterie und die Einschränkung der Reisefreiheit haben den Tourismus und den Warenhandel empfindlich getroffen.

Wissenschaftlich wurde der neue Krankheitserreger von Mikrobiologen als **Co**rona**v**irus (CoV) identifiziert. Es zählt somit zu einer Gruppe von Viren, die unter dem Mikroskop von einem Kranz, einer Korona (gr.-lat.: Krone, Kranz) umgeben sind. Die Ribonukleinsäure-Kette des Sars-Virus besteht aus 29 727 Nukleotid-Bausteinen. Die Abfolge dieser Bausteine, die Nukleotid-Sequenz, konnte bereits ermittelt werden, was angesichts der Tatsache, dass der erste Sars-Fall erst vor einigen Monaten diagnostiziert wurde, eine große Leistung ist. Die genetische Sequenz weist eine Genomorganisation auf, die vergleichbar mit der Genomorganisation anderer Coronaviren ist, beispielsweise der Grippeviren. Die Sequenzierungsstudien wurden gemeinsam vom National Microbiology Laboratory in Winnipeg (Manitoba/Kanada) der University of California in San Francisco (USA), der Erasmus Universität in Rotterdam (Niederlande) und dem Bernhardt-Nocht-Institut in Hamburg (Deutschland) durchgeführt. Die kanadischen und US-amerikanischen Sequenzierungsdaten sind im Internet abrufbar.

Dank gemeinsamer Anstrengungen der WHO, der CDC, und zahlreicher anderer Organisationen konnte das erforderliche Wissen über Sars in Rekordzeit zusammengetragen und verbreitet werden. Es entstanden weltweit „Denkfabriken", die effizient Daten zum Krankheitsmanagement sammeln, die Labor-, Röntgen- und klinische Ergebnisse von Sars-Fällen auf der ganzen Welt vergleichen und Diagnosen sowie Behandlungsempfehlungen zusammen stellen.

So haben sich beispielsweise Wissenschaftler aus der Forschung und Klinik aus Deutschland, der Schweiz und anderen europäischen und asiatischen Ländern sowie den USA über Internet zu Netzwerken für die Erforschung, Diagnose und Behandlung von Sars zusammengeschlossen. Zudem wurden im Internet verschiedene Datenbanken geschaffen, in denen neue Informationen aus der ganzen Welt gesammelt und zügig analysiert werden. Diese Datenbanken ermöglichen eine flächendeckende Verbreitung neuer Richtlinien.

Die Labordiagnose von Sars wird gegenwärtig vorwiegend in staatlichen Gesundheitseinrichtungen und ausgewählten Labors durchgeführt. Für den Nachweis von Sars-CoV-Antikörpern im Blutkreislauf stehen derzeit der ELISA und der Immunofluoreszenz-Assay (IFA) zur Verfügung. Ein Testergebnis gilt als positiv, wenn im Anschluss an einen negativen Antikörpertest mit Akutserum ein Antikörpertest mit Rekonvaleszenzserum durchgeführt wird und dieser positiv ausfällt, oder wenn in parallelen Serumtests der Akut- und der Rekonvaleszenzphase ein Anstieg der Antikörper-Titer um das Vierfache oder mehr nachgewiesen wird. Das Sars-Virus lässt sich zudem in Zellkulturen verschiedener Proben direkt isolieren.

In klinischen Verdachtsfällen sind PCR-Tests für eine rasche Diagnose von unmittelbarerem Nutzen. Dabei werden RNS-Viren, die aus Proben entnommen wurden, untersucht. Für die Bestätigung positiver Befunde müssen strenge Kriterien eingehalten werden, insbesondere in Regionen mit einer niedrigen Prävalenz, in denen die positive prognostische Beurteilung gering sein kann. Die Diagnose einer Sars-Infektion kann auf verschiedene Arten bestätigt werden: durch zwei positive Testergebnisse mit zwei verschiedenen Proben (beispielsweise Nasenrachen- und Stuhlprobe) oder mit zwei Tests von gleichartigem Probenmaterial, welches jedoch im Abstand von zwei oder mehr Tagen entnommen wurde, oder mit Hilfe zweier verschiedener Tests respektive durch wiederholte PCR-Tests mit der gleichen Probe. Wenn PCR-Tests korrekt durchgeführt werden, sind die Ergebnisse sehr zuverlässig, so dass bei einem positiven Befund mit einer Therapie begonnen werden kann.

Wie bei anderen neu entdeckten Virusinfektionen wird zweifellos auch bei Sars die Zahl der registrierten Neuinfektionen im Laufe der Zeit abnehmen.

Sobald die Eindämmungsmassnahmen zu greifen beginnen und Impfstoffe für gefährdete Bevölkerungsgruppen verfügbar sind, wird die aktuelle Sars-Pandemie wohl aus dem Rampenlicht verschwinden und in die Annalen der Medizin eingehen. Bis dahin jedoch ruft uns Sars in Erinnerung, dass Mikroorganismen einem ständigen Wandel unterworfen sind und dass der Mensch stets mit dem Ausbruch einer neuen Infektionskrankheit und entsprechenden schwerwiegenden kurz- und langfristigen Konsequenzen rechnen muss.

Andererseits hat die Sars-Epidemie gezeigt, dass dank einer offenen Kommunikation zwischen Wissenschaftlern aus Gesundheitszentren auf der ganzen Welt in Rekordzeit ein neuer Krankheitserreger identifiziert und klassifiziert werden kann. Es werden Labordiagnostiktests entwickelt, und die beschleunigte Entwicklung von Impfstoffen wird bald wirksame Massnahmen zur Eindämmung der Krankheit bieten.

Wann breiten sich Viren aus?

Mehrere Merkmale tragen zur Verbreitung bestimmter pathogener Viren bei, was schließlich zu Ausbrüchen von Infektionen beim Menschen führen kann.[38]

An erster Stelle ist sicher die Fähigkeit des Virus, sich schnell zu vermehren, zu nennen. Dies hängt davon ab, ob das Virus in der Lage ist, seinen Lebenszyklus im Wirt sehr schnell zu durchlaufen, vor allem in Überträgern wie Stechmücken, die unter Umständen nur sehr kurze Zeit aktiv sind.

Neben der Fähigkeit zur schnellen Vermehrung ist eine hohe Vermehrungsrate in den Geweben notwendig, damit das Virus über Vektoren übertragen werden kann, die beim infizierten Wirt Blut saugen. Allerdings können selbst Viren, die sich nicht schnell vermehren, infektiös sein, wenn sie leicht ausgeschieden werden können. Eine weitere Bedingung, die zu einer gefährlichen Ausbreitung eines Virus beiträgt, ist die Fähigkeit, sich in bestimmten Schlüsselgeweben zu vermehren, die eine Übertragung begünstigen: Beispiele hierfür sind die Ausbreitung des Pockenvirus durch infizierte, abgeschilferte Haut, des Tollwutvirus durch abgestoßenes Speicheldrüsenepithel, die Ausbreitung von HIV durch Genitalsekrete und Blut sowie die Übertragung des Ebolavirus auf Menschen durch den Umgang mit Geweben von grünen Meerkatzen.

Auch die Fähigkeit des Virus, trotz gesteigerter Wirtsimmunität ausgeschieden zu werden, stellt eine

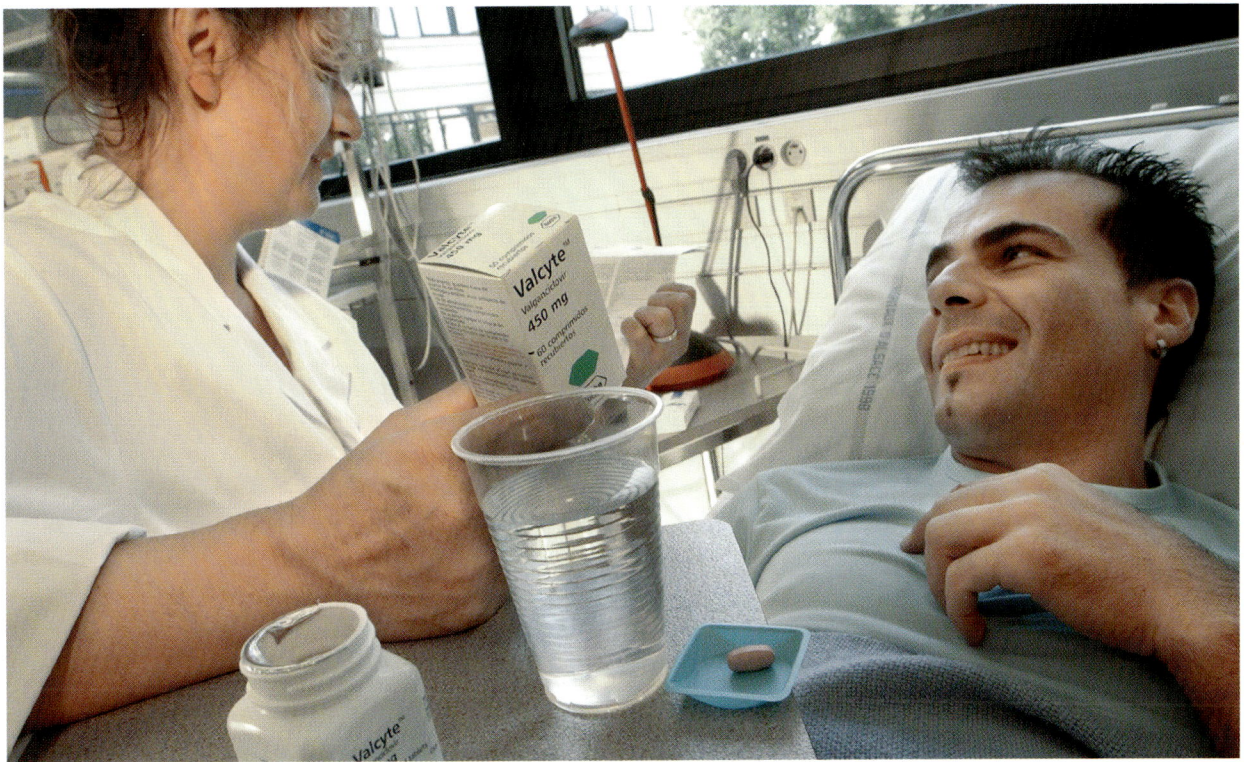

Für eine gezielte Therapie von Viruserkrankungen entscheidend ist eine frühe Diagnose des Erregers.

gute Voraussetzung für eine weite Verbreitung dar, wenn sich das Virus der Infektionsabwehr des Wirts entzieht und eine dauerhafte Infektion etabliert. Modelle hierfür sind die wiederholte Ausscheidung von Herpesviren aus Ganglionnervenzellen und die langfristige Überdauerung und Ausscheidung von Hepatitis-B- und Hepatitis-C-Viren aus Virusträgern.

Viren, die fäkal-oral übertragen werden, sind von Natur aus „widerstandsfähig" in der Umwelt, wie z. B. das Poliovirus, Parvoviren als Erreger der Ringelröteln („5. Krankheit") bei Kindern sowie die Reoviren, insbesondere das Rotavirus.

Viren haben keinen eigenen Stoffwechsel. Sie sind infektiös, aber nicht notwendigerweise pathologisch. Viren sind kleiner als eine Zelle, aber größer als die meisten Makromoleküle. Sie vermehren sich ausschließlich in lebenden Zellen und bestehen aus einer äußeren Proteinhülle und einem Kern aus Nukleinsäure, entweder DNS oder RNS, aber nicht aus beidem. Inzwischen ist eine umfassende Klassifikation der Viren, die Infektionen beim Menschen verursachen können, entstanden.

Häufig ist es wichtig, dass eine endgültige Virusdiagnose gestellt wird. Zwar kann die Diagnose vieler Virusinfektionen allein anhand der klinischen Zeichen gestellt werden, doch bei immunsupprimierten Patienten können auch weniger typische Infektionen auftreten, die labordiagnostisch bestä-

tigt werden müssen. Die Entwicklung vieler diagnostischer Virusnachweise setzte in den 1950er Jahren ein. Verschiedene Verfahren zur Kultivierung und Isolierung von Viren, zum Nachweis des zytopathischen Effekts in Zellkulturen, ausgefeiltere Verfahren zum Nachweis von Antigen oder Antikörpern in Körperflüssigkeiten sowie Nukleinsäure-Assays zum direkten Nachweis von Virusantigenen in biologischen Flüssigkeiten wurden entwickelt. Außerdem sind durch breite Anwendung von Immunisierungsprogrammen viele Virusinfektionen entweder praktisch ausgerottet oder nur noch selten zu beobachten. Wenn diese erneut auftreten, werden sie möglicherweise nicht mehr rechtzeitig erkannt, weil die Ärzte vielfach nicht mehr mit den entsprechenden Krankheitsbildern vertraut sind.

Eine endgültige Diagnose kann auch in Infektionsvorbeugungs- oder epidemiologischen Studien wichtig sein. Wenn beispielsweise bei einem Krankenhauspatienten oder einem Krankenhausmitarbeiter Pocken, Masern oder Röteln diagnostiziert werden, müssen das Klinikpersonal und die Patienten in der Umgebung des Betroffenen auf ihre Immunität untersucht werden. Ebenso können Infektionsverhütungsstudien über Virusinfektionen wie die Influenza wichtig sein, nicht nur für die unmittelbare Umgebung, sondern auch im Rahmen einer weltweiten Überwachung auf mögliche Epidemien und Pandemien.

Automatisierung und Antikörpertechniken halten ab 1960 Einzug

Revolution im Labor

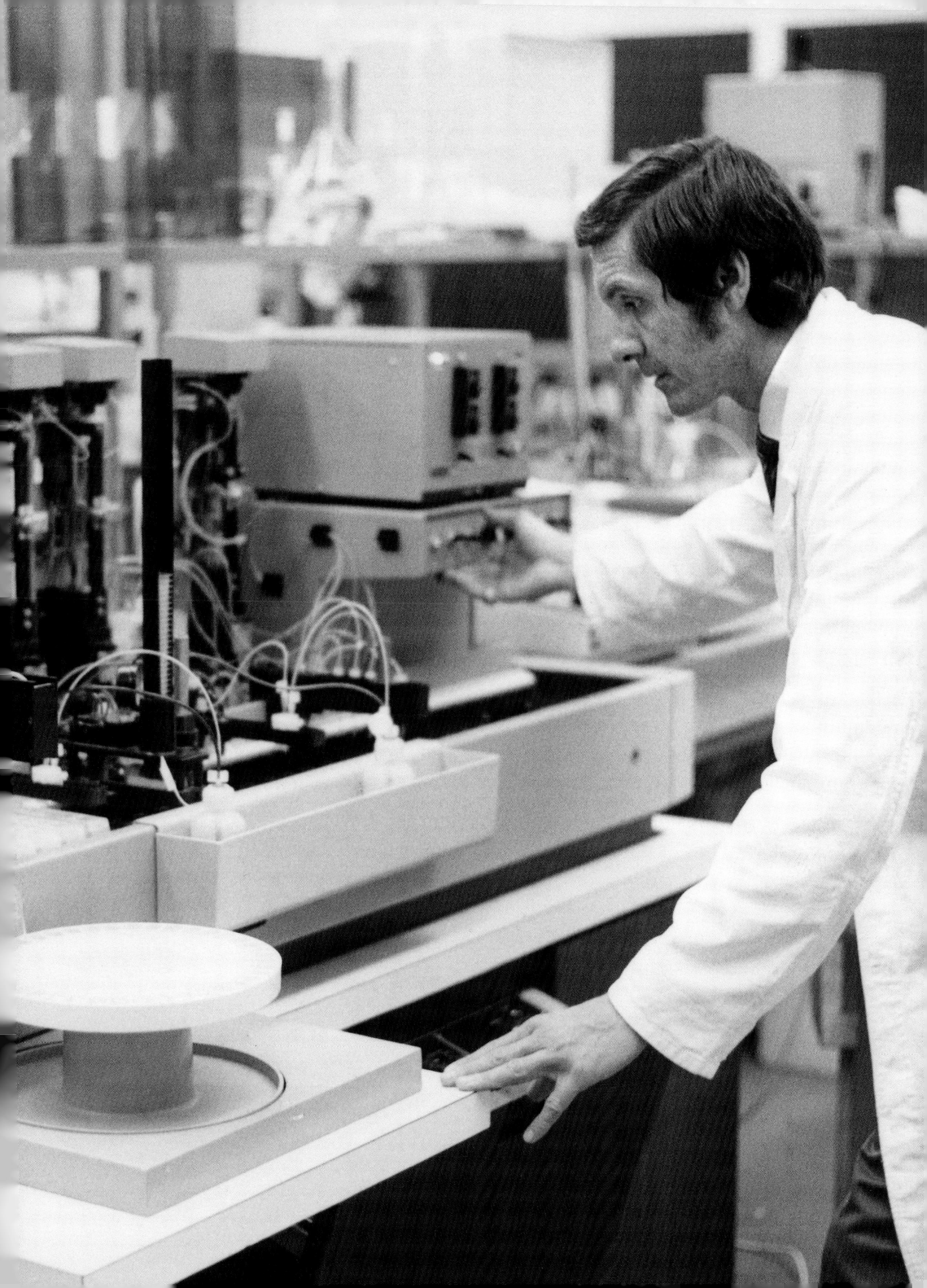

Heinz Fiedler

Immunoassays: Neue Diagnosefelder werden erschlossen

Das Immunsystem ist ein anpassungsfähiger und hoch differenzierter Abwehrapparat gegen Mikroorganismen, Fremd-, Schad- und Giftstoffe wie auch bösartig entartetes Tumorgewebe und Reste zerfallener Zellen. Nur ein optimal funktionierendes Immunsystem ist in der Lage, die Unversehrtheit eines höheren Lebewesens zu garantieren. Die Wirksamkeit des menschlichen Immunsystems beruht auf dem komplizierten Zusammenwirken von löslichen Abwehrstoffen im Blutserum, den sog. Antikörpern, und zellulären Abwehrmechanismen, die in einem Netzwerk miteinander verschaltet sind. Neben den entwicklungsgeschichtlich älteren, unspezifischen Abwehrmaßnahmen haben im vergangenen Jahrhundert die spezifischen Abwehrleistungen das größere wissenschaftliche Interesse gefunden, wobei Antigene (als fremd erkannte Peptide oder komplizierte Proteine) zur Bildung von Antikörpermolekülen und zur Reifung von spezifischen Lymphozyten (B-Lymphozyten, Plasmazellen) führen. Jeder B-Lymphozyt erkennt ein spezifisches Antigen und produziert als Plasmazelle einen passenden Antikörper. Der stimulierte B-Lymphozyt vermehrt sich sofort und bildet einen Zellrasen (Zellklon). Bestimmte Bereiche (Epitope) des Antigens passen wie Schlüssel zum Schloss zu den zwei Bindungsbereichen (Paratope) an den Enden eines Antikörpers. Dieses biochemische Schlüssel-Schloss-Prinzip findet man übrigens auch in anderen lebenswichtigen Bereichen: bei der Katalyse von Lebensvorgängen durch Enzyme beispielsweise, wenn ein Substrat (die umzusetzende Substanz) an das aktive Zentrum eines Enzyms bindet, oder bei Signalübertragungsprozessen, wenn ein Botenstoff an seinen Rezeptor, ein Botschaften empfangendes und weiterleitendes Molekül, bindet.

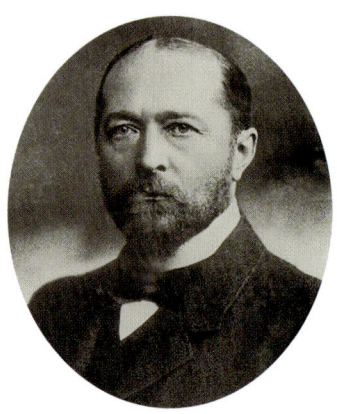

Emil Adolf [von] Behring *(1854–1917), der „Retter der Kinder", wurde selbst als fünftes von 12 Kindern geboren. Er studierte Medizin an der Pépinière, dem militärärztlichen Friedrich-Wilhelms-Institut in Berlin mit der Verpflichtung zu neunjährigem militärärztlichem Dienst. Beim Militär wurde sein Interesse für Infektionskrankheiten und für das damals aufstrebende Gebiet der Bakteriologie geweckt. 1889 berief ihn Robert Koch (1843–1910) an das Hygienische Institut der Universität Berlin. Gemeinsam mit Shibasuro Kitasato (1852–1931) und seinem Freund Erich Wernicke (1859–1928) stellte er die ersten Heilseren gegen Diphtherie und Tetanus her und schuf gemeinsam mit Paul Ehrlich (1854–1915) die Prüf- und Messmethoden für deren Großproduktion. Die Hoechster Farbwerke ermöglichten ihm die Errichtung privater Forschungsanlagen, die 1904 mit den Geldern des Nobelpreises in die Firma Behring-Werk OHG (seit 1920 AG) umgewandelt wurden. Durch Überarbeitung und Anfeindung kam es zu einem gesundheitlichen Zusammenbruch Behrings, der von einer Phase erstaunlicher Produktivität abgelöst wurde. So wurde ab 1937 der Toxin-Antitoxin-Impfstoff gegen Diphtherie generell in Deutschland eingeführt. Behring wurde 1901 in den Adelsstand erhoben. Aus der Ehe mit Else Spinola, deren Mutter Jüdin war, entstammten sechs Söhne, die 1934 von Adolf Hitler zu „Edelariern" erklärt wurden. Der „Stürmer" schrieb damals, Behring habe sein eigenes Blut „versaut". Den 50. Jahrestag der Entdeckung der Serumtherapie gestaltete der nationalsozialistische Staat zu einer spektakulären Feier.*

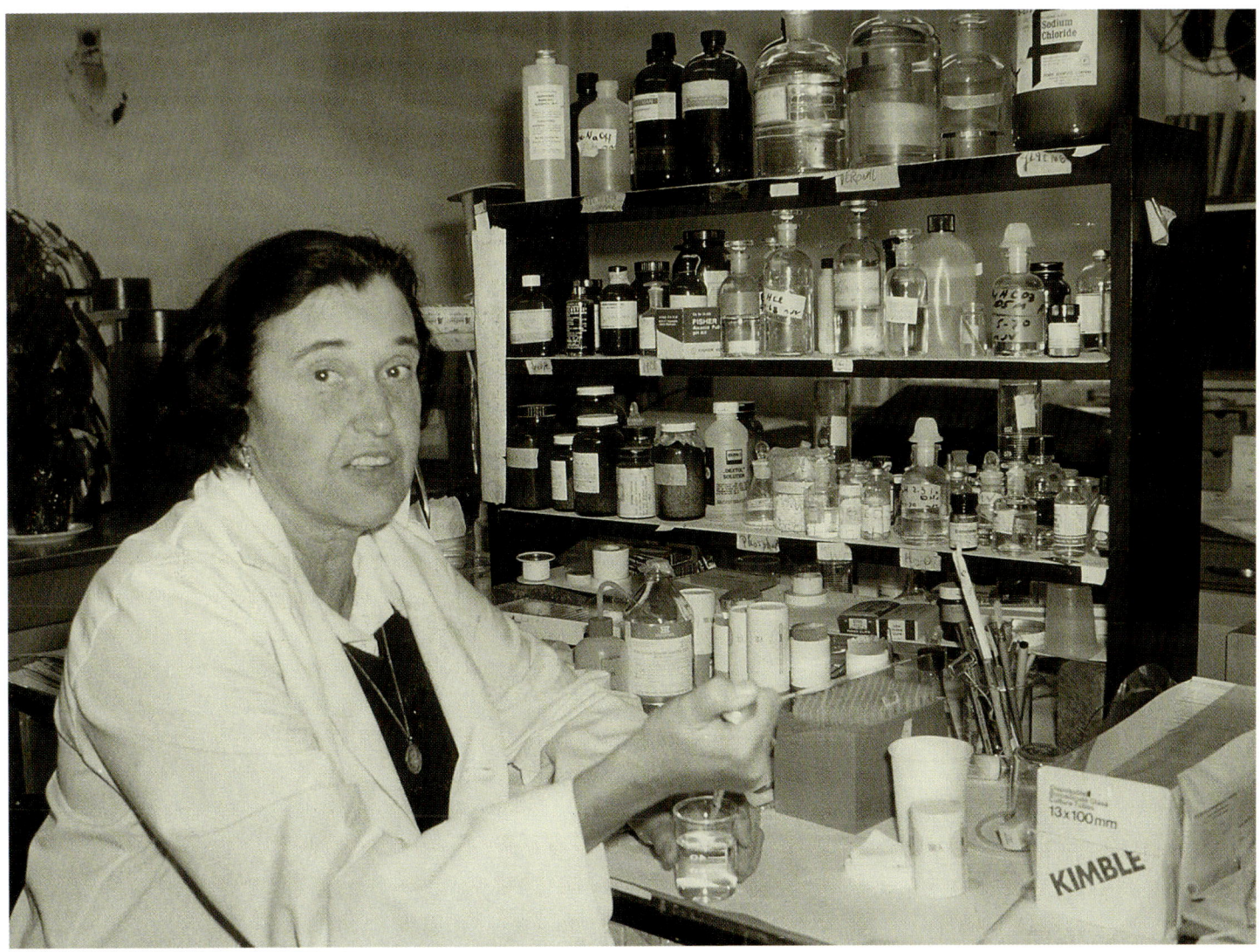

Rosalyn S. Yalow *(geb. 1921) erhielt 1977 den Nobelpreis für Medizin für die Entwicklung von Radioimmunoassays für Peptidhormone, gemeinsam mit dem Franzosen Roger Charles Guillemin (geb. 1924) und dem Polen Andrew Victor Schally (geb. 1925), welche die Peptidhormonproduktion im Gehirn entdeckt hatten. Wie bedeutungsvoll die hoch empfindlichen Immunoassays für die Peptidhormonforschung waren, lässt sich z. B. daran ermessen, dass Guillemin und Schally zunächst den Hypothalamus, eine Region des Zwischenhirns, von 5 Millionen Schafen und Schweinen extrahieren mussten, um 1 Milligramm reines TRH (engl.: **t**hyrotropin-**r**eleasing **h**ormone) zu erhalten, ein niedermolekulares Peptid, welches die Hypophyse und letztendlich die Schilddrüse stimuliert. Yalows einstiger Lehrer und Mitstreiter Berson, mit dem sie in den 1950er Jahren den RIA entwickelt hatte, war bereits 1972 verstorben. Mit ihm hatte sie bis zu dessen frühen Tod über die hormonelle Regulation im Magen-Darm-Trakt geforscht und die verschiedenen Molekülarten des im Magen gebildeten Gastrins differenziert. Sie bereicherte das analytische Arsenal der Immunoassays, in dem sie zur Bestimmung des für die Hämoglobinbildung wichtigen Vitamins B_{12} anstatt eines Antikörpers ein physiologisches Bindungsprotein (intrinsic factor) in den Immunoassay einführte. Ab 1970 leitete sie den nuklearmedizinischen Bereich am Bronx Hospital in New York, und von 1972 bis 1992 das Labor „Solomon A. Berson". Außerdem lehrte sie an der Mount Sinai School of Medicine und am Albert Einstein College der Yeshiwa University in New York. Auch politisch setzte sie sich für eine sinnvolle Nutzung von Radioisotopen in der Nuklearmedizin ein. Ein besonderes Anliegen war ihr die verständliche Weitergabe wissenschaftlicher Informationen, wie aus Vorträgen vor Studenten auf Nobelpreisträger-Tagungen in Lindau hervorgeht.*

Die erste praktische Anwendung immunologischer Prozesse gelang 1796 Edward Jenner (1749–1823) mit der Impfung eines Kindes mit Kuhpocken. Den Erfolg der Vakzination bewies er sechs Wochen später durch Inokulation des Geimpften mit der Lymphe eines Pockenkranken. Das Manuskript „An Inquiry into the Causes and Effects of the Variolae vaccinae" wurde von der Royal Society mit der Bemerkung abgelehnt, dass er seinen „Ruf als Wissenschaftler über die Brutgepflogenheiten des Kuckucks" nicht aufs Spiel setzen solle. Trotz der Widerstände auch von Seiten vieler Ärzte, die bisher an Pockenkranken gut verdient hatten, war der Siegeszug der Pockenimpfung nicht mehr aufzuhalten. Bereits 1805 ordnete Napoleon die Pflichtimpfung aller Soldaten an. Louis Pasteur (1822–1895)

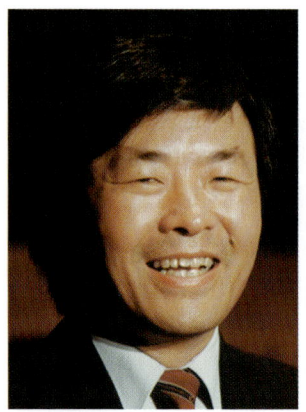

Susumu Tonegawa *(geb. 1939) fand heraus, dass etwa 1000 kombinierbare Gensegmente nach den Gesetzen der Kombinatorik die Bildung von etwa einer Billion verschiedener Antikörper zulassen, so dass letztlich immer ein Antikörper gefunden werden kann, der zu einem eingedrungenen Antigen passt. „Durch diese vielfältige Kombination verschiedener Segmente, ihre nie ganz genaue Zusammensetzung (Rearrangement), und die wechselnden Kombinationen von verschiedenen, zufällig gezogenen, leichten und schweren Ketten wird ein endloses Repertoire ver-*
schiedener Greifarme von Antikörpern gebildet."[19] Damit klärte er die Frage, wie der Mensch mit einer begrenzten Anzahl von Genen zur Bildung der immensen Vielfalt der Antikörper fähig ist. Tonegawa ging 1959 an die Universität von Kyoto, um Chemie zu studieren. Dabei lernte er auch die damals noch junge Disziplin der Molekularbiologie kennen und beschäftigte sich näher mit der Virologie. 1969 promovierte er in der biologischen Abteilung der University of California in San Diego in den USA. 1971 kam er für mehrere Jahre an das Basler Institut für Immunologie, wo er mit seinen Studien über Antikörper begann. 1981 kehrte er in die USA zurück und arbeitet seitdem als Professor für Biologie am Krebsforschungsinstitut des Massachusetts Institute of Technology (MIT) in Cambridge bei Boston. Neben dem Nobelpreis erhielt er zahlreiche nationale und internationale Auszeichnungen.

erzeugte durch Injektion von abgeschwächten Erregern 1881 Immunität gegen Milzbrand und 1885 gegen Tollwut.

Etwa 100 Jahre nach Jenner entwickelte Emil Adolf von Behring (1854–1917), der erste Medizin-Nobelpreisträger von 1901, Gegengifte gegen nicht tödliche Dosen von Diphtherietoxin und isolierte aus den überlebenden Tieren ein Antitoxin(Antikörper)-haltiges Heilserum, das er 1892 bei einer Diphtherieepidemie erfolgreich anwendete. Paul Ehrlich (1854–1915), der uns schon mehrfach in anderen Beiträgen dieses Buches begegnet ist, schuf als Mitarbeiter von Behring Prüf- und Messmethoden für die Standardisierung der Heilseren und wurde deshalb von der Regierung mit der Leitung des Staatlichen Instituts für Serumprüfung und Serumforschung beauftragt.

Eine falsche Hypothese führte auf einen neuen Weg

Von 1900 bis etwa 1960 wurden viele entscheidende Entdeckungen auf dem Gebiet der Immunologie gemacht. Ein wichtiger Anstoß bei der Weiterentwicklung der Immundiagnostik kam dabei aus der Stoffwechselforschung.

Nach dem Zweiten Weltkrieg stellten die Oak Ridge National Laboratories, ein Kernforschungs-

zentrum in Tennessee, erstmalig verschiedene Radioisotope wie ^{131}I, ^{3}H (Tritium) und ^{13}C auch für die friedliche Nutzung zur Verfügung. Am Isotopeninstitut des Bronx Veterans Administration Hospital in New York nutzten Solomon A. Berson (1918–1972) und Rosalyn S. Yalow (geb. 1921) diese Möglichkeit, um mit isotopenmarkierten körpereigenen Substanzen deren Stoffwechsel, ihre Verteilung im Körper und ihre Ausscheidung aufzuklären. Berson und Yalow untersuchten zunächst den Iod-Stoffwechsel der Schilddrüse, die Umwandlung von verschiedenen Proteinen sowie die Lebensdauer der roten Blutkörperchen. In diesem Zusammenhang testeten sie auch eine Hypothese von I. Arthur Mirsky (1907–1974), nach der Diabetes bei Erwachsenen nicht auf verminderter Insulinsekretion beruhen sollte, sondern Folge eines abnorm schnellen Insulinabbaus durch ein insulinspaltendes Enzym in der Leber sei. Es zeigte sich jedoch, dass bei Diabetikern, die vorher Fremdinsulin erhalten hatten, das intravenös verabreichte, radioaktiv markierte Insulin langsamer aus dem Blutplasma verschwand als bei Patienten, die nie mit Insulin behandelt worden waren.[1] Offenbar hatte sich bei den mit Insulin behandelten Personen das ^{131}I-Insulin an Antikörper gebunden, die sich als immunologische Reaktion auf die Zufuhr von tierischem Insulin gebildet hatten. Franz Depisch (1894–1963) hatte bereits 1928 im Serum von insulinbehandelten Diabetikern einen insulinabschwächenden Faktor tierexperimentell nachgewiesen. Die geringen Konzentrationen der Antigen (Insulin)-Antikörper-Komplexe waren mit den klassischen Methoden der Immunologie, wie Agglutination oder Niederschlagsbildung, bis dahin aber einem Nachweis entgangen. Das Ergebnis der Experimente von Berson und Yalow widersprach der damaligen Anschauung, dass nur hochmolekulare Eiweiße oder Zellbestandteile die Bildung von Antikörpern auslösen können. Deshalb wurde das Manuskript von den Zeitschriften „Science" und „Journal of Clinical Investigation" zunächst mit der Forderung zurückgewiesen, das Wort „Insulin-Antikörper" aus dem Titel zu streichen.[2,3] Aber ganz offensichtlich konnten doch auch kleinere Moleküle in Fremdorganismen die Produktion von Antikörpern anregen. Was vielleicht noch wichtiger war für die Entwicklung einer neuen Generation von Diagnosewerkzeugen: Die hohe Bindungskraft der Antigen-Antikörper-Reaktion ermöglichte den Nachweis und die Messung geringster Antigenmengen von weniger als einem Billionstel Gramm. So erwies sich die Überprüfung von Mirskys falscher Hypothese als Weg zur Entwicklung eines neuartigen Analysever-

Medizin-Nobelpreise auf dem Gebiet der Immunologie

In keiner anderen medizinischen Disziplin wurden bisher so viele Nobelpreise vergeben wie in der Immunologie: **1908** erhielt Paul Ehrlich (1854–1915) gemeinsam mit Ilja Iljitsch Metschnikow (1845–1916), dem Entdecker der Phagozyten (Fresszellen), den Nobelpreis in Anerkennung ihrer Arbeiten auf dem Gebiet der Immunität. Dies sollte nicht der einzige Nobelpreis bleiben, der für bedeutende immunologische Erkenntnisse vergeben wurde. **1919** erhielt Jules Jean-Baptiste Vincent Bordet (1870–1961) die Auszeichnung für die Aufklärung der Bildung und Funktion von Antikörpern gegen Fremdstoffe und für den Nachweis einer Substanz im Blutserum, die zur Auflösung von Bakterien und roten Blutkörperchen fähig ist. Diese Substanz, von Ehrlich Komplement genannt, bindet an den Antigen-Antikörper-Komplex und wird in Form der Komplement-Bindungsreaktion zum Nachweis von Antikörpern gegen Bakterien und Viren verwendet. Bekannter ist Bordet allerdings als Entdecker des Keuchhustenerregers *Bordetella pertussis*. **1960** erhielten Sir Frank Macfarlane Burnet (1899–1985) aus Australien und der Brite Sir Peter Brian Medawar (1915–1987) den Nobelpreis für die Entdeckung der erworbenen Immunität. **1972** verlieh das Stockholmer Komitee den Preis an die Biochemiker Rodney Robert Porter (1917–1985) und Gerald Maurice Edelman (geb. 1929) für die Aufklärung der Aminosäuresequenz und Struktur der Antikörper, deren Einordnung in die fünf Klassen der Immunglobuline nun eindeutig möglich war. **1977** erhielt Rosalyn S. Yalow (geb. 1921) den Nobelpreis für die Entwicklung des Radioimmunoassays. **1980** wurde die Auszeichnung für die Entdeckung genetisch festgelegter Strukturen auf Zelloberflächen, die immunologische Prozesse steuern, an den Venezulaner Baruj Benacerraf (geb. 1920), den Franzosen Jean Dausset (geb. 1916) und den Amerikaner George D. Snell (1903–1996) verliehen. **1984** erhielten der Däne Niels Kai Jerne (1911–1994) für seine Theorien über den spezifischen Aufbau und die Steuerung des Immunsystems sowie der Deutsche Georges Jean Franz Köhler (1946–1995) und der Argentinier César Milstein (1927–2002) für die Entdeckung des Prinzips der Produktion von monoklonalen Antikörpern den Nobelpreis für Medizin. Der Japaner Susumu Tonegawa (geb. 1939) klärte am Basler Institut für Immunologie in den Jahren 1971–1981 die genetischen Grundlagen für den Variantenreichtum der Antikörper auf und erhielt dafür **1987** den Nobelpreis. **1996** schließlich wurde an den Australier Peter C. Doherty (geb. 1940) und den Schweizer Rolf M. Zinkernagel (geb. 1944) der Preis für die Entdeckung der zellvermittelten Immunabwehr verliehen.

---

fahrens: des kompetitiven **R**adio**i**mmuno**a**ssay (RIA). Nach jahrelangen Versuchen konnten Berson und Yalow im Jahre 1959 den ersten, praktisch nutzbaren kompetitiven RIA zur Bestimmung von Insulin in menschlichem Plasma publizieren.[4]

Ein neues Werkzeug: der Radioimmunoassay

Wie funktioniert ein solcher kompetitiver RIA? Zunächst werden radioaktiv markiertes und das zu messende Antigen mit verschiedenartigen (polyklonalen) Antikörpern, die damals aus immunisierten Fremdorganismen gewonnen wurden, zusammen gebracht. Das markierte und das zu messende Antigen konkurrieren um die in geringerem Ausmaß vorhandene Antikörpermenge. Der Anteil von markiertem Antigen, der an eine bestimmte Menge Antikörper gebunden wird, nimmt mit zunehmender Konzentration von nicht markiertem Antigen in der zu messenden Probe ab. Nun trennt man den Antigen-Antikörper-Komplex von ungebundenen Antigenen ab und bestimmt die Radioaktivität. Die Ermittlung der zu messenden Antigenkonzentration erfolgt unter identischen Versuchsbedingungen durch Vergleich mit Standardlösungen, die eine bekannte Menge des zu bestimmenden Antigens enthalten. Voraussetzung ist ein identisches immunologisches Verhalten des Antigens in den unbekannten Proben mit dem Antigen in definierten Standardlösungen, während das markierte und das nicht markierte Antigen Abweichungen aufweisen können.

Der RIA fand zunächst wenig Beachtung. Ende der 1960er Jahre wurde er jedoch zur Hauptarbeitsmethode in der Endokrinologie. In der Laudatio des Karolinska Instituts zur Nobelpreisverleihung an Frau Yalow in Stockholm 1977 wurde die Entwicklung von Radioimmunoassays für Peptidhormone sogar als „Revolution in der biologischen und medizinischen Forschung" bezeichnet.

Der RIA ist eine extrem empfindliche und spezifische Methode, die weniger als einen Milliliter (meist 5–20 Mikroliter) Blutplasma erfordert und damit auch die Durchführung von Funktionstests mit Blutabnahmen in kurzen Zeitabständen ermöglicht. Der RIA war eine neue Basis für die Erforschung endokrinologisch gesteuerter Körpervorgänge. Nun konnte bewiesen werden, dass viele Hormone in kurzen Stößen, als sog. pulsatile Sekretion sezerniert werden. Störungen dieses Mechanismus können z. B. bei Frauen zur Unfruchtbarkeit führen. Eine Therapie ist nur erfolgreich, wenn dieser pulsatile Sekretionsmechanismus künstlich nachgeahmt wird. Die Anwendungsgebiete der RIAs wurden rasch erweitert, nachdem durch Kopplung von Nichtprotein-Hormonen an immunogene Proteine auch Antikörper gegen Schilddrüsen- und Steroidhormone erzeugt werden konnten.

Anwendung Schilddrüsendiagnostik

Die Schilddrüse gehört zu den am besten untersuchten Hormondrüsen des menschlichen Körpers. 1909 erhielt der Chirurg Emil Theodor Kocher (1841–1917) den Nobelpreis „für seine Arbeit über die Physiologie, Pathologie und Chirurgie (Kropfoperation) der Schilddrüse." Drei Jahre später entdeckte der Biochemiker und Nobelpreisträger Edward Calvin Kendall (1886–1972) den hohen Iodgehalt der Schilddrüse und 1915 das Hormon Thyroxin (T4). Die Diagnostik von Schilddrüsenfunktionsstörungen beruhte zunächst nur auf klinischen Beobachtungen und auf den unzuverlässigen Messungen des Grundumsatzes. Erst 1951 wurde mit der störanfälligen chemischen Bestimmung des proteingebundenen Iods ein Durchbruch erzielt. Durch Einführung der spezifischen und schnellen Immunoassays erhielt die Diagnostik ein festeres Fundament. Die hohe Spezifität der ausgewählten Antikörper ermöglichte die Bestimmung von Substanzen mit geringen Unterschieden, wie T4, welches vier Iodatome im Molekül enthält, und Triiodthyronin (T3) mit drei Iodatomen im Molekül. In der weiteren Entwicklung von hoch empfindlichen und spezifischen Assays konnte sogar freies, biologisch aktives Thyroxin (FT4), welches weniger als 0,03 % des Gesamt-Thyroxins ausmacht, von dem an Trägerprotein gebundenen Thyroxin (99,97 %) unterschieden werden. Die Immunoassays haben auch zur Aufklärung der Regulationsmechanismen der Achse Hypothalamus, Hypophyse und Schilddrüse beigetragen. Nun fand man heraus, dass erhöhte Konzentrationen der Schilddrüsenhormone die stimulierende Wirkung der Hormone aus Hypothalamus und Hypophyse durch einen Mechanismus der negativen Rückkopplung bremsen. Für die medizinische Diagnostik bedeutete dies, dass nun mit der Entwicklung von hoch empfindlichen Immunoassays für die Bestimmung des die Schilddrüse (Thyreoidea) stimulierenden Hormons (TSH), also mit der Prüfung des Regulationssystems, begonnen wurde. Nur bei pathologischen TSH-Werten wurden in der Folge die FT4- und FT3-Bestimmungen vorgenommen. Ohne Immunoassays wäre eine solche Diagnostik und Verlaufskontrolle von Schilddrüsenerkrankungen nicht möglich geworden.

Anwendung Steroidhormonanalytik

Bei der Aufklärung von Chemie und Wirkungsweise der Steroidhormone wurden ähnliche Schritte zurückgelegt. Allein vier Nobelpreisträger waren an der Isolierung und Synthese von Geschlechtshormonen und Nebennierenrindenhormonen beteiligt.[5] Bis zur Einführung der Immunoassays wurden diese Hormone und ihre Stoffwechselprodukte vorwiegend mit chemischen Methoden im Urin bestimmt. Die Messung von definierten Einzelhormonen war allerdings meistens nicht möglich. Es konnten nur Hormongruppen erfasst werden, z. B. alle Östrogene.

RIA-Varianten

Neben den kompetitiven RIAs mit einem Antikörperunterschuss wurden bald nicht kompetitive, immunoradiometrische Assays (IRMA) mit einem Antikörperüberschuss und dessen Kopplung an feste Phasen entwickelt. Die meist höhere Empfindlichkeit des IRMA ist ganz entscheidend von der spezifischen Aktivität des markierten Antikörpers abhängig, wobei heute meist das längerlebige Isotop [125]Iod als Radionuklid verwendet wird. Zur Erleichterung der praktischen Nutzbarkeit wurden die benötigten Reagenzien und Werkzeuge als Kits angeboten. Bei Weiterentwicklungen der Methode wurden die Antikörper durch andere Liganden[6] ersetzt. Beispielsweise wurden in Proteinbindungsassays anstelle von Antikörpern spezifische Bindungsproteine verwendet. Bindungsproteine waren schon längere Zeit bekannt und wurden z. B. für die Bestimmung von Vitamin B_{12}, Vitamin D oder Kortisol eingesetzt. Rezeptoren (Andockstellen) von Peptidhormonen ließen sich nur schwierig isolieren und reinigen. Obwohl der Einsatz von Rezeptoren in Immunoassays bessere Ergebnisse liefert als die Verwendung von Antikörpern (hinsichtlich der Charakterisierung der biologischen Wirksamkeit der Hormone), sind solche Tests aus ökonomischen Gründen Forschungslabors vorbehalten geblieben.

Der große Sprung: monoklonale Antikörper

Die Produktion von monoklonalen Antikörpern gehört zu den wichtigsten wissenschaftlichen Erfolgen der Immunologie. Am Basler Institut für Immunologie hatte Georges Jean Franz Köhler (1946–1995) auf Anregung des großen Theoretikers der Immunologie Niels Kai Jerne (1911–1994), Direktor des Instituts von 1969–1980, eine Analyse der Heterogenität (Unterschiedlichkeit von Antikörpern) gegen ein Enzym aus *Escherichia coli* durchgeführt. Zur Fortführung der Untersuchungen ging Köhler in den Jahren 1974–1976 an das Medical Research Council

Vergleich von polyklonalen und monoklonalen Antikörpern

Antikörper	Forderungen an Antigen	Eigenschaften des Antikörpers	
		Bindungsstellen	Kreuzreaktivität
polyklonal	hoch gereinigt	heterogen	vermindert durch Absorption
monoklonal	Reinheit nicht unbedingt nötig	homogen	Eliminierung durch Selektion

in Cambridge zu César Milstein (1927–2002), der Tumorzellen in Gewebekulturen züchtete und die Umwandlung (Transkription) der genetischen Information in die Struktur der Antikörper studierte. Er konnte dabei auf frühere Arbeiten von Jerne aufbauen: eine experimentelle Methode (Plaquetechnik) zum Erkennen und Isolieren von einzelnen Immunzellen. Köhler hatte die kühne Idee, eine antikörperproduzierende „unsterbliche" Tumorzelle (Myelomzelle) der Maus mit einer genetisch gleichartigen Zelle zu verschmelzen, die einen spezifischen Antikörper produzierte, d. h. eine Hybridzelle herzustellen. Die durch diese Fusion entstandenen Hybridzellen verfügten über die Eigenschaft des unbegrenzten Wachstums und gleichzeitig über die Fähigkeit, spezifische Antikörper zu produzieren. Die bei der Teilung entstehenden Tochterzellreihen oder Klone sind genetisch völlig identisch mit der Mutterzelle, also monoklonal.[7] Aus 1000 oder 10 000 hergestellten Klonen von Hybridzellen wird durch sorgfältige Prüfung und Selektion der Antikörper (nach Empfindlichkeit, Spezifität, Erkennung einer bestimmten Teilstruktur des Antigens) der am besten geeignete Klon ausgewählt und in Massenkultur oder im Aszites (Flüssigkeitsansammlung in der freien Bauchhöhle) von Versuchstieren weitergezüchtet. Dagegen mussten die bis dahin in Fremdorganismen erzeugten polyklonalen Antikörper am Ende der gesamten teuren und aufwändigen Prozedur gereinigt und selektiert werden, soweit dies durch Chromatographie oder Absorption, z. B. mit kreuzreagierenden Antigenen, überhaupt möglich war.

In der Pressemitteilung zur Nobelpreisverleihung 1984 an Jerne, Köhler und Milstein hieß es:

„Sie haben uns ganz neue Bereiche der theoretischen und angewandten biomedizinischen Forschung eröffnet und ermöglichen präzise Diagnosen und Behandlungsmethoden von Krankheiten."

Die hervorragende Spezifität und Stabilität sowie die Reproduzierbarkeit ihrer Erzeugung und die Aussparung aufwändiger Reinigungsschritte haben

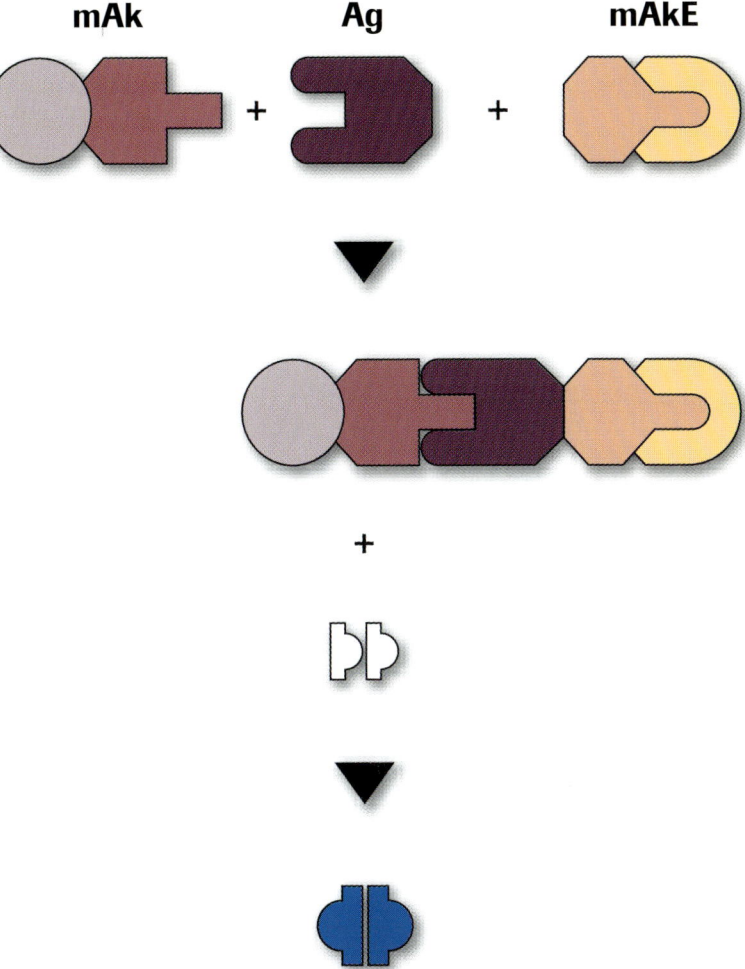

*So funktioniert ein Sandwich-Enzymimmunoassay mit monoklonalen Antikörpern: Der erste Schritt ist eine immunologische Reaktion. Das **A**ntigen (Ag) in der Serum- oder Plasmaprobe bindet sich an **m**onoklonale **A**nti**k**örper (mAk), angeheftet auf einer Kunststoffoberfläche. Ein frei beweglicher **m**onoklonaler **A**nti**k**örper, an den ein **E**nzym gebunden wurde (mAkE), bindet an einer anderen Stelle des Antigens. Es bildet sich ein mAk-Ag-mAkE-Sandwich-Komplex. In einer zweiten, enzymatischen Reaktion setzt nur das auf diese Weise in einem Komplex gebundene Enzym einen nun zur Lösung zugesetzten Farbstoff um. Die Farbintensität kann fotometrisch gemessen werden. Die Änderung der Farbintensität ist proportional zum nachzuweisenden Antigen.*

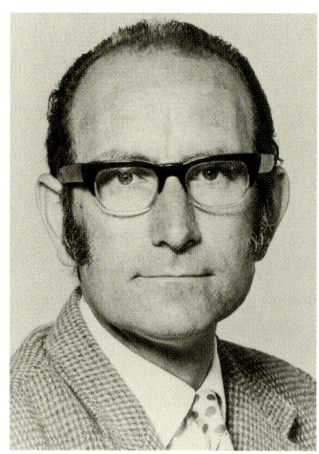

César Milstein *(1927–2002) wurde in Argentinien als Sohn russischer Einwanderer geboren und ging an das Medical Research Council Laboratory of Molecular Biology in Cambridge nach England. Sein Freund und Mentor wurde Frederick Sanger (geb. 1918), der die Aminosäuresequenz des Insulins aufgeklärt und dafür 1958 den Nobelpreis bekommen hatte. Sanger machte ihn auf die Immunologie aufmerksam. Als Köhler 1974 in Cambridge ankam, untersuchte Milstein gerade die Frage, ob gemischte Antikörper entstehen, wenn man zwei antikörperproduzierende Tumorzellen (Myelomzellen) fusioniert. Köhler suchte nach Tumorzellen, die Antikörper mit einer Bindung für ein ihm bekanntes Antigen produzierten. Bei der großen Vielfalt der Antikörper eine Suche nach einer Stecknadel im Heuhaufen. Eines Nachts kam Köhler auf die Idee, eine antikörperproduzierende Tumormyelomzelle mit einer normalen antikörperproduzierenden Zelle, einem Lymphozyten, der zudem Antikörper gegen ein von ihm gewähltes Antigen bildete, zu fusionieren. Eine eigentlich verrückte Idee, denn es existierte die Lehrmeinung, dass bei Fusion zweier verschiedener Zelllinien die Antikörperproduktion unterdrückt wird oder verloren geht.[22] Es funktionierte und die Frage, wie sich monoklonale Antikörper produzieren lassen, war gelöst.*

zum Ersatz vieler polyklonaler Antikörper durch monoklonale Antikörper in den Immunoassays geführt.[8]

Da man monoklonale Antikörper für Reaktionen mit speziellen Molekülteilen, den Epitopen des Antigens, auswählen kann, wurden nun Tests für strukturell eng verwandte Proteine und Hormone möglich. Monoklonale Antikörper werden sogar therapeutisch eingesetzt, z. B. zur Krebsbekämpfung.

Enzymimmunoassays

Die Verwendung von radioaktiven Isotopen war und ist nicht in allen Laboratorien und Ländern möglich. Strahlenschutzbedingungen, kostspielige Apparaturen und Entsorgungsmaßnahmen sowie kurze Abklingzeiten der Radioisotope sind zu berücksichtigen. Deshalb suchte man nach anderen Markern

(Tracer), die sich leicht und ohne Änderung der immunogenen Strukturen an den Antikörper ankoppeln lassen.

1971 berichteten Eva Engvall und Peter Perlmann aus Schweden sowie Bauke Klaas van Weemen und Antonius H. W. M. Schuurs aus Holland über ein neues Testprinzip, das wie der Radioimmunoassay auf der immunologischen Reaktion zwischen Antigen und Antikörper basiert, bei dem aber die radioaktive Markierung des Antikörpers durch eine Markierung mit einem Enzym ersetzt wurde.[9, 10] Das heute am häufigsten angewendete Testverfahren dieser Art ist der ELISA (engl.: **e**nzyme-**l**inked **i**mmuno**s**orbent **a**ssay), bei dem als Trenn- und Fixierungsmittel eine feste Phase (Röhrchen, Mikrotiterplatte) genutzt wird. Als Enzyme werden meist Meerrettichperoxidase, alkalische Phosphatase oder Glukose-6-phosphat-Dehydrogenase zur Markierung eingesetzt. Die Menge des gebundenen Enzyms wird nach Zugabe der Substrate Wasserstoffperoxid oder Phosphorsäureester als enzymatische Aktivität mit Fotometern, Fluorimetern oder elektrochemischen Sensoren gemessen. Ein Vorteil der Enzymimmunoassays war und ist, dass die im Labor vorhandenen Geräte und Technologien der Enzymaktivitätsmessungen direkt übernommen und besonders auch in die Laborautomatisierung eingegliedert werden können.

Fluoreszenz- und Lumineszenzimmunoassays

Als Marker können, oft mit höherer Empfindlichkeit, auch Stoffe verwendet werden, die nach Anregung Fluoreszenz- oder Lumineszenzlicht abstrahlen. Der Einbau von Ionen der seltenen Erdmetalle wie Europium oder Samarium in chemische Komplexe bietet den Vorteil, dass die längeren Abklingzeiten die Messung der Fluoreszenz erlauben, wenn die Störeinflüsse fluoreszierender organischer Moleküle (z. B. Proteine) schon abgeklungen sind. Durch diese zeitaufgelösten Fluoreszenzimmunoassays und andere raffinierte Versuchsprotokolle wurde die Empfindlichkeit weiter gesteigert und die Nachweisgrenze herabgesetzt. Dadurch wurde die Bestimmung extrem niedriger Konzentrationen möglich, wie z. B. der Nachweis von Hormonen im Speichel oder von Zytokinen und Wachstumsfaktoren im Serum.

Zellgebundene Antigene

Man lernte auch, Antigene an lebenden Zellen mit monoklonalen Antikörpern, die mit Fluoreszenzfarbstoffen markiert waren, nachzuweisen. Für fixierte Zellen sind außerdem Markierungen mit Enzymen oder Streptavidin-Biotin möglich. Weit mehr als 140 unterschiedliche Antigene und Adhäsionsmoleküle wurden bisher mit monoklonalen Antikörpern auf Oberflächen von weißen Blutkörperchen (Leukozyten), Blutplättchen (Thrombozyten) und besonders Lymphozyten identifiziert und als „**c**luster of **d**ifferentiation" (CD) durchnummeriert. Die präzise Analyse und Differenzierung von Molekülen auf der Oberfläche von B-Lymphozyten, T-Helferzellen, T-Suppressorzellen oder natürlichen Killerzellen mittels solcher fluoreszenzmarkierter Antikörper und der Durchflusszytometrie werden zur Diagnostik zahlreicher Krankheiten wie z. B. Aids, Morbus Bechterew, Sepsis, Lymphom- oder Thrombozytenerkrankungen eingesetzt.

In der mikrobiologischen und virologischen Diagnostik wurden zahlreiche indirekte Antigen-Antikörper-Nachweise, wie der Latex- und Hämagglutinationstest oder die Komplementbindungsreaktion, durch direkte oder indirekte Immunfluoreszenztests, Immunoassays und Immunoblots abgelöst oder ergänzt.

Immunoassays ohne Tracer

Ende der 1960er Jahre wurden Methoden zur direkten Messung der in Lösung befindlichen Antigen-Antikörper-Komplexe entwickelt. Bei der Immunturbidimetrie wird z. B. die Trübungsänderung kinetisch (Messung der Veränderung in Abhängigkeit von der Zeit) oder nach einer festgelegten Zeit fotometrisch nachgewiesen.[11] Bei der Nephelometrie wird Laserlicht verwendet und das Streulicht mittels Fotodetektor ausgewertet.[12] Beide Methoden eignen sich zur schnellen und reproduzierbaren Bestimmung von Gerinnungsfaktoren, Apolipoproteinen und Medikamenten sowie von Serum- und Urinproteinen.

Heterogene Immunoassays

Die bisher vorgestellten Immunoassays erforderten eine Trennung der Antigen-Antikörper-Komplexe von den ungebundenen Antigenen oder Antikörpern. In den ersten Jahren hat man bekannte physikochemische Trennverfahren eingesetzt: Niederschlagsbildung mit organischen oder anorganischen Fällungsmitteln bzw. Zugabe eines Antikörpers gegen den verwendeten Antikörper, Elektrophorese, Chromatographie, Absorption des freien Antigens und viele andere aufwändige manuelle Techniken. Die Auswege waren Zweiseiten-Bindungstests, sog. Sandwichassays. Bei großen Molekülen mit mindestens zwei verschiedenen Epitopen werden zwei un-

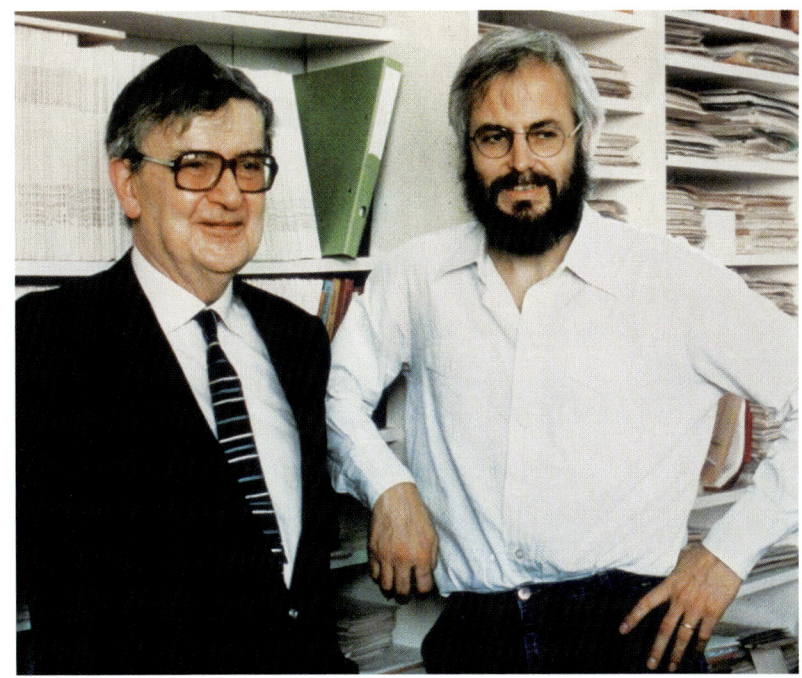

Niels Kai Jerne *(1911–1994), links, und* **Georges Jean Franz Köhler** *(1946–1995), rechts im Bild. Jerne fand seine Berufung relativ spät: Mit 28 Jahren begann er Medizin zu studieren. Mit 40 veröffentlichte er seine Dissertation, in der es um eine Antigen-Antikörper-Reaktion am Beispiel des Diphtherietoxins ging: Sie wurde zu einem Standardwerk der Immunologie. Während seiner Forschungen am California Institute of Technology in Pasadena (1954–1955) erarbeitete er eine Selektionstheorie zur Bildung von Antikörpern. Von 1956–1962 war er leitender Mitarbeiter der WHO und lehrte zudem an der Genfer Universität Biophysik. An der Abteilung für Mikrobiologie der Universität Pittsburgh (bis 1966) entwickelte er zusammen mit Albert Nordin einen einfachen, sichtbaren und quantitativen Nachweis einzelner Zellen, die Antikörper gegen ein bestimmtes Antigen produzieren. Der Jerne-Plaque-Test wurde zur Grundlage der zellulären Immunologie. Jerne war dann drei Jahre Direktor des Paul-Ehrlich-Instituts, verbunden mit einer Professur für Experimentelle Therapie in Frankfurt am Main. Das von Roche getragene Basler Institut für Immunologie baute er in den Jahren 1969–1980 zu einem internationalen Zentrum immunologischer Forschung aus. In seiner Basler Zeit entwickelte er viele neue Hypothesen, u. a. die des immunologischen Netzwerks, nach der eine Kaskade von stimulierenden und hemmenden Immunzellen das Abwehrsystem im Gleichgewicht halten sollte.[20] Köhler kam bereits 1971 an das Basler Institut, wo er seine Doktorarbeit anfertigte. 1974 ging er nach Cambridge und traf dort Milstein. Am 7. 8. 1975 erschien die epochemachende Arbeit über Hybridome, in der Köhler und Milstein zeigten, wie sich monoklonale Antikörper produzieren lassen. Köhler soll wiederholt darauf hingewiesen haben, dass es gefährlich sei, Gelder für die Grundlagenforschung allein im Hinblick auf eine sofortige praktische Anwendung der Ergebnisse zu vergeben. Von ihm sollen die Worte stammen: „Ich bin nicht gewillt, eine Methode so auszufeilen, dass sie anwendbar wird. Mich interessiert, dass die Methode an sich funktioniert, dann wende ich mich anderen Dingen zu."[21] Von 1985 bis zu seinem frühen Tod war er Direktor des Max-Planck-Instituts für Immunbiologie in Freiburg im Breisgau.*

Nachweisgrenzen der Immunoassays

Marker	Mindestmenge [Mol]
^{125}I (RIA)	10^{-18}
Enzym (Fotometrie)	10^{-15} bis 10^{-16}
Fluoreszenzfarbstoff	10^{-15} bis 10^{-17}
seltene Erden-Komplexe	
zeitverzögerte Fluoreszenz	10^{-18} bis 10^{-20}
Lumineszenz	10^{-18} bis 10^{-20}

10^{-15}: femtomol   1 Mol enthält $6{,}0235 \times 10^{23}$ Moleküle
10^{-18}: attamol
10^{-21}: zeptomol

terschiedliche Antikörper eingesetzt, die das Antigen einschließen.[13]

Dies hat auch noch einen anderen analytischen Hintergrund. Das Ziel bei der Entwicklung von Immunoassays ist die Detektion nur eines definierten Moleküls ohne Verfälschung der Messergebnisse durch teilweise Miterfassung von anderen Mitgliedern der Proteinfamilie bzw. von Umbau- oder Abbauprodukten. Dies lässt sich dadurch umgehen, dass man zwei monoklonale oder je einen monoklonalen und einen polyklonalen Antikörper (markiert und unmarkiert) einsetzt, die an verschiedenen charakteristischen Epitopen des nachzuweisenden Moleküls angreifen. So besitzen z. B. die Hypophysenhormone luteinisierendes Hormon (LH) und Follikel stimulierendes Hormon (FSH), welche auf die Ovarien einwirken, das TSH sowie das in der Plazenta produzierte Schwangerschaftshormon humanes Choriongonadotropin (hCG) alle eine identische α-Peptidkette. Nur in einem Viertel der zweiten β-Peptidkette sind sie unterschiedlich. Genau in diesen verschiedenen Bereichen muss also mindestens ein monoklonaler Antikörper ankoppeln, will man die Hormone voneinander unterscheiden. Das Gleiche gilt, wenn man die nachzuweisenden Hormone von Vorläufermolekülen, sog. Prohormonen und deren Spaltprodukten, oder von Abbauprodukten infolge Eiweißspaltung in Leber, Niere oder Plasma abgrenzen möchte. Da die Abbauprodukte sich oft im Blut im Vergleich zum intakten Molekül anreichern, muss die Kreuzreaktivität der Bestimmungsassays praktisch auf Null herabgedrückt werden. Unter Kreuzreaktivität versteht man die Reaktion eines Antikörpers mit einem Anti-

gen, das verschieden von demjenigen ist, welches die Bildung des Antikörpers verursacht hat. Je geringer die Kreuzreaktivität ist, umso größer ist die analytische Spezifität.

Bei den Festphasenimmunoassays erfolgt die Anbindung eines Antikörpers an eine feste Oberfläche aus Kunststoff (Röhrchen, Mikrotiterplatten) durch chemische oder physikalische Kräfte. Die weitere Formatierung kann wie beim Sandwichassay erfolgen. Ein universell anwendbares, überaus stabiles Kopplungselement ist ein System aus Biotin (zu den Vitaminen gehörig) und Avidin oder Streptavidin (gewissermaßen Antivitamine). Die beiden Elemente können an die Antikörper, an die Festplatte oder an das Enzym geknüpft werden und ermöglichen somit zahlreiche Kombinationen.

Homogene Enzymimmunoassays

Die Einsparung des Trennschrittes von gebundenem und freiem Tracer ist nur dann möglich, wenn das Signal des Tracers (Signalgebers) durch die Bindung an den Antikörper verändert wird.[14] Bei der EMIT (engl.: **e**nzyme-**m**ultiplied **i**mmunoassay **t**echnique) wird die Aktivität des mit dem Antigen verbundenen Enzyms infolge sterischer Behinderung durch den Antikörper vermindert. Die Zugabe des zu bestimmenden Antigens zur Probe neutralisiert teilweise den Antikörper und reaktiviert proportional das Enzym.[15] Die Nachweisgrenze liegt allerdings nur bei etwa 10^{-9} Mol pro Liter.

Arzneimittel- und Drogennachweise

Das Prinzip des CEDIA (engl.: **c**loned **e**nzyme **d**onor **i**mmunoassay) ist die Bildung des aktiven Enzymmoleküls der β-Galaktosidase aus den molekulargenetisch hergestellten Teilen eines Enzymdonors, verknüpft mit dem Antigen, und dem größeren Fragment, Enzymakzeptor genannt. Der im Überschuss zugegebene Antikörper reagiert zunächst mit dem Antigen der Probe, der verbleibende freie Anteil des Antikörpers reagiert mit dem antigengekoppelten Enzymdonor. Nur der freibleibende Enzymdonor vereinigt sich nun mit dem Enzymakzeptor zum vollständigen Enzym, dessen Aktivität direkt proportional der Antigenkonzentration ist. Die CEDIA-Technik ist der empfindlichste (10^{-11} Mol pro Liter) homogene EIA mit einer linearen Kalibrationskurve und ist sehr gut geeignet für die Bestimmung von Arzneimitteln und Drogen.[16]

Für die gleichen Anwendungsgebiete wird der kompetitive Fluoreszenz-Polarisationsimmunoassay in großem Umfang genutzt. Gemessen wird hier die Änderung des Winkels der polarisierten Fluoreszenzstrahlung nach der Bindung an den Antikörper.[17]

Immunoassays ermöglichen patientennahes Testen

Der patientennahe und schnelle Nachweis von Stoffwechselprodukten, toxischen Substanzen und Drogen wird von Notärzten, ausgewählten Fachärzten und zunehmend auch von geschulten Patientengruppen gefordert. Bereits 1986 wurde ein frei verkäuflicher Schwangerschaftstest mit einem monoklonalen Antikörper gegen das in der Plazenta produzierte hCG als Fänger auf einer Nylonmembran entwickelt.[18]

Bei den heutigen Tests konkurrieren antigenhaltige Probe und enzymmarkiertes Antigen um die begrenzte Menge des auf Zellulose-Azetatfolie immobilisierten Antikörpers. Der ungebundene Anteil des enzymmarkierten Antigens diffundiert aus der Reaktionszone heraus und reagiert mit dem Enzymsubstrat. Eine andere Strategie wird beispielsweise beim kardialen Troponin zum Nachweis eines Herzinfarkts verfolgt. In der Blutprobe werden zwei monoklonale Antikörper gelöst, von denen einer mit kolloidalem Gold markiert und der andere an Biotin gebunden (biotinyliert) ist. Nach Abtrennen der zellulären Bestandteile wird der biotinylierte Antikörper in einer vorgegebenen Linie festgehalten und bildet mit dem vorhandenen Troponin T einen Sandwichkomplex, der als roter Goldstrich sichtbar gemacht wird. Die überschüssigen Antikörper binden an der Kontrolllinie. Es erscheint ein zweiter Signalstrich, der die korrekte Reaktion des Tests als Kontrolle anzeigt.

Weitere sog. Point-of-Care-Tests sind die Nachweise für eine erhöhte Eiweißausscheidung im Urin, z. B. zur Früherkennung einer diabetischen Nierenschädigung, von Myoglobin zur Herzinfarktdiagnostik, des D-Dimers zur Thrombose- bzw. Fibrinolyse-

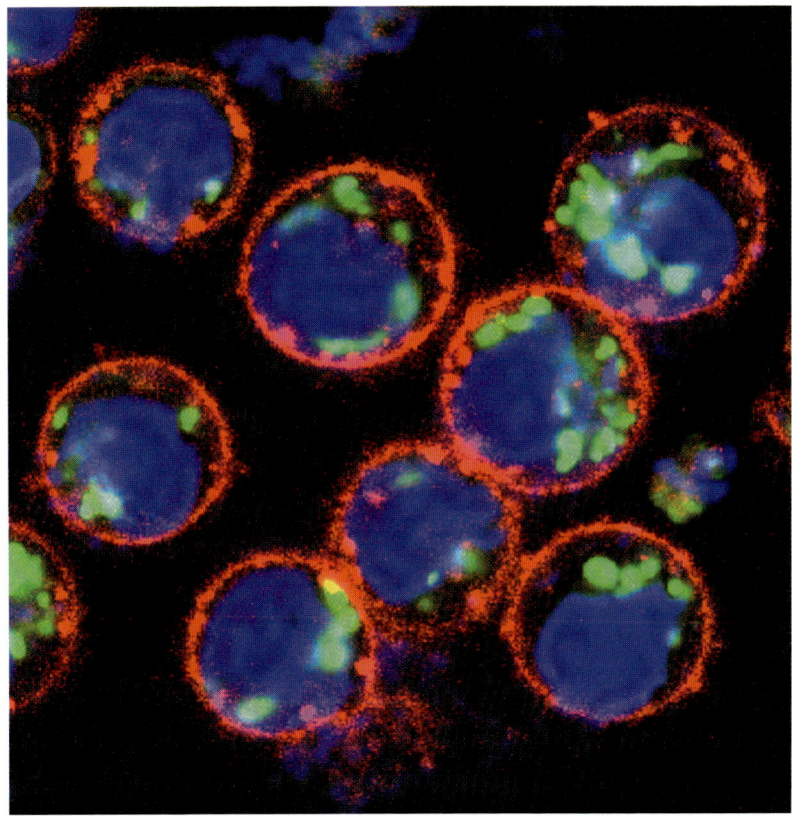

Bilder von lebenden humanen T-Lymphozyten, erhalten mit konfokaler Mikroskopie. Die Zelloberflächenantigene CD3 der Lymphozyten wurden mit direkt fluoreszenzgekoppelten Antikörpern rot markiert. Mitochondrien wurden mit einem Vitalmarker grün und die Zellkerne mit einem spezifischen Marker für Desoxyribonukleinsäure blau markiert.

Diagnostik sowie der Nachweis von Antikörpern gegen Viren, Drogen und Suchtmittel.

Der Ausbau spezifischer Tests auf immunologischer Basis wird schnell voranschreiten, wodurch die Versorgung von Patienten mit akuten und chronischen Herzerkrankungen, Lungenembolie, Gerinnungsstörungen und Vergiftungen unter Notfallbedingungen bzw. in der Arztpraxis verbessert werden kann.

Dieter J. Vonderschmitt, Rita Roth,
Leo Schwerzmann und Thomas Caratsch

Die Automatisierung auf dem Vormarsch

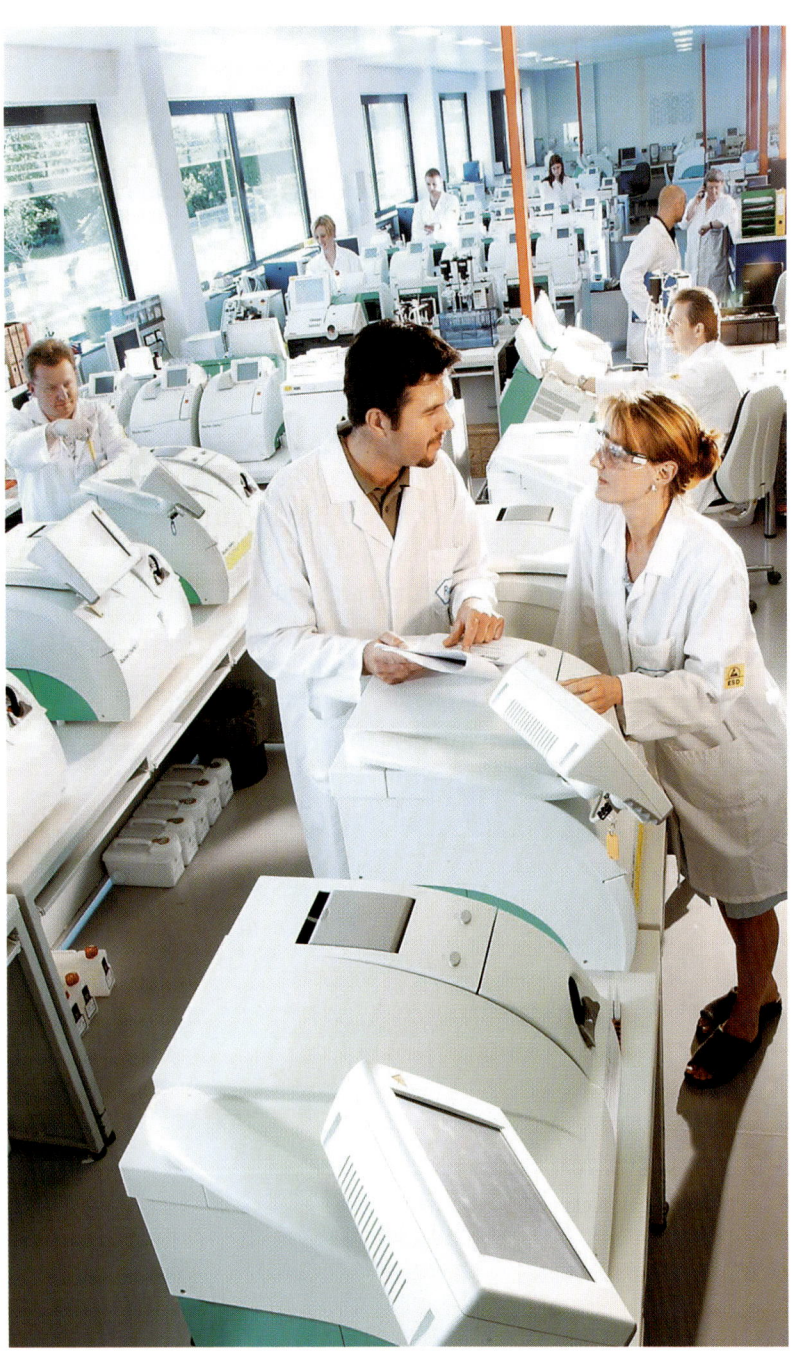

Die Wichtigkeit der Labormedizin, besonders der Klinischen Chemie, zur Diagnose und Therapiebeurteilung ist nach dem Zweiten Weltkrieg enorm gewachsen. Die Anzahl Tests und die Größe des Testspektrums haben zwischen 1950 und 1970 exponentiell zugenommen. Erst nach 1970 machte sich eine gewisse Konsolidierung bemerkbar. Dies hat zwei Gründe: Zum einen hat das medizinische Wissen im Bereich des Stoffwechsels enorm zugenommen und zum anderen hat es die einsetzende Automation ermöglicht, praktisch alle Wünsche der Mediziner hinsichtlich einer schnelleren, billigeren und besseren Analytik zu erfüllen. Automatisierung ist jedoch keineswegs nur ein Mittel zur Rationalisierung des klinischen Laboratoriums. Sie ist vor allem in Bezug auf Präzision und Richtigkeit, aber auch auf Fehlerhäufigkeit, den manuellen Methoden eindeutig überlegen.

Mechanisierung, Automation, Robotik

Die quantitative Bestimmung chemischer Verbindungen im Blut ist auch heute keine triviale Aufgabe. Eine unbehandelte Blutprobe lässt sich in der Regel nicht direkt analysieren. Sie enthält korpuskuläre Anteile, die zuerst entfernt werden müssen. Aber selbst das Blutplasma oder -serum ist einer wässrigen Lösung nicht gleichzusetzen, weshalb bereits die Probennahme aus der viskösen Flüssigkeit besondere Anforderungen stellt. Die ersten quantitativen Analysen waren deshalb geprägt durch relativ große Volumina an Probenmaterial im Milliliterbereich und durch aufwändige Probenvorbereitung, Fällungsreaktionen, Wägungen oder Titrationen. Erst mit dem Aufkommen der ersten Fotometer und der Einführung von Farbreaktionen wurden die Messungen vereinfacht.

Der Ablauf einer typischen Analyse mit fotometrischer Messung war durch folgende hintereinander gereihte Arbeitsschritte gekennzeichnet: Zentrifugieren des Probenröhrchens; Abgießen von Plasma oder Serum, Pipettieren eines genauen Probenvolumens daraus, Zufügen eines genau abgemessenen Volumens einer Fällungslösung zur Enfernung von Eiweiß (Enteiweißung), Zentrifugation, erneutes Abpipettieren eines genauen Volumens, Hinzufügen eines bestimmten Reagenzvolumens, Mischen und Inkubieren, Umgießen in eine Messküvette, Ablesen der (analog) angezeigten Extinktion, Berechnen oder grafische Bestimmung der Konzentration. Selbstverständlich musste die Methode mit einer geeigneten Standardlösung geeicht werden.

Die Vorstellung, dass ein Dutzend oder mehr Proben auf diese Art analysiert werden mussten, wobei wir hier nur von der Bestimmung eines einzigen Parameters pro Probe sprechen, zeigt sofort, dass eine Mechanisierung dieser Aufgaben höchst erwünscht und willkommen war. Dabei bedeutet Mechanisierung[1,2] die Umsetzung einzelner oder aller Analysenschritte durch mit Motoren betriebene mechanische Elemente. Zu Beginn der Mechanisierung war das nur für einen Teil der Arbeitsschritte, für die Pipettierung der enteiweißten Probe bis zur Analogaufzeichnung der Resultate, möglich und auch das nur für einen einzelnen Parameter pro Gerät. Im Laboratorium der frühen 1960er Jahre sah man deshalb vor allem Pipettierhilfen und spezielle Geräte für die Bestimmung beispielsweise von Blutzucker, Eiweiß oder Kreatinin.

Der wesentliche Schritt von der bloßen Mechanisierung hin zur Automation ist das Erkennen von Ereignissen mit entsprechender Antwort des mechanischen Systems, also z. B. „es ist keine Probe vorhanden" – „Probenpipettierung anhalten und Signalton auslösen". Dies bedingt den Einsatz von Sensoren und Regelgliedern.

Roboter sind frei programmierbare Automaten.[3] Ein typischer Pipettierroboter kann etwa für beliebige Arten von Primärgefäßen programmiert sein und Reagens und Probe in beliebige Arten von Sekundärgefäßen, z. B. Mikrotiterplatten, pipettieren. Andere Roboter sind für das Beschicken von Zentrifugen oder die Probenvorbereitung programmiert.[4] Die Übergänge zwischen Mechanisierung, Automation und Robotik sind fließend.

Wandernde Luftblasen

Der erste brauchbare „Automat" entstammt einer von Leonard Tucker Skeggs (1918–2002) im Jahre 1957 erstmals publizierten Arbeit.[5] Die daraus entstandenen „AutoAnalyzer" der Firma Technicon hatten großen Erfolg und blieben bis in die 1980er Jahre die meistverwendeten Analysatoren. Das Geniale an Skeggs Idee war wohl, dass er gar nicht versuchte, die Arbeitsweise eines Laboranten in einem mechanischen System abzubilden. Alle analytischen Schritte passieren in einem Flüssigkeitsstrom, in welchem Probe, Verdünnungspuffer und Reagenzien gemischt werden. Probe, Verdünnungspuffer und Reagenzien werden je über einen Schlauch durch eine peristaltische Pumpe, eine Proportionierungspumpe, gefördert und die Mischung in Mischspiralen gemischt. Diese ganze Anordnung funktioniert jedoch nur, wenn der nicht laminare Flüssigkeitsstrom durch Luftblasen segmentiert wird. Auf diese Weise wird die Dispersion der Probe über eine längere Strecke eingeschränkt. Die Volumina der verschiedenen Komponenten werden durch verschiedene Durchmesser von Tygonschläuchen bestimmt. Die Zahl der möglichen Reagenzien und die Art der verschiedenen Operationen sind praktisch unbeschränkt. Der weltweite Erfolg der AutoAnalyzer ist nicht zuletzt dem Umstand zu verdanken, dass eine ganze Armee von findigen Leuten Hunderte von neuen Applikationen und Prozessen fand, welche mit diesen einfachen Geräten zu verwirklichen waren. Die Enteiweißung z. B. lässt sich im Flusssystem auf einfache Weise durch kontinuierliche Dialyse bewerkstelligen. Die Anwendungen reichten schließlich von Extraktionen und Rückextraktionen bis zu mit Enzymen beschichteten Spiralen, mit deren Hilfe enzymatische Substratbestimmungen auf einfache Weise ausgeführt werden konnten.[6] Unmittelbar vor der Durchflussküvette, die der fotometrischen Bestimmung diente, wurden die Luftblasen entfernt.

Eine neue Analytik

Skeggs hat mit seiner Analysenmethode einen völlig neuen Weg beschritten. Die klassischen Analytiker waren dem System gegenüber sehr skeptisch eingestellt. Wie sollte es auch möglich sein, mit Schlauchquetschpumpen richtige und präzise Resultate zu erhalten? An kritischen und sarkastischen Bemerkungen in der Literatur hat es nicht gefehlt.[7] Bei genauerem Hinsehen und mit wissenschaftlicher Objektivität lässt sich jedoch feststellen, dass man mit einer Schlauchpumpe zwar nicht ein genau dosiertes Volumen pro Zeiteinheit fördern kann, dass aber die geförderte Menge erstaunlich konstant bleibt und deshalb die Präzision gewährleistet ist. Es lassen sich deshalb mit dem System keine Absolutmessungen machen und die Resultate sind auf

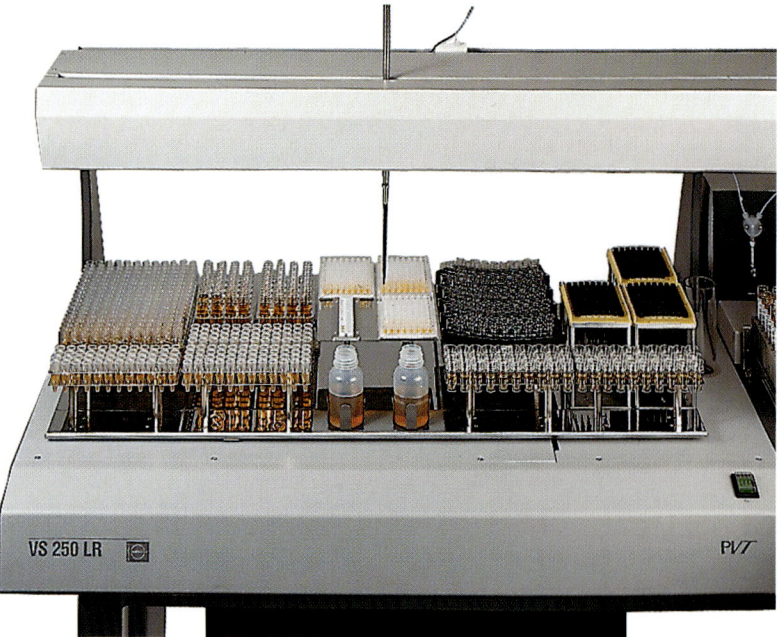

Pipettor für die Probenverteilung.

Konzentrationen einer Standardlösung bezogen. Das aber war in der Analytik nicht neu. Auch andere Geräte müssen anhand von Standardlösungen geeicht werden. Die Diskussion drehte sich hauptsächlich um die Messung von Enzymaktivitäten, bei welchen im AutoAnalyzer für die Eichung Standardenzymlösungen verwendet werden mussten. Die Puristen beharrten darauf, dass eine Messung mit Hilfe der bekannten molaren Absorbanz von Substraten oder Co-Substraten[8] möglich sein müsse. Der AutoAnalyzer wies aber gegenüber anderen mechanischen Instrumenten eine ganze Reihe von Vorteilen auf, welche ihn schließlich zum beliebtesten Instrument seiner Zeit machten.[9, 10] Ein erster großer Vorteil war, dass das System nur zwei mechanisch bewegliche Teile aufwies, nämlich den Probennehmer und die peristaltische Pumpe. Die Mechanik dieser Teile war zudem sehr einfach und unanfällig. Alle anderen Bewegungen ließen sich durch Fluss und die Dynamik der luftsegmentierten Lösungen auf beeindruckende Weise bewerkstelligen. Ein zweiter Vorteil bestand darin, dass die Lösung nur in einer Richtung bewegt wurde. Alle modernen Systeme verwenden ohne Ausnahme Pipettoren, welche die Probe ansaugen und anschließend in das Reaktionsgefäß ausstoßen. Befindet sich beim Ansaugprozess ein Gerinnsel vor der Öffnung der Pipette, so kann es zu einer Verstopfung kommen, mit dem Resultat, dass nicht das vorgesehene Volumen in das Reaktionsgefäß gelangt. Bei modernen Geräten wird ein großer Aufwand betrieben, um solche Gerinnsel zu entdecken. Die Sicherheit konnte dadurch erheblich gesteigert werden. Fehler können aber immer

noch auftreten. Im Flusssystem hingegen lässt sich eine Verstopfung oder partielle Verstopfung an den erhaltenen Signalen eindeutig feststellen und der Fehler kann behoben werden.

Nachteilig beim System der AutoAnalyzer war vor allem der große Reagenzienkonsum. Auch bei den neueren AutoAnalyzer-Systemen, bei welchen eine Miniaturisierung angestrebt wurde, war der Reagenzienkonsum immer noch größer als bei den sog. diskreten Systemen.

Profile

Die eben geschilderte Analytik bezog sich auf die Bestimmung eines einzelnen Parameters. Es war jedoch ein Einfaches, das System auszuweiten. Der Fluss der segmentierten und mit Puffern verdünnten Probe lässt sich leicht aufteilen. Im derart aufgeteilten Probenfluss können vier, sechs oder mehr Parameter analysiert werden. Dazu waren in der Anfangszeit Mehrkanalschreiber notwendig, um die entstandenen Kurven aufzuzeichnen. Erst als in den 1970er Jahren die ersten einfachen Prozessoren zu erschwinglichen Preisen erhältlich waren, war auch eine Digitalisierung der Signale mit entsprechender Auswertung möglich. Die Bestimmung von vier oder sechs Parametern schien durchaus sinnvoll, stellen doch die Kliniker – z. B. bei einem Verdacht auf eine Lebererkrankung – immer dasselbe Anforderungsprofil an zu untersuchende Parameter: Bilirubin, alkalische Phosphatase und die beiden Transaminasen. Daraus ergaben sich verschiedene Profile, die heute noch als Blockanalysen von den meisten Laboratorien angeboten werden.

Der SMAC

Das letzte Modell, welches luftsegmentierte Technik für größere Analysenaufkommen verwendete, wurde SMAC getauft (engl.: **s**equential **m**ultiple **a**nalysis **c**omputerized). Der SMAC war in der Lage, aus ca. einem halben Milliliter einer einzigen Probe 20 Parameter gleichzeitig zu bestimmen. Die Probenfrequenz von zwei Proben pro Minute war für die damalige Zeit revolutionär, konnte doch das Gerät pro Stunde über 2000 Resultate liefern. Statt der bisher verwendeten Flammenfotometer zur Bestimmung von Natrium und Kalium wurden erstmals ionenselektive Elektroden eingesetzt, welche sich für ein Flusssystem besonders gut eigneten. Dennoch löste diese Art der Analytik heftige Diskussionen aus[11] und musste schließlich aufgegeben werden. Die Problematik bestand darin, dass von jeder Probe, d. h. für jeden Patienten, 20 Resultate entstanden, ob gefragt oder nicht. War für eine klinische Fragestellung nur die Bestimmung der Glukose nötig, so erhielt der Arzt dennoch die 20 Resultate. War eines der nicht angeforderten 19 Resultate abnorm, konnte dieses Resultat zu unnötigen Untersuchungen führen. So bedeutet z. B. ein erniedrigter Serumeisenspiegel nicht per se einen Eisenmangel, denn es gibt verschiedene Zustände, bei denen die Eisenkonzentration tief ist, ohne dass eine ärztliche Intervention nötig wäre. Eine Lösung hätte (und hat) darin bestanden, die nicht angeforderten Resultate einfach zu unterdrücken und nur das angeforderte Resultat weiterzugeben. Dies wiederum war ethisch nicht ganz zu verantworten, hat doch der Patient alle Analysen zu bezahlen, ob direkt oder indirekt, und deshalb ein Recht auf die Analysenergebnisse, besonders wenn sie stark pathologisch sind und zur Entdeckung einer nicht vermuteten Krankheit führen könnten. Auch das Mitliefern nur der pathologischen Resultate zum angeforderten Resultat war problematisch, da der Arzt jeweils nur die billigste Analyse hätte bestellen können in der Gewissheit, dass er ohnehin alle pathologischen Resultate erhält. Zudem wäre dann das Labor verpflichtet gewesen, immer alle Analysen durchzuführen, also auch wenn z. B. ein Analysenkanal nicht funktionierte, alle andern aber gute Resultate lieferten. Die Tatsache, dass der SMAC immer noch sehr viel Reagenzlösung verbrauchte und der Umstand, dass die ersten brauchbaren selektiven Analysatoren entstanden, führten schließlich in den frühen 1980er Jahren dazu, dass die luftsegmentierten AutoAnalyzer-Systeme verschwanden.

Profil-, Batch- und selektive Analysatoren

Obwohl auch heute noch gewisse Profile aus medizinischer Sicht sinnvoll sind, muss hier festgehalten werden, dass die oben beschriebenen Profile das Resultat einer bestimmten Technik waren, besonders, wenn sie eine große Anzahl von Parametern umfassten. Um diese Nachteile zu beheben, wurden bereits in den 1960er Jahren Batch-Analysatoren gebaut.[12] Bei diesen werden mehrere Proben (engl.: batch) praktisch gleichzeitig zur Bestimmung eines Parameters abgearbeitet, ähnlich, wie man es auch bei der manuellen Analyse tun würde. Pro Test muss also ein Batch von Proben zusammengestellt werden, welche mit diesem Test zu untersuchen sind. Man spricht deshalb auch von testorientierter Analytik. Anders bei den selektiven Geräten. Bei diesen wird eine Probe nach der anderen verarbeitet – was in der Regel dem Probenanfall in einem Spital entspricht –, unabhängig davon, wie viele Parameter zu bestimmen sind.[13] Selektive Analysatoren sind,

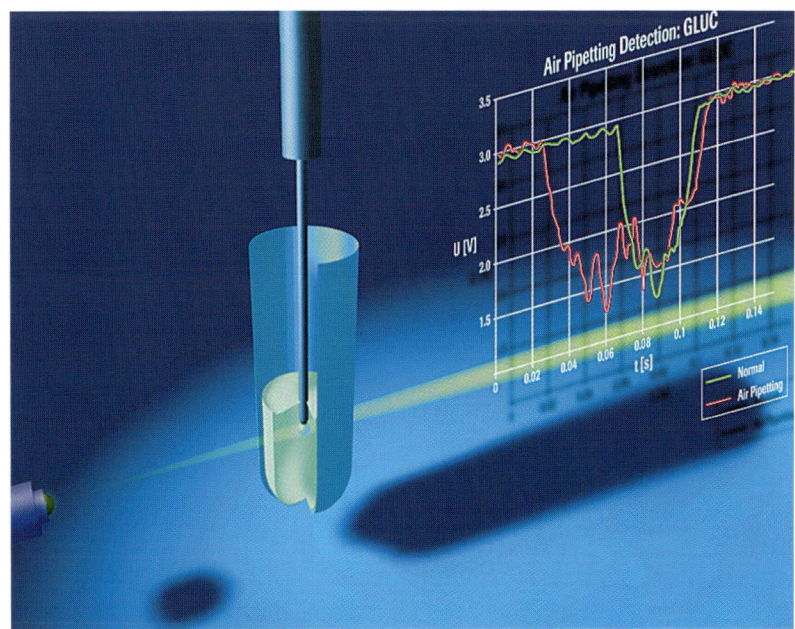

Der Cobas Integra 800 prüft die Pipettierung mittels Infrarot.

wie übrigens auch die Profilanalysatoren, probenorientiert. Heute werden fast ausschließlich selektive Analysatoren eingesetzt, wenn nicht spezielle Bedingungen vorliegen, wie z. B. Bestimmungen von enzymatischen und serologischen Parametern in einem Blutspendezentrum.

Batch-Analysatoren

Batch-Analytik ist nur dann ökonomisch zu vertreten, wenn auch Batches auftreten, d. h. wenn genügend Proben zusammenkommen, für welche ein bestimmter Test ausgeführt werden muss. In der Praxis bedeutete dies, dass aus allen Proben diejenigen ausgesucht werden mussten, welche z. B. auf Glukose zu untersuchen waren. Von diesen Proben galt es, ein Aliquot[14] zu pipettieren und dem Gerät zuzuführen. Nach Abarbeitung aller Proben konnte das Gerät in der Regel für einen nächsten Lauf mit einem andern Test gestartet werden. Die Resultate waren, solange noch keine Laborinformatik zur Verfügung stand, am Schluss zusammenzutragen und wieder den Proben zuzuordnen. Die Handhabung von Proben, Aliquots und Resultaten war nicht einfach, verlangte eine große Disziplin und gab nicht selten Anlass zu Verwechslungen.

Die ersten Zentrifugalanalysatoren

1969 wurde der erste Zentrifugalanalysator in einer wissenschaftlichen Publikation vorgestellt.[15] Er bestand aus einer Rotorscheibe, welche drei konzentrische Ringe von Vertiefungen aufwies, die der Aufnahme von Probe und Reagenzien dienten. Wurde die Rotorscheibe in eine Zentrifuge eingesetzt und zum Rotieren gebracht, so bewirkte die Zentrifugalkraft, dass die Reagenzien aus den Vertiefungen nach außen gedrängt wurden und dabei die Probe in die zuäußerst liegende Küvette spülten. In dieser wurde während der Rotation durch einen parallel zur Rotorachse geführten Lichtstrahl die Extinktion, d. h. die Lichtauslöschung, ermittelt. In der Folge entstanden verschiedene kommerzielle Systeme, welche dieses Prinzip anwandten. Diese Geräte konnten nur je eine Testsorte pro Lauf analysieren, was den großen Nachteil hatte, dass mit der Bestimmung z. B. von Glukose aus einer Probe, welche gerade nach Start des Analysenlaufs eintraf, bis zum nächsten Analysenlauf gewartet werden musste.

Batch-selektive Zentrifugalanalysatoren

Auch die von der damaligen Tegimenta AG, dem heutigen Roche Instrument Center, entwickelten Zentrifugalanalysatoren der Cobas-Serie (engl.: **co**mprehensive **b**io **a**nalytical **s**ystems) waren selektive Geräte, hatten aber immer noch den Nachteil, dass während des Laufs keine weiteren Proben eingegeben werden konnten. Gegenüber der ersten Generation von Zentrifugalanalysatoren waren aber wesentliche Fortschritte erzielt worden.[16] So wurde der Lichtstrahl nicht mehr parallel zur Rotorachse geführt, sondern in Richtung des Radius.[17] Dadurch wird die Messzelle longitudinal durchdrungen, mit dem Effekt, dass Ungenauigkeiten in der Dosierung der Reagenzien kompensiert werden und die Präzision nur noch von der richtigen Dosierung der Probe und der Konstanz des Küvettenquerschnitts abhängt. Die Rotoren im Cobas Fara waren als Einmalrotoren aus optisch einwandfreiem Plastikmaterial konzipiert, wurden aber von einigen Anwendern gewaschen und wieder verwendet. Die Flexibilität des Gerätes war für die damalige Zeit unübertroffen. Es waren nicht nur Absorptionsmessungen möglich. Auch fluorometrische, nepheleometrische Bestimmungen (Trübungsmessungen) sowie Messungen der Fluoreszenzpolarisation und des Streulichtes waren erhältlich, was eine Ausweitung auf eine große Palette von immunologischen Bestimmungen eröffnete. Zusätzlich zu den optischen Messungen war ein Modul für ionenselektive Elektroden zur Bestimmung von Kalium und Natrium integriert. Zentrifugalanalysatoren haben sich vor allem für kinetische Messungen bewährt, da der Reaktionsbeginn durch den Start der Zentrifugation eindeutig festgelegt war und der Verlauf der Kinetik durch die sehr kurzen Zeitintervalle von Messung zu Messung in großer Auflösung verfolgt werden konnte. Die Zahl der Anwendungen war außerordentlich groß[18], und viele Anwender bedauern auch heute noch, dass das Gerät nicht mehr produziert wird. Zu erwähnen sind in diesem Zusammenhang der sehr niedrige Reagenzverbrauch von weniger als 500 Mikrolitern und die kleinen Probenmengen von 5–50 Mikrolitern pro Messung. Trotz all dieser Vorteile darf man sich mit Recht fragen, weshalb es nötig sein soll, Reaktionsgemische herumzuschleudern, um sie zu analysieren.

Zentrifugation bleibt ein Batch-Verfahren

In der klinischen Chemie gibt es nur wenige Verfahren, bei welchen die Blutzellen nicht abgetrennt werden müssen. Aktivitätsmessungen im Vollblut sind zwar für wenige Elektrolyte mit ionenselektiven Elektroden praktikabel, eignen sich aber nicht für große Serien und für die Automation. In der Regel müssen deshalb alle Blutproben zentrifugiert werden. Dazu ist es nötig, die Zentrifuge von Hand oder mit einem Roboter zu beschicken, die Zentrifugation vorzunehmen, was in der Regel in etwa 10 Minuten geschieht, und die Zentrifuge wieder – manuell oder mit Roboter – zu entladen. Der ganze Prozess dauert etwa 15–20 Minuten. Deshalb ist es sinnvoll, mit der Beschickung der Zentrifuge zu warten, bis eine minimale Anzahl Proben angefallen ist. Wenn der Zentrifugenlauf einmal gestartet ist, müssen weitere Proben auf ihre Verarbeitung warten, bis der Prozess abgeschlossen ist. Dieses ganze Verfahren ist deshalb ein Batch-Prozess, der sich nicht umgehen lässt. Wenn in einem Kliniklabor fortlaufend Proben eintreffen, so lassen sich diese Proben nicht fortlaufend abarbeiten, weil der obligatorische Zentrifugationsschritt ein Batch-Verfahren ist. Dies erweist sich für eine vollautomatische und kontinuierliche Analytik als großes Hindernis und stellt eines der noch ungelösten Probleme der Vollautomatik bei der Laborarbeit dar.

Selektive Analysatoren

Selektive Analysatoren arbeiten probenorientiert. Sie heißen selektiv, weil sie aus jeder Probe, anders als bei den Profilen, nur diejenigen Tests ausführen, welche von der Klinik oder dem Arzt angefordert wurden. Die Abarbeitung der Proben geschieht mit Ausnahme der Notfallanalysen nach dem Fifo-Prinzip (engl.: **f**irst **i**n, **f**irst **o**ut), d. h., dass die Resultate der zuerst bearbeiteten Probe auch zuerst anfallen. Die Methodik der selektiven, kontinuierlichen Analysatoren hatte für die Organisation der Laboratorien weitreichende Auswirkungen. Ein kurzer Rückblick in das traditionelle klinische Laboratorium mag die Situation erläutern: Nach der Entgegennahme der Proben per Rohrpost, Bote, Post oder ande-

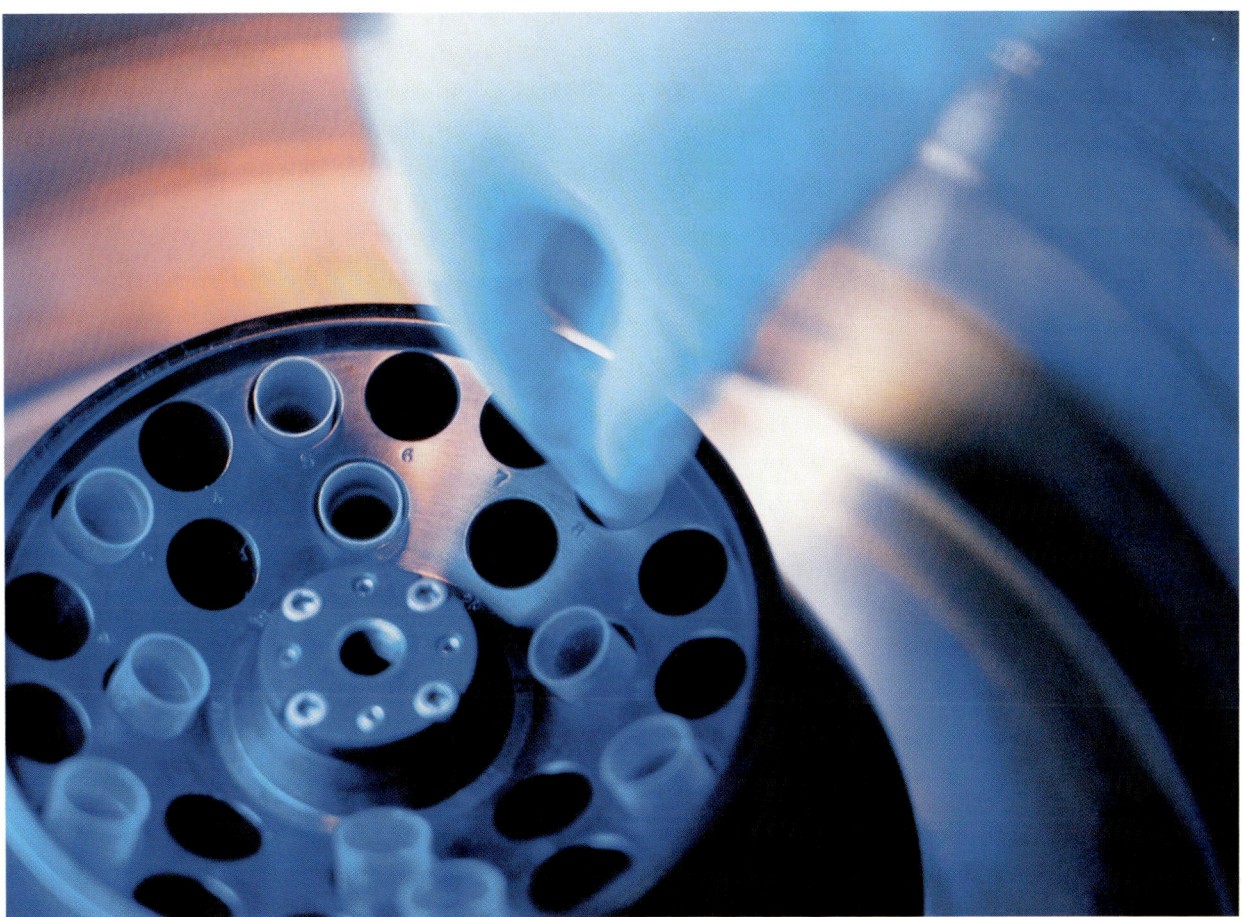

In der klinischen Chemie gibt es nur wenige Verfahren, bei welchen die Blutzellen nicht durch Zentrifugation abgetrennt werden.

rem Transportsystem werden diese registriert und die entsprechenden Aufträge eingelesen, sofern sie nicht schon in elektronischer Form vorliegen. Dann werden die Proben in der Reihenfolge ihrer Ankunft eingereiht und zentrifugiert. Die zentrifugierten Proben kommen nun auf die sog. Verteilstation. Auf dieser Verteilstation werden aus dem Serum oder Plasma der Proben Aliquots gebildet, pro Test, pro Profil oder pro Gerät. Die Tochtergefäße müssen ebenfalls identifiziert sein. Diese Arbeit ist komplex und verlangt sehr viel Konzentration. Sie war während langer Zeit der Flaschenhals des Laboratoriums und bildete eine gefährliche Quelle für Fehler. Wenn nun ein selektives Gerät eine sehr große Testpalette aufweist, wie das bei den heutigen Geräten der Fall ist, so kann in 90% aller Fälle ein einziges Gerät alle angeforderten Tests direkt aus dem Originalgefäß ausführen. Deshalb sind moderne Analysatoren nicht nur Analysatoren, sondern gleichzeitig Verteilstationen. Die traditionelle Verteilstation entfällt somit als Engpass. Heute ist die Zentrifugation der Flaschenhals.

Es besteht kein Zweifel, dass die heutigen selektiven Analysatoren die andern Methoden weitgehend verdrängt haben. Dass sie dennoch gewisse Nachteile aufweisen, liegt auf der Hand. Die Systeme sind sehr komplex geworden, enthalten zahlreiche elektronische Komponenten und schränken die Freiheit des Bedieners ein. Ein AutoAnalyzer konnte von jedem Laboranten, der über etwas Bastlergeschick verfügte, repariert werden. Die Reparatur und die Erkennung einer Fehlerursache bleiben bei den heutigen Systemen dem Servicetechniker der Firma vorbehalten. Online-Kommunikation über ein Modem und die Telefonleitung erleichtern „den Eingriff". Die Lieferfirma hat Hunderte von Ersatzteilen und gedruckten Schaltungen am Lager zu halten, um bei Bedarf kurzfristig reagieren zu können. Die Ausbildung der Laborantinnen und Laboranten ist anspruchsvoll und lang, wenn das Gerät beherrscht und richtig gewartet werden soll. Es ist überhaupt nicht so, dass der Bediener nur noch die Probe eingeben und einige Knöpfe drücken muss.

Uhrmacherarbeit

Einer der ersten großen selektiven Analysatoren entstand in einer Uhrenfabrik in enger Zusammenarbeit mit einem Universitätsinstitut. Der Greiner

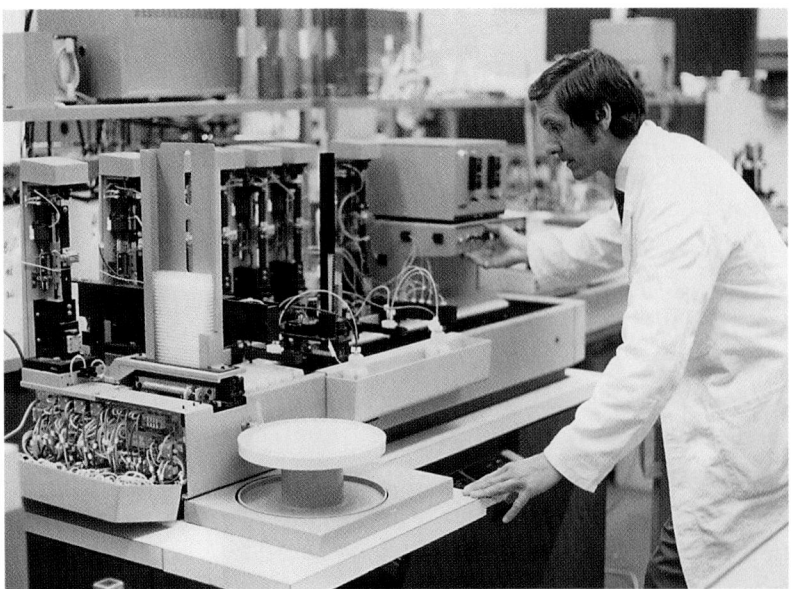

Ansicht eines mit Druckluft gesteuerten klinisch-chemischen Laboranalysenapparates vom Beginn der 1970er Jahre. Die Idee, mechanische Teile und Motoren durch pneumatische zu ersetzen, war interessant, hielt aber nicht an.

GSA (**G**reiner **S**elective **A**nalyzer) wurde zum großen Teil von Roland Richterich, Professor für Klinische Chemie an der Universität Bern, angeregt und entworfen.[19] Das Gerät war ein Beispiel für schweizerische Präzisionsarbeit. Es enthielt Dutzende von Synchronmotoren, welche zum Antrieb von Pipettoren dienten. Die Reaktionsgefäße wanderten an einer langen Kette durch ein temperaturkontrolliertes Wasserbad und wurden in schwingender Bewegung gehalten, während entlang der Kette Pipettierstationen verschiedene Reagenzien in die Gefäße pipettierten. Dieses Gerät war weitgehend die direkte Umsetzung der Arbeit eines Laboranten in einen Automaten, und die einzelnen Schritte entsprachen den Analysenschritten der manuellen Technik. Der Greiner GSA war der Prototyp eines „offenen" Analysators,[20] d. h., Methoden konnten vom Anwender entwickelt und adaptiert werden, der Anwender war frei in der Wahl der Reagenzien und manuelle Methoden ließen sich einfach auf das Gerät übertragen. Nachteilig waren vor allem die Dimension des Apparates und die vielen mechanischen Teile.

Die Messküvette entsteht während der Analyse

Im Gegensatz zum Greiner GSA ist der ACA (**A**utomatic **C**linical **A**nalyzer) von Dupont ein absolut „geschlossenes" System. Es verwendet pro Test eine Wegwerfpackung aus Plastik. Für jede zu analysierende Probe werden entsprechend der Anforderung so viele Testkassetten zusammen mit einer Probenkassette ins Instrument geladen, wie Tests verlangt

sind. Der ganze übrige Teil der Analyse bis zum Resultat geschieht automatisch und ohne weiteres Dazutun des Operators. Im Innern des Gerätes wird die Probe auf die einzelnen Testkassetten gebracht und im Plastiksack der Kassette mit den Reagenzien vermischt. Ein interessantes Detail ist die für einzelne Tests vorgesehene Vorbehandlung mittels Chromatographie. Dazu sind auf diesen Testpackungen kleine Chromatographiekolonnen angebracht, welche es erlauben, für den Test störende Substanzen chromatographisch zu entfernen. Nach Ablauf der Reaktion oder am Ende der Inkubation wird aus dem Plastiksack in einer Schablone eine Küvette gepresst, welche die fotometrische Bestimmung erlaubt. Die Herstellerfirma bietet ein sehr breites Spektrum von analytischen Parametern an: chemische Parameter, Enzyme, immunologische Tests, Elektrolyte, Medikamente, Hormone, toxikologische Tests, Gerinnung und Spezialbestimmungen wie von Ammoniak oder Laktat.

Anfang der 1980er Jahre entstanden andere geschlossene Systeme. 1978 stellte die Firma Kodak anlässlich des internationalen Kongresses für klinische Chemie in Mexiko ihr Ektachem-System vor.[21] Große Scharen von klinischen Chemikern drängten sich in den Hörsaal, um von der Neuheit zu erfahren. Die darauf folgenden Unkenrufe vom Niedergang der klinischen Chemie verhallten ungehört. Mit dem System lassen sich rund 40 verschiedene Tests mit einem Durchsatz von 540 Analysen pro Stunde ausführen. Die Methodik gehört zur sog. „Trockenchemie",[22, 23] wobei die verschiedenen Reagenzien in dünnen Filmen eingebracht sind, wo sie mit den Komponenten der Probe reagieren und farbige Produkte bilden. Unter den Testpackungen, welche Dias im Kodak-Format ähneln, finden sich auch solche für die Bestimmung von Natrium und Kalium, welche auf miniaturisierten, ionenselektiven Wegwerf-Elektroden basieren.

Der Vision von Abbott bot Ende der 1980er Jahre die Möglichkeit, ohne weitere Vorbereitung mit Vollblut zu arbeiten.[24] Die aus Plastik gefertigten Kassetten wurden auf einem Rotor befestigt und während des Zentrifugenlaufs in der Zentrifuge gedreht, um eine definierte Menge von Plasma abzudekantieren und mit den Reagenzien in Verbindung zu bringen.

Der überraschend einfachen Bedienung und der zum Teil hohen Präzision und Richtigkeit geschlossener Systeme steht als Nachteil die vollständige Abhängigkeit des Anwenders von der Herstellerfirma gegenüber. Es können jeweils nur die vom Hersteller zur Verfügung gestellten Methoden durchgeführt

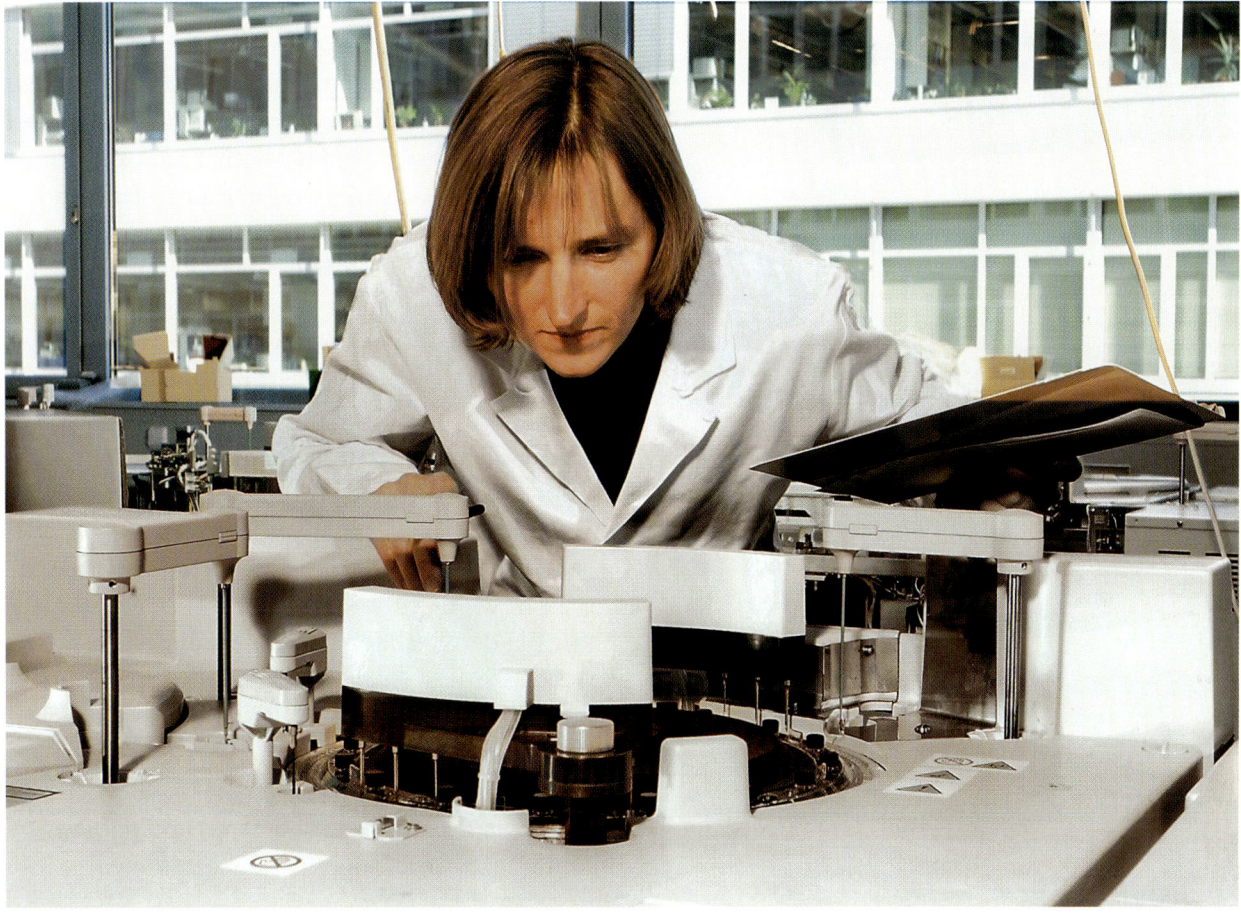

Das Laborpersonal steht heute vor komplizierten Aufgaben. Es ist durchaus nicht so, dass nur noch Proben eingegeben und Knöpfe gedrückt werden müssen.

werden, weil die Methodik dazu keine Alternativen zulässt. Dies kann besonders bei Neuentwicklungen hinderlich sein. Wenn in der Literatur oder auf dem Markt ein neuer Test erscheint, ist der Benutzer darauf angewiesen, dass die Firma diesen Test in ihr System implementiert.

Pneumatik ersetzt Mechanik

Das erste Analysengerät, welches von Hitachi nach Europa exportiert wurde, fiel im Labor dadurch auf, dass es fast wie eine alte Dampflokomotive pustete. Grund für das geräuschvolle Verhalten war der Einsatz von mit Druckluft betriebenen Elementen, vor allem Pipettoren. Die Idee, mechanische Teile und Motoren durch pneumatische zu ersetzen, war interessant, hielt aber nicht an. Schon die nächste Generation war wieder ausschließlich mechanisch betrieben. Die japanischen Geräte unterschieden sich vom Prinzip her nicht stark vom Aufbau des Prototyps der selektiven Geräte der Greiner GSA. An Stelle der vielen Synchronmotoren traten ein oder mehrere Mehrwegventile, welche die vielen Reagenzien von ihren Behältern zu den Reaktionsgefäßen steuerten. Die lange Kette von Reaktionsgefäßen ist durch einen

großen Reaktionsteller ersetzt worden, und die Reaktionsgefäße dienten gleichzeitig als Küvetten. Das Mischen wird durch kleine Rührer vorgenommen. Pipettiernadel, Rührer und Küvetten werden in einem der Zyklen des Gerätes gewaschen und getrocknet. All dies erinnert wieder stark an die Arbeitsschritte der manuellen Analytik. Die Systeme wurden von Hitachi zu Großsystemen weiterentwickelt, welche in Form von Modulen zu ganzen Analysenstraßen zusammengesetzt werden können.[25]

Ein Mira(kel)

Auch der von der ehemaligen Tegimenta entwickelte Cobas Mira lehnte an die eben geschilderte Technik an. Man würde äußerlich eigentlich nicht auf ein besonders raffiniertes Gerät schließen. Dieser Meinung waren offenbar sogar die Hersteller, denn die ursprünglich geplante Serienproduktion war eher bescheiden. Es stellte sich aber bald heraus, dass der Cobas Mira zum bestverkauften Gerät in der klinischen Chemie überhaupt wurde. Sein Aufbau war schlicht und überschaubar. Das Methodenspektrum entsprach den Bedürfnissen der meisten kleinen und mittleren Laboratorien.

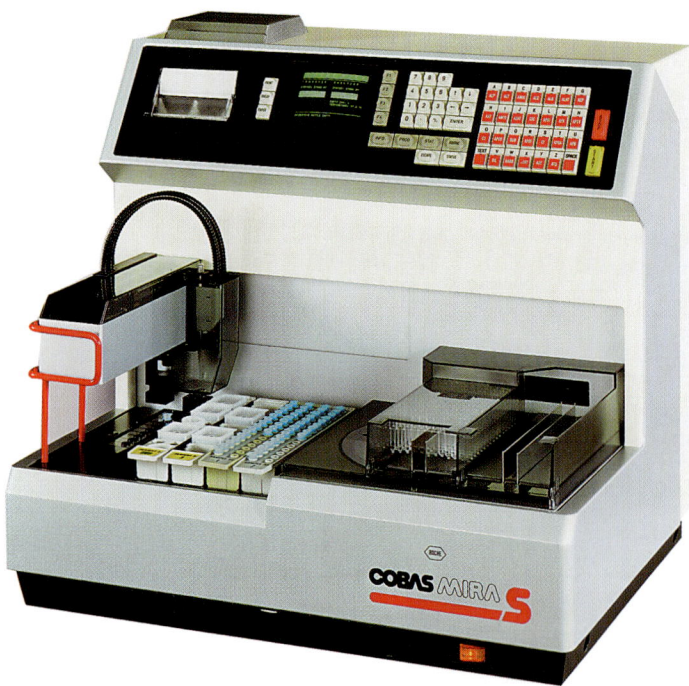

Der 1984 eingeführte Cobas Mira war eines der meistverkauften Geräte. Sein Methodenspektrum entsprach den Bedürfnissen von kleinen und mittleren Laboratorien.

Miniaturisierung

Inzwischen hatte die Miniaturisierung große Fortschritte gemacht. Sie lief praktisch parallel zu der Miniaturisierung in der Elektronik, und es ist ganz offensichtlich, dass gedruckte Schaltungen und Mikroprozessoren sehr schnell in all den analytischen Geräten Verwendung fanden. Aber auch die Miniaturisierung der Mechanik und der Verarbeitung von Proben und Reagenzien war ein erheblicher Fortschritt. Neue Geräte arbeiten mit Probenvolumen von 1–10 Mikrolitern. Dies stellt ganz spezielle Anforderungen an die Probennahme. Taucht die Ansaugnadel zu weit in die Probe ein, so besteht die Gefahr, dass an der Außenwand der Nadel mehr Probe hängen bleibt, als in der Nadel aufgesogen wird. Deshalb tauchen bei allen modernen Geräten die Nadeln nur gerade an der Oberfläche der Probe ein. Dies wiederum hat den Nachteil, dass eventuell angereicherte Probe angesogen wird, weil der Verdunstungsprozess bei Proben eine Anreicherung an der Oberfläche ergibt, welche sich wegen der großen Viskosität der Probe mit dem Rest nur schlecht vermischt. Die Probennadel beziehungsweise die Probennahmevorrichtung muss mit einem empfindlichen Sensor ausgestattet sein, um die Oberfläche zu erkennen. Dabei besteht die Gefahr, dass keine oder zu wenig Probe angesaugt wird, z. B. dann, wenn bei kleinen Proberöhrchen, welche nicht ganz senkrecht stehen, die Nadel die innere Röhrchenwand berührt.

Die Verarbeitung kleiner Probenvolumen hat neben der Einsparung von Probenmaterial, das vor allem in der Pädiatrie wichtig ist, natürlich die Vorteile, dass entsprechend wenig Reagens gebraucht wird und dass alle Prozesse wie das Mischen, das Erwärmen oder Thermostatisieren und das Einstellen von Reaktionsgleichgewichten bei heterogenen Reaktionen schneller verlaufen als bei großen Volumen. Damit konnten auch die Zykluszeiten der Automaten drastisch verringert werden, was den Probendurchsatz erhöht und die Zeit von der Probennahme bis zum Resultat, die sog. Dwell-Time, stark verkürzte. Bei den meisten Geräten liegt die Zeit zwischen Probennahme und Resultat für nicht immunologische Verfahren bei 5–10 Minuten. Immunologische Tests dauern oft wesentlich länger, wenn ein Gleichgewicht eingestellt werden muss. Die Messung der Kinetik der Reaktion hilft hier, die Situation zu verbessern und bringt den Vorteil mit sich, auch Antigen- oder Antikörperüberschuss zu entdecken (Hook-Effekt). Der Stratus der Firma Dade, ein auf Trägerchemie und Radialchromatographie basierendes Gerät, liefert Resultate für immunologische Bestimmungen sogar innerhalb einer Minute.

Die Immunologie wird automatisiert

Die Vielfalt der Methoden auf dem Gebiet der immunologischen Diagnostik ist ebenso wie die Zahl der Geräte, welche die verschiedenen Methoden verarbeiten, in den letzten 20 Jahren stark gewachsen.[26] Man kann prinzipiell zwischen homogenen und heterogenen Systemen unterscheiden, wobei die homogenen Systeme einer Automation wesentlich besser zugänglich waren als die heterogenen.[27] Sie ließen sich quasi wie gewöhnliche chemische Reaktionen automatisieren oder konnten direkt auf den gängigen Automaten gefahren werden.

Ein Physiker wurde belächelt

Walt Dänliker war ein etwas eigenwilliger Physiker im Departement für Biochemie der Scripps Clinic and Research Foundation in La Jolla, Kalifornien. Von den Immunologen, für die in den 1960er Jahren die Scripps Clinic das Mekka war, wurde er belächelt. Diese beschäftigten sich mit wichtigeren Dingen, wie z. B. der Erforschung des Komplementsystems. Im Laboratorium von Dänliker stand in einer Dunkelkammer auf einer schweren Stahlplatte, welche auf vier Tennisbällen ruhte, ein selbst zusammengebautes Spektrofluorometer, mit welchem er die Grundlage zu einem neuen Analysensystem für niedermolekulare Antigene, sog. Haptene, wie Medikamente, Drogen oder Hormone schuf.

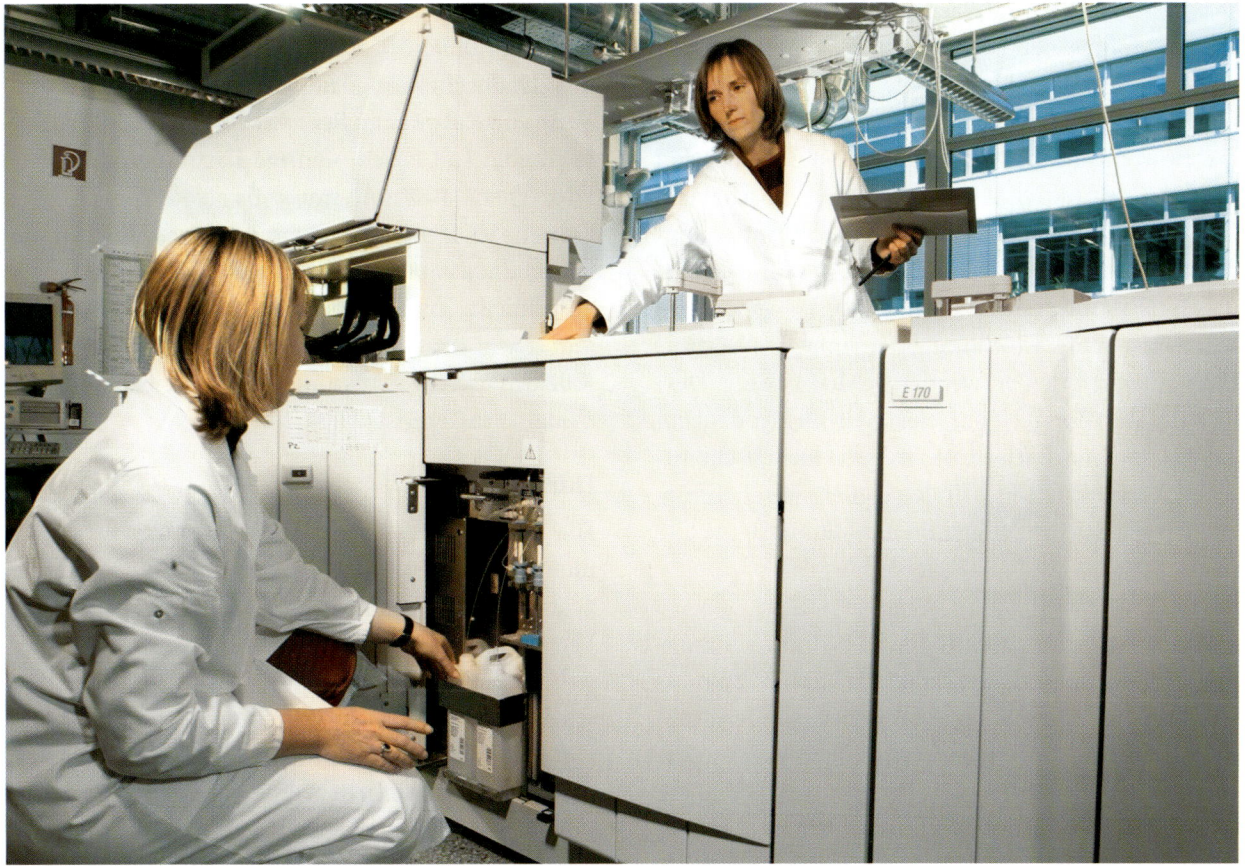

Heutige Hitachi-Großsysteme können in Form von Modulen zu ganzen Analysenstraßen zusammengesetzt werden.

Fluoreszenzpolarisation – ein methodischer Durchbruch

Erst viele Jahre nach der Publikation von Dänlikers Arbeiten hat die Firma Abbott die Methode aufgegriffen und sie in einem der ersten routinetauglichen Automaten angewandt. Das Prinzip ist faszinierend: Werden an einer Oberfläche adsorbierte fluoreszierende Moleküle mit polarisiertem Licht angeregt, so ist das emittierte Licht ebenfalls polarisiert.[28,29] Sind aber kleine fluoreszierende Moleküle frei in Lösung beweglich, können sie während der Lebenszeit des angeregten Zustandes jede beliebige Position einnehmen, und das emittierte Licht ist nicht mehr polarisiert. Das gilt auch für mit einem fluoreszierenden Molekül versehene Haptene. Sobald jedoch solche Haptene mit einem großen Antikörper reagieren, verursacht die Trägheit des großen Moleküls eine Limitierung der Bewegung und die Fluoreszenzpolarisation bleibt teilweise erhalten. Auf diese Weise gelingt es, durch Messung der Fluoreszenzpolarisation die ursprüngliche Konzentration der Haptene in homogener Lösung zu bestimmen.

Es kam eine Vielzahl von Geräten auf den Markt, was es in den frühen 1980er Jahren schwer machte, sich für den richtigen Automaten bzw. Halbautomaten zu entscheiden.

Selektive Elektroden

Selektive Elektroden gab es schon lange. Die pH-Elektrode ist die bekannteste unter ihnen und wird wohl in der ganzen Naturwissenschaft angewandt. Die selektive Glasmembran nimmt gegenüber der Lösung, mit welcher sie in Berührung ist, ein Potenzial an, das von der Protonenaktivität der Lösung abhängt. Die gegenüberliegende Seite der Membran nimmt ein Potenzial an, welches konstant bleibt und vom pH-Wert der Pufferlösung im Innern der Elektrode abhängt. Die kleine Potenzialdifferenz zwischen innerer und äußerer Oberfläche lässt sich messen. Sie ist eine lineare Funktion des pH-Wertes. Andere Membranelektroden[30] funktionieren nach demselben Prinzip.

Konzentrationen und Aktivitäten

Mit ionenselektiven Elektroden misst man Ionenaktivitäten. Diese unterscheiden sich von den Konzentrationen, sind aber die in biologischen Systemen entscheidenden Größen.[31,32] Ionen und auch ungeladene Moleküle und Proteine beeinflussen sich gegenseitig; entgegengesetzt geladene Ionen ziehen sich an und bilden kurzlebige Ionenpaare, gleich geladene Ionen stossen sich ab. Diese Effekte verschwinden erst in stark verdünnten Lösungen, sind aber markant im Blutplasma. Die Zellmembranen wie die Membranen von ionenselektiven Elektroden „spüren" nur die Aktivitäten, also praktisch den aktiven Teil der Ionen. Dieser ist immer kleiner als die Konzentration. Man kann die Konzentration aber aus der Aktivität berechnen bzw. abschätzen. Die Alkaliionen Na^+ und K^+ sind die Ionen mit der höchsten Konzentration und Aktivität im Blutplasma. Es gibt praktisch keine zuverlässige chemische Umsetzung, welche zu einer einfachen Bestimmung dieser Ionen verwendet werden könnte. Deshalb ist der Einsatz von selektiven Elektroden ein ganz wichtiger Fortschritt in der klinisch-chemischen Analytik. Die Elektroden eignen sich auch vorzüglich für eine Messung im Durchflusssystem.

Messung im Vollblut

Mit ionenselektiven Elektroden ist es nun auch möglich, die Ionenaktivitäten direkt im Vollblut zu messen. Da keine chemischen Reaktionen, sondern rein physikalische Messungen stattfinden, werden die roten Blutkörperchen nicht beeinträchtigt, und sie stören den Messprozess auch nicht. Wichtig ist nur, dass das Blut ungerinnbar gemacht wird (z. B. mit Lithium-Heparinat). Da diese Messungen relativ einfach sind und sich der Ansaug- und der anschließende Waschprozess automatisieren lassen, können diese Messungen direkt beim oder in der Nähe des Patienten stattfinden. Da die Bestimmung des Kaliums oft eine Notfallanalyse ist, erweisen sich solche Geräte während Operationen und auf Intensivpflegestationen als besonders nützlich.

Dennoch haben auch ionenselektive Elektroden ihre Tücken. Gleichgewichte an Oberflächen stellen sich relativ langsam ein; die ersten Elektroden reagierten denn auch entsprechend langsam. Sensoren, die mit der Probe in Berührung sind, erleiden eine Vielzahl von Wechselwirkungen, die bei Einwirkung von Photonen im Lichtstrahl des Fotometers nicht auftreten. Proteine und andere Substanzen wie z. B. Medikamente können sich an der Oberfläche der Membranen ablagern und das Potenzial, vor allem aber die Geschwindigkeit der Gleichgewichtseinstellung, beeinflussen. Es dauerte relativ lange, bis die Entwickler von Instrumenten gelernt hatten, mit diesen Schwierigkeiten umzugehen und brauchbare Elektroden zu schaffen.

Ein Sonderfall bei den ionenselektiven Elektroden ist die Kalzium-Elektrode bzw. das Bestimmen des sog. „freien Kalziums", der Kalzium-Aktivität. Kalzium ist etwa zu 50 % an Proteine und Komplexbildner gebunden. Die Bindung ist stark pH-abhängig. Öffnet man das Probenröhrchen, so ent-

weicht Kohlendioxid, weil das Venenblut einen höheren Kohlendioxiddruck hat als die Umgebungsluft. Dadurch steigt der pH-Wert an und die Bindung von Kalzium an Proteine nimmt zu. Man misst in diesem Fall falsch niedrige Kalzium-Aktivitäten. Das „freie" Kalzium muss also sofort nach dem Öffnen des Probenröhrchens gemessen werden, was in der Praxis eine Automatisierung dieser Messung ausschließt. Andererseits ist das „freie" Kalzium ein sehr wichtiger Parameter, wichtiger als das totale Kalzium, welches sich nur mit ionenselektiven Elektroden erfassen lässt.[33]

Der Combi

Die Probenverteilung, d. h. das Erstellen von Teilmengen gleicher Größe – den Aliquots aus einer zentrifugierten Probe – ist problematisch. Wenn die Verteilung von Hand gemacht wird, verlangt diese Arbeit sehr viel Konzentration. Falls sie robotisiert wird, ist der Geräteaufwand groß und oft nicht „online", d. h., die Aliquots müssen von Hand in die Geräte eingebracht werden. Es ist deshalb von Vorteil, wenn möglichst viele Parameter auf ein und demselben Gerät abgearbeitet werden können. Das bedeutet aber, dass ein solches Gerät möglichst viele Methoden beherrschen muss. Der Cobas Integra war eines der ersten Instrumente, welches sowohl chemische, immunologische als auch ionenselektive Methoden verwendete. Das Gerät erwies sich als äußerst robust und effizient. Mittlerweile haben die Systeme der Cobas Integra Familie über 150 verschiedene Methoden „on board", d. h., die Reagenzien für alle diese Methoden sind im Gerät und müssen nicht erst geladen werden, um das ganze Spektrum fahren zu können. Die Komplexität der Methodenvielfalt macht dieses Gerät praktisch zum geschlossenen Analysator. Der Anwender kann also seine eigenen Methoden nur sehr bedingt und nur in Zusammenarbeit mit der Firma adaptieren, was aber nicht unmöglich ist. Immunologische Methoden sind nicht nur bei diesem Automaten aus Gründen der Qualitätssicherung praktisch immer geschlossene Methoden.

Optimierungsproblematik

Drei Faktoren sind wichtig bei der Planung der Laborarbeit und ihrer Automatisierung: Zuverlässigkeit, Geschwindigkeit und Wirtschaftlichkeit. Dies gilt nota bene generell für industrielle Fertigungen. Da die zuverlässigste Methode meist nicht die schnellste, die schnellste nicht die wirtschaftlichste und die wirtschaftlichste nicht die zuverlässigste ist, ergibt sich eine Optimierungsproblematik.[34] Das

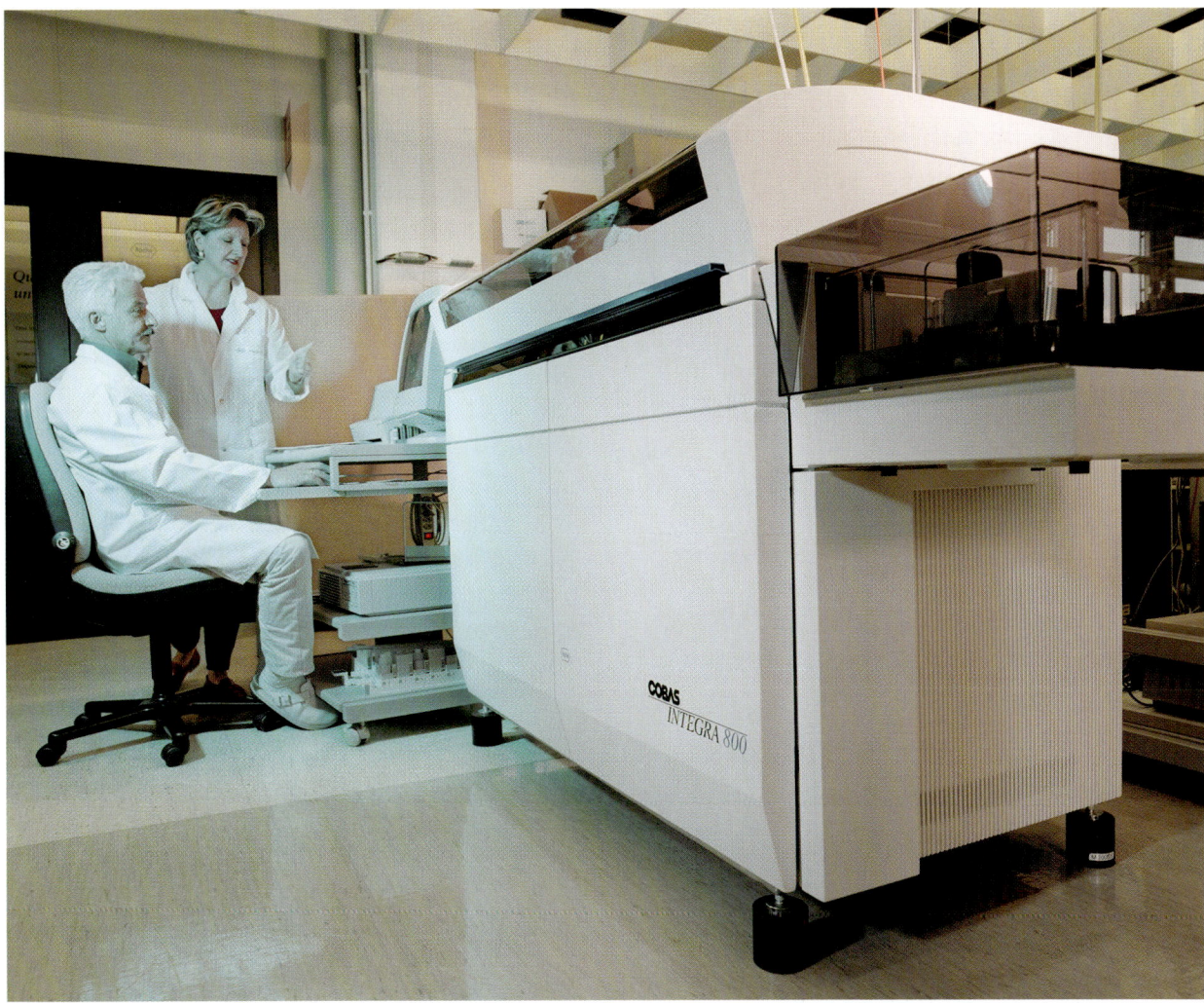

Der Cobas Integra verwendete als eines der ersten Instrumente chemische, immunologische und ionenselektive Methoden. Mittlerweile laufen auf den Systemen der Cobas Integra Familie über 150 verschiedene Methoden.

medizinische Labor ist ein Dienstleistungsbetrieb mit fast allen Eigenschaften eines Produktionsbetriebs. Deshalb wird für die Routineanalytik eine möglichst umfassende Automatisierung angestrebt.

Die Roboter kommen

In den frühen 1990er Jahren kam, hauptsächlich aus den USA, die Forderung nach Konsolidierung. Darunter versteht man, möglichst alle Analysenaufträge auf ein Gerätesystem zu konzentrieren. Die Konsolidierung sollte aber weiter gehen. Die Probenröhrchen sollten möglichst mit Strichcodes identifiziert im Labor eintreffen, und das Einlesen des Strichcodes sollte dann den bereits in elektronischer Form vorhandenen Auftrag auf das Laborinformationssystem herunterladen. Die angeschlossenen Geräte werden vom Laborinformationssystem mit Instruktionen versorgt. Im Idealfall werden die Proben nach der Ankunft und Inspektion in sog. Racks eingeordnet. Ein Roboter kann dann das Einlesen der Strichcodes, das Beschicken der Zentrifugen, das Ent-

stöpseln und das Beschicken der Geräte oder des Gerätes übernehmen. Er kann Notfallproben den Vorrang einräumen, Proben, welche keiner Zentrifugation bedürfen, aussortieren und aus Proben, für welche Analysen verlangt sind, die das Gerät nicht beherrscht, Aliquots bilden. Innerhalb des Geräts werden die Proben direkt in den richtigen Teil verwiesen.

Schweres Geschütz

Die ersten Geräte mit diesem Ansatz waren schwer, unflexibel und teuer. Sie haben sich praktisch nur dort bewährt, wo man ein Labor um das Gerätesystem herum gebaut hatte, also bei einem Neubau. Solche Geräte waren hauptsächlich in Asien zu sehen: Japan, Taiwan, Südkorea und Hongkong. Aber bald kamen neue Generationen, und es gibt zurzeit mindestens vier Firmen, welche solche Systeme anbieten. Die neuen Systeme sind modular aufgebaut und können meist beliebig kombiniert werden, je nach Analysenspektrum, Probenanfall, d. h. Pro-

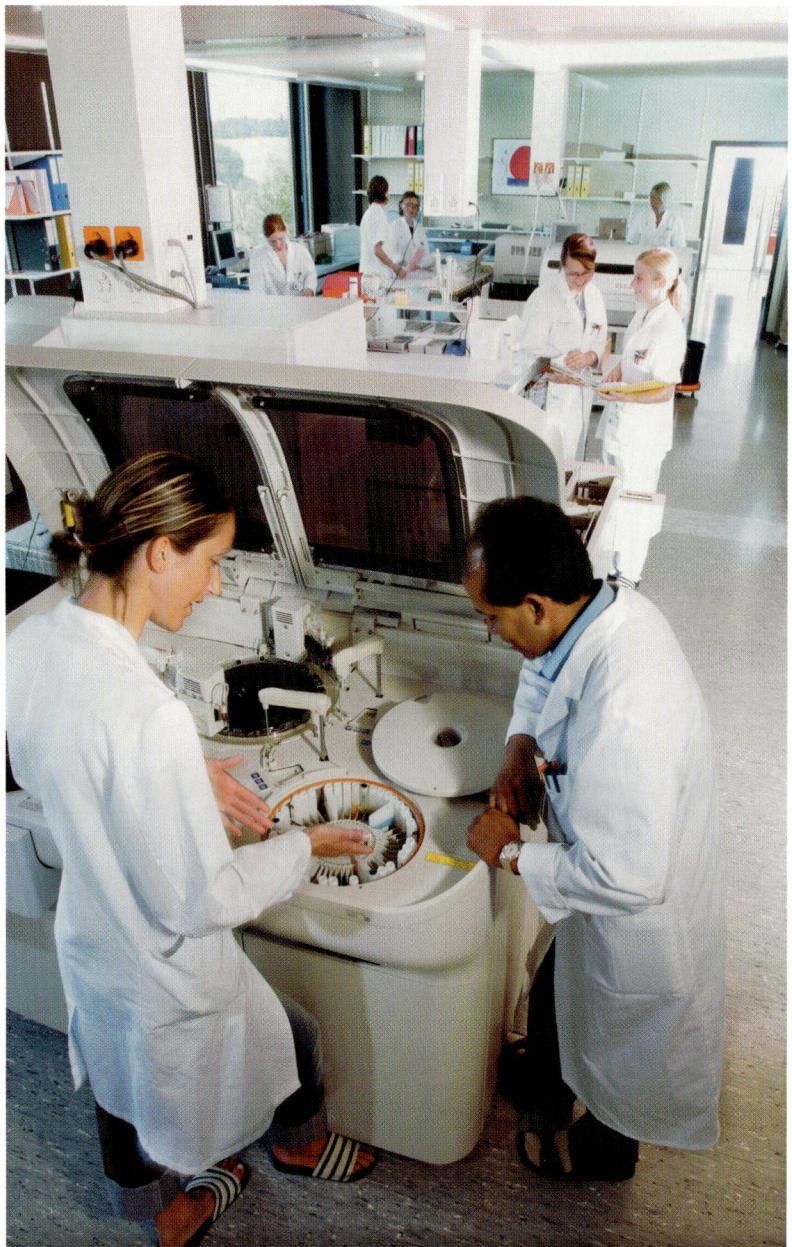

Die Komplexität moderner Geräte macht ihre Handhabung zu einer anspruchsvollen Arbeit.

Trockenchemie

In der klassischen Analytik wird zu einer bestimmten Menge Probe ein genau abgemessenes Volumen von Reagenzlösungen hinzugefügt. Dadurch werden die zu bestimmenden Partikel in der Probe verdünnt und auch die aus dem Analyten entstehenden Produkte sind entsprechend verdünnt. Man muss deshalb nach der Messung auf die ursprüngliche Konzentration zurückrechnen. Anders bei den trägergebundenen Reagenzien: Da die Reagenzien in fester Form vorliegen, ist ihr Volumen gegenüber dem Probenvolumen vernachlässigbar.[35, 36] Die festen Reagenzien werden ja in der Probe gelöst. Weil sich also die Konzentration der Analyten in der Probe nicht ändert, ist das Volumen der Probe belanglos. Wichtig ist lediglich, dass die im Probenvolumen gelösten Reagenzien noch im Überschuss vorliegen. In der Praxis hat sich allerdings gezeigt, dass trotz dieser theoretischen Volumenunabhängigkeit präzisere Resultate erhalten werden, wenn man das Probenvolumen genau abmisst.

Patientennahe Analytik

Die Analytik im Großlabor ist zwar zuverlässig und wirtschaftlich, hat aber oft den Nachteil, dass sie zu langsam ist bzw. dass zwischen der Blutentnahme und dem Eintreffen des Resultates zu viel Zeit verstreicht. Dabei ist es nicht notwendigerweise die Analytik im Laboratorium, die sehr viel Zeit verschlingt, sondern der Transport der Probe vom Patienten bis ins Labor. Deshalb hat die patientennahe Analytik unter gewissen Bedingungen große Vorteile.[37] Sie wird dort eingesetzt, wo vitale und sich schnell verändernde Parameter zu bestimmen sind. Die Gefahr besteht allerdings, dass die Anzahl solcher Geräte zunimmt und dadurch wieder kleine Labors an der Peripherie entstehen, die hinsichtlich Zuverlässigkeit und Wirtschaftlichkeit den zentralen Labors unterlegen sind. Dieser Gefahr kann durch eine Reduktion der Transportzeit zum Labor und der Analysenzeit im zentralen Labor nun begegnet werden. Ein Vergleich zeigt, dass die längere Durchlaufzeit im Großlabor vor allem durch die Zentrifugation bedingt ist. Die Methoden der patientennahen Tests, auch Point-of-Care-Tests genannt, lassen eine direkte Bestimmung im Vollblut zu, wodurch der Zentrifugationsschritt entfällt.

Resümee

Es ist nicht möglich, auf kleinem Raum die gesamte Komplexität und Vielfalt der Automatisierung in der Labormedizin aufzuzeigen. Die gewählten Beispiele sind eine kleine Auswahl aus der Vielzahl der Auto-

bendurchsatz und Platzverhältnissen. Auch wenn die heutigen Systeme leichter gebaut sind und flexibler zusammengebaut werden können – sie benötigen Platz.

Damit wurde eine neue Ära in der Analytik eingeläutet, deren Grenzen aber bereits absehbar sind. So flexibel die Geräte in Bezug auf Aufbau und Kombination sind, so unflexibel werden sie hinsichtlich einer Qualitätskontrolle. Aus Gründen der Produkthaftung ist die Qualitätskontrolle in die Systeme integriert und dem Betreiber bleibt wenig Freiheit, selbst Entscheide zu treffen und Eigenverantwortung wahrzunehmen.

maten. So fehlen hier z. B. die Automaten der Hämatologie, welche es heute gestatten, Blutkörperchen automatisch zu zählen und zu charakterisieren.

Die Zeiten von der Entwicklung einer Methodik bis zu deren Automatisierung sind kürzer geworden. Es wird immer wieder die Befürchtung laut, dass die Automatisierung in großem Umfang den Laborantenberuf aussterben lasse. Dies hat sich in all den Jahren nicht bestätigt. Neue Methoden werden zunächst immer Handmethoden sein, und der Laborantenberuf ist wesentlich anspruchsvoller geworden. Die Meinung war einst weit verbreitet, dass das Bedienen von Automaten sich auf das Drücken oder Drehen von Knöpfen beschränkte. Diese Ansicht ist längst überholt. Die Komplexität moderner Geräte macht das Bedienen zu einer anspruchsvollen Arbeit. Es darf ob all der Automatisierung, dem Einsatz von Robotern und Computern, nicht vergessen werden, dass das Ziel der medizinischen Analytik die Unterstützung von Prävention, Diagnose, Therapie und Prognose von Krankheiten unserer Mitmenschen ist.

Peter Stiefelhagen und Sabine Päuser

Herzensangelegenheiten

Labortests erleichtern die kardiologische Diagnostik

Seit der Antike wurde das Herz als Sitz der Seele, ja als Inbegriff der Lebenskraft angesehen. Das spürbare Pochen in der Brust galt als Beweis des Lebens, denn man wusste, mit dem Aufhören dieses Pochens war auch das Leben zu Ende. Gleichzeitig wurde das Herz zum Sinnbild von Leidenschaft und Liebe erkoren.

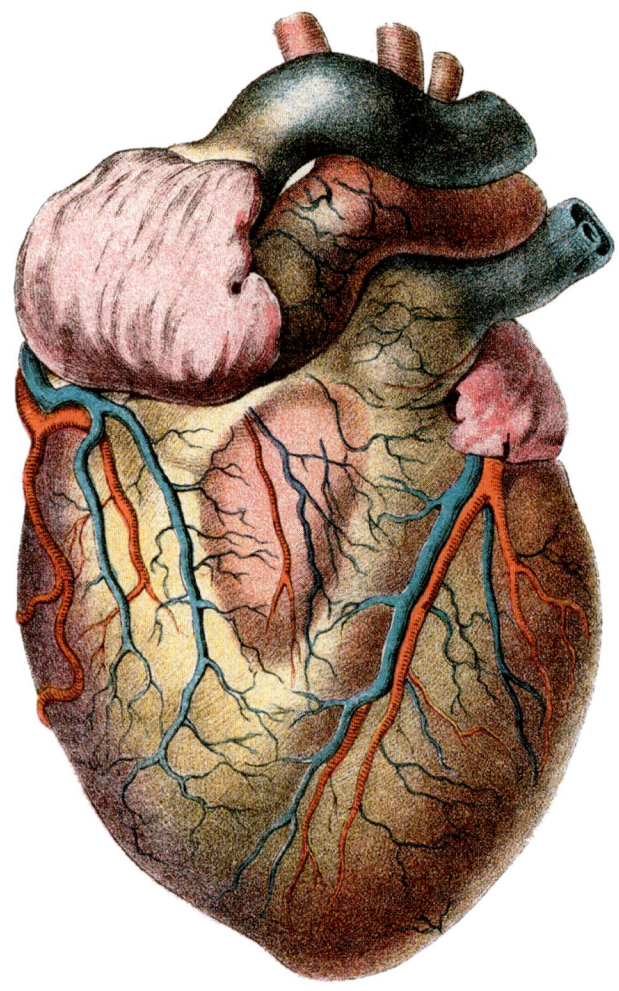

Historische Zeichnung eines gesunden Herzens und seiner Blutgefäße aus dem 19. Jahrhundert.

Die Griechen sahen im Herzen einen glühenden Ofen, der die Unreinheiten des Blutes verbrennt. Unser Herz ist indes kein Ofen, sondern eine unermüdliche Pumpe, welche täglich Rekordarbeit leistet. Befindet sich ein Mensch im Ruhezustand, pumpt das Herz 4,9 Liter Blut pro Minute bzw. ungefähr 290 Liter pro Stunde durch den Körper.[1] Hat ein Mensch das 70. Lebensjahr erreicht, so hat sein Herz rund 3 Milliarden Mal geschlagen und so die 100 Billionen Zellen eines Menschen über das Blut mit Sauerstoff und Nährstoffen versorgt sowie Stoffwechselprodukte abtransportiert. Am Anfang der Entwicklung der kardiologischen Diagnostik, wie sie uns heute bekannt ist, standen physikalische Techniken. Erst in der zweiten Hälfte des 20. Jahrhunderts entdeckte man im Blut biochemische Marker, mit denen sich die lebensbedrohlichen Herzerkrankungen Herzinfarkt und Herzmuskelschwäche (Herzinsuffizienz) im klinisch-chemischen Labor nachweisen ließen.

Physikalische Techniken zu Beginn

Der Wiener Arzt Leopold Auenbrugger (1722–1809) veröffentlichte 1761 seine „Neue Erfindung mittelst des Anschlagens an den Brustkorb als eines Zeichens, verborgene Brustkrankheiten zu entdecken". Mit diesem Anschlagen, der sog. Perkussion, konnte erkannt werden, ob die Lunge bei den Betreffenden mit Wasser oder Luft gefüllt war. Sieben Jahre hatte Auenbrugger seine Erfindung an Lungen- und Herzkranken und in Experimenten an Toten geprüft. Letzteren hatte er Flüssigkeit in den Brustkorb gespritzt und untersucht, wie sich der Schall veränderte.[2] Einige Jahre später, 1819, wurde das Abhören der Herztöne, die Auskultation des Herzens, von Théophile-René-Hyacinthe Laënnec (1781–

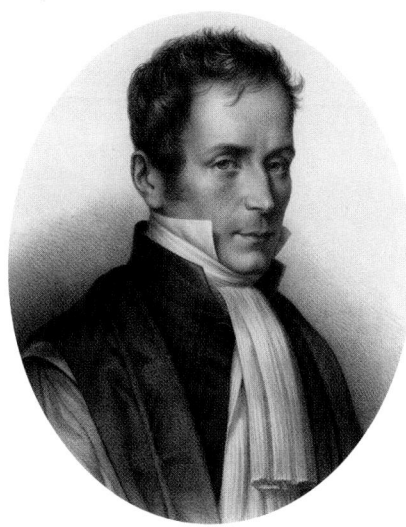

*Der bretonische Arzt **Théophile-René-Hyacinthe Laënnec** (1781–1826) entwickelte 1819 die Technik des Abhörens der Herztöne, die Auskultation, mit Hilfe eines Instrumentes des Höhrrohrs oder Stethoskops.[23] Dies wird als der eigentliche Beginn der kardiologischen Diagnostik angesehen. Laënnec hatte zudem erstmals Bronchiektasen (Erweiterungen der Bronchien), das Lungenemphysem (Lungenblähung) und den Lungeninfarkt beschrieben. Er erkannte als Erster die Tuberkulose als eigenständige Krankheit und lieferte eine exakte Beschreibung der Tuberkeln. Er selbst starb an Lungentuberkulose.[24]*

1826) entdeckt. Die Entwicklung seines Hörrohrs, das später zum Stethoskop wurde, symbolisiert den eigentlichen Beginn der kardiologischen Diagnostik. Das Abhören der Herztöne hat heute noch, im Zeitalter moderner, bildgebender Verfahren, einen klinischen Stellenwert. Bevor dieses Zeitalter im Jahre 1895 mit der Entdeckung der X-Strahlen durch Wilhelm Conrad Röntgen (1845–1923) begann, standen den Ärzten schon andere apparative Methoden zur Verfügung: ab 1865 die Erfassung der mechanischen Herzpulsationen am Brustkorb, die Mechanokardiographie, und seit 1894 die Ableitung der Herztöne und -geräusche, die sog. Phonokardiographie. Der größte Fortschritt bei der Diagnostik der koronaren Herz-Kreislauf-Erkrankungen war aber ohne Zweifel die Entwicklung der Elektrokardiographie im Jahre 1903. Mit dieser Methode werden im Elektrokardiogramm (EKG) die bei der Herztätigkeit entstehenden elektrischen Vorgänge aufgezeichnet. 1941 folgte die Herzkatheterisierung, 1954 wurden die Ultraschalluntersuchung, die Echokardiographie, und 1962 die Darstellung der Herzkranzgefäße mit Kontrastmittel, die Koronarangiographie, eingeführt. Diese Untersuchungen sind auch heute noch im klinischen Alltag unverzichtbar.

Dem Herzinfarkt auf der Spur

Parallel zur Entwicklung der kardiologischen Diagnostik verlief die Erforschung der wichtigsten Herzerkrankungen, wie beispielsweise der koronaren Herzerkrankung. Der Begründer der Organpathologie, Giovanni Battista Morgagni (1682–1771), berichtete 1761 erstmals über Koronar- und Myokardschäden. William Heberden (1710–1801) beschrieb 1768 – ausgehend von seinem eigenen Krankheitserlebnis – meisterhaft die Angina pectoris (Enge der Brust). Dabei handelt es sich um anfallsweise in der Herzgegend auftretende Schmerzen, die mit einem charakteristischen Beengungsgefühl einhergehen. Hervorgerufen werden sie durch Sauerstoffunterversorgung des Herzens aufgrund von Verstopfungen oder Verkrampfungen der Herzkranzgefäße. Eine Angina pectoris ist meist Vorbotin eines Herzinfarkts. Auch der große Rudolf Virchow (1821–1902), Arzt, Ethnologe, Archäologe, Anthropologe und Politiker in Einem, beschäftigte sich zeitlebens mit der Beschaffenheit der Herzkranzgefäße und der Blutgerinnsel. Zu seiner Zeit entstanden die ersten wissenschaftlichen Arbeiten zum Thema Risikofaktoren bei Herz-Kreislauf-Erkrankungen, insbesondere zur krankheitsfördernden Wirkung des Tabaks. Bereits um 1850 wurde über besonders schwere Formen der Angina pectoris mit tödlichem Ausgang berichtet. Der Herzinfarkt wurde jedoch erst im 20. Jahrhundert als eigene Krankheit beschrieben. Lange Zeit konnte er allerdings nur bei der Leichenöffnung diagnostiziert werden. So war das Wort Infarkt zunächst gleichbedeutend mit einer tödlichen, anatomischen Erkrankung. Die erste klinische Beschreibung 1912 brachte entscheidende Fortschritte, denn nun vermutete man erstmals ein Gerinnsel in einem Herzkranzgefäß als eigentliche Ursache. Als typische Charakteristika wurden der starke Thoraxschmerz und der für gewöhnlich auftretende Blutdruckabfall beschrieben. Man unterschied vier klinische Verlaufsformen: den plötzlichen Tod, den Frühtod nach einigen Minuten intensiver Schmerzen im Brustkorb mit Schock, den späten Herztod nach einem vorherigen schweren oder abgeschwächten klinischen Bild und

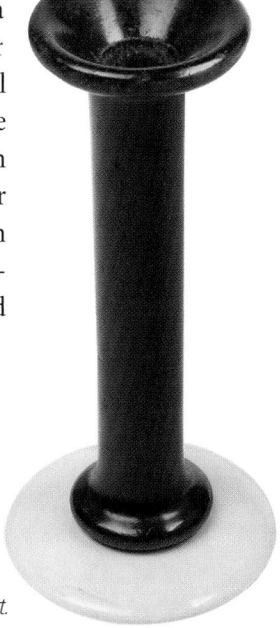

Stethoskop nach Frerichs aus dem 19. Jahrhundert.

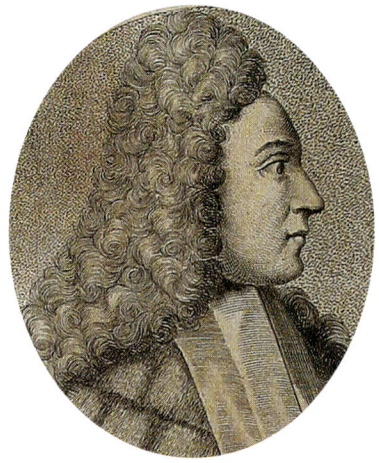

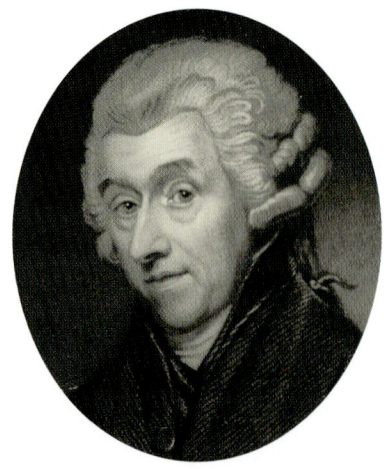

Der italienische Arzt und Naturforscher **Giovanni Battista Morgagni** *(1682–1771) begründete mit seinem 1761 veröffentlichten Werk „Sitz und Ursachen der Krankheiten, aufgespürt durch die Kunst der Anatomie" die Organpathologie.[25] Darin führte er Krankheiten auf morphologische Veränderungen einzelner Organe zurück. Morgagni hatte im Alter von 16 Jahren mit einem Medizinstudium begonnen. Mit 29 Jahren wurde er Professor für Medizin in Bologna und vier Jahre später in Padua. Durch die „Kunst der Anatomie" entdeckte er zahlreiche anatomische Details im menschlichen Körper. Er interessierte sich für angeborene Herzleiden.*

Der Londoner Arzt **William Heberden** *(1710–1801) prägte am 21. Juli 1768 in einem Vortrag am Royal College of Physicians in London erstmals den Begriff Angina pectoris: „Es gibt eine Brustkrankheit, die durch heftige und eigentümliche Symptome gekennzeichnet ist. Sie ist bemerkenswert wegen der mit ihr verbundenen Gefahr und gar nicht so außerordentlich selten… Ihr Sitz und das damit verbundene Gefühl des Erwürgtwerdens und der Angst mögen zutreffend als Angina pectoris bezeichnet werden." Heberden hatte etwa 100 Verläufe dieser Krankheit beobachtet und bei Leichenöffnungen die typischen Verkalkungen der Aorta gefunden.[26] Er grenzte die Angina pectoris von anderen Leiden im Brustkorbbereich ab, vermutete aber fälschlicherweise einen Krampf oder ein Geschwür als Ursache.*

schließlich die nicht tödlichen Formen, die im Allgemeinen durch abgeschwächte, aber lang anhaltende Angina-pectoris-Beschwerden charakterisiert sind.

Enzyme als Herzinfarkt-Marker

Die diagnostischen Zeichen des abgestorbenen Herzmuskelgewebes im Blut waren über viele Jahre hindurch auf die Erhöhung der Anzahl der weißen Blutkörperchen und den Nachweis einer erhöhten Senkungsgeschwindigkeit der roten Blutzellen beschränkt. Erst 1954 erzielte man einen entscheidenden Fortschritt, als gezeigt werden konnte, dass beim akuten Herzinfarkt der Gehalt des Enzyms **G**lutamin**o**xalsäure**t**ransaminase (GOT) im Blut ansteigt.[3] Dies war der eigentliche Anfang der Labordiagnostik des Herzinfarkts. Die Bestimmung der GOT erfolgte zunächst mittels Papierchromatographie, einem sehr arbeits- und zeitaufwändigen Verfahren, welches eine 18-stündige Inkubationszeit erforderte. Später wurde eine spektrofotometrische Untersuchung auf der Grundlage eines kinetischen Tests zur Bestimmung der Enzymaktivität eingeführt, wobei die Höhe der Enzymaktivität mit der Reaktionsgeschwindigkeit korreliert. Als Indikator, also als kennzeichnendes Merkmal des Messergeb-

nisses, dient NADH, die reduzierte Form des Pyridinteils im Coenzym **N**icotinsäureamid-**a**denin-**d**inucleotid. Die fotometrisch gemessene Absorptionsänderung dieses Indikators pro Zeiteinheit ist ein Maß für die Reaktionsgeschwindigkeit und somit für die vorliegende Enzymaktivität. Zwei Jahre später, im Jahre 1956, wurde ein weiteres Enzym, die **L**aktat**deh**ydrogenase (LDH), als biochemischer Marker für die Diagnose des Herzinfarkts publiziert.[4] Im Unterschied zur GOT war dieses Enzym bei Infarktpatienten bis zu elf Tage nach dem Infarkt nachweisbar. Somit stand erstmals ein Laborparameter zur Verfügung, der auch länger zurückliegende Herzinfarkte erfassen konnte.

Ein weiteres für die Herzdiagnostik wichtiges Enzym, die **C**reatin**k**inase (CK), wurde erstmals 1959 bei Patienten mit progressiver Muskeldystrophie beschrieben.[5] Schon bald zeigte sich, dass dieses Enzym auch beim Herzinfarkt vermehrt freigesetzt wird. Wenige Stunden nach einem Herzinfarkt kommt es zu einem starken Anstieg der CK-Aktivität im Blut, der häufig nach 24 Stunden ein Maximum erreicht.[6] Man glaubte sogar, mit diesem Enzym einen prognostischen Indikator gefunden zu haben, denn Infarktpatienten mit erhöhten CK-Werten am dritten Tag nach dem Ereignis hatten eine deutlich schlechtere Prognose. Die Erklärung für diesen Zusammenhang war einfach: Je größer der Infarkt, umso stärker und länger anhaltend ist der Anstieg der CK-Werte.

Da Creatinkinasen jedoch nicht nur aus dem Herzmuskel, sondern auch aus der Skelettmuskulatur freigesetzt werden, ist die Bestimmung der sog. Gesamt-CK-Aktivität zwar ein sehr sensitiver, aber nur wenig spezifischer Parameter. Bei der Suche nach kardialen Markern mit höherer Spezifität stieß man zunächst auf die CK-Isoenzyme. Isoenzyme sind verschiedene Varianten eines Enzyms, welche die gleiche Substratspezifität, aber unterschiedliche Primärstrukturen aufweisen. So besteht die CK aus verschiedenen Untereinheiten. CK-Moleküle sind Dimere, die aus zwei Untereinheiten bestehen. Drei monomere Untereinheiten der CK sind bekannt, bezeichnet mit M, B und Mi.[7] Die für die Herzdiagnostik interessante CK besteht aus den beiden Untereinheiten CK-M und CK-B. Da die CK-MB jedoch nicht nur aus dem Herzmuskel, sondern bei bestimmten Krankheiten oder bei extremen körperlichen Belastungen auch aus dem Skelettmuskel freigesetzt wird, konnte durch die isolierte Bestimmung der CK-MB die Spezifität der diagnostischen Aussage kaum verbessert werden. Das diagnostische Zeitfenster vergrößerte sich nicht, da die Aktivität der CK-MB einen ähnlichen Verlauf zeigt wie die der Gesamt-CK. Durch die Berechnung des CK-MB/CK-Index konnte dann jedoch die Spezifität der diagnostischen Aussage verbessert werden, insbesondere bei der Abgrenzung einer Herzschädigung von einer Skelettmuskelerkrankung.

Anfänglich analysierte man die CK-Isoenzyme mittels eines elektrischen Trennungsverfahrens, der Elektrophorese. Die quantitative Bestimmung erfolgte mit Hilfe einer Dichtemessung, der Densitometrie. Erst 1974 wurde die Analyse durch die Entwicklung der Anionenaustausch-Säulenchromatographie wesentlich vereinfacht und standardisiert. Heute wird die CK-MB mittels Immunoassays nachgewiesen. Dabei werden mit Hilfe von spezifischen Antikörpern die nicht herzspezifischen Isoenzyme selektiv neutralisiert, so dass letztendlich nur die Aktivität der CK-MB bestimmt wird. Besonderer Vorteil der Methode: Das Untersuchungsergebnis liegt bereits nach 15 Minuten vor.

Obwohl also schon zu Beginn der 1960er Jahre die Grundlagen für eine rasche und zuverlässige Labordiagnostik des Herzinfarkts gelegt waren,[8] wurde die Enzymdiagnostik von der Weltgesundheitsorganisation erst 1979 neben den klinischen Zeichen und den Veränderungen im EKG als dritte Säule der Infarktdiagnose propagiert.[9] Es folgten weitere enzymatische Nachweisverfahren, bevor Proteinbestimmungen Einzug in die Labordiagnostik hielten. Die Protein-Marker hatten dann nicht nur eine diagnostische, sondern auch eine prognostische Aussagekraft.

Von der Enzymaktivität zur Proteinkonzentration

Bis Mitte der 1980er Jahre konnten akute Schäden des Myokards, d. h. der Mittelschicht der muskulären Wand des Herzens, nur durch den Nachweis von erhöhten Aktivitäten der Enzyme GOT, LDH sowie CK und deren Isoenzyme nachgewiesen werden. Doch all diese Aktivitätsbestimmungen waren weder sehr sensitiv noch herzmuskelspezifisch. Daraus ergaben sich diagnostische Probleme insbesondere bei kleinen, elektrokardiographisch nicht nachweisbaren Myokardinfarkten sowie bei instabiler Angina pectoris, Herzmuskelentzündung, Myokarditis, Multiorganerkrankung oder bei reanimierten Patienten, bei denen meist zusätzliche Skelettmuskelläsionen vorlagen. Darüber hinaus war es im Zeitalter neuer Behandlungsmöglichkeiten für die Wiedereröffnung eines verschlossenen Infarktgefäßes mittels Medikamenten oder Ballonkatheter ein wichtiges klinisches Anliegen, den Myokardschaden moglichst frühzeitig zu erkennen. Zudem wurde nicht nur für die erste Diagnosefindung, sondern auch für die Therapiekontrolle und die prognostische Bewertung nach neuen biochemischen Herzmarkern gesucht, wobei zusätzliche Kriterien wie Zeitaufwand, Praktikabilität, Spezifität und letztendlich die Kosten Berücksichtigung finden mussten. Ein erster wichtiger Schritt gelang mit der Einführung der CK-MB-Massenbestimmung mittels der ELISA (engl.: enzyme-linked immunosorbent assay) Mitte der 1980er Jahre.[10] Damit wurde der Schritt von der Messung der Enzymaktivität zur Bestimmung der Proteinkonzentration in der kardialen Labordiagnostik vollzogen. Die CK-MB-Konzentrationsbestimmung, auch als CK-MB-Masse bezeichnet, verbessert die diagnostische Sensitivität, insbesondere in der Frühphase des akuten Herzinfarkts und bei kleineren Myokardnekrosen, die sich dem elektrokardiographischen Nachweis entziehen. Darüber hinaus erlaubt dieser Marker eine Beurteilung des Therapieerfolgs bei der Verabreichung von Medikamenten, die verstopfende Blutgerinnsel auflösen. Ein Anstieg der CK-MB-Masse um das Vierfache innerhalb von 90 Minuten zeigt eine erfolgreiche Wiederherstellung der Durchblutung des Infarktgefäßes an. Bei Patienten mit instabiler Angina pectoris erlaubt die CK-MB-Massenbestimmung eine Prognoseabschät-

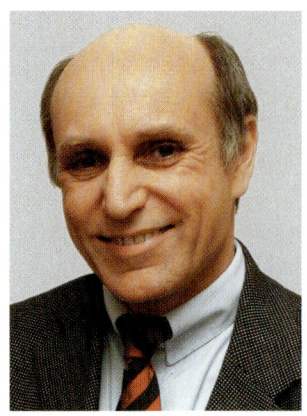

zung: Ein erhöhter Wert signalisiert eine höhere Herzinfarktrate und Mortalität im Vergleich zu Patienten mit normaler CK-MB-Masse.

Myoglobin zur Frühdiagnostik

Ende der 1970er Jahre wurde die Bestimmung von Myoglobin als Screening-Parameter für Herzinfarkt in Notfallsituationen beschrieben. Myoglobin ist ein sauerstoffbindender Eiweißkörper, der in der quer gestreiften Muskulatur, also auch im Herzmuskel, gebildet wird. Glatte Muskulatur weist dagegen kein Myoglobin auf. Es bindet molekularen Sauerstoff mit einer höheren Affinität als Hämoglobin. Daraus ergibt sich die Bedeutung dieses Proteins für den Transport und die Speicherung von Sauerstoff in der quer gestreiften Muskulatur. Angesichts seines niedrigen Molekulargewichts wird es bei Herzschädigung relativ leicht und rasch freigesetzt, kehrt aber deutlich früher als die übrigen Herzenzyme in den Normbereich zurück.

Myoglobin ist nicht herzspezifisch und kommt bei Nierenerkrankungen ebenfalls in erhöhter Konzentration vor. Es hat jedoch eine hohe frühe Sensitivität, so dass ein akuter Herzinfarkt sehr rasch und sicher ausgeschlossen werden kann. Während die CK- und CK-MB-Aktivität frühestens vier bis sechs Stunden nach Schmerzbeginn ansteigt, ist die Myo-

globinkonzentration bereits ab der zweiten Stunde nach Schmerzbeginn erhöht. Umgekehrt kann bei Patienten, die sechs bis zehn Stunden nach akutem Schmerzereignis eine normale Myoglobinkonzentration aufweisen, ein akuter Herzinfarkt mit großer Sicherheit ausgeschlossen werden. Für die Frühdiagnose des Herzinfarkts besitzt deshalb nur die Bestimmung der CK-MB-Masse eine vergleichbare diagnostische Sensitivität.

Für die Beurteilung eines Therapieerfolgs bei der Gabe eines gerinnselauflösenden Medikamentes, eines Thrombolytikums, bietet sich die Bestimmung des Myoglobins gleichfalls an. Ein rascher und steiler Anstieg des Myoglobins über das Vierfache innerhalb von 90 Minuten nach Beginn einer Thrombolysetherapie spricht für eine erfolgreiche Wiederdurchblutung des Infarktgefäßes.

Absolut herzspezifisch

Anfang der 1990er Jahre hielten die kardialen Troponine Troponin T (cTnT) und Troponin I (cTnI) Einzug in die kardiologische Labordiagnostik. Der deutsche Herzspezialist Hugo Albert Katus (geb. 1951) entwickelte zusammen mit Boehringer Mannheim einen neuen Test zur Infarktdiagnostik, der auf dem Nachweis von Troponin T beruht.[11] Troponin T findet sich bei Erwachsenen nur im Herzmuskel. Troponine sind myofibrilläre Proteine des Herzmuskels, die schon bei geringsten Verletzungen von Herzmuskelzellen freigesetzt werden. Troponin T bildet mit Troponin I und Troponin C den Troponin-Komplex. Dieser ist an der Regulation der Herzmuskelkontraktionen beteiligt. Die Konzentration der Troponine steigt beim Infarktpatienten innerhalb von drei Stunden nach Schmerzbeginn im Blut

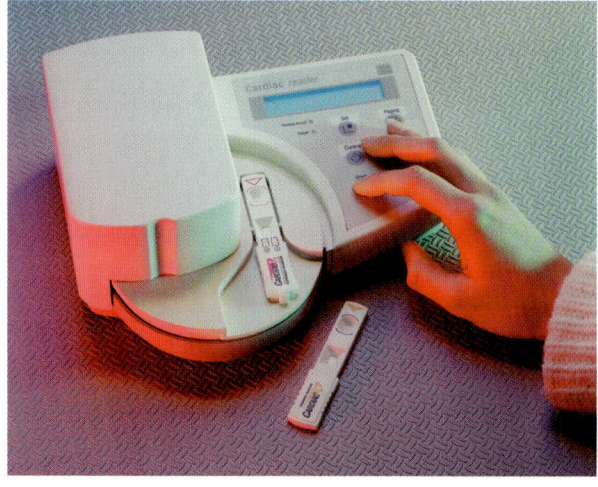

Mit dem Cardiac Reader können auch außerhalb des Labors patientennah die Parameter Troponin T, Myoglobin und D-Dimere bestimmt werden.

an und ist dort nach mehr als zwei Wochen noch präsent. Es zeigte sich ziemlich bald, dass die Troponine sehr sensitive Parameter sind, mit denen minimale Herzschädigungen durch kleine Infarkte oder Mikroinfarkte erfasst werden können, die nicht selten Vorboten eines ausgeprägteren Herzinfarkts sind.

Bei Patienten mit instabiler Angina pectoris signalisiert ein positiver Troponin-Test eine deutlich schlechtere Prognose, so dass eine maximale medikamentöse Therapie einschließlich eines die Thrombozytenzusammenlagerung hemmenden Medikamentes eingeleitet werden sollte.

Troponin T eignet sich zur Diagnose sowie zur Verlaufs- und Therapiekontrolle des Herzinfarkts. Wird ein Blutgerinnsel in den Herzkranzgefäßen medikamentös mit Hilfe eines sog. Thrombolytikums aufgelöst, kann anhand der Troponin-T-Konzentration im Blut festgestellt werden, ob das Infarktgefäß wieder ausreichend durchblutet wird. Bei invasiven kardiologischen Eingriffen erlaubt der Troponin-T-Test den Nachweis kleinster Myokardnekrosen.

Im klinischen Alltag hat sich der qualitative Vollblut-Schnelltest bewährt. Ist das Ergebnis bei einem Patienten mit instabiler Angina pectoris anfänglich negativ, so sollte eine Kontrolle nach zwei Stunden erfolgen. Tritt acht Stunden nach Schmerzbeginn erneut ein negatives Resultat auf, so ist ein Myokardschaden mit größter Wahrscheinlichkeit ausgeschlossen. Für die Beurteilung der Infarktgröße und bei der Kontrolle der Thrombolysetherapie ist eine quantitative Bestimmung mit ELISA notwendig.

Die Troponin-Bestimmung erfüllt die aus klinischer Sicht notwendigen Forderungen an einen idealen kardialen Labormarker bei Patienten mit unklaren Schmerzen im Brustkorb: einfache Handhabung, rasche Durchführung, absolute Treffsicherheit und unbeschränkte Verfügbarkeit. Ende der 1990er Jahre wurden erste Schnelltests, sog. Point-of-Care-Tests, entwickelt, mit denen man in Notfallsituationen beim Patienten vor Ort nach Herzinfarktparametern fahnden kann. So werden beispielsweise mit dem Cardiac Reader von Roche die Marker Troponin T und Myoglobin in Kombination bestimmt. Beide Parameter ergänzen sich: Myoglobin als früher unspezifischer Marker und Troponin T als spezifischer Marker, der bis zu zwei Wochen nach Auftreten des akuten Myokardsyndroms nachweisbar ist und kleine Myokardschäden ebenfalls erfasst. Weiter können mit diesem Gerät D-Dimere – Abbauprodukte des Fibrins, die bei venösen Thromboembolien als Folge einer Gerinnungsaktivierung und einer gesteigerten Fibrinolyse in erhöhtem Maße vorliegen – zur Ausschlussdiagnose von tiefen Beinvenenthrombosen bzw. Lungenembolien bestimmt werden. Im Jahre 2002 kam in der Schweiz und in Deutschland ein Schnelltest, der Vitest Myokard Status der Schweizer Vitest AG, auf den Markt, mit dem gleichzeitig die Herzmuskelproteine Myoglobin, Troponin I und CK-MB bestimmt werden. Im November 2002 stellte das Berliner Biotechnologieunternehmen rennesens auf der MEDICA, der weltgrößten Fachmesse für Medizin, den CardioDetect vor, mit dem ebenfalls ein Herzinfarkt im Blut nachgewiesen werden kann. Der Test überprüft mittels monoklonaler Antikörper die Konzentration des fettsäurebindenden Proteins des Herzens h-FABP (engl.: **h**eart-type **f**atty **a**cid-**b**inding **p**rotein), das nach einem Infarkt in größerem Ausmaß aus den Herzmuskelzellen freigesetzt wird.

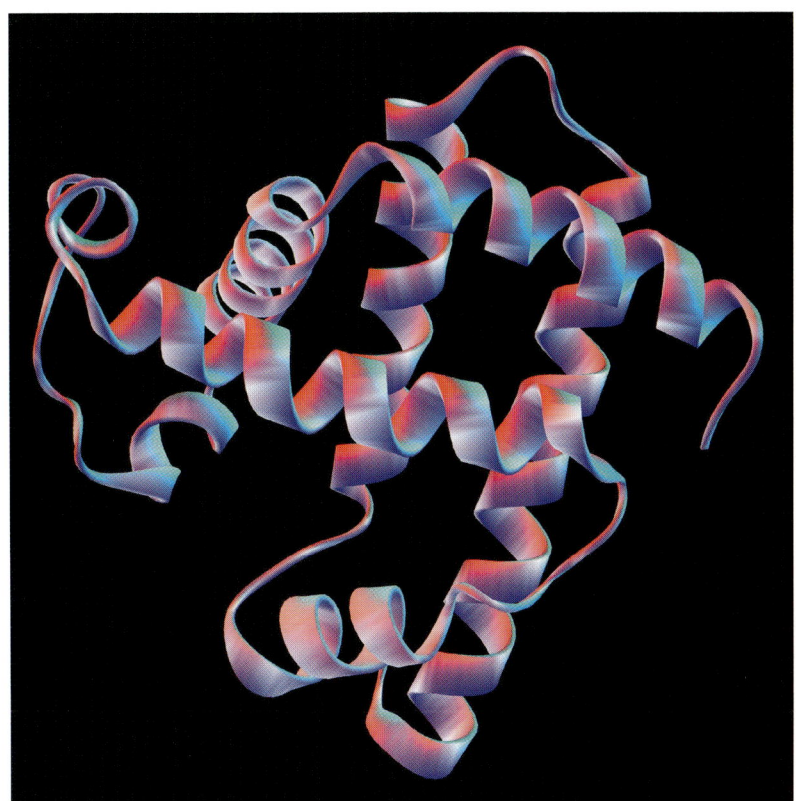

Dreidimensionale Computerdarstellung des Myoglobinmoleküls.

Laborparameter für Herzschwäche

Neben Laborparametern, die strukturelle Veränderungen des Herzens erfassen, suchte man auch nach einem die Herzfunktion abbildenden Parameter, denn die klinische Diagnose „Herzschwäche" ist nicht immer einfach. Das Leitsymptom „Atemnot" ist relativ unspezifisch, d. h. Patienten mit Lungenerkrankungen oder Übergewicht sind ebenfalls kurzatmig. Als Folge davon wird die richtige Diag-

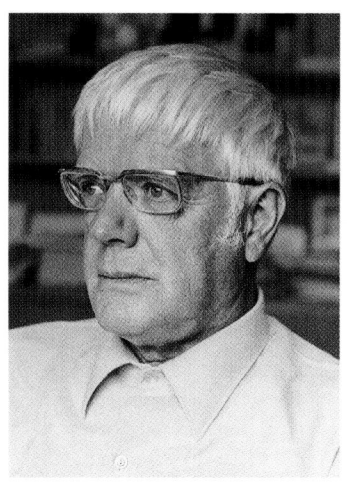

*Der deutsche Physiologe **Otto Heinrich Gauer** (1909–1979) war einer der Pioniere der Kreislaufforschung und der Weltraumphysiologie. Er erkannte die Blutvolumenregulation des Kreislaufs in Ergänzung zur Osmoregulation und verknüpfte die Regulierung des Blutkreislaufs mit der Nierenfunktion, indem er zeigte, dass es bei Erhöhung des Blutvolumens zu einer gesteigerten Urinausscheidung kommt – in den Lehrbüchern heutzutage unter dem Begriff Gauer-Henry-Reflex nachzulesen. Gauer studierte von 1928 bis 1935 in Heidelberg Medizin und promovierte 1937 über ein Thema aus der Herz-Kreislauf-Forschung. Seine Doktorarbeit wurde von der Heidelberger Universität preisgekrönt. Nach dem Zweiten Weltkrieg setzte er seine in Deutschland begonnenen Studien zur Gravitationsphysiologie 1947 in einem Luftfahrtmedizinischen Institut auf dem Wright-Patterson-Airfield in Dayton, Ohio, in den Vereinigten Staaten fort. Dort untersuchte er vergleichend die Wirkung der Gravitation auf den menschlichen und tierischen Blutkreislauf. Ab 1953 war er als Associate Professor an der Duke Universität in Durham, North Carolina, tätig. Als er 1956 nach Deutschland zurückkehrte, war er für fünf Jahre gleichzeitig am Kerkhof-Institut in Bad Nauheim und als ordentlicher Professor an der Universität Gießen tätig. Im Jahre 1963 übernahm er an der Westberliner Freien Universität (FU) den Lehrstuhl für Physiologie und führte in Berlin erfolgreich seine kreislauf- und gravitationsphysiologischen Studien weiter. Gauer war mit Leib und Seele Grundlagenforscher mit einem Sinn für das Praktische und beachtlichen handwerklichen Fähigkeiten. So baute er beispielsweise das von ihm für seine Forschungen an Tieren, besonders an der Giraffe, im Jahre 1957 entwickelte Kathetertipmanometer in der Werkstatt des Instituts selber. Er führte die Begriffe „Hochdrucksystem" und „Niederdrucksystem" in die Kreislaufphysiologie in Deutschland ein. Die Regelung des Blutvolumens und der Blutvolumenverteilung entlang der Körperachse des Menschen waren die Hauptgegenstände seines wissenschaftlichen Werks. Nach Aussagen seines Schülers und Nachfolgers am Institut für Physiologie der FU, Karl Kirsch (geb. 1938), hatte er zudem einen untrüglichen Blick für Qualität in der Forschung und zeichnete sich durch großen Weitblick und Optimismus aus. Schwierigkeiten beim Forschen begegnete er mit der Einstellung: „Wenn man es nicht probiert, gehts auch nicht." Die Weltraumphysiologie betrachtete er als zukunftsträchtigen Zweig für die weitere Entwicklung der gesamten Physiologie. Diese Überzeugung lebte in seinen Mitarbeitern und Schülern fort mit dem Ergebnis, dass im Jahre 2000 an der FU das „Institut für Weltraummedizin und externe Umwelten" mit einer Stiftungsprofessur gegründet wurde.*

nose oft relativ spät gestellt, wodurch sich die Einleitung der notwendigen Therapie unnötig verzögert. Seit Anfang 2002 gibt es in Europa einen zuverlässigen, biochemischen Laborparameter, der diese Unsicherheit zu beseitigen hilft: das NT-proBNP. Diese Abkürzung steht für **N-t**erminaler Molekülrest, abgespalten vom **Pro**-Hormon des **BNP** (engl.: **b**rain **n**atriuretic **p**eptide). Das BNP ist ein natriuretisches Peptidhormon mit harntreibender und Natriumionen ausschwemmender Wirkung. Natriuretische Peptide spielen eine Rolle bei der Regulation des Elektrolythaushalts und des Blutdrucks. Das BNP-

Pro-Hormon wird von Herzmuskelzellen bei Volumen- und Druckbelastung ausgeschüttet. Der Marker NT-ProBNP ist das Ergebnis einer spannenden nahezu 50-jährigen Forschungsgeschichte, an deren Beginn noch niemand ahnte, dass sie einmal zur Entwicklung des heiß ersehnten Laborparameters zum Aufspüren einer Herzinsuffizienz führen würde.

Die Entdeckung der natriuretischen Peptide

In den Jahren 1953/54 unternahm der deutsche Physiologe Otto Heinrich Gauer (1909–1979) in den USA folgenden Versuch: Er führte einen Ballonkatheter in den rechten Herzvorhof von Hunden ein und blähte ihn auf. Danach konnte er eine vermehrte Harnausscheidung (Diurese) und eine vermehrte Ausscheidung von Natriumionen, eine sog. Natriurese beobachten.[12] Diese Beobachtungen ließen sich später folgendermaßen erklären: Durch Dehnung der Herzvorhofwand wurde aus kleinen Granula (Körnchen) das Hormon ANP (engl.: **a**trial **n**atriuretic **p**eptide) freigesetzt, welches direkt zur Erhöhung der Wasserausscheidung durch die Nieren führte. Dies fand Anfang der 1980er Jahre Adolfo J. de Bold heraus. Zusammen mit seinen Mitarbeitern hatte er einen für die physiologische Forschung typischen Versuch durchgeführt: Bei Versuchstieren mit einer unterbundenen oder stark eingeschränkten physiologischen Funktion – in diesem Fall die Harnausscheidung – wurde versucht, mittels eines Gewebeextraktes diese Funktion wiederherzustellen. Man spritzte nicht diuretischen Ratten intravenös den Überstand von homogenisiertem Gewebe aus dem Herzvorhof oder von den Herzkammern. Nach Spritzen des Extraktes aus dem Vorhofgewebe konnten die Forscher bei den Ratten eine Steigerung der Natriumchloridausscheidung um das 30fache und eine Erhöhung der Wasserausscheidung um das 10fache feststellen. Die Injektion des Überstandes von Herzkammergewebe zeigte hingegen keinen solchen Effekt. Also musste man nach dem geheimnisvollen natriuretischen Faktor im Gewebe der Herzvorhöfe, dem sog. Atrium, suchen. Dort fand man in den Muskelzellen eine große Menge von rauem endoplasmatischem Retikulum und zahlreiche membrangebundene Vorrats-Granula-Bläschen. Diese Granula ähnelten morphologisch und histologisch Zellen, die Polypeptide produzieren. Der Herzvorhof, so die Schlussfolgerung der Forscher, musste ein Polypeptid produzieren, welches das Wasserausscheidungsvolumen der Nieren beeinflusste.[13] 1985 veröffentlichte de Bold in „Science" die Ergebnisse seiner systematischen Untersuchungen an den Muskelzellen des Herzvorhofes.[14] Ein

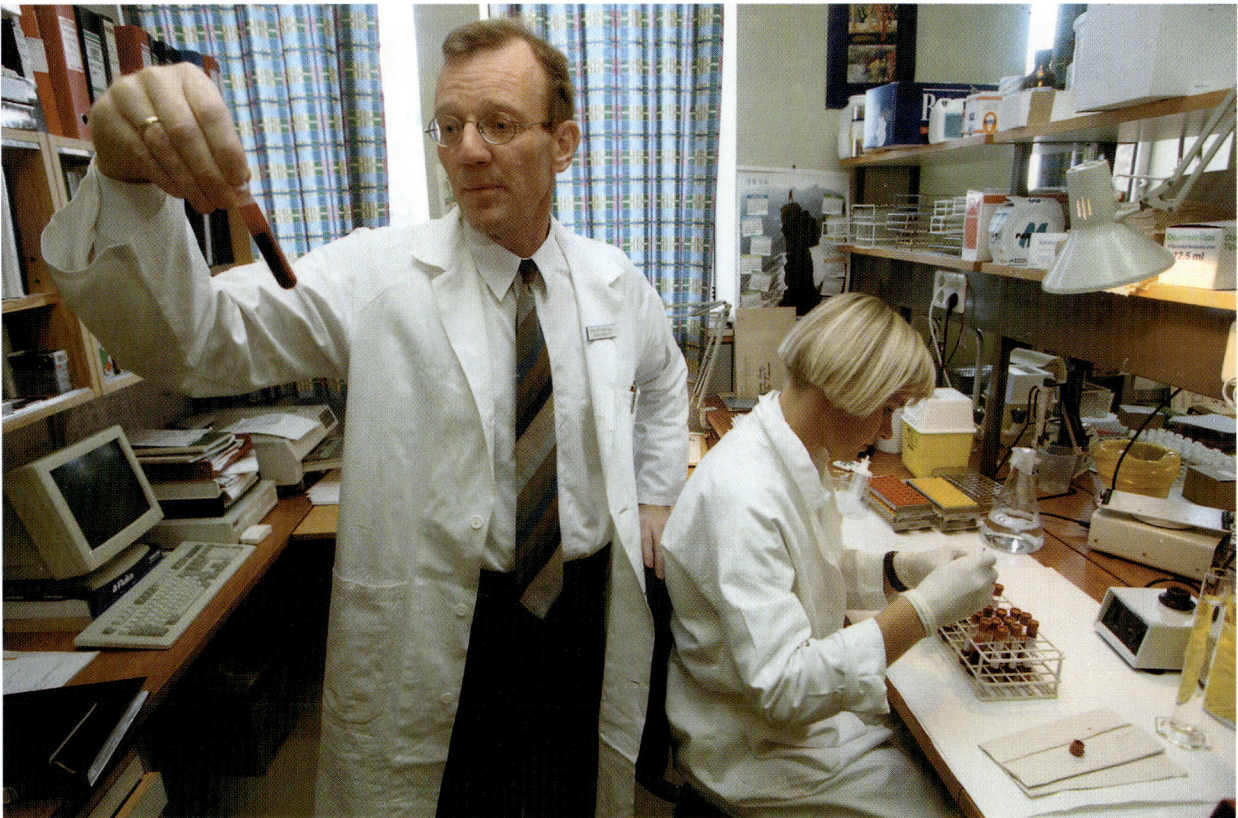

Der norwegische Mediziner **Christian Hall** *(geb. 1950) arbeitete auf verschiedenen Gebieten der experimentellen medizinischen Forschung, was sich in seinen zahlreichen wissenschaftlichen Publikationen widerspiegelt. Sein Hauptinteresse gilt den verschiedenen Aspekten der Pathophysiologie der Herzinsuffizienz. Er untersuchte u. a. die Regulierung des Blutvolumens und die endokrinen Mechanismen bei Herzversagen. Basierend auf der Messung der kardialen natriuretischen Peptide entwickelte er ein neues Konzept zur Diagnostik einer Herzinsuffizienz, für welches er 1990 ausgezeichnet wurde. Derzeit ist Hall Professor am Forschungsinstitut für Innere Medizin an der Universität Oslo.*

Polypeptidhormon mit diuretischer und natriuretischer Wirkung war entdeckt worden: das ANP. Dieses Hormon, so de Bold, habe außerdem hemmende Effekte auf die Renin[15]- und Aldosteron[16]-Sekretion. Daher könne es wahrscheinlich die Kurz- und Langzeitkontrolle des Wasser- und Elektrolythaushaltes sowie des Blutdruckes ermöglichen.

Ende der 1980er Jahre untersuchte der norwegische Arzt Christian Hall (geb. 1950) im Rahmen seiner Doktorarbeit die Freisetzung von ANP während eines kardiogenen Schocks und fand erhöhte ANP-Werte bei Herzinsuffizienz. Allerdings erfüllte sich die Hoffnung, mit dem ANP den von den Kardiologen ersehnten einfachen, biochemischen Laborparameter zur Erleichterung der Diagnosestellung Herzinsuffizienz gefunden zu haben, nicht ganz, denn das ANP war ein sehr instabiler Parameter für eine klinisch-chemische Analyse. Halls norwegischer Kollege, der klinische Chemiker Johan Sundsfjord (geb. 1934) inspirierte ihn, einen vom Prohormon des ANP N-terminal abgespaltenen, nicht aktiven Molekülrest zu untersuchen: das NT-proANP. Dieses Molekül erwies sich nicht nur als stabilerer Untersuchungsparameter für die Analyse im Labor, sondern auch als aussagekräftiger prognostischer Marker. Dann veröffentlichten japanische Forscher im Jahre 1988 in „Nature" ihre Entdeckung des BNP, eines natriuretischen Peptids im Gehirn von Schweinen.[17] Da sich viele Neuropeptide nicht nur im Gehirn, sondern auch in anderen Organen finden lassen, konnte ziemlich bald das Myokardgewebe der Herzkammer als die Hauptquelle von zirkulierendem BNP identifiziert werden.[18] Bei Patienten mit Herzinsuffizienz fanden sich aufgrund einer Volumenvergrößerung und eines erhöhten Druckes im Herzen größere Konzentrationen von natriuretischen Peptiden im Blut. ANP wird, wie der Name schon sagt, vorwiegend vom Herzvorhof sekretiert. BNP dagegen spiegelt die Funktion der linken und rechten Herzkammer akkurater wider, wie in den meisten vergleichbaren Studien gezeigt werden konnte. BNP wurde daher bald als sensitiverer und spezifischerer Parameter für eine Insuffizienz der linken Herzkammer angesehen, die kli-

Biochemie und Wirkungsweisen der natriuretischen Peptide

Wie die meisten Peptidhormone werden ANP (engl.: **a**trial **n**atriuretic **p**eptide) und BNP (engl.: **b**rain **n**atriuretic **p**eptide) als größere Vorläufermoleküle, sog. Precursorpeptide oder Präprohormone, gebildet. Im Herzmuskel erfolgt eine Spal-

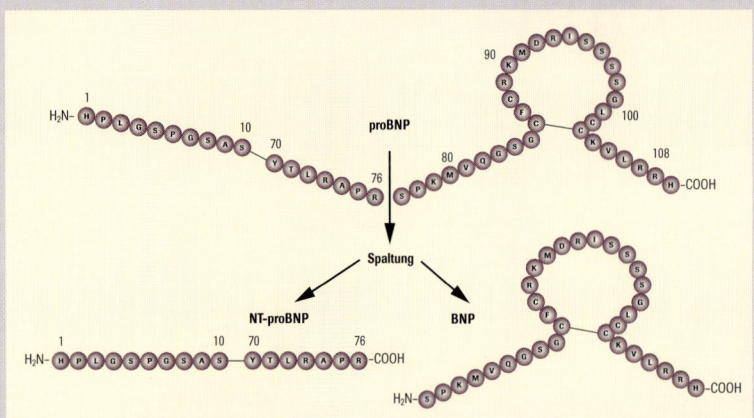

Um auf molekularer Ebene seine Wirksamkeit an den Organen der Wasser- und Natriumausscheidung zu entfalten, wird von proBNP ein Molekülrest, das N-terminale proBNP-Molekülteil (NT-proBNP) abgespalten, welches im Blut länger als das Wirkmolekül BNP nachweisbar und daher ein stabilerer Untersuchungsparameter für die klinisch-chemische Analyse ist. Die einzelnen Buchstaben in den Kreisen stehen für folgende Aminosäuren: A = Alanin, C = Cystein, D = Asparaginsäure, F = Phenylalanin, G = Glycin, I = Isoleucin, L = Leucin, M = Methionin, N = Asparagin, Q = Glutamin, R = Arginin, S = Serin , Y = Tyrosin.

tung des Präprohormons in ein Signalpeptid und das entsprechende Prohormon. Diese Prohormone werden in ein biologisch aktives und ein biologisch inaktives Fragment gespalten und vom Herzen in das Blut freigesetzt. Die physiologisch aktiven Formen der natriuretischen Peptide verfügen über eine ringförmige Struktur, die aus 17 Aminosäuren besteht und für die physiologische Aktivität wesentlich ist. Das 108 Aminosäuren umfassende BNP-Prohormon wird nach Stimulierung der Herzmuskelzellen durch Dehnung freigesetzt und durch eine Protease in ein biologisch aktives, 32 Aminosäuren großes C-terminales[20] Fragment (BNP 77-108) und ein biologisch inaktives N-terminales[21] Fragment (NT-proBNP 1-76) gespalten. ANP und BNP haben ähnliche physiologische Wirkung hinsichtlich Gefäßerweiterung, Natriurese, Diurese und Hemmung von Reninausscheidung und Aldosteronproduktion. Beide Peptide werden ausgeschüttet, wenn Herzmuskelzellen gedehnt werden, und daher als nützliche, nicht invasive Indikatoren des hämodynamischen Status und der Herzkammerfunktion angesehen. Normalerweise werden nur geringe Konzentrationen der zirkulierenden Peptide gefunden. Eine Dehnung der Muskelzellen, z. B. durch ein erhöhtes Blutvolumen, verursacht die Freisetzung der natriuretischen Peptide ANP und BNP. Diese erhöhen die glomeruläre Filtrationsrate der Nieren und damit die Wasser- und Salzausscheidung. ANP und BNP wirken zudem hemmend auf das Renin-Angiotensin-Aldosteron-System, welches der Blutdruckregulation dient.

nisch bedeutender ist als eine Rechtsherzinsuffizienz. Es soll nicht verschwiegen werden, dass noch zwei weitere natriuretische Peptide entdeckt wurden: 1986 das Urodilatin, welches in den Nieren gebildet und mit dem Urin ausgeschieden wird und der Regulierung der Wasser- und Natriumionen-Resorption im Sammelgang der Nieren dient, sowie 1990 das CNP (engl.: **C**-type **n**atriuretic **p**eptide). CNP wird hauptsächlich in Gefäßgewebe produziert und hat gefäßerweiternde Eigenschaften.[19] Bald wurde klar, dass NT-proBNP bzw. das BNP die besten Marker für Herzinsuffizienz sein würden.

Biologisch inaktiv ist besser messbar

Das biologisch nicht aktive, abgespaltene Fragment NT-proBNP hat eine Halbwertzeit im Blut von 60–120 Minuten, das biologisch aktive Hormon BNP dagegen nur von etwa 20 Minuten. Nicht zuletzt deshalb liegt die Konzentration an NT-proBNP im Blut ca. eine Größenordnung über der von BNP. Da die NT-proBNP-Werte im Blut geringe intraindividuelle Schwankungen und überdies eine bessere

In-vitro-Stabilität als BNP zeigten, wurde 1996 mit der Entwicklung von Antikörpern für einen Immunoassay zum Nachweis von NT-proBNP begonnen. Bereits drei Jahre später begannen die ersten klinischen Studien mit diesem Test. Wie sich zeigte, ist das Testergebnis nahezu hundertprozentig zuverlässig, wenn es darum geht, eine chronische Herzinsuffizienz auszuschließen. Beim NT-proBNP handelt es sich somit um einen Parameter mit hoher Spezifität und Sensitivität, das heißt, dass ein Anstieg ausschließlich bei Patienten mit Herzschwäche vorkommt. Andererseits findet sich eine Erhöhung des Parameters schon bei einer beginnenden Herzinsuffizienz, die ansonsten schwer zu diagnostizieren ist, und zwar unabhängig davon, ob die rechte oder die linke Herzkammer betroffen ist. Ein erhöhter Wert spricht somit eindeutig für das Vorliegen einer Herzschwäche und schließt andere Ursachen der Atemnot, insbesondere Lungenerkrankungen, mit großer Sicherheit aus. Da die Höhe des NT-proBNP-Blutspiegels mit dem Schweregrad der Herzschwäche korreliert, ist eine prognostische Aussage möglich.[22]

Bei erhöhtem Wert des Parameters sollte eine weitergehende Abklärung mittels Ultraschalluntersuchung und weiteren Verfahren erfolgen. Umgekehrt kann bei einem normalen Wert auf solche Untersuchungen verzichtet werden. Ein lang gehegter Traum der Kardiologen, mittels eines einfachen Laborparameters eine Herzschwäche sofort zu erkennen, ist in Erfüllung gegangen. Inzwischen wurde der Nachweis natriuretischer Peptide zur Diagnose der Herzinsuffizienz in die Leitlinien der European Society of Cardiology aufgenommen. Ziel weiterer Forschungsarbeiten ist es, auch für diesen Parameter einen Schnelltest zu entwickeln, der außerhalb des Labors, d. h. direkt am Krankenbett, einsetzbar ist.[27]

Seit 1983 eröffnen Nukleinsäurevervielfältigung und Chiptechnologien neue Diagnosemöglichkeiten

Der Blick auf die Gene und wohin die Reise geht

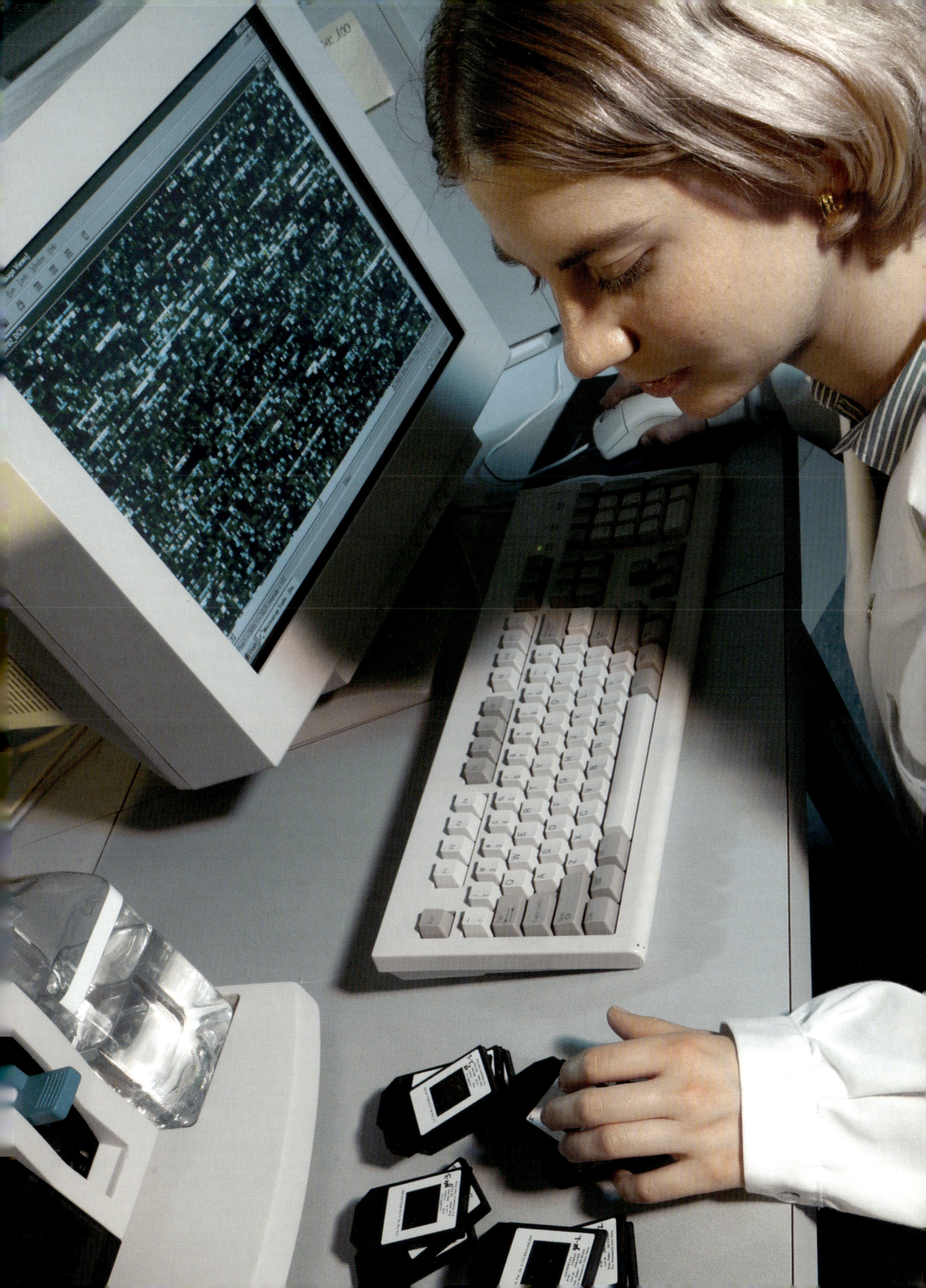

Hans-Joachim Burkardt und Sabine Päuser

Beginn einer neuen Ära

Die PCR revolutioniert die Diagnostik

Was bedeutet PCR? Die drei Buchstaben stehen für den Begriff Polymerase-Kettenreaktion (engl.: **p**olymerase **c**hain **r**eaction). Bei dieser Erklärung der Abkürzung kann man es aber nicht belassen. Um zu verstehen, was PCR bedeutet, und warum sie für viele **die** revolutionäre diagnostische Methode des 20. Jahrhunderts ist, muss etwas weiter ausgeholt werden. Um es vorweg zu nehmen: Die PCR ist eine Methode, mit der es gelingt, geringe Mengen der Erbsubstanz **D**esoxyribo**n**uklein**s**äure (DNS) beliebig oft zu vervielfältigen. Damit werden bisher nicht realisierbare Untersuchungen an Erbmaterial von lebenden wie auch toten Organismen möglich. Neue mikrobiologische Analyseverfahren, die auf dem Nachweis von Spuren genetischen Materials infektiöser Organismen beruhen, lassen nicht nur die

Analytik schwer anzüchtbarer Erreger zu, sondern verkürzen vor allem die Analysezeiten von Wochen und Tagen auf Stunden. Ganz neue Möglichkeiten ergeben sich auch für die Diagnose von Krankheiten, die mit Veränderungen des genetischen Materials einhergehen, wie den klassischen Erbkrankheiten oder aber auch Krebsleiden, die – wie wir heute wissen – auch auf Genveränderungen zurückzuführen sind. Mit der PCR hielt die Molekularbiologie Einzug in die Gerichtsmedizin. Wie aber wurde dieses geniale Verfahren, welches so viele Zweige der medizinischen Diagnostik revolutionierte, entdeckt und entwickelt?

Geniale nächtliche Gedanken

Was macht ein Wissenschaftler während einer nächtlichen Autofahrt, wenn seine Freundin auf dem Beifahrersitz schläft? Er lässt seine Gedanken schweifen. Die Gedanken von Kary Banks Mullis (geb. 1944) wanderten, wir wollen es ihm verzeihen, nicht zu der Frau an seiner Seite, sondern zu seiner Arbeit und den Experimenten für die kommende Woche. Mullis war Anfang der 1980er Jahre als Wissenschaftler bei einer der damals wie Pilze aus dem Boden schießenden kleinen und innovativen Biotechnologiefirmen mit dem Namen Cetus angestellt. Dort beschäftigte er sich im Jahre 1983, dem Geburtsjahr der PCR, mit Oligonukleotiden, das sind kleine einzelsträngige DNS-Abschnitte. Doch lassen wir Mullis bezüglich jener Autofahrt von San Francisco in Richtung Norden selbst berichten:

> „Die Polymerase-Kettenreaktion war nicht das Ergebnis einer langen Entwicklungszeit oder einer Menge Arbeit. Sie wurde zufällig eines späten Abends im Mai 1983 vom Fahrer eines grauen Honda Civic während einer Fahrt auf dem California Highway 128 durch die

Mit der PCR können gezielt DNS-Sequenzen vervielfältigt werden.

Berge zwischen Cloverdale und Anderson Valley erfunden. Es passierte in einem ganz bestimmten Moment, und ich zähle mich zu den glücklichsten Menschen, dass in diesem Moment in meinem Kopf eine Reihe unzusammenhängender Gedankengänge – die meisten zwar korrekt, manche aber auch falsch, alle jedoch ganz gewöhnlich – in einer Weise zusammentrafen, die ich ganz plötzlich als den Prozess erkannte, den ich später die Polymerase-Kettenreaktion nannte. Alles andere, was mir an diesem Abend durch den Kopf ging, kam zu einem plötzlichen Stillstand, genauso wie der Honda, der am Straßenrand etwa 75 Kilometer von der Küste entfernt zum Halten kam. Die kalifornischen Rosskastanien standen in voller Blüte, und ein weicher und tropischer Duft erfüllte die Luft."[1]

Was war passiert? Mullis grübelte darüber nach, wie man das damalige Verfahren zur Analyse der Reihenfolge der Nukleotide, der Bausteine der Nukleinsäuren, effektiver gestalten könnte. Besonders ein Problem machte ihm dabei zu schaffen: Neben den radioaktiv markierten Nukleinsäurebausteinsonden, die er einzusetzen gedachte, waren stets auch unmarkierte Nukleinsäurebausteine aus der Umgebung in seinen Proben, die das Ergebnis verfälschen konnten. Wie wäre es, so dachte er weiter, wenn man in einer Kettenreaktion alle diese unmarkierten „Dreckmoleküle" vor Zugabe der eigentlichen Markersubstanzen verbauen würde? Sie könnten dann seine Nachweisreaktion nicht mehr stören… Aber, so schoss es ihm durch den Kopf, eine Kettenreaktion würde doch auch Millionen von Kopien der zu untersuchenden Nukleinsäuren liefern. Konnte es sein, dass noch niemand vor ihm auf diese genial einfache Idee gekommen war? Es war tatsächlich so.[2]

Mullis' nächtliche Gedanken bescherten ihm 1993 den Nobelpreis für Chemie. An der Ausarbeitung der Methode waren allerdings mehrere Forscher der Firma Cetus beteiligt, deren Rolle bei den Forschungsarbeiten zur Entwicklung und Etablierung der PCR-Methodik in Paul Rabinows Buch „Making PCR" anschaulich beschrieben ist.[3]

Wie es funktioniert

Die PCR wird zur Veranschaulichung oft als Verfahren geschildert, das erlaubt, die berühmte Nadel im Heuhaufen zu finden, indem durch Vervielfältigung (Amplifikation) dieser einzelnen Nadel ein Haufen von Nadeln erzeugt wird. Die Nadel in diesem vergleichenden Bild ist wissenschaftlich ausgedrückt eine Nukleinsäure, oder genauer gesagt, ein Nukleinsäureabschnitt eines Erregers, z. B. eines Virus oder Bakteriums. Die Wahl dieser Molekülklasse ist sehr sinnvoll, da bisher alle bekannten Infektionserreger (mit Ausnahme vielleicht des BSE-

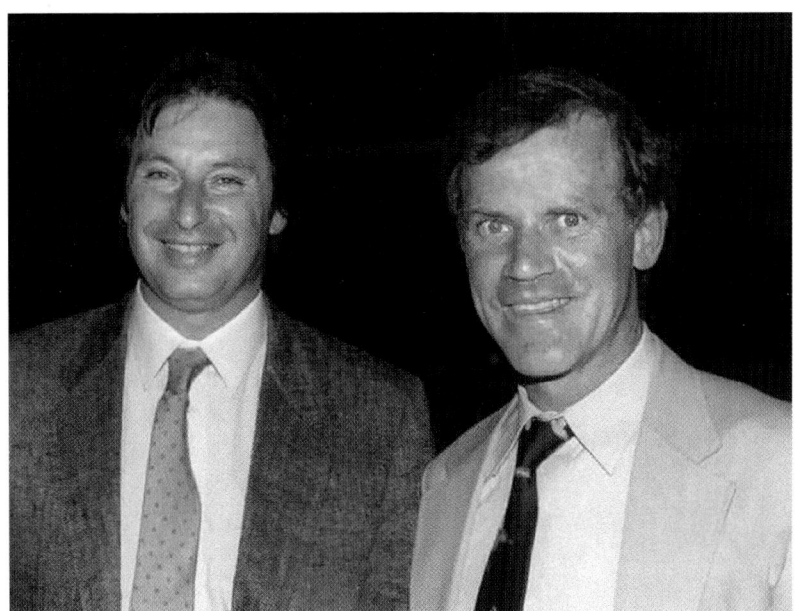

Der Chemiker **Kary Banks Mullis** *(geb. 1944, rechts im Bild) ist eine schillernde Persönlichkeit. Er selbst bezeichnete sich einmal als „Generalist mit chemischer Vorbelastung".[8] Als solcher erfand er nicht nur die PCR, sondern z. B. auch einen Plastikkunststoff, der unter Einwirkung von UV-Licht sehr schnell seine Farbe ändert. Während seiner Doktorandenzeit veröffentlichte er in „Nature" einen Artikel mit dem Titel „The Cosmological Significance of Time Reversal". Nach seiner Promotion auf biochemischem Gebiet 1972 an der University of California in Berkeley hatte er mehrere Postdoc-Positionen inne, bevor er 1979 als Nukleinsäurechemiker zur Cetus Corporation in Emeryville, Kalifornien, kam. Dort blieb er sieben Jahre. In diese Zeit fällt die Entdeckung der Polymerase-Kettenreaktion (PCR). 1986 wurde er zum Direktor für Molekularbiologie bei Xytronyx, Inc., in San Diego ernannt, wo er sich auf die DNS-Technologie und Fotochemie konzentrierte. Für die Erfindung der PCR verlieh ihm die Königliche Schwedische Akademie der Wissenschaften 1993 den Chemie-Nobelpreis für Beiträge zur Entwicklung von Methoden der Nukleinsäurechemie zur Hälfte. (Die andere Hälfte erhielt Professor Michael Smith (1932–2000) von der Universität von British Columbia im kanadischen Vancouver für seinen fundamentalen Beitrag zur Etablierung der Oligonukleotid-basierten ortsspezifischen Mutagenese und ihrer Anwendung auf Proteinuntersuchungen.)[9] Mullis erhielt zahlreiche weitere Auszeichnungen wie den Japan-Preis 1993. Das Bild zeigt ihn mit Henry Erlich (links), mit dem er 1990 gemeinsam den Preis für Biochemische Analytik der Deutschen Gesellschaft für Klinische Chemie und Boehringer Mannheim für die Konzeption der Polymerase-Kettenreaktion sowie fundamentale Beiträge zur Durchführbarkeit dieser Methode erhielt. Die Universität von South Carolina verlieh ihm 1994 die Ehrendoktorwürde. Seine zahlreichen Publikationen reichen von wissenschaftlichen und populärwissenschaftlichen Arbeiten bis zu seiner Autobiographie, die 1998 unter dem Titel „Dancing Naked in the Mind Field" erschien. Derzeit ist er Vizepräsident und Direktor für Molekularbiologie bei Burstein Technologies in Irvine, Kalifornien.[10]*
Henry Anthony Erlich *(geb. 1943) ist Molekularbiologe, Genetiker und Immunologe. Er machte seinen PhD auf dem Gebiet der Genetik 1972 an der University of Washington in Seattle und hatte anschließend Postdoc-Positionen am Department of Biology an der Princeton University und am Department of Medicine an der Stanford University inne. Er trat im gleichen Jahr wie Mullis als Wissenschaftler in die Cetus Corporation ein und war Anfang der 1980er Jahre als Leiter einer großen Arbeitsgruppe bei der Ausarbeitung der PCR-Methodik und den Möglichkeiten ihrer Anwendung in Grundlagenforschung, medizinischer Diagnostik, Anthropologie und Forensik engagiert beteiligt. Sein Interesse gilt der Untersuchung der genetischen Ursachen komplexer multifaktorieller Erkrankungen. Eines seiner Hauptinteressensgebiete ist die Analyse von HLA-Gen-Polymorphismen und die Entwicklung von HLA-Typisierungstests zur Gewebetypisierung, zur Bestimmung der Empfindlichkeit von Personen für bestimmte Erkrankungen sowie zur Identifizierung von Individuen. Er ist Autor von mehr als 250 Artikeln und erhielt zahlreiche wissenschaftliche Auszeichnungen. Seit 1991 ist er Direktor des Bereichs Humangenetik bei Roche Molecular Systems Inc in Pleasanton, Kalifornien. Im Jahr 2001 wurde er dort Vizepräsident und Forschungsleiter.*

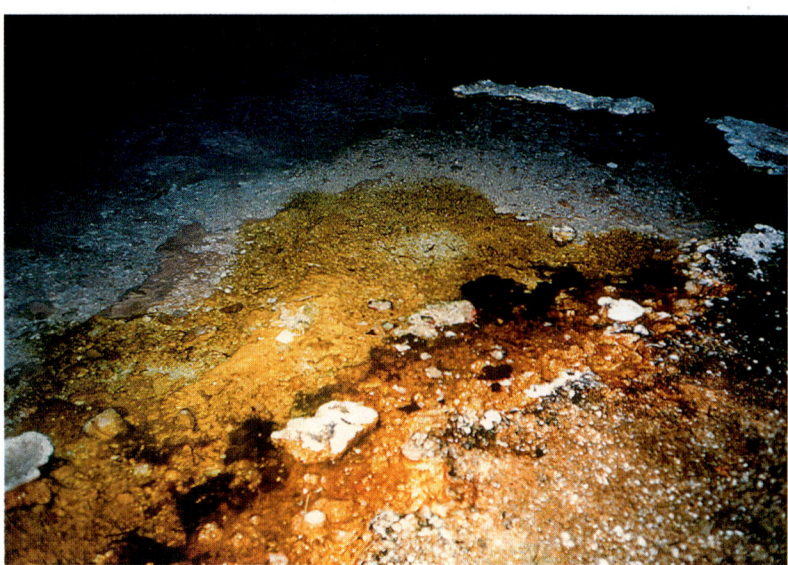

Die Wissenschaftler der Cetus Corporation nutzten Thermus aquaticus-*Bakterien aus der „Mushroom Spring", einer heißen Quelle im Yellowstone-Nationalpark (Wyoming, USA), um daraus die hitzestabile* Taq-*Polymerase für die PCR zu isolieren.*

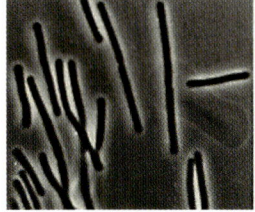 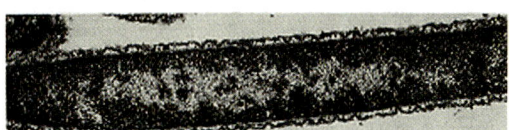

Das Bakterium Thermus aquaticus *in der Ansicht unter dem Lichtmikroskop (links) und unter dem Elektronenmikroskop (rechts).*

Erregers) spezifische Nukleinsäuren besitzen, die für die Art des Erregers charakteristisch sind. Diese Erreger und folglich ihre Nukleinsäuren sind in einer klinischen Probe, z. B. in einer Blutprobe eines Patienten, meist in nur sehr geringer Konzentration vorhanden und können daher in der Menge anderer biologischer Materialien und Nukleinsäuren untergehen, die in großer Konzentration aus dem Wirt, dem erkrankten Menschen oder Tier stammen und dem Bildbeispiel entsprechend den „Heuhaufen" darstellen.

Der Erfolg der PCR liegt nun darin, dass sie erstens diese in ihrer Zahl unterrepräsentierten Erreger-Nukleinsäuren spezifisch mit Hilfe sog. Primer herausfindet. Um bei dem obigen Bild zu bleiben: Das wäre wie ein sehr starker Magnet, der die Nadel im Heuhaufen herauszieht und an sich bindet. Zweitens kann man mit dieser Methode im Reagenzglas milliardenfach identische Kopien herstellen, die an-

schließend leicht nachzuweisen sind. Das wäre der „Nadelhaufen".

Um eine genügende Anzahl Kopien zu erhalten, ist eine mehrfache Vervielfältigung der DNS-Stränge (20–30 Schritte) nötig. In jedem einzelnen dieser Schritte oder Zyklen kommt ein Erhitzungsprozess auf etwa 90 °C oder mehr zum Tragen, den die ursprünglich (vor der Erfindung von Mullis) verwendete Polymerase aus *Escherichia coli* für die Synthese von DNS im Reagenzglas nicht übersteht. Als Folge davon musste dieses Enzym jedem Zyklus wieder frisch zugesetzt werden, was sehr umständlich und teuer war und vor allem die Effizienz des Prozesses in Mitleidenschaft zog. Daher suchte man nach einer Lösung für dieses Problem.

Es war bereits seit einiger Zeit bekannt, dass in bestimmten extremen Biotopen der Erde exotische und altertümliche Bakterien existieren, die sich aus grauer Vorzeit der Erde durch Besiedelung solcher Extreme bis in die heutige Zeit hinüber gerettet haben. So konnte man beispielsweise aus heißen Quellen im Yellowstone-Nationalpark in den USA Bakterien isolieren, die sich bei Temperaturen nahe dem Siedepunkt des Wassers sehr wohl fühlen. Wenn solche Bakterien diese biologisch ungewöhnlich hohen Temperaturen aushalten, müssen sie auch Enzyme besitzen, die diese Hitze tolerieren, folglich auch eine hitzeresistente DNS-Polymerase.

Mullis kam nun auf die Idee, eine solche hitzestabile Polymerase für eine Kettenreaktion zu verwenden. Eine Polymerase, welcher die hohen Temperaturen, die zum Trennen der DNS-Doppelstränge notwendig sind, nichts anhaben können. Die erste hitzestabile DNS-Polymerase, die zum Einsatz kam, stammte aus *Thermus aquaticus,* einem thermophilen Eubakterium, welches Thomas Brock aus den heißen Quellen des Yellowstone-Nationalparks isoliert hatte.[4] Susanne Stoffel (geb. 1950) und David H. Gelfand (geb. 1944) von der Firma Cetus isolierten aus diesem Bakterium die DNS-Polymerase und machten sie für Mullis, Henry Erlich (geb. 1943) und Randall Saiki (geb. 1955) für die PCR verfügbar. Diese Polymerase wurde 1989 für die Firma Cetus unter Patentschutz gestellt und kam unter dem Namen *Taq*-Polymerase (abgeleitet von *Thermus aquaticus*) in den Handel.[5] Das brachte den durchschlagenden Erfolg, da nun nicht mehr für jeden Zyklus frisches Enzym zugegeben werden musste, sondern eine einmalige Zugabe zu Beginn der Kettenreaktion ausreichte. Die neu gebildeten DNS-Stränge dienten immer als weitere Matrize für die Neupolymerisation weiterer Stränge. Damit konnte in kürzester Zeit aus mindestens einem Molekül in

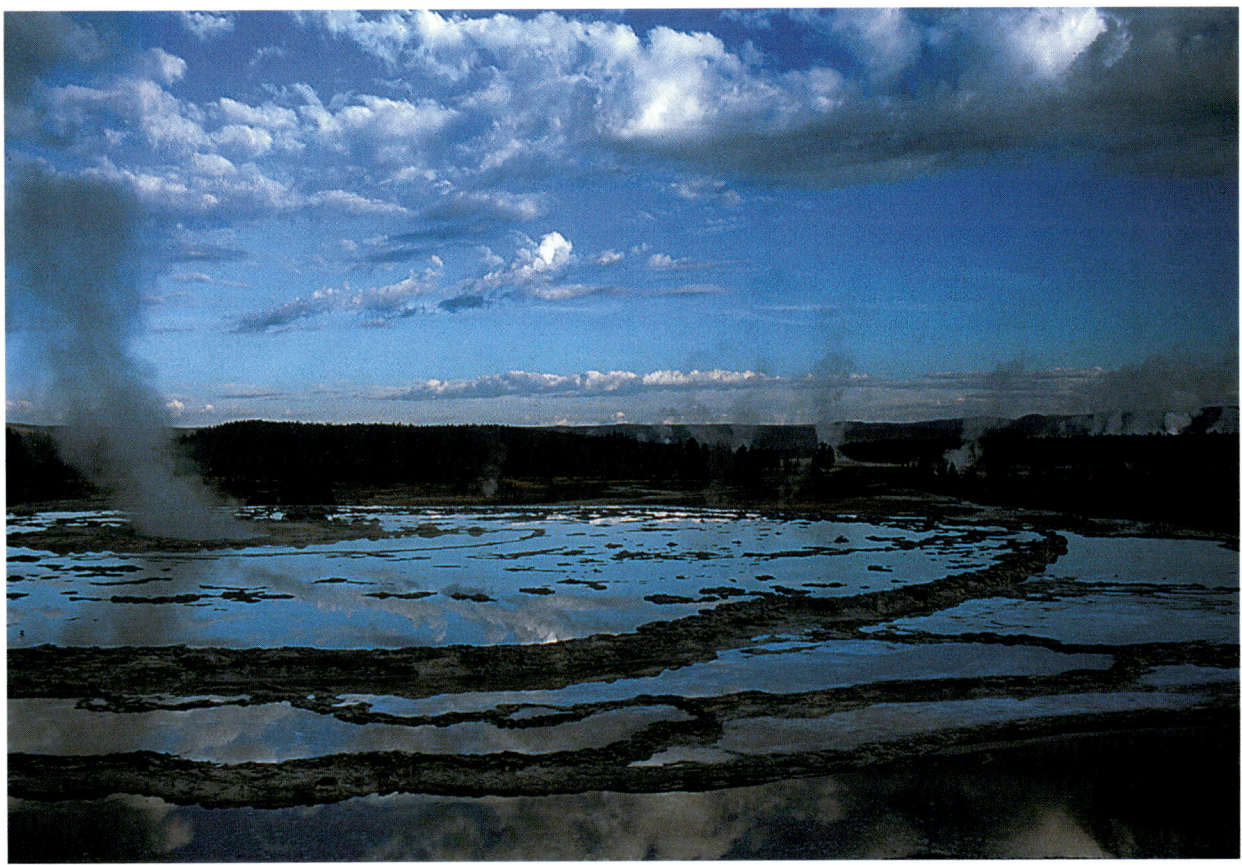

Die „Mushroom Spring", aus der Thermus aquaticus-*Bakterien gewonnen wurden, in der Morgendämmerung.*

30–40 Zyklen eine Milliarde Kopien hergestellt werden. Heute führt man PCR-Reaktionen innerhalb von etwa 20–90 Minuten aus.

Sensitivität und Spezifität

Ein „Traumziel" diagnostischer Methodik war erreicht: Der Nachweis von mindestens einem Objekt ist möglich, und damit ist das Ziel in Richtung Sensitivität einer Methode erreicht. Man spricht dabei von der „analytischen" Sensitivität. Die „klinische" Sensitivität ist etwas bescheidener, da hier Probleme der Probenvorbereitung zum Tragen kommen. Der entscheidende Punkt ist, dass die PCR zwar ein einziges gesuchtes DNS-Segment, ein sog. Target, vervielfältigen kann, aber nur unter der Voraussetzung, dass dieses eine Target auch in das Reaktionsröhrchen überführt wird, was Aufgabe der Probenaufarbeitung ist.

Wie sich kurz darauf herausstellte, kann man mit einer PCR auch das zweite „Traumziel" eines diagnostischen Tests, die ultimative Spezifität erreichen: Man ist heute in der Lage, einen diagnostischen PCR-Test so zu entwickeln, dass er selbst dann noch zwei Nukleinsäuren voneinander unterscheidet, wenn deren Unterschied nur in einer einzigen Base liegt.

Einige technische Details

Ein PCR-Test in der Routinediagnostik gliedert sich in drei unterschiedliche Arbeitsschritte: die Probenvorbereitung, die eigentliche Vervielfältigung, die sog. Amplifikation, und der anschließende Nachweis. Aufgabe der Probenvorbereitung ist es, den gesuchten Nukleinsäureabschnitt, z. B. eines potenziellen Erregers aus einer Patientenprobe, zu isolieren. Dazu bedarf es eines viren- oder bakterienauflösenden Mittels, um deren Nukleinsäuren freizusetzen. Weiter muss diese Nukleinsäure anschließend in ein Amplifikationsröhrchen überführt werden, wobei oft spezifische Konzentrationsverfahren notwendig sind. Schließlich sollte die Nukleinsäure möglichst frei von sog. Inhibitoren (Hemmstoffen) sein, die eine Vervielfältigung unterdrücken könnten.

Der zweite Arbeitsschritt, die Vervielfältigung, beginnt mit einer Trennung der Nukleinsäurestränge durch Erhitzen, sofern es sich um doppelsträngige DNS oder **R**ibo**n**uklein**s**äure (RNS) handelt. Da eine PCR-Reaktion nur mit DNS, nicht aber mit RNS als Matrize funktioniert, muss im Falle einer RNS-Matrize diese vorher noch zusätzlich in DNS umgeschrieben werden. Diese „reverse Transkription" – die bei einer doppelsträngigen RNS

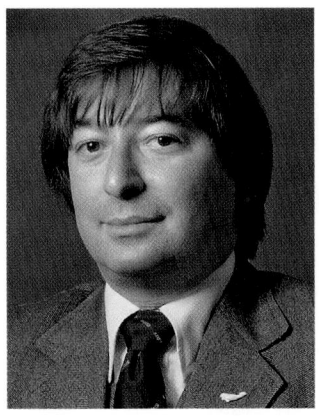

Der Biologe **David H. Gelfand** *(geb. 1944) ist heute Forschungsdirektor bei Roche Molecular Systems und dort mit seinen Mitarbeitern für die Entdeckung, Isolierung, Erzeugung, biochemische Charakterisierung und Anwendung von hitzestabilen Designer-DNS-Polymerasen und anderen Proteinen verantwortlich, die für eine Vervielfältigung von Nukleinsäuren wichtig sind. Nach seiner Promotion im Jahre 1970 an der University of California in San Diego, La Jolla, arbeitete er mehrere Jahre biochemisch als Forschungsassistent an der University of Californina in San Francisco, bevor er 1976 in die Cetus Corporation eintrat. Er hat zahlreiche wissenschaftliche Artikel und Buchbeiträge geschrieben. Mitte der 1980er Jahre isolierten er und Susanne Stoffel (geb. 1950) die hitzestabile DNS-Polymerase aus dem Bakterium* Thermus aquaticus (Taq-Polymerase) *für die PCR. Aus dieser Zeit stammt auch das gezeigte Porträt.*

ebenfalls mit einer Strangtrennung beginnt – ist aber heutzutage kein großes molekularbiologisches Problem mehr.

Nach Absenkung der Reaktionstemperatur binden die Primer an einen Abschnitt der zu vervielfältigenden Nukleinsäure, das sog. Target. Die *Taq*-Polymerase oder eine andere hitzestabile Polymerase „elongiert" dann diese Primer, d. h., sie verlängert die Primer, indem sie einen Nukleotidbaustein nach dem anderen anhängt, entsprechend der Reihenfolge der Bausteine in der Ausgangssequenz des Targets. Dies erzeugt letztendlich eine doppelsträngige Kopie des Ausgangssegments, die wie jenes als Matrize für weitere analoge Reaktionen dienen kann. Im Endeffekt führt das zu einer exponentiellen Vermehrung (Kettenreaktion) des ursprünglichen Materials, bis man zu Ende der Reaktion Millionen von Kopien des Targets erhält.

Zum Nachweis dieser Millionen Moleküle braucht es nun spezielle Techniken. Hier versagt übrigens der anschauliche Vergleich mit der Nadel im Heuhaufen, weil man natürlich einen Haufen von Nadeln leicht mit dem Auge sehen kann. Millionen von DNS-Kopien sind aber nicht als solche sichtbar.

Die Nachweismethoden waren zu Beginn der PCR-Ära recht mühsam und aufwändig. Man benutzte meist gelelektrophoretische Methoden und Hybridisierungstechniken, die auch derzeit noch zur Anwendung gelangen. Daneben gibt es heute kommerziell erhältliche, automatisierte Verfahren, die mit kolorimetrischen oder fluorometrischen Nachweismethoden arbeiten und vergleichsweise einfach mit Hilfe von Fotometern zu den entsprechenden Resultaten führen.

Die totale Automatisierung all dieser für die PCR notwendigen Schritte erfolgte mit atemberaubendem Tempo. So stehen heute diverse Geräte zur Verfügung, welche die Vervielfältigung der Nukleinsäuren und den Nachweis der vervielfältigten Sequenzen automatisch durchführen und die künftig auch die Probenvorbereitung übernehmen.

Siegeszug der PCR

Als die PCR im Jahre 1992 mit einem Test für den Nachweis des HIV-1-Provirus und einem für *Chlamydia trachomatis* in die Routinediagnostik eingeführt wurde[6,7], waren die Voraussetzungen für einen Siegeszug nicht unbedingt günstig: Die PCR hatte zu dieser Zeit unter einem negativen technischen Image zu leiden, welches durch anfängliche Unzulänglichkeiten der Methode verursacht wurde. Dazu zählten ein potenziell hohes Kontaminationsrisiko und die Tatsache, dass die ersten PCR-Tests nur durch Wissenschaftler mit großer Erfahrung auf molekularbiologischem Gebiet erfolgreich durchgeführt werden konnten, ganz zu schweigen von dem vergleichsweise sehr hohen anfänglichen Arbeits- und Zeitaufwand. Diese technischen Unzulänglichkeiten konnten aber rasch gelöst werden. Ein weiteres Hindernis war, dass die PCR in der Infektiologie, wie oben dargestellt, natürlich nicht auf „Niemandsland" traf. Sie musste sich vielmehr mit den existierenden traditionellen Methoden messen. Diese besaßen den Vorteil, dass sie – im Gegensatz zur jungen PCR – erprobt und anerkannt waren. Außerdem waren sie sehr oft unschlagbar billig. Letzteres galt allerdings oft nur für den Materialbedarf und nicht hinsichtlich Arbeitszeit und -kraft. Es ließen sich jedoch sehr schnell auch Vorteile für die neuen PCR-basierten Methoden finden, die einen Wechsel zu der Amplifikations-Technologie rechtfertigen. In den meisten in der Tabelle auf Seite 286 aufgeführten Beispielen haben daher die PCR und ähnliche Amplifikationsmethoden die traditionellen Techniken aus der Routinediagnostik verdrängt oder sind zur wesentlichen Ergänzung für diese geworden.

PCR und mikrobiologische Diagnostik

Alle bisherigen konventionellen Analysemethoden in der Infektiologie und Mikrobiologie sind durch die Verwandtschaft der Mikroorganismen untereinander bestimmt, d. h., viele Methoden identifizieren nur relativ kleine Gruppen von Mikroorganismen mit relativ ähnlichen biologischen Eigenschaften. Aber genau das interessiert den Kliniker meist nicht. Viel lieber wünschte er sich Systeme, die nicht auf die Biologie der Erreger, sondern auf gewisse Krank-

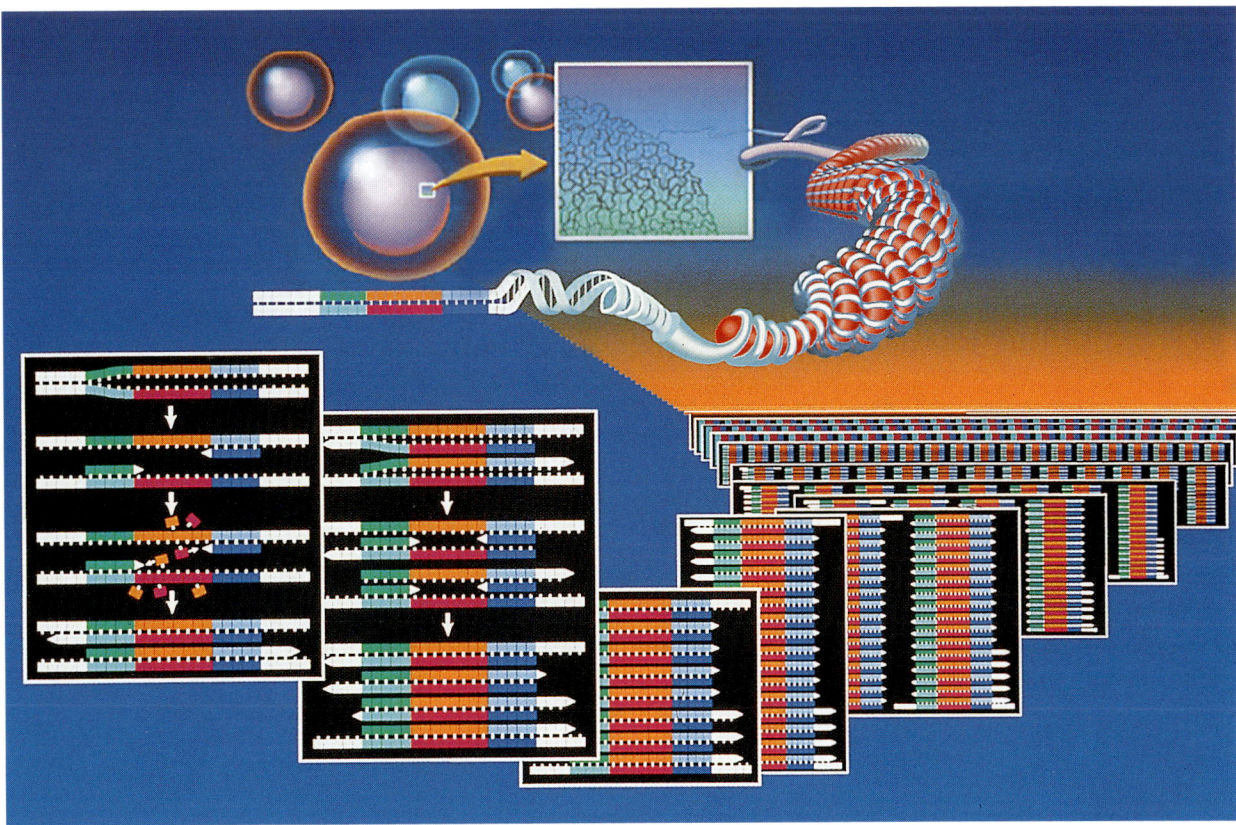

*Prinzip der Polymerase-Kettenreaktion: Ausgehend von einem Nukleinsäuredoppelstrang, welcher eine gesuchte Nukleinsäurebaustein-abfolge enthält (orange und rot dargestellt), können viele Kopien dieses Abschnitts hergestellt werden, wenn man zu dem Ansatz Nuklein-säurebausteine, hitzestabile Polymerase und sog. Primer hinzugibt. Diese Primer (blau und grün dargestellt) bestehen aus wenigen Nuklein-säurebausteinen, die in der Reihenfolge angeordnet sind wie die Nukleinsäurebausteine, die sich am Anfang des zu vervielfältigenden Abschnitts der Nukleinsäure befinden. In einem ersten Schritt wird der Doppelstrang der ursprünglichen **D**esoxyribo**n**uklein**s**äure (DNS) durch Erhitzen auf 94 °C aufgetrennt. Beim Abkühlen bei 40–60 °C lagern sich die Primer an die entsprechenden komplementären Abschnitte an den Einzelsträngen an. Bei 72 °C, der „Wohlfühltemperatur" von Thermus aquaticus, hängt die Taq-Polymerase dann die Nukleotidbausteine an die Primer mit maximaler Effizienz an, und zwar in der vom Einzelstrang (Matrize) vorgegebenen Reihenfolge. Sind die beiden Einzelstränge vollständig aufgebaut, erfolgt wieder ein Erhitzen auf 94 °C und Doppelstrangtrennung, Primeranlagerung beim Abkühlen und Aufbau der vollständigen Doppelstränge durch die Polymerase bei 72 °C. Je mehr Temperaturzyklen durchgeführt werden, umso mehr Kopien der Zielsequenz werden erhalten.*

heitsbilder beim Patienten abgestimmt sind. Hierzu ein konkretes Beispiel: Sieht ein Arzt einen Patienten mit Symptomen einer Hirnhautentzündung, so lautet seine erste Frage, ob hier eine mikrobielle Infektion die Ursache ist und wie er diese gegebenenfalls behandeln kann, wobei eine schnelle Diagnose und Therapie lebensrettend sein können. Tatsächlich kommt in diesem Beispiel eine Reihe verschiedenster Mikroorganismen als Erreger in Frage, wie Viren, Bakterien, Pilze oder Protozoen (Einzeller). Jeder dieser Erreger kann mit klassischen Methoden nur mühsam und mit verschiedenen, erregerspezifischen Methoden diagnostiziert werden. Mit den molekularbiologischen Methoden, die sich des Nukleinsäurenachweises bedienen, besteht erstmals die Möglichkeit, die in einer Probe enthaltene Erbsubstanz parallel zu vervielfältigen und dann gezielt sehr schnell mit verschiedenen Sonden nachzuweisen, um welchen Erreger es sich handelt. Der Laborjargon

für eine solche PCR spricht von Multiplex-PCR oder von einem Panel-Test, der spezifisch auf ein bestimmtes Krankheitsbild ausgerichtet ist und damit dem Kliniker auf einen Schlag die Information liefert, die er zu seiner Therapieentscheidung benötigt.

PCR und HIV

Ein weiteres Beispiel für sehr weitreichende unmittelbare Auswirkungen der PCR auf wissenschaftliche Erkenntnis, Diagnose und Therapie einer Erkrankung war die Entwicklung einer quantitativen PCR-Methode für den Nachweis einer Infektion mit HIV (engl.: **h**uman **i**mmunodeficiency **v**irus) bei Aids (engl.: **a**cquired **i**mmuno**d**eficiency **s**yndrome). Diese Geschichte stellt ein Paradebeispiel dafür dar, dass man den Wissenschaftlern und ihrer Kreativität eine „Spielwiese" überlassen sollte, auf der sie völlig neue Ideen ausprobieren können, auch ohne dass zunächst eine direkte Anwendung und ein direkter

Nutzen daraus ersichtlich wären. Als in den frühen 1990er Jahren die Idee aufkam, für den Nachweis des HI-Virus einen quantitativen Test zu entwickeln, wusste niemand so recht, wozu dieser Test eigentlich gut sein könnte. Das „HIV-Weltbild" war zu dieser Zeit fest gefügt und sah so aus: Da der Ausbruch dieser Immunschwächekrankheit erst Jahre bis Jahrzehnte nach der Ansteckung mit HIV erfolgte, glaubte man, dass dieses Virus in das humane Genom des Patienten eingebaut und sich dort über lange Zeit als latentes Virus still verhalten würde, so dass beim Patienten keine Symptome auftraten. Immerhin kannte man analoge Beispiele bei der Integration des Bakteriophagen lambda mit dem Bakterium *Escherichia coli* als Wirt. Außerdem wusste man, dass das HIV-Genom durch den Prozess einer „reversen Transkription" tatsächlich in das Wirtsgenom integriert werden konnte. Die Aids-Krankheit trat nach dieser Vorstellung erst dann in das akute Stadium über, nachdem das latente Virus durch irgend einen nicht näher bekannten Prozess reaktiviert wurde. Gemäß den damaligen Therapie-empfehlungen hatte es überhaupt keinen Sinn, früh mit einer Behandlung zu beginnen, da man das Virus ohnehin integriert und damit therapeutisch nicht angreifbar wähnte. Eine Behandlung habe erst nach Virusreaktivierung zu erfolgen, deren Eintritt z. B. durch den Abfall der CD4-T-Lymphozyten messbar sei.

Als nun der neu entwickelte quantitative HIV-PCR-Test zum ersten Mal bei Aids-Patienten eingesetzt wurde, war die Überraschung groß. Dieser Test, der die Viruskonzentration im Blut der Patienten misst, zeigte, dass sich das Virus im klinisch unauffälligen Patienten keineswegs still verhält. Ganz im Gegenteil: Täglich findet eine sehr aktive Synthese von neuen Viren in großer Zahl statt. Es kommt jedoch beim Patienten nicht zu klinischen Symptomen, da diese Viren durch das Immunsystem zum größten Teil neutralisiert werden. Dieser Kampf zwischen Virus und Immunsystem des Patienten geht über Jahre und sorgt dafür, dass der Patient sehr lange Zeit keine größeren Beschwerden hat. Das Immunsystem wird dabei aber laufend geschwächt, bis es zu einem Stadium kommt, in dem die Virusvermehrung nicht mehr kontrolliert werden kann, was dann zum Ausbruch von Aids führt. Die quantitative PCR hat nicht nur die Vorstellung über den Infektionsverlauf im Patienten auf den Kopf gestellt, sondern als Konsequenz zu einem Paradigmenwechsel in der Behandlung geführt: Statt mit dem Beginn der Therapie zu warten, bis die CD4-Zellzahl den Niedergang des Immunsystems anzeigte, galt nun die Devise, eine hochpotente antivirale Behandlung so früh wie möglich zu beginnen. Die Erfolge dieses sog. HAART-Regimes (engl.: **h**ighly **a**ctive **a**nti-**r**etro-viral **t**herapy) belegten die Richtigkeit dieser Empfehlungen und führten letztendlich dazu, dass aus

Vorteile der PCR im Vergleich zu konventionellen mikrobiologischen Methoden

Probleme der konventionellen Methoden	Beispiel	Vorteile der PCR- und ähnlicher Amplifikationsmethoden
Mikrorganismus nicht oder nur sehr schwer kultivierbar	Hepatitis-C-Virus: wurde überhaupt erst mit molekularbiologischen Methoden entdeckt	hängen nicht von der Kultivierbarkeit der Erreger ab
lange Zeitdauer	Diagnose von *Mycobacterium tuberculosis* Der kulturelle Nachweis dauert 2–4 Wochen	liefern Resultate innerhalb eines einzigen Arbeitstages
Unzuverlässigkeit	Diagnose von *Chlamydia trachomatis*	sehr sensitiv und spezifisch
unzuverlässig zu Beginn der Infektion, wenn noch keine Antikörper nachweisbar sind	Diagnose von Hepatitis C und HIV in Blutspenden	unabhängig von einer Antikörperbildung, daher schnell
keine Unterscheidung zwischen akuter und durchgemachter Infektion	Hepatitis C, Hepatitis B	Unterscheidung zwischen durchgemachter und akuter Infektion möglich, da sich nur bei akuten Infektionen Nukleinsäuren von Erregern im Blut befinden

dem Todesurteil Aids zwar keine heilbare Krankheit wurde, aber doch zumindest eine, die bei Therapietreue des Patienten über Jahre wie eine andere chronische Krankheit betreut werden konnte, was zu einer deutlich erhöhten Überlebenszeit bei Aids-Patienten führte. Mittlerweile ist ein Test verfügbar, mit dem schon eine Virusmenge von nur gerade 50 Kopien HIV-1-RNS pro Milliliter Plasma [K/ml] nachgewiesen werden kann. Diese hohe Testempfindlichkeit ist entscheidend, um eine optimale Behandlungsstrategie festlegen zu können – dies umso mehr, als die Unterdrückung der Virusmenge auf Werte unterhalb 50 K/ml (d. h. nicht nachweisbar) das erklärte therapeutische Ziel ist. Heute lassen sich auch die HIV-1-Subtypen A-G der Gruppe M mit geeigneten Testverfahren nachweisen. Während in den westlichen Ländern weiterhin Viren vom HIV-1-Subtyp B überwiegen, weisen Studien klar darauf hin, dass die Häufigkeit der Nicht-B-Subtypen von HIV-1 weltweit zunimmt. Ein Test, der ein breiteres Spektrum dieser genetisch unterschiedlichen Varianten des HI-Virus erfasst, ist daher für die Therapie HIV-infizierter Patienten weltweit von größter Bedeutung. An der Entwicklung von neuen Testgenerationen, die auch neu auftretende HIV-Subtypen erfassen können, wird gearbeitet.

Anwendungen der PCR

Der Einsatz der PCR und ähnlicher molekularbiologischer Amplifikationsmethoden ist aber nicht nur auf die angeführten Beispiele in der medizinisch-mikrobiologischen Diagnostik beschränkt. Ein weiteres und großes Betätigungsfeld, das heute erst in den Kinderschuhen steckt, ist der Bereich der genetischen Diagnostik mit seinem vielleicht interessantesten Spezialgebiet, der Onkologie. Allerdings stellt sich besonders außerhalb dieser letztgenannten Disziplin eine Reihe von ethischen Fragen: Ist es beispielsweise angezeigt, eine Krankheit oder Veranlagung zu diagnostizieren, für die es keine Therapie und/oder Prävention gibt? Ethische Fragen, die diskutiert und von der Gesellschaft beantwortet werden müssen, sind vielleicht noch dringender im Falle einer pränatalen Diagnostik.

Weitestgehend akzeptiert dagegen ist der Einsatz der PCR zur Identifizierung einer Person in der Kriminalistik oder Juristik, z. B. für den Vaterschaftsnachweis und die Verbrechensaufklärung, wofür sie übrigens 1986 auch erstmals angewendet wurde. Der erste kommerzielle Test stand 1990 zur Verfügung. Heute ist die PCR-Methode in diesem Bereich Routine: Den meisten Lesern sind wahrscheinlich spektakuläre Fälle bekannt, in denen Täter anhand

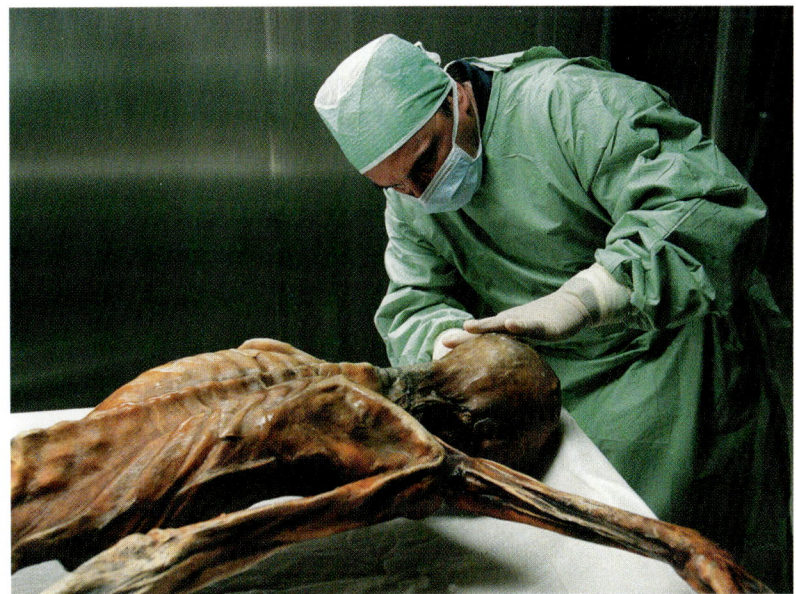

Die PCR-Untersuchung von Ötzi ergab keine nähere genetische Verwandtschaft des einsamen eiszeitlichen Wanderers mit der heute in Italien oder Österreich lebenden Bevölkerung.

ihres genetischen Fingerabdrucks, der mit Hilfe von winzigen Spuren genetischen Materials aus Haaren, Hautschuppen, Abdrücken auf Zigarettenstummeln die am Tatort des Verbrechens aufgefunden wurden, überführt werden konnten.

Genetische Typisierung mit Hilfe der PCR, wie HLA-Untersuchungen (engl.: **h**uman **l**eucocyte **a**ntigen), erlauben Assoziationen von bestimmten genetischen Typen mit gewissen Risiken für Krankheiten wie Diabetes oder populationsgenetische Studien. Ein besonders wichtiges Anwendungsgebiet der HLA-Typisierung liegt zudem im Bereich der Transplantationsmedizin, wo es um das Auffinden eines geeigneten antigenischen Musters von Organen für einen Empfänger geht.

In der Forschung liefert die PCR neue Methoden, ohne die die heutige Molekularbiologie nicht mehr denkbar wäre. Ein besonders eindrückliches Beispiel hierfür ist vielleicht die Paläo-Molekularbiologie, die mit Hilfe von DNS-Proben aus verstorbenen und ausgestorbenen Spezies erlaubt, Verwandtschaftsbeziehungen festzulegen und damit Antwort auf phylogenetische Fragen zu geben. Der Kuriosität halber sei hier in diesem Zusammenhang auf eine PCR-Untersuchung bei dem berühmten Gletschermann Ötzi hingewiesen. Aufgrund der Fundstelle im Grenzgebiet zwischen Österreich und Italien machten beide Staaten Besitzansprüche geltend. Die PCR konnte in diesem speziellen Fall keine Entscheidungshilfe liefern, da die DNS des Ötzi weder der DNS der heute in Italien, noch der in Österreich lebenden Bewohnern sehr ähnelt. Dieser Streit wurde aufgrund anderer Kriterien gütlich beigelegt und zwar zu Gunsten von Italien. Ötzi befindet sich heute im Südtiroler Archäologiemuseum in Bozen.

Weitere Anwendungen findet die PCR in der mikrobiologischen Lebensmitteldiagnostik. Besonders bei der Qualitätskontrolle von Frischprodukten tierischen Ursprungs besteht ein großer Bedarf an neuen und zuverlässigen Methoden. In vielen Fällen sind die konventionellen Methoden hier viel zu langsam – gemessen an der Haltbarkeit dieser Produkte.

Ein weiteres Anwendungsgebiet wäre die Klassifizierung von Patienten hinsichtlich ihrer Verstoffwechselung von Arzneimitteln. Gleiche Arzneimittel verhalten sich in Patienten mit unterschiedlicher genetischer Ausstattung pharmakodynamisch unterschiedlich, d. h., sie verweilen je nach Patiententypus unterschiedlich lang im Körper, bevor sie ausgeschieden werden. Durch individuelle Anpassung der Therapie an diese verschiedenen Patiententypen ist es denkbar, dass erwünschte positive Wirkungen verstärkt und unerwünschte Nebenwirkungen vermindert werden. Genauso ist es vorstellbar, dass potente Arzneimittel wieder belebt werden könnten, die aufgrund von essenziellen Nebenwirkungen, die während klinischer Erprobungsstudien auftraten, in der Versenkung verschwanden. Denkbar wäre das dann, wenn diese Nebenwirkungen nur bei bestimmten Patiententypen auftauchen. Das Mittel dürfte folglich für solche Patienten nicht eingesetzt werden, könnte aber für alle anderen Patiententypen von großem Vorteil sein.

Dieser kurze und summarische Überblick zeigt, dass wir mit der faszinierenden Technologie der PCR trotz aller bisherigen und spektakulären Erfolge erst am Anfang einer großen Entwicklung stehen.

Friedrich E. Maly

Was können, was leisten genetische Tests?

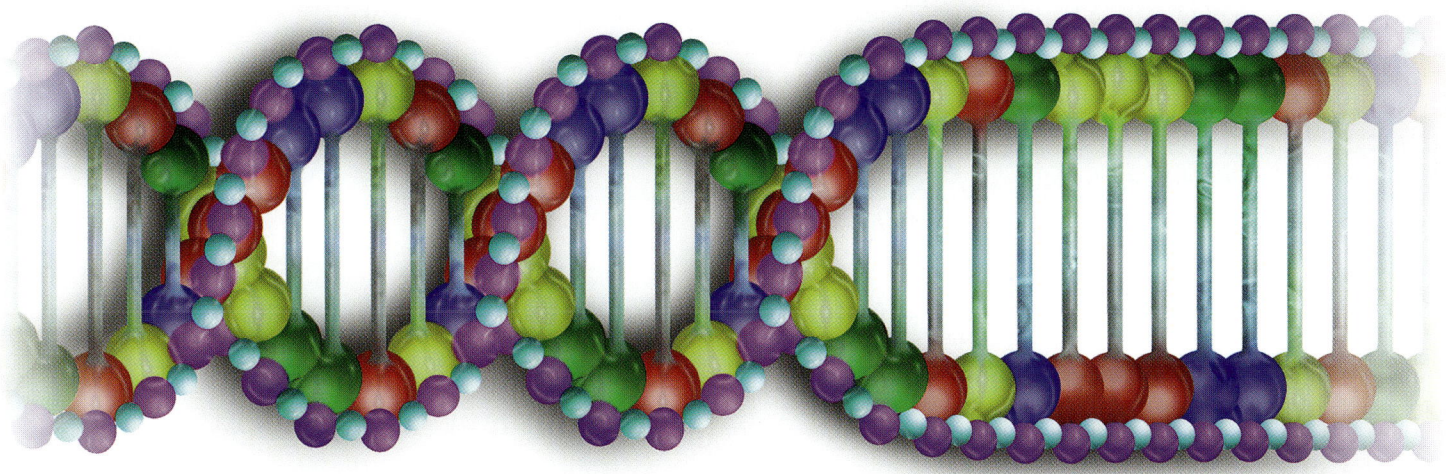

Computergrafik eines DNS-Stranges.

Jeder von uns besitzt ein Genom – dieses ist die Gesamtheit aller seiner Gene, organisiert in den Chromosomen, die im Zellkern lokalisiert sind. Das Genom ist der Bauplan, der alle Informationen enthält, um den Organismus entstehen zu lassen. Jedoch, wir kennen das von Bauplänen bei Häusern: Wie es werden soll, wie es dann tatsächlich als Neubau und nach einer Reihe von Jahren aussieht, hängt nicht nur vom Plan ab, sondern auch von den Handwerkern, von der Lage, den Bewohnern und den Einflüssen von Sonne, Wind und Wetter. Und der Zahn der Zeit, der nagt. Nicht jedes Detail ist also festgelegt, sondern nur die Grundstruktur, und externe Einflüsse – also Dinge, die nicht im Bauplan stehen – beeinflussen das reale Aussehen und Funktionieren gewaltig. Ähnliches gilt auch für andere Pläne, z. B. die Partitur eines Klavierstücks oder einer Symphonie: Wie es klingt, hängt sehr davon ab, wer

spielt und in welchem Raum und Rahmen die Aufführung stattfindet. Oder um es mit Bertolt Brecht zu sagen: „Der Mensch macht einen Plan, und bleibt ein kleines Licht …"

Genauso ist es auch mit dem Genom. Obwohl wir ohne diesen Plan nicht existierten, legt er doch nicht alles fest. Erst die Wechselwirkung mit Umwelteinflüssen – also Faktoren, die „nicht im Plan" stehen – macht aus, wie wir sind und werden. Das gilt für Körperliches, aber genauso gut auch für Geistiges und Seelisches. Wie sehr einzelne Aspekte, wie Körpergröße und Gestalt, Intelligenz und Musikalität, Krankheit und Gesundheit, vom Bauplan bestimmt und damit erblich sind, hat die Zwillingsforschung untersucht, ohne von der realen Organisation des vererbten Bauplans das Geringste zu wissen. Dies bedeutete, zwar zu wissen, welche Eigenschaften in starkem oder schwachem Maße vererbbar sind, aber

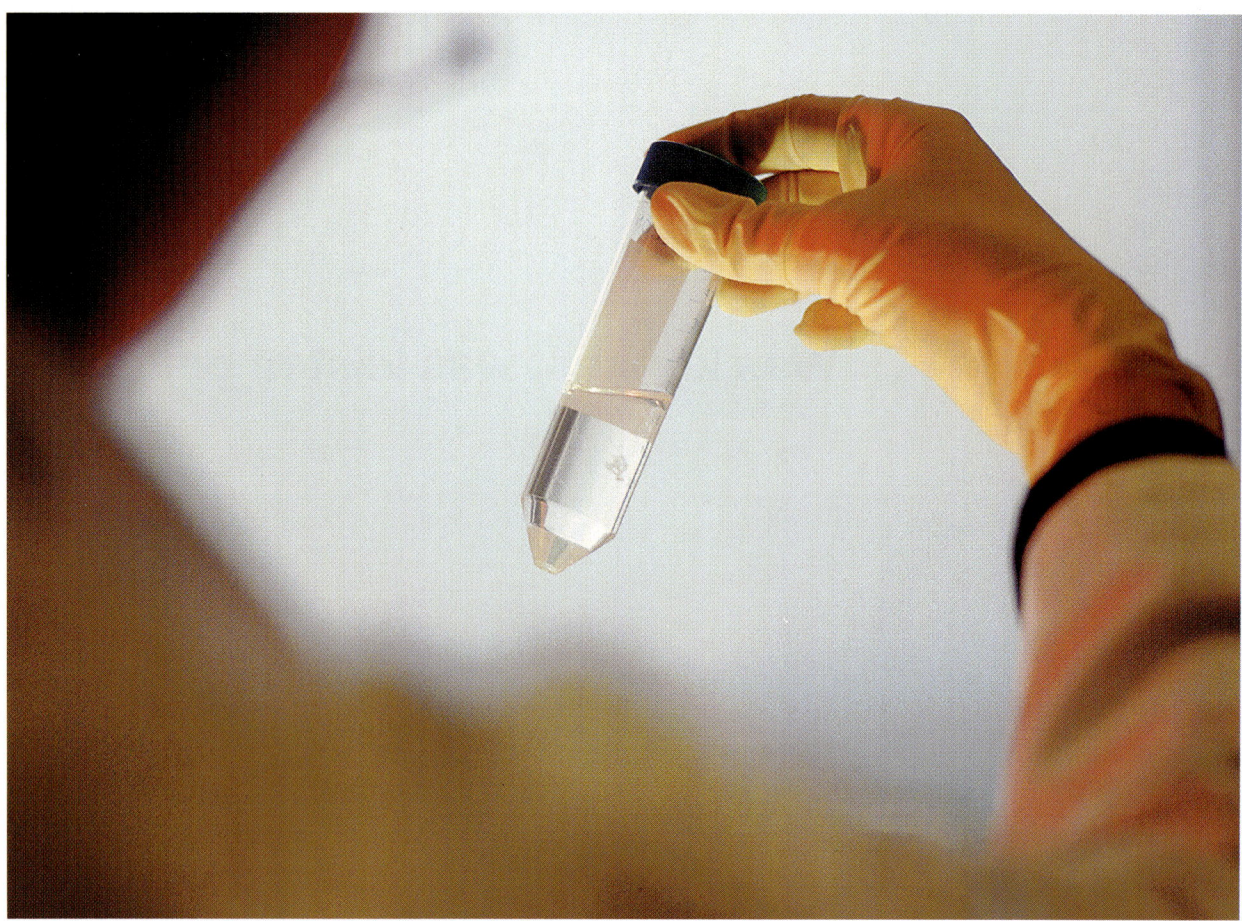

Ein DNS-Strang im Reagenzglas schwimmend, isoliert aus Blutzellen eines Patienten.

keine Möglichkeit zu besitzen, diesen als Genom bezeichneten Bauplan selbst zu kennen oder gar ihn im Detail lesen zu können.

Entziffert ja, aber auch verstanden?

Seit der Identifikation der **D**esoxyribo**n**ukleins**ä**ure (DNS) als materieller Träger der Erbinformation und seit Kenntnis ihrer Zusammensetzung und Struktur aus phosphoryliertem Zuckergerüst sowie den Basen Adenin (A), Guanin (G), Thymin (T) und Cytosin (C), kennen wir das Alphabet des Lebens. Nur diese vier Buchstaben, in langen Kombinationen, stellen nach heutigem Wissen die Zeichen dar, in denen unser Bauplan geschrieben ist.

Von der grundlegenden Erkenntnis des universalen genetischen Codes – den wir mit allem, was lebt, teilen – bis zum Ablesen und Durchbuchstabieren des ganzen Bauplans mit seinen Milliarden von Einzelzeichen brauchte es große technische Fortschritte. Heute haben wir als Ergebnis des Humangenom-Projekts eine Rohabschrift des menschlichen und anderer Genome in der Form: AGTTTAGCT-CAGTACTATAGTATACACA ... vorliegen.

Zum Verständnis dieser Rohabschrift ist es notwendig, das grundsätzliche Verfahren zu kennen, mit dem die Gene (bestimmte DNS-Abschnitte) in Körperbausteine, wie in die Eiweiße, übersetzt werden. Bisher wissen wir: Ein Stück des Bauplans, ein DNS-Abschnitt, wird in eine weitere Nukleinsäure, die Boten-**R**ibo**n**ukleinsäure (RNS), umkopiert. Erst dieser RNS-Streifen mit gleichem Informationsgehalt wird von einer Übersetzungsmaschine – dem Ribosom – in Eiweiß (Protein) umgeschrieben, welches dann tatsächlich Funktionen in Zelle und Organismus ausführt. Für viele dieser Proteine kennen wir heute das Gen, welches den Bauplan enthält.

Das Entziffern des Genoms, in der Fachsprache Sequenzieren genannt, hat jedoch gezeigt, dass es viele Gene gibt, die wir noch gar nicht kannten, und erst recht noch nicht deren Funktion. Des Weiteren wurden weite DNS-Strecken aufgefunden, die so nicht übersetzt werden können, u. a. die sog. Introns. Das Rätselraten, wozu diese gut seien, ist immer noch in vollem Gange. Schließlich – und das ist an dieser Stelle vielleicht das Wichtigste – zeigen Gene im Vergleich zwischen verschiedenen Individuen oft kleine Unterschiede, die zumeist im Austausch einzelner Basen bestehen und mehr oder weniger große Unterschiede im fertigen Eiweiß ausmachen. Während es also etwa 30 000 verschiedene Gene im menschlichen Genom gibt, existieren von diesen Grundmustern nach Hochrechnungen mehrere Millionen Varianten. Was bedeuten nun diese Varianten? Offensichtlich sind sie die materiale Basis für den Unterschied zwischen den Bauplänen der Individuen und damit – in Zusammenarbeit mit Umweltfaktoren – mitbestimmend für die Einzigartigkeit der Individuen. Diese genetischen Varianten nennt man nun je nach ihrer Bedeutung Mutationen oder Polymorphismen. Mutationen sind meist selten und stark mit einer bestimmten Erkrankung assoziiert; Polymorphismen sind häufig und wenig oder gar nicht mit bestimmten Erkrankungen assoziiert. Der Übergang ist naturgemäß fließend und hängt natürlich auch vom aktuellen Stand des Wissens ab. In wesentlichen Teilen verstanden werden wir das Genom aber erst dann haben, wenn wir – neben den allgemeinen Prinzipien – die häufigsten und wichtigsten Varianten in ihrem Zusammenspiel mit Umweltfaktoren kennen. Und wenn wir erkennen, in welcher Weise Genvarianten und Umweltfaktoren für das Zustandekommen von spezifischen Merkmalen des Individuums, also auch von spezifischen Erkrankungen, verantwortlich sind.

Nicht anders als andere auch, und doch besonders

Bereits 1909 hatte der dänische Botaniker Wilhelm Ludwig Johannsen (1857–1927) die zwei grundlegenden Begriffe des Genotyps und des Phänotyps in die Genetik eingeführt. Der Genotyp umfasste danach die Gesamtheit der genetischen Merkmale eines Individuums und der Phänotyp die Gesamtheit der äußerlich beobachtbaren Merkmale.

Vor 50 Jahren, genauer im April 1953, veröffentlichten James Dewey Watson (geb. 1928) und Francis Harry Compton Crick (geb. 1916) die Doppel-Spiralenstruktur der DNS, die Doppelhelix, und legten damit einen Grundstein für das Verständnis des genetischen Codes. Mit der Erfindung der Polymerase-Kettenreaktion (PCR) steht seit Anfang der 1980er Jahre ein Verfahren zur Verfügung, das Genabschnitte etwa hunderttausendfach vervielfältigen kann und die Entwicklung genetischer Tests massiv erleichtert hat. Was sind nun genetische Tests? Genetische Tests sind Laborverfahren, die feststellen, ob an einer bestimmten Stelle im Genom oder in einem Gen Varianten – seien es nun Mutationen oder Polymorphismen – vorliegen. Mit genetischen Tests wird gegebenenfalls die Art der Variation im Vergleich zur üblichen Basen-Abfolge festgestellt. Der Unterschied zu anderen in der Laboratoriumsmedizin üblichen

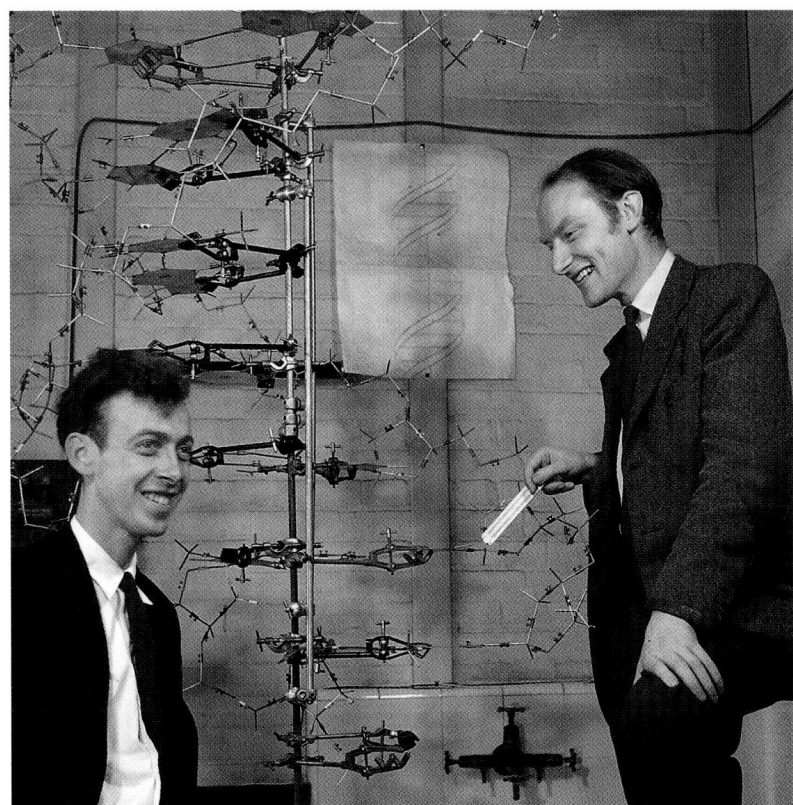

Der amerikanische Biochemiker **James D. Watson** (geb. 1928) und der englische Physiker **Francis C. Crick** (geb. 1916) arbeiteten zu Beginn der 1950er Jahre gemeinsam am Cavendish Laboratory in Cambridge und entdeckten die Doppelhelixstruktur der DNS. Watson hat den Erkenntnisprozess, der zur Strukturaufklärung von Nukleinsäuren führte, selbst sehr lebendig und anschaulich in seinem Buch „Die Doppel-Helix" geschildert. Ihre Ergebnisse basierten wesentlich auf röntgenstrukturanalytischen Untersuchungen der beiden am King's College in London tätigen Physiker Rosalind Franklin (1920–1958) und Maurice Hugh Frederick Wilkins (geb. 1916), mit dem sie zu dritt 1962 den Nobelpreis für Medizin erhielten.

Analysen, die zumeist Konzentrationen an Proteinen, Hormonen, Vitaminen, Antikörpern und vielem anderem, d. h. von Genprodukten, bestimmen, ist die Unveränderbarkeit des Untersuchungsgegenstandes, des genetischen Merkmals, über die ganze Lebensspanne des Individuums. Eine Ausnahme bilden hier nur die genetischen Variationen, wie sie in einzelnen Körperzellen bei Krebserkrankungen auftauchen. Wenn also zwischen einer spezifischen Genvariation und einer spezifischen Erkrankung ein enger Zusammenhang besteht, so kann der betreffende genetische Test die Erkrankung mehr oder weniger sicher voraussagen. Ein Beispiel für solch einen engen Zusammenhang ist die seltene Huntington'sche Erkrankung, eine monogenetische Erkrankung, bei der nur ein Gen krankhaft verändert ist. Wenn hinzukommt, dass, wie in diesem Fall, auch heute noch keine Behandlung für die Erkrankung existiert, so bedeutet das Wissen um das Vorliegen der Genvariation für die Betroffenen eine schwere Belastung, auch wenn noch Jahre oder Jahrzehnte bis

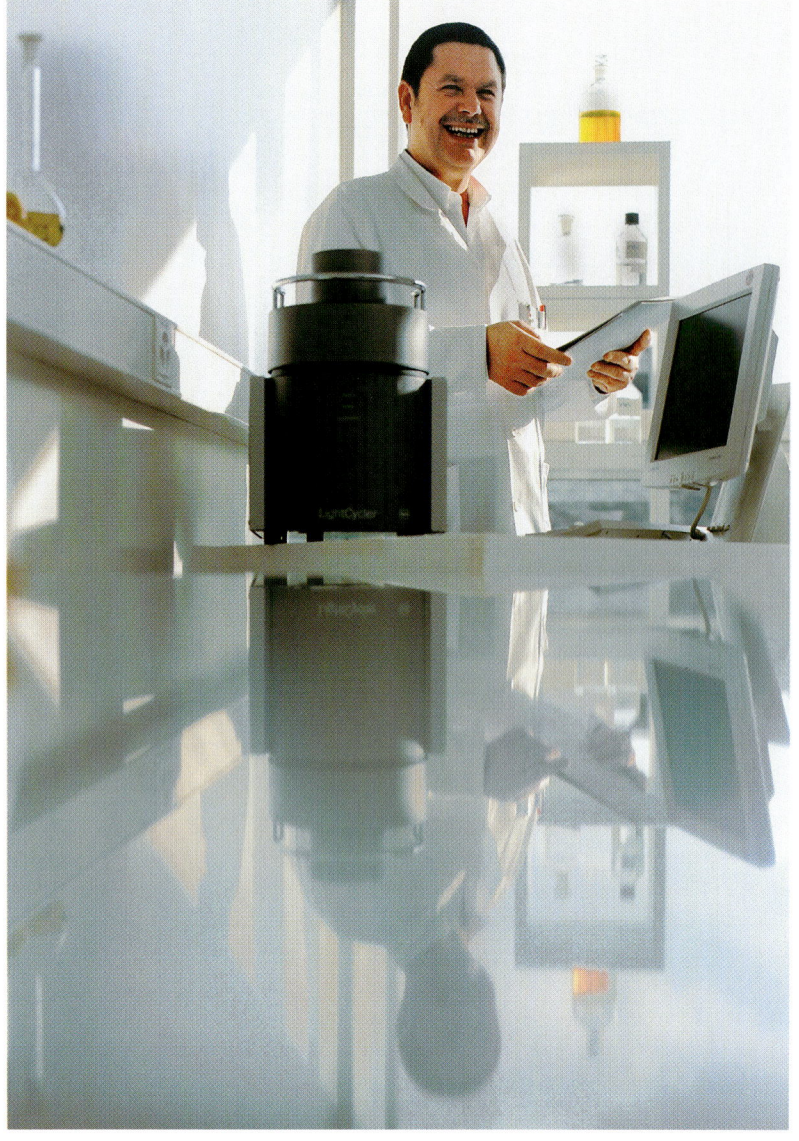

Mit dem LightCycler von Roche können im Labor eine Reihe von genetischen Tests durchgeführt werden, die schnelle Entscheidungen ermöglichen.

fache Cholesterinbestimmung kann zusammen mit den Triglyzerid- und Blutzuckerkonzentrationen, Alter und Geschlecht und weiteren einfachen Angaben des Probanden rechnerisch so verknüpft werden, dass das Herzinfarktrisiko für die nächsten Jahre recht sicher angegeben werden kann. Es liegt eben nicht an der Technik der Analyse, sei es DNS-Analyse, Antikörpertest, Cholesterinbestimmung oder Röntgenbild, sondern an der möglichen Tragweite des Testresultats: Diese bestimmt die Art der Mitteilung an den Untersuchten und das weitere Umgehen mit ihm. Das war immer schon Wesen der Beziehung zwischen Arzt und Patient und hat seinen Ausdruck im Hippokratischen Eid und im Arztgeheimnis.

Therapierelevante Gentests

Ganz wesentlich ändert sich das Szenario, wenn für die betreffende Erkrankung entweder eine Behandlung existiert, oder der Verlauf wesentlich beeinflusst werden kann: In solchen Fällen kann der genetische Test mit seiner Vorhersagekraft sehr nützlich sein. Ein Beispiel dafür ist die **M**ultiple **E**ndokrine **N**eoplasie: Mutationen im MEN-1 Gen sind stark assoziiert mit bestimmten Tumoren der Schilddrüse.[1] Wird eine Mutation, meistens im Zusammenhang einer Familienuntersuchung bei einem (noch) nicht vom Tumor betroffenen Familienmitglied festgestellt, so können regelmäßige Messungen des Calcitonins das Auftreten des Tumors in einem Stadium erkennen lassen, in dem eine chirurgische Entfernung der Schilddrüse die Erkrankung heilt, wenn man sich nicht sowieso sogleich – noch vor Auftreten der „biochemischen" Symptome – zur Entfernung der Schilddrüse entschließt. Die folgenden Ausfallserscheinungen des Organs lassen sich durch eine entsprechende Behandlung mit Schilddrüsenhormonen ausgleichen.

Ähnlich liegen die Verhältnisse bei den seltenen Mutationen in den BRCA1- und BRCA2-Genen, bei deren Vorliegen häufig ein Brustkrebs die Folge ist.[2] (Die Bezeichnung stammt übrigens vom englischen Wort **br**east **ca**ncer.) Ob man hier nun nur besonders vorsichtig ist und häufiger eine Mammographie zur Tumorfrüherkennung durchführt, oder sich gleich zur Entfernung der Brüste entschließen soll, ist hinsichtlich der Effektivität und Akzeptanz noch nicht entschieden. Ganz sicher hat hier die Patientin ein gewichtiges Wort mitzureden. Während die Forschung zu solchen Fragen noch nicht abgeschlossen ist, ist jedoch klar: Jeder Patientin in entsprechenden klinischen Studien wird ein Maximum an Aufmerksamkeit geschenkt, und allein dies kann den Verlauf

zum Ausbruch der Erkrankung vergehen werden. Glücklicherweise sind die Genvariationen, die eine solche Vorhersagekraft besitzen, und die dazugehörigen genetischen Erkrankungen selten. Es ist selbstverständlich, dass eine Untersuchung mit solcher Bedeutung nur dann durchgeführt wird, wenn der zu Testende vorher ausführlich aufgeklärt wurde und auch nach Bekanntgabe des Resultats ärztlichpsychologisch begleitet wird.

Untersuchungen, deren Resultat für den Untersuchten lebensbestimmend werden können, sind jedoch mehr oder minder ärztlicher Alltag: So ist die Diagnose einer HIV-Infektion, die mittels eines Antikörpertests auf einem einfachen Teststreifen gestellt werden kann, nicht minder relevant; und nicht viel anders verhält es sich mit der typischen Verschattung auf einem Lungenröntgenbild, welche einen Tumor zum ersten Mal zeigt. Ja, auch die ein-

schlussendlich positiv beeinflussen. Einige mögen sich durch diese Fokussierung auf eine – mögliche – Erkrankung in ihrem Lebensgefühl beeinträchtigt und eingeschränkt fühlen. Dies hat eine psychologische Begleitung zu berücksichtigen und wenn möglich auszugleichen, und natürlich kann eine Patientin es ablehnen, an einer solchen Studie teilzunehmen.

Besonders auch bei Stoffwechselerkrankungen haben genetische Tests das Vorgehen bei der Stellung von Diagnosen verändert, wie das Beispiel der erblichen Eisenspeicherkrankheit Hämochromatose zeigt, die in europäischen Völkern eine der häufigsten erblichen Stoffwechselerkrankungen ist. Eisen, notwendiger Bestandteil zahlreicher Proteine wie z. B. des roten Blutfarbstoffs Hämoglobin, wird im Darm durch Zellen der Darmwand aus der Nahrung aufgenommen. Die Steuerung der Menge an aufgenommenem Eisen geschieht durch ein Eiweiß, das normalerweise als Bremse der Eisenaufnahme durch die Darmwandzellen wirkt; der Organismus verfügt nämlich über keine steuerbare Möglichkeit, Eisen wieder auszuscheiden. Dieses „Brems-Eiweiß" – Suppressor der Eisenaufnahme – ist das Produkt des HFE-Gens.[3] Eine Mutation, nämlich der genetisch bedingte Austausch von Cystein (C) gegen Tyrosin (Y) an der Aminosäureposition 282 im HFE-Eiweiß, verhindert diese Funktion, so dass Eisen ungeregelt aufgenommen wird und sich im Körper ansammeln kann. Übermäßige Eisenspeicherung in Leber, Pankreas, Gelenken, Haut und anderen Organen kann nach Jahren zu Erkrankungen dieser Organe führen: Leberzirrhose, Diabetes, Gelenkbeschwerden, bronzeartige Verfärbung der Haut. Vor der Identifikation des HFE-Gens im Jahre 1996 wurde die Diagnose durch die Untersuchung der eisenhaltigen Proteine Ferritin und Transferrin im Blut und – bei erhöhten Werten derselben – durch eine Untersuchung des Eisengehaltes von Lebergewebe („Biopsie") gestellt. Etwa 90 % der Patienten mit erblicher Hämochromatose zeigen aber auf beiden Chromosomen die Mutation Cystein (C) zu Tyrosin (Y) an der Aminosäureposition 282 im HFE-Eiweiß (homozygote Mutation 282Y). Bei erhöhtem Ferritin und erhöhter Transferrinsättigung ist die homozygote Mutation 282Y beweisend für das Vorliegen einer erblichen Hämochromatose, einer Eisenspeicherkrankheit mit unnormal hoher Eiseneinlagerung in der Leber. Die Entnahme von Lebergewebe und Untersuchung der Leberbiopsie sind somit unnötig. Der genetische Test auf Hämochromatose erspart also vielen Patienten diesen nicht immer komplikationsfreien Eingriff und spart natürlich auch Kosten. Außerdem kann

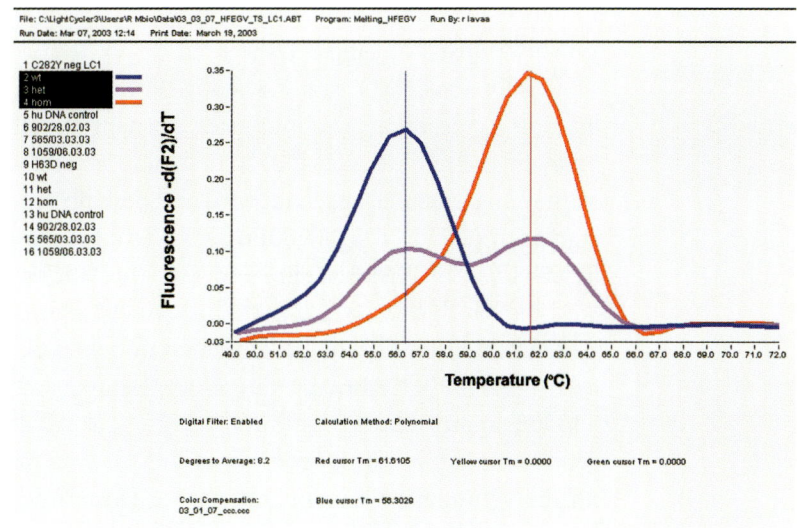

PCR zur Analyse des HFE-Gens bezüglich der Aminosäureposition 282 mit dem Light-Cycler und Reagenzien von Genes-4U. Handelt es sich um homozygote Träger dieser Punktmutation im HFE-Gen, welches den Austausch der Aminosäure Cystein gegen Tyrosin bewirkt, so wird man das mit der roten Linie dargestellte Ergebnis erhalten. Die blaue Linie zeigt das Ergebnis für homozygote Träger des „normalen" Gens, welches an Position 282 die Aminosäure Cystein kodiert. Heterozygote Träger (ein Gen ist mutiert und eines nicht) würden ein Ergebnis liefern, wie es durch die rosafarbene Linie gekennzeichnet ist. Der Zeitbedarf für eine solche Analyse liegt unter einer Stunde.

die eine wirksame Behandlung der Eisenspeicherkrankheit, nämlich die Entfernung von Körpereisen durch Aderlässe, anhand des genetischen Tests früher in Gang gesetzt werden, als wenn auf die tatsächliche Ausprägung der Erkrankung gewartet wird. Allerdings führt nicht in jedem Fall das Vorliegen der homozygoten Mutation 282Y im HFE-Gen zu einer tatsächlichen Erkrankung und zu einem Ansteigen der Eisenspeicherung, sondern je nach Studie bei 10 bis 50 % der Fälle. Die Suche nach weiteren genetischen und Umwelteinflüssen auf die Eisenspeicherung ist im Gange.

Eindeutig nützlich sind genetische Tests dann, wenn das Vorliegen von genetischen Variationen nachgewiesen wird, z. B. in den Genen, die den Bauplan für die Enzyme Methylen-Tetrahydrofolat-Reduktase (MTHFR) und Thiopurin-Methyl-Transferase (TPMT) tragen. Diese Enzyme beeinflussen die Wirkung von Medikamenten wesentlich. Das Enzym MTHFR wandelt das Vitamin Folsäure in eine Form um, die u. a. für die DNS-Synthese notwendig ist. Der häufige MTHFR-C677T-Polymorphismus verringert die Aktivität des Enzyms und behindert so die DNS-Synthese. Ohne weitere negative Einflüsse auf diesen Stoffwechselweg ist dies für einen Erwachsenen ohne Belang. Die gering aktive homozygote TT-Form von MTHFR prädisponiert jedoch zu unerwünschten Nebenwirkungen von Anti-Folat-Medikamenten wie Methotrexat, die in denselben Stoffwechselweg hemmend eingreifen und als Zytostatika eingesetzt werden.[4]

Das Enzym TPMT ist u. a. wichtig für den Abbau anderer Zytostatika.[5] Die mutierten Formen zeigen eine eingeschränkte Aktivität, so dass das Zytostatikum weniger schnell abgebaut wird und deshalb verstärkt wirkt. TPMT*2 (Ala80Pro), *3A (Ala154Thr; Tyr240Cys), *3B (Ala154Thr) und *3C (Tyr240Cys) sind die häufigsten (>75%) von bisher acht gefundenen mutierten Allelen. Bei Patienten mit einer erniedrigten TPMT-Aktivität muss die Therapie mit Thiopurinanaloga wie Azathioprin mit einer tieferen Dosierung erfolgen. In diesen Fällen kann eine an die gefundene Variation angepasste Dosierung, beispielsweise der Zytostatika Azathioprin oder Methotrexat, die Nebenwirkungen einer Chemotherapie bei Leukämien, aber auch bei rheumatoider Arthritis oder entzündlicher Darmerkrankung entscheidend verringern, ohne den therapeutischen Effekt herabzusetzen. Dieser Bereich der Wechselwirkungen von Medikamenten, als speziellen Umwelteinflüssen, und genetischen Variationen – die Pharmakogenetik – ist einer der dynamischsten Bereiche, in denen genetische Tests eingesetzt werden.

Anders ginge es auch

Es muss jedoch hervorgehoben werden, dass im Prinzip die gleichen Informationen auch gewonnen werden könnten, ohne dass man genetische Tests, d. h. Tests an der Erbsubstanz DNS, durchführt. Die varianten Gene werden im Organismus ja in variante Eiweiße übersetzt, und deren variante Funktionsfähigkeit lässt sich im Grunde auch mit nichtgenetischen Tests erfassen. Dies wäre zwar wesentlich umständlicher und teurer, aber am Ende würde die gleiche Aussage stehen. Nur der Weg wäre anders: Ein andere technische Methode würde zu ihr führen.

Unendlich viele Tests möglich

Eine Besonderheit weisen genetische Tests, abgesehen vom Nimbus des Modernen, jedoch auf: Die Erbsubstanz DNS, an der sie durchgeführt werden, ist praktisch unbegrenzt lagerbar und im Reagenzglas unbegrenzt vermehrbar. Daher können im Prinzip beliebig viele genetische Tests an einer einmal entnommenen Blutprobe, an einer einmal entnommenen Speichelprobe oder einer einzigen Urinprobe durchgeführt werden. Es ist daher sicherzustellen, dass der Patient das Recht ausüben kann, diese Zahl zu begrenzen oder sogar die Proben nach Gewinnung der ursprünglich gewünschten Informationen zu vernichten. Die gesellschaftliche Diskussion über die Rechte des einzelnen Menschen an der eigenen Erbsubstanz, über das Recht nicht alles zu wissen und über eine andere als medizinische Verwertung genetischer Daten ist heute schon aktuell und wird an Bedeutung noch zunehmen. Wir alle sind gefragt. Es ist schließlich unser aller Erbe. Die Pflicht der Ärzte bleibt jedoch, wie schon zu Hippokrates' Zeiten und unabhängig von allen technischen Neuerungen, immer dieselbe: *primum non nocere* – Schaden vom Patienten abzuwenden, als oberstes Prinzip.

Michael Tacke

Neue Marker im Visier: Proteomik

Lange Zeit spielten die Proteine eine untergeordnete Rolle neben der im Fokus stehenden Genomforschung, kurz Genomik. Mitte der 1990er Jahre jedoch rückte die Erforschung der Proteine unter dem neuen Begriff Proteomik wieder ins Rampenlicht der Wissenschaftler. Seither erfährt sie eine anhaltende stürmische Entwicklung.

Das Fachwort Proteom wurde 1994 von den australischen Forschern Marc Wilkins und Keith Williams in Anlehnung an die Bezeichnung Genom eingeführt. Während unter Genom die Gesamtheit aller Gene eines bestimmten Organismus verstanden wird, umschreibt Proteom die Summe aller Proteine, die durch das Genom gebildet werden können. Alle Methoden und Technologien, die der systematischen Erforschung des Proteoms dienen, werden unter dem Sammelbegriff Proteomik zusammengefasst.

Auch wenn Proteomik noch eine junge Forschungsrichtung ist, bedient sie sich alter Wurzeln: der Proteinanalytik. Während Letztere sich mit der Aufklärung von Eigenschaften einzelner Proteine beschäftigt, eröffnen die Proteomik-Technologien eine neue Dimension. Im Gegensatz zu den herkömmlichen Methoden der Proteinanalytik können mit Proteomik Hunderte bis Tausende von Proteinen gleichzeitig in einem experimentellen Aufbau untersucht werden. Dies ermöglicht eine systematische Untersuchung aller Proteine einer biologischen Probe, also des Proteoms. Eine wesentliche Voraussetzung für diese Entwicklung war bzw. ist der technologische Fortschritt vor allem auf den Gebieten der Massenspektrometrie, der Bioinformatik und das Vorhandensein von Gendatenbanken aus der Genomforschung und den daraus abgeleiteten (theoretischen) Proteinsequenzen.

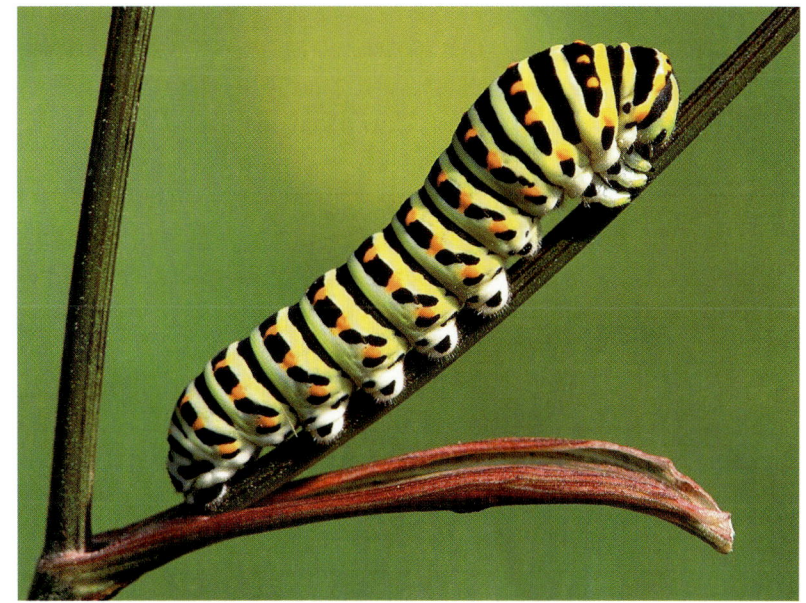

Gleiche Gene, verschiedene Proteome. Die Abbildung zeigt unterschiedliche Entwicklungsstufen eines Schwalbenschwanzes. Raupe und Schmetterling unterscheiden sich in ihrer Proteinzusammensetzung. Das Genom bleibt unverändert.

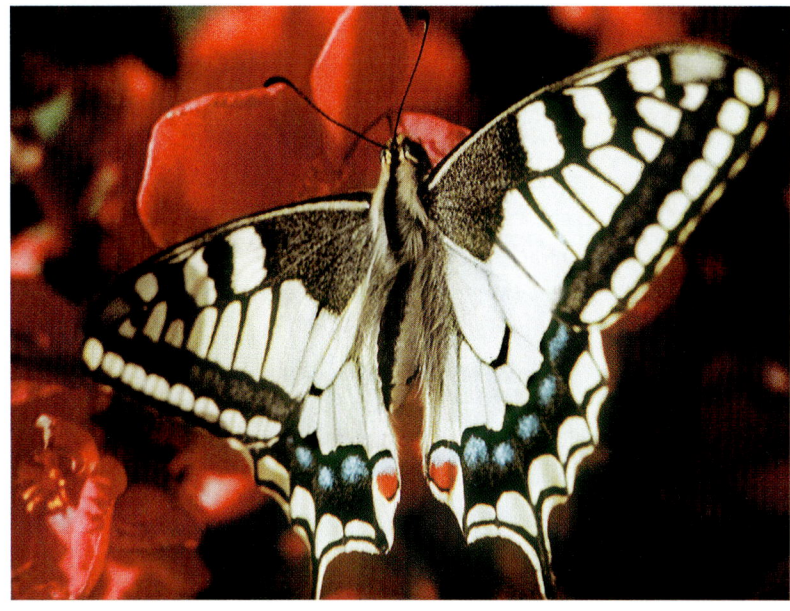

Die Proteomforschung hat das Potenzial, entscheidend zur Aufklärung physiologischer und pathologischer Vorgänge beizutragen. Diese Erkenntnisse könnten zum Schließen großer diagnostischer Lücken genutzt werden. Bevor jedoch die konkreten Anwendungsmöglichkeiten von Proteomik in der Labordiagnostik erläutert werden, soll noch ein kurzer Blick auf die Bedeutung von Genom und Proteom und auf die wichtigsten Methoden zur Erforschung des Proteoms geworfen werden.

Vom Genom zum Proteom

Die Genomforschung hat in der jüngeren Vergangenheit bahnbrechende Erfolge erzielt: In zahlreichen Projekten wurde in verschiedenen Organismen eine enorme Anzahl von Genen bis hin zu ganzen Genomen entziffert. Das menschliche Genom wurde gleich zweimal entziffert: vom Humangenom-Projekt, finanziell gefördert von der US- und anderen Regierungen, und vom amerikanischen Privatunternehmen Celera Genomics. Die Erkenntnisse aus der Genomforschung liefern einen wichtigen Beitrag zur Erklärung von zellulären Vorgängen und der Entwicklung von Erkrankungen. Sie reichen aber zum vollständigen Verständnis der Geschehnisse bei weitem nicht aus. Die Wirkung der Gene beruht nämlich im Wesentlichen auf der Funktion der von ihnen verschlüsselten Proteine. Nur die Kenntnis der Zusammensetzung und des Zusammenspiels der gebildeten (exprimierten) Proteine führt zu einem umfassenden Verständnis der physiologischen und pathologischen Prozesse.

Proteom: Momentaufnahmen des Genoms

Während das Genom für jeden Organismus konstant ist, quasi einen statischen Bauplan darstellt, wird in einem einzelnen Zell- oder Gewebetyp immer nur ein Teil der theoretisch möglichen Proteine hergestellt, also exprimiert. Ein oft benutztes Beispiel illustriert sehr anschaulich den Unterschied zwischen Genom und Proteom: Raupe und Schmetterling besitzen das identische Genom, haben aber dennoch einen sehr verschiedenen Phänotyp, also eine sehr unterschiedliche Erscheinung. Diese verschiedenartige Erscheinungsform wird ausschließlich durch die unterschiedliche Expression von Proteinen bestimmt. Gleiches gilt, wenn man einzelne Körperzellen betrachtet: Es sind wiederum die Proteine, durch welche sich die verschiedenen Zelltypen voneinander unterscheiden.

Das Proteom ist daher immer nur eine Momentaufnahme aller in einer Zelle hergestellten Proteine zu einem exakt definierten Zeitpunkt und Zustand.

Ändert sich ein Zustand, so ändert sich das Proteom. Dementsprechend kommt es auch bei der Entwicklung von Krankheiten zu definierten Änderungen in der Proteinzusammensetzung der betroffenen Gewebe oder Organe. Es ist ein Hauptanwendungsgebiet der Proteomik, diese Unterschiede aufzuspüren. Hat man erst einmal Proteine identifiziert, deren Auftreten mit einer Erkrankung korreliert ist, z. B. mit einem Tumor, kann man diese Proteine auf ihr Potenzial als diagnostische Marker überprüfen. Wie aber werden solche Markerproteine gefunden?

Dagegen sind Gene einfach

„Genes were easy" (Gene waren einfach), so lautete der Titel einer Konferenz des Humanproteom-Projekts im Jahre 2001. Er veranschaulicht eindrucksvoll, welch große Herausforderung die Proteomanalyse darstellt.

Diese ist aus verschiedenen Gründen sehr komplex. So kann ein einzelnes Gen zur Bildung einer Vielzahl von Proteinen beitragen, da die Proteine u. a. durch sog. post-translationale Ereignisse, also Ereignisse nach der Proteinbiosynthese (der Translation) modifiziert werden können. Hierzu zählen u. a. Glykosylierungen und Phosphorylierungen. Ein Beispiel aus der Alzheimer-Forschung zeigt dies sehr deutlich auf: An der Krankheitsentstehung sind die sog. Tau-Proteine beteiligt. Allein von diesem Protein sind mehr als 100 Varianten bekannt, die jedoch alle von einem Gen stammen.

Durch solche Modifizierungen stehen den größenordnungsmäßig geschätzten 30–40 000 Genen des menschlichen Genoms insgesamt Hunderttausende, vielleicht sogar mehrere Millionen verschiedener Proteine gegenüber, die im Laufe eines Lebens gebildet werden. Es wird geschätzt, dass eine menschliche Zelle eines gegebenen Typs mindestens 10 000 verschiedene Proteine enthält, wobei die Menge der individuellen Proteine über einen weiten Konzentrationsbereich von 10^2–10^6 Kopien pro Zelle schwankt. Die große Zahl verschiedener Proteine, jedes mit anderen physikochemischen Eigenschaften, und der hohe dynamische Bereich, in dem sie vorkommen, stellen eine enorme Herausforderung an alle analytischen Verfahren dar. Nur mit weitgehend automatisierten Technologien sind umfangreiche Proteomanalysen überhaupt möglich. Um die hierbei entstehende Datenflut verwalten und sinnvoll auswerten zu können, kommt – neben den Werkzeugen zur Protein-Auftrennung und -Identifizierung – der Bioinformatik und Computer-Technologie eine immer entscheidendere Bedeutung zu.

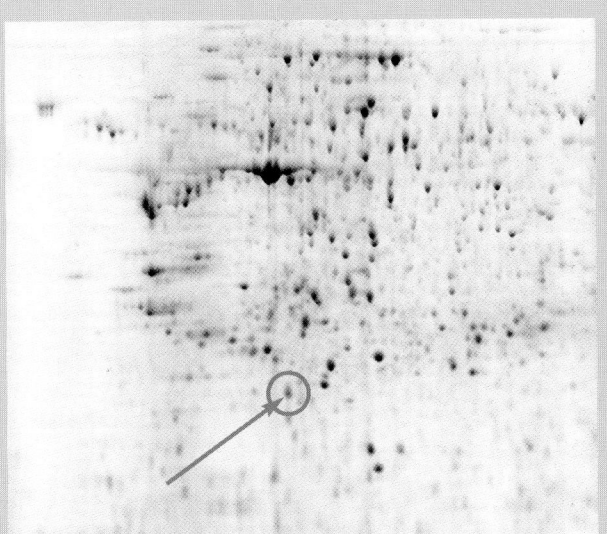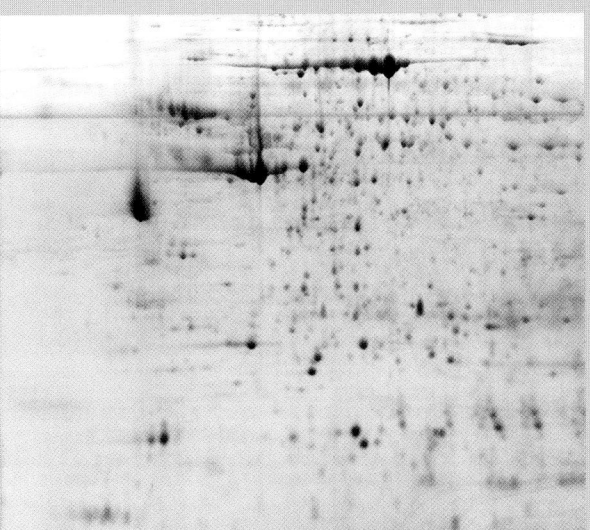

Beispiel für Ergebnisse von 2D-Gelelektrophoresen. Links das Ergebnis der Untersuchung der extrahierten Proteine einer Tumorgewebe-probe und rechts das Ergebnis der Untersuchung von gesundem Gewebe. Der Vergleich der Spots nach 2D-Gelelektrophorese macht das Auftreten eines mit dem Tumor assoziierten Proteins sichtbar (Pfeil). Im gesunden Kontrollgewebe ist dieses Protein nicht nachweisbar.

2D-Gelelektrophorese

Mit Hilfe der 2D-Gelelektrophorese, die erstmals 1975 beschrieben und seitdem ständig weiter entwickelt wurde, lassen sich über 1000 Proteine in einem Experiment voneinander trennen. Dazu werden die zu untersuchenden Proteinmischungen auf ca. 20 cm langen Streifen zuerst nach ihrem isoelektrischen Punkt (1. Dimension) und anschließend auf einem ca. 20 x 20 cm großen Gel nach ihrer Größe (2. Dimension) aufgetrennt. Die isoelektrische Fokussierung beruht auf der Eigenschaft der Proteine, ihre Nettoladung entsprechend des pH-Wertes der umgebenden Lösung zu ändern. Für jedes Protein gibt es einen charakteristischen pH-Wert, bei dem sich positive (z. B. NH_3^+-Gruppen) und negative (z. B. COO^--Gruppen) Ladungen ausgleichen und das Protein somit keine Nettoladung aufweist. Setzt man das Proteingemisch nun auf einem Streifen mit einem feststehenden pH-Gradienten einem elektrischen Feld aus, so wandert z. B. ein positiv geladenes Protein so lange in Richtung der negativen Kathode, bis es an eine Stelle kommt, an der der pH-Wert des Streifens seinem isoelektrischen Punkt entspricht. Da das Protein an dieser Stelle eine neutrale Nettoladung annimmt, hat das elektrische Feld keine Wirkung mehr und das Protein bleibt an dieser Stelle liegen. Nach der isoelektrischen Fokussierung wird der Streifen auf ein Polyacrylamid-Gel aufgelegt und die Proteine werden ihrer Größe nach senkrecht zum ersten Schritt aufgetrennt. Dazu werden die Proteine mit dem anionischen Detergenz Natriumdodecylsulfat beladen, so dass sie eine negative Ladung annehmen. Man legt wieder ein elektrisches Feld an und je nach Größe wandern die Proteine nun unterschiedlich schnell durch die Poren des Polyacrylamid-Gels. Schließlich werden die Proteine durch Färbemethoden im Gel sichtbar gemacht, und es entsteht das charakteristische zweidimensionale „Fleckenmuster". Bei einer idealen Auftrennung verbirgt sich unter jedem Flecken (Spot) ein Protein.

Proteomik-Technologien

Es gibt inzwischen eine Vielzahl an Methoden, mit denen Proteomanalysen durchgeführt werden. Ein sehr gängiges Vorgehen ist die Kombination der 2D-Gelelektrophorese zur Auftrennung mit der Massenspektrometrie zur anschließenden Identifizierung der Proteine.

Nach der Auftrennung im 2D-Gel müssen die einzelnen Proteine identifiziert werden. Dazu lässt man die Proteinspots von einem Roboter einzeln ausstechen. Anschließend werden sie durch eine Protease, ein proteinspaltendes Enzym, in Bruchstücke zerlegt. Man setzt hier Proteasen ein, die an genau definierten Stellen in der Aminosäurekette schneiden. So spaltet z. B. Trypsin immer nach den Aminosäuren Arginin oder Lysin. Es entstehen kleine Proteinbruchstücke, sog. Peptide, definierter Länge (und Masse), die für ein Protein so charakteristisch sind wie für ein Individuum der Fingerabdruck. Daher spricht man auch vom „peptide mass fingerprint".

Diesen Umstand macht man sich bei der anschließenden massenspektrometrischen Identifizierung der Proteine zunutze. Dazu wird das aus einem

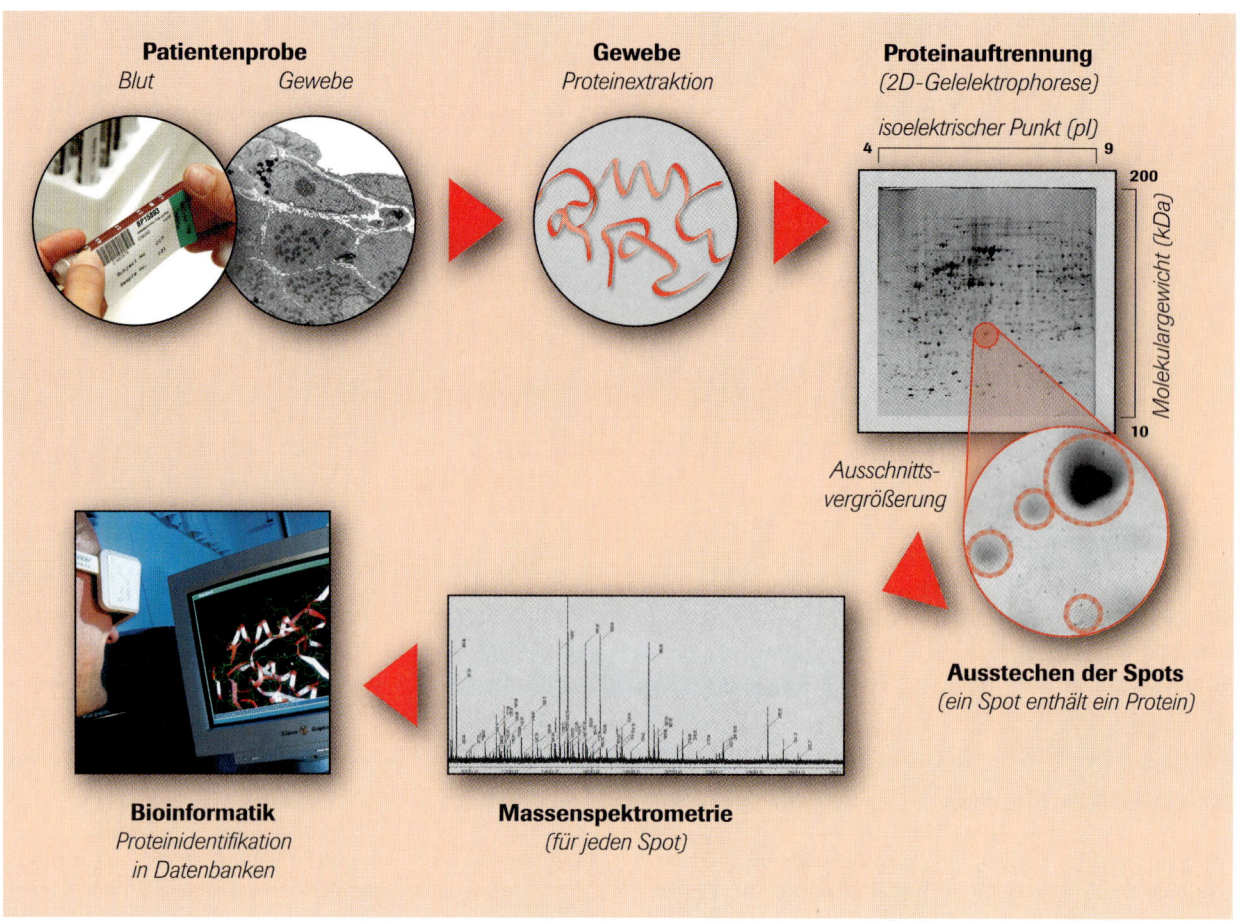

Patientenprobe
Blut *Gewebe*

Gewebe
Proteinextraktion

Proteinauftrennung
(2D-Gelelektrophorese)

isoelektrischer Punkt (pI)

Molekulargewicht (kDa)

Ausschnitts-vergrößerung

Aussstechen der Spots
(ein Spot enthält ein Protein)

Bioinformatik
Proteinidentifikation in Datenbanken

Massenspektrometrie
(für jeden Spot)

Arbeitsabläufe einer Proteomanalyse. Dargestellt sind die Schritte der Proteomanalyse unter Verwendung von 2D-Gelelektrophorese und MALDI-TOF-Massenspektrometrie. Die Proteine werden aus dem Probenmaterial, z. B. Blut oder Gewebe, extrahiert und im 2D-Gel aufgetrennt. Dann werden die Proteinspots ausgestochen und die entsprechenden Proteine mittels Massenspektrometrie identifiziert.

Gelspot resultierende Peptidgemisch in eine geeignete Matrix eingebettet und durch einen kurzen Laserimpuls ionisiert und in die Gasphase befördert. Die Peptidionen werden durch ein elektrisches Feld beschleunigt und legen ca. zwei bis drei Meter Flugstrecke in einem Flugrohr zurück. Dabei fliegen sie, abhängig von ihrer Größe, unterschiedlich schnell. Die Flugzeit bis zum Auftreffen auf einen Detektor wird gemessen und daraus lässt sich die Masse errechnen. Diese Technologie wird als **M**atrix-**A**ssisted **L**aser **D**esorption **I**onisation **T**ime-**O**f-**F**light-**M**assen**s**pektrometrie bezeichnet (MALDI-TOF-MS). Die erhaltenen Peptidmassen werden nun für einen Datenbankvergleich herangezogen.

Diese Datenbanken enthalten alle weltweit verfügbaren Proteinsequenzen bzw. aus Gensequenzen abgeleiteten Proteinsequenzen nach theoretischem (in-silico) proteolytischem Verdau mit der betreffenden Protease. Die tatsächlich gemessenen Peptidmuster werden mit den theoretisch errechneten „Massen-Fingerabdrücken" aus der Datenbank verglichen. Auf diese Weise können die meisten Proteinspots auf dem 2D-Gel einem Gen in der Datenbank

zugeordnet werden. Voraussetzung für den Erfolg dieser Strategie der Protein-Identifizierung war und ist die aus der Genomforschung resultierende, ständig zunehmende Anzahl von DNS-Sequenzen in den Datenbanken.

Während auch in modern ausgestatteten Laboratorien für die 2D-Gelelektrophorese noch viel mühselige Handarbeit notwendig ist, können die weiteren Schritte vom Ausschneiden der Proteinspots (Spot-Picken) über den Protease-Verdau und die Massenspektrometrie bis hin zur Datenbankanalyse weitgehend automatisiert erfolgen.

Jede Methode der Proteomanalyse hat bestimmte technische Begrenzungen und erlaubt nur die Analyse eines Ausschnitts eines Proteoms. Daher werden alternativ zum oben beschriebenen Vorgehen noch eine Reihe weiterer Methoden oder Varianten verwendet und es kommen ständig neue hinzu. Häufig eingesetzte Methoden sind zurzeit die multidimensionale Chromatographie kombiniert mit der **E**lectro**s**pray **I**onisation-**M**assen**s**pektrometrie (ESI-MS) und die **S**urface-**E**nhanced **L**aser **D**esorption **I**onisation (SELDI). Allen Methoden ist ge-

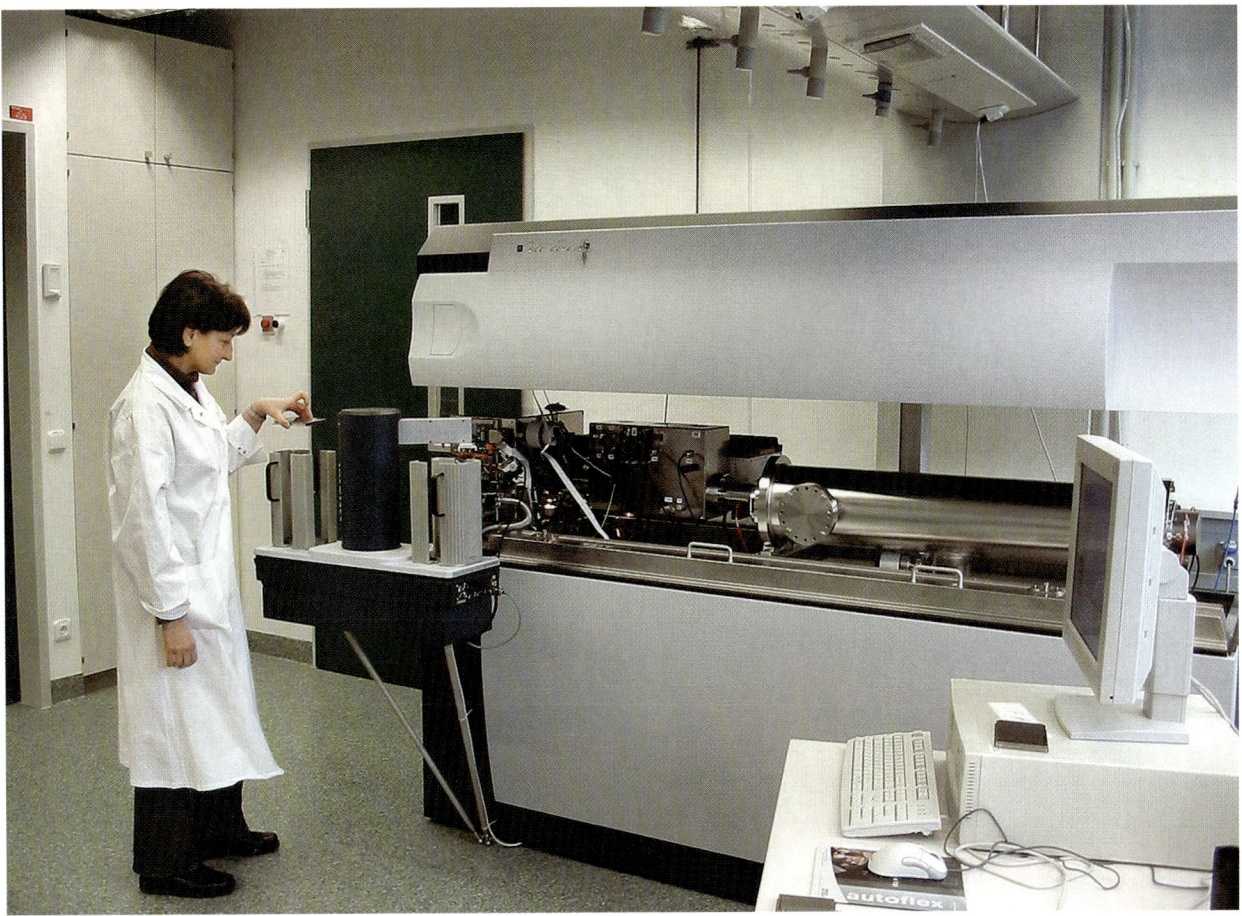

Blick in ein geöffnetes Massenspektrometer. Mit dem abgebildeten Gerät können Peptidmassen mit einer Genauigkeit von bis zu drei Stellen nach dem Komma ermittelt werden.

meinsam, dass am Ende die Proteinmuster von biologischen Proben bestimmt und miteinander verglichen werden können.

Einsatzgebiete

Auf diese Weise kann man herausfinden, welche Proteine z. B. in einem Tumorgewebe im Vergleich zum gesunden Gewebe neu auftreten oder verschwinden. Die Proteomanalyse kann auch zur Aufklärung und Beschreibung von Differenzierung, Regulation, Stoffwechselwegen und ganzen Proteinnetzwerken beitragen. Aus der Vielzahl potenzieller Anwendungen, die sich aus diesen Erkenntnissen ergeben, seien exemplarisch einige wenige aufgeführt.

Gesucht wird beispielsweise nach Proteinen, deren Auftreten oder Verschwinden mit Krankheiten korreliert. Mit Krankheiten assoziierte Proteine können sowohl relevante diagnostische Marker darstellen als auch Angriffspunkte für die Entwicklung neuer Medikamente. Ein anderes großes Anwendungsfeld ist die Analyse von Medikamenten hinsichtlich Wirkmechanismen, Effizienz und toxischer Einflüsse. Weiter ist die Erforschung von biologi-

schen Wirkmechanismen zu nennen, insbesondere durch Analyse von Proteinnetzwerken und Reaktionskaskaden. Die hieraus resultierenden Erkenntnisse sind relevant für die Aufklärung grundlegender biologischer Prozesse und des Entstehungsprozesses von Krankheiten. Auch die Charakterisierung von Stoffwechselwegen von Mikroorganismen und die Identifizierung von Schlüsselenzymen ist im Fokus. Im Bereich der biotechnologischen Produktion könnten Verbesserungen industrieller Fermentationsprozesse abgeleitet werden. Als medizinische Anwendung ist eine bessere Vorhersage der Wirkmechanismen von neu gefundenen Antibiotika auf pathogene Organismen denkbar.

Diagnostische Lücken

Noch immer bestehen bei wichtigen Indikationen wie Tumor-, Herz-Kreislauf-, Autoimmun- sowie metabolischen und neurodegenerativen Erkrankungen klar definierte diagnostische Lücken. Für Tumorerkrankungen gibt es bereits eine ganze Palette von sog. Tumormarkern, die in der Labordiagnostik seit vielen Jahren einen wichtigen und festen Platz ein-

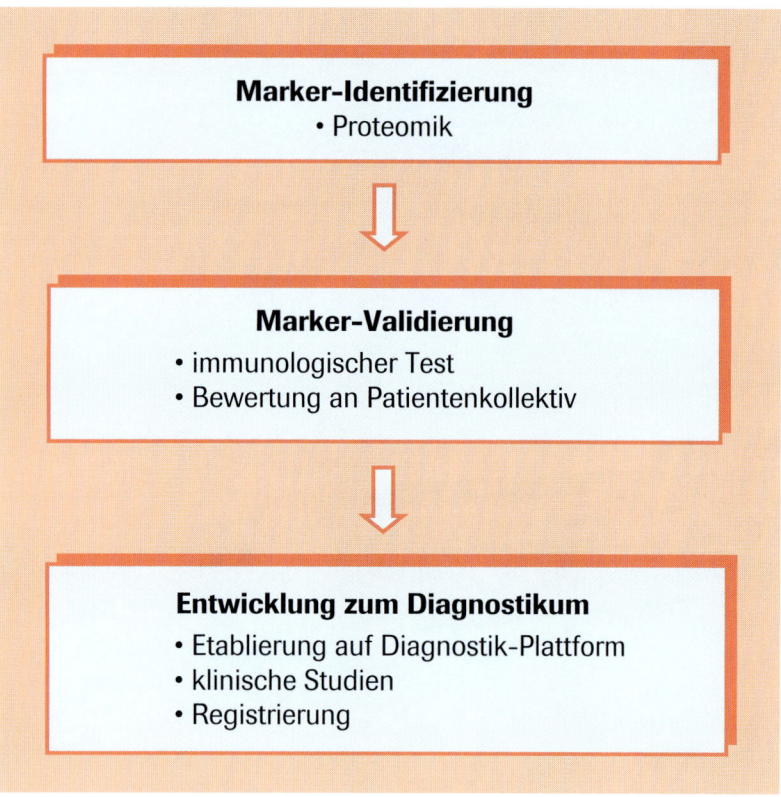

Schritte von der Identifizierung eines neuen Markers bis zum Diagnostikum.

nehmen. Das Hauptanwendungsfeld dieser Marker ist die Therapiekontrolle. Lediglich ein Marker, das prostataspezifische Antigen (PSA), kann Tumoren auch in sehr frühen Stadien anzeigen. Die anderen Marker sind in den frühen Stadien noch nicht oder nur bei wenigen Patienten erhöht. Die Erkennung eines Tumors im Frühstadium ist aber in vielen Fällen der Schlüssel zu einer erfolgreichen Therapie, denn viele Tumorerkrankungen, wie z. B. Darm- oder Brustkrebs, sind heilbar, wenn sie in einem Stadium erkannt werden, in dem der Tumor lokalisiert vorliegt und sich noch nicht auf andere Gewebe oder Organe ausgebreitet hat. In späteren Stadien ist eine kurative Behandlung in der Regel nicht mehr möglich.

Oft wird ein Tumor zu spät erkannt, da er über viele Jahre symptomfrei heranwachsen kann. Daher wäre ein breit angelegtes Früherkennungsprogramm, ein sog. Screening, außerordentlich wichtig und wird auch von den entsprechenden Krebsgesellschaften empfohlen. Voraussetzung für ein erfolgreiches Screening sind regelmäßig durchgeführte, aussagekräftige Tests. Hier bestehen allerdings große Defizite. Beispiel Darmkrebs: Die heute verfügbaren, nichtinvasiven Tests sind nicht empfindlich und spezifisch genug. Die Darmspiegelung wiederum, welche exzellent für die Früherkennung geeignet ist, findet als breite Routinemaßnahme keine ausrei-

chende Akzeptanz. Der Umstand, dass es sich um eine invasive Methode handelt, die dazu mit vorangehender Darmreinigung verbunden ist, wird von vielen als sehr unangenehm empfunden. Hier könnten biochemische (Tumor-)Marker im Blut, die ausreichend früh anschlagen, die diagnostische Lücke schließen, um als Screening-Verfahren zuverlässig die Patienten zu ermitteln, die einer weiter gehenden Abklärung mittels Darmspiegelung bedürfen. Die Defizite bei der Früherkennung von Darmkrebs sind keine Ausnahme von der Regel. Auch bei anderen Tumorerkrankungen gibt es vergleichbare diagnostische Lücken.

Suche nach neuen Markern

Der erste Schritt zur Identifizierung neuer Marker ist eine sorgfältige Auswahl des zu untersuchenden Probenmaterials. Generell werden Proben von kranken und gesunden Individuen benötigt, die hinsichtlich ihrer Beschaffenheit miteinander vergleichbar sind. So können z. B. das Blutplasma, das Blutserum oder Urin von erkrankten Individuen mit dem von gesunden Spendern verglichen werden. Neben der eindeutigen Diagnosestellung an sich ist eine gute Vergleichbarkeit kranker und gesunder Probenspender bezüglich Faktoren wie Alter oder Lebensstil sehr wichtig. Andernfalls wird man von Unterschieden im Proteom in die Irre geleitet, die mit ganz anderen Faktoren als der Krankheit zusammenhängen.

Bei anderen Probenmaterialien kann sich die Suche nach geeignetem Material deutlich schwieriger gestalten. Möchte man z. B. Tumorgewebe hinsichtlich tumorspezifischer Proteine analysieren, so braucht man als Vergleichsprobe gesundes Gewebe des Zelltyps, aus dem sich der Tumor entwickelt hat. Eine Möglichkeit stellt die Entnahme von dem Tumor benachbartem gesundem Gewebe dar, d. h. bei einem therapeutischen Eingriff wird auch gesundes Gewebe entfernt. Aus ethischen Gründen darf kein erweiterter oder zusätzlicher Eingriff zu Forschungszwecken erfolgen. Auch darf nur solches Gewebe untersucht werden, das nicht für die Diagnosestellung durch den Pathologen benötigt wird.

Hat man sich für ein geeignetes Probenmaterial entschieden, so folgt die Proteomanalyse entsprechend der beschriebenen Technologien. Am Ende dieser Analysen steht schließlich eine Liste von Proteinen, die beim Kranken, nicht aber bei gesunden Kontrollpersonen gefunden wurden und/oder von Proteinen, die in den „kranken Proben" stark erhöht vorlagen. Diese mit Krankheiten assoziierten Proteine stellen potenzielle Marker-Kandidaten dar. Der Weg bis zum Diagnostikum ist aber noch weit.

Vom Marker-Kandidaten zum Diagnostikum

Alle potenziellen Markerproteine müssen strengen Kontroll- und Bestätigungsuntersuchungen unterworfen werden. Handelt es sich um Marker, die in Körperflüssigkeiten bestimmt werden sollen, so ist ein üblicher Weg zur Entwicklung eines Tests die Herstellung von Antikörpern, mit dem der oder die Marker zuverlässig und quantitativ gemessen werden können. Damit wird die Voraussetzung geschaffen, die Marker in einem großen, gut charakterisierten Probenkollektiv auf ihre diagnostische Aussagekraft hin zu überprüfen. Ein Teil der Marker-Kandidaten wird sich hierbei als nicht ausreichend spezifisch oder empfindlich oder als anfällig gegen Störfaktoren erweisen.

Hat ein Marker-Kandidat diese erste Feuertaufe bestanden, kann die weitere Entwicklung eines Diagnostikums beginnen. Maßgebliche Schritte sind die Anpassung des Testverfahrens auf die gewünschte diagnostische Plattform und die (Weiter-)Entwicklung des Tests und des Produktionsverfahrens, bis schließlich die hohen Anforderungen, die hinsichtlich Präzision und Reproduzierbarkeit an ein Diagnostikum gestellt werden, zuverlässig erreicht sind. Begleitend müssen möglichst früh umfangreiche klinische Studien gestartet werden, die den angestrebten Anwendungszweck eindeutig belegen. Diese Studien sind sowohl für die Akzeptanz einer neuen Methode in der klinischen Praxis wie für die erfolgreiche Zulassung eines Tests bei den Gesundheitsbehörden unabdingbar.

Vom Einzelmarker zum Multi-Parameter-Test

In jüngster Zeit gewinnt zunehmend die Einsicht an Bedeutung, dass man zur Diagnose eines komplexen und heterogenen Krankheitsgeschehens nicht nur einen Marker, sondern eine Palette mehrerer Marker benötigt. Es gibt bereits Beispiele, bei denen die Kombination mehrerer Marker eine verbesserte diagnostische Aussage gegenüber den Einzelmarkern bringt. Von großer Bedeutung ist hierbei auch die Weiterentwicklung von mathematischen Algorithmen zur optimalen Auswertung und Interpretation der resultierenden komplexen Daten.

Das mögliche Potenzial von Multi-Parameter-Tests wurde bereits von einigen Firmen aufgegriffen, die mit der Entwicklung von adäquaten diagnostischen Plattformen begonnen haben. Protein-Chips sollen die gleichzeitige Messung einer ganzen Marker-Palette aus einer Probe möglich machen. Vielleicht ist dies noch ferne Zukunftsmusik, wahrscheinlicher aber ist, dass die ersten Systeme dieser Art schon bald Einzug in die Labordiagnostik finden könnten.

Zusammenfassend lässt sich festhalten, dass mit der Proteomik eine neue Forschungsrichtung entstanden ist, mit der die Hoffnung auf völlig neuartige Erkenntnisse über physiologische und pathologische Vorgänge verbunden ist. Eines der zahlreichen Anwendungsfelder ist die Suche nach neuen und besseren diagnostischen Markern. Man darf gespannt sein, ob und wie die resultierenden Erkenntnisse die klinisch-chemische Diagnostik in der Zukunft beeinflussen werden.

Wolfgang J. Fiedler

Patientennahe Diagnostik

Das Labor auf dem Weg zum Patienten

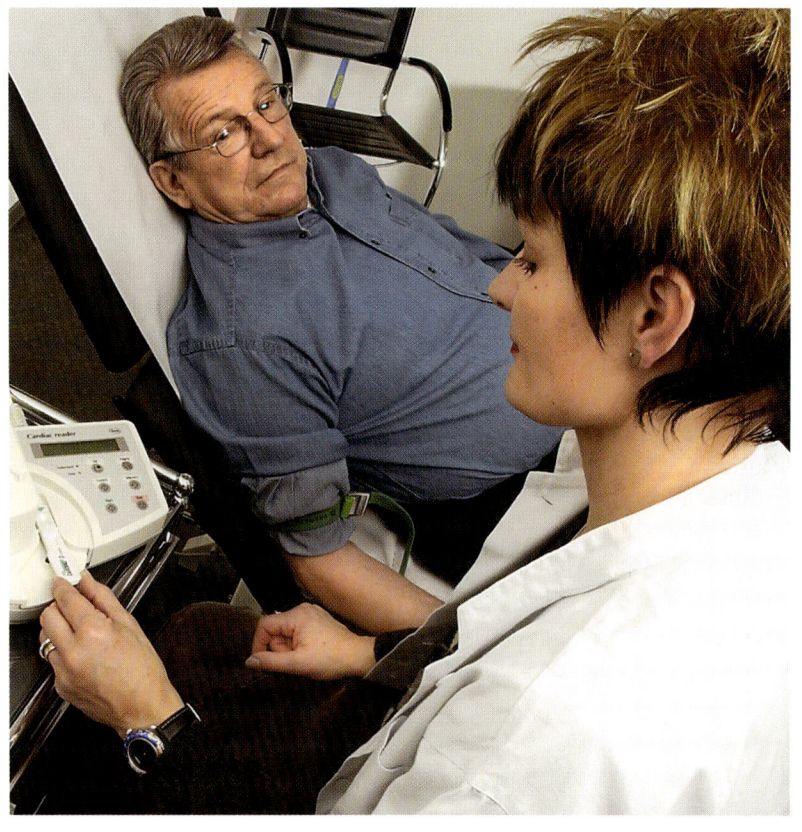

Der Verdacht auf Myokardschäden kann mit einem patientennahen Test schnell bestätigt oder ausgeschlossen werden. Die Diagnose Herzinfarkt wird dann aufgrund der Symptome des Patienten und des EKG-Befunds gestelllt.

Ein Rettungswagen befindet sich geradewegs auf der Fahrt zur nächstgelegenen Notfallaufnahme. An Bord das Rettungsteam mit einem Patienten, der über starke Schmerzen in der Brustregion, Müdigkeit und Atemnot klagt. Der Gedanke, der die Situation beherrscht und den Patienten quält: Liegt ein Herzinfarkt vor? Jetzt schlägt die Stunde eines patientennahen Tests, der in kürzester Zeit eine hoch-

komplexe Analyse aus Vollblut durchführen kann: ein Herzmarker-Schnelltest. Das Testergebnis gibt dem behandelnden Arzt nach Einlieferung in das Krankenhaus lebenswichtige Informationen, die eine Weichenstellung für die adäquate Behandlung des Patienten geben. Hier sind also **P**oint-**o**f-**C**are-**T**est (POCT)-Systeme mit ihrem raschen Ergebnis eine äußerst wichtige und unersetzliche Entscheidungshilfe für die Ärzte, denn jede unnötige Verzögerung kann zu irreparablen Schäden am Herzmuskelgewebe führen. Zusammen mit einem **E**lektrokar**dio**g**ramm (EKG) und der Symptomatik kann der Befund eines Herzinfarktes gestellt werden.

Dieser Fall spielt sich jährlich so oder ähnlich millionenfach ab. Menschen mit Schmerzen in der Brustregion werden in Intensivstationen eingeliefert. Einige davon können mit negativem Befund wieder entlassen werden, und je früher dies geschehen kann, desto besser nicht nur für die Patienten, sondern auch für die Kostenträger.

Einer der bedeutendsten dieser sog. Herzmarker, die als Test eingesetzt werden, ist kardiales **T**roponi**n** **T** (cTnT), ein Eiweiß, das bei einem Infarkt verstärkt vom Herzmuskelgewebe freigesetzt wird. Die normale, unverdächtige Konzentration im Plasma liegt bei einem Hundertstel eines Milliardstel Gramms pro Milliliter (0,01 ng/ml), eine extrem kleine Konzentration, die ohne Zuhilfenahme großer Geräte mit einfachen Mitteln schnell, zuverlässig und unkompliziert gemessen werden muss: eine enorme Herausforderung an jeden Testentwickler. Ab einer Konzentration von 0,03 Nanogramm pro Milliliter im Blut gilt ein akuter Herzinfarkt als wahrscheinlich. Andere gebräuchliche Marker sind kardiales Troponin I, Creatinkinase MB und Myoglobin, die jeweils innerhalb eines optimalen diagnostischen

Zeitfensters nach dem Infarkt Aufschluss geben. Bei der Bestimmung von Herzmarkern ist eine therapeutische Umlaufzeit, d. h. die Zeit von der Anordnung der Analyse bis zum Vorliegen des Ergebnisses, von einer Stunde einzuhalten.

Ein chronischer Fall?

Wesentlich weniger spektakulär, aber dafür noch häufiger, findet patientennahe Diagnostik ihre Anwendung beim Diabetiker. Die Zuckerkrankheit, Diabetes mellitus, hat mittlerweile den Charakter einer weltweiten Epidemie[1] angenommen, nicht zuletzt durch die steigende Lebenserwartung und die veränderten Lebensgewohnheiten. Bislang ist Diabetes eine unheilbare chronische Erkrankung der Regulation des Glukosespiegels im Blut. Beim gesunden Menschen wird dieser durch körpereigenes Insulin innerhalb gewisser Grenzen gehalten, unabhängig von den Mahlzeiten oder starken körperlichen Aktivitäten. Beim Diabetiker muss diese Regulation unterstützt werden, z. B. durch entsprechende Ernährung und zeitlich abgestimmte Insulingabe in adäquater Dosierung. Dies ist nur durch eine regelmäßige, täglich mehrfache Kontrolle des Glukosespiegels konsequent durchführbar. Nur wenn mit Hilfe dieser Maßnahmen der Glukosespiegel langfristig stabil gehalten wird, können schwere Komplikationen wie chronisches Nierenversagen, Blindheit, Beinamputation, Schlaganfall und Herzinfarkt vermieden werden.[2,3] Kein Wunder also, dass über die Hälfte des derzeitigen gesamten weltweiten POCT-Marktes allein auf die Diabetes-Selbstkontrolle entfällt.[4]

Vom Sofa zum Schlachtfeld: alltägliche und extreme Einsatzorte

Die genannten Beispiele einer notwendigen patientennahen In-vitro-Diagnostik (IVD) bei akut und chronisch Erkrankten verdeutlichen, dass die Einsatzorte für POCTs vielfältig sind und sich über weite Extreme erstrecken: zuhause beim Patienten im Rahmen einer Selbstkontrolle (Glukose, Cholesterin oder Blutgerinnungszeit), nebenan beim Hausarzt im Praxislabor bei einer Routinekontrolle, am Krankenbett, auf dem Operationstisch, in der Notfallklinik, auf der Intensivstation, bei mobilen Hilfskommandos wie z. B. in Krankenwagen oder Rettungshubschraubern, an Unglücksorten, in Katastrophengebieten oder gar auf Kriegsschauplätzen, bei wissenschaftlichen Expeditionen, Raumflügen oder bei abgelegenen isolierten Siedlungsgebieten. Gerade in extrem abgelegenen Situationen, fern von professionellen medizinischen Betreuungseinheiten, kann der Einsatz von POCT-Systemen von entschei-

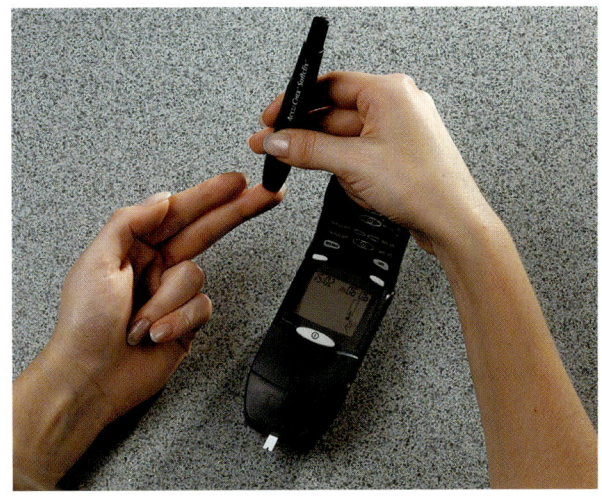
Über die Hälfte des POCT-Marktes entfällt derzeit auf die Diabetes-Selbstkontrolle.

dender, ja lebensrettender Bedeutung sein. Die Anwender sind in der Regel professionelle Rettungssanitäter, die im Umgang mit POCT-Systemen speziell ausgebildet sind. Nach den Messungen können sie die vor Ort erhaltenen Daten an medizinische Spezialisten in einer Zentrale weiterleiten, um von dort eine Anweisung für die einzuleitenden Hilfsmaßnahmen zu erhalten.

Um die Zahl möglicher Opfer unter Soldaten im Einsatz zu verringern, wurde z. B. in den USA ein Programm entwickelt, das Informationstechnologie und modernste Medizintechnologie in so genannten **m**ikro**e**lektro**m**echanischen **S**ystemen (MEMS) miteinander verbindet. Diese sind in ein telemedizinisches Netzwerk eingebunden. Ein Kernstück dieses Systems, das über ein störungsgesichertes Netzwerk telekommuniziert, ist eine tragbare Einheit, bestehend aus Kommunikationseinheit, Recheneinheit und Aufzeichnungsgeräten. Es trägt die Bezeichnung **P**ersönlicher **S**tatus-**M**onitor (PSM). Am Körper der Soldaten befinden sich dabei verschiedene Sensoren, die z. B. die Herzfrequenz, Temperatur, Atmung und Bewegung des Soldaten aufzeichnen. Als Ergänzung zum PSM gibt es auch sog. smart T-shirts, eine Unterbekleidung mit Aufzeichnungsgeräten für Lebenssignale. Eine Vielzahl von Sensoren, die über den Körper verteilt sind, kann im Fall einer Verwundung sogar angeben, welche Körperteile oder Organe wahrscheinlich betroffen sind. Dies ist leider ein weiteres Beispiel dafür, dass besonders medizinische Notsituationen wie Kriege oft den medizinischen Fortschritt beschleunigen und auf eine neue Stufe stellen, wie z. B. die Einführung von Blutersatzstoffen während des Zweiten Weltkrieges.

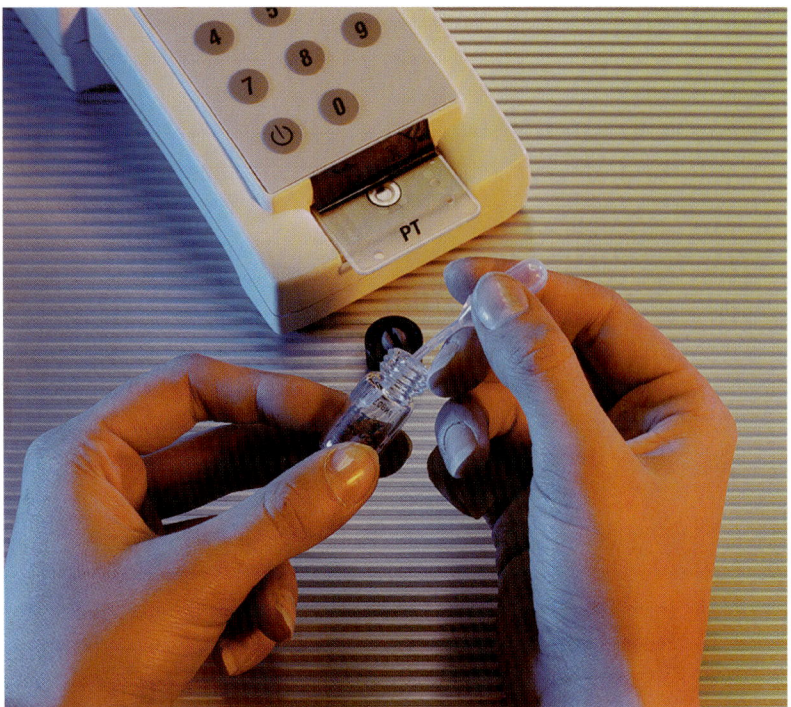

Patienten, die Medikamente einnehmen, welche die Blutgerinnung beeinflussen, müssen regelmäßig ihre Blutgerinnungsparameter selbst überprüfen.

POCT: zwischen Lebensrettung und Gesundheitsökonomie

Durch die rasche Verfügbarkeit des Testergebnisses wird u.a. dem medizinischen Bedürfnis entsprochen, möglichst unverzüglich eine Entscheidungsgrundlage für die Einleitung einer Therapie zu erhalten. Dies ist in Notfallsituationen essenziell. Das medizinisch äußerst Nützliche ist angesichts der kurzen Analysenzeit von ein bis fünf Minuten quasi eine „Echtzeitmessung". Damit lassen sich auch Parameter erfassen, die aufgrund biochemischer Umwandlungsprozesse rasch ab- oder umgebaut werden. Ein besonders empfindlicher Parameter in dieser Hinsicht ist z.B. Glukose: In Vollblut beträgt die Abnahme der Konzentration ca. 5–7% pro Stunde. Bei Laktat erfolgt der Abbau noch rascher: nach einer halben Stunden sind schon 30–50% abgebaut. Daher muss die Messung innerhalb von fünf Minuten nach der Blutabnahme erfolgen, wenn das Ergebnis aussagekräftig sein soll. Als weiterer rasch „vergänglicher" Parameter ist das **Parath**ormon (PTH) zu nennen, dessen Konzentration vor einer Operation an der Schilddrüse gemessen werden sollte. Wegen des raschen Zerfalls muss die Messung des PTH spätestens 15 Minuten nach Blutentnahme erfolgen.

Auch die Bestimmung der Blutgase (Sauerstoff und Kohlendioxid) ist aufgrund der Störungen durch eingeschlossene Luftblasen im Probengefäß besonders heikel. Der Transport von Proben erfolgt zum Teil in Röhrensystemen mit pneumatischem Antrieb. Dabei wird das Probengefäß sehr rasch beschleunigt und abgebremst. Dies bewirkt aber eine gute Durchmischung des Blutes mit der eventuell vorhandenen Luftblase. Als Folge würde dann ein zu hoher Sauerstoffwert und ein zu niedriger Kohlendioxidwert gemessen. Eine POCT-Bestimmung ist hier deutlich weniger störanfällig.[5]

Durch das rasche Vorliegen eines Analysergebnisses, z.B. beim Hausarzt, kann oft noch in der gleichen Sitzung mit dem Patienten über die eventuell notwendigen Therapiemaßnahmen gesprochen werden. Das unangenehme Warten auf ein Ergebnis entfällt. Kein weiterer Arztbesuch zur Ergebnisbesprechung ist nötig, was zu Kosteneinsparungen führt.

Des Weiteren bedeutet die Möglichkeit, mit geringeren Probenvolumina arbeiten zu können, einen Vorteil besonders im Bereich der Kinder- und Neugeborenenheilkunde.

Die chronische Überlastung des Laborpersonals könnte dadurch abgefangen werden, dass die Tests nicht unbedingt von speziell ausgebildeten Personen durchgeführt werden und in besonderen Fällen sogar vom Patienten selbst.

Betrachtet man das Gesamtpaket der Therapie einer Erkrankung, d.h. der zuverlässigen Diagnose und der zielgerichteten Behandlung, dann kann die patientennahe Diagnostik bei bestimmten Indikationsbereichen zu deutlichen Einsparungen führen. Durch diese ökonomischen Vorteile wird die Bedeutung der patientennahen Diagnostik im kommenden Jahrzehnt noch weiter zunehmen.

Charakteristika und Innenleben der Kleinlabors

Im Gegensatz zu einem hochspezialisierten Zentrallabor stellen die patientennahe Diagnostik oder die Point-of-Care-Diagnostik Resultate in relativ kurzer Zeit zur Verfügung, meist noch am Ort der Probenentnahme und in Gegenwart des Patienten. Dieser Komfort hat seinen Preis und muss durch einen medizinischen Nutzen begründet sein. Damit ist schon ein großer Teil des Spannungsfeldes beschrieben, in dem sich die patientennahe Diagnostik befindet.

Das Testmenü der POCT umfasst die gängigen Elektrolyte im Blut, also die Na^+-, K^+-, Ca^{2+}-, Mg^{2+}- und Cl^--Ionen, den sog. Hämatokritwert, den Zellvolumenanteil, die Blutgase, den pH-Wert des Blutes, Stoffwechselprodukte wie z. B. Kreatinin, Glukose, Laktat, Harnstoff, aber auch extrem verdünnte Substanzen wie z. B. Schwangerschaftshormone oder Herzmarker.

Die bereits heute zur Verfügung stehenden Geräte für den Hausgebrauch messen z. B. die Konzentration von Glukose, Cholesterin oder die Gerinnungszeit des Blutes während einer Therapie mit gerinnungshemmenden Substanzen.

Die Diagnosegeräte lassen sich je nach Größe und damit Transportierbarkeit in drei Kategorien einteilen: große, noch transportable Tischgeräte, mittlere tragbare und kleine, die mit der Hand gehalten werden können.

Eines der ersten häuslich verwendeten POCT-Geräte, allerdings nicht im Bereich der In-Vitro-Diagnostik, ist das Fieberthermometer. In den letzten Jahren hat es eine beträchtliche Wandlung erfahren: von einem zerbrechlichen Glasgerät, das mit einer nicht unerheblichen Menge an Quecksilber gefüllt war, über ein batteriebetriebenes Thermoelement bis hin zu einem handlichen Infrarotspektrometer, das sanft über die Schläfe eines ansonsten heftig protestierenden Säuglings streicht.[6]

Messprinzipien

Als Messprinzipien kommen sowohl physikalische (z. B. optische und elektrische) als auch (bio)chemische Verfahren zum Einsatz, die in vielen Fällen untrennbar miteinander verbunden sind.

Die Leitfähigkeitsmessung wird z. B. bei der Bestimmung des Hämatokrits, d. h. des Volumenanteils der Blutzellen am Gesamtblutvolumen, eingesetzt. Dabei wird die Tatsache ausgenutzt, dass die Erythrozyten im Gegensatz zu dem sie umgebenden Plasma elektrische Nichtleiter sind. Das Blut wird durch einen engen Kanal geleitet, in dem sich an gegenüberliegenden Wänden Elektroden befinden. Es wird quasi eine über Erythrozyten und Plasma gemittelte Leitfähigkeit gemessen. Um eine Umrechnung in den Hämatokrit zu erlauben, muss gleichzeitig noch die Natriumionenkonzentration bestimmt werden, denn diese trägt hauptsächlich zur Leitfähigkeit des Plasmas bei.

Bei optischen Messprinzipien ist die Abtrennung der optisch dichten, lichtstreuenden Erythrozyten notwendig.

Amperometrische Teststreifen ermöglichen dagegen beispielsweise die Bestimmung der Glukosekonzentration direkt in Vollblut. In den Teststreifen ist dabei ein hochselektives Enzym integriert, z. B. Glukoseoxidase oder Glukosedehydrogenase. Im Fall des Accu-Chek-Comfort-Curve-Systems wird über Palladiumelektroden ein Potenzial angelegt. Der dabei fließende Strom wird registriert und mittels einer Eichkurve in die Glukosekonzentration umgerechnet.[7]

Die analytische Leistung muss stimmen

Um es gleich vorwegzusagen: Es gibt kein Pardon hinsichtlich der analytischen Leistung von POCTs. Sie müssen die Anforderungen bezüglich Sensitivität[8] und Spezifität[9] genauso erfüllen wie ihre großen „Kollegen", die Automaten in den Zentrallabors. Ferner muss eine Qualitätskontrolle eingebaut sein, die auf Störungen hinweist, um keine „Hausnummern" zu messen, sondern möglichst genaue, interpretierbare Werte. Nur dann kann mit einer Zulassung der Geräte gerechnet werden.[10]

Plasma oder Vollblut?

Probleme bezüglich der Genauigkeit der Messwerte können rein systematischer Natur sein: Bei der Messung eines Parameters in Vollblut bedarf es z. B. einer Korrektur, um die Daten mit Messwerten aus Plasmaproben vergleichen zu können. Diese Korrektur trägt dem unterschiedlichen Wasseranteil von Plasma und Erythrozyten Rechnung. Dabei wird aber von einem durchschnittlichen Hämatokrit ausgegangen. Liegt der tatsächliche Hämatokrit weit von diesem Durchschnittswert entfernt, dann funktioniert die Korrektur nicht mehr richtig. Insofern können die aus Vollblut erhaltenen Messwerte nicht immer bedenkenlos mit Messwerten aus Plasmaproben verglichen werden.

Leicht bedienbar und doch robust

Für ein POCT ist es wesentlich, dass die geforderte Messgenauigkeit auch bei der Anwendung durch eine nicht speziell dafür ausgebildete Person erzielt wird. Nur wenn die Ergebnisse einfach zu gewinnen und dennoch zuverlässig sind, können sie eine

Anforderungen an Geräte für patientennahes Testen

- Messung in Vollblut
- geringes Probenvolumen (10–100 Mikroliter)
- Zeit bis zum Vorliegen des Ergebnisses weniger als 1–15 Minuten
- hohe Messgenauigkeit
- einfache Handhabung
- eingebaute Qualitätskontrolle
- minimale Wartung
- IT-Schnittstelle

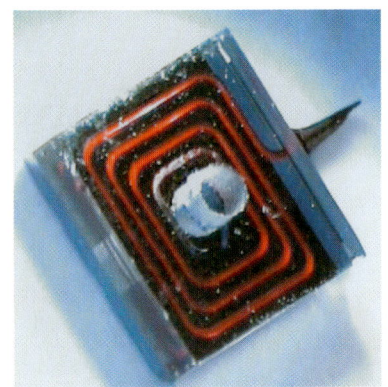

Neuartiges Probengewinnungsmodul, bestehend aus einer Lanzette mit einem Durchmesser nicht größer als ein Moskitostachel und einer spiralförmig gewundenen Probenaufnahmekapillare, auf einem 5 x 5 Millimeter großen Siliziumträgerplättchen.

Akzeptanz von ärztlicher Seite erreichen. Ohne Training kann aber in der Praxis oft nicht die von Seiten des Herstellers angegebene mögliche Genauigkeit erreicht werden. Eine bessere Ausbildung der Patienten ist daher angesichts einiger Studien dringend angezeigt.[11, 12, 13] Eine regelmäßige Kalibrierung der Geräte mit Eichlösungen ist eine weitere notwendige Voraussetzung, die nicht immer erfüllt wird.[14]

Integrierte Technologien

Nach der Gewinnung der Probenflüssigkeit erfolgt der gezielte Transport von einem Aufnahmeort zu einem Analyseort innerhalb des Messgerätes. Dazu sind zahlreiche Komponenten entwickelt worden, die die dafür benötigte „Infrastruktur" bereitstellen, wie z. B. Kapillarsysteme, Pumpen, Ventile, Druck- und Strömungssensoren und Elektroden. Viel versprechende moderne Technologien hierfür stammen aus der Herstellung integrierter elektronischer Schaltkreise. So bilden die hierfür entwickelten planaren Fertigungstechnologien, eventuell in Kombination mit Abformverfahren, die Grundlage vielversprechender Ansätze zur Herstellung von POCT-Produkten. Selbst Silizium ist als Material nicht ausgeschlossen und wurde bereits für Mikrohohlnadeln verwendet.

Ein Moskitostachel geht unter die Haut

Mikrohohlnadeln aus Silizium in der Größe eines Moskitostachels ermöglichen die weitgehend schmerzfreie Entnahme sehr kleiner Blutmengen von unter einem Mikroliter. Direkt angeschlossen an einem durchgehend aus Silzium aufgebauten Bauteil ist eine Flachküvette, die mit Glas gedeckt wird. Die Verwendung des an sich teuren Siliziums in einem „Wegwerfmodus" war zunächst nicht naheliegend. Ebenso gab es natürlich Bedenken hinsichtlich der

Bruchfestigkeit von Silizium gegenüber Edelstahl, die aber ausgeräumt werden konnten.[15] Ein besonderer Vorteil der Integration der beiden Funktionen „Stechen" und „Messen" wäre die daraus resultierende Einschritthandhabung, also eine Zunahme in puncto Anwenderfreundlichkeit.

Antrieb der besonderen Art: Mikrofluidik

Bei einem Probenvolumen von unter einem Mikroliter haben die entsprechenden flüssigkeitsführenden Kanäle noch Durchmesser von ca. 10–100 Mikrometer. Damit liegen sie bereits in der Größenordnung von menschlichen Blutkapillaren. In diesem Dimensionsbereich gelten die speziellen Gesetze der Mikrofluidik.

Mikrokanalsysteme zur Blutzellenseparation

Durch eine miniaturisierte Form der Probenaufbereitung, z. B. in Mikrokanalsystemen, können Verfahren erschlossen werden, die bisher nur unter beträchtlichem manuellem Aufwand zu bewerkstelligen waren. So müssen noch immer über die Hälfte aller Proben zentrifugiert werden, um z. B. Blutzellen und Plasma voneinander zu trennen. Diesen zeit- und kostenaufwändigen Schritt zu umgehen, würde einen unschätzbaren Vorteil bedeuten.

Um eine Separation der Blutzellen vom Plasma durchzuführen, sind mikrofluidische Kanalsysteme konzipiert worden. Diese nutzten den nach ihren Erstentdeckern sog. Zweifach-Fung-Effekt. K. Svanes und Benjamin W. Zweifach (1910–1997) hatten schon 1968 beobachtet, dass Blutzellen bei sich gabelnden, sehr kleinen Blutgefäßen (Kapillaren) bevorzugt nur in die abzweigende Kapillare mit dem geringeren Strömungswiderstand und der höheren Fließrate wandern.[16] Dies war nur insofern überraschend, als in der Kapillare mit dem (durch eine Einschnürung) etwas reduzierten Volumenstrom keine totale „Abklemmung" herrschte.[17] Wie sich weiterhin herausstellte, wanderten fast alle roten Blutzellen (Erythrozyten) in das Blutgefäß, in dem ein größerer Volumenstrom herrschte, wenn sich die Volumenströme mindestens um etwa den Faktor 2,5 unterschieden. Fünf Jahre später veröffentlichte Yuan-Cheng Fung eine auf den ersten Blick noch paradoxere Entdeckung: Gabelt sich eine Blutkapillare in zwei kleinere mit gleichem Durchmesser und gleicher Länge, so fließen nahezu alle Erythrozyten zunächst nur in die eine der beiden Tochterkapillaren.[18] Dies geht so lange, bis eine Art „Sättigung" erreicht ist. Dann beginnen die Blutzellen in die andere, der sich abzweigenden Kapillaren zu wandern. Ab einem bestimmten Füllungsgrad der zweiten

Tochterkapillare wählen die Zellen wieder die erste Kapillare. Das wechselt periodisch in einer Art zufälligem „Umklappmechanismus".

Wie ließ sich dieser Alles-oder-Nichts-Mechanismus erklären? Das Bewegungsverhalten der Erythrozyten wird offenbar durch das Verhältnis der Volumenströme an einer Verzweigung bestimmt. Bei der Konstruktion geeigneter Mikrokanalsysteme zur Abtrennung zellulärer Bestandteile müsste das Verhältnis der Volumenströme in Probenzuführungskapillaren und „Zellabführungskapillaren" in ähnlicher Weise eingestellt werden. Das lässt sich beispielsweise durch unterschiedliche Längen oder Querschnittsflächen der sich abzweigenden Kapillaren realisieren. Die Kunst bei der Konstruktion eines solchen Trennmoduls besteht u. a. darin, die Querschnittsflächen und Längen (Tiefen) der Kapillaren so zu gestalten, dass auch bei mehreren hintereinander geschalteten T-Gabelungen die Strömungen in den Abflusskanälen, die partikelarmes Blut transportieren, im richtigen Maße niedriger sind als in dem jeweiligen Zuflusskanal.

Da die Strömungsgeschwindigkeit im zuführenden Kanal von Verzweigung zu Verzweigung abnimmt, sollten auch die Strömungsgeschwindigkeiten in den abführenden Kanälen mit zunehmendem Abstand vom Probeneinlaufpunkt entsprechend abnehmen. Damit lässt sich Blutflüssigkeit mit einem deutlich reduziertem Zellgehalt entnehmen.[19]

Die Abtrennung bestimmter Blutzelltypen, z. B. der Leukozyten, gelingt in Mikrofiltersystemen.[20] Dabei werden Unterschiede der Größe, Gestalt und Flexibilität ausgenutzt. Erythrozyten sind ca. zwei Mikrometer dicke Scheibchen mit ca. 7,5 Mikrometern Durchmesser mit hoher Flexibilität. Leukozyten sind dagegen eher Kugeln mit einem Durchmesser zwischen 15 und 30 Mikrometern.

Ausblick

Im Bereich der medizinischen Geräte, die für diagnostische Zwecke entwickelt werden, findet eine stille Revolution statt: In naher Zukunft wird die Anwendung neuester Technologien, wie z. B. der Mikrostruktursystemtechnik, zu völlig neuartigen Produkten für die Diagnose menschlicher Erkrankungen führen. Auch wird sich die Art und Weise, wie, wo und von wem diese neuen Produkte eingesetzt werden, einer grundlegenden Veränderung unterziehen.

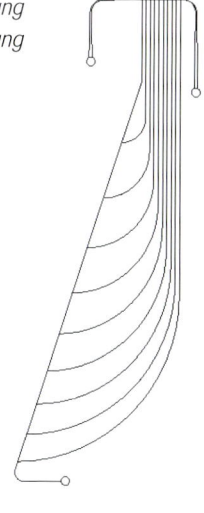

Mögliche geometrische Anordnung einzelner Mikrokanäle zur Trennung von Blutzellen und Blutplasma.

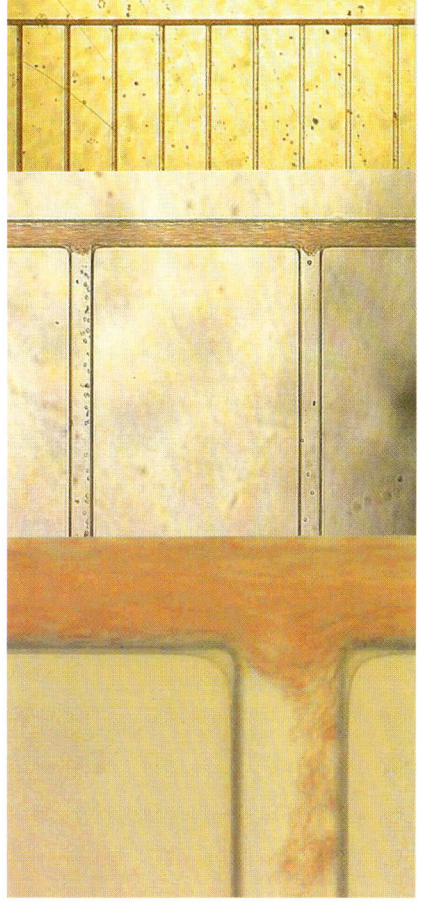

T-Mikrokanalsystem: In den Ausschnittsvergrößerungen ist zu sehen, wie die Hintereinanderschaltung mehrerer solcher T-Verzweigungen die Konzentration der Zellen in der Ausgangsblutflüssigkeit deutlich reduziert.

Mikrotechnologien können künftig die quasi kontinuierliche Überwachung medizinisch relevanter Parameter ermöglichen. In tragbaren „persönlichen Labors"[21] werden dann die gemessenen Daten nicht nur gespeichert, sondern über eine drahtlose Verbindung an den Arzt weitergeleitet. Dieser kann dazu Kommentare und Handlungsanweisungen geben: eine Therapie aus der Ferne ohne Praxisbesuch rückt damit in greifbare Nähe.

Eine Dezentralisierung der medizinischen Diagnostik bedeutet aber auch, dass der Einzelne in Zukunft mehr Verantwortung für seine Therapie übernimmt und übernehmen muss. Dies kann das Selbstvertrauen des Patienten steigern: Sie/er kann ihre/seine Diagnostik selbst in die Hand nehmen.[22]

Hamid Emminger und Oliver Mast

Information ist unsere Zukunft

Mit individuellen Gesundheitsprognosen wirksamer therapieren

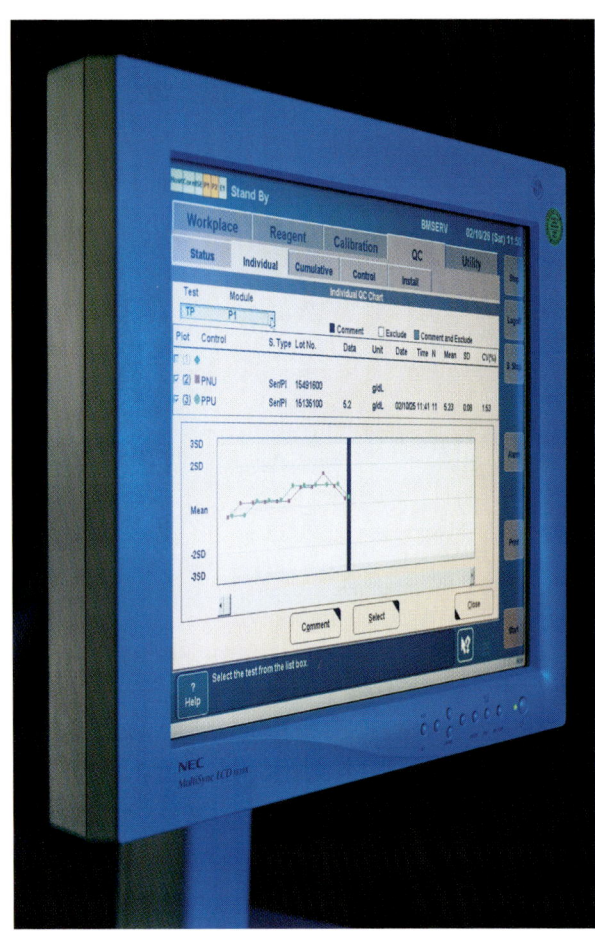

Computerprogramme werden zunehmend helfen, individuelle Risiko- und Therapiepotenzialanalysen für einen Patienten zu erstellen.

Hand in Hand mit dem technologischen Fortschritt der letzten Jahrzehnte hat sich die Basis der medizinischen Diagnostik fundamental verändert: von einer rein physiologisch-sensorischen hin zu einer apparativen. Die Messung der physiologischen Körperparameter wie Puls und Blutdruck oder die sensorische Erfassung von Körpergeruch oder „Pulscharakter" wichen mehr und mehr der apparativen Messung von unterschiedlichen physikalischen und biochemischen Parametern im Körper. In der Folge werden als Ergebnis der medizinischen Diagnostik immer umfangreichere Daten erzeugt. Diese erlauben ein zunehmend differenziertes Verständnis von Krankheit und immer feiner auf den Patienten abgestimmte Behandlungen. Inwiefern die Daten eines Patienten als pathologisch zu werten und welche Maßnahmen in diesem Zusammenhang als notwendige Konsequenz zu betrachten sind, bleibt bislang – mit Ausnahme der Nennung von statistischen Normbereichen – außerhalb der technischen Möglichkeiten der apparativen Diagnostik. Deshalb muss der behandelnde Arzt ein umfangreiches und komplexes Wissen zum Zeitpunkt der Therapieentscheidung parat haben, um den für den jeweiligen Patienten optimalen Behandlungsansatz zu wählen. Optimal bedeutet unter Berücksichtigung des erreichbaren therapeutischen Nutzens, aber auch verstärkt unter Berücksichtigung der ökonomischen Belastung der Gesundheitssysteme.

Diagnostik zur Therapiebeeinflussung

Aus den umfangreichen diagnostischen Daten wird demnach erst durch Expertenwissen therapeutisch handlungsrelevante Information. Der Experte ist in erster Linie der behandelnde Arzt oder der entsprechende Facharzt. Bedingt durch die Inflation medizinischen Wissens ist es für den nicht wissenschaftlich tätigen Arzt zunehmend eine Herausforderung, diese Transferleistung im Praxisalltag, selbst bei Vorhandensein allgemeiner Behandlungsleitlinien, individuell patientenorientiert zu erbringen.

Auch für den Patienten stellt die Labordiagnostik eine Herausforderung dar, sofern deren Erkenntnisse nicht direkt mit einer subjektiv empfundenen Belastung assoziiert werden können. Sowohl physisch empfundene Störungen wie Schmerz oder Fieber als auch die Ergebnisse bildgebender diagnostischer Verfahren sind anschaulich und dadurch begreifbar. Viel schwieriger ist es, einen zu hohen „Blutzuckergedächtnis"-Wert HbA_{1c} oder zu hohe Cholesterinwerte als Krankheit oder Gefährdung zu begreifen, wenn ein anschaulicher Bezug zu den konkreten möglichen Folgen dieser Störung fehlt. Andererseits ist genau dieses Verständnis fundamental wichtig, um den Patienten zu einer effektiven eigenverantwortlichen Behandlung zu motivieren.

In der Übersetzung diagnostischer Daten in Informationen, die sowohl dem Arzt als auch dem Patienten eine effektive Behandlung ermöglichen, liegt eine der großen technologischen Herausforderungen der medizinischen Diagnostik der Zukunft. Notwendig ist der Übergang von der beschreibenden Diagnostik zur individuell behandlungsbegleitenden Prognostik: Eine „Veredelung" von Daten zu handlungsrelevanten Informationen.

Der Wert des – auch durch erweiterte diagnostische Möglichkeiten geschaffenen – medizinischen Erkenntnisgewinns wird sich nur entfalten können, wenn es gelingt, diese Erkenntnisse in den Praxisalltag zum Nutzen des Patienten einzubringen. Deshalb müssen neue Technologien die Explosion medizinischen Wissens, die Inflation an Therapiestandards und -leitlinien, die Zunahme des Einflusses der Kassen und der Politik, die Souveränität der Patienten und die zunehmende Selbstkontrolle berücksichtigen.

Explosion medizinischen Wissens

Die rasante Zunahme medizinischer Erkenntnisse auf der Basis unzähliger Studien sorgt für einen stetig wachsenden Informationsfluss. Nach kritischer wissenschaftlicher Bewertung, veröffentlicht in Fachzeitschriften, Tagungsbänden und Büchern und via Internet in Sekundenschnelle an jedem beliebigen Ort verfügbar, müsste man mit dem Zustand eigentlich zufrieden sein. Doch mit der wachsenden Menge an Information wird auch die Ohnmacht offensichtlich, all dieses Wissen zeitnah und vollständig aufzunehmen und im Praxisalltag individuell auf den

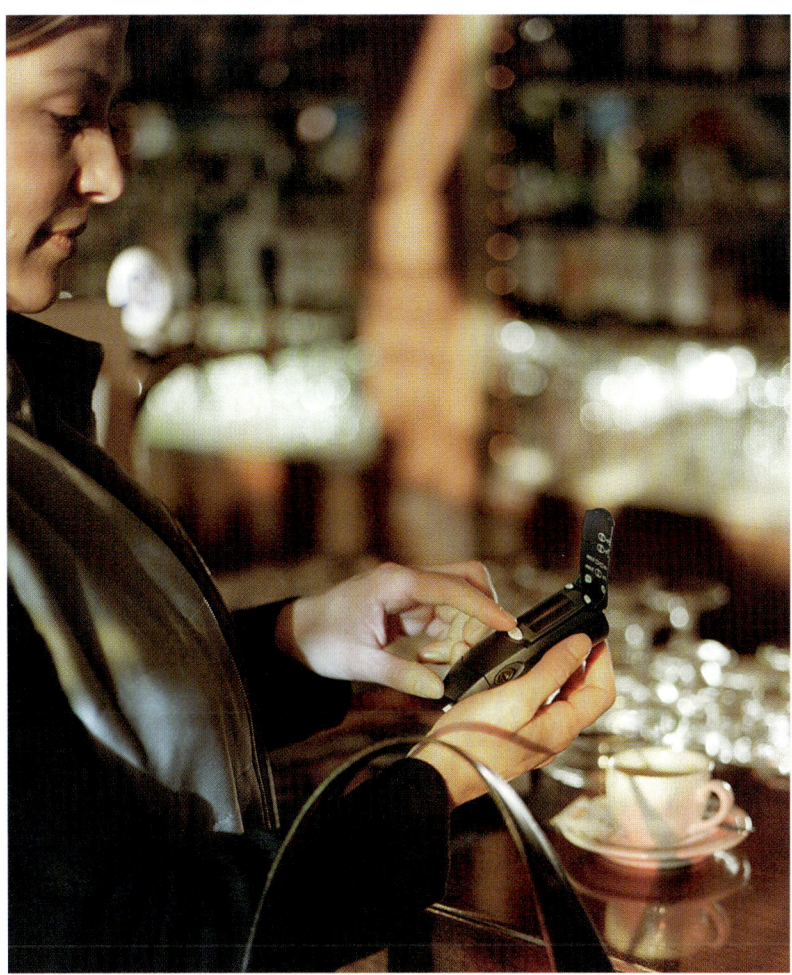

Patienten werden zunehmend selbst ihre Parameter überprüfen, wie z. B. heute schon den Blutzuckerspiegel.

einzelnen Patienten zu übertragen. Dies gilt sowohl für die Spezialisten als auch für die traditionellen Hausärzte, die den Patienten zukünftig als kompetente Lotsen durch das Gesundheitswesen leiten sollen.

Zunahme von Therapiestandards und -leitlinien

Die evidenzbasierte Medizin – nach David L. Sackett (geb. 1934) der

> „gewissenhafte, ausdrückliche und vernünftige Gebrauch der gegenwärtig besten externen wissenschaftlichen Evidenz, gewonnen aus systematischer Forschung, für Entscheidungen in der medizinischen Versorgung individueller Patienten"[1]

– drückt diesen Wunsch nach einer zeitnahen Übertragung medizinischer Erkenntnisse in den Therapiealltag aus. Dem einzelnen Arzt ist es kaum möglich, selbst die Sichtung und Bewertung all der neuen Informationen vorzunehmen. Therapiestandards und -leitlinien sollen ihm dies abnehmen. Doch auch die wachsende Anzahl Leitlinien wird zur Herausforderung für den Arzt, sieht er doch täglich eine Vielzahl von Erkrankungen. Diese stellen sich zudem bei jedem Patienten, geprägt durch unterschiedliche Begleitumstände, anders dar. Deshalb stellt die Verfügbarmachung allgemeiner Leitlinien für die Therapie individueller Patienten eine Herausforderung dar.

Wachsender Einfluss der Gesundheitssysteme

Da Gesundheit bzw. Krankheit nicht nur medizinisch, sondern auch ökonomisch von zunehmender Relevanz ist, werden integrierte Versorgungskonzepte, Krankheits- oder Patienten-Management bald für eine wachsende Zahl an Patienten die medizinische Versorgung bestimmen. Dies wird sowohl Transparenz in die medizinischen Versorgungsprozesse bringen als auch die Qualität der Behandlung messbar und vergleichbar machen. Die Diagnostik als Voraussetzung optimalen medizinischen Handelns leistet deshalb einen maßgeblichen Beitrag an die Qualität.

Souveränität der Patienten

Nicht zuletzt durch den allgegenwärtigen Zugang zu Informationen mittels Zeitschriften, Fernsehen, Internet und Selbsthilfeorganisationen, erwarten immer mehr Patienten die für sie beste Therapie, die sie mehr oder weniger qualifiziert beim Arzt einfordern. Diese Patienten stellen auch gestiegene Ansprüche an die Kommunikation mit dem Arzt. Eine schnelle und verlässliche Interpretation medizinischer Daten und deren fundierter Begründung vor dem Hintergrund neuester medizinischer Erkenntnisse und der individuellen Situation des Patienten gelten immer mehr als Nominalforderung an den behandelnden Arzt.

Patientennahes Testen

Die moderne Medizin will die Eigenverantwortung des Patienten stärken. Dies geschieht u. a. dadurch, ihn in die eigene Therapie und deren Überwachung stärker einzubeziehen. Diagnostische Apparate für die Anwendung durch den Patienten gehören daher bei vielen Indikationen inzwischen zum Standard, so z. B. bei Diabetes, Asthma oder der Therapie mit Gerinnungshemmern, und erlauben künftig immer stärker eine eigenständige Interpretation gemessener Daten durch den Patienten bis hin zur situativen Anpassung der Therapie ohne Rücksprache mit dem Arzt.

Neue Techniken

Bereits jetzt steigt mit jeder neuen bildgebenden Methode und jedem neuen laborchemischen Parameter neben der Menge an Information auch die Komplexität deren intellektueller Verarbeitung im Rahmen der medizinischen Diagnostik. Die Analyse und Interpretation des menschlichen Genoms wird Tausende weiterer Daten von diagnostischer Relevanz liefern, die – sobald es der Stand der Erkenntnis erfordert – bei der Bewertung des Gesamtbildes des Patienten berücksichtigt werden müssen.

Es ist unschwer erkennbar, dass eine Umsetzung dieser Anforderungen die heutigen Möglichkeiten des Systems übersteigt. Kein Arzt ist mehr in der Lage, alle vorhandenen epidemiologisch-therapeutischen Erkenntnisse bei der individuellen Versorgung seiner Patienten zu berücksichtigen und dabei prozess- und ergebnisbezogene Standards einzuhalten.

Es folgt daher die berechtigte, allgegenwärtige Forderung an zukünftige diagnostische Systeme, die Interpretation exponentiell wachsender medizinischer Datenmengen und die evidenzbasierte Ableitung von Handlungsempfehlungen zu ermöglichen. Gesucht sind – von Ärzten, aber auch von Patienten – intelligente diagnostische Verfahren, die eine standardisierte Interpretation der Daten anhand von hochaktuellen und umfassenden medizinischen Erkenntnissen in einer intuitiv verständlichen und schnell überall verfügbaren Form erlauben.

Computerunterstützte Prognostik für die Praxis

Computer sind das Medium, mit dem wir heutzutage die unendliche Datenflut zu bändigen versuchen. Kann es gelingen, sie auch in die Verarbeitung und Interpretation diagnostischer Daten im Kontext des aktuellen medizinischen Wissens und der Individualität des Patienten einzusetzen? Genau darin liegt traditionell die Stärke des Menschen bzw. seines Gehirns: eine Vielzahl von Informationen in Bruchteilen einer Sekunde zu verarbeiten und zu bewerten, um daraus gezieltes therapeutisches Handeln abzuleiten.

Biometriker, Bioinformatiker und Mathematiker sind seit einigen Jahrzehnten daran, diese Prozesse systematisch zu analysieren und nachzubilden. Künstliche Intelligenz, neuronale Netze, stochastische Modelle und medizinische Entscheidungsanalyse sind Begriffe, die in diesem Zusammenhang immer wieder fallen und für unterschiedliche methodische Ansätze stehen, der Datenflut durch automatisierte Verarbeitung Herr zu werden.

Allen gemein sind die vorausgehende systematische Analyse des Krankheits- und Behandlungsprozesses und die strukturierte Beschreibung von Abläufen und Zusammenhängen durch Algorithmen.

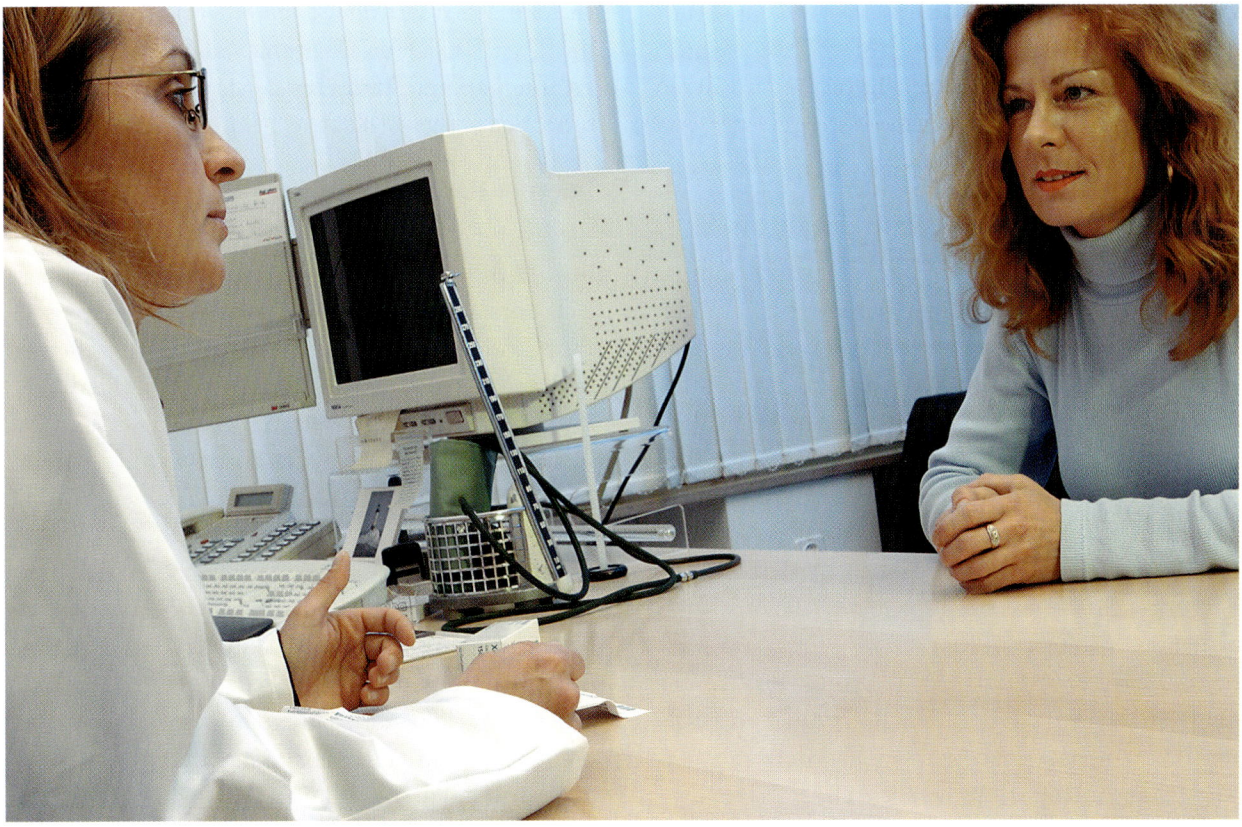

Programme, die prognostische Gesundheitsinformationen liefern, ermöglichen es dem Arzt, für und mit dem Patienten individuelle Therapieziele zu formulieren.

Sind die Zusammenhänge möglichst allgemein gültig beschrieben, so können sie für die Bewertung im Einzelfall – beim individuellen Patienten – zur Ermittlung der zu erwartenden Prognose herangezogen werden.

Anforderungen an ein prognostisches System

Ein computerunterstütztes prognostisches System muss eine Reihe von Anforderungen erfüllen, um in der ärztlichen Routine die Versorgung nachhaltig zu verbessern: Es muss bereits elektronisch vorliegende, anamnestische, diagnostische und therapeutische Daten verarbeiten können. Basierend auf diesen Daten sollte es Prognosen hinsichtlich der medizinischen Konsequenzen bei unterschiedlichen Therapieansätzen liefern. Es sollte den Gewinn an Lebensqualität und Lebensjahren bei verschiedenen Therapieoptionen für den Patienten ableiten und die ökonomischen Konsequenzen der verschiedenen Handlungsweisen abschätzen können. Es muss die Qualität und Aktualität des zu Grunde liegenden medizinischen Wissens beurteilen können und alle für den Behandlungsalltag relevanten Faktoren sowie Therapiestandards bzw. -leitlinien berücksichtigen. Es muss im Rahmen des Therapiegesprächs verfügbar sein und sowohl für den Arzt als auch den Patienten die intuitive Nutzung der Information erlauben. Es sollte ein medizinisches Qualitätsmanagement unterstützen, und die Zuverlässigkeit und Qualität der Prognosen muss zertifiziert sein.

Modellierung in der Medizin

Die Methode mit längstem Bestand und der weitesten Verbreitung in der Prognostik ist die mathematisch-stochastische Modellierung. In der Meteorologie durch Nutzung prognostischer Modelle oder beim Asset Management, der Berechnung der finanziellen Leistungsfähigkeit von Aktienportfolios, wird sie bereits routinemäßig zur Vorhersage einer zu erwartenden Entwicklung genutzt. Auch in der Medizin sind Prognosemodelle bereits etabliert, so z. B. die Prognose des Infarktrisikos,[2] basierend auf Alter, Blutdruck, Cholesterinwerten und anderen Parametern. Regressionsmodelle erlauben die prognostische Anwendung der Erkenntnisse einzelner Studien wie im obigen Beispiel zum Infarktrisiko. Komplexere Zusammenhänge und eine breitere Basis an Erkenntnissen lassen sich mit sog. Markov-Prozess-Modellen algorithmisch beschreiben und prognostisch nutzen. Damit können im Detail der Verlauf einer Erkrankung abgebildet und die Konsequenzen therapeutischer Maßnahmen analysiert werden. Zu Grunde liegt eine systematische Sichtung aller relevanten und wichtigen medizinischen und epidemiologischen Erkenntnisse zu einer bestimmten Krankheit in der wissenschaftlichen Literatur und deren Bewertung bzw. Auswahl nach Kriterien der evidenzbasierten Medizin.[3]

Von Daten zur Information in der Praxis

Krankheitsmodelle können die anfangs erwähnte „Veredelung" von Daten zu handlungsrelevanten Informationen übernehmen. Um diese Modelle neben der Wissenschaft auch dem Arzt in der Praxis zugänglich zu machen, müssen sie beispielsweise per Internet verfügbar gemacht werden. Sind ausreichend epidemiologische und medizinische Informationen zu einer Krankheit vorhanden, so kann daraus ein Prognosemodell erstellt werden. Für die gut erforschte Indikation Diabetes mellitus sind erste Systeme auf dem Markt. Das Programm Mellibase beispielsweise erstellt aufgrund von Patientendaten für Arzt und Patient individuelle Risiko- und Therapiepotenzial-Analysen. Darin werden das Risiko (die Eintrittswahrscheinlichkeit) einzelner Diabetesfolgeerkrankungen dargestellt sowie die Relevanz der hierzu führenden Risikofaktoren quantitativ bewertet. Zudem wird gezeigt, in welchem Umfang beim Patienten zukünftige Komplikationen durch das Erreichen international empfohlener Therapieziele verhindert werden könnten. So ist es dem Arzt möglich, für und mit dem Patienten individuelle Therapieziele z. B. bezüglich Raucherstatus oder Blutdruck zu formulieren und umgehend den zu erwartenden Nutzen individuell zu berechnen und darzustellen. Auf diese Weise lässt sich das Analyseinstrument zur Steuerung der weiteren Behandlung einsetzen. Außerdem kann als Ergebnis der Risikoanalyse eine ständige Überwachung des Therapieprozesses mit programmierten „intelligenten" Warnsystemen und Handlungsempfehlungen generiert werden.

Weitere Kontroll- und Warnprogramme, sog. Watch-Dogs, die den Arzt beim Auftreten von gefährlichen Konstellationen auf unterschiedlichen Wegen warnen, befinden sich bereits in der klinischen Anwendung. Beispiele sind Watch-Dog-Systeme für Laborwertkontrollen, automatische Kontrollen von physiologischen (Vital-)Parametern auf Intensivstationen und Medikationskontrollen. So konnte bereits vor längerer Zeit gezeigt werden, dass bei Patienten, die nierenschädigende Medikamente einnehmen, ein gefährlicher Anstieg des Serumkreatinins rund 24 Stunden früher auffällt und mit Dosisverringerung beantwortet werden kann, wenn die Ärzte via E-Mail darauf aufmerksam gemacht

wurden. Auch auf dem Gebiet der Thromboseprophylaxe lässt sich das Therapieverhalten – gemessen an anerkannten Leitlinien – durch Warnsoftware erheblich verbessern.

Perspektiven

Medizinische Qualität, Lebensqualität und Kosten werden bisher isoliert als unterschiedliche Qualitätsziele verstanden. Die modellgestützte medizinische Prognostik erlaubt zukünftig eine integrierte Bewertung mehrer Qualitätsziele und eine Entscheidungsunterstützung, die eine Optimierung aller drei Dimensionen der Qualität erlaubt. So werden Systeme zur Entscheidungsunterstützung die medizinische Behandlung der Zukunft effektiver und wirtschaftlicher und zugleich einfacher und sicherer gestalten.[4] Bei der praktischen Anwendung wird bereits heute über signifikante Erfolge berichtet,[5] die auch auf den Einsatz computergestützter Risikoprognosen zurückgehen.[6] Ärzte sind solchen Systemen gegenüber offen und nehmen sie als Bereicherung wahr,[7] und auch bei Patienten wird durch Risikoprognosen ein informationelles Grundbedürfnis befriedigt.[8]

Eine Weiterentwicklung der Prognosesysteme zu integrierten Entscheidungsunterstützungs-Systemen ist sowohl bei der Tiefe der Handlungsempfehlungen als auch in der Breite der erfassten Krankheiten und Anwendungskontexte wünschenswert. So müssten künftige Systeme eine direkte kontextbezogene Verbindung eines hohen errechneten Risikos zur korrelierenden medizinischen Leitlinie oder zu anerkannten medizinischen Fachbüchern herstellen. Tiefe wird gewonnen, wenn statt allgemeineren Empfehlungen wie „Blutdruck senken" beispielsweise eine detaillierte Übersicht der empfohlenen antihypertensiven Pharmakotherapie sowie die adäquate Dosierung unter Berücksichtigung von Nebenerkrankungen vorgeschlagen würden.

Die medizinische Prognostik eröffnet insbesondere den heutigen Anbietern medizinischer Diagnostik eine konsequente Weiterentwicklung ihres Daten- und Informationsangebots. Sie wird zugleich deren heutige Produktlandschaft (Geräte und Reagenzien) grundlegend verändern. Neben der Entwicklung immer empfindlicherer Diagnosetechniken und neuer diagnostischer Parameter wird die Informationstechnik mit in den Mittelpunkt rücken: Metamorphose von der Diagnostik zur Prognostik und Therapieunterstützung.

Am Ende dieser Entwicklung kann zukünftig die Pharmakogenomik stehen – die Integration von Diagnostik und Pharmakotherapie, optimal abgestimmt auf die genetische Konstitution des Patienten.

Klaus Lindpaintner

Pharmakogenetik:
Wegbereiter für eine individualisiertere Medizin

Schon Voltaire (1694–1778) beklagte sich, dass die Medizin Medikamente, die sie nicht kenne, in Körper bringe, die sie ebenso wenig kenne. Tatsächlich wusste im 18. Jahrhundert die Wissenschaft nicht, welche wirksamen Substanzen sich in nachweislich nützlichen und hilfreichen Arzneimitteln wie dem Pulver der Chinarinde oder dem Extrakt des Fingerhuts befanden und wie diese aufgebaut bzw. zusammengesetzt waren. Glücklicherweise hielt dies die Ärzte nicht davon ab, die verfügbaren Mittel zu verschreiben, um die Leiden ihrer Patienten zu lindern. Im Verlauf des 19. Jahrhunderts lernten dann Pharmazeuten, Chemiker und Mediziner, die natürlichen Wirkstoffe zunächst analytisch zu bestimmen und später zu synthetisieren. Inzwischen kennen wir die Medikamente, die wir verabreichen, in nahezu allen Details, und wir verstehen immer mehr von den Zusammenhängen zwischen molekularer Struktur und Wirkung.

Schwieriger ist es, die Körper zu verstehen, von denen Voltaire sprach. Der Grund dafür ist leicht einzusehen. Denn im Gegensatz zu der gleich bleibenden Struktur eines jeden Medikaments (in der synthetischen Form, nicht in der heute von der Alternativmedizin häufig bevorzugten Extraktform!) sind alle Menschen individuell verschieden. Jeder Patient stellt etwas Besonderes – sozusagen seinen eigenen Fall – dar, und dies macht eine Standardisierung von Behandlungen äußerst schwierig. Zu Beginn des 20. Jahrhunderts stellte die Frage, wie die „organische Individualität" einer Person zustande komme, wissenschaftlich argumentierende Ärzte vor ein unlösbares Rätsel. Worauf beruhen diese Unterschiede auf der Ebene der Zellen und Moleküle eines Organismus? Welche Strukturen vermitteln jene Individualität, aufgrund derer Medikamente eine

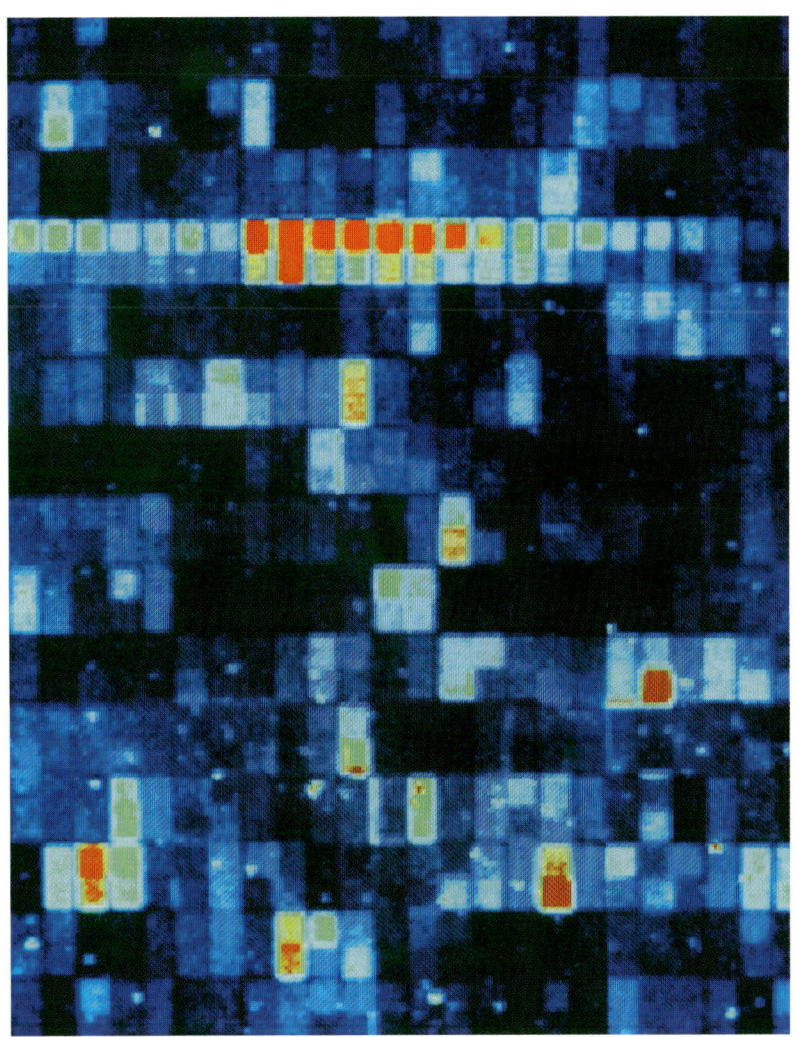

Bildschirmansicht einer DNS-Chip-Analyse.

von Person zu Person verschiedenartige Wirkung entfalten?

Der britische Arzt Archibald Edward Garrod (1857–1936) war wohl der Erste, der an der Wende vom 19. zum 20. Jahrhundert auf das individuell unterschiedliche Ansprechen von Patienten auf ein Medikament aufmerksam wurde und den Begriff der „chemischen Individualität" des Patienten prägte. Er hatte beobachtet, dass das Schlafmittel Sulphonal bei einzelnen Personen zu akuter Porphyrie, einer Leberstoffwechselstörung, führte. Daraus zog er den Schluss, dass ein gewisser Mechanismus, der dem Körper helfe, diese Arznei zu „entgiften", wohl in manchen Menschen unzulänglich ausgebildet sei. Er baute seine Beobachtungen auf die individuell verschiedene Anfälligkeit gegenüber Infektionskrankheiten und den unterschiedlichen Behandlungserfolg einiger Medikamente auf. Ihm verdanken wir erste Daten über die Erblichkeit dieser Anlagen. Garrod forderte im ersten Jahrzehnt des 20. Jahrhunderts die Wissenschaft auf, alle Anstrengungen darauf zu richten, die Grundlage dieser genetischen Besonderheit zu finden, um sie für die Gesundheit der Menschen nutzbar zu machen.

Individualität und Genetik

Dank dem heutigen grundlegenderen Verständnis für normale und krankhafte Organ- und Zellfunktionen nähert sich Garrods Wunsch rund 100 Jahre später endlich seiner Erfüllung. Dies ist nicht zuletzt den Erkenntnissen und Errungenschaften der Genomforschung zu verdanken, deren endgültiges Ziel ein umfassendes Verständnis der Struktur, Funktion und Wechselwirkung aller Gene ist. Das **H**uman**g**enom-**P**rojekt (HGP) wurde ins Leben gerufen, um als erstes wichtiges Ziel auf dem Weg dorthin die Reihenfolge (Sequenz) der Bausteine zu ermitteln, die das gesamte menschliche Erbgut (Genom) ausmachen. Inzwischen können wir die chemische Individualität eines Menschen zumindest teilweise beschreiben. Das HGP beschreibt sozusagen ein Standard-Genom. Die Kenntnis der primären Sequenz ermöglicht, diese Information auf ihre Konstanz bzw. auf ihre Variation von Person zu Person hin zu überprüfen. Das Schlüsselwort heißt dabei Vielgestaltigkeit – Polymorphismus in der Fachsprache. Dieser Ausdruck beschreibt die Tatsache, dass zwar alle Menschen den gleichen Satz von Genen besitzen, dass es jedoch von Mensch zu Mensch viele geringe, punktuelle Unterschiede in den einzelnen Genen gibt. Die Folge davon ist, dass die von diesen Genen aufgebauten Eiweißmoleküle (Proteine) unterschiedlich in Menge, Gestalt oder Funktion vorliegen. Die Proteine bestimmen als Bausteine und Informationsträger wiederum die Gestalt und Funktion der Zellen und Organe. Diese geringfügigen, aber manchmal ungemein folgenschweren Unterschiede gehen meist auf den Austausch eines jener

Nukleotidbasenbausteine Adenin (A), Thymin (T), Cytosin (C) oder Guanin (G) zurück, aus denen die **D**esoxyribo**n**ukleins**ä**ure (DNS) aufgebaut ist. Sie werden deshalb auch als Einzel-Nukleotid-Vielgestaltigkeit bzw. SNPs (engl.: **s**ingle **n**ucleotide **p**olymorphism**s**) bezeichnet. Man schätzt heute, dass insgesamt etwa ein bis fünf Millionen solcher Polymorphismen von Person zu Person existieren, von denen die weitaus größte Anzahl sicherlich stumm bleibt. Ein geringer Bruchteil jedoch hat funktionelle Auswirkungen und ist ausschlaggebend für den genetischen Anteil unserer Individualität und damit für die Vielgestaltigkeit oder Diversität der Spezies Mensch. Unsere Umweltprägung und Lebenserfahrung tragen mindestens gleichermaßen dazu bei; deshalb sind eineiige Zwillinge auch durchaus eigenständige Persönlichkeiten, selbst wenn sie einander äußerlich ähnlich sehen.

Klassische Erbkrankheiten

Der Nachweis für die Existenz und Auswirkung von relevanten individuellen Genvarianten wurde bislang hauptsächlich im Bereich der seltenen klassischen, sog. monogenen Erkrankungen geführt, bei denen Veränderungen in nur einem Gen ausreichen, um in jedem Träger die volle Ausprägung der Krankheit mit einer sehr hohen Voraussagbarkeit auszulösen. Als Beispiel seien die Mukoviszidose, eine erbliche Störung der Atemwegssekretion, oder Chorea Huntington, der erbliche Veitstanz, ein bis zum Tode fortschreitendes Nervenleiden, genannt, bei denen wir heute das jeweils betroffene Gen und die darin vorkommenden Veränderungen (Mutationen) kennen. Dies erlaubt es, Patienten wesentlich spezifischer zu beraten, als es bisher aufgrund einer positiven Familiengeschichte möglich war. Andererseits gibt der deterministische Charakter dieser Mutationen auch Anlass zur Sorge, und zwar vor allem bezüglich der potenziellen psychischen Auswirkungen, die derartige Eröffnungen für den Patienten haben können, wie auch im Hinblick auf den möglicherweise stigmatisierenden Charakter solcher Daten und die damit verbundenen Fragen bezüglich Datenschutz und Diskriminierung am Arbeitsplatz bzw. durch Versicherungen.

Häufige, komplexe Erkrankungen

Aufgrund der gut dokumentierten familiären Häufung der meisten volksgesundheitlich bedeutsamen Erkrankungen, gehen wir davon aus, dass auch dort vererbte Anfälligkeiten eine Rolle spielen. Die Charakterisierung dieser Gene und ihrer krankheitsrelevanten molekularen Varianten bzw. das Zusam-

menspiel mit den bei diesen Krankheiten wohl-
bekannten äußeren Risikofaktoren gestaltet sich wesentlich schwieriger als die Erforschung der mono-
genetischen Erkrankungen. Dies hängt mit dem
multifaktoriellen Charakter dieser Krankheiten zusammen: einzelnen dieser Faktoren – seien sie nun
genetisch bedingt oder äußerlichen Ursprungs –
kommt nur mäßiges Gewicht zu. Dies macht die
Erforschung der Faktoren, die möglicherweise zu
einer Erkrankung beitragen, schwierig. Das Verständnis dieser zusammenspielenden Faktoren ist
aber von fundamentaler Bedeutung für Fortschritte
in der Behandlung bzw. bei der Vermeidung multifaktorieller Erkrankungen.

Revolution oder Evolution?

Die Heilkunde ändert sich kontinuierlich im Laufe
der Zeiten. Wird sich die Art und Weise, wie wir
Patienten behandeln, nun aufgrund der Anwendung
molekulargenetischer Technologien zu „individuali-
sierter" Behandlung radikal ändern? Wenn man
über die Zukunft spekuliert, so ist es oft hilfreich,
sich der Vergangenheit zu besinnen und die Dinge
dementsprechend aus einer etwas längerfristigen
Perspektive zu betrachten. Der medizinische Fortschritt hat bis anhin aus einem etwas vereinfachten,
auf die Praxis ausgerichteten Blickwinkel stattgefunden, vor allem auf dem Gebiet der Differenzialdiagnose, also des Auseinanderhaltens von Krank-
heitsschattierungen, und der prospektiven oder vor-
ausblickenden Risikoerfassung. Der Einfluss der
Genetik, d. h. der Lehre von der Vererbung, und der
Genomik, also der Lehre von der Gesamtheit aller
Gene, wird sich genau entlang dieser beiden Stoß-
richtungen manifestieren. Konzeptionell spielt sich
also gar nichts so besonders Neues ab, obwohl natürlich der Fortschritt in der Molekulargenetik die
Entwicklung beschleunigen kann.

Leitmotiv medizinischen Fortschritts: Differenzialdiagnose

Von jeher war es das Ziel der medizinischen Forschung, den Erfolg ärztlichen Handelns zu verbessern. Dies erforderte immer in erster Linie ein besseres Verständnis der Krankheiten und ihrer Ursachen.
Die Geschichte der Medizin ist geprägt von einem
schrittweisen Sich-Annähern an dieses Ziel, und
damit einer immer genaueren und spezifischeren
Differenzialdiagnose, abhängig von den zur jeweiligen Epoche zur Verfügung stehenden Ansätzen. So
bewegte sich die Ebene, auf der man Krankheiten
verstand, klassifizierte und diagnostizierte, schrittweise von einer rein auf der Symptomatologie oder

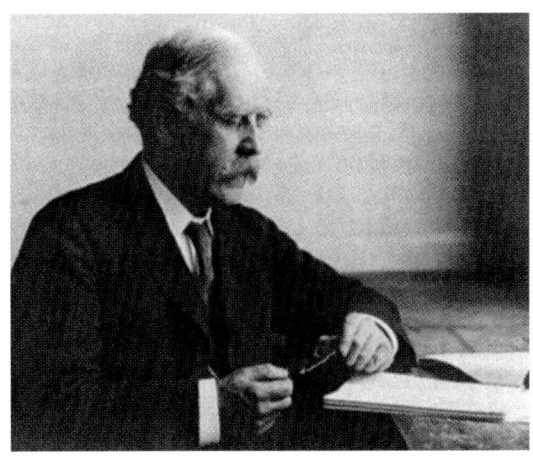

Der britische Arzt und Biochemiker **Archibald Edward Garrod** (1857–1936)
prägte nicht nur den Begriff der chemischen Individualität eines Patienten, mit
ihm begann auch die Ein-Gen-ein-Enzym-Theorie. Ihn interessierten besonders
angeborene Stoffwechselstörungen, die er als „metabolische Abweichungen"
und „chemische Analogien zu strukturellen Defekten" bezeichnete. Er veröffentlichte etliche Artikel über Stoffwechselstörungen, die durch Urinuntersuchungen
festgestellt werden können. So fand er beispielsweise heraus, dass es sich bei der
Alkaptonurie nicht um eine bakteriell verursachte, sondern um eine vererbte
Stoffwechselerkrankung handelt. Den Albinismus erklärte er richtig als genetisch
bedingte Störung der Zellen, Melanin zu bilden.[1]

Krankheitsäußerungen beruhenden Diagnose hin
zu einer anatomischen, dann histologischen bzw.
mikrobiologischen Beschreibung von Erkrankungen und einem auf die Wirkung von Umweltfaktoren bezogenen Verständnis von Krankheitsrisiken.
Bislang bestand jedoch immer eine fundamentale
Kluft zwischen der Ebene, auf der Medikamente
von jeher wirken, nämlich der molekularen, und der
Ebene, auf der wir Krankheit und Heilmittelwirkung
verstehen, beschreiben und klassifizieren konnten.
Die Errungenschaften der Biologie und Biotechnologie der letzten 30 Jahre haben nun dazu geführt,
dass wir erstmals auf derselben Erkenntnisebene
Krankheiten verstehen und diagnostizieren, auf der
sich die grundsätzlichen Krankheitsmechanismen
und auch die Heilmittelwirkungen abspielen: auf
der molekularen Ebene.

Pharmakogenetik

Der Schulterschluss von molekularem Wirkungs-
mechanismus von Pharmaka und molekular-geneti-
schem Verständnis der „normalen" und pathologischen Biologie ist im Begriff der Pharmakogenetik,
der Lehre von der Wechselwirkung von Medizin und
Erbanlagen, enthalten. Der Begriff ist viel spezifischer zu sehen als die meist sehr vage Beschreibung
einer „von Patient zu Patient unterschiedlichen Wirkung" von Medikamenten. Vielmehr enthält er das

Versprechen, einerseits differenzierter auf an sich nicht pathologische Eigenheiten eines Patienten einzugehen, andererseits Erkrankungen differenzierter zu diagnostizieren und damit gezielter und häufig erfolgreicher zu behandeln.

Prinzipiell läßt sich die Pharmakogenetik in zwei ganz unterschiedliche Kategorien einteilen: jene, die am besten als klassische Pharmakogenetik bezeichnet wird, da sie sich auf Phänomene bezieht, die von jeher so definiert wurden, und jene, bei der es sich letzten Endes um eine durch das (Nicht-)Ansprechen auf das Medikament aufgezeigte, pathophysiologische Untergruppe oder Differenzialdiagnose innerhalb einer breiteren klinischen Diagnose handelt.

Klassische Pharmakogenetik

Bei der klassischen Pharmakogenetik geht es um Genvarianten, die selbst keinerlei krankmachende Bedeutung haben und sich erst dann bemerkbar machen, wenn der Patient ein entsprechendes Medikament einnimmt, dessen Wirkung von der Genvariante beeinflusst wird. Dabei lassen sich pharmakokinetische und pharmakodynamische Effekte unterscheiden. Die klassische Pharmakogenetik hat sich seit Mitte des 20. Jahrhunderts schrittweise entwickelt. Ihren ersten großen Schub erfuhr sie in den 1950er und 1960er Jahren. Damals wurde eine große Anzahl neuer Pharmaka entwickelt. Gleichzeitig etablierte bzw. vertiefte sich das biochemische Verständnis des durch den Stoffwechsel verursachten Abbaus dieser Pharmaka. Mit der Reifung molekularbiologischer und genetischer Techniken folgte der aktuelle Schub, wobei viele der früheren Beobachtungen nun ihre molekulare Erklärung finden.

Pharmakokinetik

Pharmakokinetische Effekte beziehen sich auf das individuell unterschiedliche Ansprechen von Patienten auf ein Medikament aufgrund unterschiedlicher Aufnahme, Verteilung, Aktivierung, Abbau, Verstoffwechselung, Metabolismus oder Ausscheidung. Es kommt dadurch zu Unterschieden in den Wirkstoffkonzentrationen am eigentlichen Zielort, was sich entweder in mangelnder Effektivität (bei zu niedriger Konzentration) oder in toxischen Effekten (bei zu hoher Konzentration) bzw. in der Metabolisierung der Wirksubstanz zu toxischen Derivaten manifestiert. Der Großteil der bekannten pharmakokinetischen Phänomene hängt mit Varianten des Enzymsystems Cytochrom P450 zusammen, woraus sich das unterschiedliche Abbauverhalten von Medikamenten ergibt. Allerdings können in ähnlicher Weise auch Absorption, Verteilung und Elimination sowie die enzymatische Aktivierung von inaktiven Substanzen betroffen sein, sog. „pro-drugs", die erst im Organismus zum gewünschten Medikament umgewandelt werden. Im P450-System liegt eine Reihe von verschiedenen Enzymen, die mit Abkürzungen wie 3C4, 2C19 oder 2D6 bezeichnet werden, von denen jedes aufgrund genetischer Varianten in einigen oder sehr vielen, unterschiedlich aktiven Spielarten in verschiedenen Menschen vorliegt, was auf die Verstoffwechselung von verschiedenen Medikamenten Auswirkungen hat. So werden z. B. sehr viele Psychopharmaka von dem Enzym 2D6 abgebaut, das bei etwa 5–10 % aller Europäer in einer sehr wenig aktiven Form vorliegt. Bei normaler Dosierung kann das zu einer effektiven Überdosierung und entsprechenden Nebenwirkungen führen. Daher ist bei solchen Patienten eine unterdurchschnittlich niedrige Dosierung angezeigt. Bei etwa 1–2 % liegt das Enzym in einer überaktiven Form vor, und der entsprechend sehr schnelle Abbau des Medikaments führt dazu, dass bei normaler Dosierung in diesen Patienten nie ausreichende Konzentrationen an den Wirkort gelangen und daher keine effektive Arzneimittelwirkung erreicht wird. Für diese Patienten sind wesentlich höhere Dosen nötig. Die „richtige" Dosis kann daher zwischen einzelnen Patienten manchmal bis um das Zehnfache oder noch mehr schwanken. Die Feststellung der für den einzelnen Patienten richtigen Dosis wird zusätzlich dadurch erschwert, dass Tests, die den Medikamentenspiegel messen, unpraktisch sind und dass diese Arzneien ihre volle Wirkung erst nach einigen Wochen erreichen. Außerdem kommen insgesamt etwa 30 verschiedene Varianten des 2D6-Enzyms (30 SNPs) vor. Die Verwendung von DNS-Chips, die es erlauben, gleichzeitig auf eine große Zahl von SNPs zu testen, stellt hier einen möglicherweise signifikanten Durchbruch dar.

Pharmakodynamik

Pharmakodynamische Effekte beziehen sich auf Unterschiede hinsichtlich der eigentlichen Wirkung des Medikaments bei optimalen Wirkstoffkonzentrationen am Zielort. Das unterschiedliche Ansprechen auf das Medikament geht auf DNS-sequenzbedingte molekulare Varianten des eigentlichen Zielmoleküls oder einer anderen Komponente des betroffenen Regelkreises zurück. Während bei klassischen pharmakogenetischen Phänomenen Genvarianten beteiligt sind, die selbst nichts mit der Erkrankung zu tun haben, betreffen pharmakodynamische Effekte vor allem Medikamente, die krankheitslindernd (palliativ), aber nicht heilend wirken.

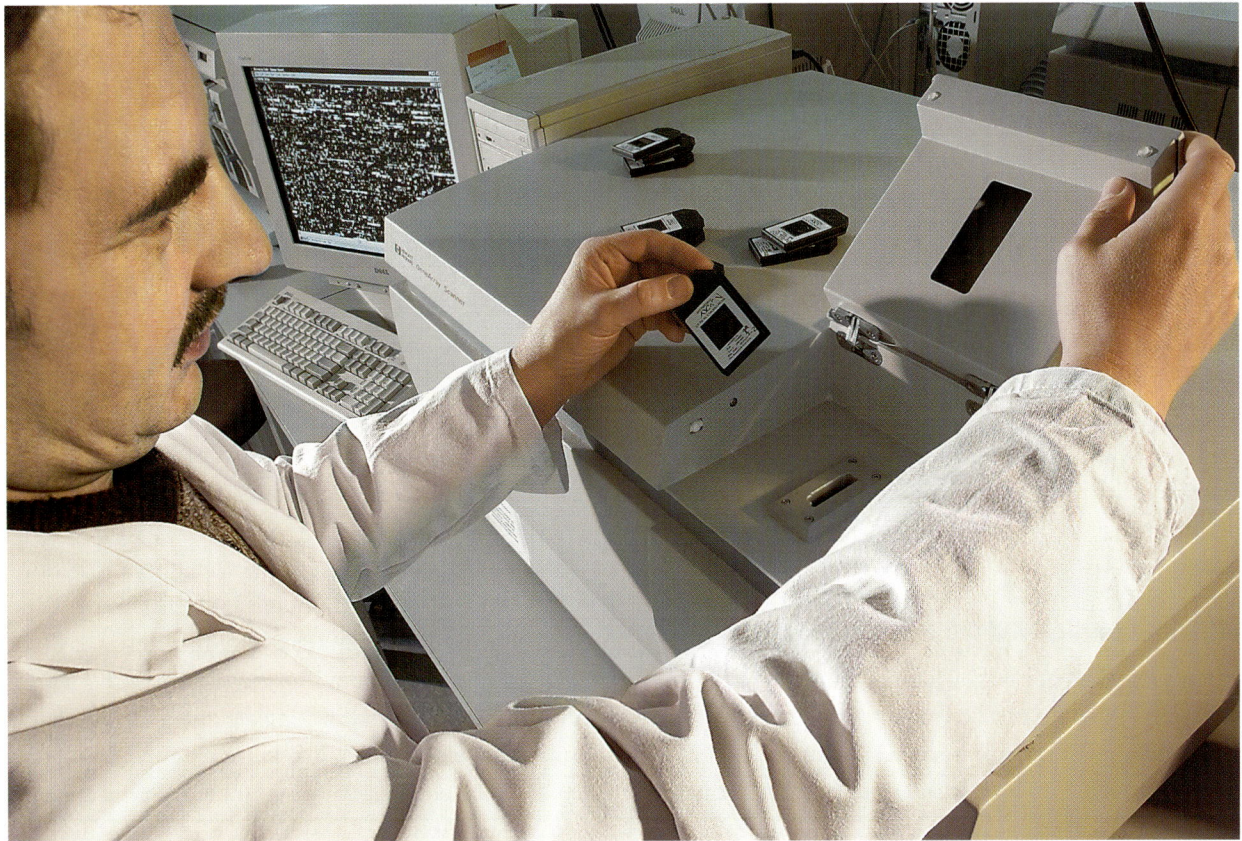

Durch Auswertung von DNS-Chips lassen sich beispielsweise Variationen von Genen, die den Bauplan für bestimmte Enzyme tragen, feststellen.

Solche Medikamente nutzen allgemeine Regelkreise. So kann man etwa – in Unkenntnis der wahren Ursache des Bluthochdrucks – diesen sehr effektiv senken, indem man die Basisaktivität eines der bekannten blutdruckrelevanten Systeme, wie z. B. das Renin-Angiotensin-System, durch entsprechende Medikamente hemmt. Beispiele solcher pharmakodynamischen Phänomene kennen wir auch aus der Asthmatherapie. Hier sind Beta-Agonisten, die zu einer Erschlaffung der Bronchialmuskulatur führen und damit unspezifisch die Atemwege erweitern, eine der am weitesten verbreiteten Arzneien. Von dem von ihnen aktivierten Beta-2-Rezeptor sind eine Reihe molekularer Varianten bekannt. Diese Beta-2-Rezeptorvarianten korrelieren zwar nicht mit dem Erkrankungsrisiko, wohl aber mit einem um den Faktor 5 unterschiedlichen Ansprechen auf Beta-Agonisten.

„Retrospektive Differenzialdiagnose"

Anders ist es, wenn Genvarianten ursächlich mit Erkrankungen zusammenhängen. Es besteht heute weitgehende Übereinstimmung, dass alle volksgesundheitlich bedeutenden Erkrankungen, die sog. häufigen komplexen Erkrankungen (common complex diseases), ihre Ursache in heterogenen und multifaktoriellen pathologischen Prozessen haben, die letztlich in jenen gemeinsamen Symptomenkomplex münden, den wir heute klinisch als ein „einheitliches" Krankheitsbild diagnostizieren. Deshalb dürfen wir nicht erwarten, dass bei Verwendung ursächlich wirkender Arzneien molekular unterschiedliche Krankheitsprozesse, die in einer klinischen Diagnose „zusammengewürfelt" sind, gleich ansprechen. Vielmehr wird ein solches Medikament nur jenen Patienten helfen, deren Krankheitsursache spezifisch von dieser Arznei angesprochen und korrigiert wird. Spricht ein Patient auf ein derartiges Medikament an, dann ist dies de facto nichts anderes als die Erstellung oder Bestätigung einer „retrospektiven Differenzialdiagnose" auf molekularer Ebene. Was sich primär als pharmakogenetisches Phänomen präsentierte, hängt letztlich von der richtigen Indikation des Medikaments im Sinne einer molekularen Differenzierung eines ursächlich heterogenen, aber klinisch einheitlichen Krankheitsbildes ab.

Wahrscheinliche Voraussagen

Pharmakogenetische Effekte haben Wahrscheinlichkeitscharakter. Die weit verbreitete Anschauung, man könne Patienten anhand gefundener pharmakogenetisch relevanter Parameter in zwei klar definierte Gruppen von „Ansprechern" und „Nicht-Ansprechern" (responders/non-responders) einteilen, ist daher naiv. Aufgrund der Komplexität multifaktorieller Erkrankungen wird es bei Vorliegen eines pharmakogenetischen Effekts zwei immer nur bedingt voneinander zu trennende, zum Teil überlappende Verteilungen geben. Unter den „genotypischen Ansprechern" wird es daher auch klinische „Nicht-Ansprecher" geben, und umgekehrt. Die Bestimmung des pharmakogenetisch relevanten Genotyps wird daher lediglich eine Voraussage mit relativer Gewissheit ermöglichen, und man sollte sich anstelle von „Ansprechern" und „Nicht-Ansprechern" richtiger auf Patienten mit einer höheren oder geringeren Wahrscheinlichkeit, auf das Medikament anzusprechen, beziehen.

Ethische und gesellschaftliche Aspekte

Die pharmakogenetische Diagnostik wird sicherlich weit weniger dramatische Fragestellungen aufwerfen als die Diagnostik der monogenen, klassischen Erberkrankungen. Während sich bei letzteren durch Analyse des Genotyps und die dadurch häufig mögliche, hoch spezifische Voraussage des Schicksals des Einzelnen auch eine Reihe komplexer persönlicher und familiärer Fragen stellen, wie z. B. psychischer und sozialer Belastungen, sind pharmakogenetische Diagnosen nur bedingt von Bedeutung – nämlich wenn er/sie ein davon betroffenes Medikament nehmen muss. Allerdings ist nicht von der Hand zu weisen, dass die Verwendung pharmakogenetischer Daten zum Zwecke des Risikomanagements, etwa im Versicherungswesen, von Interesse sein könnte und dementsprechend nicht unbedeutende bioethische und gesellschaftliche Fragen aufgeworfen werden könnten. Es ist einzusehen, dass – genauso wie ein genetisch bedingtes erhöhtes Krankheitsrisiko – auch eine verminderte Ansprech-Wahrscheinlichkeit, besonders falls kein alternatives Medikament zur Verfügung steht, ein verändertes Risiko für Versicherer und Arbeitgeber darstellt. Je nach Betrachtungsweise kann dies zu unterschiedlichen Beurteilungen führen. Eine geringe Wahrscheinlichkeit auf Behandlungserfolg in einer dadurch schneller zum Tode führenden Krankheit kann entgegengesetzte wirtschaftliche Konsequenzen etwa für den Kranken- bzw. Lebensversicherer haben: positiv für den Ersteren, negativ für den Letzteren. Im Falle chronischer Erkrankungen, bei denen ein Ansprechen oder Nicht-Ansprechen auf ein Medikament die Behandlungskosten deutlich beeinflusst, könnte der entgegengesetzte Effekt zum Tragen kommen, je nachdem, ob dadurch eine Verminderung langfristiger Behandlungskosten oder die Verschiebung einer an sich schnell tödlichen Erkrankung in eine chronische, mit hohen laufenden Behandlungskosten einhergehende Behinderung erwirkt wird. Im ersten Fall ist das Risiko für den Krankenversicherer möglicherweise niedriger, im letzteren Fall höher. Man darf davon ausgehen, dass jene Spielart der Pharmakogenetik, bei der eine pathologische Untergruppe identifiziert wird, eher Anlass zu den erwähnten möglichen Konfliktsituationen bieten wird, kann aber im Augenblick auch die klassischen pharmakokinetischen und pharmakodynamischen Szenarien nicht ausschließen.

Dieser Problematik im Bereich der Pharmakogenetik wie auch bei den primär mit Krankheitsrisiken assoziierten genetischen Parametern kann man nicht mit der heutzutage hinsichtlich des „Informationsrisikos" fast ausschließlich betonten Datensicherheit begegnen. Pharmakogenetische Daten müssen noch deutlicher als pathogenetische Daten kommuniziert werden, um sinnvoll eingesetzt werden zu können. Um für eine derartige Anwendung pharmakogenetischer Daten die nötigen Sicherstellungen zu bieten, werden wir „Spielregeln" benötigen, also Richtlinien und Gesetze, welche die Verwendung von Daten zum Wohle des Patienten, aber nicht für andere Zwecke erlauben. Die Erstellung dieser Regeln wird letztendlich auf Dialog und gesellschaftlichem Konsens beruhen müssen.

Herausforderung der postgenomischen Phase

Inwieweit haben die Errungenschaften der molekularen Biologie und Genetik tatsächlich Einzug in die Arena der medizinischen Praxis gehalten?

Einerseits hat diese Entwicklung bereits zu ganz konkreten Auswirkungen geführt, welche die Behandlung der Patienten direkt beeinflussen. Man kann durchaus behaupten, dass jedes im letzten Jahrzehnt entwickelte Medikament seine Entstehung direkt oder indirekt den Errungenschaften der molekularen Biologie oder Genetik verdankt, sei es in der Anwendung rekombinanter Methoden oder in der Verwendung transgener Tiere in der biomedizinischen Forschung. Wenn es hingegen ganz speziell um den Einfluss der Sequenzierung des menschlichen Genoms geht, deren „Fertigstellung" vielerorts als die Öffnung eines bislang geschlossenen Tores gefeiert wurde, die nunmehr eine Flutwelle neuer biomedizinischer Entwicklungen zulasse, so muss festgestellt werden, dass diese Erwartungen überhöht sind. Was wir heute haben, ist rohe DNS-Information, die funktionell und in Bezug auf ihren gesundheitsrelevanten Gehalt weitestgehend uncharakterisiert ist. Die Leistung, welche die Sequenzierung des Genoms zweifellos darstellt, wird bei weitem in den Schatten gestellt von der Herausforderung, den Bezug zwischen genomischer Rohinformation und biologischen Prozessen bzw. klinisch-medizinischen Daten herzustellen. Die Metapher, die gern verwendet wird, ist jene des Telefonbuchs, das ursprünglich nur weiße Seiten enthielt. Nun ist es gelungen, sämtliche Telefonnummern in aufsteigender Reihenfolge einzutragen. Der nächste Schritt ist, den Bezug zwischen jeder Nummer und dem entsprechenden Abonnenten herzustellen. Oder, mit anderen Worten, während es – über die Dauer des Humangenom-Projekts berechnet – etwa eine Stunde dauerte, um ein Gen in durchschnittlicher Länge zu sequenzieren, wird es Jahre dauern, um die Funktion jedes dieser Gene im komplexen Netzwerk eines lebenden Organismus auch nur annähernd zu beschreiben und zu verstehen.

Die Aufgabe, die vor uns liegt, hat einschüchternde Dimensionen. Im Gegensatz zur Sequenzierungsarbeit, die von einer sie exponentiell beschleunigenden Automation profitierte, ist für die anstehenden Arbeiten eine solche Hoffnung auf Hochdurchsatztechnologie wesentlich weniger realistisch.

Die genomischen Daten müssen mit klinischen Phänomenen in Beziehung gesetzt werden. Bei dieser „genetischen Epidemiologie" geht es darum, die wahrscheinlich höchstens einige Tausend der Millionen SNPs des menschlichen Genoms zu identifizieren, die tatsächlich Assoziationen mit klinischen, klar definierten Erkrankungen zeigen; und zwar in Bezug auf deren Inzidenz, die Häufigkeit des Neu-auftretens, und Prävalenz, die Häufigkeit der in der Bevölkerung vorhandenen Fälle.

Ausklang

Für das Abschätzen der Rolle, welche Genetik und Genomik in der Medizin vor allem auf dem Gebiet der häufigen, komplexen Erkrankungen spielen werden, ist eine differenzierte Betrachtungsweise unerlässlich.

Einerseits sind die Methoden und Ansätze der molekularen Biologie, der Genetik, der Genomik und der genetischen Epidemiologie absolut unerlässlich für medizinischen Fortschritt, da dieser immer von einem besseren Verständnis der Biologie und Pathologie abhängen wird. Auf der anderen Seite müssen wir uns hüten, Erwartungen hinsichtlich der praktischen Auswirkungen dieser Forschung wie auch hinsichtlich des Zeitrahmens, in dem diese stattfinden werden, unrealistisch hochzuschrauben. Es bleibt dabei unbelassen, dass wir uns stetig auf eine bessere Medizin zu bewegen. Allerdings wird es ein schrittweiser Fortschritt sein und nie werden wir Perfektion erreichen oder die Antwort auf alle unsere Fragen finden. Dies lässt die Natur nicht zu. Die heute verfügbaren Technologien bieten die Möglichkeit, die Gangart des medizinischen Fortschritts entlang seit langem etablierten Marschrichtungen – nämlich verbesserter Differenzialdiagnose einerseits, und präziserer vorhersagender Risikoabschätzung andererseits – etwas zu beschleunigen; die therapeutischen und vorbeugenden Möglichkeiten werden sich jedoch nicht radikal und „revolutionär" ändern, sondern sich organisch und evolutionär fortentwickeln.

Anhang

Prof. (em.) Dr. med. **Monika Barthels,** geb. 1934 in Göttingen, Deutschland, studierte in Göttingen und München Medizin und ist Fachärztin für Kinderheilkunde. 1968 ging sie für ein Jahr als Stipendiatin nach Amerika, um bei Prof. Walter H. Seegers im Department of Physiology der Wayne State University den Einfluss von Phospholipiden und Gallensäuren auf die Thrombinbildung zu untersuchen. Zurück in Deutschland leitete sie 30 Jahre lang das zentrale Gerinnungslabor und die hämostaseologische Arbeitseinheit, bestehend aus Hämophiliezentrum und hämostaseologischer Ambulanz an der Medizinischen Hochschule Hannover. 1977 habilitierte sie sich für das Fach Innere Medizin. Von 1982 bis zu ihrer Emeritierung war sie außerplanmäßige Professorin für Innere Medizin. Seit 1999 ist sie freiberuflich als Wissenschaftsjournalistin tätig.

Dr. med. **Ralf Bröer,** geb. 1962 in Bad Oeynhausen, Deutschland, studierte Medizin in Münster/Westfalen und promovierte 1991 beim Medizinhistoriker Prof. Wolfgang U. Eckart. Nach der Zeit als Arzt im Praktikum arbeitete er als Stipendiat der Deutschen Forschungsgemeinschaft und der Jung-Stiftung an den Medizin-Historischen Instituten in Hannover und Heidelberg und studierte parallel dazu Geschichte und Philosophie. Seit 1995 ist er wissenschaftlicher Angestellter am Institut für Geschichte der Medizin in Heidelberg. Seine Forschungsschwerpunkte sind die Geschichte der Gynäkologie und Geburtshilfe sowie die Geschichte der Medizin in der Frühen Neuzeit. Er hat zahlreiche Bücher, Buch- und Zeitschriftenbeiträge auf medizinhistorischem Gebiet publiziert.

Prof. (em.) Dr. med. Dr. rer. nat. **Johannes Büttner,** geb. 1931 in Gießen, Deutschland, studierte Chemie und Medizin in Kiel und Tübingen. Von 1956 bis 1969 leitete er in Kiel das Hauptlaboratorium der 1. Medizinischen Universitätsklinik. 1963 erfolgte die Anerkennung als klinischer Chemiker durch die Gesellschaft für Physiologische Chemie und 1964 die Habilitation in Physiologischer und Klinischer Chemie an der Medizinischen Fakultät der Universi-

tät Kiel. 1969 wurde er auf den neu geschaffenen Lehrstuhl für Klinische Chemie an die Medizinische Hochschule Hannover berufen und als Direktor des Instituts für Klinische Chemie I bestellt. Von 1978 bis 1991 war er Mitglied des Arbeitskreises „Geschichte der Naturwissenschaften" der Abteilung für Geschichte der Pharmazie und der Naturwissenschaften an der Technischen Universität Braunschweig. Johannes Büttner war von 1972 bis 1976 Präsident der Deutschen Gesellschaft für Klinische Chemie und von 1970 bis 1979 Chairman des Committee on Standards of the International Federation of Clinical Chemistry. Er erhielt zahlreiche Ehrungen und Auszeichnungen.

Prof. Dr. rer. nat. **Hans-Joachim Burkardt,** geb. 1946 in Mannheim, Deutschland, studierte an der Universität Erlangen in Nürnberg Mikrobiologie und habilitierte sich dort 1980 mit elektronenmikroskopischen Arbeiten. Im Jahre 1984 kam er zu Roche und war als Leiter der Entwicklungsabteilung für mikrobiologische Diagnostika sowie im Geschäftsbereich PCR tätig. Derzeit betreut er das wissenschaftliche Marketing der Molekulardiagnostik bei Roche Diagnostics Schweiz.

Thomas Caratsch, geb. 1958 in Winterthur, Schweiz, übernahm nach seinem Ingenieurstudium an der Eidgenössischen Technischen Hochschule in Zürich Entwicklungsaufgaben im Bereich optische Kartenleser bei Sodeco Saia in Genf. Anschließend leitete er die Elektronikentwicklung bei Kontron Analytics und war in verschiedenen Management-Positionen beim Aufbau der PCR-Instrumentierung bei Roche Molecular Systems in den USA und in Rotkreuz, Schweiz, beteiligt. Ende 1999 wurde er Geschäftsführer des Roche Instrument Center. Heute ist er Geschäftsführer von Disetronic Medical Systems, ein Standort von Roche Diabetes Care, im schweizerischen Burgdorf.

Dr. **Hamid Emminger,** geb. 1964 in Teheran, Iran, studierte Medizin in Frankfurt am Main. Seine Promotion fertigte er bei Prof. Wolf Singer am Max-

Planck-Institut für Hirnforschung in Frankfurt an. Nachdem er zwei Jahre als Arzt in der Abteilung Innere Medizin des Katharinen-Krankenhauses in Flörsheim gearbeitet hatte, wechselte er zum Medienkonzern Bertelsmann, wo er verschiedene Führungsaufgaben im Umfeld Medizin und Medien ausführte, bis er 1996 Geschäftsführer der medizinischen Internet-Dienste „Multimedica" und „Lifeline" in Berlin wurde. Heute leitet Emminger den Bereich Neue Geschäfte bei Roche Diagnostics in Mannheim. Neben seiner beruflichen Tätigkeit gründete und publizierte Hamid Emminger ein Magazin für Medizinstudenten und hat bisher zwei medizinische Lehrbücher veröffentlicht.

Prof. Dr. rer. nat. Dr. med. habil. **Heinz Fiedler,** geb. 1929 in Schönfeld, Deutschland, studierte Chemie und Medizin. 1969 habilitierte er sich mit Untersuchungen über Strukturveränderungen des Fibrinogens. Von 1970 bis 1976 war er Chefarzt der Experimentellen Abteilung des Zentralinstituts für Diabetes in Karlsburg und ab 1977 Leiter des Instituts für Klinische Chemie und Labordiagnostik am Bezirkskrankenhaus Suhl. Er wirkte als Dozent und später als Honorarprofessor an der Akademie für Ärztliche Fortbildung der DDR tätig und veröffentlichte weit über 100 Publikationen, Vorträge und Buchbeiträge, vorwiegend zur Biochemie und Diagnostik des Diabetes mellitus sowie zur Entwicklung und Praxis der Klinischen Chemie.

Dr. phil. **Wolfgang J. Fiedler,** geb. 1961 in Weingarten, Deutschland, studierte Chemie an der Universität Konstanz und war nach seiner Dissertation über Polyaminalkaloide an der Universität Zürich zunächst in der medizinalchemischen Forschung am Medical College of Virginia, Richmond, USA, und bei der Firma Byk Gulden Lomberg in Konstanz tätig. Derzeit arbeitet er als Berater der Abteilung Diabetes Care/Technology Development bei Roche Diagnostics in Mannheim sowie als freier Fachredakteur beim Verlag Wiley-VCH in Weinheim.

PD Dr. phil. **Christoph Gradmann,** geb. 1960 in Marburg/Lahn, Deutschland, studierte Geschichte und Germanistik in Hannover und in Birmingham. Nach seiner Promotion war er von 1991 bis 1992 wissenschaftlicher Mitarbeiter am Historischen Seminar der Universität Hannover. Seit 1992 ist er am Institut für Geschichte der Medizin der Ruprecht-Karls-Universität Heidelberg tätig und dort seit 2002 Hochschuldozent. Er hat zahlreiche Arbeiten auf medizinhistorischem Gebiet veröffentlicht.

Prof. **Naotaka Hamasaki,** geb. 1942 in Nagasaki, Japan, erwarb an der Kyushu Universität in Japan 1968 den Grad eines MD und 1972 den PhD. Seit 1992 ist er Professor und Direktor der Abteilung Klinische Chemie und Laboratoriumsmedizin an der Schule für medizinische Wissenschaften, Kyushu-Universität, Fukuoka, in Japan. Er ist Autor zahlreicher wissenschaftlicher und fachlicher Publikationen sowie Buchbeiträge.

Dr. med. **Erika Keller,** geb. 1940 in Hannover, Deutschland, arbeitete nach dem Medizinstudium an der Freien Universität Berlin in einem bakteriologisch-serologischen Labor mit angeschlossener Blutbank am Krankenhaus Moabit, Berlin. 1984 wechselte sie in den Blutspendedienst des Deutschen Roten Kreuzes. Sie ist Fachärztin für Labordiagnostik und Ärztin für Transfusionsmedizin.

Prof. (em.) **Elmer W. Koneman,** MD, geb. 1932 in Denver, Colorado, USA, studierte Medizin an der Colorado School of Medicine in Denver und erhielt dort seinen MD im Jahre 1957. Er war als Pathologe und Mikrobiologe am Deaconess Hospital in Billings, Montana (1962–1968), am Anderson Hospital and Tumor Institute in Houston, Texas (1968–1969), und am Presbyterian Medical Center in Denver, Colorado (1969–1973), tätig. 1973 wurde er als Associate Professor für Pathologie an die School of Medicine der Universität Colorado und als Direktor der klinischen Pathologie des Rose Medical Center in Denver berufen. Von 1989 bis zu seiner Emeritierung im Jahre 1998 leitete er zusätzlich das mikrobiologische Labor am Veterans Administration Hospital in Denver. Er erhielt zahlreiche Auszeichnungen für seine Arbeit als Pathologe und Mikrobiologe sowie für seine Lehrtätigkeit, beispielsweise viermal den „Excellence-in-Teaching-Award" der Universität Colorado. Er veröffentlichte über 150 Original- und etliche populärwissenschaftliche Arbeiten.

Prof. Dr. med. **Klaus Lindpaintner,** geb. 1955 in Innsbruck, Österreich, studierte Medizin an der Universität Innsbruck. Nach seiner Promotion im Jahre 1979 arbeitete er als Arzt und Wissenschaftler in verschiedenen medizinischen Einrichtungen in Deutschland und den Vereinigten Staaten. 1993 wurde er Assistant Professor, später dann Associate Professor of Medicine an der Harvard Medical School in Boston. 1997 nahm er die Stelle des Leiters der präklinischen Forschung im Bereich Herz-Kreislauf-Krankheiten bei Roche in Basel an und wurde 1998 Leiter von Roche *Genetics* Europe in Basel. Er hat zahlreiche wissenschaftliche und populärwissenschaftliche Arbeiten veröffentlicht.

Prof. Dr. med. **Friedrich E. Maly,** geb. 1954 in Oberhausen, Deutschland, ist Leiter der Abteilung Spezialanalytik und Molekulare Diagnostik am Institut für Klinische Chemie des Universitätsspitals Zürich. Nach dem Medizinstudium in Düsseldorf und Dublin habilitierte er sich im Jahre 1991 an der Universität Bern im Fach Klinische Immunologie. Nach Forschungsarbeiten über die Molekularbiologie der Phagozyten am Scripps Research Institute in La Jolla, Kalifornien, sowie Weiterbildungen in Medizinischer Mikrobiologie und Klinischer Chemie an der Universität Zürich, schloss er 1996 die Ausbildung zum Facharzt für Laboratoriumsmedizin und Laborleiter ab und wurde 1998 zum Titularprofessor an der Universität Zürich ernannt. Aktuelles Forschungsgebiet ist die Entwicklung von Verfahren der Molekularen Diagnostik und deren klinischer Validierung.

Oliver Mast, geb. 1964 in Freiburg, Deutschland, studierte Medizinische Informatik an der Universität Heidelberg. Anschließend arbeitete er am Institut für Medizin Informatik und Biostatistik in Riehen, Schweiz, als internationaler Marktanalytiker sowie als internationaler Projektleiter Pharmakoökonomie bei Roche in Basel. Von 1996 bis 2002 war er Leiter der Abteilung Gesundheitsökonomie Versorgungsforschung bei der Bayer Vital GmbH. Seit April 2002 ist er Leiter des Geschäftsfeldes Health Information der HESTIA HealthCare GmbH, Mannheim, und Geschäftsführer des Instituts für Medizin Informatik und Biostatistik in Basel.

Erika Novotny, geb. 1924 in Wesselburen, Deutschland, begann 1948 als medizinisch-technische Assistentin auf dem Gebiet der histologischen Technik zu arbeiten. Diesem Gebiet blieb sie 40 Jahre treu, mit Stationen in Kiel, Frankfurt am Main, Neustadt / Schwarzwald, Tübingen und Würzburg, wo sie als Lehr-MTA arbeitete. 1972 heiratete sie Gerd Novotny und arbeitete fortan gemeinsam mit ihm an der Entwicklung von Versilberungsmethoden für histologische Präparate an den Universitäten Göttingen und Düsseldorf.

Prof. Gerd E. K. Novotny, geb. 1941 in Wien, Österreich, schloss 1963 am University College in London ein Psychologiestudium mit dem Nebenfach Physiologie ab. Nach einem Studienaufenthalt am Cecilie-und-Oskar-Vogt-Institut für Hirnforschung in Neu-

stadt im Schwarzwald begann er seine Dissertation über die Auswirkung von Ionen auf die elektrische Aktivität der Hirnrinde am University College in London und erlangte 1969 den PhD. Im selben Jahr erfolgte der Wechsel an das Institut für Neuroanatomie der Universität Göttingen, um auf dem Gebiet der Biochemie funktioneller Systeme des Gehirns zu arbeiten. In Göttingen begann er gemeinsam mit seiner Frau, Techniken zur Versilberung von Nervengewebe zu entwickeln. 1980 habilitierte er sich in Düsseldorf für das Fach Anatomie. Seit 1982 ist er Professor am Anatomischen Institut der Universität Düsseldorf.

Dr. rer. nat. **Sabine Päuser,** geb. 1967 in Berlin, Deutschland, ist als wissenschaftliche Redakteurin und Wissenschaftsjournalistin bei Roche in Basel tätig. Nach dem Chemiestudium und der Promotion auf biophysikalischem Gebiet an der Humboldt Universität Berlin im Jahre 1993 arbeitete sie mehrere Jahre in der Krebsforschung im Universitätsklinikum Benjamin Franklin der Freien Universität Berlin. Bevor sie zu Roche kam, war sie vier Jahre als Chefredakteurin der medizinisch-diagnostischen Fachzeitschrift „mta Spektrum" in Frankfurt am Main tätig.

Dr. rer. nat. **Rainer Proetzsch,** geb. 1942 in Naumburg am Queis, ehemals Niederschlesien, Deutschland, studierte Chemie in Bonn. Nach seiner Promotion im Jahre 1974 auf dem Gebiet der organischen Chemie trat er 1975 in die ehemalige Boehringer Mannheim GmbH ein. Dort war er in verschiedenen Positionen im Bereich Diabetes Care tätig und u. a. maßgeblich an der Einführung einer Reihe von Blutzuckermesssystemen beteiligt. Dabei lernte er Ende der 1970er Jahre Prof. Robert Tattersall kennen. Im Jahr 2003 trat er in den Ruhestand.

Dr. phil. **Rita Roth,** geb. 1951 in Basel, Schweiz, promovierte auf mikrobiologischem Gebiet an der Universität Zürich. Anschließend forschte sie als Postdoc und wissenschaftliche Mitarbeiterin auf den Gebieten Allergie, Immunologie und Autoimmunerkrankungen an der University of California in La Jolla, Kalifornien, der Yale University in New Haven, Connecticut, und im schweizerischen Institut für Allergie- und Asthmaforschung in Davos. Sie hatte Führungspositionen bei Bio-Rad Laboratories und Büchi Labortechnik in den Bereichen Diagnostik und Life Sciences inne, bevor sie Anfang 2002 ihre Tätigkeit als Head of Business Development OEM im Roche Instrument Center in Rotkreuz aufnahm.

Leo Schwerzmann, geb. 1948 in Zug, Schweiz, absolvierte sein Ingenieurstudium an der Fachhochschule Luzern. In Nachdiplomstudien erwarb er Spezialkenntnisse in den Bereichen Mikroelektronik, Software und Betriebswirtschaft. Nach einigen Jahren Berufserfahrung in Verfahrenstechnik in der chemischen Industrie trat er 1975 in die damalige Tegimenta AG in Rotkreuz, Schweiz, ein. Er wirkte maßgeblich bei der Gestaltung von Systemkonzepten für die Instrumentierung der modernen Labordiagnostik mit. Heute leitet er das Portfolio-Management für die Instrumenten-Palette des Roche Instrument Center in Rotkreuz.

Dr. rer. nat. **Rolf Steinmüller,** geb. 1963 in Sellingshausen, Deutschland, studierte Biologie in Gießen. Nach seiner Promotion im Jahre 1994 war er als wissenschaftlicher Mitarbeiter an verschiedenen universitären Einrichtungen tätig, bevor er bei der BAG-BiologischeAnalysensystemGmbH in Lich zu arbeiten begann. Derzeit ist er dort Produktmanager im Bereich Lebensmitteldiagnostik. Er hat zahlreiche, vorwiegend populärwissenschaftliche Arbeiten veröffentlicht.

Dr. med. **Peter Stiefelhagen,** geb. 1951 in Dernbach / Westerwald, Deutschland, ist Chefarzt der Internistischen Abteilung im DRK-Krankenhaus Westerwald. Nach dem Medizinstudium an der Albrecht-Ludwigs-Universität in Freiburg im Breisgau absolvierte er die klinische Ausbildung am Bürgerhospital in Stuttgart und an der Medizinischen Universitätsklinik in Erlangen, bevor er die Anerkennung als Internist und Kardiologe erhielt. Neben seiner klinischen Tätigkeit ist er seit vielen Jahren als Publizist tätig und schreibt regelmäßig für zahlreiche medizinische Fachzeitschriften.

Dr. rer. nat. **Michael Tacke,** geb. 1963 in Paderborn, Deutschland, ist Leiter einer Proteomics-Abteilung bei Roche Diagnostics Deutschland in Penzberg. Nach dem Biologiestudium in Münster promovierte er an der Universität Würzburg im Fach Immunbiologie über T-Zell-Aktivierung. Als Postdoc bei der ehemaligen Boehringer Mannheim GmbH galt sein Interesse der Immunreaktion nach Infektion mit dem neu entdeckten Hepatitis-G-Virus und der Entwicklung eines diagnostischen Nachweises. Von 1997 bis 2001 entwickelte er bei Roche Immunoassays für die Labordiagnostik im Bereich Onkologie. Aktuelles Arbeitsgebiet ist die Suche nach neuen diagnostischen Markern mit Hilfe von Proteomics-Technologien.

Prof. Dr. med. **Robert Tattersall,** geb. 1943 in London, Großbritannien, arbeitete von 1975 bis 1998 als Arzt für allgemeine und praktische Medizin am Universitätsklinikum der Universität von Nottingham. Dabei galt sein besonderes Interesse den Diabeteserkrankungen. Er erforschte viele Aspekte dieser Krankheit wie genetische und psychologische Faktoren, Insulinbehandlung, medizin-rechtliche Aspekte und in jüngster Zeit die Geschichte der Diabetesdiagnostik und -therapie. Er war der Erste, der 1974 die dominant vererbte Erkrankung des MODY-Diabetes beschrieb. 1978 läutete er die Ära der Patientenselbstkontrolle von Blutglukosewerten mit ein. Im Jahr 2000 wurde ihm für seine Arbeit auf dem Gebiet der Diabetesforschung die Ehrendoktorwürde der Karls-Universität Prag verliehen.

Prof. Dr. **Dieter J. Vonderschmitt,** geb. 1938 in Basel, Schweiz, studierte in seiner Heimatstadt Chemie und zog nach seinem Doktorat nach La Jolla, Kalifornien, USA, wo er an der Scripps Clinic and Research Foundation für drei Jahre als Postdoctoral Fellow Biochemie und Enzymologie studierte. 1967 kehrte er in die Schweiz zurück und war an der Universität Neuenburg als Oberassistent, Assistenzprofessor und schließlich als Professeur associé am Institut für anorganische und analytische Chemie tätig. 1972 wurde er Leiter des Klinisch-chemischen Zentrallabors am Kantonsspital Basel. 1980 folgte ein Ruf als Ordinarius für Klinische Chemie an die Universität Zürich. Im September 2001 ließ er sich frühzeitig pensionieren, um seinen künstlerischen Neigungen mehr Raum zu geben. Daneben hält er einige Beratermandate im Bereich Management und Führung aufrecht.

Dr. rer. nat. **Burkhard Ziebolz,** geb. 1957 in Lamme bei Braunschweig, Deutschland, ist Science Communications Manager bei Roche Diagnostics in Mannheim. Er studierte Biochemie und Mikrobiologie an der Technischen Universität Braunschweig und promovierte dort 1987 über neue Techniken zur Glucanproduktion. Nach seinem Eintritt bei der damaligen Boehringer Mannheim GmbH im Jahr 1989 besetzte er verschiedene Positionen des Unternehmens. Seit 2000 ist er für die wissenschaftliche Kommunikation verantwortlich. Nebenberuflich ist Burkhard Ziebolz als Schriftsteller tätig.

Anmerkungen und Quellen

Von der Matula zum Teststreifen
S. 12

1 Fourcroy AF de: Système des connaissances chimiques, et leur applications aux phénomènes de la nature et de l'art. Paris: Baudouin; 1801–1802 (an IX–X), Band 10, S. 93.

2 Hippokrates: Fünf auserlesene Schriften (eingeleitet und übertragen von W. Capelle). Zürich: Artemis; 1955, S. 121–145.

3 Held W: Die Urinschau des Mittelalters und die Harnuntersuchung der Gegenwart. Leipzig: Krüger; 1931, S. 4.

4 Shakespeare W: Complete Works. King Henry IV. Oxford and New York: Oxford University Press; Reprint 1987 der Ausgabe London 1905. Part Two, Act I, Scene II.

5 Stahl GE: Gründliche Abhandlung von Abschaffung des Mißbrauchs, so mit Besehung des Urins, und mit der Wahrsagung aus demselben im Schwange gehet… Coburg: Johann Georg Steinmarck; 1739, S. 4.

6 Paracelsus, Opera. Schedula de Urinis. Bücher und Schriften, soviel deren zur Hand gebracht. J Huser, Hrsg. Strassburg: Lazarus Zetzner; 1603, Band 1, S. 764.

7 Gemeint ist die „Granular-Degeneration".

8 Heller JF: Unsere heutige Aufgabe. Archiv für physiologische und pathologische Chemie und Mikroskopie [Neue Folge] 1852; 5: 1–6, Zitat S. 5.

9 Liebig J [v]: Aus dem Briefwechsel von Justus Liebig mit dem Minister Reinhard Frhn. von Dalwigk. Darmstadt: A. Bergstraeßer'sche Hofbuchhandlung; 1903. Brief Liebigs an von Dalwigk, 6. Januar 1852.

10 siehe auch Beitrag: Pisspropheten, Polarimeter und Patientenselbstkontolle.

11 siehe auch Beitrag: Von der Liebhaberei zur praktischen Wissenschaft.

12 Zitiert nach: Kisskalt K: Max von Pettenkofer. Grosse Naturforscher. Frickhinger HW, Hrsg. Stuttgart: Wissenschaftliche Verlagsgesellschaft; 1948. Band 4, S. 26.

Weiterführende Literatur:

Bleker J: Die Geschichte der Nierenkrankheiten. Mannheim: Boehringer Mannheim GmbH; 1972.

Büttner J, Hrsg. History of clinical chemistry. Berlin und New York: Walter de Gruyter; 1983.

Büttner J, Habrich C: Roots of Clinical Chemistry. Darmstadt: GIT-Verlag; 1987.

Büttner J: Urina ut signum: Zur historischen Entwicklung der Urinuntersuchung. In: Guder WG, Lang, H. Hrsg. Pathobiochemie und Funktionsdiagnostik der Niere. Deutsche Gesellschaft für Klinische Chemie, Merck-Symposium 1989. Berlin, Heidelberg u. a.: Springer-Verlag; 1991, S. 1–21. Enthält ausführliche Quellenangaben zu den chemischen Urinuntersuchungen.

Büttner J: Naturwissenschaftliche Methoden im klinischen Laboratorium des 19. Jahrhunderts und ihr Einfluß auf das klinische Denken. Berichte zur Wissenschaftsgeschichte 2002; 25 (2): 93–105.

Ebstein E: Zur Entwicklung der klinischen Harndiagnostik in chemischer und mikroskopischer Beziehung. Leipzig: Georg Thieme; 1915.

Foucault M: Die Geburt der Klinik: Eine Archäologie des ärztlichen Blicks. München: Carl Hanser Verlag; 1973.

Garrod AE: Garrod's Inborn Errors of Metabolism. Reprinted with a Supplement. Harris E, Hrsg. Oxford: Oxford University Press; 1963.

Gottschalk CW, Berliner RW, Giebisch GH: Renal Physiology. People and Ideas. Bethesda, Maryland: American Physiological Society; 1987.

Kutter D: Schnelltests in der klinischen Diagnostik. 2. Auflage. München, Wien, Baltimore: Urban und Schwarzenberg; 1983.

Mattelaer JJ: The History of Uroscopy (is in fact the history of medecine [sic] in Europe til the XVth century). European Association of Urology, Historical Committee. de Historia Urologiae Europeae, Kortrijk, Belgium 1999; 6: 19–56.

Meites S: Otto Folin: America's First Clinical Biochemist. American Association of Clinical Chemistry; 1989.

Pagel W: Paracelsus. An Introduction to Philosophical Medicine in the Era of the Renaissance. 2nd ed. Basel: Karger; 1982.

Rosenfeld L: Four Centuries of Clinical Chemistry. Amsterdam: Gordon and Breach Science Publishers; 1999.

Schöner E: Das Viererschema in der antiken Humoralpathologie. Wiesbaden: Franz Steiner; 1964 (Sudhoffs Archiv, Beihefte; Nr. 4).

Szabadváry F: Geschichte der Analytischen Chemie. Bearbeitet von Günther Kerstein. Braunschweig: F. Vieweg u. Sohn; 1966.

Voswinckel P: Der schwarze Urin: Vom Schrecknis zum Laborparameter; Urina Nigra, Alkaptonurie, Hämoglobinurie, Myoglobinurie, Porphyrinurie, Melanurie. Berlin: Blackwell Wissenschaft; 1993. Es sei besonders auf die ausführliche „Geschichte des Harnstreifentests" in diesem Buch hingewiesen.

Wellcome HS: The evolution of urine analysis. An historical sketch of the clinical examination of urine. London: Burroughs Wellcome Co; 1911.

Wershub LP: Urology. From Antiquity to the 20th Century. St. Louis, Miss.: Warren H. Green; 1970.

von Zglinicki F: Die Uroskopie in der bildenden Kunst: Eine kunst- und medizinhistorische Untersuchung über die Harnschau. Darmstadt: GIT Verlag Ernst Giebeler; 1982.

Blicke in die Bausteine der Gewebe
S. 28

1 Döderlein G: Zur Geschichte der Brille. Tuttlingen: Braun Druck GmbH.

2 Döderlein G: Zur Geschichte des Mikroskopes. Tuttlingen: Braun Druck GmbH.

3 siehe Anm. 1.

4 Harting P: Das Mikroskop. Deutsche Originalausgabe von Theile FW in drei Bänden. Braunschweig: F. Vieweg und Sohn; 1866. Bd. 2, S. 58–120 und Bd. 3, S. 79–345.

5 Rossi F: Optisches Museum der Karl Zeiss-Stiftung, Katalog. Jena: ca. 1980.

6 Rooseboom M: Microscopium. Leyden: Rijksmuseum voor de Geschiedenes der Naturwetenschappen; 1956.

7 Nowak HP: Geschichte des Mikroskops. Medizinhistorisches Institut der Universität Zürich. Rothenthurm: Selbstverlag Hans Peter Nowak; 1984.

8 Gruber GB: Aus der Historik des Mikroskopes und der Mikroskopie. Münchener Medizinische Wochenschrift 1955; 97 (16): 539–541.

9 Ruska E: Mikroskopie und Zellbiologie in drei Jahrhunderten, Katalog zu Exhibition for the Second International Congress on Cell Biology; Berlin: Aug 31– Sep 5, 1980.

10 Hooke R: Micrographia. London; Jo Martyn and Ja. Allestry MDC LXV Faksimilie-Druck, Brüssel; 1966.

11 für zwei Farben korrigiert.

12 siehe Anm. 7.

13 siehe Anm. 2.

14 siehe Anm. 4.

15 Wichtige Beiträge lieferten hierfür Pieter Harting, Anton Dohrn und Paul Mayer, Stephan von Apathy, Charles Minot, Johann Evangelista Purkinje, Martin Heidenhain, Carl Weigert und viele andere.

16 Ankel WE: Paul Mayer, Anton Dohrn. In: Freund H, Berg A, Hrsg. Die Geschichte der Mikroskopie. Frankfurt am Main: Umschau Verlag; 1963, Bd. 1.

17 Unsere heutige „Bibel" der mikroskopischen Technik ist der „Romeis", ein Lehrbuch, das zuerst von Alexander Böhm und Albert Oppel geschrieben wurde und nach deren Tod 1919 in 8. Auflage von Benno Romeis (1888–1971), Professor in München, fortgeführt wurde. Romeis hat sich der Mühe unterzogen, fast alle veröffentlichten Technikanweisungen bezüglich Fixierung, Einbettung, Färbung und spezieller Methoden genau zu überprüfen und, wenn notwendig, zu verbessern. Die letzte von ihm selbst herausgegebene 16. Auflage erschien 1964.

18 Trinkler H: Das Lichtmikroskop und seine Hilfstechniken in der Entwicklung der medizinischen Diagnostik. In: Schweizerischer Fachverband des medizinisch-technischen Laborpersonals, Hrsg. Labor und Medizin – einst und jetzt. Beiträge zur Geschichte der Labormedizin. Bern: Stämpfli + Cie AG; 1980.

19 Grehn J: 100 Jahre Leitz-Mikrotome. Leitz Mitteilungen 1980; Suppl Band 1 (6), S. 185.

20 siehe Anm. 18.

21 siehe Anm. 18.

22 Ackerknecht EH: Geschichte der Medizin. 4. Aufl. Stuttgart: Enke-Verlag; 1979, S. 129.

23 Kopsch F: Rauber-Kopsch, Lehrbuch und Atlas der Anatomie des Menschen. 14. Aufl. Leipzig: Georg Thieme; 1934, S. 19–29.

24 Hering E: Physiologie. Stuttgart: Verlag der J.B. Metzler'schen Buchhandlung; 1832, S. 38.

25 Zahn I: Schleiden MJ, Schwann T, Schultze M: Klassische Schriften zur Zellenlehre. Leipzig: Akademische Verlagsgesellschaft Geest & Portig AG; 1987.

26 siehe Anm. 18, S. 65.

27 Berg A: Karl Ernst von Baer. In: Freund H, Berg A, Hrsg. Die Geschichte der Mikroskopie. Frankfurt am Main: Umschau Verlag; 1964, Bd. 2, S. 87.

28 Rosner E: Rudolf Virchow. In: Freund H, Berg A, Hrsg. Die Geschichte der Mikroskopie. Frankfurt am Main: Umschau Verlag; 1964, Bd. 2.

29 Pilleri G: Camillo Golgi. In: Freund H, Berg A, Hrsg. Die Geschichte der Mikroskopie. Frankfurt am Main: Umschau Verlag; 1964, Bd. 2.

30 Pilleri G: Santiago Ramón y Cajal. In: Freund H, Berg A, Hrsg. Die Geschichte der Mikroskopie. Frankfurt am Main: Umschau Verlag; 1964, Bd. 2.

31 siehe Anm. 18.

32 Bauer KF: Joseph von Gerlach. In: Freund H, Berg A, Hrsg. Die Geschichte der Mikroskopie. Frankfurt am Main: Umschau Verlag; 1964, Bd. 2.

33 Berg A: Paul Ehrlich. In: Freund H, Berg A; Hrsg. Die Geschichte der Mikroskopie. Frankfurt am Main: Umschau Verlag; 1964, Bd. 2.

34 Fischer W: Ludwig Aschoff. In: Freund H, Berg A, Hrsg. Die Geschichte der Mikroskopie. Frankfurt am Main: Umschau Verlag; 1964, Bd. 2.

35 Berg A: Martin Heidenhain. In: Freund H, Berg A, Hrsg. Die Geschichte der Mikroskopie, Frankfurt am Main: Umschau Verlag; 1964, Bd. 2, S. 129.

36 Der Beruf des medizinisch-technischen Assistenten ist aus der 1890 gegründeten Berliner fotografischen Lehranstalt des Lette-Vereins hervorgegangen. Im Jahre 1912, während der großen Ausstellung „Die Frau in Haus und Beruf", wurde der Beruf der Öffentlichkeit vorgestellt unter dem Namen „Vereinigung wissenschaftlicher Hilfsarbeiterinnen an medizinischen Instituten". 1916 richtete die seit 20 Jahren im Krankenhaus tätige Privatassistentin von Prof. Dr. Fränkel Unterrichtskurse zur Erlernung der histologischen Technik ein. Die Ausbildungsdauer betrug 6 Monate.

37 siehe Anm. 35.

38 Die heutige Methodik mit der Periodsäure-Schiff-Reaktion (PAS) ist ersterer Technik noch überlegen. Statt mit Chromsäure wird die Oxidation des Polysaccharidmoleküls mit Periodsäure durchgeführt; die dabei entstehenden Aldehydgruppen dann nachfolgend mit der sog. Leucofuchsinlösung farblich nachgewiesen.

39 Klebs 1868, Struve 1872, Ehrlich 1885.

40 siehe Anm. 19, S. 1.

41 Erstmals 1898 von Carl Benda (1857–1932) beschrieben.

42 Erstmals 1899 von Garnier beschrieben.

43 Für die Bereitstellung von Literatur und Bildmaterial für diesen Beitrag danken wir Frau Götz, Institut für Geschichte der Medizin der Universität Düsseldorf, Frau Karin Ebert, Optisches Museum der Ernst-Abbe-Stiftung, Jena, Herrn Walther Fuchs, Medizinhistorisches Institut und Museum, Universität Zürich, Herrn Prof. Dr. Adolf Hopf, Archiv C. und O.-Vogt-Institut für Hirnforschung der Universität Düsseldorf und Herrn Stamm vom Stadtarchiv Neuss.

44 siehe Anm. 29.

Pissepropheten, Polarimeter und Patientenselbstkontrolle

S. 47

1 Das Original befindet sich in der Universität Leipzig.

2 Mehnert H, Standl E, Usadel K-H: Diabetologie in Klinik und Praxis. Stuttgart: Georg Thieme; 1999.

3 Dodu SRA: Diabetes in the Tropics. Br Med J 1967; 2: 747–750.

4 Kiefer JH: Uroscopy, the artist's portrayal of the physician. Bull NY Acad Med 1964; 40: 759–766.

5 Bush RB: Urine Is an Harlot or a Lier. JAMA 1969; 208: 131–134.

6 Dobson M: Experiments and Observations on the Urine in Diabetes. Medical Observations and Enquiries 1776; 5: 298–316.

7 Home F: Clinical experiments, histories and dissections. Edinburgh: William Creech; 1780.

8 Chevreul ME.: Note sur le sucre de diabètes. Ann Chim, Paris 1815; 95: 319–320.

9 Roberts W: Certain points in the clinical examination of the urine. Lecture 3 on quantitative sugar testing in the urine. The Lancet 1862; 1: 535–536.

10 Christian HA: A critical estimate of the fermentation specific gravity method of quantitating sugar in diabetic urine. Boston Med and Surg J 1907; 157: 178–181.

11 Die Abbildungen des Polarimeters und des Saccharometers sowie die dazugehörigen Legenden stammen aus der ursprünglichen Fassung des Manuskripts: Von der Matula zum Teststreifen, von Johannes Büttner.

12 Trommer CA: Unterscheidung von Gummi, Dextrin, Traubenzucker und Rohrzucker. Ann Chem, Heidelberg 1841; 39: 360–362.

13 Reiser SJ: Medicine and the reign of technology – chemical signposts of disease and the birth of the diagnostic laboratory. Cambridge: Cambridge University Press; 1978, S. 122–144.

14 Benedict SR: Detection of sugar in urine by use of copper sulphate solution. JAMA 1911; 57: 1194.

15 Garrod AE: Lettsomian lectures on glycosuria. The Lancet 1912; 1: 483–488.

16 Olmsted JMD: Claude Bernard: Physiologist, London, 1939. Für eine Kurzübersicht von Bernards Forschung zum Kohlenhydrat-Stoffwechsel, siehe auch: Claude Bernard, 1813–1879. Diabetes 1953; 2: 162–164.

17 Whitla Sir W: A Manual of the Practice and Theory of Medicine. London: Balliere, Tindall and Cox; 1908, Bd. 1, S. 281.

18 Bang I: Methoden zur Mikrobestimmung einiger Blutbestandteile. Wiesbaden: Bergmann; 1916.

19 Jacobsen ATB: Untersuchungen über den Einfluss verschiedener Nahrungsmittel auf den Blutzucker bei normalen, zuckerkranken und graviden Personen. Biochem Zeitschrift Berlin 1913; 55: 471–494. Auch Jacobsen ATB: [The influence of various foodstuffs upon blood sugar in normal, diabetic and pregnant states.] Hosp-Tid, København 1913; 6: 1550.

20 West KM: Substantial differences in diagnostic criteria used by diabetic experts. Diabetes 1975; 24: 641–644.

21 Seit Ende der 1990er Jahre ist eine weitgehende Vereinheitlichung der Grenzwerte für den oralen Glukosetoleranztest erreicht worden. 1998 wurden im Auftrag der WHO neue Grenzwerte für den oralen Glukosetoleranztest publiziert, die nun für die meisten Länder (außer USA) gültig sind: Bei Verwendung von Kapillarblut liegt ein Diabetes mellitus vor, wenn die Glukosekonzentration nüchtern größer/gleich 6,1 mmol/l (110 mg/dl) oder der Zwei-Stundenwert größer/gleich 11,1 mmol/l (200 mg/dl) ist. Für Venenblut (VB) und Venenplasma (VP) gelten die Grenzwerte: VB: >6,1 mmol/l (>110 mg/dl) oder >10,0 mmol/l (180 mg/dl), VP: >7,0 mmol/l (126 mg/dl) oder >11,1 mmol/l (200 mg/dl). Quelle: Alberti KGMM, Zimmet PZ: For the WHO Consultation. Definition, diagnosis of diabetes mellitus and its complications. Part 1: diagnosis and classification of diabetes mellitus. Provisional report of a WHO Consultation. Diabetic Medicine 1998; 15: 539–553.

22 Karger-Decker B: Wettlauf mit der Zuckerkrankheit: Insulin. In: Kräuter, Pillen, Präparate. Abenteuer der Arzneimittelforschung. Leipzig: Koehler und Amelang; 1981.

23 Päuser S: Lebensrettendes Hormon. mta 1999; 14 (2): 86–87.

24 Sanger F: Chemistry of insulin: determination of the structure of insulin opens the way to greater understanding of life processes. Science 1959; 129: 1340–1344. Siehe auch: Thompson EOP: The insulin molecule. Scientific American 1955; 192: 36–41.

25 Ferry G: Dorothy Hodgkin. A Life. Granta Books; 1998.

26 Lawrence, RD: The Diabetic ABC. 10th edition. London: HK Lewis; 1952, S. 17.

27 Sheftel AG: A combined qualitative and quantitative test for sugar in the urine. M J and Rec 1927; 126: 663.

28 Compton WA, Treneer JM: Tablet and Method of Dissolving Same. US Patent 2,387,244, October 1945.

29 Williams JR, Humphreys EM: The clinical significance of blood sugar. Arch Int Med 1919; 23: 537.

30 Lawrence RD: Cases of diabetes mellitus with a low renal threshold. Br Med J 1929; 1: 196.

31 Panel Discussion: What I teach my diabetic patients. Diabetes 1956; 5: 55–60.

32 Knight RK, Keen H: Blood sugar by post. Br Med J 1961; 1: 1168.

33 Rennie IDB, Keen H, Southon A: Rapid enzyme strip method for estimating blood sugar. Lancet 1964; 2: 884–886.

34 Lowy C: Home glucose monitoring, who started it? Br Med J 1998; 316: 1467.

35 Sönksen P, Judd S, Lowy C: Home monitoring of blood glucose: method for improving diabetic control. The Lancet 1978; 1: 729–732.

36 Walford S, Gale EAM, Allison SP, Tattersall RB: Self-monitoring of blood glucose – improvement of diabetic control. The Lancet 1978; 1: 732–735.

37 Rahbar S: An abnormal hemglobin in the red cells of diabetics. Clin Chim Acta 1968; 22: 296–298.

38 Allen DW, Schroder WA, Balog J: Observations on the chromatographic heterogeneity of normal adult and fetal hemoglobin: a study of the effect of crystallization and chromatography on the heterogeneity and isoleucine content. J Am Chem Soc 1958; 80: 1628–1633.

39 Trivelli LA, Ranney HM, Tai HT: Hemoglobin components in patients with diabetes mellitus. N Engl J Med 1971; 284: 353–357.

40 Tattersall RB, Pyke DA, Ranney HM, Bruckheimer SM: Hemoglobin components in diabetes mellitus: studies in identical twins. N Engl J Med 1975; 293: 1171–1173.

41 Koenig RJ, Peterson CM, Jones RL, Saudek CD, Lehrman M, Cerami A: Correlation of glucose regulation and hemoglobin A1c in diabetes mellitus. N Engl J Med 1976; 295: 417–420.

42 The Diabetes Control and Complications Trial Research Group: The effect of intensive treatment of diabetes on the development and progression of long-term complications in insulin-dependent diabetes mellitus. N Engl J Med 1993; 329: 977–986.

43 Päuser S: Diabetes im Wandel. Editorial. In: Neue Ansätze zur Diabetesbekämpfung. Basel: Roche; 2002.

44 Gamble DR, Taylor KW: Seasonal incidence of diabetes mellitus. Br Med J 1969; 3: 631–633.

45 Zimmet P: The Challenge of Diabetes. In: Fischer EP, Möller G, Hrsg. The Medical Challenge. München: Piper; 1997.

46 Varela-Calvino R, Sgarbi G, Arif S, Peakman M: T-Cell reactivity to the P2C nonstructural protein of a diabetogenic strain of coxsackievirus B4. Virology 2000; 274 (1): 56–64.

47 Varela-Calvino R, Ellis R, Sgarbi G, Dayan CM, Peakman M: Characterization of the T-cell response to coxsackievirus B4: evidence that effector memory cells predominate in patients with type 1 diabetes. Diabetes 2002; 51 (6): 1745–1753.

48 Zimmet P, Tuomi T, Mackay IR, Rowley MJ, Knowles W, Cohen M, Lang DA: Latent autoimmune diabetes mellitus in adults (LADA); the role of antibodies to glutamic acid decarboxylase in diagnosis and prediction of insulin dependency. Diabetic Medicine 1994; 11: 299–303.

49 Nerup J, Platz P, Andersen OO, Christy M, Lyngsøe J, Poulsen JE, et al: HL-A antigens and diabetes mellitus. The Lancet 1974; 2: 864.

50 Olmos P, A'Hern R, Heaton DA, et al: The significance of the concordance rate for type 1 (insulin-dependent diabetes) in identical twins. Diabetologia 1988; 31: 747–750.

51 Pozzilli P: Prevention of insulin-dependent diabetes mellitus 1998. Diabetes Metab Rev 1998; 14: 69–84.

52 Koschinsky T: Subkutanes kontinuierliches Glukosemonitoring – neue Techniken und Therapie-Perspektiven. In: Scherbaum WA, Hrsg. Symposium zum 70. Geburtstag von Prof. Dr. med. F. Arnold Gries und zum 25-jährigen Bestehen des Deutschen Diabetes-Forschungsinstituts Düsseldorf 2000. Aachen: Shaker; 2000.

53 Eine Ausnahme war der Biostator, bei welchem Venenblut Heparin als Gerinnungshemmer zugesetzt wurde.

54 Heinemann L: Minimal-Invasive und Nicht-Invasive Glukose-Sensoren: Stand der Entwicklung. Spektrum Diabetologie 2002, S. 13–21.

55 Päuser S: Auf dem Weg zur künstlichen Bauchspeicheldrüse. In: Neue Ansätze zur Diabetesbekämpfung. Basel: Roche; 2002.

56 Nach einer zweistündigen Äquilibrierungsperiode (diese und die folgenden Angaben beziehen sich auf GlucoWatch G2) wird das Stromintegral mit einer Blutzuckermessung kalibriert. Der Glukosewert der Gewebsflüssigkeit wird dann alle 10 Minuten automatisch per Enzymelektroden bestimmt, in Blutglukose umgerechnet und angezeigt. Sie entspricht der Blutglukosekonzentration vor 15 Minuten. Das Gerät warnt, wenn voreingestellte Grenzwerte für Unter- oder Überzuckerungen erreicht werden. Nach vorübergehender Umkehr des Iontophoresestroms wiederholt sich der Zyklus. Die Messdauer beträgt 13 Stunden.

57 Tierney MJ, Tamada JA, Potts RO, Eastman RC, Pitzer KR, Ackerman NR, Fermi S: The Gluco-Watch Biographer: a frequent, automatic and noninvasive glucose monitor. Ann Int Med 2000; 32: 632–641.

58 Mastrototaro J: The MiniMed continuous glucose monitoring system (CGMS). J Pediatr Endocrinol Metab 1999; 12 (Suppl 3): 751–758.

59 Pfeiffer EF: The glucose sensor: The missing link in diabetes therapy. Horm Metab Res 1990; 24 (Suppl): 154–164.

60 Ein ähnliches, sich noch in der Entwicklung befindliches Verfahren ist die offene Mikroperfusion. Dabei wird eine sterile Kochsalzlösung kontinuierlich durch einen relativ großporigen Katheter in das Subkutangewebe gepumpt. Dort vermischt sich die Lösung mit der interstitiellen Flüssigkeit, wird wieder abgepumpt und anschließend analysiert. Aus der gemessenen Glukosekonzentration und dem Natriumionengehalt als Maß für den prozentualen Anteil der Gewebsflüssigkeit wird die originale Glukosekonzentration der interstitiellen Flüssigkeit errechnet. In der Erprobung hat sich das von der Arbeitsgruppe Prof. T. R. Pieber, Abt. Innere Medizin, Diabetes und Metabolismus der Universität Graz (Österreich), bearbeitete Verfahren bereits als praktikabel erwiesen.

61 Ungerstedt U, Herrera-Marchintz M, Jungnelius U, Stähle L, Tossmann U, Zetterström T: Dopamine synaptic mechanisms reflected in studies combining behavioral recordings and brain dialysis. In: Kotsiaka M, Hrsg. Advances in Dopamine Research. New York: Pergamon Press; 1982, S. 219–231.

62 Die richtige Eichung (Kalibrierung) eines Messsystems ist die Grundlage für die Richtigkeit aller Glukosemessungen bis zur nächsten Eichmessung. Zur Sicherheit, um auf jeden Fall eine eventuell fehlerhafte Messung zu erkennen, fordert der Datenmanager sofort eine Bestätigung des Messergebnisses durch eine zweite Glukosemessung mit Kapillarblut. Liegen beide Resultate vom Ergebnis her und zeitlich genügend eng beieinander, so wird die Eichung vom Datenmanager akzeptiert. Ansonsten ist die Eichung zu wiederholen.

63 Shichiri M, Kawamori R, Goriya Y, Yamasaki Y, Hakui N, Abe H: Glycaemic control in diabetic patients by a wearable artificial endocrine pancreas with a needle-type glucose sensor. Diabetologia 1983; 25: 194, Abstr. 349.

64 Teile der Biographie wurden dem Manuskript Von der Liebhaberei zur praktischen Wissenschaft von Johannes Büttner entnommen.

65 siehe Anm. 64.

66 siehe Anm. 22.

Arsen – der Nachweis eines Volksgiftes
S. 65

1 Dabei handelt es sich um Arsentrioxid, As_2O_3.

2 http:// www.wu-wien.ac.at/usr/h96c/h9650434/ARSEN.HTML

3 Lt. Doenike U: Von Giftmischern, Erbschleichern und Thronfolgern, P. M. History 00/5, war es ein Herr Djabir ibn Hajjan, und laut Thorwald: Das Jahrhundert der Detektive. München: Droemersche Verlagsanstalt Th. Knaur Nachf.; 1978, war es eine Person namens Geber.

4 auch „Aqua della Toffina", Agua Toffana lt. Toxicology: The Basic Science of Poisons; http://entomology.unl.edu/toxicology/Doull0001.htm

5 siehe Anm. 2.

6 siehe Anm. 2.

Alte und neue Seuchen
S. 72

1 Bascomb E: A history of Epidemic Pestilences from the Earliest Ages. London: John Churchill; 1851.

2 Marks G, Beatty WK: Epidemics. New York: Charles Scribner's Sons; 1976.

3 Shrewsbury JFD: The Plague of Athens. Bull Hist Med XXIV, 1950.

4 Defoe D: A Journal of the Plague Year. London: E Nutt; 1722.

5 Orkin M, Maibach H, Parish LC, Schwartzman RM: History of Scabies. In: Scabies and Pediculosis. Philadelphia: JB Lippincott; 1977, S. 3.

6 Ein detaillierter Bericht dieser Entdeckung ist im Beitrag über Parasitologie zu finden.

7 Im Beitrag Pilzbefall finden Sie weitere Details.

8 Ein Wendepunkt in der Geschichte der mikrobiologischen Diagnostik war die Entdeckung des Lebenszyklus des Milzbrandbazillus. Der französische Wissenschaftler Casimir Joseph Davaine (1812–1882) fand als Erster die Milzbrandbazillen im Blut von Tieren, die an der Krankheit gestorben waren. Davaine entdeckte auch, dass die Krankheit durch Einspritzen von bakteriell verseuchtem Blut von Tier zu Tier übertragen werden konnte. Ungelöst blieb das Problem, wieso sich bei Epidemien so viele Tiere mit der Krankheit in derart kurzer Zeit anstecken konnten. Koch erkannte, dass die Erreger des Milzbrandes „ruhende Sporen" bilden können. Diese Sporen haben die Eigenschaft, sich durch Wachstum nach kurzen oder langen Ruhezeiten in neue Bakterien zu verwandeln. Wenn die Umgebungsbedingungen richtig sind, vermehren sich diese Sporen im Erdreich zu neuen Bakterien in großer Anzahl und sind dann fähig, die verheerende Krankheit bei allen Tieren auszulösen, die das kontaminierte Heu oder Stroh fressen. Deshalb starben so viele Tiere – wegen der Sporen.

9 Lechevalier HA, Solotorovsky M: Three Centuries of Microbiology. New York: McGraw Hill; 1965, S. 139.

10 Brooks J: The sad and tragic life of Typhoid Mary. J Can Med Assoc 1996; 154: 915–916.

11 Boccaccio G: The Decameron. Übersetzung John Payne. New York: The Modern Library; 1931, S. 8–17.

12 siehe Anm. 9, S. 154.

13 Kitasato S: On the tetanus bacillus. Zeit Hyg Infectionskrankh 1889; 7: 225–233.

14 Shiga K: Über den Erreger der Dysenterie in Japan. Centralbl Bakteriol, I. Abt, 1898.

15 siehe Anm. 9, S. 162–163.

16 Karger-Decker B: Abgesang der Syphilis. In: Unsichtbare Feinde. Leipzig: Koehler und Amelang; 1980, S. 177.

17 Middlebrook G, Cohn ML: Bacteriology of Tuberculosis: Laboratory Methods. Am J Public Health 1958; 48: 844–853.

18 T'ang FF, Chang HL, Hiang YT, Wang KC: Studies on the etiology of trachoma with special reference to isolation of the virus in chick embryo. Chin Med J 1957; 75: 429–447.

19 Jones BR, Collier LH, Smith CH: Isolation of virus from inclusion blennorrhoea. The Lancet 1959; i: 902–905.

20 Stamm WE, Tam M, Koester M, Cles L: Detection of Chlamydia trachomatis inclusions in McCoy cell cultures with fluorescein-conjugated monoclonal antibodies. J Clin Microbiol 1983; 17: 666–668.

21 McDade JE, Shepard CC, Fraser DW, Tsai TR, Redus MA, Dowdle WR: Legionnaires' disease: Isolation of a bacterium and demonstration of its role in other respiratory disease. N Engl J Med 1977; 297 (22): 1197–1203.

22 Ogston A: Report upon micro-organisms in surgical diseases. Br Med J 1881; I: 369–374.

23 Todd J, Fishaut M: Toxic shock syndrome associated with phage-group-1 staphylococci. The Lancet 1978; 2: 1116–1118.

24 Shands K N, Schmid G P, Dan B B, Blum D, Guidotti RJ, Hargrett NT, et al.: Toxic-shock syndrome in menstruating women: association with tampon use and Staphylococcus aureus and clinical features in 52 cases N Engl J Med 1980; 303: 1436–1442.

25 Madigan MT, Martinko, JM, Parker J: Brock Mikrobiologie. Goebel W, Hrsg. Heidelberg: Spektrum Akademischer Verlag; 2001, S. 1040.

26 Darunter versteht man eine durch Keimeinschleppung (meist Staphylococcus aureus) entstandene, akute oder chronische Entzündung des Knochenmarks einschließlich des Knochengewebes.

27 Bergoli MS, Schlievert PM: Toxic shock syndrome toxin. The Lancet 1984; 2: 691.

28 Warren J R, Marshall B: Unidentified curved bacilli on gastric epithelium in active chronic gastritis. The Lancet 1983; 1273–1275.

29 Phillips MW, Lee A: The mucosa associated microflora of the rat intestine. Aust J Exp Biol Med Sci 1978; 56: 649–662.

30 Päuser S: In einem normalen Magen wachsen keine Bakterien? mta 1997; 12 (8): 545.

31 Bauer AW, Kirby WMM, Sherris JC, Turck M: Antibiotic susceptibility testing by the standard single disk method. J Clin Pathol 1966; 45: 493–496.

32 Ein Ligand ist eine Substanz (oder Teil einer Substanz), die sich an einen Rezeptor (Empfängermolekül) bindet. Moleküle mit Ligandeneigenschaften sind z. B. sog. Substrate, Antigene, Hormone, Proteine oder Toxine. Die dazugehörigen Rezeptoren sind (in gleicher Reihenfolge) Enzyme, Antikörper, Rezeptoren, Bindungsproteine, Antitoxine.

33 Hörnlimann B, Riesner D, Kretzschmar H: Prionen und Prionkrankheiten, Berlin: Walter DeGruyter; 2001.

34 Yersin A: La Peste Bubonique a Hong Kong. Ann Inst Pasteur 1894; 8: 662–667.

Pilzbefall
S. 96

1 Ainsworth GC: Introduction to the History of Mycology. Cambridge: Cambridge University Press; 1976.

2 Obwohl das gleiche Verfahren für Amphotericin B angestrebt wurde, lagen die Limiten für die minimale Hemmkonzentration innerhalb einer zu engen Spanne (0,25–1,0 mg / ml), so dass klinische Korrelationen schwierig herzustellen waren. Wirtsfaktoren schienen eine größere Rolle beim Versagen der Therapie zu spielen als die Resultate von antimykotischen Empfindlichkeitstests in vitro.

Über lebende Würmer in lebenden Menschen
S. 103

1 Andry N: De la génération des vers dans le corps de l'homme. Amsterdam: Thomas Lombrail; 1701.

2 Foster WD: A History of Parasitology. Edinburgh: E & S Livingstone; 1965, S. 187–192.

3 Bremser JG: Über lebende Würmer in lebenden Menschen. Nebst einem Anhang über Pseudo-Helminthen. Wien: C. Schaumburg et Comp.; 1819.

4 Davaine CJ: Traité des entozoaires et des maladies vermineuses de l'homme et des animaux domestiques. Paris: J-B Baillière; 1860.

5 http://www.m-ww.de/krankheiten/infektionskrankheiten/bilharziose.html

6 siehe Anm. 2, S. 64–65.

7 siehe Anm. 2, S. 68.

8 siehe Anm. 2, S. 92.

9 siehe auch Beitrag: Blicke in die Bausteine der Gewebe.

10 Millard PS, Gensheimer KF, Addiss DG, Sosin DM, Beckett GA, Houk-Jankowski A, Hudson A: An outbreak of cryptosporidiosis from fresh-pressed apple cider. JAMA 1994; 272: 1592–1596.

11 Herwaldt BL: Cyclospora cayetanensis: a review, focusing on the outbreaks of cyclosporiasis in the 1990s. Clin Infect Dis 2000; 31: 1040–1057.

Von der Liebhaberei zur praktischen Wissenschaft
S. 120

1 Fourcroy A F: Chimie. In: Encyclopédie Méthodique. Chimie, Pharmacie et Métallurgie. Paris: Agasse. Bd. III; 1796, S. 262–781, S. 738.

2 Fourcroy AF: Idées sur un nouveau moyen de rechercher la nature des maladies. La Médecine éclairée par les sciences physiques. Paris: 1791; 1: 142–145.

3 siehe auch Beitrag: Von der Matula zum Teststreifen.

4 Beneke R: Johann Christian Reil. Gedächtnisrede. Halle: Max Niemeyer, 1913, Abdruck eines Gutachtens von Reil, Zitat S. 55.

5 Dazu zählten u. a. Joseph Louis Gay-Lussac (1778–1850), Louis Jacques Thenard (1777–1857) und Jöns Jacob Berzelius (1779–1848).

6 Berühmte Wissenschaftler wurden in der Vergangenheit oft für ihre Verdienste in den Adelsstand erhoben. Das in eckige Klammern gesetzte v. bedeutet, dass der Betreffende zum beschriebenen Zeitpunkt noch nicht geadelt war.

7 Ebstein E: Joh[ann] Lucas Schönleins Verdienste um die diagnostische Technik. Zeitschrift für Klinische Medizin 1910; 71: 471–477. Zitat aus einem Manuskript Schönleins.

8 Virchow R: Über das Bedürfnis und die Richtigkeit einer Medizin vom mechanistischen Standpunkt. Archiv für pathologische Anatomie und Physiologie und klinische Medizin 1907; 188: 1–21.

9 siehe Anm. 8.

10 Scherer JJ: Chemische und mikroskopische Untersuchungen zur Pathologie angestellt an den Kliniken des Julius-Hospitales zu Würzburg. Heidelberg: C. F. Winter; 1843.

11 siehe Abb. auf S. 21 im Beitrag: Von der Matula zum Teststreifen.

12 Gorup-Besanez ECF v: Anleitung zur qualitativen und quantitativen zoochemischen Analyse. 1. Auflage, Nürnberg: JL Schrag; 1850. S. 223–236.

13 siehe Abb. eines Polarimeters auf S. 50 im Beitrag: Pissepropheten, Polarimeter und Patientenselbstkontrolle.

14 siehe auch Beitrag: Blicke in die Bausteine der Gewebe.

15 siehe Beitrag: Pissepropheten, Polarimeter und Patientenselbstkontrolle.

16 Bernard C: Introduction à l'étude de la médicine expérimentale. Paris: J-B Baillière & Fils; 1865, S. 394.

17 Bernard C: Leçons sur le diabète et la glycogenèse animale. In: Duval M, Hrsg. Paris: J B Baillière & Fils; 1877, S. 39.

18 siehe Anm. 16, S. 236.

19 siehe den Hinweis auf Otto Folin im Beitrag: Von der Matula zum Teststreifen.

20 Biographie siehe Beitrag: Pissepropheten, Polarimeter und Patientenselbstkontrolle.

21 Prout W: Observations on the application of chemistry to physiology, pathology and practice. Medical Gazette 1831; 8: 257–265; 321–327; 385–391.

22 siehe auch Beitrag: Von der Matula zum Teststreifen.

23 Graves RJ: Clinical Lectures on the Practice of Medicine. Bd. 1, 2. Aufl. Dublin, London und Edinburgh: Famin & Co, Longman & Co, Maclachlan Stewart & Co; 1848, S. 32.

24 Lehmann CG: Lehrbuch der physiologischen Chemie. Bd. 1, 2. Aufl. Leipzig: Engelmann; 1850, S. 21.

25 Worum es hierbei geht, hat Rudolf Virchow in einem großartigen und heute noch lesenswerten Vortrag auf der Versammlung der Deutschen Naturforscher und Ärzte in Innsbruck 1869 dargelegt.

26 Broussais FJV: Leçons du docteur Broussais sur les phlegmasies gastriques, dites fièvres continues essentielles des auteurs, et sur les phlegmasies cutanées aiguës. In: de Caignou E, Quemont A, Hrsg. Paris: Méquignon-Marvis; 1819, S. 1.

27 Die Physiologische Medizin wurde von ihren Vertretern als eine empirische und induktive Wissenschaft gefeiert. Mit diesen philosophischen Begriffen sollte angedeutet werden, dass der Wissenschaftler, ausgehend von Beobachtung und Experiment, schrittweise zu allgemeinen Erkenntnissen vordringt. Ein solches Vorgehen ermöglicht den Einsatz naturwissenschaftlicher Methoden in der Klinik. Ja, Virchow verkündete selbstbewusst: „Als pathologische Physiologie definieren wir die eigentliche, theoretische wissenschaftliche Medizin".

28 Virchow R: Ein alter Bericht über die Gestaltung der pathologischen Anatomie in Deutschland, wie sie ist und wie sie werden muss. Archiv für pathologische Anatomie und Physiologie und klinische Medizin 1900; 159: 24–39, Zitat S. 39.

29 Eine Biographie von Frerichs findet sich im Beitrag: Von der Matula zum Teststreifen.

30 Flexner A: Medical education in Europe. Carnegie Foundation for the Advancement of Teaching, New York 1912. Report to the Carnegie Foundation for the Advancement of Teaching, Bulletin 6: 161.

31 siehe auch Beitrag: Von der Matula zum Teststreifen.

32 siehe Karikatur auf S. 23 im Beitrag: Von der Matula zum Teststreifen.

33 siehe auch Beitrag: Von der Matula zum Teststreifen.

34 Eine Biographie findet sich im Beitrag: Von der Matula zum Teststreifen.

35 siehe auch Beitrag: Blicke in die Bausteine der Gewebe.

36 Bei diesen Färbungen wird mit Eosin (sauer), Methylenblau (basisch) und einem Abbauprodukt des Methylenblaus (Azur) gefärbt. Letzteres färbt die Kernsubstanz der weißen Blutzellen dunkelrotviolett.

37 Naunyn B: Erinnerungen, Gedanken und Meinungen. München: J F Bergmann; 1925, Zitat S. 235.

38 Naunyn B: Aerzte und Laien. Deutsche Revue Berlin 1905; 30: 185–196; 343–355. Zitat S. 349.

39 Müller F: Eröffnungsrede. Verhandlungen des Congresses für Innere Medicin 1908; 25: 9.

40 Frerichs FT: Eröffnungsrede. Verhandlungen des Congresses für Innere Medicin, Wiesbaden 1882; 1: 13–17, Zitat S. 15.

41 Hopkins FG: The analyst and the medical man. Analyst [Cambridge] 1906; 31: 385–404.

42 Peters JP, Van Slyke DD: Quantitative Clinical Chemistry. Baltimore: Williams & Wilkins Co; 1931–1932.

43 Drabkin DL: Thudichum. Chemist of the Brain. Philadelphia: University of Pennsylvania Press; 1958, Brief S. 252.

Sonnenstäubchen, Schutzfermente und Hormone

S. 140

1 Paullini CF: Neu-Vermehrte Heylsame Dreck-Apothecke, wie nemlich mit Koth und Urin fast alle, ja auch die schwerste, gifftigste Kranckheiten, und bezauberte Schäden vom Haupt biss zun Füssen, inn- und äusserlich, glücklich curiret worden. 4. Aufl. Frankfurt am Main: Friedrich Daniel Knochen; 1734, S. 260.

2 Reinhard F: Gynäkologie und Geburtshilfe altägyptischer Papyri. Sudhoffs Archiv 1916; 9: 315–344, S. 331.

3 Kolta KS, Schwarzmann-Schafhauser D: Die Heilkunde im Alten Ägypten. Magie und Ratio in der Krankheitsvorstellung und therapeutischen Praxis. Stuttgart: Franz Steiner; 2000, S. 30–31.

4 Westendorf W: Erwachen der Heilkunst. Die Medizin im Alten Ägypten. Zürich: Artemis & Winkler; 1992, S. 211.

5 Diepgen P: Die Frauenheilkunde der Alten Welt. München: JF Bergmann; 1937, S. 50.

6 Fasbender H: Entwicklungslehre, Geburtshilfe und Gynäkologie in den Hippokratischen Schriften. Stuttgart: Ferdinand Enke; 1897, S. 32.

7 Kühn KG, Hrsg: Claudii Galeni Opera omnia. 20 Bde. Leipzig: Karl Knobloch; 1821–1833, Bd. 14, S. 476.

8 siehe Anm. 1, S. 261; siehe Anm. 4, S. 212.

9 Menascha I: Die Geburtshilfe bei den alten Ägyptern. Archiv für Gynäkologie 1927; 131: 425–461.

10 Aschheim S: Die Schwangerschaftsdiagnose aus dem Harn durch Nachweis des Hypophysenvorderlappenhormons. II. Praktische und theoretische Ergebnisse aus den Harnuntersuchungen. Klinische Wochenschrift 1928; 7: 1453–1457.

11 Schoeller W, Göbel H: Die Wirkung des Follikelhormons auf Pflanzen. Biochemische Zeitschrift 1931; 240: 1–11.

12 Manger J: Untersuchungen zum Problem der Geschlechtsdiagnose aus Schwangerenharn. Dtsch Med Wochenschr 1933; 59: 885–887.

13 siehe Anm. 12, S. 887.

14 Hoffmann W: Das Auswachsen des Getreides, speziell der Gerste. Naturwiss.-math. Dissertation, Berlin: Universität Heidelberg; 1934.

15 Schwind M: Die Wirkung von Schwangerenharn auf Getreidekörner. Med. Dissertation, Würzburg: Universität Heidelberg, Konrad Tiltsch; 1938, S. 4.

16 Preibsch W, Wagner F: Kritisches über die Verfahren zur Frühschwangerschaftsdiagnose. Zentralblatt für Gynäkologie 1967; 89: 1079–1085.

17 siehe Anm. 3, S. 165.

18 siehe Anm. 3, S. 165–166.

19 Œuvres complètes d'Hippocrate. Littré E, Hrsg. 10 Bde. Paris: JB Baillière; 1839–1861, Bd. 8, S. 416.

20 siehe Anm. 6, S. 94; siehe Anm. 2, S. 331–332; siehe Anm. 19, Bd. 8, S. 414.

21 Lüneburg H, Übers., Huber JC, Komm.: Die Gynäkologie des Soranus von Ephesus. Geburtshilfe, Frauen- und Kinder-Krankheiten, Diätetik des Neugeborenen. München: JF Lehmann's; 1894, S. 29–30.

22 Rhazes: Liber Helchauy idest continens artem medicine. Venedig: Locatellus; 1506, fol. 403r.

23 Rueff J: Ein schön lustig Trostbüchle von den empfengknussen und Geburten der Menschen. Zürich: Christoffel Froschouer; 1554. Zitiert nach: Aschheim S: Die Schwangerschaftsdiagnose aus dem Harne. 2. Aufl. Berlin: S. Karger; 1933, S. 2.

24 Fischer-Homberger E: Medizin vor Gericht. Gerichtsmedizin von der Renaissance bis zur Aufklärung. Bern, Stuttgart, Wien: Hans Huber; 1983, S. 222–223.

25 Fidelis F: De relationibus medicorum libri quatuor. Palermo; 1602, S. 420–423.

26 Zacchia P: Quaestiones medico-legales. Bd. 1. Rom; 1621. Zitiert nach: Zedler JH: Grosses vollständiges Universal Lexicon aller Wissenschaften und Künste. Bd. 35. Leipzig, Halle: Johann Heinrich Zedler; 1743, Sp. 1867.

27 Venette N: Abhandlung von Erzeugung der Menschen. Königsberg, Leipzig: Christoph Gottfried Eckart; 1738.

28 siehe Anm. 27, S. 309.

29 siehe Anm. 26, S. 1864–1879.

30 siehe Anm. 26, S. 1866.

31 siehe Anm. 26, S. 1868.

32 Lorenz M: Kriminelle Körper – Gestörte Gemüter. Die Normierung des Individuums in Gerichtsmedizin und Psychiatrie der Aufklärung. Hamburg: Hamburger Edition; 1999, S. 134–159.

33 Kergaradec J-A Le Jumeau Vicomte de: Mémoire sur l'auscultation, appliquée à l'étude de la grossesse. Paris; 1822.

34 Sonntag E: Das Hegar'sche Schwangerschaftszeichen. Leipzig; 1892.

35 Hegar A: Diagnose der frühesten Schwangerschaftsperiode. Dtsch Med Wochenschr 1895; 21: 565–567.

36 siehe Anm. 35, S. 567.

37 Fasbender H: Geschichte der Geburtshülfe. Jena: Fischer; 1906, S. 489–490.

38 Handbuch der Geburtskunde in alphabetischer Ordnung. Busch DWH, Moser A, Hrsg. Bd. 3. Berlin: Friedrich August Herbig; 1842, S. 20.

39 Roß RS: „Chemie und Mikroskop am Krankenbette" – Mark Aurel Hoefle (1818–1855) und die frühe Entwicklung der Klinischen Chemie in Heidelberg. Medizinhistorisches Journal 1996; 31: 121–146.

40 Hoefle M A: Chemie und Mikroskop am Krankenbette. 2. Aufl. Erlangen: Enke; 1850, S. 148.

41 siehe Anm. 37, S. 490.

42 Real-Encyclopädie der gesammten Heilkunde. Eulenburg A, Hrsg. 2. Aufl., Bd. 18. Wien, Leipzig: Urban & Schwarzenberg; 1889, S. 50.

43 siehe Anm. 37, S. 487.

44 Dabei handelt es sich um mehrkernige Riesenzellen, die aus der Verschmelzung von einkernigen Zellen hervorgegangen sind.

45 Veit J: Zur Physiologie der Ernährung des Fötus. Dtsch Med Wochenschr 1903; 29: 152.

46 Liepmann W: Ueber ein für menschliche Placenta spezifisches Serum. Erste Mitteilung. Dtsch Med Wochenschr 1902; 28: 911–912.

47 Liepmann W: Ueber ein für menschliche Placenta spezifisches Serum. Zweite Mitteilung. Dtsch Med Wochenschr 1903; 29: 80–81.

48 Opitz E: Zur Biochemie der Schwangerschaft. Dtsch Med Wochenschr 1903; 29: 597–601.

49 Freund R: Zur Geschichte der Serodiagnostik der Schwangerschaft. Münchener Medizinische Wochenschrift 1913; 60: 700–701.

50 Dabei handelte es sich um eine polarimetrische Methode, bei der das Vermögen einer Substanz geprüft wird, die Schwingungsebene von polarisiertem Licht im Polarimter zu drehen.

51 Abderhalden E, Freund R, Pincussohn L: Serologische Untersuchungen mit Hilfe der „optischen Methode" während der Schwangerschaft und speziell bei Eklampsie. Praktische Ergebnisse der Geburtshilfe und Gynäkologie 1910; 2: 367 ff.

52 Abderhalden E, Kiutsi M: Biologische Untersuchungen über Schwangerschaft. Die Diagnose der Schwangerschaft mittels der „optischen Methode" und dem Dialysierverfahren. Zeitschrift für physiologische Chemie 1912; 77: 249 ff.

53 Abderhalden E: Schutzfermente des tierischen Organismus: ein Beitrag zur Kenntnis der Abwehrmaßregeln des tierischen Organismus gegen körper-, blut- und zellfremde Stoffe. Berlin: Springer; 1912.

54 Abderhalden E: Diagnose der Schwangerschaft mit Hilfe der optischen Methode und dem Dialysierverfahren. Münchener Medizinische Wochenschrift 1912; 59: 1305–1306.

55 Frewer A: Medizin und Moral in Weimarer Republik und Nationalsozialismus. Die Zeitschrift „Ethik" unter Emil Abderhalden. Frankfurt, New York: Campus; 2000, S. 38–46.

56 Deichmann U, Müller-Hill B: The fraud of Abderhalden's enzymes. Nature 1998; 393: 109–111.

57 Lindig P: Über Serumfermentwirkungen bei Schwangeren und Tumorkranken. Münchener Medizinische Wochenschrift 1913; 60: 288–290.

58 Abderhalden E: Über Serumfermentwirkung bei Schwangeren und Tumorkranken. Bemerkungen zu der Arbeit von Paul Lindig. Münchener Medizinische Wochenschrift 1913; 60: 411–413.

59 Engelhorn E: Zur biologischen Diagnose der Schwangerschaft. Münchener Medizinische Wochenschrift 1913; 60: 587–588.

60 Freund R, Brahm C: Die Schwangerschaftsdiagnose mittelst der optischen Methode und des Dialysierverfahrens. Münchener Medizinische Wochenschrift 1913; 60: 683–690.

61 Abderhalden E: Bemerkung zur „Geschichte der Serodiagnostik der Schwangerschaft" von R. Freund. Münchener Medizinische Wochenschrift 1913; 60: 701–702.

62 Michaelis L, von Lagermarck L: Die Abderhaldensche Schwangerschaftsdiagnose. Dtsch Med Wochenschr 1914; 40: 316–319.

63 siehe Anm. 56, S. 110.

64 siehe Anm. 56.

65 siehe Anm. 55, S. 179.

66 Aschheim S: Die Schwangerschaftsdiagnose aus dem Harne. 2. Aufl. Berlin: S. Karger; 1933, S. 3–5.

67 Schneck P: Selmar Aschheim (1878–1965) und Bernhard Zondek (1891–1966). Zum Schicksal zweier jüdischer Ärzte und Forscher an der Berliner Charité. Zeitschrift für ärztliche Fortbildung und Qualitätssicherung 1994; 91: 187–194.

68 Hinz G, Ebert A, Goetze B: Der Exodus: Robert Meyer, Selmar Aschheim und Bernhard Zondek. Drei Namen für Tausende. In: Ebert A, Weitzel HK, Hrsg. Die Berliner Gesellschaft für Geburtshilfe und Gynäkologie 1844–1994. Berlin, New York: Walter de Gruyter; 1994, S. 206–242.

69 Allen E, Doisy EA: An ovarian hormone. Preliminary report on its localization, extraction and partial purification, and action in test animals. JAMA 1923; 81: 819–821.

70 Zondek B, Aschheim S: Experimentelle Untersuchungen über die Funktion und das Hormon des Ovariums. Klinische Wochenschrift 1925; 4: 1388–1390.

71 Zondek B, Aschheim S: Ovarialhormon, Wachstum der Genitalien, sexuelle Frühreife. Klinische Wochenschrift 1926; 5: 2199–2202.

72 von Schubert E: Tagungsbericht: Berlin, Gesellschaft für Geburtshilfe und Gynäkologie, 22.1.1926. Dtsch Med Wochenschr 1926; 52: 343–344.

73 Zondek B, Aschheim S: Das Hormon des Hypophysenvorderlappens. Klinische Wochenschrift 1927; 6: 248–252.

74 Zondek B, Aschheim S: Das Hormon des Hypophysenvorderlappens. Klinische Wochenschrift 1928; 7: 831–835.

75 Aschheim S, Zondek B: Hypophysenvorderlappenhormon und Ovarialhormon im Harn von Schwangeren. Klinische Wochenschrift 1927; 6: 1322.

76 siehe Anm. 10.

77 Zondek B: Die Schwangerschaftsdiagnose aus dem Harn durch Nachweis des Hypophysenvorderlappenhormons. I. Grundlagen und Technik der Methode. Klinische Wochenschrift 1928; 7: 1404–1411.

78 siehe Anm. 67, S. 192.

79 siehe Anm. 66, S. 62.

80 siehe Anm. 67 und 68.

81 siehe Anm. 66, S. 70–74.

82 Marquart H: 50 Jahre HCG-Nachweis zur Frühdiagnose der Schwangerschaft. Eine medizinhistorische Studie seit der Entdeckung der Aschheim-Zondek-Reaktion. Med. Diss. Düsseldorf: 1981, S. 24.

83 Kevles DJ: In the name of eugenics. Genetics and the uses of human heredity. Berkeley, Los Angeles: University of California Press; 1985, S. 122–128.

84 Wells GP: Lancelot Thomas Hogben. Biographical memoirs of fellows of the Royal Society 1978; 24: 183–221.

85 siehe Anm. 82, S. 24–25.

86 Ruppel G: Erfahrungen mit dem Schwangerschaftstest nach Galli-Mainini von 1952–1960 ausgeführt an der Rana esculenta. Med. Diss. Saarbrücken: 1961, S. 4.

87 Galli Mainini, C: Pregnancy test using male toad. J clin endocrin 1947; 7: 653–658.

88 siehe Anm. 86.

89 Bibel DJ: Milestones in Immunology. A historical exploration. Madison, Wisc.: Science Tech Publ; 1988, S. 290–293.

90 Got R: Gonadotropine choriale humaine. Isolement et caractérisation. Thèse Sc. phys. Paris: 1959.

91 siehe Anm. 82, S. 46.

92 siehe Anm. 82, S. 45.

93 Bettendorf G: Zur Geschichte der Endokrinologie und Reproduktionsmedizin. 256 Biographien und Berichte. Berlin, Heidelberg: Springer; 1995, S. 175.

94 Pfeffer N: The stork and the syringe. A political history of reproductive medicine. Cambridge: Polity Press; 1993, S. 146.

95 Medvei VC: The history of clinical endocrinology. 2. Aufl. Carnforth, New York: Parthenon Publishing; 1993, S. 375.

96 siehe Anm. 93, S. 611.

97 Wide L, Gemzell, CA: An immunological pregnancy test. Acta Endocrinol 1960; 37: 261–267.

98 Wide L: An immunological method for assay of human chorionic gonadotrophin. Acta Endocrinol 1962; 70 (Suppl): 1–111.

99 siehe Anm. 82, S. 63.

100 Vaitukaitis JL, Braunstein GD, Ross GT: A radioimmunoassay which specifically measures human chorionic gonadotrophin in the presence of luteinizing hormone. Am J Obst Gyn 1972; 113: 751–758.

101 National Research Council. Biologic markers in reproductive toxicology. Washington, DC: National Academy Press; 1989, S. 188.

102 Böhmer S, Schneider J: Die Entwicklung des diagnostischen Ultraschalls in der geburtshilflichen Medizin. Der Kinderarzt 1991; 22: 605–616.

103 Birken S, Canfield RE: Isolation and amino acid sequence of COOH-terminal fragments from the b-subunit of human choriogonadotrophin. J Biol Chem 1977; 252: 5386–5392.

Blutspuren
S. 156

1 Harvey W: Exercitatio anatomica de motu cordis et sanguinis in animalibus. Frankfurt am Main: Wilhelm Fitzner; 1628.

2 Landois L: Transfusion des Blutes. Leipzig; 1875.

3 Landsteiner K: Ueber Agglutinationserscheinungen normalen menschlichen Blutes. Wiener klinische Wochenschrift 1901; 14 (40): 1132–1134.

4 Im Rhesusblutgruppensystem, das ca. 40 Antigene umfaßt, ist die inkonsequente Nomenklatur noch verwirrender.

5 Es war auch Landsteiner, der die Bedeutung des von C. Moreschi beschriebenen Anti-Globulin-Tests, einem besonders empfindlichen Antikörpernachweis, zuerst erkannte. Als routinemäßige blutgruppenserologische Untersuchungsmethode wurde dieser Test ab 1945 durch R.R.A. Coombs eingeführt. Durch Immunisierung von Kaninchen mit menschlichem Eiweiß (Globulin) bilden diese einen Antikörper, das Anti-Humanglobulin. Dieser Anti-Antikörper bindet Blutgruppenantikörper, die erst nach dieser Bindung sichtbar agglutinieren.

6 siehe Anm. 3.

7 Crile GW: Haemorrhage and Transfusion. New York und London: D Appleton and Company; 1909.

8 Winkler EA: Ernst Unger, 1875–1938, Eine Bibliographie. Inauguraldissertation zur Erlangung der medizinischen Doktorwürde an der Freien Universität Berlin, 1975.

9 persönliche Mitteilungen.

10 Landsteiner K, Wiener AS: Studies on an agglutinogen (Rh) in human blood reacting with anti-Rhesus sera and with human iso-antibodies. J Exp Med 1941; 74: 309.

11 Dahr P: Untersuchungen über eine neue agglutinable Blutkörpercheneigenschaft beim Menschen. Zeitschrift für gesamte Blutforschung 1942; Band XIX, 181–184.

12 Levine P, Stetson R: An unusual case of intragroup agglutination. J Am Med Assoc 1939; 113: 126.

13 Blumberg BS, Sutnick AI, London WT: Hepatitis and leukaemia: Their relation to Australia Antigen, Bull NY Acad Med 1968; 44: 1566–1586.

14 Dane DS, Cameron CH, Briggs M: Virus-like particles in serum of patients with Australia-antigen-associated hepatitis. The Lancet 1970; i: 695–698.

15 Frischblut in Deutschland galt als „Einzelzubereitung", das unter der Verantwortung des transfundierenden Arztes zubereitet wurde, was heute obsolet ist.

16 Speiser P, Smekal FG: Karl Landsteiner, Entdecker der Blutgruppen und Pionier der Immunologie. Biographie eines Nobelpreisträgers aus der Wiener Medizinischen Schule. Berlin: Blackwell-Überreuter; 1990.

17 Kunsch K, Kunsch S: Der Mensch in Zahlen. Eine Datensammlung in Tabellen mit über 20 000 Einzelwerten. Heidelberg: Spektrum Akademischer Verlag; 2000.

Krebszeichen
S. 171

1 Schramm P: Krebs. Eine Krankheit im Spiegel der Jahrtausende. Taunusstein: Edition Rarissima; 1987, S. 11. Eine Diskussion des Papyrus findet sich im Internet unter http://www.eoa.org.eg/oldest.htm. Die Brusttumoren werden nahe der Fallnummer 40 beschrieben.

2 Wolff J: Die Lehre von der Krebskrankheit von den ältesten Zeiten bis zur Gegenwart. 1. Bd., 2. verb. Aufl. Jena: Gustav Fischer; 1929.

3 siehe Anm. 2.

4 Virchow R: Die Cellularpathologie in ihrer Begründung auf physiologische und pathologische Gewebelehre. Berlin: Hirschwald; 1858.

5 1846 erfolgte die erste Krebsoperation unter Ethernarkose von J.C. Warren.

6 Schridde H: Krebshaare. Münchener Medizinische Wochenschrift 1922; 45: 1565–1566.

7 Frick G, Meduna K: Ueber die Schridde'schen Krebshaare und ihre Bedeutung für die Diagnose von Karzinomen. Wiener Klinische Wochenschrift 1936; 3: 76–77.

8 Dietz E: Aus der Steinzeit der Tumordiagnostik. Diagnostica Dialog 1998; 1: 20–21.

9 Köhler R: Die Krebs- und Scheinkrebs-Krankheiten des Menschen. Nach den bisherigen Leistungen der Wissenschaft auf dem klinischen Standpunkte bearbeitet. Stuttgart: JB Müllers Verlagshandlung; 1853, S. 104.

10 siehe Anm. 8.

11 Boschung U: Labor und Medizin – einst und jetzt: Geräte und Methoden. In: Schweizerischer Fachverband des medizinisch-technischen Laborfachpersonals, Hrsg. Labor und Medizin – einst und jetzt. Beiträge zur Geschichte der Labormedizin. Bern: Stämpfli + Cie AG; 1980, S. 152.

12 Clamp R: Some aspects of the first recorded case of multiple myeloma. The Lancet 1967; 23: 1354–1356.

13 Perry MC, Kyle R: The clinical significance of Bence Jones Proteinuria. Mayo Clinic Proc 1975; 50: 234–238.

14 Bence Jones H: Papers on Pathology. Lecture III. The Lancet 1847; ii: 92.

15 Bence Jones H: On a new substance occurring in the urine of a patient with Mollitis Ossium. Philosophical Transactions of the Royal Society 1847; 138: 55–62.

16 siehe Anm. 12.

17 Classics in Oncology: Henry Bence Jones (1813–1873). CA-A Cancer J Clin 1978; 28 (1): 47–56.

18 lateinisch: bedeutet soviel wie weiche und fragile Knochen

19 siehe Anm. 12.

20 MacIntyre W: Case of mollities and fragilitas ossium, accompanied with urine strongly charged with animal matter. Med Chir Trans Lond 1850; 33: 211–232.

21 von Rustizky J: Multiples Myelom. Dtsch Z Chir 1873; 3: 162–172.

22 Die heute auch gebräuchliche Bezeichnung Plasmozytom wurde 1940 von Kurt Apitz (1906–1945) vorgeschlagen.

23 Durie BGM: Multiples Myelom: Eine kurze Übersicht über Krankheit und Behandlungsmöglichkeiten. International Myeloma Foundation. North Hollywood, Calif.

24 Analyse des Harns. Zum Gebrauch für Mediziner, Chemiker und Pharmazeuten. Zugleich Neubauer-Huppert's Lehrbuch, 11. Aufl., bearbeitet von Ellinger A, Falk F, Henderson L J, Schulz FN, Spiro K, Wiechowski W. Wiesbaden: CW Kreidels Verlag; 1913, S. 1184.

25 siehe Anm. 24.

26 siehe Anm. 24.

27 Sebastian A: Dictionary of the history of medicine. New York, London: The Parthenon Publishing Group; 1999, S. 523.

28 siehe Anm. 23.

29 Swazey JP, Reeds K: A Crucial Experiment of Nature: Multiple Myeloma and the Structure of Antibodies. In: Today's Medicine, Tomorrow's Science. Essays on Paths of Discovery in the Biomedical Sciences. US Department of Health, Education and Welfare, Public Health Service, National Institutes of Health. DHEW Publication No. (NIH); 1978, S. 78–244.

30 Edelman GM, Poulik MD: Studies on Structural Units of the γ-Globulins. J Exp Med 1961; 113: 861–884.

31 Poulik MD, Edelman GM: Comparison of Reduced Alkylated Derivatives of Some Myeloma Globulins and Bence Jones Proteins. Nature 1961; 191: 1274–1276.

32 Edelman GM, Gally JA: The nature of Bence Jones Protein: chemical similarities to polypeptide chains of myeloma globulins and normal γ-globulins. J exp Med 1962; 116: 207–227.

33 siehe Anm. 29.

34 siehe Anm. 32, S. 225.

35 Hilschmann N: Die chemische Struktur von zwei Bence Jones-Proteinen (Roy und Cum) vom χ-Typ. Hoppe Seyler's Z Physiol Chem 1967; 348: 1077–1080.

36 Epp O, Colman P, Fehlhammer H, Bode W, Schiffer M, Huber R: Crystal and Molecular Structure of a Dimer Composed of the V Portions of the Bence Jones Protein REI. Eur J Biochem 1974; 45: 513–524.

37 Krebserkrankungen der blutbildenden Organe.

38 Krebserkrankungen des lymphatischen Gewebes.

39 Bei dieser erstmals 1944 von Waldenström beschriebenen Erkrankung produzieren entartete Milz- und Knochenmarkzellen vermehrt große Immunglobuline.

40 Boege F: Bence-Jones-Proteine. J Lab Med 1999; 23 (9): 477–482.

41 Die Immunelektrophorese wurde 1953 erstmals beschrieben. Grabar P, Williams C A: Méthode permettant l'étude conjuguée des propriétés électrophorétiques et immunochimiques d'un mélange de protéines: application au sérum sanguin. Biochim Biophys Acta 1953; 10: 193–194.

42 http://www.vivascience.de/de/faq/faq_jones.html

43 Mead GP, Carr-Smith HD, Drayson MT, Bradwell AR: Detection of Bence Jones Myeloma and Monitoring of Myeloma Chemotherapy Using Immunoassays Specific for Free Immunoglobulin Light Chains. Clin Lab 2003; 49: 25–27.

44 Dabei handelt es sich z. B. um das Calcitonin beim medullären Schilddrüsenkarzinom oder das Insulin beim Insulinom.

45 Trinkler H: Das Lichtmikroskop und seine Hilfstechniken in der Entwicklung der medizinischen Diagnostik. In: Schweizerischer Fachverband des medizinisch-technischen Laborfachpersonals, Hrsg. Labor und Medizin – einst und jetzt. Beiträge zur Geschichte der Labormedizin. Bern: Stämpfli + Cie AG; 1980.

46 siehe Anm. 1.

47 siehe Anm. 45.

48 Friedländer C: Mikroskopische Technik. Berlin: Fischer; 1883.

49 Simmer H: Die Auffindung eines Zyklus im desquamierten menschlichen Vaginalepithel. In: Habrich C, Hrsg. Medizinische Diagnostik in Geschichte und Gegenwart. München: Verlag Werner Fritsch; 1978, S. 341–356.

50 siehe Anm. 45.

51 Papanicolaou GN: Note on the diagnosis of the female genital tract. Proc Race Beterment Conf 1928; 3: 528–534.

52 Kidd JG: In Memoriam George Nicholas Papanicolaou 1883–1962. Am J Clin Path 1963; 39: 400–405.

53 siehe Anm. 49.

54 Papanicolaou GN, Traut HF: Diagnosis of Uterine Cancer by the Vaginal Smear. New York: The Commonwealth Fund; 1943.

55 Soost H-J, Baur S: Gynäkologische Zytodiagnostik. Lehrbuch und Atlas. 5. überarbeitete u. erw. Aufl. Stuttgart: Georg Thieme; 1990.

56 Streeck RE, Hilfrich R: Papillomavirus-Infektionen: Latente, subklinische oder virulente Erkrankung? Neues Nachweisverfahren erlaubt eine Unterscheidung. mta Spektrum 2000; 15 (4): 233–235.

57 Castle PE, Schiffman M, Gravitt PE, Kendall H, Fishman S, Dong H, Hildesheim A, Herrero R, Bratti MC, Sherman ME, Lorincz A, Schussler JE, Burk RD: Comparisons of HPV DNA detection by MY09/11 PCR methods. J Med Virol 2002; 68 (3): 417–423.

58 Gutman AB, Gutman EB: An acid phosphatase occurring in the serum of patients with metastasizing carcinoma of the prostate gland. J Clin Invest 1938; 17: 473–478.

59 Gold P, Freedman SO: Demonstration of tumor-specific antigens in human colonic carcinomata by immunological tolerance and absorption techniques. J Exp Med 1965; 121: 439–445.

60 Maurer A, Müller-Brand J: Verräterische Spuren. Roche Magazin 1992; 41: 13–23.

61 Jäger D, Jäger E, Knuth A: Biologische Waffen gegen Tumoren. mta Spektrum 2001; 10 (16): 438–440.

62 Darunter versteht man die selektive Gewinnung von Zellen.

63 Porstmann B: Neue Diagnostika ermöglichen spezifische Krebsbekämpfung In: Neue Strategien zur Krebsbekämpfung. Basel: Roche; 2001.

64 Stieber P: 15 Jahre Tumormarker im klinischen Alltag: ihr Nutzen und ihre Grenzen. mta Spektrum 2000; 15 (12): 612–614.

65 http://www4.od.nih.gov/biomarkers/ICDD.htm

66 siehe Anm. 63.

67 siehe Anm. 63.

68 Jernimo C, Usadel H, Henrique R, Silva C, Oliveira J, Lopes C, Sidransky D: Quantitative GSTP1 hypermethylation in bodily fluids of patients with prostate cancer. Urology 2002; 60 (6): 1131–1135.

69 Jeronimo C, Varzim G, Henrique R, Oliveira J, Bento MJ, Silva C, Lopes C, Sidransky D: I105V polymorphism and promoter methylation of the GSTP1 gene in prostate adenocarcinoma. Cancer Epidemiol Biomarkers Prev 2002; 11 (5): 445–450.

70 Persönliche Mitteilung Prof. Bärbel Porstmann.

71 Schott H: Die Chronik der Medizin, Chronik Verlag im Bertelsmann Lexikon Verlag, 2000.

72 siehe Anm. 2.

73 Büttner J: Gießener Schüler Justus von Liebigs mit späteren Tätigkeiten in der Medizin. Gießener Universitätsblätter 2001/2002; 34/35: 40/41.

74 siehe Anm. 14.

75 Sebia Produktinformation zu Hydragel 2 IF und Hydragel 4 IF zum Nachweis mononklonaler Proteine in Humanserum und Urin. Fulda: Sebia; 2003, S. 16.

76 Carmichael DE: The PAP Smear: Life of George N. Papanicolaou. Springfield, Ill: Charles C. Thomas; 1973.

77 Wasserflöhe der Gattung Daphnia.

78 siehe Anm. 52.

79 siehe Anm. 76.

80 siehe Anm. 76.

81 Abbildung: Prof. Elmer Koneman, Colorado, USA.

82 Abbildung: PD Dr. Lukas Bubendorf und Dr. A. Lugli, Institut für Pathologie der Universität Basel.

83 Abbildung: PD Dr. Lukas Bubendorf und Dr. A. Lugli, Institut für Pathologie der Universität Basel.

84 Abbildung: PD Dr. Lukas Bubendorf und Dr. A. Lugli, Institut für Pathologie der Universität Basel.

85 Abbildung: Frau Martina Mirlacher, Institut für Pathologie der Universität Basel.

86 Unter dem Zentromer versteht man die Ansatzstelle der bei der Kernteilung sich ausbildenden Spindelfasern am Chromosom.

Auf das richtige Medium kommt es an
S. 185

1 Mochmann H, Köhler W: Meilensteine der Bakteriologie. Von Entdeckungen und Entdeckern aus den Gründerjahren der Medizinischen Mikrobiologie. 2., vollst. rev. und erw. Aufl. Frankfurt am Main: Edition Wützel; 1997.

2 Cohn F: Ueber Bacterien, die kleinsten lebenden Wesen. Berlin: Lüderitz'sche Verlagsbuchhandlung Carl Habel; 1872.

3 Klebs E: Beiträge zur Kenntnisse der Micrococcen. Arch Exp Pathol Pharmakol 1873; 1: 32–64.

4 Lister J: The present position of antiseptic surgery. Verh X. Int Med Congr Berlin 1890; 1891.

5 siehe Anm. 3.

6 siehe Anm. 1.

7 siehe Anm. 4.

8 Hitchens AP, Leikind MC: The introduction of agar-agar into bacteriology. J Bacteriol 1939; 37: 485–493.

9 Ehrenberg CG: Hr. Ehrenberg übergab eine reichliche Centurie historischer Nachträge zu den blutfarbigen Meteoren und sogenannten Prodigien. 27. Juni. Gesamtsitzung der Akademie. Ber Verh Kgl Preuß Akad Wiss Berlin; 1859, S. 215–246.

10 Diodorus of Sicily. Diodorus Siculus Library of History Books XVI. 66–XVII. Welles CB, translator. Cambridge, MA: Harvard University Press; 1963.

11 Curtius Rufus Q: Historiae Alexandri Magni. Dtsch. Übersetzung von Siebelis J: Von den Thaten Alexanders des Großen. 3. Aufl. Stuttgart; 1882.

12 Sette V: Memoria storico-naturale sull'arrossimento straordinario di alcune sostanze alimentose osservato nella provincia di Padova l'anno DCCCXIX. Venezia: Alvisopoli; 1824.

13 Bizio B: Lettera di Bartolomeo Bizio al chiarissimo canonico Angelo Bellani sopra il fenomeno della polenta porporina. Biblioteca Italiana o sia Giornale di Letteratura, Scienze e Arti 1823; (VIII) 30: 275–295. engl. Merlino, 1924.

14 siehe Anm. 2.

15 Dixon B: Power unseen: how microbes rule the world. Oxford: Oxford University Press: 1994.

16 Ehrenberg CG: Fortsetzung der Beobachtung des sogenannten Blutes im Brode als Monas prodigiosa. Ber Verh Kgl Preuß Akad Wiss Berlin; 1848, S. 354–362.

17 Ehrenberg CG: Hr. Ehrenberg zeigt das seit alter Zeit berühmte Prodigium des Blutes im Brode und auf Speisen als jetzt in Berlin vorhandene Erscheinung in frischem Zustande vor und erläuterte dieselbe als bedingt durch ein bisher unbekanntes monadenartiges Thierchen (Monas? prodigiosa). 26. Oktober. Gesamtsitzung der Akademie. Ber Verh Kgl Preuß Akad Wiss Berlin; 1848, S. 349–353.

18 Schroeter J: Über einige durch Bakterien gebildete Pigmente. Beiträge zur Biologie der Pflanzen 1872; 1: 109–126.

19 Stanier RY, Inngraham JL, Wheelis ML Painter PR: General Microbiology. 5. Aufl. London: MacMillan Education LTD; 1987, S.11.

20 Klebs E: Ueber Diphtherie. Verh des Congresses für Innere Med, II. Congress, Wiesbaden: Bergmann; 1883, S. 139–154.

21 siehe Anm. 8.

22 siehe Anm. 1.

23 Koch R: Untersuchungen über Bacterien V. Die Aetiologie der Milzbrandkrankheit, begründet auf der Entwicklungsgeschichte des Bacillus Anthracis. Beiträge zur Biologie der Pflanzen 1876; 2: 277–310.

24 Vittadini C: risultato di alcuni esperimenti istituti sul baco da seta e sopra altri insetti; allo scopo di chiarire la vera natura del calcino. Giornale dell'I. R. Istituto Lombardo di Scienze, Lettere ed Arti 1850; 2: 305–313.

25 siehe Anm. 4.

26 Koch R: Zur Untersuchung von pathogenen Organismen. Mitth. aus dem Kaiserl. Gesundheitsamte 1, 1–48. Ges. Werke 1, 112–163, 1881.

27 Koch R: Die Aetiologie der Tuberculose. Nach einem in der physiologischen Gesellschaft zu Berlin am 24. März 1882 gehaltenem Vortrage.

28 siehe Anm. 1.

29 siehe Anm. 1.

30 Koch R: Die Aetiologie der Tuberculose. Berliner Medizinische Wochenschrift 1882; 15: 220–230.

31 Hesse W: Walther und Angelina Hesse – Early contributions to bacteriology, ASM News 1992; 58 (8): 425–428.

32 siehe Anm. 8.

33 Von Gierke E: Zur Einführung des Agar-Agars in die bakteriologische Technik. Ein Gedenkwort für eine deutsche Arztfrau. Zentralbl Bakteriol [Orig 1] 1935; 133: 273.

34 siehe Anm. 2.

35 Smith HM: The Seaweed Industries of Japan. Washington Govt Ptg Off 181 pp; Bull Bureau Fisheries 1905; 24: 133–181.

36 Gildemeister E: Allgemeine, besondere und differentialdiagnostische Nährböden, einschließlich Trocken- und Konservennährböden. In: Kolle W, Kraus R, Uhlenhut P, Hrsg. W. Kolle und A. v. Wassermann's Handbuch der pathogenen Mikroorganismen. 3. Aufl., Bd. 9. Jena: G Fischer; 1929, S. 965.

37 Petri R J: Eine kleine Modifikation des Kochschen Plattenverfahrens. Centralblatt für Bacteriologie und Parasitenkunde, 1887; Bd. I, S. 279.

38 siehe Anm. 8.

39 Bei den Nährböden handelt es sich um (von links nach rechts und von oben nach unten): Kochblut-Agar zur selektiven Isolierung von *Haemophilus*, CHROMagar kombiniert mit Colistin-Nalidixin-Agar zur Isolierung von uropathogenen Erregern, Campylosel-Agar zur selektiven Isolierung von *Campylobacter*, MacConkey Agar, ein Selektivmedium zur Isolierung von *Enterobacteriaceae*, Legionella-Selektivnährboden, Columbia-Blutagar geeignet zur Isolierung von nicht anspruchsvollen Bakterien, Xylose-Lysin-Desoxycholat-Agar zur Isolierung darmpathogener *Enterobacteriaceae*, Sabouraud-Dextrose-Agar zur Isolierung von Pilzen, OFPBL-Agar, ein Selektivmedium zur Isolierung von *Burkholderia cepacia*.

Gegen den Weißen Tod
S. 194

1 Loeffler F: Zum 25jährigen Gedenktage der Entdeckung des Tuberkelbazillus. Dtsch Med Wochenschr 1907; 33 (12): 449–451, (13): 489–495.

2 Ehrlich H: in: Frankfurter Zeitung 2.6.1910. Nach: Möllers B: Robert Koch. Persönlichkeit und Lebenswerk 1843-1910. Hannover: Schmorl und von Seefeld; 1950, S. 133.

3 Johne A: Die Geschichte der Tuberkulose mit besonderer Berücksichtigung der Tuberkulose des Rindes und die sich daraus ergebenden medicinal- und veterinärpolizeilichen Consequenzen. Leipzig: FCW Vogel; 1883.

4 Koch R: Die Ätiologie der Tuberkulose (1882 und 1884). In: Schwalbe J, Hrsg. Gesammelte Werke von Robert Koch. Leipzig: Georg Thieme; 1912, 1. Band, S. 444.

5 siehe Anm. 4 (1882).

6 Niemeyer F: Lehrbuch der speziellen Pathologie und Therapie mit besonderer Rücksicht auf Physiologie und pathologische Anatomie. 2 Bände, 1. Band. Berlin: August Hirschwald; 1863, S. 171.

7 siehe Anm. 4 (1884), S. 472.

8 siehe Anm. 4 (1882), S. 429.

9 siehe Anm. 4 (1882), S. 430.

10 Brock TD: Robert Koch: A Life in Medicine and Bacteriology. Madison, Wisconsin: Science Tech Publishers; 1988, S. 119.

11 siehe Anm. 4 (1882), S. 432–433.

12 Koch R: Zur Untersuchung von pathogenen Mikroorganismen (1881). In: Schwalbe J, Hrsg. Gesammelte Werke von Robert Koch. Leipzig: Georg Thieme; 1912, 1. Band, S. 122.

13 siehe Anm. 4 (1884), S. 551.

14 siehe Anm. 4 (1884), S. 485.

15 Beschreibungen finden sich in Anm. 4 (1882), S. 431 und Anm. 4 (1884), S. 491.

16 Bei der zu ihrer Kultivierung notwendigen Temperatur von über 30 °C verflüssigten sich die von Koch bis dahin verwendeten festen Nährböden auf Gelatinebasis.

17 siehe Anm. 4 (1884), S. 538.

18 siehe Anm. 4 (1882), S. 438. Gesperrt im Original.

19 siehe Anm. 4 (1882), S. 442.

20 siehe Anm. 4 (1884), S. 467.

21 siehe Anm. 4 (1882), S. 442.

22 siehe Anm. 4 (1884), S. 531.

23 siehe Anm. 4 (1884), S. 550.

24 siehe Anm. 4 (1884), S. 469–470.

25 siehe Anm. 4 (1882), S. 444.

26 Koch R: Über bakteriologische Forschung (1890). In: Schwalbe J, Hrsg. Gesammelte Werke von Robert Koch. Leipzig: Georg Thieme; 1912, 1. Band, S. 659.

27 siehe Anm. 26.

28 Koch R: Weitere Mitteilungen über ein Heilmittel gegen Tuberkulose (1890). In: Schwalbe J, Hrsg. Gesammelte Werke von Robert Koch. Leipzig: Georg Thieme; 1912, 1. Band, S. 661–668.

29 Koch R: Fortsetzung der Mitteilungen über ein Heilmittel gegen Tuberkulose (1891). In: Schwalbe J, Hrsg. Gesammelte Werke von Robert Koch. Leipzig: Georg Thieme; 1912, 1. Band, S. 669–672.

30 Koch R: Weitere Mitteilung über das Tuberkulin (1891). In: Schwalbe J, Hrsg. Gesammelte Werke von Robert Koch. Leipzig: Georg Thieme; 1912, 1. Band, S. 673–682.

31 Elkeles B: Der „Tuberkulinrausch" von 1890. Deutsche Medizinische Wochenschrift 1990; 115: 1729–1732.

32 Schreiben Kochs an Friedrich Althoff, 5.12.1890. Zitiert nach Gradmann C: Ein Fehlschlag und seine Folgen: Robert Kochs Tuberkulin und die Gründung des Instituts für Infektionskrankheiten in Berlin 1891. In: Gradmann C, Schlich T, Hrsg. Strategien der Kausalität. Konzepte der Krankheitsverursachung im 19. und 20. Jahrhundert. Pfaffenweiler: Centaurus; 1999, S. 29–52.

33 Baumgarten, Neuere experimentell-pathologische Arbeiten über Tuberculinwirkung, 1891, S. 1208.

34 Der „**B**acille **C**almette **G**uérin"-Impfstoff stand als erster wirksamer Impfstoff erst ab 1924 zur Verfügung. Bereits 1906 hatten die französischen Bakteriologen Albert Calmette (1863–1933) und Camille Guérin mit ihren Experimenten zur Anzüchtung von abgeschwächten Tuberkulosebakterien begonnen. Anfang der 1950er bis Mitte der 1960er Jahre wurden die Antituberkulosemittel entwickelt, die bis heute in chemotherapeutischen Kombinationstherapien eingesetzt werden. Quelle: Päuser S: Carpe diem. mta 1999, 14 (4): 237.

Die Analyse biologischer Katalysatoren
S. 206

1 Rosenfeld L: Clinical Chemistry Since 1800: Growth and Development. Clin Chem 2002; 48: 186–197.
2 Segel IH: Enzyme Kinetics. New York, London, Sydney, Toronto: John Wiley & Sons Inc; 1975.
3 siehe Anm. 2.
4 Bernard C: J. Recherches sur les usages de suc pancréatique dans la digestion. Pharm Chim Paris 1849; 15: 336–345.
5 Berthelot M: Sur la fermentation glucosique du sucre de canne. Compt Rend Acad Sci Paris 1860; 50: 980–984. Zitiert: Fruton JS: Molecules and Life: Historical Essays on the Interplay of Chemistry and Biology. New York, London, Sydney, Toronto: John Wiley & Sons Inc; 1972.
6 Fruton JS: Molecules and Life: Historical Essays on the Interplay of Chemistry and Biology. New York, London, Sydney, Toronto: John Wiley & Sons Inc; 1972.
7 siehe Anm. 2.
8 siehe Anm. 2.
9 siehe Anm. 2.
10 Buchner E: Alkoholische Gärung ohne Hefezellen. Ber Chem Ges 1897; 30: 117–124. Zitiert Fruton JS: Molecules and Life: Historical Essays on the Interplay of Chemistry and Biology. New York, London, Sydney, Toronto: John Wiley & Sons Inc; 1972.
11 Sumner JB: The isolation and crystallization of the enzyme urease. J Biol Chem 1926; 69: 435–441.
12 Henri V: Lois Générales de l'Action des Diastases. Paris: Hermann; 1903.
13 Michaelis L, Menten ML: Zur Kinetik der Invertinwirkung. Biochem Z 1913; 49: 333–369.
14 Briggs GE, Haldane JBS: A note on the kinetics of enzyme action. Biochem J 1925; 19: 338–339.
15 Warburg O, Christian W, Griese A: Wasserstoffübertragendes Co-Ferment, seine Zusammensetzung und Wirkungsweise. Biochem Z 1935; 282: 157–205.
16 Bergmeyer HU, Gawehn K: Methods of Enzymatic Analysis. Weinheim: Verlag Chemie; 1963.
17 Wohlgemuth J: Beitrag zur funktionellen Diagnostik des Pankreas. Berl Klin Wschr 1910; 47: 92.
18 Gutman AB, Gutman EB: An „acid" phosphatase occurring in the serum of patients with metastasizing carcinoma of the prostate grand. J Clin Invest 1938; 17: 473–478.
19 Antopol W, Tuchman L, Schifrin A: Decreased cholinesterase acitivity of serum in jaundice and biliary disease. Proc Soc Exper Biol Med 1938; 38: 363.
20 Gutman AB, Olson KB, Gutman EB, Flood CA: Effect of disease of liver and biliary tract upon phosphatase activity of serum. J Clin Invest 1940; 19: 129.

21 Wroblewski F, Jervis G, LaDue JS: The diagnostic, prognostic and epidemiologic significance of serum glutamic oxalacetic transaminase (SGOT) alterations in acute hepatitis. Ann Int Med 1956; 45: 782.
22 LaDue JS, Wroblewski F, Karmen A: Serum glutamic oxalactic transaminase activity in human acute transmural myocardial infarction. Science 1954; 120: 497–500.
23 Abderhalden R: Clinical Enzymology. Princeton, New Jersey, Toronto, London, New York: D Van Nostrand Company Inc; 1961.
24 siehe Anm. 10.
25 Minakami S, Yoshikawa H: Studies on Erythrocyte Glycolysis. II. Free Energy Changes and Rate Limiting Steps in Erythrocyte Glycolysis. J Biochem 1966; 59: 139–150.
26 Rapoport T, Heinrich R, Rapoport SM: The regulatory principles of glycolysis in erythrocytes in vivo and in vitro. A minimal comprehensive model describing steady states, quasi-steady states and time-dependent processes. Biochem J 1976; 154: 449–469.
27 Pawson T: Protein modules and signalling networks. Nature 1995; 373: 573–580.
28 Markert CL, Møller F: Multiple Forms of Enzymes: Tissue, Ontogenetic, and Species Specific Patterns. Proc Natl Acad Sci USA 1959; 45: 753–763.
29 Unter Primärstruktur versteht man die Reihenfolge von Nukleotiden in Nukleinsäuren bzw. von Aminosäuren in Proteinen.
30 LDL, engl.: **l**ow **d**ensity **l**ipoprotein.
31 HDL, engl.: **h**igh **d**ensity **l**ipoprotein.
32 Ginsberg HN: Liporotein physiology. Endocrinol Metab Clin North Am 1998; 27: 503–519.
33 Bertina RM: Genetic approach to thrombophilia. Thromb Haemost 2001; 86: 92–103.
34 Proteine mit Antikörperfunktion.
35 http://www.thieme.de/dmw/index.html?fr_nav_home.htm&fr_blue.htm&http://www.thieme.de/dmw/inhalt/dmw1998/dmw9825/beitrag/mg282.htm
36 http://www.m-ww.de/persoenlichkeiten/menten.html
37 Dank an Prof. Sheshadri Narayanan (New York Medical College) und Prof. (em.) Shigeki Minakami (Kyushu University) für die kritische Durchsicht des Manuskripts.
38 Berzelius JJ: Jahresbericht über die Fortschritte der Physischen Wissenschaften. Bd. 15. Tübingen: JCB Mohr; 1836.

Etwas für Detektive:
Wie sich die Gerinnungsdiagnostik entwickelte
S. 214

1 Blut gerinnt verzögert auf einem Rosen- oder auf einem anderen Blatt, wenn es eine nicht benetzbare Oberfläche hat.
2 Man kann bei Blutern relativ unbesorgt eine Hautvene punktieren, wenn diese tief im Gewebe eingebettet ist. Diese minimale Verletzung wird durch das im Gewebe reichlich vorhandene Gewebethromboplastin abgedeckt, das aber für größere Verletzungen nicht ausreicht.
3 Stocken ist ein althochdeutsches Wort für gerinnen.

4 Unser Blut kann ungehindert kreisen, da auch das Innere der Gefäßwand nicht benetzbar ist – und zudem Inhibitoren an ihr haften, die örtliche Gerinnungsprozesse verhüten. Zu Thrombosen kann es aus vielen Gründen kommen, die meisten sind erworben, z. B. durch lange Bettlägrigkeit, insbesondere nach Operationen. Bei ca. 80 % der sog. jugendlichen Thrombosen kann man jedoch bestimmte, begünstigende genetische Defekte nachweisen.
5 Sutor AH, Bowie EJ, Owen CA Jr: Effect of Cold on Bleeding: Hippocrates vindicated. The Lancet 1970; 2: 1084.
6 Owen CA Jr: A history of blood coagulation. Mayo Foundation for Medical Education and Research, Rochester, Minnesota; 2001.
7 siehe Anm. 6.
8 Sutor AH: Alexander-Schmidt-Gedächtnisvorlesung: Alexander Schmidts Beitrag zur Blutgerinnungsforschung. In: Heene DL, Hrsg. Verhandlungsbericht der Deutschen Arbeitsgemeinschaft für Blutgerinnungsforschung 1976. Stuttgart – New York: Schattauer; 1978, S. 3–20.
9 Morawitz P: Die Chemie der Blutgerinnung. Erg Physiol 1905; 4: 307–422.
10 siehe Anm. 6.
11 siehe Anm. 6.
12 Lee RI, White PW: A clinical study of the coagulation time of blood. Am J Med Sci 1913; 145: 495–503.
13 Howell WH: Structure of fibrin-gel and theories of gel-formation. Am J Physiol 1916; 40: 526.
14 Koller F: Die Blutgerinnung und ihre klinische Bedeutung. Dtsch Med Wschr 1956; 81: 516–524.
15 Quick AJ: The prothrombin in hemophilia and in obstructive jaundice. J Biol Chem 1935; 109: 73–74.
16 Owren PA: Parahaemophilia. Haemorrhagic diathesis due to absence of a previously unknown clotting factor. The Lancet 1947; 1: 446–448.
17 Ware AG, Guest MM, Seegers WH: Plasma accelerator factor and purified prothrombin activation. Science 1947; 106: 41–42.
18 Patek AJ, Taylor FHL: Hemophilia. II. Some properties of a substance obtained from normal human plasma effective in accelerating the coagulation of hemophilic blood. J Clin Invest 1937; 16: 113–124.
19 Biggs R, Douglas AS, Macfarlane RG, Dacie JV, Pitney WR, Merskey C, O'Brien JR: Christmas Disease: a condition previously mistaken for haemophilia. Br Med J 1952; 2: 1378–1382.
20 Biggs R, Douglas AR: The thromboplastin generation test. J Clin Pathol 1953; 6: 23–29.
21 Ware AG, Seegers WH: Two stage procedure for the quantitative determination of prothrombin concentration. Am J Clin Pathol 1949; 19: 471–472.
22 siehe Anm. 6.
23 Alexander B, de Vries A, Goldstein R: A prothrombin conversion accelerator in serum. Science 1949; 109: 545.
24 Koller F, Loeliger A, Duckert F: Experiments on a new clotting factor (factor VII). Acta Haematol 1951; 6: 1–18.
25 Duckert F, Flückiger P, Matter M, Koller F: Clotting factor X: physiologic and physico-chemical properties. Proc Soc Exp Biol Med 1955; 90: 17–22.
26 Jürgens J: Klinische Methoden der Blutgerinnungsanalyse. Stuttgart: Georg Thieme; 1959.
27 siehe Anm. 14.
28 siehe Anm. 6.

29 Bachmann F, Duckert F, Koller F: The Stuart-Prower Factor Assay and its clinical significance. Thromb Diathes Haemorrh 1958; 2: 24–38.

30 Langdell RD, Wagner RH, Brinkhous KM: Effect of antihemophilic factor on one-stage clotting tests. A presumptive test for hemophilia and a simple one-stage antihemophilic factor assay procedure. J Lab Clin Med 1953; 41: 637–647.

31 Proctor RR, Rapaport SI: The partial thromboplastin time with kaolin. Am J Clin Pathol 1961; 36: 212–219.

32 Rosenthal RL, Dreskin OH, Rosenthal N: New haemophilia-like disease caused by deficiency of a third plasma thromboplastin factor. Proc Soc Exp Biol Med 1953; 82: 171–174.

33 Ratnoff OD, Colopy JE: A familial hemorrhagic trait associated with deficiency of clot promoting fraction of plasma. J Clin Invest 1955; 34: 602–613.

34 Barthels M, v.Depka M: Das Gerinnungskompendium. 1. Aufl. Stuttgart: Georg Thieme; 2002.

35 Jürgens J: Über das Verhalten antithrombotischer Substanzen in der Leber. Dtsch Arch Klin Med 1952; 200: 67–85.

36 Duckert F, Jung E, Shmerling DH: A hitherto undescribed congenital haemorrhagic diathesis probably due to fibrin stabilizing factor deficiency. Thromb Diath Haemorrh 1960; 5: 179–186.

37 Fickenscher K, Aab A, Stüber W: A photometric assay for blood coagulation factor XIII. Thromb Haemost 1991; 65: 535–540.

38 siehe Anm. 26.

39 von Kaulla KN, von Kaulla E: Thrombin generation in normal subjects. Circ Res 1964; 14: 436–446.

40 Hemker HC, Beguin S: Thrombin generation in plasma: its assessment via the endogenous thrombin potential. Thromb Haemost 1995; 74: 134–138.

41 Hartert H: Blutgerinnungsstudien mit der Thrombelastographie. Klin Wschr 1948; 26: 577–583.

42 Seegers WH, Brinkhous KM, Smith HP, Warner ED: The purification of thrombin. J Biol Chem 1938; 126: 91–95.

43 Bei PPSB handelt es sich um Prothrombin und die Faktoren VII, IX, X, sowie Protein C und Protein S.

44 Owren PA, Owren PA: A quantitative one-stage method for the assay of prothrombin. Scand J Clin Lab Invest 1949; 1: 81–83.

45 Human Blood Coagulation, Haemostasis and Thrombosis. Biggs R, Hrsg. Oxford-London: Blackwell Scientific Publications; 1972, S. 300.

46 Van den Besselaar AMH: The significance of the international normalized ratio (INR) for oral anticoagulant therapy. JIFCC 1991; 3: 146–153.

47 Diese Geschichte wurde von Dr. Hans Wielinger berichtet.

48 Information Dr. Hans Wielinger.

49 Clauss A: Gerinnungsphysiologische Schnellmethode zur Bestimmung des Fibrinogens. Acta Haematol 1957; 17: 237–246.

50 Lasch HG, Huth K, Heene DL, Müller-Berghaus G, Hörder MH, Janzarik H, Mittermayer C, Sandritter W: Die Klinik der Verbrauchskoagulopathie. Dtsch Med Wschr 1971; 96: 715–727.

51 Eine sog. Verbrauchskoagulopathie entsteht, wenn es aufgrund einer gesteigerten Aktivierung des Gerinnungssystems in den kleinen Blutgefäßen zu Mikrothrombosen mit einem erhöhten Verbrauch und dadurch zu einem Mangel an Blutgerinnungsfaktoren kommt.

52 Laurell CB: Quantitative estimation of proteins by electrophoresis in agarose gel containing antibodies. Ann Biochem 1966; 15: 45–52.

53 Nilsson IM, Blombäck M, Jorpes E, Johansson SA: Von Willebrand's disease and its correction with human plasma fraction I-0. Acta Med Scand 1957; 159: 179–188.

54 siehe auch: Sadler JE, Mannucci PM, Berntorp E, Bochkov N, Boulyjenkov V, Ginsburg D, et al.: Impact, diagnosis and treatment of von Willebrand disease. Thromb Haemost 2000; 84: 160–174.

55 Sieber A: Immunochemische Methode zur Bestimmung von Gerinnungsfaktoren mit der Laser-Nephelometrie. Laboratoriumsmedizin 1980: 3–8.

56 Egeberg O: Inherited antithrombin III deficiency causing thrombophilia. Thromb Diathes Haemorrh 1965; 13: 516–530.

57 D-Dimere sind die niedermolekularen Endprodukte des Abbaus von Fibrin. Als Antigen sind sie aber bereits auch in höhermolekularen Abbauprodukten des Fibrins nachweisbar. Die Bestimmung der D-Dimer-Antigene wird heute weit verbreitet in der Diagnostik eingesetzt, da sie sich besser als andere Aktivierungsmarker der Gerinnung bewährt haben, um eine latente venöse Thromboembolie auszuschließen. Zum einen weil hierfür, im Gegensatz zu den anderen Reaktionsprodukten der Gerinnung und Fibrinolyse, sehr gute Schnelltests verfügbar sind, zum anderen, weil klinische Studien ergaben, dass die Sensitivität dieser Tests 96–98% betragen kann. Die Spezifität liegt allerdings nur um 60%, u.a. deshalb, weil auch an frischen Wunden infolge der normalen Fibrinbildung vermehrt D-Dimer-Antigene anfallen. Die D-Dimer-Bestimmung darf daher nur zum Ausschluss, aber nicht zum Nachweis einer venösen Thromboembolie herangezogen werden. Und auch dann sollte man bedenken, dass dieser Test bei einigen Patienten versagen kann.

58 Übersicht siehe Witt I: Testsysteme mit synthetischen Peptidsubstraten in der Hämostaseologie. Hämostaseologie 1988; 8: 47–61.

59 siehe Anm. 56.

60 Dahlbäck B, Carlsson M, Svensson PJ: Familial thrombophilia due to a previously unrecognized mechanism characterized by poor anticoagulant response to activated protein C: prediction of a cofactor to activated protein. C Proc Nat Acad Sci 1993; 90: 1004–1008.

61 Bertina RM, Koeleman BPC, Koster T, et al. Mutation in blood coagulation factor V associated with resistance to activated protein C. Nature 1994; 369: 64–67.

62 Seligsohn U, Lubetsky A: Genetic susceptibility to venous thrombosis. N Engl J Med 2001; 344: 1222–1231.

63 Quick AJ: The hemorrhagic diseases and the pathology of hemostasis. Springfield, Ill.: Charles C Thomas Publisher; 1974.

64 Rizza CH: Obituary Rosemary Biggs. Thromb Haemost 2002; 88: XI–XII.

65 Stormken H: The discovery of factor V: a tricky clotting factor. J Thromb Haemost 2003; 1: 206–213.

66 Mammen EF: In memoriam Walter H. Seegers. Semin Thromb Hemost 1996; 22: 301–302.

67 Mammen EF: In Memoriam Professor Dr. Hellmut Hartert. Semin Thromb Hemost 1995; 21: 1 (Suppl. 4).

Wie klein die Welt doch ist
S. 229

1 Die Koch'schen Postulate sind ausführlich im Beitrag: Gegen den Weißen Tod: Robert Koch, die Tuberkulose und das Tuberkulin erläutert.

2 Hughes SS: The Virus – A History of the Concept. New York: Science History Publications; 1977, S. 25.

3 siehe Anm. 2, S. 31.

4 Buist JB: Vaccinia and Variola. A study of their life history. London: J and A Churchill; 1887.

5 Mayer A: Über die Mosaikkrankheit des Tabaks. Landwn: VersStnen; 1886. Erstmals in holländisch publiziert, 1885. Übersetzung. Concerning the mosaic disease of tobacco, J. Johnson. Phytopath Class 1942; 7: 11–24.

6 siehe Anm. 2, S. 49.

7 Jede Zelle entsteht aus einer Zelle. Virchow R: Cellular-Pathologie. Archiv für pathologische Anatomie und Physiologie und klinische Medizin [Berlin] 1855; 8: 3–39, Zitat S. 23.

8 Ellerman V, Bang O: Experimental Leukemia in Hens. Zentr Bacteriol Parasit Abt I, Orig. 1908; 26: 595–609.

9 Rous PJ: Transmission of a malignant new growth by means of a cell-free infiltrate. JAMA 1911; 56: 198.

10 Lipschütz B: Filtrierbare Infektionserreger. In: Kolle W, von Wasserman A, Hrsg. Handbuch der pathogenen Mikroorganismen. 2. Aufl. Jena: Gustav Fischer; 1913, Bd. 8, S. 345–426, 351–353.

11 Goodpasture EW: Cellular inclusions and the etiology of virus diseases. Arch Path 1929; 7: 114–132.

12 Stanley WM: Isolation of a crystalline protein possessing the properties of tobacco-mosaic virus. Science 1935; 81: 644–645.

13 Bawden FC, Pirie NW: The isolation and some properties of liquid crystalline substances from solanaceous plants infected with three strains of tobacco mosaic virus. Proc R Soc Bot, 1937; 128: 274–320.

14 Kausche GA, Pfankuch E, Ruska H: Die Sichtbarmachung von pflanzlichen Viren im Übermikroskop. Naturwissenschaften 1939; 27: 292–299.

15 Woodruff AM, Goodpasture EW: The susceptibility of the chorio-allantoic membrane of chicken embryos to infection with the fowl-pox virus. Am J Path 1931; 7: 209–222.

16 Kilbourne ED: The Influenza Viruses and Influenza. New York: Academic Press; 1975.

17 siehe Anm. 16.

18 Krause RM: Emerging Infections. San Diego: Academic Press; 1998.

19 siehe Anm. 18.

20 Koff RS, Grady GF, Chalmers TC, Mosley JW, Swartz BL: Viral hepatitis in a group of Boston hospitals: importance of exposure to shellfish in a nonepidemic period. N Engl Med J 1967; 276: 703–710.

21 Parenteral bedeutet unter Umgehung der Verdauungsorgane.

22 Lurman A: Eine Icturusepidemie. Berl Klin Wochenschr 1885; 22: 20–23.

23 Memorandum prepared by Medical Officers of the Ministry of Health. Homologous serum jaundice. The Lancet 1943; i: 83–88.

24 MacCallum FO: Homologous serum jaundice. The Lancet 1947; ii: 691.

25 Hollinger FB, Purcel RH, Gerin JL, Ganem DE, Feinstone SM: Viral Hepatitis. Philadelphia: Lippincott Williams & Wilkins; 2002.

26 siehe Anm. 24.

27 siehe Anm. 25.

28 Schoub BD: AIDS and HIV in Perspective – A guide to understanding the virus and its consequences. Cambridge: Cambridge University Press; 1999.

29 siehe Anm. 28.

30 Blumberg BS, Alter HJ, Visnich S: A "new" antigen in leukemia sera. JAMA 1965; 191: 541–546.

31 Siegert R, Hsin-Lu Shu, Slenczka W, Peters D, Müller G: Zur Ätiologie einer unbekannten, von Affen ausgegangenen menschlichen Infektionskrankheit. Dtsch Med Wschr 1967; 92: 2341–2343.

32 Zoonosen sind Krankheiten, die vom Tier auf den Menschen und umgekehrt übertragen werden können.

33 Krause RM: Emerging Infections. San Diego: Academic Press; 1998.

34 Lee H, Lee PW, Johnson KJ: Isolation of the etiologic agent of Korean hemorrhagic fever. J Infect Dis 1978; 137: 298–308.

35 Nichol ST, Spiropoulou CF, Morzunov S, Rollin PE, Ksiazek TG, Feldmann H, et al.: Genetic identification of a hantavirus associated with an outbreak of acute respiratory illness. Science 1993; 262: 914–917.

36 Aktueller Stand Anfang Juni 2003.

37 WHO: Communicable Disease Surveillance & Response (CSF). Update 69, 19. Mai 2003.

38 Murphy FA, Peters CJ: Chapter 13. In: Krause R, Emerging Infections. San Diego: Academic Press; 1998.

Immunoassays: Neue Diagnosefelder werden erschlossen
S. 244

1 Berson SA, Yalow RS, Baumann A, Rothschild MA, Newerly K: Insulin-I[131] metabolism in human subjects: Demonstration of Insulin binding globulin in the circulation of insulin treated subjects. J Clin Invest 1956; 35: 170–190.

2 siehe Anm. 1.

3 Yalow RS: Radioaktivität im Dienste des Menschen. Naturwiss Rdsch 1982; 35: 438–443.

4 Yalow RS, Berson SA: Assay of plasma insulin in human subjects by immunological methods. Nature 1959; 219: 1648–1649.

5 Adolf Butenandt (1903–1995), Edward Adelbert Doisy (1893–1986), Tadeusz Reichstein (1897–1996) und Edward Calvin Kendall (1886–1972).

6 Ein Ligand ist eine Substanz (oder Teil einer Substanz), die sich an einen Rezeptor (Empfängermolekül) bindet. Moleküle mit Ligandeneigenschaften sind z.B. sog. Substrate, Antigene, Hormone, Proteine oder Toxine. Die dazugehörigen Rezeptoren sind (in gleicher Reihenfolge) Enzyme, Antikörper, Rezeptoren, Bindungsproteine, Antitoxine.

7 Köhler G, Milstein C: Continuous cultures of fused cells secreting antibody of predefined specificity. Nature 1975; 256: 495–497.

8 Sevier ED, David GS, Martinis J, Desmond WJ, Bartholomew RM, Wang R: Monoclonal antibodies in clinical immunology. Clin Chem 1981; 27: 1797–1808.

9 Engvall E, Perlmann P: Enzyme-linked immunosorbent assay (ELISA). Quantitative assay of immunoglobulin G. Immunochemistry 1971; 8: 871–874.

10 Van Weemen BK, Schuurs AHWM: Immunoassay using antigen-enzyme conjugates. FEBS Lett 1971; 15: 232–236.

11 Ritchie RF: A simple, direct, and sensitive technique for measurement of specific protein in dilute solution. J Lab Clin Med 1967; 70: 512–517.

12 Eckman I, Robbins JB, van den Hamer CJA, Leutz J, Scheinberg IH: Automation of a quantitative immunochemical microanalysis of human serum transferrin. A model system. Clin Chem 1970; 16: 558–561.

13 Addison GM, Hales CN: The immunoradiometric assay. In: Kirkham KE, Hunter WM, Hrsg. Radioimmunoassay Methods. Edinburgh, London, New York: Churchill Livingstone; 1970, S. 447–461.

14 Jenkins SH: Homogenous enzyme immunoassay. J Immun Methods 1992; 150: 91–97.

15 Samuels A: Immunoenzymology reaction processes, kinetics and the role of conformational alteration. Ann NY Acad Sci 1963; 103: 858–898.

16 Henderson DR, Friedman SB, Harris JB: "CEDIA", a new homogenous immunoassay system. Clin Chem 1986; 32: 1637–1641.

17 Daudliker WB, Feigen GA: Quantification of the antigen-antibody reaction by the polarization of fluorescence. Biochem Biophys Res Commun 1961; 5: 299–304.

18 Anderson RR, Lee TT, Saewart DC, Sowden KM, Valkirs GE: Internally referenced immuno concentration assays. Clin Chem 1986; 32: 1692–1695.

19 Melchers F: Auf der Suche nach dem Immunsystem. In: Drews J, Melchers F, Hrsg. Forschung bei Roche/Research at Roche. Basel: Editiones Roche; 1989, S. 179–196.

20 Aumiller J: Nobelpreis für Medizin 1984, Sonderbeilage Hexagon Roche.

21 Borgmann W: Für die Freiheit gestritten, Umwege zu gehen. Zum Tod des Freiburger Medizin-Nobelpreisträgers Georges Köhler. STZ vom 3.3.1995.

22 siehe Anm. 19, S. 189.

Die Automatisierung auf dem Vormarsch
S. 254

1 Asper R, Vonderschmitt DJ: Laboratory Mechanization and Automation. In: Vonderschmitt DJ, Hrsg. Laboratory Organization, Automation. 1. Aufl. Berlin, New York: Walter de Gruyter; 1991.

2 Haeckel R: Mechanization and Automation in Clinical Chemistry. In: Bergmeyer HU, Hrsg. Methods in automatic analysis. 4. Aufl. Weinheim: Verlag Chemie; 1982, S. 450–481.

3 Nitzan D, Barrouil C, Cheeseman P, Smith R: Use of sensors in robot systems. Proc 1983 Int Conf Adv Robotics, Tokyo 1983, S. 123–132.

4 Minder EI, Vonderschmitt DJ: Robotized preparation of fecal samples for analysis of endogenous substances. Chemometrics and intelligent laboratory systems 1992; 17: 119–122.

5 Skeggs LT: An Automatic Method for Colorimetric Analysis. Amer J Clin Path 1957; 28: 311–322.

6 Bissé E, Scholer A, Vonderschmitt DJ: Continuous-Flow Analysis for Glucose with Use of Glucose Dehydrogenase Immobilized in Glass Tubes. Clin Chem 1985; 31: 137–139.

7 Bierens de Haan J, In: Curtius HC, Roth M, Hrsg. Clinical Biochemistry. Principles and Methods. 2 Bände. Berlin, New York: Walter de Gruyter; 1974, S. 491.

8 Bücher T, Kreli H, Lusch G: Molar extinction coefficient of NADH and NADPH at Hg spectral lines. J Clin Chem Clin Biochem 1985; 12: 239–240.

9 Furman WB: Continuous Flow Analysis. Theory and Practice. New York: Dekker; 1976.

10 Vonderschmitt D: Wirtschaftliche und menschliche Grenzen der Medizintechnik aus der Sicht des Laboratoriums. Schweizer Spital 1980; 1: 30–35.

11 Coakley WA: Handbook of Automated Analysis. Continuous flow techniques. New York, Basel: Dekker; 1981.

12 Lutz RA: Batch Analyzer. In: Vonderschmitt DJ, Hrsg. Laboratory Organization, Automation. 1. Aufl. Berlin, New York: Walter de Gruyter; 1991.

13 Haenseler E: Random Access Analyzers. In: Vonderschmitt DJ, Hrsg. Laboratory Organization, Automation. 1. Aufl. Berlin, New York: Walter de Gruyter; 1991, S. 454–455.

14 Aliquots sind Teilmengen gleicher Größe.

15 Anderson NG: Analytical techniques for cell fractions: XII. A multiple cuvet rotor for a new micro analytical system. Anal Biochem 1969; 28: 545–562.

16 Aellig A, Frei J: Centrifugal Analyzers. In: Vonderschmitt DJ, Hrsg. Laboratory Organization, Automation. 1. Aufl. Berlin, New York: Walter de Gruyter; 1991.

17 Eisenwiener H-G, Keller M: Absorbance measurement in cuvettes lying longitudinal to the light beam. Clin Chem 1979; 25: 117–121.

18 siehe Anm. 15.

19 Frei J, Brechbühler T: Histoire de la Société Suisse de Chimie Clinique. Schweizerische Gesellschaft für Klinische Chemie, Chapitre 3, 1996.

20 Keller H: Klinisch-chemische Labordiagnostik für die Praxis. 2. Aufl. Stuttgart, New York: Georg Thieme; 1991, S. 56.

21 Haeckel R: Ektachem, ein neues Analysensystem. GIT Labor-Medizin 1979; 2: 201–205.

22 Sonntag O: Trockenchemie. Analytik mit trägergebundenen Reagenzien. Stuttgart: Gustav-Fischer; 1988.

23 Greyson J: Problems and possibilities of chemistry on dry reagent carriers. J Aut Chem 1981; 3: 357–372.

24 Keller H: Das Vision-System: Ein Evaluationsbericht. Lab Med 1987; 11: 7–19.

25 siehe Anm. 13.

26 Dati F, Sauder K: Immunchemische Methoden im klinischen Labor. GIT Labor-Medizin 1990; 13: 357–372.

27 Pal SB: Enzyme-labelled Immunoassays of Hormones and Drugs. Berlin, New York: Walter de Gruyter; 1978.

28 Dandliker WB, Kelly RJ, Dandliker J, Farquhar J, Levin J: Fluorescence polarization immunoassay, theory and experimental method. Immunochemistry 1973; 10: 219–227.

29 Popelka SR, Miller DM, Holen JT, Kelso DM: Fluorescence polarization immunoassay. II. Analyzer for rapid, precise measurement of fluorescence polarization with use of disposable cuvette. Clin Chem 1981; 27: 1198–1201.

30 Cammann K: Das Arbeiten mit ionenselektiven Elektroden. Berlin, Heidelberg, New York: Springer; 1977.

31 Külpmann WR: Determination of sodium with ionselective electrodes: A new method or a new quantity? J Clin Chem Clin Biochem 1990; 28: 813–815.

32 Maas AHJ, Siggaard-Anderson O, Weisberg HF, Zijlstra WG: Ionselective electrodes for sodium and potassium. A new problem of what is measured and what should be reported. Clin Chem 1985; 31: 412–415.

33 siehe Anm. 20, S. 209–217.

34 Vonderschmitt DJ, Siegrist H-P: Die Führung medizinischer Laboratorien. Rotkreuz: Labolife Verlagsgemeinschaft; 2001, S. 21–26.

35 Libeer JC: Solid phase chemistry in clinical laboratory tests: A literature review. J Clin Chem Clin Biochem 1985; 23: 645–655.

36 Keller H: Solid Phase Analysis. State of the art, advantages and disadvantages. In: Vonderschmitt DJ, Hrsg. Laboratory Organization, Automation. 1. Aufl. Berlin, New York: Walter de Gruyter; 1991.

37 Vonderschmitt DJ, Hänseler E: Sinnvolle Präsenzanalytik in der Praxis. Der informierte Arzt, Gazette Médicale, Separatum 1993; 16: 1139–1142.

Herzensangelegenheiten
S. 268

1 Kunsch K, Kunsch S: Der Mensch in Zahlen. Eine Datensammlung in Tabellen mit über 20 000 Einzelwerten. 2. Aufl. Heidelberg: Spektrum Akademischer Verlag; 2000, S. 56.

2 Schott H: Die Chronik der Medizin. 1. Aufl. Gütersloh: Chronik-Verlag; 1993, S. 225.

3 LaDue JS, Wróblewski F, Karmen A: Serum glutamic oxaloaetic transaminase activity in human acute transmural myocardial infarction. Science 1954; 120: 497–500.

4 Wacker WEC, Ulmer DD, Valle BL: Metal isoenzymes and myocardial infarction, malic and lactic dehydrogenase activities and zinc concentrations in serum. N Engl J Med 1956; 255: 449–456.

5 Ebashi S, Toyokura Y, Momoi H, Sugita H: High creatine phosphokinase activity of sera of progressive muscular dystrophy. J Biochem 1959; 46: 103–104.

6 Gässler N: Isoformen der Kreatinkinase. mta 1999; 14 (1): 4–7.

7 Das M steht für Muskel = engl. muscle, das B für Gehirn = engl. brain und Mi für mitochondrial.

8 Wróblewski F, Ross C, Gregory K: Isoenzymes of myocardial infarction. N Engl J Med 1960; 263: 531–536.

9 World Health Organization. Report of Joint International Society and Federation of Cardiology / World Health Organization Task Force on Standardization of Clinical Nomenclature. Nomenclature and criteria for diagnosis of ischemic heart disease. Circulation 1979; 59: 607–609.

10 Chan DW, Taylor E, Frye T, Blitzer RL: Immunoenzymatic assay for creatine kinase MB with subunit specific monoclonal antibodies compared with an immunochemical method and electrophoresis. Clin Chem 1985; 31: 465–469.

11 Katus HA, Remppis A, Looser S, Hallermeier K, Scheffold T, Kubler W: Emzyme-linked immunoassay of cardiac troponin T for the detection of acute myocardial infarction in patients. J Mol Cell Cardiol 1989; 21: 1349–1353.

12 Henry JP, Gauer ON, Reeves JL: Evidence on the atrial location of receptors influencing urine flow. Circ Res 1956; 5: 85–90.

13 de Bold AJ, Borenstein HB, Veress AT, Sonnenberg H: A rapid and potent natriuretic response to intravenous injection of atrial myocardial extract in rats. Life Sci 1981; 28 (1): 89–94.

14 de Bold AJ: Atrial natriuretic factor: polypeptide hormone produced by the heart. Science 1985; 230: 767–770.

15 Renin wird in den Arterienwänden der Niere freigesetzt und dort in das Blut abgegeben. Bei unzureichender Durchblutung der Niere und Na$^+$-Mangel wird die Reninfreisetzung gesteigert. Renin sorgt für die Bildung des Angiotensin I, welches durch das "angiotensin-converting enzyme" in Angiotensin II umgewandelt wird. Angiotensin II ist der wirksamste der derzeit bekannten Vasopressoren und stimuliert die Aldosteronproduktion.

16 Aldosteron steuert die NaCl-Resorption und die K$^+$-Ausscheidung. Vasopressin, das unter Aldosteronwirkung aus dem Hypophysenhinterlappen freigesetzt wird, und Angiotensin sind antidiuretische Peptidhormone. Die Hormonwirkung von Vasopressin wird über Osmorezeptoren im Hypothalamus, die den osmotischen Druck des Blutes regulieren, sowie über die das Volumen des Blutes registrierenden Rezeptoren in den Herzvorhöfen vermittelt. Natriuretische Peptide hemmen die Freisetzung von Vasopressin.

17 Sudoh T, Kangawa K, Minamino N, Matsuo H: A new natriuretic peptide in porcine brain. Nature 1988; 332: 78–81.

18 Sugawa A, Nakao K, Morii N, Sakamoto M, Suda M, Shimokura M, et al.: Alpha human natriuretic polypeptide is released from the heart and circulates in the body. Biochem Biophys Res Commun 1985; 129: 439–446.

19 McDowell G, Shaw C, Buchanan D, Nicholls DP: The natriuretic peptide family. Eur J Clin Invest 1995; 25: 291.

20 Dieses Molekülteil wies vor der Spaltung endständig eine –COOH-Gruppe auf.

21 Dieses Molekülteil wies vor der Spaltung endständig eine –NH$_2$-Gruppe auf.

22 Hunt PJ, Richards AM, Nicholls MG, Yandle TG, Doughty RN, Espiner EA: Immunoreactive amino-terminal pro-brain natriuretic peptide (NT-proBNP): a new marker of cardiac impairment. Clin Endocrinol 1997; 47 (3): 287–296.

23 Der Begriff Stethoskop leitet sich von den griechischen Wörtern *stethos* für Brust, Herz und *skopeou* für betrachten her.

24 Eckart WU, Gradmann C: Ärztelexikon: Von der Antike bis zum 20. Jahrhundert. München: C H Beck'sche Verlagsbuchhandlung; 1995, S. 224.

25 siehe Anm. 2, S. 224.

26 siehe Anm. 24, S. 174.

27 Die Autoren danken Dr. Bhuwnesh Agrawal für zahlreiche Anregungen und die kritische Durchsicht des Manuskripts.

Beginn einer neuen Ära
S. 280

1 Mullis KB: Robert-Koch-Stiftung e.V. Beiträge und Mitteilungen Bd. 17, April 1993, S. 18–21.

2 Päuser S: Genius und Zufall. mta Spektrum 2001; 16 (3): 97.

3 Rabinow P: Making PCR. A Story of Biotechnology. Chicago & London: The University of Chicago Press; 1996.

4 Groß M: Exzentriker des Lebens. Zellen zwischen Hitzeschock und Kältestreß. Heidelberg, Berlin, Oxford: Spektrum Akademischer Verlag; 1997, S. 165.

5 siehe Anm. 4.

6 Ein Bakterium, das durch sexuelle Kontakte übertragen wird und unangenehme Infektionen des Urogenitaltraktes verursachen kann.

7 Diese Tests der Firma Roche wurden unter dem Namen Amplicor eingeführt.

8 Mullis KB: The Unusual Origin of the Polymerase Chain Reaction. Sci Am April 1990, S. 56.

9 http://www.nobel.se/chemistry/laureates/1993/press.html

10 http://www.karymullis.com/

Was können, was leisten genetische Tests?
S. 289

1 Zarnegar R, Brunaud L, Clark OH: Multiple endocrine neoplasia type I. Curr Treat Options Oncol 2002; 3 (4): 335–348.

2 Venkitaraman A: Cancer susceptibility and the functions of BRCA1 and BRCA2. Cell 2002; 108 (2): 171–182.

3 Bomford A: Genetics of haemochromatosis. The Lancet 2002; 360: 1673–1681.

4 Innocenti F, Ratain MJ: Update on pharmacogenetics in cancer chemotherapy. Eur J Cancer 2002; 38 (5): 639–644.

5 McLeod HL, Siva C: The thiopurine S-methyltransferase gene locus – implications for clinical pharmacogenomics. Pharmacogenomics 2002; 3 (1): 89–98.

Neue Marker im Visier: Proteomik
S. 295

Weiterführende Literatur:

Ezzell C: Proteins rule. Sci Am 2002; April, S. 26–33.

Tyers M, Mann M: From genomics to proteomics. Nature 2003; 422: 193–197.

Hanash S: Disease proteomics. Nature 2003; 422: 226–232.

Martin DB, Nelson PS: From genomics to proteomics: techniques and applications in cancer research. Trends Cell Biol 2001; 11: S60–S65.

Wulfkuhle JD, Liotta LA, Petricoin EF: Proteomic applications for the early detection of cancer. Nat Rev Canc 2003; 3: 267–275.

Hochstrasser DF, Sanchez J-C, Appel RD: Proteomics and its trends facing nature's complexity. Proteomics 2002; 2: 807–812.

Patientennahe Diagnostik
S. 302

1 Weltweit leiden derzeit ca. 151 Millionen Menschen an Diabetes.

2 The Diabetes Control and Complications Trial Research Group. The effect of intensive treatment of diabetes on the development and progression of long-term complications in insulin-dependent diabetes mellitus. New Engl J Med 1993; 329: 977–986.

3 Adler AI, Stevens RJ, Manley SE, Bilous RW, Cull CA, Holman RR: The UKPDS GROUP: Development and progression of nephropathy in type 2 diabetes: The United Kingdom Prospective Diabetes Study (UKPDS 64). Kidney Int 2003; 63: 225–232; sowie weitere Studien der UKPDS.

4 siehe Anm. 2 und 3.

5 Zaman Z, Demedt M: Blood gas analysis: POCT versus central laboratory on samples sent by a pneumatic tube system. Clin Chim Acta 2001; 307: 101–106.

6 „Ist das Praxislabor medizinisch und wirtschaftlich sinnvoll?" Abteilung Medizinische Ökonomie des Institutes für Sozial- und Präventivmedizin der Universität Zürich und des Universitätsspitals Zürich, 2000.

7 Frost SJ, Firth GB: A year's experience of the Roche Advantage II glucose test strip. Clin Chim Acta 2001; 307: 69–73.

8 Zahl der korrekt positiven Testergebnisse durch Zahl aller tatsächlich Kranken. Oder: „Welcher Anteil der Kranken wird als krank erkannt?"

9 Zahl der korrekt negativen Testergebnisse durch Zahl aller tatsächlich Gesunden. Oder: „Welcher Anteil der Gesunden wird als gesund erkannt?"

10 Fraser CG: Optimal analytical performance for point of care testing. Clin Chim Acta 2001; 307: 37–43.

11 Alto WA, Meyer D, Schneid J, Bryson P, Kindig J: Assuring the accuracy of home glucose monitoring. J Am Board Fam Pract 2002; 15: 1–6.

12 Bergenstal R, Pearson J, Cembrowski GS, Bina D, Davidson J, List S: Identifying variables associated with inaccurate self-monitoring of blood glucose: proposed guidelines to improve accuracy. Diabetes Educ 2002; 26: 981–989.

13 Skeie S, Thue G, Nerhus K, Sandberg S: Instruments for self-monitoring of blood glucose: comparisons of testing quality achieved by patients and a technician. Clin Chem 2002; 48: 994–1003.

14 Yuoh C, Tarek Elghetany M, Petersen JR, Mohammad A, Okorodudu AO: Accuracy and precision of point-of-care testing for glucose and prothrombin time at the critical care units. Clin Chim Acta 2001; 307: 119–123.

15 Smart WH, Subramanian K: The use of silicon microfabrication technology in painless blood glucose monitoring. Diab Tech Ther 2000; 2: 549–559.

16 Svanes K, Zweifach BW: Variations in small blood vessel hematocrits produced in hypothermic rats by micro-occlusion. Microvasc Res 1968; 1: 210–220.

17 Fung YC: Stochastic flow in capillary blood vessels. Microvasc Res 1973; 5: 34–48.

18 Yen RT, Fung YC: Effect of velocity distribution on red cell distribution in capillary blood vessels. Am J Physiol (Heart Circ. Physiol. 4) 1978; 253: H251–H257.

19 Päuser S: Große Fortschritte durch winzige Dimensionen. In: Innovation – unser Schlüssel zum Erfolg. Basel: Roche; 2002.

20 Wilding P, Kricka LJ, Cheng J, Hvichia G, Shoffner MA, Fortina P: Integrated cell isolation and polymerase chain reaction analysis using silicon microfilter chambers. Anal Biochem 1998; 257: 95–100.

21 Kricka LJ: Microchips, microarrays, biochips and nanochips: personal laboratories for the 21st century. Clin Chim Acta 2001; 307: 219–223.

22 Der Autor dankt besonders Herrn Dr. Carlo Effenhauser für zahlreiche wertvolle Anmerkungen und für die kritische Durchsicht des Manuskripts.

Information ist unsere Zukunft
S. 308

1 Sackett DL, Rosenberg WM-C, Gray IAM, Haynes RB, Richards WS: Evidence-based medicine: What it is and what it isn't. BMJ 1996; 312: 71–72.

2 http://www.intmed.mcw.edu/clincalc/heartrisk. htm; 19.3.2003.

3 Haynes B, Glasziou P: Definition of Evidence Based Medicine. In: EBM Online, BMJ Publishing Group; 2002.

4 Bates DW, Cohen M, Leape LL, Overhage JM, Shabot MM, Sherida T: Reducing the frequency of errors in medicine using information technology. J Am Med Inform Assoc 2001; 8 (4): 299–308.

5 Evans RS, Pestotnik SL, Classen DC, Clemmer TP, Weaver LK, Orn JF, et al: A computer-assisted management program for antibiotics and other antiinfective agents. N Engl J Med 1998; 338 (4): 232–238.

6 Can Computerized Risk Profiles Help Patients Improve their Coronary Risk? The Result of The Coronary Health Assessment Study (CHAS) Preventive Medicine 1998; 27: 730–737. Artikel-Nr. PM980351.

7 Grätzel von Grätz P: DocCheck-Newsletter. Köln: antwerpes ag: Bd. 7, 2001.

8 TNS EMNID: Diabetiker; Repräsentativbefragung von Typ-2-Diabetikern zum Interesse an und Verständnis von Risikoinformationen zu Folgeerkrankungen des Diabetes mit 201 Teilnehmern. Im Auftrag von HESTIA Health Care, 2002.

Pharmakogenetik:
Wegbereiter für eine individualisiertere Medizin
S. 313

1 Schott H: Chronik der Medizin. Chronik Verlag im Bertelsmann Lexikon Verlag; 2000.

Weiterführende Literatur:

Lindpaintner K: The impact of pharmacogenetics and pharmacogenomics on drug discovery. Nat Rev Drug Discov. 2002; 1 (6): 463–469.

Ross A: Pharmacogenetics and future drug development and delivery. The Lancet 2000; 355: 1358–1361.

Diasio RB, Johnson MR: The role of pharmacogenetics and pharmacogenomics in cancer chemotherapy with 5-fluorouracil. Pharmacology 2000; 61 (3): 199–203.

Jornvall H, Hoog JO, Persson B, Pares X: Pharmacogenetics of the alcohol dehydrogenase system. Pharmacology 2000; 61 (3): 184–191.

Weber WW: Pharmacogenetics. Oxford: Oxford University Press; 1997.

De Boer JG: Mutations and the Genetic Code. In: Nature Encyclopedia of Life Sciences. London: Nature Publishing Group; 2001. http://www.els. net/[doi:10.1038/npg.els.0000823]

La Du BN: Pharmacogenetics. In: Nature Encyclopedia of Life Sciences. London: Nature Publishing Group; 2001. http://www.els.net/[doi: 10.1038/ npg.els.0002012]

Personenregister

Abbe, Ernst 31, 32, 76
Abderhalden, Emil 147,148,149
Abu Ali al-Husain ibn Abd Allah ibn Sina
　→ Avicenna
Ackerknecht, Erwin 131
Adamo, Teofania di 68
Aktuarios, Johannes 12,14
Alhazen 28, 29
Al-Khâzinî 15
Allen, Edgar 150
Amici, Giovanni Battista 31
Andral, Gabriel 127
Andry, Nicolas 104
Apathy, Stephan von 37, 40
Arataios von Kappadokien 47
Archimedes 15
Aristoteles 27, 67, 73,104
Aschheim, Selmar 141,142,149,150,151,152
Aschoff, Ludwig 42
Äskulap 14
Audoins, Victor 97
Auenbrugger, Leopold 268
Aurel, Mark 73
Avicenna 156

Babés, Victor 229
Bacon, Roger 29
Baer, Karl Ernst von 37
Baeyer, Adolf von 138
Balzac, Honoré de 130
Bancroft, Joseph 110
Bang, Ivar Christian 52
Banting, Frederick Grant 54, 55
Barron, Moses 54
Basedow, Carl von 130
Bassi, Agostino 74, 96, 97
Baumgarten, Paul 198
Beckman, Arnold Orville 208
Behrens, Georg Wilhelm J. 34, 45
Behring, Emil Adolf von 81, 92, 246
Beijerinck, Martinus Willem 230, 231
Bellini, Lorenzo 18
Benacerraf, Baruj 247
Benedict, Stanley 50
Bergmann, Ernst von 160,161
Bergmeyer, Hans Ulrich 208, 209
Bernard, Claude 24, 44, 51, 127, 128, 131, 132, 139, 207
Bernardo, Angelika 223
Berson, Solomon A. 246, 247
Berthelot, Marcelin 207
Berzelius, Jöns Jacob Freiherr von 67, 207
Best, Charles Herbert 54, 55
Bibra, Ernst von 125
Bichat, Marie-François-Xavier 35
Bielschowsky, Max 40
Biggs, Rosemary 219, 220, 223
Bilharz, Theodor Maximilian 107,108
Bircher-Benner, Maximilian Oskar 134
Bird, Golding 129

Blum, Ferdinand 35
Blumberg, Baruch Samuel 167,168
Boccaccio, Giovanni 79
Boedeker, Carl B. Detlev 24
Bold, Adolfo J. de 274, 275
Bonomo, Giovanni Cosimo 74
Bordet, Jules Jean-Baptiste V. 92,164, 231, 247
Borgia, Alexander VI. 68
Borgia, Cesare 68
Boveri, Theodor 36, 37
Bowman, William 18
Boyden, Stephen Vickers 154
Boyle, Robert 25
Brand, Hennig 16
Brefeld, Oscar 188
Brian, Thomas 48
Briggs, George Edward 208
Bright, Richard 17, 18,129
Brinvilliers, Madeleine Marquise de 68
Brock, Thomas 282
Broussais, François Joseph V. 130
Brown, Robert 35, 36
Bruce, Sir David 111
Buchanan, Andrew 214
Buchner, Eduard 207
Buchner, Hans Ernst A. 207
Buist, John Brown 230
Bunsen, Robert Wilhelm 22, 23, 24,133,134
Burnet, Frank Macfarlane 247
Bussard, Alain 153

Cagniard de Latour, Charles 207
Caius Plinius Secundus 25
Capanema, De 33
Celsus, Aulus Cornelius 96, 171
Chagas, Carlos 112
Charrin, Albert 92
Chevallier, Alphonse 33
Chevreul, Eugène 49, 50
Christian, Henry Asbury 49
Cicero, Marcus Tullius 83, 313
Cobbold, Thomas Spencer 106
Coffinhal, Pierre André 121
Cohn, Ferdinand Julius 76,186,198
Cohnheim, Julius 196,199, 200
Collip, James Bertram 54
Conant, Norman Francis 98
Coons, Albert Hewett 46
Corbeil, Gilles de 14
Cornil, André Victor 229
Crick, Francis Harry C. 291
Crile, George Washington 159
Cudworth, Andrew 60
Cullen, William 49
Cushny, Arthur R. 18

Dahlbäck, Björn 227
Dahr, Peter 163
Dänliker, Walt 262, 263
Darwin, Charles 172
Dausset, Jean 247
Davaine, Casimir 105
Deisenhofer, Johann 176
Dekkers, Frederik 16,173
Delattre, Gaspard Adolphe 146
Demiskianos 29
Depisch, Franz 246
Diczfalusy, Egon 154
Dioskurides 67
Dobson, Matthew 17, 48
Doherty, Peter C. 247
Dohrn, Anton 37
Doisy, Edward A. 150
Dorn, Gerhard 15

Drebbel, Cornelis 29
Dubini, Angelo 108
Duboscq, Jules 135,136
Duckert, François-Henri 219, 221
Dujardin, Felix 105
Duval, Mathias 35

Edelman, Gerald Maurice 175, 247
Ehrenberg, Christian Gottfried 187
Ehrlich, Paul 41, 44, 76, 81, 136, 137, 138, 147, 195, 197, 244, 246, 247
Elliotson, John 51
Emmerich, Rudolf 78
Emmons, Chester 98
Engvall, Eva 250
Erlich, Henry 281, 282
Esbach, George Hubert 22

Faraday, Michael 172
Fehling, Hermann von 50
Feigl, Fritz 25
Fidelis, Fortunatus 144
Fischer, Emil 139, 148
Fleming, Alexander 90
Flemming, Walther 36
Flexner, Abraham 132
Folin, Otto 19, 135, 139
Fourcroy, Antoine François [de] 12, 17,120, 122,127
Fracastoro, Girolamo 82
Franklin, Rosalind 291
Freedman, Samuel Orkin 180
Frerichs, Friedrich Theodor von 23, 24,131,137,138
Freund, Richard 147,148,149
Friedländer, Carl 177
Friedman, Maurice H. 152
Fujinami, Kan 107
Fung, Yuan-Cheng 306

Gaffky, Georg 78, 195
Galenos, Claudios 13,103,141,143, 171
Galilei, Galileo 15, 29
Galli Mainini, Carlos 153
Gallo, Robert 168
Gamble, Robert 59
Garrod, Alfred Baring 129
Garrod, Archibald Edward 24, 50, 313, 314, 315
Gauer, Otto Heinrich 274
Gay-Lussac, Joseph Louis 21
Gelfand, David H. 282, 284
Gemzell, Carl Axel 154,155
Gerlach, Joseph von 41
Giemsa, Gustav 137
Göbel, Hans 142
Goethe, Johann Wolfgang von 123
Goeze, August Ephraim 104
Gold, Phil 180
Golgi, Camillo Bartolomeo E. 35, 38, 40
Gomberg, Moses 139
Gonzalez, J. M. Lascano 153
Goodpasture, Ernest William 232
Gordon, Mervyn Henry 187
Gorup-Besanez, Eugen Franz von 126
Got, René 154
Gowers, William Richard 135,137
Grabar, Pierre 153
Graham, Thomas 172
Grassi, Giovanni Battista 109
Graves, Robert 130
Griesinger, Wilhelm 108
Grosschopf, Carl 192
Gruby, David 97,111
Guillemin, Roger Charles 245
Gutman, Alexander B. 179
Gutman, Ethel Benedict 179

Sachregister

Bildnachweise

Von Wahrsagerei, wahren Beobachtungen und wahren Bemühungen
Diagnostische Nachweise mit Entwicklungsbeginn vor 1840

11: Wellcome Library, London. **12:** Holzschnitt aus: Johannes Aktuarios, De urinis libri VII, Basel: A. Cratander; 1529. **13 li:** Modifiziert nach einem Schema in: Ackerknecht E, Kurze Geschichte der Medizin. 2. dt. Aufl. Stuttgart: F. Enke Verlag; 1975. **13 re:** Titelbild aus: Henricus Martinius, Anatomia urinae galeno-spagyrica. Frankfurt: G Fickwirt; 1658. **14:** Plate I aus: Johannes [de Ketham], The Fasciculus medicinae of Johannes de Ketham Alemanus. Faksimile der 1. (Venezianischen) Ausgabe von 1491. (Monumenta Medica. Henry E Sigerist, Hrsg, Vol. 1). Milan: R Lier & Co.; 1924. **15 li:** Institut für Geschichte der Arabisch-Islamischen Wissenschaften an der Universität Frankfurt am Main (Prof. Dr. F Sezgin). **15 re:** Dornaeus G: Anatomi / das ist Zerlegung der lebendigen Körper. Oder von distillierung des harns. In: Theophrastus Paracelsus, Chirurgische Bücher und Schrifften. Herausgegeben von Johannes Huser. Straßburg: Zetzner; 1605, Appendix S. 58–70. **16 o:** Hooke R: Micrographia. London: John Martyn; 1665, Tafel VI. **16 u:** Dornaeus G: wie Seite 15 re. **17 o:** Ölgemälde von Anicet Charles Gabriel Lemonnier (1743–1824). Musée d'Histoire de la Médecine. Université René Descartes. Paris. **17 u:** Marcet A: An Essay on the Chemical History and Medical Treatment of Calculous Disorders. 2. Aufl. London: Longman Hurst Rees Orme Brown; 1819. **18:** Bowman W: On the structure and use of the Malpighian bodies of the kidney, with observations on the circulation through that gland. Proceedings of the Royal Society, London 1842; 132: 57–80. **19 o:** Ölbild von Emil Pollak-Ottendorff (ca. 1934). Das Bild wurde von Folins Schülern anlässlich seiner bevorstehenden Emeritierung in Auftrag gegeben und befindet sich in der Harvard Medical School. Die Fotografie wurde freundlicherweise von Dr. Samuel Meites, Columbus, Ohio – dem Biographen Folins – zur Verfügung gestellt. **19 u:** Simon F: Pathologisch-chemische Untersuchungen. I. Einige Ergebnisse aus der Schönlein'schen Klinik. Beiträge zur Physiologischen und Pathologischen Chemie und Mikroskopie 1843–1844, S. 100–123, Tafel. **20 li:** Stenbeck T: Eine neue Methode für die mikroskopische Untersuchung der geformten Bestandtheile des Harns und einiger anderen Secrete und Excrete. Zeitschrift für Klinische Medizin 1892; 20: 457–475. **20 re:** Linkes Gerät: Methe JH: De Urinarum Natura Ac Diversitate. Med. Dissertation. Universität Marburg: Philipp Casimir Müller, 1727, S. 23. Mittleres Gerät: Heller JF: Die pathologisch-chemische und mikroskopische Untersuchung zur medizinischen Diagnose. In: Gaal, Physikalische Diagnostik und deren Anwendung in der Medicin, Chirurgie, Oculistik, Otriatik und Geburtshilfe. Wien: Braumüller & Seidel; 1846, S.531–646. Rechtes Gerät: Schotten C: Kurzes Lehrbuch der Analyse des Harns. Leipzig und Wien: F Deuticke; 1888. **21 li:** Österreichische Nationalbibliothek, Wien. **21 mi:** Heller JF: Ueber Erkennung des Albumins, der Urate, der Knochenerde und einer eigenthümlichen Proteïnverbindung im Harn. Archiv für physiologische und pathologische Chemie und Mikroskopie 1852; 5: 161–171. **21 re:** Lithographie von H Monath nach einem Gemälde von Carl Engel [1817–1870] aus dem Jahre 1839. **22 o:** Mitchell C: Modern urinology. Philadelphia: Boericke & Tafel; 1912. **22 u:** Sachse M: Praktische Harnuntersuchungen und ihre diagnostische Verwertung. Radebeul: Dr. Madaus u. Co; 1929. **23 o re:** Anonyme Bleistiftzeichnung. Privatbesitz. Photo: Deutsches Museum München: Quelle: An das Licht gebracht – Diagnostik durch Farben. Ausstellungskatalog. Christa Habrich, Hrsg. Deutsches Medizinhistorisches Museum Ingolstadt. Ingolstadt: Max Reindl; 1999. **23 o li:** Lithographie von P Rohrbach nach einer Photographie von G Schauer. Bildarchiv Preußischer Kulturbesitz, Berlin. **23 u:** Ultzmann R, Hofmann KB: Atlas der physiologischen und pathologischen Harnsedimente. Wiesbaden: W Braumüller; 1871, Tafel XVI. **24:** Carl Zeiss Jena, Optische Messinstrumente: Jena; 1942. **25/26:** Roche. **28:** Katalog, Optisches Museum der Carl-Zeiss-Stiftung, Jena. **30 li:** Roche. **30 re:** Hooke R: Micrographia. London: John Martyn; 1665. **31:** Optisches Museum der Carl-Zeiss-Stiftung, Jena. **33:** Harting P: Das Mikroskop. 1848. Deutsche Originalausgabe 1866. Braunschweig: Verlag Friedrich Vieweg und Sohn, Bd. 2, S.58/59/66. **34:** Photo Archiv des Cecilie und Oskar Vogt Instituts für Hirnforschung der Universität Düsseldorf. **35:** Stadtarchiv der Stadt Neuss/Nordrheinwestfalen. **36:** Private Präparate-Sammlung Novotny. **38:** Roche. **39–45:** Private Präparate-Sammlung Novotny. **48 li:** Roche. **48 re/49:** Wellcome Library, London. **50 li:** Keystone. **50 mi:** Gemälde von HM Page nach einem Originalgemälde von John Hayes um 1830. Royal College of Physicians, London. **50 re:** Institut für Geschichte der Medizin der Universität Wien. **51 li:** Einhorn M: Fermentation as a practical qualitative and quantitative test for sugar in urin. Medical Record 1887; 31: S.91–94, Bild S. 94. **51 re:** Duval M: L'œuvre de Claude Bernard. Paris: JB Baillière & Fils; 1881, Frontispiz. **53/54:** Prof. Robert Tattersall. **55 li:** Wellcome Library, London. **55 re:** Roche. **56:** Prof. Robert Tattersall. **57 li:** Institut für Diabetes-Technologie an der Universität Ulm. **57 re:** Dr. Hans Wielinger. **58:** Prof. Robert Tattersall. **59/60:** Roche. **62:** Institut für Diabetes-Technologie an der Universität Ulm. **63/64:** Roche. **65:** Vincent WT: The Records of the Woolwich District. Woolwich: JP Jackson; London: JS Virtue & Co.; c1890. **67:** Thorwald J: Das Jahrhundert der Detektive, Band III, Handbuch für Giftmörder. München, Droemer-Knaur. **69:** National Library of Medicine. **70:** Thorwald J: Das Jahrhundert der Detektive, Band III, Handbuch für Giftmörder. München, Droemer-Knaur. **71:** Roche. **73:** Schreiber W, Mathys FK: Infectio. Basel: Editiones Roche; 1987, S. 18/19. **74/75:** Bulloch W: The History of Bacteriology. London: Oxford University Press; 1938. **76/78:** Prof. EW Koneman. **80:** Schreiber W, Mathys FK: Infectio. Basel: Editiones Roche; 1987, S. 30. **81:** Medizinhistorisches Institut und Museum der Universität Zürich. **82:** Prof. EW Koneman. **83:** Schreiber W, Mathys FK: Infectio. Basel: Editiones Roche; 1987, S. 69. **84 o:** Prof. EW Koneman. **84 mi/u:** Washington C Winn, Jr. **85–87:** Keystone. **88 li:** Reproduktion aus: Blazer MJ, Campylobacter pylori in Gastritis and Peptic Ulcer Disease. New York und Tokyo: Igaku-Shoin; 1989. **88 re:** Weyant RS, et al: Identification of Unusual Pathogenic Gram negative Aerobic and Facultatively Anaerobic Bacteria. 2. Aufl. Centers for Disease Control. Baltimore: Williams and Wilkins; 1996. **89–93:** Prof. EW Koneman. **95:** Keystone. **96:** Prof. EW Koneman. **97:** Ainsworth GC: Introduction to the History of Mycology. Cambridge: Cambridge University Press; 1976, S. 164 und 169. **99–101:** Prof. EW Koneman. **103:** Roche. **104:** Nachdruck aus Foster WD: A History of Parasitology, S. 17, 1965, mit Genehmigung von Elserier. **105:** Prof. EW Koneman. **106:** Nachdruck aus Foster WD: A History of Parasitology, S. 17, 1965, mit Genehmigung von Elserier. **106 re–115:** Prof. EW Koneman.

Vom Steckenpferd zur angewandten Wissenschaft
Medizinische Routinelaboratorien entstehen ab 1840

119: Pasteur in seinem Laboratorium: Ölgemälde (1885) von Albert Edelfelt (1854–1905). Musée National du château de Versailles. picture-alliance/akg-images. **121:** Ölgemälde von Jacques Louis David (1788). Metropolitan Museum of Art Purchase, Mr. and Mrs. Charles Wrightsman Gift, in honor of Everett Fahy, 1977 (1977.10). Photograph ©1989 The Metropolitan Museum of Art. **122:** Grimaux E: Lavoisier 1743–1794 d'après sa correspondance, ses manuscrits, ses papiers de famille et d'autres documents inédits. Paris: Ancienne Librairie Germer Baillière, 1888. Tafel S. 128. **123 li:** Ölbild von Johann Friedrich August Tischbein (1750–1812) („Leipziger Tischbein"). Quelle: Masner K, Hintze E, Hrsg. Die Historische Ausstellung zur Jahrhundertfeier der Freiheitskriege, Breslau 1913. **123 re:** Ebstein E, Hrsg: Deutsche Ärztereden aus dem 19. Jahrhundert. Berlin: Julius Springer; 1926, Tafel S. 6. **124 li:** Rudolf Virchow. Briefe an seine Eltern 1839–1864. Marie Rabl geb. Virchow, Hrsg. Leipzig: W Engelmann; 1907, Frontispiz. **124 re:** Titelseite des Hauptwerkes von Johann Franz Simon, 1840. **125:** Österreichische Nationalbibliothek, Wien. **126:** Gorup-Besanez ECF von: Anleitung zur qualitativen und quantitativen zoochemischen Analyse. 1. Aufl. Nürnberg: JL Schrag; 1850, S. 235. **127:** Eigenhändige Skizze aus einem handschriftlichen Antrag von Wilhelm Heintz aus dem Jahre 1847. Quelle: Geheimes Staatsarchiv Preußischer Kulturbesitz I. HA Ministerium der geistlichen, Unterrichts- und Medizinalangelegenheiten (Kultusministerium). VIII D, No. 76, B l. 124. **128:** Thudichum JLW: Briefe über die öffentliche Gesundheitspflege, ihre bisherigen Leistungen und heutigen Aufgaben. Tübingen: F Pietzker; 1898. **129:** Garrod AB: On the blood and effused fluids of gout, rheumatism and Bright's disease: Second communication. Medico-chirurgical Transactions 1854; 37: S. 49–59 mit Tafel. **132:** Baumann E, Kossel A: Zur Erinnerung an Felix Hoppe-Seyler. Hoppe-Seyler's Zeitschrift für Physiologische Chemie 1895; 21: S. 1–61. Fotografie E Fuchs, Straßburg. **133:** Riegel F: Die klinischen Neubauten in Gießen. Klinisches Jahrbuch 1894; 5: S. 126–137, Tafeln. **134 o:** Prof. Dr. U Boschung, Institut für Geschichte der Medizin, Universität Bern, Schweiz. **134 u:** Kirchhoff G, Bunsen R: Chemische Analyse durch Spectralbeobachtungen. Annalen der Physik und Chemie 1860; 110: S. 161–189, Tafel VI, Fig. 1. **135 o:** MacMunn CA: The spectroscope in medicine. London: J & A Churchill; 1880, Chart I, bei S. 63, Ausschnitt. **135 u:** Thudichum JLW: Report on researches intended to promote an improved chemical identification of disease. Report of the Medical Officer of the Privy Council and Local Government, London 1867; 10, Appendix 7, S. 152–294.

136 li: Deutsches Medizinhistorisches Museum Ingolstadt. **136 re:** Nothnagel H, Hrsg: Specielle Pathologie und Therapie. 1. Aufl. Wien: Alfred Hölder; 1901. VIII. Band, I. Theil, III. Heft. Ehrlich P, Lazarus A, Pinkus F: Leukaemie. Pseudoleukaemie. Haemoglobinaemie, Farbtafel II. **137 li:** Gowers WR: An apparatus for the clinical estimation of haemoglobin. Transactions of the Clinical Society of London, London 1879; 12: S. 64–67, Textabb. **137 re o:** Spektralapparate. Preisliste Nr. 27. A Krüss Optisch-Mechanische Werkstätten Hamburg, 1909, S. 7. **137 re u:** Vierordt K von: Die Anwendung des Spectralapparates zur Photometrie der Absorptionsspectren und zur quantitativen chemischen Analyse. Tübingen: H Laupp; 1873, Tafel I, Fig. 1a (lithographierte Tafel). **138:** Marquardt M: Paul Ehrlich als Mensch und Arbeiter: Erinnerungen aus dreizehn Jahren seines Lebens (1902–1915). Stuttgart: Deutsche Verlagsanstalt; 1924, Frontispiz. **139:** Hastings AB: Donald Dexter Van Slyke 1883–1971. Journal of Biological Chemistry 1972; 247: S. 1635–1640. **140:** Wreszinski W: Der große Medizinische Papyrus des Berliner Museums. Leipzig: 1909, Anhang. **141:** Paullini CF, Heilsame Dreck-Apotheke. 1734, Titelseite. **143:** Illustrierte Geschichte der Medizin. Bd. 8. Salzburg: Andreas und Andreas; 1983, S. 2853. **144/145:** Fischer-Homberger E: Medizin vor Gericht. Bern: Verlag Hans Huber; 1983, S. 185. **146:** Beck L: Zur Geschichte der Gynäkologie und Geburtshilfe. Berlin, Heidelberg: Springer; 1986, S. 121. **147:** Hegar: Diagnose der frühesten Schwangerschaftsperiode. Deutsche Medizinische Wochenschrift 1895; 21: S. 566/567. **148:** Eulner HH: Hallesche Straßennamen als Denkmäler. Hallesche Monatshefte 1958; 5; S. 408, UA Halle Rep. 40 A 2. **149:** Die Berliner Gesellschaft für Geburtshilfe und Gynäkologie 1844–1994. Hrsg Andreas Ebert und Hans Karl Weitzel, Walter de Gruyter GmbH & Co. KG, 1994, Seite 138 (Abb. 2); Seite 220 (Abb. 8); Seite 230 (Abb. 10). **150:** Beck L: Zur Geschichte der Gynäkologie und Geburtshilfe. Berlin, Heidelberg: Springer; 1986, S. 228. **151 li:** Aschheim S, Zondek B: Schwangerschaftsdiagnose aus dem Harn. Klinische Wochenschrift 1928, S. 1407. **151 re:** Aschheim S: Die Schwangerschaftsdiagnose aus dem Harne. 2. Aufl. Berlin: S Karger; 1933. **152:** Biographical Memoirs of Fellows of the Royal Society 1978; 24: S. 182. **153:** Grzimeks Tierleben. Bechtermünz Verlag: Augsburg (heute © Droemer Verlag, München); 1979/80 Bd. 5, S. 375. **154:** Bettendorf G: Zur Geschichte der Endokrinologie und Reproduktionsmedizin. Berlin, Heidelberg: Springer; 1995, S. 611. **156:** Keystone. **158:** Wiener klinische Wochenschrift 1901; 40. **159:** Roche. **160:** Archiv Bernt-Karger-Decker. **161/162:** Medizinhistorisches Institut und Museum der Universität Zürich. **164/167:** Roche. Dank an Frau Santoro und Frau Dr. med. Stebler-Gysi vom Blutspendezentrum SRK beider Basel für die Möglichkeit, dieses Objekt zu fotografieren. **169:** Roche. **171:** Nachzeichnung einer antiken Gemme, 1809. **172:** The Royal Institution, London, UK / The Bridgeman Art Library. **173:** Prof. R Lamerz, Ludwig Maximilians-Universität, Klinikum Großhadern, Med. Klinik II. **174:** Riedler GF, Graswinckel JV: Blut unter dem Mikroskop. Basel: Editiones Roche; 1978. **175 li:** Roche. **175 re:** Analyse des Harns. Zum Gebrauch für Mediziner, Chemiker und Pharmazeuten. Zugleich 11. Aufl. von Neubauer-Huppert's Lehrbuch, bearbeitet von Ellinger A, Falk F, Henderson LJ, Schulz FN, Spiro K, Wiechowski W. Wiesbaden: Zweite Hälfte, CW Kreidels Verlag; 1913, S. 1184. **176 li:** Prof. R Huber. **176 re:** Roche. **177:** National Library of Medicine. **178 o:** Prof. EW Koneman. **178 u/179:** PD Dr. L Bubendorf, Dr. A Lugli. **180:** PD Dr. L Bubendorf. **182:** Genentech. **183:** M Mirlacher, Abteilung Molekulare Pathologie, Institut für Pathologie, Universität Basel. **184/185:** Roche. **186 li:** Dank an Frau Heckendorn, Bakteriologisches Labor, Zentrallaboratorium des Kantonsspitals Basel, für die Möglichkeit, ein Foto dieser Kultur anfertigen zu lassen. **187:** Roche. **189:** Koch R: Die Aetiologie der Tuberkulose. In: Schwalbe J, Hrsg. Gesammelte Werke von Robert Koch. Leipzig: Verlag von Georg Thieme; 1912, 1. Band, Tafel XXVII. **191:** Medizinhistorisches Institut und Museum der Universität Zürich. **192/193:** Roche. **194–196:** Robert Koch-Institut (RKI), Berlin. **197:** Koch R: Die Aetiologie der Tuberkulose (1882 und 1884). In: Schwalbe J, Hrsg. Gesammelte Werke von Robert Koch. Leipzig: Verlag Georg Thieme; 1912. **198:** Koch R: Verfahren zur Untersuchung, zum Konservieren und Photographieren der Bakterien, 1877. **199 li:** Koch R: Die Aetiologie der Tuberkulose (1882 und 1884). In: Schwalbe J, Hrsg. Gesammelte Werke von Robert Koch. Leipzig: Verlag Georg Thieme; 1912. **199 re:** RKI. **200:** Koch R: Die Aetiologie der Tuberkulose (1882 und 1884). In: Schwalbe J, Hrsg. Gesammelte Werke von Robert Koch. Leipzig: Verlag Georg Thieme; 1912, **202:** RKI. **203 o:** Ulk, Beilage der Vossischen Zeitung, 14.11.1890. **203 u:** Aus der Welt der unendlich Kleinen, Beiblatt zum Kladderadatsch, 23.11.1890. **204:** Ulk, Beilage der Vossischen Zeitung 16.1.1891. **205:** RKI. **206/207:** Keystone. **208:** National Library of Medicine. **209:** Roche. **211:** Prof. N Hamasaki. **213:** Keystone. **215:** Prof. M Barthels. **217:** Medizinhistorisches Institut und Museum der Universität Zürich. **218 li:** National Library of Medicine. **218 mi:** Scand J Clin Lab Invest Bd. 17, Suppl. 84, 1965, Titelbild. **218 re:** Prof. M Barthels. **219:** Kenneth WE Denson. **223:** Elisabeth Hartert. **224:** Heike Sichmann. **227:** Lebende Mikrowelt: The Living Microcosm. Microcosme Vivant. Basel: Editiones Roche; 1991, S. 43. **228:** Roche. **229:** Hughes SS: The Virus – A History of the Concept. New York: Science History Publications; 1977. Abdruck des Originalfotos mit freundlicher Genehmigung von VM Zhdanov vom DI Ivanovski Institut für Virologie, Moskau. **230:** Hughes SS: The Virus – A History of the Concept. New York: Science History Publications; 1977. **232/3:** Prof. EW Koneman. **235:** Roche. **237:** Keystone. **238/241:** Roche.

Revolution im Labor
Automatisierung und Antikörpertechniken halten ab 1960 Einzug

243–244: Roche. **245:** picture-alliance/dpa. **246–251:** Roche. **253:** Dr. O Mundigl, H Seul, Abteilung Zellbiologie, Roche Penzberg. **254–266:** Roche. **268:** Keystone. **269 o:** Medizinhistorisches Institut und Museum der Universität Zürich. **269 u:** Dank an Medizinhistorisches Institut und Museum der Universität Zürich, diese Fotografie erstellen zu dürfen. **270 li:** Roche. **270 re:** National Library of Medicine. **272 li:** Prof. Hugo A. Katus. **272 re:** Roche. **273:** Keystone. **274:** Institut für Physiologie der Freien Universität Berlin. **275:** Johny Syversen, Scanpix A/S, Oslo. **276:** Roche.

Der Blick auf die Gene und wohin die Reise geht
Seit 1983 eröffnen Nukleinsäurevervielfältigung und Chiptechnologien neue Diagnosemöglichkeiten

279–281: Roche. **282 o:** DH Gelfand, Roche. **282 u:** Thomas Brock, University of Wisconsin-Madison. **283:** DH Gelfand, Roche. **285:** Roche. **287:** © Fotoarchiv Südtiroler Archäologiemuseum, Bozen, Italien, *www.iceman.it*. Foto: Augustin Ochsenreiter, Marco Samadelli und/oder Josef Pernter. **289/290:** Roche. **291:** Keystone. **292:** Roche. **293:** Prof. FE Maly. **295:** Keystone / Picture-alliance/dpa. **297–313:** Roche. **315:** Keystone. **317/319:** Roche.

Trotz größter Sorgfalt konnten nicht in allen Fällen die Rechte an den Bildern zweifelsfrei ermittelt werden.

Konzept	Roche Corporate Communications, Basel
Layout, Satz und Druck	Gissler Druck AG, Allschwil
Lithos	Lithoteam AG, Allschwil
Einband	Grollimund AG, Reinach
	7000626

Alle Markennamen sind gesetzlich geschützt.

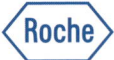

F. Hoffmann-La Roche AG
CH-4070 Basel

© 2003, *Editiones Roche*

ISBN 3-907770-88-9